健康・機能性食品の

基原植物事典

― 食薬区分（非医）：写真で見る形態と食経験 ―

佐竹元吉 ● 黒栁正典 ● 正山征洋 ● 和仁皓明 ● 編　著

一般財団法人 医療経済研究・社会保険福祉協会 ● 編集企画

The Encyclopedia of Material Plants for Health/Functional Food
― Botanical Description and Dietary/Medicinal Use ―

中央法規

はじめに

　近年，健康に対する関心の高まりから，健康食品の利用が国民の間に広まっています．また，世界各地から今までに我が国で食されたことのない健康食品も輸入されています．そうした中，健康食品を利用する際には，まず健康食品の素材となる基原植物を正確に知ってほしい．これが本書の最大のねらいです．

　1995年に添加物の指定制度が改正され，天然系の食品添加物を含む全ての食品添加物が指定されることとなり，既存天然添加物489品目の安全性評価に関する調査研究が行われました．これらの天然添加物の安全性を懸念していた故義平邦利博士（東亜大学）は，公益財団法人日本食品化学研究振興財団の研究費で，「既存添加物の安全性評価のための基礎的調査研究（2003年〜2008年）」を手がけ，引き続き，正山征洋博士（長崎国際大学）により「天然香料基原物質の安全性評価のための基礎的調査研究（2010年〜2012年）が行われました．

　また，一般財団法人医療経済研究・社会保険福祉協会は，2011年に「健康食品の安全性及び品質確保のための研究会」を結成し，その活動の一環として，食薬区分の非医リストの植物由来物に関して，「基原物質の特定」及び「食経験」が必要であることから本書を纏め上げることとなりました．

　2015年度には，新たな機能性表示食品制度が始まり，その後の展開が注目されています．この制度は科学的な根拠に基づき，企業の責任において機能性の表示を行うものであり，消費者庁への届出が必要とされています．届出内容には，原材料の品質，機能性のエビデンスに加えて食経験の記載が必須とされていますが，届け出されたものの中には，機能性や食経験の記載が不十分なものがあり，消費者庁において，届出内容の再検討が行われました．その結果，厚生労働省が掲げている医薬品と食品の区分リスト（通称「食薬区分リスト」）の内容を精査した上で届け出るよう通知されたところです．

　食薬区分リストには，名称，他名等，部位等が記載されていますが，このリストが健康食品分野で広く利用されるためには，名称に該当する基原植物の学名とその由来，文字と写真による基原植物の形態的特徴，原産地や生育地，特徴的な含有成分についての情報が必要であり，さらに，安全性や機能性を証明する食経験についての情報が最重要であると考えています．

　どのような食経験があれば安全であると言えるのかについては，現在のところ定説はありません．研究者によって，3世代とか最低30年とか様々な意見があり

ます．また，年数だけで考えることも困難で，食経験を持つ集団の特性や大きさも考慮しなければなりません．また，食する部位や調理法なども必要な情報と考えます．いずれにしろ，食経験については，このように考え方としても複雑で多くの難しい点を含んでいます．

　我が国で，古来より食用とされていたものは，十分な食経験があると考えられますが，中国などから伝来したものには薬用として導入されたものもあります．例えば，キクの花は平安時代に薬用として渡来し，江戸時代に至って各種の料理に使用されるようになったものです．したがって食経験としては江戸時代からと考えるのが適切であろうと思います．

　また，新素材のマカは，アンデス地方では野菜として食されていますが，キャッツクローは，アマゾンで強壮剤として使用されてはいるものの，食用とはされていません．欧米では，サプリメントとして汎用されていますが，食経験という視点からは，不安が残ります．こういった不安を除くには，含有成分と食経験の情報が必要であり，本書がその一助になれば幸いです．多くの方に本書を活用していただきたいと心から願っております．

　最後になりますが，編著者を代表して，植物の形態と食経験の分野で永らく研究を続けられ，今回の調査研究にも多大なご貢献をいただいた故義平邦利先生，関田節子先生，また本書刊行実現に協力していただいた小林公子，中村玲子両氏，労を惜しまず支援していただいた一般財団法人医療経済研究・社会保険福祉協会の清水浩一部長，金澤惠子研究員，蓑田由紀子研究員，中央法規出版の池田正孝氏，池田丈氏，吉金卓哉氏，吉本文子氏に感謝申し上げます．

2016年10月
編者代表　佐竹　元吉

刊行にあたって

　一般財団法人医療経済研究・社会保険福祉協会（以下，「社福協」という）は，科学的根拠に基づく健康食品のあり方について，広く啓発を図るため，厚生労働省，農林水産省の後援を得て，2004年2月に，第1回の健康食品フォーラムを開催し，以来，年3回のペースで継続して行っております．さらに，2011年には，「健康食品の安全性及び品質確保のための研究会（RQSHF）」を立ち上げ，この研究会の成果のひとつとして，「健康食品原材料の安全性自主点検スキーム（RQSHF版）」を提案し，健康食品の安全性及び品質確保のための調査研究（平成25年度報告書）として公表しております．（社福協のホームページに掲載されていますのでご覧ください．）

　安全性自主点検を行ううえでは，健康食品に使用される原材料及び基原材料の特定が第一段階として必要です．食薬区分は，原材料の安全性点検に際して，最初に確認するべき事項ですが，厚生労働省から出されている食薬区分リストは，「名称，他名等，部位等，備考」の項目があるだけで，情報が限られているものなので，リストにある名称と実際に使用する素材との同一性を図るのは困難でした．そこで健康食品の原材料の特定に不可欠な「学名」について，リストの名称に該当するものを調査し，2014年9月，「学名でひく食薬区分リスト」（薬事日報社）として公表，刊行いたしました．

　また，RQSHFでは，安全性の見地からは，「基原物質の特定」，「食経験」が重要と考えられたため，この分野についての重点的調査も行ってまいりました．

　国内では，2015年度から機能性表示食品制度が始まり，新たな植物を素材とする機能性表示食品の開発を目指すケースも増加するものと考えられ，また，海外においても植物を素材とする製品の安全性確保がますます重要視されてきていることなどから，社福協では，これまでのRQSHFでの研究成果を踏まえ，実用的であり，かつ入門書としても利用できるものとして本書の刊行を行うことといたしました．

　本書は，食薬区分リストのうち植物由来物等（非医）の821（2015年12月28日現在）のすべてについて，基原植物の形態ばかりでなく，学名の来歴，原産地や生育地を記載することで，その利便性を高めるとともに，食経験についても詳細に解説したものとなっています．本書が，多数の方に利用していただき，健康食

品の安全性の向上にいささかでも貢献することが出来ればと願っております．

　なお，本書の表題にもありますように，食薬区分リスト上のすべての植物について，種の特定を厳密に行うとともに出来るだけ明瞭な写真を掲載することを目指してきましたが，多数の研究機関，研究者の厚意ある協力を得て，この目標を達成出来たことは，誠に喜ばしいことと思っております．豊富な写真が収載されていることから，植物図鑑としても楽しんでいただけるのではないかと思っております．

　最後になりますが，永年にわたり調査研究を続けられ，本書編著の労をとられた佐竹元吉，黒柳正典，正山征洋，和仁皓明の各先生には，そのご尽力ご苦労をお称えするとともに，敬意を表する次第です．また，ご協力いただいた関係の皆様方にも心から感謝申し上げます．

　調査研究グループの一員であった義平邦利氏は，2015年8月に逝去されました．これまでのご貢献に感謝申し上げるとともに，追悼の誠を奉げます．

2016年10月
一般財団法人医療経済研究・社会保険福祉協会
常務理事　本田　清隆

執筆者一覧 (五十音順)

編 著

黒柳 正典	静岡県立大学食品栄養科学部	
◎佐竹 元吉	昭和薬科大学薬用植物園	
正山 征洋	長崎国際大学薬学部	
和仁 皓明	西日本食文化研究会	

◎=編者代表

執筆者 (学術協力者)

秋田 徹	日本新薬株式会社機能食品カンパニー食品開発研究所
岩崎 泰介	鹿児島純心女子短期大学
加藤 喜昭	元三栄源エフ・エフ・アイ株式会社
小亀 一弘	北海道大学大学院
小林 公子	薬剤師
関田 節子	元昭和薬科大学教授
長澤 栄史	一般財団法人日本きのこセンター菌蕈研究所
中村 玲子	昭和薬科大学薬用植物園
水野 瑞夫	岐阜薬科大学名誉教授
森本 隆司	三栄源エフ・エフ・アイ株式会社
故義平 邦利	東亜大学大学院元副学長
米田 該典	大阪大学大学院医学系研究科

編集・企画：一般財団法人医療経済研究・社会保険福祉協会 健康食品グループ

金澤 惠子
清水 浩一
蓑田 由紀子

目　次

はじめに ……………………………………………………… i
刊行にあたって ……………………………………………… iii
執筆者一覧 …………………………………………………… v
凡例 …………………………………………………………… xviii
学名について ………………………………………………… xxii
科名について ………………………………………………… xxiii
食薬区分における成分本質（原材料）についての考え方 …… xxiv

食薬区分（非医）リスト　植物由来物等

アイギョクシ …………………… 002	アセロラ ………………………… 028
アイスランド苔 ………………… 003	アセンヤク ……………………… 029
アイブライト …………………… 004	アッケシソウ …………………… 030
アオギリ ………………………… 005	アップルミント ………………… 031
アオダモ ………………………… 006	アニス …………………………… 032
アガーベ ………………………… 007	アファニゾメノン ……………… 033
アカザ …………………………… 008	アフリカマンゴノキ …………… 034
アカショウマ …………………… 009	アボカド ………………………… 035
アカツメクサ …………………… 010	アマ ……………………………… 036
アカテツ ………………………… 011	アマチャ ………………………… 037
アカニレ ………………………… 012	アマチャヅル …………………… 038
アカバナムシヨケギク ………… 013	アマナ …………………………… 039
アカメガシワ …………………… 014	アメリカザンショウ …………… 040
アガリクス ……………………… 015	アメリカニンジン ……………… 041
アギタケ ………………………… 016	アメリカホドイモ ……………… 042
アキノキリンソウ ……………… 017	アラガオ ………………………… 043
アケビ …………………………… 018	アラビアゴム …………………… 044
アサ ……………………………… 019	アラメ …………………………… 045
アサガオ ………………………… 020	アリタソウ ……………………… 046
アサツキ ………………………… 021	アルテア ………………………… 047
アシ ……………………………… 022	アルファルファ ………………… 048
アジサイ ………………………… 023	アロエ …………………………… 049
アシタバ ………………………… 024	アンゼリカ ……………………… 050
アシドフィルス菌 ……………… 025	アンソクコウノキ ……………… 051
アズキ …………………………… 026	アンティリス・ブルネラリア … 052
アスナロ ………………………… 027	アントロディア　カンフォラタ … 053

Contents

イグサ	054
イクリニン	055
イズイ	056
イソマツ	057
イタドリ	058
イチイ	059
イチジク	060
イチビ	061
イチヤクソウ	062
イチョウ	063
イナゴマメ	064
イヌザンショウ	065
イヌナズナ	066
イヌノフグリ	067
イヌハッカ	068
イヌホオズキ	069
イネ	070
イブキジャコウソウ	071
イボツヅラフジ	072
イラクサ属	073
イレイセン	074
イワタバコ	075
イワニガナ	076
イワベンケイ	077
インゲンマメ	078
インスリーナ	079
インドアマチャ	080
インドカラタチ	081
インドナガコショウ	082
インドボダイジュ	083
インドヤコウボク	084
インペティギノサ	085
インペラトリア	086
ウイキョウ	087
ウキヤガラ	088
ウコギ	089
ウコン	090
ウショウ	091
ウスベニアオイ	092
ウチワサボテン属	093
ウチワヤシ	094
ウド	095
ウベ	096
ウマノアシガタ	097
ウメ	098
ウメガサソウ	099
ウヤク	100
ウラジロガシ	101
ウワミズザクラ	102
エーデルワイス	103
エキナケア	104
エストラゴン	105
エゾウコギ	106
エゾノチチコグサ	107
エゾヘビイチゴ	108
エニシダ	109
エノキタケ	110
エビスグサ	111
エルカンプーレ	112
エンシショウ	113
エンジュ	114
エンバク	115
エンベリア	116
エンメイソウ	117
オウギ	118
オウゴン	119
オウシュウハンノキ	120
オウセイ	121
オウバク	122
オウヤクシ	123
オウレン	124
オオイタビ	125

目次

オオバコ……………………… 126	ガマ……………………… 162
オオハンゴンソウ……………… 127	カミツレ……………………… 163
オオヒレアザミ………………… 128	カムカム……………………… 164
オオムギ……………………… 129	ガムググル…………………… 165
オカオグルマ………………… 130	カヤツリグサ………………… 166
オカヒジキ…………………… 131	カラスノエンドウ……………… 167
オシャグジタケ……………… 132	カラスムギ…………………… 168
オタネニンジン……………… 133	カラタチ……………………… 169
オトギリソウ………………… 134	ガラナ………………………… 170
オトメアゼナ………………… 135	カリウスフォレスコリー……… 171
オドリコソウ………………… 136	カルケッハ…………………… 172
オニサルビア………………… 137	ガルシニアカンボジア……… 173
オニバス……………………… 138	ガレガソウ…………………… 174
オペルクリナ・タルペタム…… 139	カロニン……………………… 175
オミナエシ…………………… 140	カワラタケ…………………… 176
オリーブ……………………… 141	カンカニクジュヨウ…………… 177
オレンジ……………………… 142	カンキョウニン……………… 178
カイコウズ…………………… 143	カンショ……………………… 179
カイソウ〈海草〉……………… 144	カンゾウ〈甘草〉……………… 180
ガイハク……………………… 145	カントウタンポポ……………… 181
ガウクルア…………………… 146	カンブイ……………………… 182
カガミグサ…………………… 147	カンラン……………………… 183
カキ〈柿〉……………………… 148	カンレンボク………………… 184
カキネガラシ………………… 149	キイチゴ……………………… 185
カシグルミ…………………… 150	キキョウ……………………… 186
カシス………………………… 151	キグ…………………………… 187
ガジュツ……………………… 152	キクイモ……………………… 188
カシュトウ…………………… 153	キクカ………………………… 189
カツアバ……………………… 154	キクニガナ…………………… 190
カッコウアザミ……………… 155	キクラゲ……………………… 191
カッパリス・マサイカイ……… 156	キダチアロエ………………… 192
カニクサ……………………… 157	キダチキンバイ……………… 193
カノコソウ…………………… 158	キダチコミカンソウ…………… 194
カバノアナタケ……………… 159	キダチハッカ………………… 195
カフン………………………… 160	キヌガサタケ………………… 196
カボチャ……………………… 161	キノア………………………… 197

Contents

キバナアザミ	198
キバナシュスラン	199
キブネダイオウ	200
ギムネマ	201
キャッサバ	202
キャッツクロー	203
キュウセツチャ	204
ギュウハクトウ	205
ギョウジャニンニク	206
キョウチクトウ	207
ギョリュウ	208
ギョリュウモドキ	209
キランソウ	210
キリンケツ	211
キリンソウ	212
キンカン	213
キンギンカ	214
キンシバイ	215
キンシンサイ	216
キンセンソウ	217
キンセンレン	218
ギンネム	219
キンマ	220
キンミズヒキ	221
キンモクセイ	222
キンレンカ	223
グアコ	224
グアバ	225
グアヤクノキ	226
クガイ	227
クコ	228
クサボケ	229
クジチョウ	230
クズ	231
クスノキ	232
グッタペルカ	233
クマザサ	234
クマツヅラ	235
クマヤナギ	236
クミスクチン	237
クミン	238
クラチャイ	239
グラビオラ	240
クランベリー	241
グリーンランドイソツツジ	242
グルテン	243
クルマバソウ	244
グレープフルーツ	245
クローブ	246
クロガラシ	247
クログルミ	248
クロスグリ	249
黒米	250
クロマメノキ	251
クロヨナ	252
クロレラ	253
クワ	254
クワガタソウ	255
ケイケットウ	256
ケイコツソウ	257
ケイシ	258
ケイヒ	259
ケール	260
ケシ	261
ゲッカビジン	262
ゲッケイジュ	263
ゲットウ	264
ケルプ	265
ケン	266
ケンケレバ	267
ゲンチアナ	268
玄米胚芽	269

目次

コウカガンショウ	270
コウキ	271
コウジュ	272
コウシンコウ	273
コウソウ	274
コウホネ	275
酵母	276
コウモウゴカ	277
コオウレン	278
コーヒーノキ	279
コーラ	280
ゴカ	281
コガネキクラゲ	282
コケモモ	283
コゴメグサ	284
コショウ	285
コジン	286
コズイシ	287
コセンダングサ	288
コナスビ	289
コパイーバ・オフィシナリス	290
コパイーバ・ラングスドルフィ	291
コハク	292
コフキサルノコシカケ	293
ゴボウ	294
ゴマ	295
コミカンソウ	296
コムギ	297
ゴムノキ	298
コメデンプン	299
コメヌカ	300
コリビ	301
ゴレンシ	302
コロハ	303
コンブ	304
コンフリー	305
サージ	306
サイカチ	307
サイコ	308
サイハイラン	309
サキョウ	310
サクラソウ	311
ザクロ	312
サゴヤシ	313
サッサフラスノキ	314
サトウダイコン	315
サフラン	316
サボンソウ	317
サラシア・レティキュラータ	318
サラシア・オブロンガ	319
サラシア・キネンシス	320
サルナシ	321
サルビア	322
サンカクトウ	323
サンキライ	324
サンザシ	325
サンシキスミレ	326
サンシシ	327
サンシチニンジン	328
サンシュユ	329
サンショウ	330
サンショウバラ	331
サンソウニン	332
サンナ	333
サンペンズ	334
サンヤク	335
シア	336
シイタケ	337
シオデ属	338
シクンシ	339
シケイジョテイ	340
シコウカ	341

Contents

シコクビエ	342
シシウド	343
ジジン	344
シソ	345
シセンサンショウ	346
シダレカンバ	347
シタン	348
ジチョウ	349
シナタラノキ	350
シナノキ	351
シバムギ	352
ジフ	353
シマタコノキ	354
シマトウガラシ	355
シャペウデコウロ	356
シャエンシ	357
ジャクゼツソウ	358
シャクヤク	359
シャジン〈沙参〉	360
ジャスミン	361
シャタバリ	362
ジャトバ	363
ジャビャクシ	364
ジャワナガコショウ	365
ジュウヤク	366
ジュルベーバ	367
シュロ	368
ショウキョウ	369
ショウズク	370
ショウノウ	371
ショウラン	372
食用ダイオウ	373
食用ホオズキ	374
シラカンバ	375
シラン	376
シリ	377
シロキクラゲ	378
シロコヤマモモ	379
シンキンソウ	380
シントククスノキ	381
スイートオレンジ	382
ズイカク	383
スイバ	384
スカルキャップ	385
スギナ	386
スグリ	387
ステビア	388
ストローブ	389
スピルリナ	390
スペアミント	391
スマ	392
スマック	393
スミレ	394
スリムアマランス	395
ズルカマラ	396
セイセンリュウ	397
セイタカカナビキソウ	398
セイタカミロバラン	399
セイヒ	400
セイヨウアカネ	401
セイヨウイラクサ	402
セイヨウエビラハギ	403
セイヨウオオバコ	404
セイヨウオトギリソウ	405
セイヨウキイチゴ	406
セイヨウキンミズヒキ	407
セイヨウサクラソウ	408
セイヨウサンザシ	409
セイヨウシナノキ	410
セイヨウシロヤナギ	411
セイヨウスモモ	412
セイヨウタンポポ	413

目 次

セイヨウトチノキ	414
セイヨウトネリコ	415
セイヨウナツユキソウ	416
セイヨウニワトコ	417
セイヨウニンジンボク	418
セイヨウネズ	419
セイヨウノコギリソウ	420
セイヨウハッカ	421
セイヨウヒイラギ	422
セイヨウヒメスノキ	423
セイヨウマツタケ	424
セイヨウミザクラ	425
セイヨウメギ	426
セキイ	427
セキコウジュ	428
セキショウ	429
セキショウモ	430
セキヨウ	431
セッコツボク	432
セツレンカ	433
ゼニアオイ	434
セルピウムソウ	435
セロリ	436
センキュウ	437
センザンリュウ	438
センシンレン	439
センソウ〈仙草〉	440
センソウトウ	441
センタウリウムソウ	442
センダン	443
センナ	444
センボウ	445
センリコウ	446
センリョウ	447
ソウジュヨウ	448
ソクハクヨウ	449
ソゴウコウ	450
ソバ	451
ターミナリア・ベリリカ	452
ダイウイキョウ	453
ダイオウ	454
ダイケットウ	455
ダイコンソウ	456
タイシジン	457
ダイズ	458
タイソウ	459
ダイダイ	460
タイワンクズ	461
タイワンテイカカズラ	462
タウコギ	463
タカサゴギク	464
タカサブロウ	465
タガヤサン	466
タケ類	467
タコノアシ	468
タチアオイ	469
タチジャコウソウ	470
タチバナ	471
タチバナアデク	472
ダッタンソバ	473
タデアイ	474
タベブイア	475
タモギタケ	476
タラノキ	477
タラヨウ	478
タンジン	479
タンチクヨウ	480
タンテイヒホウ	481
チア	482
チクレキ	483
チシマザサ	484
チシマルリソウ	485

Contents

チャ	486
チャービル	487
チャデブグレ	488
チャボトケイソウ	489
チョウコウトウ	490
チョウジ	491
チョウセンアザミ	492
チョウマメ	493
チンピ	494
ツウダツボク	495
ツキミソウ油	496
ツチアケビ	497
ツノマタゴケ	498
ツバキ	499
ツボクサ	500
ツユクサ	501
ツリガネタケ	502
ツルドクダミ	503
ツルナ	504
ツルニンジン	505
ツルマンネングサ	506
ツルムラサキ	507
ティユール	508
テガタチドリ	509
デカルピス・ハミルトニー	510
デビルズクロー	511
デュナリエラ	512
テングサ	513
テンジクオウ	514
テンチャ	515
テンモンドウ	516
トウガシ	517
トウガラシ	518
トウキ	519
トウキシ	520
トウキンセンカ	521
トウチャ	522
トウチュウカソウ	523
トウホクオウギ	524
トウモロコシ	525
ドオウレン	526
トーメンティル	527
トキンソウ	528
トケイソウ	529
トショウ	530
トチノキ	531
トチュウ	532
トックリイチゴ	533
ドッグローズ	534
トマト	535
トラガント	536
トロロアオイ	537
ナガエカサ	538
ナギイカダ	539
ナズナ	540
ナタネ油	541
ナツシロギク	542
ナットウ	543
ナツミカン	544
ナツメヤシ	545
ナナカマド	546
ナベナ	547
ナンキョウ	548
ナンサンソウ	549
ナンショウヤマイモ	550
ナンヨウアブラギリ	551
ニオイスミレ	552
ニガウリ	553
ニクジュヨウ	554
ニクズク	555
ニシキギ	556
ニトベギク	557

目次

乳酸菌	558
ニョテイ	559
ニラ	560
ニレ	561
ニンジン	562
ニンジンボク	563
ニンニク	564
ヌルデ	565
ネギ	566
ネバリミソハギ	567
ネムノキ	568
ノアザミ	569
ノゲイトウ	570
ノゲシ	571
ノコギリヤシ	572
ノブドウ	573
バアソブ	574
ハイゴショウ	575
パイナップル	576
ハイビスカス	577
パウダルコ	578
バオバブ	579
ハカマウラボシ	580
バクガ	581
ハクチャ	582
ハクトウスギ	583
ハクヒショウ	584
ハコベ	585
ハゴロモソウ	586
バシカン	587
バショウ	588
ハス	589
パセリ	590
バターナット	591
パタデバカ	592
ハチミツ	593
ハッカ	594
ハッカクレイシ	595
ハックルベリー	596
ハッショウマメ	597
ハトムギ	598
ハナシュクシャ	599
バナナ	600
バナバ	601
ハナビシソウ	602
ハナビラタケ	603
ハネセンナ	604
パパイヤ	605
ハハコグサ	606
ハブソウ	607
ハマゼリ	608
ハマナス	609
ハマボウフウ	610
ハマメリス	611
バラ	612
パラミツ	613
ハラン	614
ハルウコン	615
バレイショ	616
パロアッスル	617
ハンゲショウ	618
ハンシレン	619
ハンダイカイ	620
ヒイラギメギ	621
ヒイラギモチ	622
ヒカゲキゼワタ	623
ヒカゲミズ	624
ヒジツ	625
ヒシノミ	626
ビジョザクラ	627
ヒソップ	628
ヒナギク	629

Contents

ヒナゲシ	630
ヒノキ	631
ヒバマタ	632
ビフィズス菌	633
ヒマラヤニンジン	634
ヒマワリ	635
ヒメウイキョウ	636
ヒメジョオン	637
ヒメツルニチニチソウ	638
ビャクズク	639
ヒョウタン	640
ヒヨドリジョウゴ	641
ヒルガオ	642
ビルベリー	643
ビルマネム	644
ビロードモウズイカ	645
ビワ	646
ビンロウジ	647
フーディア・ゴードニー	648
フウトウカズラ	649
プエラリアミリフィカ	650
ブカトウ	651
フキタンポポ	652
フクベ	653
フジ	654
ブシュカン	655
フタバムグラ	656
フダンソウ	657
ブッコ	658
ブッシュティー	659
ブッソウゲ	660
ブドウ	661
ブラッククミン	662
ブラックコホッシュ	663
ブラックジンジャー	664
ブラックプラム	665
ブラックベリー	666
ブラックルート	667
フランスカイガンショウ	668
プランタゴ・オバタ	669
ブリオニア	670
ブルーベリー	671
プルット	672
ブンタン	673
ペグアセンヤク	674
ヘチマ	675
ベニコウジ	676
ベニバナ	677
ベニバナボロギク	678
ペピーノ	679
ヘラオオバコ	680
ヘリクリサム・イタリクム	681
ヘルニアリアソウ	682
ベルノキ	683
ヘンズ	684
ヘンルーダ	685
ボウシュウボク	686
ホウセンカ	687
ホークウィード	688
ボケ	689
ホコウエイコン	690
ホコツシ	691
ボスウェリア・セラータ	692
ボダイジュ	693
ボタン	694
ボタンボウフウ	695
ホップ	696
ホホバ	697
ポリポディウム・レウコトモス	698
ボルド	699
ボロホ	700
ホワイトセージ	701

目次

マアザミ	702
マーシュ	703
マイタケ	704
マイテン	705
マカ	706
マキバクサギ	707
マコモ	708
マチコ	709
マツ	710
マツタケ	711
マテ	712
マヨラナ	713
マリアアザミ	714
マルバハッカ	715
マルベリー	716
マンゴー	717
マンゴージンジャー	718
マンゴスチン	719
マンダリン	720
ミソハギ	721
ミチヤナギ	722
ミモザアカシア	723
ミヤコグサ	724
ミント	725
ムイラプアマ	726
ムカンシ	727
ムラサキセンブリ	728
ムラサキフトモモ	729
メグサハッカ	730
メグスリノキ	731
メシマコブ	732
メナモミ	733
メボウキ	734
メマツヨイグサ	735
メラレウカ	736
メリッサ	737
メロン	738
メンジツ泊	739
モクテンリョウ	740
モッカ	741
モッショクシ	742
モミジヒルガオ	743
モモ	744
モモタマナ	745
モリアザミ	746
モリシマアカシア	747
モロヘイヤ	748
ヤーコン	749
ヤエヤマアオキ	750
ヤクシマアジサイ	751
ヤグルマギク	752
ヤグルマハッカ	753
ヤシ	754
ヤシャビシャク	755
ヤチダモ	756
ヤナギ	757
ヤナギラン	758
ヤハズツノマタ	759
ヤブタバコ	760
ヤマウルシ	761
ヤマノイモ属	762
ヤマハハコ	763
ヤマハマナス	764
ヤマブキ	765
ヤマブシタケ	766
ヤマブドウ	767
ヤマモモ	768
ユウガオ	769
ユーカリ	770
ユキチャ	771
ユズ	772
ユズリハ	773

Contents

ユッカ	774	リンゴ酢	799
ユリ	775	ルイボス	800
ヨウシュカンボク	776	ルリヂシャ	801
ヨウテイ	777	ルリハコベ	802
ヨーロッパソクズ	778	ルリヒエンソウ	803
ヨカンシ	779	レイシ〈霊芝〉	804
ヨモギ	780	レイシ〈茘枝〉	805
ヨモギギク	781	レオヌルスソウ	806
ライガン	782	レモン	807
ライフクシ	783	レモングラス	808
ライムギ	784	レモンタイム	809
ラカンカ	785	レモンマートル	810
ラスグラブラ	786	レンギョウ	811
ラズベリー	787	レンゲソウ	812
ラッカセイ	788	レンセンソウ	813
ラフマ	789	レンリソウ	814
ラベンサラ	790	ローズヒップ	815
ラベンダー	791	ローズマリー	816
ランブータン	792	ローマカミツレ	817
リュウガン	793	ロベージ	818
リュウキド	794	ワイルドチェリー	819
リュウキュウアイ	795	ワイルドレタス	820
リュウノウ	796	ワサビダイコン	821
リョウショウカ	797	ワレモコウ	822
リョクトウ	798		

参考文献一覧 …… 823

索引
　学名索引……828
　和名索引……840
　科名索引……860

写真提供者一覧 …… 872

凡　例

　本書は，厚生労働省による「無承認無許可医薬品の指導取締りについて（昭和46年6月1日薬発第476号，厚生省薬務局長通知，最終改正　平成27年12月28日）」の別添3「医薬品的効能効果を標ぼうしない限り医薬品と判断しない成分本質（原材料）リスト（食薬区分（非医）リスト）」に示された植物由来物等の成分本質（原材料）821成分について，基原植物を写真で示すとともに，その形態，産地，主要成分，食経験等を確認することを目的としたものである．

　各項目の表記方法について以下に示す．

1 表題

　表題は，食薬区分（非医）リストの植物由来物等に挙げられている名称を，アイウエオ順に記載した．

　漢字表記は名称，他名または生薬等で使用されている名称を記載した．

　学名に対応する英語名は"Herbs of Commerce Second Edition, American Herbal Products Association (2000)", "NCBI Database"，「堀田満編集代表『世界有用植物事典　第4版』平凡社（1996）」，「塚本洋太郎『園芸植物大事典』小学館（1994）」を主な参考文献として，可能な範囲で収載した．

　基原植物が同一の場合は，該当する項目を参照することとした．

2 写真

　表題の名称に基づく学名に対応した写真を選択し掲載した．複数の写真を掲げているものは，花があるものは上段に，利用部位や標本写真等は下段に掲載した．菌類については，顕微鏡写真を掲載した．

　なお，写真の提供者を巻末の「写真提供者一覧」に掲げた．

3 解説

3.1 ● 食薬区分（非医）リストより

　「名称」，「他名等」，「部位等」，「備考」の4項目が含まれる．これらの項目は食薬区分リストの表記に準拠し，そのまま一切の変更を加えずに記載したものである．

3.2 ● 基原植物

　名称から妥当と考えられる植物等の学名及び科名を記載し，学名に和名があるものは学名の前にカタカナで記載した．学名はラテン語の二名法により属名と種小名を斜体で示し，そのあとに命名者名を立体で示した．命名者名は，省略形が決まっている場合には省略形を用いた．学名は，国内産の植物は「大井次三郎『日本植物誌』至文堂（1953）」，国外の植物は"The Royal Botanic Gardens, Kew and Missouri Botanical Garden"が妥当としているものを用いた．学名については，別項の解説「学名について」を参考にされたい．

　科名として日本語名とラテン語名を併記した．科名の取り扱いについても別項の解説「科名について」を参考にされたい．

　名称が属，菌の場合または基原植物が特定できない場合は，他名等，部位等及び備考を参考に，その代表的なものを取り上げた．

例：ヤマイモ属：ヤマノイモ，ナガイモ

3.3 ● 形態

学名に基づいて，植物体の性状を特徴的な形質が記載されている文献から選んで記載した．なお，用語については，原則として「文部省編『学術用語集　植物学編　増訂版』丸善(1990)」，「園芸学会編『園芸学用語集・作物名編』養賢堂(2005)」に準拠した．

3.4 ● 学名の来歴

学名の属名と小種名の由来や意味について「豊国秀夫編『植物学ラテン語辞典』至文堂 (1987)」，「牧野富太郎『原色牧野日本植物図鑑』北隆館 (2000)」，「W.T.Stearn "Botanical Latin 4th" David & Charles (1992)」等を参考にして記載した．

3.5 ● 産地

学名に基づいて，その原産地，分布地域，栽培地域等について記載した．

3.6 ● 主要成分等

学名に基づいて，含有成分を "Dictionary of Natural Products"，"SciFinder"，"PubMed" 及び "Duke's phytochemical and ethnobotanical database" を用いて調査し，代表的な成分を記載した．成分名は出来るだけ慣用名を記載した．菌類に関しては，「主要生成物等」として記載した．

3.7 ● 注

3.7.1　有害と思われる成分が含有されているものは，代表的な成分を記載した（アルカロイド，シアン配糖体等）．

　また，有害物質等の情報については，厚生労働省の「自然毒のリスクプロファイル」や食品安全委員会かび毒・自然毒等専門調査会の「評価書」等の報告をもとに，可能な限り収載した．

3.7.2　食品表示法において，アレルギー物質を含む旨の表示が義務づけられているものまたは推奨されている成分について，その旨を記述した．

3.7.3　食薬区分(非医)リストの名称が植物名でないものは，基原植物との関連が解るように解説した．
　　例：サンシシはクチナシの果実の生薬名である．

3.7.4　食薬区分(非医)リストに掲げる名称，部位等が，通例と異なるものは記載した．
　　例：食薬区分(非医)リストではアボガドとなっているが，正しい植物名はアボカドである．
　　　　食薬区分(非医)リストでは部位が全草となっているが，本植物は木本である．

3.8 ● 食経験

　食経験とは，人類が経口的に食資源を食用に供した期間と，食用に供した量（個別の喫食量と喫食頻度）の積である．その積のサイズが大きいほど，人類がその食品の安全性を経験的に保証して食用に供してきたと考えられる．

　食経験の有無を客観的に評価するために，その食資源が人類の食生活史の中で出現し，定着（栽培または常用など）する歴史的位置づけを明確にする必要がある．しかし人類と食資源との出会いは，神話のような伝承から考古学的な発見記録にいたるまで多岐にわたり，そのすべてを客観的に実証することは難しい．

　特にある食資源を食用に供し始めた時期の推測については，歴史的な位置づけといっても，その特定の出現時点をすべて客観的に特定できるとは限らない．一方，神話や民族伝承に登場，または古文書に引用されるなど，その食資源の出現時期を暗示させ，または明示できる記述があれば，その事実の蓋然性について無視できない．

　食用に供した量の推測については，信頼のおける喫食量評価が利用できる場合は稀であり，必ずしも科学的，定量的な記述ができるとは限らない．したがって伝統的な食生活における調理法や献立などの定性的な記録に手掛かりを求める必要がある．

　以上の基本的な概念から，本書における基原植物の食経験の有無については，すべて引用した参考文献における文字記録で確認できる範囲に止めた．さらに食経験の有無の判断基準を下記のように定義した．

食用の記録が認められる場合：

　基原植物の全部または部分を，生食または直火，または水，食用油脂を媒介とする加熱などの調理加工の有無に関わらず，また量の多少に関わらず経口的に摂取する場合に該当．

　食経験は，基原植物の学名に基づいて当該植物の食経験に関する情報（歴史的記録，初出古文書，生食の有無，調理法，主要加工品，抽出物の利用など）を可能な限り記述した．またフレーバー成分などを抽出して食品賦香料として常用される場合も食用の記録として取り扱った．

　客観的な喫食頻度の記述の一助として，一般的な調理法を記述することにより，喫食常用性の程度を示唆することを意図した．

　また基原植物に関する食経験の記録が乏しくても，その近縁種について食用に供されている事例がある場合は，その近縁種の名称，学名ならびに食経験の記録を簡略に記述した．

　さらに基原植物が，食用に加えて薬用としても経口的に摂取する場合，その薬効について簡潔に記載した．

食用の記録は見当たらないが，薬用の記録が認められる場合：

　基原植物に関して食経験の記録が見当たらない場合であっても，基原植物の全部または部分を，薬用に加工，または水で煮熟して煎汁としたものを，薬用として経口的かつ非常用的な利用が認められる場合は，その薬効について記載した．ただし常用と非常用の境界は必ずしも明確ではない．

食用及び薬用の記録が見当たらない場合：

　参照した文字記録の範囲では，基原植物の全部または部分を経口摂取する記録が見当たらなかった場

合に該当する．ただしその基原植物に関して人類による経口摂取の事例が皆無であったことを意味しない．

参照引用したすべての参考文献は約200点に及びその一覧は巻末に記載したが，そのうち引用頻度の多い主要な文献は次の通りである．

堀田満代表編集「世界有用植物事典」平凡社 (1996)，塚本洋太郎総監修「園芸植物大事典」小学館 (1994)，「朝日百科　植物の世界」朝日新聞社 (1997)，伊沢凡人「原色版日本薬用植物辞典」(1980)，岡田稔監修「新訂原色牧野和漢薬草大図鑑」北隆館 (2002)，T. Tanaka "Tanaka's Cyclopedia of Edible Plants of the World" (1976)，S. Facciola "Cornucopia Ⅱ, A Source Book of Edible Plants"(1998)，U. Quattrocchi "CRC World Dictionary of Plant Names" CRC Press (1999)，J. C. Th. Uphof "Dictionary of Economic Plants" Verlag von J. Cramer (1968)，H.W.Ockerman "Food Science Sourcebook" (1991)，J.B.Harborne "Chemical Dictionary of Economic Plants" (2001)．

4 索引

本書の巻末には，利便性を図るため「学名索引」，「和名索引」，「科名索引」を収載した．索引には，基原植物のほか，「食経験」等に記述した近縁種等の情報も含めた．

学名について

　学名とは，生物につけられた世界共通の名称である．命名には一定の規則があり，ラテン語で表記される．この規則は，国際藻類・菌類・植物命名規約 (International Code of Nomenclature for algae, fungi, and plants, ICN) の学名基準に基づいた．

　学名は属名と種小名 (細菌の場合には属名と種形容語) で構成される．この表し方を二名法という．属名とは，分類上近い種をまとめて取り扱う分類単位の名称で，同じ属に分類される全ての種に共通する名前となる．種小名を属名と組み合わせる事により，その種に固有の学名となる．属名と種小名の後ろに命名者名が記載される．

　属名と種小名はイタリック体(斜体)で，命名者名は立体で記載される．

　学名をさらに細分するのに用いられる表現形として，本書では以下のような省略名を使用した．

変種	var.
品種	f.
亜種	subsp.
交雑種	×（クロス）

科名について

本書で用いた科名は，新エングラー分類体系に基づく．現在，遺伝子解析による新しい分類体系APG III (2008) が構築されてきている．しかしこの分類はまだ確定されているとはいえない．

本書では広く使われてきた新エングラー分類体系の科名を採用したが，APG III 分類体系による科名との対比を表にまとめた．APGは被子植物の分類体系であるので，裸子植物とシダ植物はAPG IIIの追補 (Appendix: system for arrangement for extant vascular plant, 927-938, 2009) を用いた．

新エングラー分類体系[1]とAPG III 分類体系[2]の科名対比表

Engler (1964)[1]	APGIII (2009)[2]
フサシダ科　Schizaeaceae	カニクサ科　Lygodiaceae
スイレン科　Nymphaeaceae	ハゴロモモ科　Cabombaceae
シキミ科　Illiciaceae	マツブサ科　Schisandraceae
サトイモ科　Araceae	ショウブ科　Acoraceae
ウキクサ科　Lemnaceae	サトイモ科　Araceae
ヒルムシロ科　Potamogetonaceae	アマモ科　Zosteraceae
ユリ科　Liliaceae	シオデ科　Smilacaceae
ユリ科　Liliaceae	イヌサフラン科　Colchicaceae
ユリ科　Liliaceae	ツルボラン科　Asphodelaceae
ユリ科　Liliaceae	ワスレグサ科　Hemerocallidaceae
ユリ科　Liliaceae	ネギ科　Alliaceae
ユリ科　Liliaceae	キジカクシ科　Aspragaceae
ヤシ科　Palmae	ヤシ科　Arecaceae
イネ科　Gramineae	イネ科　Poaceae
アカザ科　Chenopodiaceae	ヒユ科　Amaranthaceae
ユキノシタ科　Saxifragaceae	スグリ科　Grossulariaceae
ザクロ科　Punicaceae	ミソハギ科　Lythraceae
トウダイグサ科　Euphorbiaceae	コミカンソウ科　Phyllanthaceae
マメ科　Leguminosae	マメ科　Fabaceae
アブラナ科　Cruciferae	アブラナ科　Brassicaceae
パンヤ科　Bombacaceae	アオイ科　Malvaceae
アオギリ科　Sterculiaceae	アオイ科　Malvaceae
シナノキ科　Tiliaceae	アオイ科　Malvaceae
カエデ科　Aceraceae	ムクロジ科　Sapindaceae
トチノキ科　Hippocastanaceae	ムクロジ科　Sapindaceae
ユキノシタ科　Saxifragaceae	アジサイ科　Hydrangeaceae
ヤブコウジ科　Myrsinaceae	サクラソウ科　Primulaceae
イチヤクソウ科　Pyrolaceae	ツツジ科　Ericaceae
シソ科　Labiatae	シソ科　Lamiaceae
クマツヅラ科　Verbenaceae	シソ科　Lamiaceae
ゴマノハグサ科　Scrophulariaceae	ハマウツボ科　Orobanchaceae
ゴマノハグサ科　Scrophulariaceae	オオバコ科　Plantaginaceae
セリ科　Umbelliferae	ウコギ科　Araliaceae
セリ科　Umbelliferae	セリ科　Apiaceae
スイカズラ科　Caprifoliaceae	レンプクソウ科　Adoxaceae
マツムシソウ科　Dipsacaceae	スイカズラ科　Caprifoliaceae
オミナエシ科　Valerianaceae	スイカズラ科　Caprifoliaceae
キク科　Compositae	キク科　Asteraceae

「大場秀章『植物分類表』アボック社 (2011)」より抜粋

食薬区分における成分本質（原材料）についての考え方

1 収載品目数

　厚生労働省は，経口的に服用する製品の原材料となるものについて，医薬品としての使用実態，毒性，麻薬様作用等を考慮し，「医薬品に該当するか否か」の判断を示している．

　医薬品区分に該当する成分本質（原材料）については，「専ら医薬品として使用される成分本質（原材料）リスト」（以下「医」リスト）に，医薬品区分に該当しない成分本質（原材料）については，参考として「医薬品的効能効果を標榜しない限り医薬品と判断しない成分本質（原材料）リスト」（以下「非医」リスト）にその例示が掲げられている．

　本書では，食薬区分リストに収載された成分本質のうち，植物由来物等の「非医」リストに収載された821成分本質について解説した．

	食薬区分リスト収載成分本質数 （平成25年12月28日現在）	
	「医」リスト	「非医」リスト
1. 植物由来物等	236	821
2. 動物由来物	21	65
3. その他（化学物質等）	77	155
小計	334	1,041
合計	1,375	

2 食薬区分の判断基準の考え方

2.1 ● 成分本質（原材料）の判断基準については，我が国における医薬品による保健衛生上の危害を防止するため，専ら医薬品としての使用実態のあるもの，毒性及び麻薬覚せい剤様作用をもつもの，医薬品に相当する成分を含むもの等，医薬品として規制すべき成分本質を判断するために必要と考えられている．

2.2 ● 我が国において一般に食品として飲食に供されているものについては，食品として取り扱われるべき旨，判断基準上に明記されている．

2.3 ●「非医」リストについては，「医薬品の範囲基準の見直しに関する検討会報告書」（2000年3月23日公表）を踏まえ，「医薬品の範囲に関する基準の一部改正について（2000年4月5日医薬発第392号，厚生省医薬安全局長通知）において，関係者等の利便を考え，参考として作成すべきとされているものであり，あくまで，専ら医薬品として使用される成分本質（原材料）に対する該当性の問い合わせがあったもののうち，その成分本質（原材料）からみて，「医」区分に該当しないと判断したものの例であり，食品の範囲を定めているものではない．

2.4 ● 従来の食薬区分の「1-a」成分（専ら医薬品として使用される物）が改正によって全て自動的に「医」リス

トに移行するわけではなく，当該判断基準に照らし，改めて「専ら医薬品として使用される成分本質（原材料）」に該当するか否かを判断するものである．

2.5 ● 医薬部外品として経口摂取されるもの，食品添加物として区分されるもの，諸外国において医薬品として使用されているものについても同様に，全てが自動的にどちらかのリストに移行するものではなく，当該判断基準に照らし，「専ら医薬品として使用される成分本質」に該当するか否かを判断するものである．

3 毒性について

3.1 ● 毒性が強いものにあっては，その作用の強さから医薬品として使用されてきたものもあり，我が国における医薬品に該当するものによる保健衛生上の危害を防止する観点から，毒性の程度を判断基準の一つとしたものである．ただし，食品衛生法で規制される食品等に起因して中毒を起こすものなど，食品として規制されるべきものは除く旨，判断基準上に明記されている．

3.2 ● 現在までに種々の毒性成分の含有が定性的に知られている原材料であっても，それぞれの毒性成分の含有量が定量的に明らかにされている場合は少なく，また，同じ原材料であっても含有量に差があるとの知見があることなどから，毒性成分の量に基づく基準化については困難であると考えられている．ただし，毒性成分の含有量等について，科学的なデータが十分に得られ，摂取量等からみて安全性が担保できる場合には，「医」リストから「非医」リストに移行させる場合もあり得ると考えられている．

3.3 ● 毒性の判断は経口投与による毒性が基本となると考えられている．なお，経口での毒性に関する資料が整備されておらず，静脈投与のみの毒性が判明している場合などにあっては，毒薬・劇薬指定成分の判断基準を参考に当該成分本質の毒性を判断することとされている．

4 抽出物の取扱い

抽出物の取扱いについては，水，エタノール以外による抽出物が全て食品に使用できないとする趣旨ではなく，成分本質（原材料）が「非医」リストに収載されていたとしても，水，エタノール以外で抽出を行った場合には，その抽出物については，毒性等の観点から改めて判断を行うとする趣旨であるため，その旨，判断基準上に明記されている．

食薬区分(非医)リスト
植物由来物等

アイギョクシ
愛玉子
jelly fig

■ 解　説

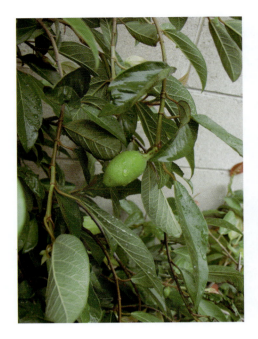

食薬区分(非医)リストより

名　　　称● アイギョクシ
他　名　等● ―
部　位　等● 寒天様物質
備　　　考● ―

基 原 植 物● アイギョクシ　*Ficus pumila* var. *awkeotsang* (Makino) Corner（クワ科：Moraceae）

形　　　態● 常緑の蔓性木本．蔓は茶褐色．葉は互生，短い葉柄を有し楕円形で，表面は照りがあり波打ち全縁．葉腋に緑白色の花嚢を結び，内部に花を開き，嚢状体に成熟．嚢状体には小さな果実を形成．茎葉や嚢状体を傷つけると白い乳液が出る．

学名の来歴● *Ficus*：イチジクのラテン語古名；*pumila*：小さい；*awkeotsang*：台湾語オーギョーチ（愛玉子）に由来．

産　　　地● 台湾北部に自生，また栽培．

主要成分等● セスキテルペン（プミラシドA, B），フロクマリン誘導体（アビプリン），トリテルペン（シクロアルタ-25-エン-3,24-ジオール 3-*O*-アセテート，ダンマラ-22-エン-3,20,24,25-テトロール-20,24-ジメチルエーテル 3-*O*-アセテート）等．

■ 食経験

果実は甘く生食．果嚢を割り，裏返して乾燥した乾果を愛玉子と呼ぶ．水中で揉むとゼリー状のものを生じ全体が寒天状となる．加熱の必要はない．冷やしてレモンシロップ等をかけて食べる．ゼリー入りの清涼飲料がある．

アイスランド苔

Iceland moss

■解 説

食薬区分(非医)リストより
名　　　　称●アイスランド苔
他　名　等●―
部　位　等●植物体
備　　　　考●―

基原植物●アイスランドモス　*Cetraria islandica* Ach.（ウメノキゴケ科：Parmeliaceae）

形　　　態●樹枝状に分枝し高さ3〜6cmに伸長．幅2〜5mmの地衣体は革質で褐色から緑褐色，表面は平滑で全体に微小な白点．縁に黒色の短い突起を密生．

学名の来歴●*Cetraria*：cetra（小杯）；*islandica*：アイスランド地方の．

産　　　地●北半球の寒帯や高山に自生．

主要成分等●ナフトキノン誘導体（クロロキノン，イスランドキノン，γ-ラクトン誘導体（ロセラニン酸，リケステリン酸，プロトリケステリン酸），デプシドン（セトラリン酸，プロトセトラリン酸）等．

■食経験

全草を古くから食用，薬用，芳香剤とした．日本では「遠西医方名物考」(1822)に初出．茹でて苦味を抜いたのちにブラマンジェを作る．栄養価が高く消化がよい．アイスランドやラップランドでは，プディング，スープを作り，粉末をパン，ココアやチョコレートに加える．北欧では救荒植物として利用．様々なリキュール，ビター製品に芳香，苦味強壮剤として使用．アイスランド苔は苦味質のセトラリン酸等を含有．
ヨーロッパでは古くは苦味健胃剤とした．鎮吐，抗炎，抗菌，去痰作用があり，胃腸炎，食中毒，肺結核，気管支炎に，乾燥させたものを水で煮て冷却した膠状の液を服用．エキスは殺菌剤，鎮咳剤，トローチに使用．栽培はできず，野生のものを使用するため減少傾向．

アイブライト

eyebright

■ 解　説

食薬区分(非医)リストより

名　　　称 ● アイブライト
他　名　等 ● ―
部　位　等 ● 全草
備　　　考 ● ―

「コゴメグサ」を参照

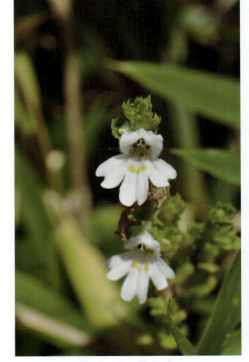

Euphrasia officinalis

アオギリ
青桐, 梧桐
Chinese parasol-tree

■ 解　説

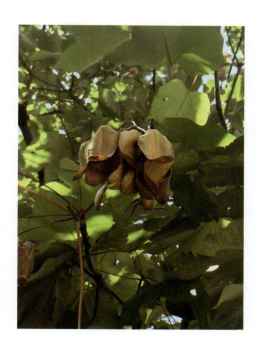

食薬区分(非医)リストより

名　　　称●アオギリ
他　名　等●―
部　位　等●種子
備　　　考●―

基原植物●アオギリ　*Firmiana simplex* (Linne) W. Wight
　　　　　（アオギリ科：Sterculiaceae）

形　　　態●樹高15mに達する落葉高木．若い枝，葉柄は緑色．葉は互生，3〜5深裂掌状で扁円形，基部は心臓形．初夏，枝先に大きな円錐花序を伸ばし，淡黄色の小花を多数開く．秋，朔果が成熟前に開き，縁に数個の種子をつける．

学名の来歴●*Firmiana*：オーストリアの植物学者von Firmianに因む；*simplex*：無分枝の．

産　　　地●九州，沖縄，台湾，中国，インドシナ半島に自生，また栽培．

主要成分等●フラボン（ケンフェロール，ケルセチン，ケンフェロール3-*O*-ルチノシド，ケルセチン3-*O*-ネオヘスペリドシド，クエルシトリン），リグナン（ニチダニン，シンプリジン），トリテルペン（β-アミリン，β-アミリンアセテート）等．

■ 食経験

種子はタンパク質，脂肪の含有量が高く，焙って，あるいは調理して食用とする．
種子（梧桐子）をよく焙り，腹痛，瀉下に1日量2〜6gを煎じて服用．樹皮は打撲傷，リウマチ，月経不順，丹毒に煎服．乾燥葉はリウマチ，できもの，浮腫に煎じて服用．小児の口内炎に種子の煎汁を塗布．乾燥葉の粉末は切り傷の止血に外用．

アオダモ

Japanese ash

■ 解　説

食薬区分(非医)リストより

名　　　称 ● アオダモ
他　名　等 ● コバノトネリコ／トネリコ／Fraxinus lanuginosa／Fraxinus japonica
部　位　等 ● 樹皮
備　　　考 ● ―

基原植物 ● アオダモ　*Fraxinus lanuginosa* Koidz.（モクセイ科：Oleaceae）

形　　　態 ● 樹高10mに達する落葉高木．葉は奇数羽状複葉．小葉は3～5個で長卵形，先は尖り浅い鋸歯が周りに対生．初夏に，枝先から円錐花序を伸ばし，4弁の小さな白色の花を多数開く．雌雄異株．

学名の来歴 ● *Fraxinus*：セイヨウトネリコのラテン語古名；*lanuginosa*：綿毛の様な．

産　　　地 ● 北海道から九州，朝鮮半島南部の山地に自生．

主要成分等 ● フラボン（ケルセチン 3-O-β-D-ガラクトピラノシド，ケンフェロール 3-O-β-D-ガラクトピラノシド，ルテオリン 7-O-β-D-グルコピラノシド，アピゲニン 7-O-α-L-ラムノピラノシド）等．

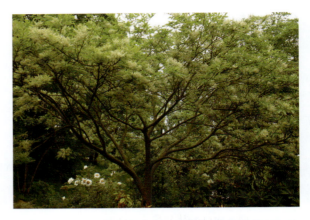

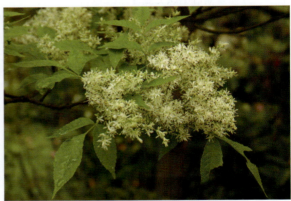

■ 食経験

食用の記録は見当たらない．
中医薬では樹皮を秦皮と呼び，消炎収れん剤として熱性下痢に1回量3～6gを煎じて服用．結膜炎に煎汁で洗眼．殺菌効果のあるクマリン配糖体のエスクリンを含有．枝を切って水に浸けると水は青い蛍光色を呈する．秦皮として，アオダモ以外にトネリコ *F. japonica*，中国産の *F. rhychophylla* 等の樹皮も使用する．

アガーベ

blue agave

■解　説

食薬区分(非医)リストより
名　　　称●アガーベ
他　名　等●テキラリュウゼツ
部　位　等●球茎
備　　　考●―

基 原 植 物●アガーベ　*Agave tequilana* F.A.C. Weber
　　　　　　（リュウゼツラン科：Agavaceae）

形　　　態●葉は剣状で長さ1m以上，幅約8cm，硬質で灰緑色．葉の縁にやや小さい棘がある．抽苔前に葉と根を切り落とした茎幹から出る液を用いてテキーラが作られる．

学名の来歴●*Agave*：agaue（高貴）に由来；*tequilana*：テキーラに由来．

産　　　地●メキシコ．

主要成分等●ホモイソフラボン（4′-デメチル-3,9-ジヒドロプニカチン，5,7-ジヒドロキシ-3-(4-メトキシベンジル)-クロマン-4-オン），オリゴ糖（ネオニストースA，B，ケストペンタオース，ケストヘキサオース，1-ケストース，1-ニストース）等．

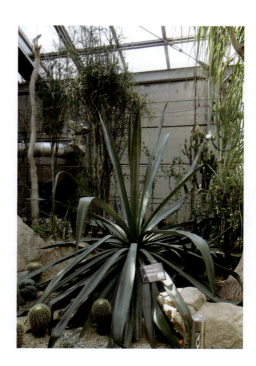

■食経験

日本渡来は1960年代．茎幹はリュウゼツランを用いる蒸留酒メスカルの原料の1つ．茎幹をオーブンに入れ，蒸し焼きにして糖度を高め，破砕，搾汁．液量の30%足らずの砂糖と酵母を加えて4日間発酵させ，二度蒸留したものをメスカルと呼ぶ．テキーラはメスカルの一銘柄．テキーラはマルガリータ（カクテル）の主成分．現在はサルサ，マリネ，魚，肉料理，ケーキ，パイ等に使用する．樹液から作るアガーベシロップは，テキーラ風味のハチミツ酒等，自家醸造に補助的に利用．近縁種アオノリュウゼツラン*A. americana*は茎の髄を野菜として調理，メキシコでは樹液でブルケと呼ぶ醸造酒を作る．
消化器疾患に服用．サイザルアサ*A. sisalana*は葉から繊維を取るために栽培．解毒排尿作用があり，葉をつき潰して膿腫に塗布．両者ともコルチコイド合成のためのヘコゲニンの原料．

アカザ
藜
goose-foot, figwood

■解 説

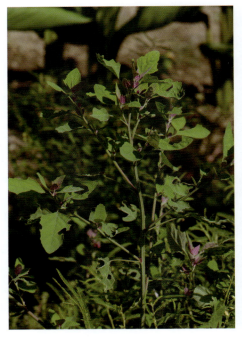

食薬区分(非医)リストより

名　　　称●	アカザ
他　名　等●	―
部　位　等●	葉
備　　　考●	―

基原植物●アカザ　*Chenopodium album* Linne var. *centrorubrum* Makino（アカザ科：Chenopodiaceae）

形　　態●一年生草本．茎は直立し，葉腋から分枝する．葉は互生，長い葉柄を持ち，三角状卵形，あらっぽい鋸歯を有し先端が鈍く尖る．秋，葉腋や茎の先端に花穂を伸ばし，多数の黄緑色の花を開く．葉や茎が粉っぽい腺毛に覆われる．

学名の来歴●*Chenopodium*：Chen（鵞）＋podion（小さい足）；*album*：白い；*centrorubrum*：centro（中心）＋rubra（赤い），葉の中心が赤くなることより．

産　　地●ヨーロッパ，西アジア原産．世界中に広く分布．以前はヨーロッパで栽培．

主要成分等●ロイシン，ベタレイン，オレイン酸，パルミチン酸，リノール酸，β-シトステロール等．

注　　　●食後，強い日光に当たると，紅潮，水腫，皮下出血（アカザ日光皮膚炎）を起こす場合がある．

■食経験

若葉，新芽を生でサラダ，あるいはホウレンソウ同様に煮食．米国先住民やインドのヒンドゥー教徒は，種子の粉をケーキや粥に使用する．解熱，駆虫に有効．通常は若葉を覆う微細な粒子が白いものをシロザ，変種で粒子の赤いものをアカザと呼ぶ．粒子の赤いアカザはインド，中国原産．日本全土，中国，朝鮮半島に分布．「倭名類聚抄」（938）に記載があり，古く中国から渡来．食用として栽培．第2次世界大戦中は救荒植物として利用．若葉，新芽の表面の粒状物を洗い流し，茹でて浸し物，和え物とする．種子の殻を去り，粥や飯に混炊．挽いて粉食に利用．

健胃，強壮に乾燥葉1日量20gを煎服．煎汁をうがい薬とする．

アカショウマ
赤升麻
Japanese astilbe

■ **解　説**

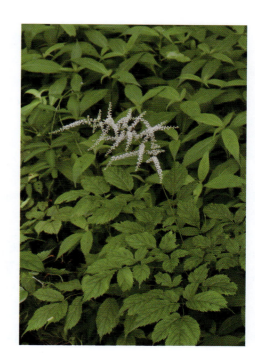

食薬区分(非医)リストより

名　　称 ●	アカショウマ
他 名 等 ●	―
部 位 等 ●	根
備　　考 ●	ショウマの根茎は「医」

基 原 植 物 ● アカショウマ　*Astilbe thunbergii* (Sieb. et Zucc.) Miq. (ユキノシタ科：Saxifragaceae)

形　　　態 ● 草丈50～100cmの多年生草本．葉は2～3回3出複葉．小葉は卵形で先が急に尖り，葉脈がくっきり浮かび，あらい鋸歯を有する．初夏から夏に花茎を伸ばし，円錐花序を形成し，小さな白色の花を多数開く．

学名の来歴 ● *Astilbe*：a(ない)＋stilbe(光沢)；*thunbergii*：スウェーデンの植物学者Thunbergに因む．

産　　　地 ● 北海道から九州にかけて分布．

主要成分等 ● トリテルペン(アスチルビン酸，3,6-ジヒドロキシ-12-オレアネン-27-カルボン酸，β-ペルトボイキノール酸)等．

■ **食経験**

食用の記録は見当たらない．根茎を赤升麻と呼び，黒升麻の代用として発汗，解熱，解毒に用いる．頭痛，風邪には1日量10～15gを煎じて3回に分服．口内炎，咽頭炎のうがい薬，浴用剤とする．変種のトリアシショウマ*A. thunbergii* var. *congesta*は本州中部以北に分布．若芽は調理して食用とし，葉は茶の代用とする．根茎は同じく赤升麻と呼ばれ，黒升麻の代用．キンポウゲ科のサラシナショウマ*Cimicifuga simplex*の根茎を黒升麻と呼ぶ．サラシナショウマの名の通り，若葉を茹で，さらして食べる．
根茎を解熱，解毒，消炎に薬用．漢方処方に配合．

アカツメクサ

red clover, purple clover

■解　説

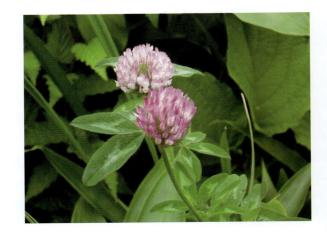

食薬区分(非医)リストより

名　　　称 ● アカツメクサ
他　名　等 ● コウシャジクソウ／ムラサキツメクサ／レッド・クローバー
部　位　等 ● 葉・花穂(序)
備　　　考 ● ―

基 原 植 物 ● アカツメクサ　*Trifolium pratense* Linne (マメ科：Leguminosae)

形　　　態 ● 草丈30〜50cmの多年生草本．茎は根際から叢生し直立．葉は互生，長い葉柄を持ち，3出複葉で小葉は楕円形，先端が鈍く尖る．小葉に黄白色の三日月状のくまが入る．夏に，茎上部の葉腋から総状花序を伸ばし，紅紫色の小さな花を多数開く．

学名の来歴 ● *Trifolium*：tri(3)＋folium(葉)；*pratense*：草原性の．

産　　　地 ● ヨーロッパ原産で各地に野生化．

主要成分等 ● イソフラボン（ビオカニンA，B，フォルモノネチン，プルニトリン，ペクトリナリン，プラトレチン，トリフォルリチン）等．

■食経験

タンパク質を豊富に含み，牧草として利用する．16世紀にオランダで栽培化．日本には18世紀伝来．栽培は明治初年の米国からの導入後．現在は帰化．日本では若菜を茹でて和え物や甘酢で食べる．花は天ぷら．つぼみつきの葉柄と葉は煮物．米国先住民は生食する．草または花頂点はハーブティーの原料．抽出物は飲料，菓子，ジャム等の多くの食品の香料となる．
干した花穂を去痰，緩下，利尿剤とする1日量5〜10g．花穂，茎葉はマラリア，百日咳，気管支炎，皮膚のただれに用いる．
近縁種シロツメクサ *T. repens* は同じくヨーロッパ原産．牧草として世界各地で広く栽培．若葉は茹でて食べる．花には芳香があり，よい蜜源となる．

アカテツ
赤鉄
northern yellow boxwood

■ 解　説

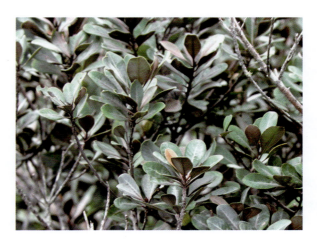

食薬区分(非医)リストより

名　　　称●	アカテツ
他　名　等●	―
部　位　等●	果肉・葉
備　　　考●	―

基 原 植 物● アカテツ　*Pouteria obovata* (R. Br.) Baehni（アカテツ科：Sapotaceae）

形　　　態● 雌雄異株で樹高12mの常緑高木．葉は互生，楕円形で長さ6〜12cm，全縁．若葉は茶色を呈し，葉裏は茶色の毛に覆われる．5〜6月，葉腋に淡黄緑色の花を開く．8〜9月に長さ約1.5cmの液果を結ぶ．

学名の来歴● *Pouteria*：肥大した；*obovata*：倒卵形．

産　　　地● 中国南部，台湾，マレーシア，インド，ミクロネシア，南西諸島，小笠原諸島に自生．

主要成分等● フラボン (4′-O-メチルジヒドロケンフェロール 7-O-(3″-O-アセチル)-β-D-グルコピラノシド，4′-O-メチルジヒドロケンフェロール 3-O-β-D-キシロピラノシル-(1→6)-β-D-グルコピラノシド)，没食子酸等．

■ 食経験

一般的な食用及び薬用の記録は見当たらないが，フィージー島のラウ地域で果実を食用にしたという伝聞がある．

アカニレ

slippery elm

■ 解　説

食薬区分(非医)リストより

名　　　称 ● アカニレ
他　名　等 ● スリッパリーエルム
部　位　等 ● 全草
備　　　考 ● ―

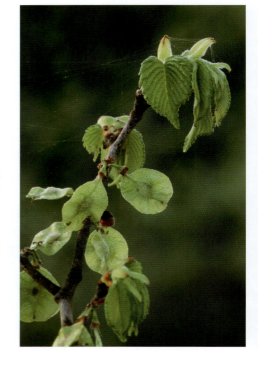

基 原 植 物 ● アカニレ　*Ulmus rubra* Muhl.（ニレ科：Ulmaceae）

形　　　態 ● 樹高30mに及ぶ落葉高木．葉は互生，短い葉柄を持ち，楕円形で先が細く尖り，左右非対称．葉芽の脇に，緑色の扁平な花が房状につく．翼果は扁平，卵形で膜質の広い翼を有す．

学名の来歴 ● *Ulmus*：ケルト語のelm（ニレ）に由来；*rubra*：赤い．

産　　　地 ● 米国北東部に分布．

主要成分等 ● ムシレージ，タンニン，ガラクツロン酸，フィトステロール，セスキテルペン等．

注　　　　● 食薬区分(非医)リストでは部位が全草となっているが，本植物は木本である．

■ 食経験

内皮はやわらかなゴム状で，香りがよく甘い．北米先住民は咀嚼料とする．内皮の粉末は栄養剤としてミルクに混ぜて小児，病弱者に与える．ミズーリ渓谷地方の先住民は水牛の油を防腐の目的で内皮とともに調理して保存．キオワ族は茶として飲用．
呼吸器，消化器，婦人科疾患等に薬用とする．

アカバナムシヨケギク
赤花除虫菊
common pyrethrum

■ 解　説

食薬区分(非医)リストより
名　　　　称 ● アカバナムシヨケギク
他　名　等 ● ―
部　位　等 ● 葉
備　　　　考 ● ―

基原植物 ● アカバナムシヨケギク
　　　　　　Chrysanthemum coccineum Willd.
　　　　　　（キク科：Compositae）

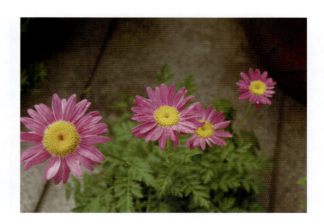

形　　態 ● 草丈40〜80cmの多年生草本．茎はまばらに分枝．葉は長い葉柄を有し互生，長さ20〜30cm，羽状全裂，裂片はさらに羽状全裂．初夏，茎頂に花茎を伸ばし，黄色の管状花と淡紅色の花弁を持つ頭花を開く．

学名の来歴 ● *Chrysanthemum*：chrysos（黄金）＋anthemon（花）；*coccineum*：紅色の．

産　　地 ● コーカサス，イラン原産，各国で栽培．

主要成分等 ● ピレスリンⅠ，Ⅱ，シネリンⅠ，Ⅱ等．

■ 食経験

食用の記録は見当たらない．
頭花はピレスリン，シネリンを含有．蚊取り線香，蚤取粉，農芸用駆虫薬の原料とする．近縁種にシロバナムシヨケギク*C. cinerariefolium*がある．アカバナムシヨケギクは，シロバナムシヨケギクに比較して殺虫成分の含量が低いため，日本ではもっぱら観賞用．

アカメガシワ
赤芽柏
Japanese mallotus

■ 解　説

食薬区分(非医)リストより

名　　　称	● アカメガシワ
他 名 等	● ―
部 位 等	● 樹皮
備　　　考	● ―

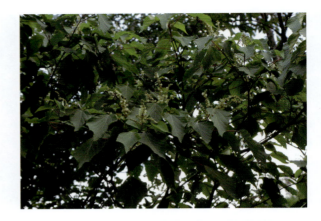

基 原 植 物 ● アカメガシワ　*Mallotus japonicus* (Thunb. ex Linne *f.*) Muell. Arg.（トウダイグサ科：Euphorbiaceae）

形　　　態 ● 樹高5〜6mの落葉小高木．春，紅色の葉が展開，葉柄を有し互生，倒卵形で3浅裂，雌雄異株．夏，雌株の枝先に円錐花序を伸ばし，黄色の花を多数開く．灰褐色に熟した果実に3個の黒い種子を内蔵．

学名の来歴 ● *Mallotus*：長い軟毛；*japonicus*：日本の．

産　　　地 ● 本州，九州，沖縄，台湾，中国南部に自生．

主要成分等 ● タンニン（ブチリルマロトレニン，ブチリルマロトヤポニン，ベルゲニン，4-*O*-ガロイルベルゲニン，ゲラニン，マロタンニンA，B，プテロカリアニンA，B）等．

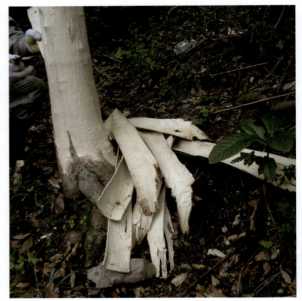

■ 食経験

若芽，若葉は天ぷら，またはよく茹でてさらし，和え物，浸し物とする．大きな葉は赤飯等の食べ物を包む．樹皮は胃炎，胃潰瘍治療薬の原料．民間では胃潰瘍，胆石症に用いる．胃潰瘍には1日量5〜10gを煎じ3回に分服．胆石には1日量葉10g，樹皮5gを煎じて服用．葉をあせもの浴用剤とする．葉，果実から赤色染料を得る．

アガリクス
姫松茸
almond mushroom

■ 解　説

食薬区分（非医）リストより
名　　　称● アガリクス
他　名　等● アガリクス・ブラゼイ／ヒメマツタケ
部　位　等● 子実体
備　　　考● ―

基 原 植 物● ニセモリノカサ　*Agaricus subrufescens* Peck（ハラタケ科：Agaricaceae）

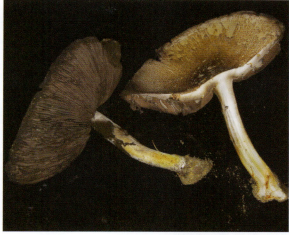

画像提供：国立科学博物館

形　　　態● 高さ5～15cm，傘ははじめ鐘状で，のち開き直径5～18cm．表面は淡褐色から淡紫褐色，細かい繊維状の鱗片を帯びる．柄は同幅あるいは基部で膨らみ，表面は白く，内部は充実している．ひだははじめ白色，のちピンク色から次第に紫褐色．胞子は楕円形で長さ6～7.5μm，幅4～5μm，紫褐色．

学名の来歴● *Agaricus*：ギリシャ語のagarikon（キノコ）に由来；*subrufescens*：ラテン語のsub（接頭語の「わずかに」）＋*rufescens*（赤くなる）で「やや赤みのある」．

産　　　地● 北米及び南米に分布する．培養は本州，四国，九州，韓国，中国．

主要成分等● 多糖（グルコマンナン）等．

注　　　　● アガリクスはニセモリノカサの別名である．
肝炎，糖尿病，アトピー性皮膚疾患，花粉症等に使用されてきたが，健康障害の報告が出されたため，厚生労働省から安全性が確認されるまで使用は控えるように通達が出されている．

■ 食経験

子実体は食用に供す．原産地のブラジルでは野生種を食用．1965年にブラジルより栽培種が移入されて以来，人工栽培されるようになった．
このキノコを原料としたいわゆる健康食品が広く販売され，アガリクスの名称が一般化．これが日本に持ち込まれ，乾燥品や抽出物等が健康食品として世界中に市販されている．子実体に免疫力を高める作用があるとされる．
アガリクス（ハラタケ属）の近縁種のほとんどは食用菌．たとえばハラタケ *A. campestris*，ザラエノハラタケ *A. subrutilescens*，ツクリタケ（通称マッシュルーム）*A. bisporus* 等．

アギタケ
阿魏茸
bailing oyster mushroom

■ 解　説

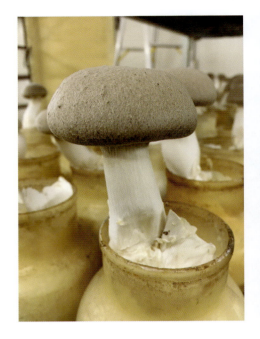

食薬区分(非医)リストより

名　　　称 ● アギタケ
他　名　等 ● 阿魏茸
部　位　等 ● 子実体
備　　　考 ● ―

基 原 植 物 ● *Pleurotus eryngii* subsp. *tuoliensis* (C. J. Mou) G.I. Zervakis et G. Venturella（ヒラタケ科：Pleurotaceae）

形　　　態 ● エリンギの地理的変異株．エリンギ *Pleurotus eryngii* (DC.) Gilletの傘は通例，直径5〜10cm，円形，表面は白色から淡褐色．ひだは茎に流れ込み，白く，肉は白くやわらかい．茎は白色で，長さ6〜10cm，下部が膨らみ，太さ約3.5cm，上部約2.5cm．胞子は白色の扁楕円形で，長さ6〜8μm，幅3〜5μm．

学名の来歴 ● *Pleurotus*：ギリシャ語のpleura（側，側面）+ otos（耳），耳状の傘が基物の側面につくため；*eryngii*：学名の由来はホスト植物（宿主）であるセリ科の *Eryngium campestre* に因む；*tuoliensis*：フィンランド語のtuoli(椅子)より，椅子のような形．

産　　　地 ● 中国．

主要成分等 ● トリテルペン（2,3,6,23-テトラヒドロキシウルス-12-エン-28-カルボン酸，2,3,23-トリヒドロキシウルス-12-エン-28-カルボン酸，ルペオール），グルコース・ガラクトース・マンノースを構成糖とする多糖等．

■ 食経験

本種はセリ科の薬用植物の阿魏 *Ferula assa-foetida* の根茎上部で栽培した新種であり，健康食品の素材とされている．
母種のエリンギは，地中海沿岸からロシア，中央アジア一帯を原産とし，King Oysterという商品名で市販，広く食用，日本では自生しない菌であったが1990年代に導入，以後人工栽培により普及．
近縁種のヒラタケ属 *Pleurotus* は食用菌である．

アキノキリンソウ
一枝黄花
common goldenrod

■ 解　説

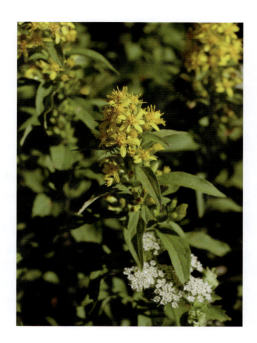

食薬区分(非医)リストより
名　　　称● アキノキリンソウ
他 名 等● ―
部 位 等● 全草
備　　　考● ―

基 原 植 物● アキノキリンソウ　*Solidago virgaurea* Linne
　　　　　　（キク科：Compositae）

形　　　態● 草丈20〜50cmの多年生草本．茎は直立し褐紫色．葉は互生，有柄，下部は楕円形で上部は長楕円形，先端はいずれも尖り，極浅い鋸歯．秋，葉腋から花穂が伸び，黄色の頭花を多数つける．中心に両性の筒状花，周りに雌性の舌状花がある．

学名の来歴● *Solidago*：solidus（完全）＋ago（状態）；*virgaurea*：黄金の枝．

産　　　地● 北海道から九州，朝鮮半島に分布．

主要成分等● ジテルペン（ソリダゴ酸C〜I），トリテルペンサポニン（ビグラウレサポニン4〜6）等．

■ 食経験

日本，韓国で食用とする．若葉，若芽を茹でて野菜として使う．救荒植物として利用．花時の根を含む全草（一枝黄花）を健胃，利尿，消炎，解毒，鎮痛剤とする．頭痛，咽頭腫瘍には1日量10〜15gを煎じ3回に分服．

アケビ
木通
chocolate vine

■ 解　説

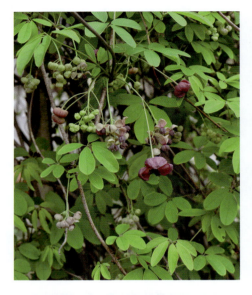

食薬区分(非医)リストより

名　　　称●	アケビ
他　名　等●	モクツウ
部　位　等●	実
備　　　考●	つる性の茎は「医」

基 原 植 物● アケビ　*Akebia quinata* (Thunb. ex Houtt.) Decne.（アケビ科：Lardizabalaceae）

形　　　態● 落葉性または半常緑性の長さ3mに達する蔓性木本．葉は掌状複葉で小葉は5個，下面は白色を帯びる．5月頃，葉腋に総状花序を下垂し，白から赤紫の花が下向きに開く．雌花は長い柄がある．液果は長楕円形で，帯紫色に熟すと縦に開き，白い果肉が現れる．

学名の来歴● *Akebia*：和名の「アケビ」に因む；*quinata*：5数葉の．

産　　　地● 本州，四国，九州，中国，朝鮮半島の山野に自生．

主要成分等● トリテルペンサポニン（アケビアサポニンB〜G, PC, PE, PJ$_1$，アケボシドL$_a$, L$_b$, St$_e$, St$_f$, St$_j$）等．

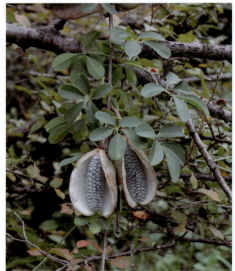

■ 食経験

古くから果実を食用，茎を薬用として利用．「神農本草経」(220頃)の中品に通草の名で収載．「延喜式」(927)では山城，大和の国等から貢納．
完熟して，薄い紫色となり，果皮が縦に裂けた果実の白く半透明で甘味のある果肉を生食．未熟な果実は料理に使用．果皮は分厚く苦味があるが，茹でたのちしばらく水に浸けて，苦味を抜いて，煮物，和え物，油みそ炒め，詰め物等に使用．また果皮を塩漬けにして保存．新芽はやわらかく甘味があり，天ぷら，茹でて和え物，汁の具材，漬物に使用．江戸時代，秋田県の西木村では種子から食用油を製造した．葉は茶とする．
茎を輪切りにして乾燥させたものを，木通と呼び，消炎性の利尿剤，鎮痛剤として使用．

アサ
麻，大麻，大麻草
marihuana, hemp

■解説

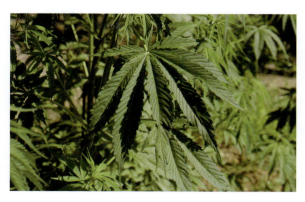

食薬区分(非医)リストより

名　　称●	アサ
他　名　等●	―
部　位　等●	発芽防止処理されている種子
備　　考●	発芽防止処理されていない種子は「医」

基原植物● アサ　*Cannabis sativa* Linne（アサ科：Cannabaceae）

形　　態● 草丈1〜4mの一年生草本．雌雄異株．葉は長い葉柄を持ち対生，5〜8裂の掌状複葉で，全体を剛毛に覆われる．夏季，多数の枝に黄緑色の花を開き，雄花から多量の花粉を飛散．雌株には分泌物の多い果皮に覆われた果実（麻子仁）を結ぶ．

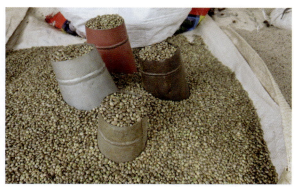

学名の来歴● *Cannabis*：ギリシャ語で「アサ」；*sativa*：栽培の．

産　　地● 世界各国で栽培．

主要成分等● テトラヒドロカンナビノール酸，テトラヒドロカンナビノール，カンナビジオール酸，カンナビジオール，カンナビクロメン酸，カンナビクロメン，カンナビノール等．

注　　　● 果実以外の葉や未熟花穂は大麻取締法により規制されている．

■食経験

繊維を取るために栽培されてきた植物．BC20世紀には既に中東地域で栽培が行われており，やがてヨーロッパや中国に伝播．日本には中国から渡来して弥生時代には栽培が始まり，奈良時代には北関東以西の各地で栽培されていた．アサの実を薬味として用いる．七味唐辛子の原料の1つ．その他がんもどき，いなり寿司，油みそ，行事食のおからを使った小魚や青魚の鮨に使用する．出汁を使わない野菜の煮物にアサの実のすったものを入れると美味．麻実油は食用にはなるが，天ぷら等の加熱調理には向かない．ミャンマー，スリランカ等では若葉を野菜として利用する．

果実の中の種子（麻子仁）は緩下剤，鎮咳剤として，体力のない高齢者，子ども，妊婦に用いる．漢方の処方では，麻子仁丸，潤腸湯，炙甘草湯に配合されている．かつて葉（大麻）は，日本薬局方にも収載され，鎮静，鎮痛，催眠剤として使用されていたが，現在では一般の使用は禁じられている．

アサガオ
朝顔
morning glory

■ 解　説

食薬区分(非医)リストより

名　　称	● アサガオ
他名等	● ―
部位等	● 葉・花
備　　考	● 種子は「医」

基原植物 ● アサガオ　*Pharbitis nil* (Linne) Choisy（ヒルガオ科：Convolvulaceae）

形　　態 ● 蔓性の一年生草本．蔓が約3m伸びて他に絡む．葉は互生，長い葉柄を持ち3深裂，それぞれの裂片は卵形で，先が緩やかに尖る．夏，葉腋に大形筒状花を開く．長細いがくを有する果実を結び，4〜5個の種子を内蔵．

学名の来歴 ● *Pharbitis*：ギリシャ語のpharbe（色）に由来；*nil*：アラビア語の「藍色」から．

産　　地 ● 熱帯アジア原産，日本，中国で観賞用に広く栽培．

主要成分等 ● 樹脂酸（ファルビチン酸B〜D），ジテルペン（ファルボシドA〜F，ジベレリンA_{20}，A_{27}），アントシアニン（ファルベテスレッドシアニン1，4，7）等．

注　　　 ● 種子に含まれる樹脂配糖体（ファルビチン酸）類は激しい下痢を引き起こすため，服用量に注意を要する．なお，妊婦，小児，傷病者等への投与は原則禁忌．

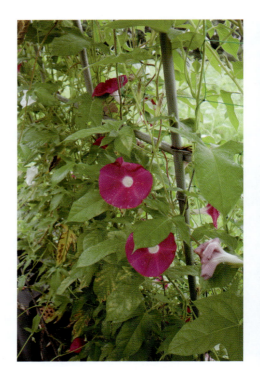

■ 食経験

奈良時代末期，唐あるいは百済から薬用として渡来．淡青一色の小輪であったが，江戸時代初期，白花が出現したことをきっかけに園芸植物化．葉，蔓を茹でて食べる．または塩漬けとする．
種子は利尿，回虫駆除をかねた峻下剤，緩下剤として下半身の水腫，尿閉症に使用．成熟種子（牽牛子）を峻下剤として1日量0.5〜1.5gを煎じて，あるいは粉末1日量0.2〜0.3gを空腹時に2〜3回に分服．乾燥アルコールエキス（牽牛子）は薬剤原料．1日量0.3g．極量1回0.5g．

アサツキ
浅葱
chive

■ 解 説

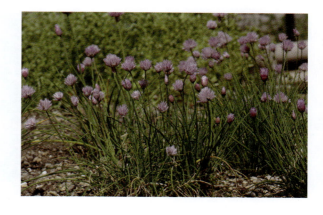

食薬区分（非医）リストより

名　称	● アサツキ
他名等	● ―
部位等	● 茎葉・鱗茎
備　考	● ―

基原植物 ● アサツキ　*Allium schoenoprasum* Linne var. *foliosum* Regel（ユリ科：Liliaceae）

形　態 ● 草丈25〜40cm，鱗茎を持つ多年生草本．茎は鱗茎から直立し．葉は長い管状で，先は尖る．初夏，茎の先端に房状の花序を伸ばし，淡紫色の小さな花を散りばめる．傷つけると強い臭気を発する．

学名の来歴 ● *Allium*：ニンニクの古ラテン語で「におい」から；*schoenoprasum*：schoeno（イグサ）＋ prasum（ニラ）；*foliosum*：葉が多い．

産　地 ● 北海道，四国，シベリアに自生，また広く栽培．

主要成分等 ● チグルアルデヒド，メチルプロピルジスルフィド，2-メチル-2-ペンタナール等．

■ 食経験

古くから食用とする．「令義解」(833)，「延喜式」(927)に記載．若い鱗茎，葉は生で刻んで鍋物，ソバ等の薬味，汁の具材，油炒め，茹ででみそ和え，浸し物とする．よく育った鱗茎は根を取り去り，ネギ，ラッキョウと同様に調理．洋風料理ではチャイブの代用．

薬用には，鱗茎を風邪による頭痛に煎じて服用．痛風，筋肉の痛みについて塗布．葉や鱗茎を滋養強壮薬とする．

基本種チャイブ *A. schoenoprasum* はアリウム属の中では最も繊細な風味があり，ヨーロッパで，香辛料として生の葉をクリームチーズ，グリーンサラダ，ポテトサラダ，オムレツ，シチュー等に使用．

アシ
葦
common reed

■解　説

食薬区分(非医)リストより

名　　　称●アシ
他　名　等●ヨシ
部　位　等●全草(根茎を除く)
備　　　考●根茎は「医」

基原植物●アシ　*Phragmites australis* Trin. ex Steud.（イネ科：Gramineae）

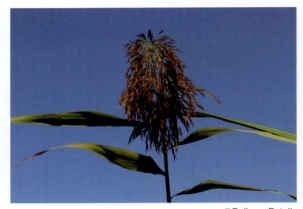

©Reikara-Fotolia

形　　　態●水辺に茂る草丈2〜3mの多年生草本．茎は直立し円中形で中空．葉は互生で，長さ約50cm，披針形で先は細く尖り，基部は茎を抱く．秋に，茎の先端から円錐花序を伸ばし，多数の穂をつけ花を開く．

学名の来歴●*Phragmites*：ギリシャ名の「垣根」；*australis*：オーストラリアの．

産　　　地●世界中の温帯，暖帯，亜寒帯の湿地に広く分布．

主要成分等●フラボン（イソスベルチアヤポニン，ラムネチン3-*O*-ルチノシド，ルテオリン），芳香族カルボン酸（*p*-クマル酸，フェルラ酸，バニリン酸，*p*-ヒドロキシ安息香酸）等．

■食経験

新芽，根茎を生食，また調理，漬物に加工．北米先住民は，根茎をジャガイモ同様に調理．樹液から飴，砂糖を作る．外皮は非常に剝きにくいが，種子も食料とする．栄養価は非常に高い．日本では若い葉を乾燥，粉末とし，穀物の粉と混ぜて団子とする．救荒植物として利用．アイヌ族の人々は若葉を煮野菜とする．
根茎，茎を消炎，利尿，止渇に用いる．1日量5〜10gを煎服．

アジサイ
紫陽花
hydrangea

■ 解 説

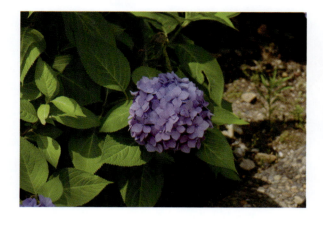

食薬区分（非医）リストより

名　　　称	● アジサイ
他　名　等	● シヨウカ／ハチセンカ
部　位　等	● 全草
備　　　考	● ―

基 原 植 物 ● アジサイ *Hydrangea macrophylla* (Thunb.) Ser. f. *otaksa* (Sieb. et Zucc.) Wils.（ユキノシタ科：Saxifragaceae）

形　　　　態 ● 高さ1〜2mの落葉低木．茎はよく分枝し，新枝は緑色で古くなると灰茶色．葉は対生，葉柄を持ち長卵形で縁に鋸歯が周り，先端はわずかに尖る．初夏，枝先に球状で大形の集散花序を伸ばし，多くの修飾花を密に開く．

学名の来歴 ● *Hydrangea*：hydr（水）＋angea（容器）より，盃状の果実の形から；*macrophylla*：macro（大きな）＋phylla（葉）．

産　　　　地 ● 日本原産．観賞用に各地で広く栽培．

主要成分等 ● イソクマリン誘導体（マクロフロシドA〜C），シアン誘導体（ジヒドロニトロシドA$_1$，A$_2$，B$_1$，ヒドラシアノシドA，B），イリドイド（ヒドロマクロシドA，B），アルカロイド（フェブリフジン）等．

注　　　　● アジサイや類縁種（*Hydrangea* 属植物）にはシアン配糖体や嘔吐性アルカロイド，フェブリフジンの存在が確認されているので取り扱いには注意を要する．

■ 食経験

「万葉集」(783)に記載．鎌倉時代に園芸植物化．芽や若葉は茹でて食し，成長した葉は粉にしてふりかけとする．花，葉は解熱剤として1日量10gを煎じ3回に分服．吐剤とするジョウザンアジサイ *Dichroa febrifuga* の根（常山）の代用として3〜5gを煎服．変種にアマチャ *H. macrophylla* var. *thunbergii* がある．アマチャの乾燥葉にはフィロズルシンが含まれ，甘味と防腐作用を持つ．灌佛会に煎じて服用．大根の漬物等の加工食品の防腐，甘味料．
フィロズルシンは糖尿病食の甘味料，薬品の矯味料．

アシタバ
明日葉，鹹草
keiske angelica

■ 解　説

食葉区分(非医)リストより

名　　　称	●アシタバ
他　名　等	●―
部　位　等	●葉
備　　　考	●―

基 原 植 物　●アシタバ　*Angelica keiskei* Koidz.（セリ科：Umbelliferae）

形　　　態　●草丈約1mの多年生草本．茎は頑強で，まばらに分枝する．葉は羽状奇数複葉で，小葉は3深裂し，表面は照りがある．裂片は楕円形で先が尖り，浅い鋸歯がある．夏，散形花序を伸ばし，多数の淡黄白の花を開く．

学名の来歴　●*Angelica*：天使；*keiskei*：植物学者の伊藤圭介に因む．

産　　　地　●関東地方，伊豆半島等温暖な海岸地帯に自生，また広く栽培．

主要成分等　●プレニルカルコン（アンゲリカルコン，キサントアンゲロールB～J），セスキテルペン（アシタバオールA），クマリン誘導体（アンゲリシン，ベルガプテン）等．

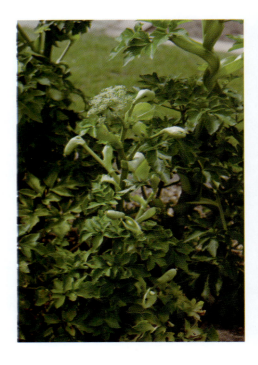

■ 食経験

若葉，つぼみ，若い茎には特有の香りと軽い苦味がある．揚げ物，汁の具材，茹でて浸し物や和え物とする．根は加熱調理あるいは漬物に加工．
葉（鹹草）を緩下，利尿，高血圧予防薬として使用．高血圧予防には，乾燥葉1日量20～30gを茶の代わりに飲む．生の葉の青汁は1日100mLが限度．

アシドフィルス菌

■ 解　説

食薬区分(非医)リストより

名　　称 ● アシドフィルス菌
他名等 ● ―
部位等 ● 菌体
備　　考 ● ―

基原植物 ● アシドフィルス菌 *Lactobacillus acidophilus*（ラクトバチラセアエ科：Lactobacillaceae）

形態・特性 ● グラム陽性，桿菌（太さが比較的均一），非運動性，芽胞非形成，通性嫌気性，カタラーゼ陰性，エスクリン陽性，サリシン陽性，アミグダリン陽性．

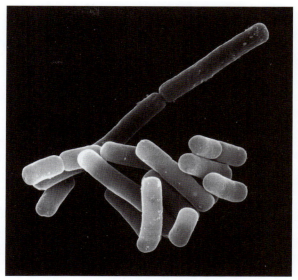

Lactobacillus acidophilus
画像提供：雪印メグミルク（株）

学名の来歴 ● *Lactobacillus*：lacto（乳または乳酸の）＋bacillus（桿菌）；*acidophilus*：好酸性の．

分　　布 ● ヒトの口腔，腸管，膣，動物（ブタ，ニワトリ，七面鳥，ラット，マウス，ハムスター，イヌ，ウシ）の消化管．

主要生成物等 ● 炭素を含有する最終産物の50％以上が乳酸．

■ 食経験

1900年オーストリアのMoroにより人工栄養児糞便から分離された．ロシアの生物学者Metchnikoffの「ブルガリア地域の人々に長寿者が多いのは，常食としているヨーグルトの乳酸菌が腸内に棲みつき，腸内における腐敗菌の増殖を抑えて腸内を良好に保つため」とする不老長寿説は，その後，ヨーグルトに含まれるブルガリア菌 *L. delbrueckii* subsp. *bulgaricus*（以前の分類では *L. bulgaricus*）やサーモフィルス菌 *Streptococcus thermophilus* の腸内定着や増殖が否定され，その根拠がうすらいだ．腸内細菌叢の研究の進展とともに，生きて腸内に届き，腸内菌叢を整え，宿主に有益な作用を示す微生物（プロバイオティクス）として腸内定着性乳酸菌の重要性が高まった．その代表的なものの1つがアシドフィルス菌であり，それを使用した酸乳として，1975年以降米国でアシドフィルス菌の菌体を低脂肪乳に添加したスイートアシドフィルスミルクが広まった．
アシドフィルス菌には腸内菌叢の改善，乳糖不耐症低減，免疫力向上，胃炎予防や抗ガン作用等が認められている．ヨーグルトにおいて，乳酸生成力の強い菌やビフィズス菌等との組み合わせで使用されることも多い．

アズキ
赤小豆
azuki bean

■ 解 説

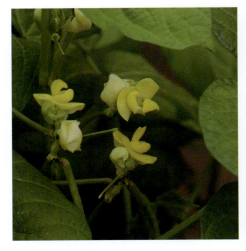

食薬区分(非医)リストより
名　　　称 ● アズキ
他　名　等 ● セキショウズ
部　位　等 ● 種子
備　　　考 ● 一

基原植物 ● アズキ　*Vigna angularis* (Willd.) Ohwi et Ohashi (マメ科：Leguminosae)

形　　態 ● 草丈30～60cmの一年生草本．茎は直立する．茎の先端は蔓性で、葉は3出複葉、長い柄があり卵円形で、全縁は浅く3裂する．夏に葉腋から花穂を出して、3～10個の淡黄色から淡白色の蝶形花をつける．秋に豆果をつけ、中に約10個の赤茶色の種子を内蔵．

学名の来歴 ● *Vigna*：イタリアの植物学者D.Vignaに因む；*angularis*：稜のある、角のある．

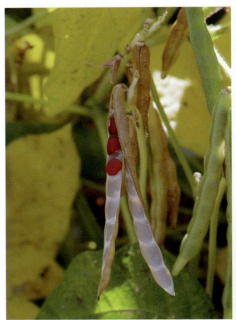

産　　地 ● 中国原産．日本各地、中国、韓国で栽培．

主要成分等 ● トリテルペンサポニン (アズキサポニンⅠ, Ⅲ, Ⅴ, AZ-Ⅰ～AZ-ⅩⅢ), イソフラボン (ルピナルビン, ダルベルギオイジン, 4',5,7-トリヒドロキシ-8-プレニルイソフラボン), フラボン (ケンフェロール, ケルセチン) 等．

■ 食経験

中国での栽培の歴史は古く「周礼」(BC200頃)や「広雅」(227頃)に記載．日本でも弥生時代には既に栽培され、天王遺跡(山口県)、登呂遺跡(静岡県)から出土．古事記(712)の穀物起源神話が初出．種子を食用とする．中国、朝鮮では厄除け、日本では年中行事や儀式の際の赤飯、小豆粥等に使用する特別な食品．奈良時代には小豆餅、小豆粥があった．「延喜式」(927)では、播磨、備前等7か国が貢納．鎌倉時代にはアズキの蒸し羊羹、安土桃山時代には砂糖が入った餡を使用した饅頭や羊羹等の菓子を作った．江戸時代には赤飯や餡の菓子が庶民に普及．アズキは調理の際、沸騰直後に冷水を加え、再度沸騰したら茹でこぼして渋切りを行う．大部分のアズキは和菓子材料の餡に加工．家庭では赤飯、汁粉、ぜんざい等．
薬用として、漢方では利尿、消炎、緩下、脚気の浮腫に処方．

アスナロ
翌檜
hiba arborvitae

■ 解　説

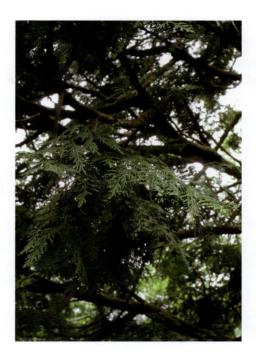

食薬区分(非医)リストより

名　　称	● アスナロ
他 名 等	● ―
部 位 等	● 葉
備　　考	● ―

基原植物 ● アスナロ　*Thujopsis dolabrata* Sieb. et Zucc.
　　　　　　（ヒノキ科：Cupressaceae）

形　　態 ● 樹高10〜30mの常緑高木．小枝を羽状様，互生状に出し平らとなる．鱗片状の葉が，小枝に対生状に並び扁平．表面は緑で，裏面は白色蝋状を呈す．5月頃，細枝の先に花を単生．雌雄異花．

学名の来歴 ● *Thujopsis*：Thujo（ヒノキ科）+ opsis（似た）；*dolabrata*：斧状の．

産　　地 ● 日本特産．本州，四国，九州に分布．

主要成分等 ● モノテルペン（アセチルトロポロン，β-ドラブリン，β-チュヤプリシン，バイエレン），セスキテルペン（2-キュパレン，4-キュウパレン，β-コストール），ジテルペン（8,11,13-トータラトリエン-13-オール，4,15-ロサジエン），リグナン（デオキシポドフィリン酸）等．

■ 食経験

食用の記録は見当たらない．材はヒノキチオールを豊富に含む．殺菌，耐湿性に優れるため，建築材，土木用材以外にまな板，桶，椀として用いる．変種ヒノキアスナロ *T. dolobrata* var. *hondae* は北海道南部から栃木県以北，日本海側は能登半島以北に分布．青森ではヒバ，能登ではアテと呼ぶ．アテは輪島塗の木地材．民間では黄疸に乾燥葉を煎じて服用．

アセロラ

Barbados cherry

■解　説

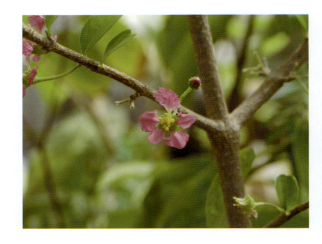

食薬区分(非医)リストより

名　　　称● アセロラ
他　名　等● バルバドスサクラ
部　位　等● 果実
備　　　考● 一

基 原 植 物● アセロラ　*Malpighia glabra* Linne
　　　　　　（キントラノオ科：Malpighiaceae）

形　　　態● 樹高約3mの常緑低木，葉は対生，表面はつやがあり，極短い葉柄を持ち長楕円形で，先端が穏やかに尖り全縁．季節に関係なく，葉腋にピンク色の5弁花が対をなして開く．直径約2cmのサクランボに似た果実を結ぶ．

学名の来歴● *Malpighia*：イタリアのボローニア州博物館長Marcello Malpighiに因む；*glabra*：毛のない．

産　　　地● 西インド諸島原産，熱帯各地で栽培．

主要成分等● アスコルビン酸，デヒドロアスコルビン酸，デキストロース，ジケトグロン酸，フルフラール，ヘキサデカノイン酸，リモネン等．

■食経験

果実はサクランボ大で，赤く酸味がある．果物として生食．パイ，ゼリー，ジャム，プレザーブ，ジュース，粉末乾燥品等に加工．果実は可食部中に1〜4.5%のビタミンCを含有．
伝統的に赤痢，下痢，軽い肝障害に使用した．樹皮は20〜25%のタンニンを含み，皮革工業で使用．

アセンヤク
阿仙薬
gambir

■ 解　説

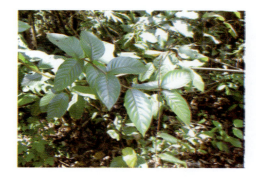

食薬区分（非医）リストより

名　　　　称 ● アセンヤク
他　名　等 ● ガンビール
部　位　等 ● 葉及び若枝の乾燥水製エキス
備　　　　考 ● ―

基原植物 ● ガンビールノキ　*Uncaria gambir* (W.Hunter) Roxb.（アカネ科：Rubiaceae）

形　　態 ● 熱帯地方の湿った地に自生する常緑蔓性低木. 葉腋に棘を持ち, 他に巻きつき繁茂する. 短い葉柄を持つ葉は9〜14cm, 楕円形で先が尖り対生. 1年を通して, 葉腋にピンク色で多数の小花を球状に開き, いが状の果実を結ぶ.

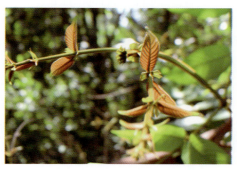

学名の来歴 ● *Uncaria*：uncus（鉤状の）；*gambir*：gam（合わさった）＋bir（2つ）.

産　　地 ● マレーシア, スマトラ, ボルネオ等に分布, また東南アジア各地で栽培.

主要成分等 ● フラボン（ガンビルカテコール, ガンビリインA$_1$〜A$_3$, B$_1$〜B$_3$, C）, アルカロイド（ロクスブラギンA〜E, ガンブリジン, ウンカリアガンブリン）等.

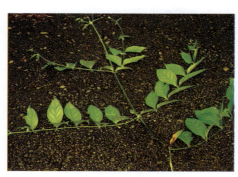

注　　　　● アセンヤクはガンビールノキの樹皮や枝, 葉等の水性エキスを乾燥したものの生薬名である. アルカロイドを含有する.

■ 食経験

マレーシアでは葉を咀嚼料, 茶の代用とする. 成熟した葉が4〜5枚ついた小枝を刻み, 水を加えて6〜8時間煮沸. 浸出液を煮詰め, 練りながら冷却. 黄褐色の粘土様のガンビールを得る. マレーシア, インドではガンビールを, ビンロウジの種子の破片, 石灰, 葉タバコ等とともにキンマの葉に包み, 咀嚼料とする. ほろ苦く, 後に甘い. ビールの醸造にホップの代用とすることもある. ガンビールアセンヤク（阿仙薬）の水溶液は十二指腸, 小腸の蠕動を抑制し, 大腸にはほとんど作用しない. 収れん性止瀉, 整腸に1日量1〜3gを煎服. 口中清涼剤の原料. ガンビールはタンニンを多く含むため, 革なめし料, 褐色染料として多量に使用する.
マメ科の*Acacia catechu*の心材からも同様の方法でペグ阿仙薬を得る. 同様に使用.

アッケシソウ
厚岸草
saltwort

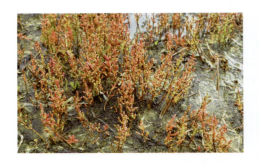

■ 解　説

食薬区分(非医)リストより

名　　　　称 ● アッケシソウ
他　名　等 ● 一
部　位　等 ● 全草
備　　　　考 ● 一

基原植物 ● アッケシソウ　*Salicornia europaea* Linne（アカザ科：Chenopodiaceae）

形　　態 ● 草丈約20cmの一年生草本．茎は直立し，多くの枝が対生に分枝，管状で多肉性，多くの節がある．節間に2～3個の花をつける．緑の茎は，秋には鮮やかな紅色となる．

学名の来歴 ● *Salicornia*：sal（塩）+ cornia（角）；*europaea*：ヨーロッパの．

産　　地 ● 北海道，四国，九州，ユーラシア大陸寒帯の沿岸部の海岸で塩水をかぶる地に自生．

主要成分等 ● ベタレイン（アマランチン），クロモン誘導体(6,7-ジメトキシクロモン，7-ヒドロキシ-6-メトキシクロモン，6,7-メチレンジオキシクロモン)，フラボン(6″-マロニルイソクエルシトリン)，イソフラボン(2′,7-ジヒドロキシ-6-メトキシイソフラボン，2′-ヒドロキシ-6,7-メチレンジオキシイソフラボン)等．

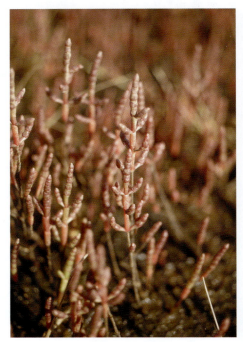

■ 食経験

葉，茎に香りと辛味がある．ヨーロッパでは若い茎，葉をサラダとして生食，料理の飾り，茹でてピクルスとする．あるいは野菜としてホウレンソウ同様に調理．種子はタンパク質に富み食用となる．搾油してサフラワー油に似た高品質の食用油を得る．

アップルミント

apple mint

■ 解 説

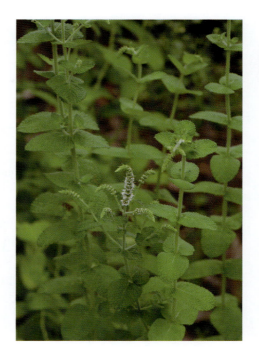

食薬区分(非医)リストより
名　　　称● アップルミント
他　名　等● ラウンドリーミント
部　位　等● 葉
備　　　考● ―

基原植物● アップルミント　*Mentha rotundifolia*（Linne）Huds.（シソ科：Labiatae）

形　　　態● 草丈30〜80cmの多年生草本．地下茎で繁殖する．茎は方形で，やわらかい腺毛に覆われる．葉は対生で，長さ2〜5cmの長卵形で多くの浅い鋸歯があり，葉柄がなく茎を抱く．葉裏はやわらかい綿毛に覆われる．茎頂部に3〜6cmの穂状花序を出し，白色の小花を密に開く．

学名の来歴● *Mentha*：地獄の女王Proserpineにハッカに変えられたといわれるギリシャ神話の女神Menthaに由来；*rotundifolia*：round（円形）＋folia（葉）．

産　　　地● ヨーロッパ各地．

主要成分等● モノテルペン（α-ピネン，β-ピネン，カンフェン，リモネン，*p*-シメン，ボルネオール，1,8-シネオール，リナロール），セスキテルペン（β-カリオフィレン，カジネン）等．

■ 食経験

ミント類を使用した歴史は古い．ギゼーのピラミッド建設の食事に使用した記録がある．香辛料，薬用，香料としてきた．9世紀にはヨーロッパ中の修道院で栽培．
アップルミントは淡いリンゴの香りがする．生の葉を広く料理に利用．Woolly mintと呼ばれるほど細かな綿毛に覆われていて，葉が厚く，乾燥はできない．料理にはスペアミントと同様に使用するが，香りが優しいのでスペアミントよりアップルミントを好む人も多い．肉，特にラム料理には，バターに刻んだ葉を混ぜたミントバターを添える．その他魚料理，野菜の煮込み，卵料理，ソースに使用する．また葉をシロップや酢に漬け，香りを移して調味料とする．ハーブティーにはアップルミントが最高といわれる．リフレッシュ効果がある．ゼリー等の菓子類にも用いるが，飾りには不向き．砂糖漬けがよい．

アニス

anise

■ 解　説

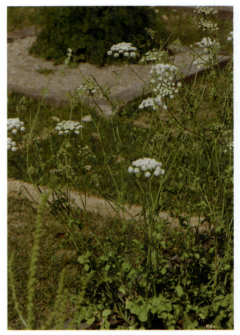

食薬区分(非医)リストより

名　　称	● アニス
他 名 等	● ピンピネラ
部 位 等	● 果実・種子・種子油・根
備　　考	● ―

基原植物 ● アニス　*Pimpinella anisum* Linne（セリ科：Umbelliferae）

形　　態 ● 草丈約75cmの一年生草本．茎は直立し，軟毛がある．葉は長柄を持ち，下部の葉は腎臓形であらい鋸歯状．長さ2.5〜5cmで浅裂し，楔状．複散形花序を多数伸ばし，多数の白色の唇花を開く．果実は卵形で，褐色の稜があり，芳香を放つ．

学名の来歴 ● *Pimpinella*：ラテン語のpampinus（巻きひげ）に由来；*anisum*：本植物の種子のアラビア語名anysumより．

産　　地 ● エジプト，レバノンおよび地中海原産．東部地域で栽培．

主要成分等 ● ヘミテルペン誘導体（2-メチル-1,2,3,4-ブタンテトロール1-O-β-D-グルコピラノシド，2-メチル-1,2,3,4-ブタンテトロール3-O-β-D-グルコピラノシド，2-メチル-1,2,3,4-ブタンテトロール4-O-β-D-グルコピラノシド），フェニルプロパノイド誘導体（1-(4-ヒドロキシフェニル)-1,2-プロパンジオール2-O-β-D-グルコピラノシド，1-(3,4-ジヒドロキシフェニル)-1,2,3-プロパントリオール3-O-β-D-グルコピラノシド）等．

■ 食経験

BC400頃，ギリシャでの種子の薬用利用の記録がある．プリニウスの「博物誌」（AD100頃）にも香辛料として記載．イギリスには15世紀，米国には17世紀の移民に伴って伝播．日本渡来は明治初年．アニスは香りの主成分アネトールを主体とする精油を含有．種子をパン，焼き菓子，チーズ，干しイチジク，カレー等に加える．原産地では若葉を生でサラダとし，スープ，シチュー等，各種の野菜料理の香りづけに利用．葉と種を用いて甘い茶とする．精油をギリシャのウーゾ，トルコのアラック等のアルコール性飲料に添加．キャンディー，アイスクリーム，ガム，ピクルス等の香料とする．
去痰，駆風，鎮痙，催乳に効果があり，服用．疥癬に外用．気管支炎には胸に塗布．

アファニゾメノン

■解 説

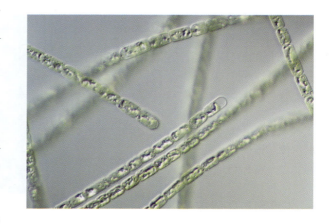

食薬区分(非医)リストより

名　　　称●アファニゾメノン
他　名　等●―
部　位　等●全藻
備　　　考●―

基 原 植 物●アファニゾメノン属　*Aphanizomenon* Morren ex Bornet et Flahault，例として *Aphanizomenon flos-aquae* (Linne) Ralfs ex Bornet et Flahault（ネンジュモ科：Nostocaceae）

形　　　態●藻体は，単細胞列のトリコームからなる．細胞は，円筒形または樽型で，先端細胞の先は丸い．異質細胞は，円筒形で，トリコーム細胞列に介在する．アキネートは長い円筒形で，異質細胞には接しない．多数のトリコームが接して束状や皮膜状となる．淡水産，浮遊性．*Aphanizomenon flos-aquae* の細胞は円筒形で，直線的に並び，先の方で少し細く，わずかに曲がっている．異質細胞は細胞より長く，円筒形．細胞の直径4～6μm，細胞の長さ5～15μm．

学名の来歴●*Aphanizomenon*：ギリシャ語で「微細な藻類」；*flos-aquae*：ギリシャ語で「水中の花」．

産　　　地●米国，欧州，中央アジア，インド，中国等．

主要成分等●サイクリックペプチド（アナバエノペプチンI，J，MA-トキシン-Ⅲ），プテリジン誘導体（ディクチオプテリン，オリナプテリン），アルカロイド（ネオサキシトキシン，ミチリンB，アファノルフィン），カロチノイド（アファニゾフィル）等．

注●麻痺性貝毒であるネオサキシトキシンを含有する．

■食経験

日本産の種に食用の記録は見当たらない．米国オレゴン州南部のアッパークラマス湖近傍で食用に供される微細藻類．
抽出物及びその生理活性成分，C-フィコシアニン，フィコエリスロシアニンが，栄養，美容及び炎症の予防または治療に供される．

アフリカマンゴノキ

African wild mango dicanut

■解 説

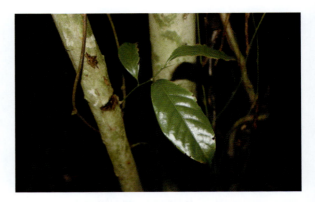

食薬区分(非医)リストより

名　　　　称	●アフリカマンゴノキ
他　名　等	●オボノ／アポン（種子）／ティカナッツ／ブッシュマンゴー／ワイルドマンゴー
部　位　等	●種子
備　　　　考	●―
基 原 植 物	●アフリカマンゴノキ *Irvingia gabonensis* (Aubry-Lecomte ex O'Rorke) Baill.（ニガキ科：Simaroubaceae）

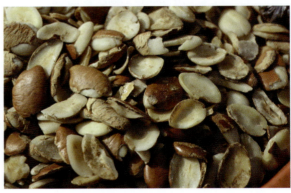

形　　　態●樹高40mの常緑高木．葉は楕円形，全縁，上面は濃緑色で光沢がある．円錐花序，花は緑黄白色で小形の両性花．果実は石核果でほぼ球形，緑色，果肉は熟すと橙黄色，内部に1個の種子を内蔵．

学名の来歴●*Irvingia*：スコットランドの軍医・植物採集家Edward George Irvingの名前に因む；*gabonensis*：アフリカのガボン産．

産　　　地●マレーシア，西アフリカ，ナイジェリア，カメルーンに分布．

主要成分等●セスキテルペン（α-クルクメン，ジンギベレン），アルデヒド誘導体（ドデカナール，9-オクタデセナール），芳香族カルボン酸（安息香酸，ケイヒ酸），脂肪酸（ミリスチン酸，ラウリン酸，オレイン酸，パルミチン酸，ステアリン酸）等．

■食経験

果肉は食用，種子は油，ココア油脂の代用．

アボカド
鰐梨
avocado

■ 解 説

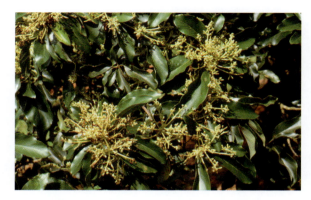

食薬区分(非医)リストより

名　　　称●	アボガド
他 名 等●	―
部 位 等●	果実・葉
備　　　考●	―

基 原 植 物● アボカド　*Persea americana* Mill.
　　　　　　　（クスノキ科：Lauraceae）

形　　　態● 樹高10〜20mの常緑高木．葉は長楕円形で，先がわずかに尖り，互生する．表面はつやがあり，裏面は白緑色．総状花序に小さな黄緑色の花を多数開く．果実は長卵形で，熟すと褐色でやわらかくなり，ピンポン玉大の種子を内蔵．

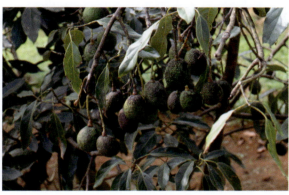

学名の来歴● *Persea*：TheophrastusとHippocratesがエジプトの無名の木につけた名に因む；*americana*：米国の．

産　　　地● メキシコ，コロンビア原産，熱帯各地で栽培．

主要成分等● カロテノイド（α-シトルニン），アルキルフラン誘導体（2-ペンタデシルフラン，アボガジエノフラン，アボガテノフラン），脂肪酸（ペレセノン A，B，アボガテノールA〜D，アボガドイン）等．

注　　　● 食薬区分(非医)リストではアボガドとなっているが，正しい植物名はアボカドである．

■ 食経験

原産地周辺では数千年以上前から栽培化．新大陸発見時にはペルーにまで拡大していた．スペイン支配後に各地に伝播．1750年にインドネシア，1850年頃にはカリフォルニア，日本渡来は明治初年．20世紀後半から需要が急増，果実を食用とする．成熟期に採取，追熟する．生食が主．酸味も甘味もなく，砂糖，レモン汁，塩をかけて食し，サラダ，サンドイッチ，アイスクリーム等に使用．メキシコ料理のソース「ワカモーレ」は，潰したアボカドにトウガラシやタマネギ等を加えたもの．日本では刺身状に切ってワサビ醤油で，また巻き寿司の具に利用．果肉は脂肪分が豊富で森のバターと呼ばれる．多いものでは20％の脂肪を含み，その80％が不飽和脂肪酸．カロリーは高いが糖分をほとんど含まず，糖尿病食とする．果肉の油を米国の一部では食用油とする．油は古くから化粧用とした．

アマ
亜麻
flax

■ 解　説

食薬区分(非医)リストより

名　　　称 ● アマ
他　名　等 ● アマシ／アマニン／アマニ油
部　位　等 ● 種子・種子油
備　　　考 ● ―

基原植物 ● アマ　*Linum usitatissimum* Linne（アマ科：Linaceae）

形　　態 ● 一年生草本．約3か月で成熟．茎は細長く，上部で分枝する．葉は互生で線形から披針形，先端は尖り全縁．夏に，空色または白色の5弁の花を開く．種子は褐色，表面は平滑で光沢がある．吸水すると寒天状になる．

学名の来歴 ● *Linum*：ラテン語の「アマ」；*usitatissimum*：最も有用な．

産　　地 ● 中央アジア原産，世界各地で栽培．

主要成分等 ● シクロペプチド（シクロリノペプチドA～G），脂肪酸（リノール酸，リノレイン酸，ステアリン酸，パルミチン酸，ミリスチン酸）等．

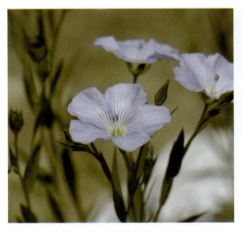
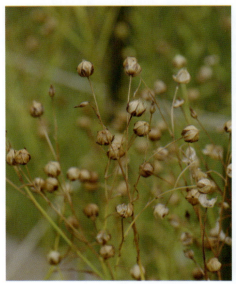

■ 食経験

世界各地で栽培される最も古い作物の1つ．茎から繊維，種子からは亜麻仁油を採取．古く中東で栽培化され，東西に伝播．日本には中国から1690年頃に渡来，薬用とした．繊維用品種は明治初期に導入．種子はパン，シリアルに加え，芽モヤシはサラダとする．乳化作用があり，焼き菓子類を作る際の卵の代用．焙った種子はコーヒーの代用．ペーストをパンに塗る．種子はω-3脂肪酸であるリノール酸を多量に含む．亜麻仁油は食用となるが，乾性油であるため，加熱調理には不向き．温野菜やスープに入れ，ドレッシング，マヨネーズの原料として使用．未熟の果実はチャツネの原料．葉は野菜として用いる．
種子または種子の煎液を緩和，緩下，鎮痛，鎮咳，利尿剤として使用．特に慢性便秘，憩室症の膨張性緩下剤として有効．有効成分は種皮に含まれる粘液．なお種子は少量の青酸配糖体リナマリンを含み，呼吸器を刺激する．中国では強壮剤とする．亜麻仁油は軟膏基剤，石鹸の原料．アマの繊維はヨーロッパでは古くから主要な衣服の素材．リネン，リンネルと呼ばれ，夏服地，上質のハンカチ，シーツ，肌着に使用．

アマチャ
甘茶
sweet hydrangea

■解 説

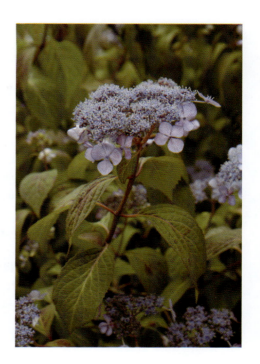

食薬区分(非医)リストより

名　　　称	● アマチャ
他　名　等	● ―
部　位　等	● 枝先・葉
備　　　考	● ―

基原植物 ● アマチャ　*Hydrangea macrophylla* Ser. var. *thunbergii* Makino（ユキノシタ科：Saxifragaceae）

形　　態 ● 高さ約70cmで，ヤマアジサイから変異した落葉潅木．茎は叢生し多く分岐する．葉は小形で，有柄の卵円形または広披針形で対生し，縁部は鋸歯状．初夏，枝先に散形花序をつけ，花序の外縁の花には，がく片が大きい淡紅紫色の花弁状の装飾花が数個あり，内側の大部分が通常花である．がく片は小形で5枚，花弁5枚，雄しべ約10本，花柱3〜4本をつける．

学名の来歴 ● *Hydrangea*：hydr（水）＋angea（容器）より，盃状の果実の形から；*macrophylla*：macro（大きい）＋phylla（葉）；*thunbergii*：スウェーデンの植物学者Thunbergに因む．

産　　地 ● 日本．

主要成分等 ● フィロズルチン，イソクマリン誘導体（ヒドランゲノール，マクロフィロシドA〜C，ツンベルギノールA〜C，E，F，H），シアン誘導体（ヒドラニトリロシドA_1，A_2，B_1，B_2，ヒドラシアノシドA〜F），イリドイド（マクロフィラノシドA〜D），アルカロイド（フェブリフジン）等．

注　　　 ● アマチャや類縁種（*Hydrangea* 属植物）にはシアン配糖体や嘔吐性アルカロイド，フェブリフジンの存在が確認されているので取り扱いには注意を要する．

■食経験

本州の山地に自生．各地で栽培される．「大和本草」(1709)に記載．アマチャの生葉にはほとんど甘味はないが，半乾きのものをよく揉んで発酵させると，フィロズルチン配糖体が加水分解されてフィロズルチンとなり甘味がでる．これを煎じたものが甘茶．4月8日の灌佛会には，誕生佛に甘茶を注ぐが，湯や香湯ではなく甘茶を使用するようになったのは比較的新しく，江戸時代後期．砂糖が普及するまでは甘味料として使用した．現在は加工食品の甘味料，糖尿病食の甘味料．家庭薬の矯味料，口腔清涼剤に配合．アマチャの粉末をダイコンの漬物に使用すると，適度の甘味が加わり，発酵を防止する．

アマチャヅル
甘茶蔓
sweet tea vine

■解　説

食薬区分(非医)リストより

名　　　称●	アマチャヅル
他　名　等●	コウコラン
部　位　等●	全草
備　　　考●	―

基 原 植 物● アマチャヅル　*Gynostemma pentaphyllum* (Thunb.) Makino（ウリ科：Cucurbitaceae）

形　　　態● 湿った半日陰地に自生する，蔓性の多年生草本．巻きひげで木々に巻きつき，長く伸びる．葉は互生で，鋸歯を持つ5個の小葉からなる掌状葉で，まばらな毛に覆われ長卵形．夏，円錐花序に淡緑色の花を開く．液果は黒く熟し，中央に横筋が入る．

学名の来歴● *Gynostemma*：gyne（雄しべ）＋stemma（冠）；*pentaphyllum*：penta（5）＋phyllum（葉）．

産　　　地● 日本各地，中国，インド，マレーシアに分布．

主要成分等● トリテルペンサポニン（ギノサポニンTN-1，TN-2，ギペノシドⅠ，Ⅱ，Ⅴ～ⅩⅤ，ギンセノシド-R_g）等．

■食経験

葉を噛むと甘味がある．葉を摘み取り，ごく短時間蒸したのちに乾燥してアマチャヅル茶とし，甘茶の代わりに使用．一時期は健康茶として流行．若葉ややわらかい茎先は調理して食用とする．救荒植物として利用．強壮剤，咳止め，喘息，胃弱，肝臓病，糖尿病，神経痛等に薬用．乾燥葉1日量5gを数回に分服．副作用がでたら直ちに中止すること．

古く平安時代から甘味料として使用された甘葛は，アマチャヅルの蔓を切り，滴下する液を煮詰めたものといわれるが，実際は日本の山野に自生するブドウ科のツタ*Parthenocissus tricuspidata*の樹液を煮詰めたもの．

アマナ
甘菜
shan tzu ku

■解 説

食薬区分(非医)リストより

名　　　称	●アマナ
他　名　等	●サンジコ
部　位　等	●鱗茎
備　　　考	●―

基原植物 ●アマナ　*Tulipa edulis* Baker（ユリ科：Liliaceae）

形　　態 ●多年生草本．1.5〜2cmの鱗茎から，長さ13〜25cm，幅4〜6mmの葉が2枚伸びる．葉の先端は尖り，基部は茎を抱く．春，花茎を伸ばし，中間に3枚の葉状包をつける．花茎の先端に，暗紫色の数本の縦筋が入った6片の花弁を持つ白色の花を開く．

学名の来歴 ●*Tulipa*：ペルシャ語の古語tulipan（頭巾）から；*edulis*：食用の．

産　　地 ●日本，中国に自生．本州福島以南，四国，九州，朝鮮半島，中国の暖地に分布．

主要成分等 ●花：アントシアニン（シアニジン，デルフィニジン，ペラルゴニジン）等．

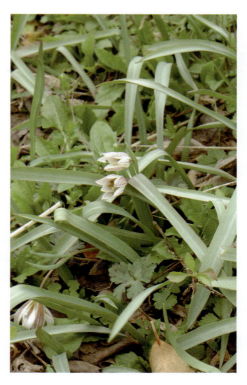

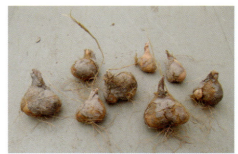

■食経験

鱗茎はカタクリ同様，良質なデンプンを含み，焼いてあるいは煮て食用とする．苦味や刺激がなく甘い．葉は鱗茎とともに調理．

乾燥した鱗茎（山慈姑）を，喉の痛みに4〜8gを煎じて1日2回服用．滋養強壮に鱗茎をホワイトリカーに漬けたアマナ酒20〜40mLを就寝前に飲む．

近似種にヒロハアマナ*T. latifolia*がある．鱗茎を子どもが生食，あるいは煮るか焼いて食用に供す．

アメリカザンショウ

toothache-tree, northern prickly-ash

■解説

食薬区分(非医)リストより

名　　　称●アメリカサンショウ
他　名　等●―
部　位　等●全草
備　　　考●―

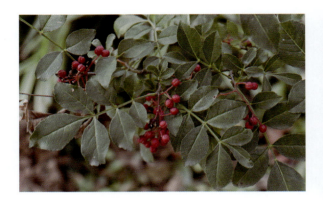

基原植物●アメリカザンショウ *Zanthoxylum americanum* Mill.（ミカン科：Rutaceae）

形　　　態●落葉低木．長さ1～3.5cm，幅6～12cmの広披針形の小葉5～11個からなる羽状葉で芳香がある．花序は枝に頂生し，花は緑黄色で花弁を持たない．果実は楕円状球形，油点があり紅熟する．

学名の来歴●*Zanthoxylum*：xanthos（黄）＋xylon（材），材の色に由来；*americanum*：米国の．

産　　　地●北米，カナダ東部から中央部．

主要成分等●アルカロイド（γ-ファガリン，キャンディシン，ケラリスリン，ニチジン，β-ファガリン，タンベタリン，マグノフロリン，ラウロフロリン），アミド（ヘルクリン，ネオヘルクリン），リグナン（アサリニン），精油（δ-リモネン，シトラール，α-フェランドレン，シトロネロール）等．

注　　　●食薬区分（非医）リストではアメリカサンショウとなっているが，正しい植物名はアメリカザンショウである．また，部位が全草となっているが，本植物は木本である．
アルカロイドを含有する．

■食経験

樹木全体にレモン様の芳香があり，樹皮と果実には辛味がある．樹皮をアルコール飲料の香りづけに使用する．サンショウ *Z. piperitum*，カホクザンショウ *Z. bungeanum* 等の同属には果実，葉，樹皮を香辛料とするものが多い．

北米先住民は，伝統的に歯痛に樹皮を噛み，咽頭痛に果実の茶を飲んだ．「歯痛の木」と呼ばれる．樹皮や果実には循環器刺激，発汗，駆風，抗リウマチ作用がある．関節炎，リウマチ，消化器疾患，下肢の潰瘍に服用．関節炎，リウマチに外用．

アメリカニンジン
西洋参
American ginseng

■解 説

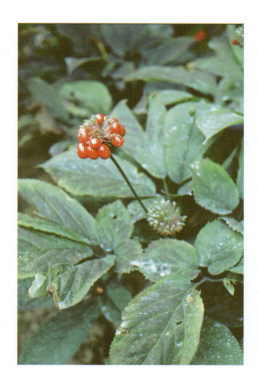

食薬区分(非医)リストより

名　　　称	アメリカニンジン
他　名　等	カントンニンジン／セイヨウジン／セイヨウニンジン／Panax quinquefolium
部　位　等	根茎・根・茎・葉
備　　　考	―

基原植物 ● アメリカニンジン　*Panax quinquefolius* Linne
（ウコギ科：Araliaceae）

形　　態 ● 草丈約25〜30cmの多年生草本．春，茎を伸ばし，5全裂の掌状葉が3〜4枚輪生．葉柄を持つ小葉は長卵形で先が尖り，全縁に鋸歯．晩春，葉腋から花茎を伸ばし，先端に散形花序をなし，白緑色の小花を多数開く．夏，半楕円形の果実が赤く熟し，1個の種子を内蔵．根は長紡錘形に肥大し，若干の細根をつける．

学名の来歴 ● *Panax*：pan（すべて）＋akos（治療），すなわち万能薬から；*quinquefolius*：quinque（5）＋folius（葉）．

産　　地 ● カナダ・ケベック州から北米のオンタリオ州，ミネソタ州，ミズーリ州周辺に自生し，また栽培．近年は中国で多量に栽培．

主要成分等 ● トリテルペンサポニン（ギンセノシド R_{b1}, R_{g1}, R_e）等．

■食経験

先住民は鎮痛，去痰，鎮痙等に使用．18世紀初期，中国に輸出され，広東ニンジン（洋参）と呼ばれた．現在は北米，中国で栽培．根には芳香があり，砂糖漬けを咀嚼料とする．葉と根は茶．その他飴，強壮目的の飲み物，サプリメント用の粉末とする．薬用として近縁種オタネニンジン *P. ginseng* に劣らないとされ，滋養強壮，強精剤として，根1.5〜4gを煎じて服用．葉は二日酔いに用いる．もっぱらアジア人が使用する．抽出物はローション，クリーム，石鹸等，多くの化粧品に使用．

オタネニンジンには体温上昇作用があり，単独あるいは配合して幅広い病気に使用．特に長期の病後の体力回復に用いる．

アメリカホドイモ

American groundnut

■ 解　説

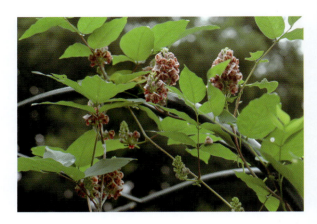

食薬区分(非医)リストより

名　　　称●	アメリカホドイモ
他　名　等●	―
部　位　等●	塊根
備　　　考●	―

基 原 植 物● アメリカホドイモ　*Apios americana* Medik.（マメ科：Leguminosae）

形　　　態● 蔓性多年生草本．地中に，中が白い球形の直径3～5cmの塊茎を数個形成する．茎は細長く蔓状に2～4m伸び，他に絡みつく．葉は互生し羽状複葉で小葉は3～5裂．小葉は長卵形4～8cmで，先は尖り基部は円形．夏，葉腋から総状花序の花茎を伸ばし，紫色を帯びた黄緑色の小花を多数開く．

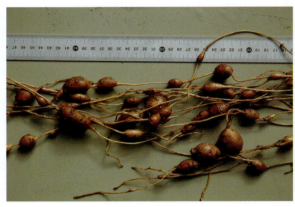

学名の来歴● *Apios*：apios（梨）に由来，塊茎がやや洋梨の形に似ていることから；*americana*：米国の．

産　　　地● 北米東部原産．主に北米で栽培されるが日本でも栽培．

主要成分等● イソフラボン（ゲニステイン 7-*O*-ゲンチオビオシド，2′-ヒドロキシ-5-メトキシゲニステイン 7-*O*-β-D-グルコピラノシド，2′-ヒドロキシゲニステイン 7-*O*-ゲンチオビオシド，5-メトキシゲニステイン 7-*O*-β-D-グルコピラノシド）等．

■ 食経験

塊茎（芋）は大形で甘みがある．北米先住民には貴重な野生の食物であった．生食する．煮る，茹でる，焼く，スープ，シチュー，パンに入れる等，ジャガイモ同様に調理．先住民はメープルシロップの中で茹でてプレザーブとした．種子はエンドウマメやソラマメ等と同様に利用．近縁種にホドイモ *A. fortunei* があり，日本，中国に分布．塊茎は小形で数も少ないが古代から食用とする．縄文遺跡から出土．
中国では咳，咽頭痛に用いる．

アラガオ

fragrant premna

■解 説

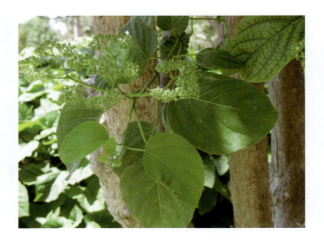

食薬区分(非医)リストより

名　　　称● アラガオ
他 名 等● ―
部 位 等● 葉
備　　　考● ―

基 原 植 物● *Premna odorata* Blanco（クマツヅラ科：Verbenaceae）

形　　　態● 樹高3～8mの低木．全体に毛がある．葉は卵形から広卵形，長さ1～20cmで葉の基部は鈍角，円脚または心脚である．葉身の下面は芳香のある毛で覆われる．茎の先端に直径8～20cmの集散花序を伸ばす．花は緑白色からやや白色で長さ約4～5mm．果実は肉質で，暗紫色，球形で，直径5mm.

学名の来歴● *Premna*：premnon（木幹）に由来；*odorata*：香りのよい.

産　　　地● 東南アジア，インド，中国，オーストラリア.

主要成分等● フラボン（アカセチン，ジオシメチン），イリドイド（プレムナドロシドA，C，N，プレムノシドA，B，C，D）等.

■食経験

食用の記録は見当たらない.
根，葉，果実，花を発汗，駆風，鎮痛，または胸部疾患に煎じて服用.

アラビアゴム

Arabic gum

■ 解　説

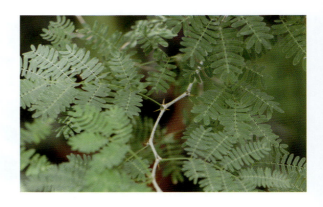

食薬区分(非医)リストより

名　　称	● アラビアゴム
他　名　等	● アラビアゴムノキ
部　位　等	● 乾燥ゴム質(枝・葉)
備　　考	● ―

基 原 植 物 ● アラビアゴムノキ　*Acacia senegal* Willd.（マメ科：Leguminosae）

形　　態 ● 樹高5～7mの常緑小高木．葉は2回羽状複葉で微細毛を有し，灰青緑色．小葉は細く切れ込み対をなし，基部に棘を有す．葉腋に穂状花序を伸ばし，多数の黄色の花を開き，豆果を結ぶ．豆果には4～6個の種子を内蔵．

学名の来歴 ● *Acacia*：akantha（棘）から；*senegal*：アフリカのセネガル地方の．

産　　地 ● 西アフリカ原産，西アフリカ，インド等に自生．

主要成分等 ● アラビン，糖，樹脂，含窒素化合物等．

■ 食経験

アフリカ（スーダン，モーリタニア，セネガル），パキスタン，オーストラリア先住民は若葉，若い種子の莢，成熟した種子等を食用．最も重要な産出物はアラビアゴムと呼ばれる樹脂．チューインガムの基材として広く使用．アラビアゴムを産出する種は多数あるが，アラビアゴム，アラビアゴムモドキ，アセンヤクノキ等のほか，世界各地に分布するアカシア属の植物からアラビアゴム及び類似した樹脂が採取可能．ただ商業的なアラビアゴムのほとんどはアフリカに生産国が集中している．

アラビアゴムの主成分はアラビンと呼ばれる多糖類で80%を占め，残りが水分15%と灰分．多糖類の構成はガラクトース29.5%，アルドビウロン酸28.3%，L-ラムノース14.2%．チューインガムの基材として使用されるほか，乳化剤としても利用．アイスクリーム，飲料では乳化剤，氷結防止剤として，製菓品ではフィルム形成能，砂糖結晶化防止能，粘着能等，さらに乳化香料の乳化剤，また粉末香料の乳化剤，カプセル化しやすい特性に着目して利用．

最近，人の消化酵素によって消化されないことから，水溶性の食物繊維として便性の改善，血中コレステロールの低下作用，発ガン性物質の吸収阻害等，他の水溶性食物繊維と同様の効果があることが確認されている．医薬品への適用では，錠剤に使用されるほか，切手の接着剤等に広く使用．

アラメ
荒布
eisenia

■ 解 説

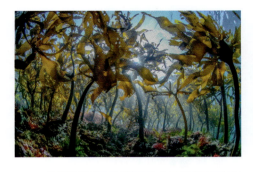

食薬区分(非医)リストより

名　　　称 ● アラメ
他 名 等 ● ―
部 位 等 ● 全草
備　　　考 ● ―

基 原 植 物 ● アラメ　*Eisenia bicyclis* (Kjellman) Setchell（コンブ科：Laminariaceae）

形　　　態 ● 多年生で，1年目は短い茎を持つ葉状で，2年目に長い茎を持ち，茎の先端が二叉分枝し，その先に細長い側葉を持つ形態となる．側葉にはしわがあり，縁辺から二次側葉を出す．茎は長さ1m以上になる．付着器は，根様枝からなり，円錐状．側葉の両面に不定な楕円形の子嚢斑を形成する．

学名の来歴 ● *Eisenia*：コンブの研究者Eisenに因む；
　　　　　　bicyclis：二環．

産　　　地 ● 本州，九州．

主要成分等 ● フロログルシノール縮合体 (4′′′,7-ビッコール，ディコール，エッコール)，大環状ラクトン誘導体 (エイシエニアクロライドA, B，エイシオニアイオダイドA, B)，オリゴ糖 (β-D-グルコピラノシル-(1→3)-β-D-グルコピラノシル-(1→6)-β-D-グルコース，3-β-ゲンチオビオシルグルコース) 等．

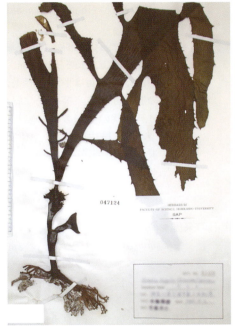

注　　　　● 食薬区分(非医)リストでは部位が全草となっているが，本植物は藻である．

■ 食経験

奈良時代 (750) に滑海藻の字を当てている記録がある．さらに「倭名類聚抄」(938) には，食用海藻としてコンブ，ワカメの次に記載，ワカメより品質が劣ると評価．ワカメのやわらかさに比して，アラメの成熟した葉や茎は太く荒々しいので，調理には手間がかかるが，その若芽はやわらかく食用に適する．アラメを乾燥して粉末にしたものをカジメ (末滑海藻) と呼び，臼でつくので搗布の字も当てられた．粉末のカジメも奈良，平安を通じて食用に供されたが，他の海藻類に比べて評価は低い．冬のうちに新芽を取ることもあるが，最盛期は夏期．葉，茎はかたいので煮たり蒸したりしてから，日陰干しにしたり，削ったりして食用に供す．または生のままを細かく刻んでかき回すとトロロ状になり，そのまま醤油または酢醤油で調味．

アリタソウ
有田草
Mexican tea

■ 解　説

食薬区分(非医)リストより
名　　　称 ● アリタソウ
他　名　等 ● ドケイガイ
部　位　等 ● 茎・葉
備　　　考 ● ―

基原植物 ● アリタソウ　*Chenopodium ambrosioides* Linne
（アカザ科：Chenopodiaceae）

形　　態 ● 草丈50～100cmの一年生草本．葉は互生し，長楕円形で，長さ3～10cm，葉縁にあらい鋸歯がある．上面は平滑で無毛，下面には淡黄色の腺点がある．茎の先に緑色の円錐花序をつけ，葉状の苞があり，両性花と雌花が混じってつく．花被片は5個で，果実を包む．種子は光沢のある黒褐色で，直径7mm．毛の多いものをケアリタソウとするが，区別できない．類似のアメリカアリタソウは葉の切れ込みが深く，花穂は長く伸び包葉が小さい．

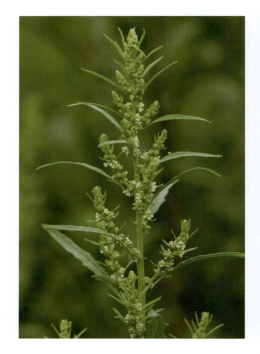

学名の来歴 ● *Chenopodium*：ギリシャ語のchen（鵞鳥）＋podion（小さい足）の意で，アカザの葉形をたとえた；*ambrosioides*：ラテン語のambrosia（ブタクサ属）に似ていることより．

産　　地 ● 西インド，メキシコ原産の帰化植物．

主要成分等 ● モノテルペン（アスカリドール，2-ヒドロパーオキシ-*p*-メンタ-1(7),8-ジエン，7-ヒドロパーオキシ-*p*-メンタ-1,8-ジエン，1-ヒドロパーオキシ-*p*-メンタ-2,8-ジエン，リモネン），フラボン（アリタソン，ケノパノン，ケンフェロール 7-*O*-α-L-ラムノピラノシド）等．

注　　　● 精油に含有されるアスカリドールは，毒性が強く過剰摂取により皮膚，粘膜刺激，嘔吐，頭痛，めまい，腎肝障害，循環器ショック等をきたす．

■ 食経験

日本渡来は天正年間（1573～93），または寛永年間（1624～44）．各地で野生化．和名は薬用として佐賀県有田で栽培されたことに由来．独特の刺激臭があり，メキシコでは伝統的に，葉を茶の代用，マメ，トウモロコシ，魚料理，スープ，シチュー等の香辛料として使用．豆料理に使用すると駆風効果がある．若い葉は時として葉物野菜として利用．種子も食用となる．
全草（土荊芥）に精油ヘノポジ油を含有．主成分はアスカリドール．十二指腸虫，回虫，条虫類に対する強い駆虫作用，白癬菌に対する抗菌性がある．製薬原料，健胃薬，駆虫薬とする．

アルテア

marshmallow

■解 説

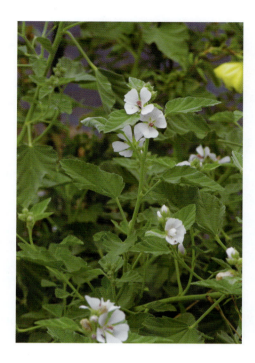

食薬区分(非医)リストより

名　　　　称	● アルテア
他　名　等	● ビロードアオイ／マーシュマロウ
部　位　等	● 根・葉
備　　　　考	● ―

基 原 植 物 ● ビロードアオイ　*Althaea officinalis* Linne（アオイ科：Malvaceae）

形　　　　態 ● 草丈1.5〜2mになる多年生草本．根は垂直に長く伸びる．長く伸びた茎に有柄の葉が互生し，心臓形で先が尖り，3浅裂，全縁にあらい鋸歯．全草ビロード様毛を密生．夏，葉腋に1〜2個の淡い紅白色の5弁花を開く．

学名の来歴 ● *Althaea*：althaenein（治療する）；*officinalis*：薬用．

産　　　　地 ● 東ヨーロッパから西アジア．地中海東部沿岸地域原産で広く栽培される．

主要成分等 ● 長鎖アルキル誘導体（n-トリコアコンタン酸, n-テトラコサン, n-ペンタトリアコンタン, アルテアオクタテトラコン酸），粘液質（ペントサン，グルコサン，キシラン，ガラクタン）等．

■食経験

古くから医療用に栽培．テオフラステスの「植物研究」（BC372〜286)によれば根をワインに入れて咳止めにしたとの記述．ヨーロッパでは，根を茹でスライスしてタマネギと炒める．根は粘液に富み，煮出し汁はシフォンケーキやメレンゲを作る際の卵白の代用．同名の菓子マシュマロの材料とした．ただし現在のマシュマロはゼラチンを使用する．根の皮を剥ぎ，幼児の歯がために使う．根はデンプン37%，粘液質35%，その他ペクチン11%，ショ糖4%等を含む．古代ローマ人は葉をサラダとした．インドでは青野菜として利用．花は茶，製菓材料．

根は胃炎，胃潰瘍等の消化器疾患，気管支疾患に煎じて服用．浣腸剤，膿瘍の軟膏，口内炎のうがい薬，錠剤の結合材，湿布薬とする．葉の浸出液は膀胱炎，頻尿，気管支炎，鎮咳に服用．花はすり潰し皮膚の炎症に外用．

アルファルファ
紫苜蓿
alfalfa

■ 解　説

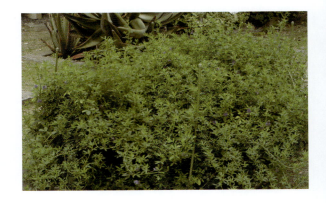

食薬区分(非医)リストより

名　　　　称	● アルファルファ
他　名　　等	● ウマゴヤシ／ムラサキウマゴヤシ
部　位　　等	● 全草
備　　　　考	● ―

基 原 植 物 ● ムラサキウマゴヤシ　*Medicago sativa* Linne（マメ科：Leguminosae）

形　　　　態 ● 草丈45〜90cmに達する多年生草本．成長すると，20〜50本の直立性の茎を叢生．葉は3小葉で，先端の小葉の葉柄は長い．葉縁は先端部が鋸歯状．夏，茎の先端に淡紫色の蝶花を総状花序につける．螺旋状の果実に種子を内蔵．

学名の来歴 ● *Medicago*：medicus（薬）＋ago（用いられる）より；*sativa*：栽培の．

産　　　　地 ● 中央アジアから小アジア原産．ヨーロッパ，北米で栽培．

主要成分等 ● イソフラボン（ダイジン，メジカゴール，メジコカルピン，サチバノン，ウイスチン，2,3,9-トリヒドロキシクメスタン），フラボン（4′,7-ジヒドロキシフラボン，トリシン 7-O-β-D-グルクロノピラノシド），トリテルペンサポニン（メジコシドA，C，E〜J，L，メジカゴサポニンB，F），オリゴ糖（マンノビオース，マンノトリオース，エピメリビオース）等．

注　　　　　● アルファルファはムラサキウマゴヤシの英名である．

■ 食経験

栽培の歴史の古い重要な飼料作物．BC491にペルシャが侵攻した際にギリシャに伝播．地中海沿岸からヨーロッパ全域に拡大．中国にはBC2世紀に渡来．帳騫が月氏国から持ち帰ったもの中の1つ．南米にはスペインから伝播．米国は19世紀に導入．現在は米国が主産地．日本には，江戸時代末期に渡来したが，栽培は山陰地方の一部にとどまり，明治初年に，米国から北海道に牧草として導入したものが定着．栄養価が高く，タンパク質は乾草の35％に及び，ミネラル類，ビタミン類も豊富．家畜，特にウマの飼料として，放牧，乾草，サイレージに使用．発芽させて数日たったアルファルファのモヤシを，生でサラダやサンドイッチに使用．またスープ，オムレツ，シチュー等の加熱料理の食べる直前に加える．成熟したアルファルファにはマメ独特の風味があり，若葉や茎を茹で野菜として利用．救荒植物でもあった．
種子の粉末は各種穀類製品に少量添加．利尿，尿路感染に使用．

アロエ
蘆薈
aloe

■ 解　説

食薬区分(非医)リストより

名　　　称 ● アロエ
他　名　等 ● キュラソーアロエ／ケープアロエ
部　位　等 ● 根・葉肉
備　　　考 ● 葉の液汁は「医」

基 原 植 物 ● アロエベラ　*Aloe vera* Linne（ユリ科：Liliaceae）

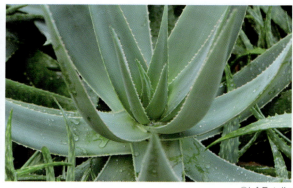
©Izf-Fotolia

形　　　態 ● 多肉性の多年生草本．草丈60〜100cmの多数の葉が地際から叢生する．葉先は鋭く尖り，葉縁に多くの棘をつける．葉のつけ根から約90cmの花柄を伸ばし，黄色の長いつぼ状の花を多数穂状に開く．

学名の来歴 ● *Aloe*：アラビア語のalloeh（苦味のある）より；*vera*：小惑星．

産　　　地 ● アラビア半島から北アフリカに自生，アフリカ，南米等で広く栽培．

主要成分等 ● アンスラキノン・アンスロン誘導体（アロエエモジン，7-ヒドロキシアロイン，7-ヒドロキシ-8-*O*-メチルアロイン），ベンゾピラン誘導体（アロエジノール，アロエジンD，E，10-ヒドロキシアロインA，B，イソアロエジン），ベラシルグルカンA〜C等．

■ 食経験

アロエ類はBC3000〜2000頃から北アフリカで下剤として薬用に供され，古代ギリシャでも下剤として使用．中国へは唐代に伝来，日本には江戸時代に伝来．
薬用に供されるアロエ類は，*A. vera*のほか近縁種のケープアロエ*A. ferox*，キダチアロエ（別名イシャイラズ）*A. arborescens*，ソコトラアロエ*A. perryi*等．葉の液汁は苦く固形化したものを薬用に供す．葉そのものや根，葉肉の部分は食用にも供す．
アロエベラは，薬用，食用の目的で広く栽培．半透明の葉肉に多糖類（アセチル化グルコマンナン）を含有．食用または保湿性化粧品として利用．葉の液汁の薬効成分はアロイン，バルバロイン配糖体，アロエエモジン等健胃薬，便秘薬として使用．

基原植物事典　049

アンゼリカ

garden angelica

■解　説

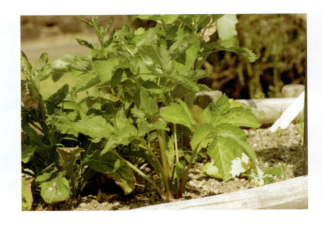

食薬区分(非医)リストより

名　　称	● アンゼリカ
他名等	● ガーデンアンゼリカ
部位等	● 全草
備　　考	● ―

基原植物 ● アンゼリカ　*Angelica archangelica* Linne（セリ科：Umbelliferae）

形　　態 ● 湿った地に広く自生する草丈2m以上になる多年生草本．大きな3裂する複葉をつけ，葉鞘は若い葉や花序を包んで膨らむ．発芽から2〜4年後の6〜8月に，複散形花序を伸ばし，緑ないしは黄色がかった多数の白色の花を開く．縦に隆条が走る果実をつけ，その後枯死する．

学名の来歴 ● *Angelica*：angelus（天使）；*archangelica*：arche（原始的な）+ agelus（天使）．

産　　地 ● 原産地は北及び東ヨーロッパ，ヨーロッパに自生，また栽培．

主要成分等 ● ベンゾピラン誘導体（アンゲリカイン，2′-アンゲロイルビャクアンゲリシン，アンゲリシン），大環状ラクトン（12-メチル-13-トリデカノリド，ムスコリド，17-ヘプタデカノリド）等．

■食経験

全草にセロリに似た芳香がある．中世ヨーロッパでは，ペスト等の疫病の予防，薬用，料理用，庭の装飾のためにハーブガーデンで栽培．寒さに強く，北欧では冬場，葉を生でサラダ，または煮て食べる等，野菜として利用．あるいは葉や根を魚料理，マーマレード，ルバーブジャム等の香りづけに使用．茎の砂糖漬けには独特の風味がありケーキの飾りとする．種子はセロリシードの代用．乾燥葉や種子はハーブティー．種子や根の精油はリキュール，ジン，白ワイン，飲料，冷凍乳製品，菓子等食品の賦香料として幅広く使用．

ヨーロッパでは，古くは鎮静，強壮，気管支炎，消化不良の腹痛等に薬用．葉は乾燥してポプリ．精油は香水，石鹸，クリーム，ローション等の賦香料．

近縁のアシタバ*A. keiskei*は冬場若い葉を野菜として利用する．

アンソクコウノキ
安息香
benzoin tree

■ 解 説

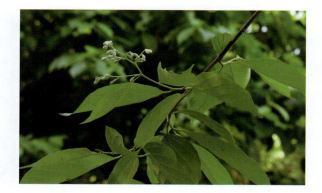

食薬区分(非医)リストより

名　　　　称	● アンソクコウノキ
他　名　等	● —
部　位　等	● 樹脂
備　　　　考	● —

基 原 植 物 ● アンソクコウノキ　*Styrax benzoin* Dryand.（エゴノキ科：Styracaceae）

形　　　態 ● 樹高20〜25mの常緑高木．葉は互生し，長さ約10cmの楕円形，不整の鋸歯縁．複集散花序を頂生，腋生し，香気ある花を開く．

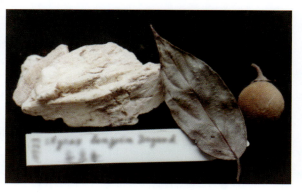

学名の来歴 ● *Styrax*：エゴノキ属，storax（安息香）を分泌する樹木の古代ギリシャ語名より；*benzoin*：安息香の香りを有する．

産　　　地 ● 東南アジア原産，インドネシア（ジャワ，カリマンタン），インドシナ半島．

主要成分等 ● 芳香族化合物（安息香酸，ケイヒ酸，バニリン），トリテルペン（スマレシノール）等．

■ 食経験

スチラックス属の樹の傷から滲出する芳香性樹脂を安息香という．*S. benzoin*はスマトラ安息香を採取する代表的な品種．安息香は，古くから薬品，香料，防腐剤，特に薫香料として珍重．

中国の「晋書」(644)には，4世紀初期，西域の僧仏図澄が，洛陽で水祈願に安息香を焚いたとある．「新修本草」(657)にも薬効の記載がある．日本では正倉院に安息香と書かれた麻袋が残されている．14世紀初期に中東に紹介された．

香料としてアルコール飲料，非アルコール飲料，アイスクリーム，キャンディー，焼き菓子，ゼリー，プディング，チョコレート，チューインガム等広く使用する．

安息香の蒸気には去痰作用があり，フライヤーズ・バルサム（複合安息香酸チンキ）として吸入する．水溶液は歯科治療，腹痛やリウマチの鎮痛剤，慢性潰瘍の外用薬として利用した．現在は薬用としての使用はない．

安息香はカトリック教，ヒンドゥー教，イスラム教等で薫香料とする．日本では練香，線香に配合．また保留剤として香料，香水，化粧品，石鹸等に使用．中国では家屋の薫蒸に用いる．

アンティリス・ブルネラリア

kidney vetch

■解　説

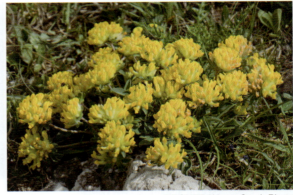
imageBROKER/Alamy Stock Photo

食薬区分(非医)リストより
名　　称●アンティリス・ブルネラリア
他 名 等●—
部 位 等●根・葉・花
備　　考●—

基原植物●*Anthyllis vulneraria* Linne（マメ科：Leguminosae）

形　　態●草丈60～100cmの耐寒性多年生または一年生，二年生草本で変異性に富み，いくつかの亜種に分けられる．茎はやや匍匐性．葉は5～13小葉からなる羽状複葉であるが，下部の葉は3出複葉あるいは単身複葉となる．小葉は線状長楕円形で，銀色の毛に覆われている．花は頭状に集まり，1対の深裂する総苞を持つ．がくは膨らみ，花色は変異が大きく黄，赤，紫，オレンジ，白色等の園芸品がある．

学名の来歴●*Anthyllis*：ギリシャ語のanthos（花）＋ ioulos（やわらかい綿毛状のあごひげのある），花の外観に由来；*vulneraria*：傷を治す効果がある，外傷に効く．

産　　地●ヨーロッパ原産，世界の各地で栽培．

主要成分等●フラボン（フィゼチン，インベスティトール，ゲラルドール）等．

■食経験

食用の記録は見当たらない．19世紀，ヤギ，ヒツジの牧草として栽培開始．
収れん，止血，緩下，鎮咳，消腫，解毒等の作用があり，緩下，鎮咳，解毒にはアンティリス花1日量10～15gを煎じて服用．止血，消腫には全草をつき砕いた生汁，あるいはチンキ剤を塗布．

アントロディア　カンフォラタ
牛樟芝
Antrodia camphorata

■ 解 説

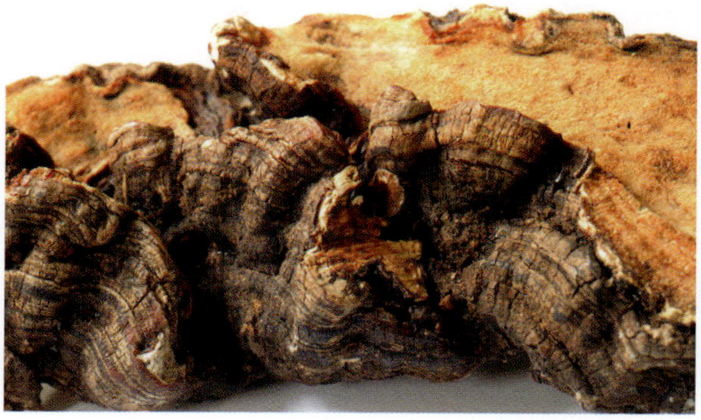

食薬区分(非医)リストより

名　　　称●	アントロディア　カンフォラタ
他　名　等●	Antrodia camphorata
部　位　等●	菌糸体
備　　　考●	―

基 原 植 物●ベニクスノキタケ*Antrodia camphorata* (M. Zang et C.H. Su) Sheng H. Wu, Ryvarden et T.T. Chang（タマチョレイタケ科：Polyporaceae）

形　　　態●腐朽樹の表面または空洞内部に付着し，経年すると塊状になる．表面は暗黒色で，内部は茶褐色である．

学名の来歴●*Antrodia*：ギリシャ語のantron（くぼみの穴）に由来；*camphorata*：アラビア語のcamphora（樟脳），樟脳のようなにおいがすることに由来．

産　　　地●台湾．

主要成分等●マレインイミド誘導体（アントロジンC, D），アセチレン誘導体（アントロカンフィンA, B, アントロジオキソラノン），プレニル誘導体（アントロキノールA, B）等．

注　　　　●アントロディア　カンフォラタはベニクスノキタケの学名である．

■ 食経験

食用の記録は見当たらない．
台湾先住民の間で解毒作用のある民間薬とされる．培養に成功し，菌糸体の大量生産が可能になった．

イグサ
燈心草
rush

■ 解　説

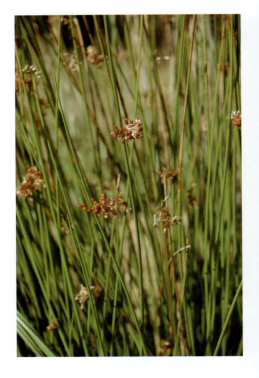

食薬区分(非医)リストより

名　　称	● イグサ
他　名　等	● イ／トウシンソウ／Juncus effusus
部　位　等	● 地上部の熱水抽出（100℃8分以上または同等以上の方法）後の残渣
備　　考	● 全草は「医」

基原植物 ● イグサ　*Juncus effusus* Linne（イグサ科：Juncaceae）

形　　態 ● 湿地に生える草丈約1mの多年生草本．円柱形の茎には不規則な縦溝がある．茎の基部に鱗状の葉がつく．夏に集散花序を伸ばし，小さな緑褐色の花を密生する．

学名の来歴 ● *Juncus*：jungere（結ぶ）で，色々な物を結んだことより；*effusus*：非常にばらばらの．

産　　地 ● ウスリー地域，サハリン，日本，朝鮮半島，中国に自生．日本では，熊本県，岡山県，広島県で栽培．

主要成分等 ● トリテルペン（ステルクリンA，シクロアルタン-3,25-ジオール，シクロアルタン-22-エン-24,25-ジオール），トリテルペンサポニン（ジュンコシドⅡ～Ⅴ），フェナンスレン誘導体（ジュンクソール，エフシドⅠ～Ⅴ）等．

■ 食経験

日本では，野生のイグサを16世紀頃から水田で栽培．茎を乾燥したものを編んで畳表，花むしろを製造．茎皮を取り除き，髄を干して灯心とする．江戸時代には畳が普及して，栽培が盛んとなり，備後，備中等の特産地が生まれた．また行灯の灯心用に，茎の太いものを各地で栽培．イグサは，ちまきを縛るのに使用する程度で，食用にされることはなかったが，最近はイグサ青汁，イグサの粉末を使用したイグサ素麺等がある．南アフリカでは，同属の *J. serratus*（*Prionium palmita*）の中心部を食べる．

イグサには消炎，利尿作用があるとされ，全草や髄を，水腫，尿閉，淋病，不眠に薬用．民間では外傷の出血に使用．

イクリニン
郁李仁
Japanese bush cherry

■ 解　説

食薬区分(非医)リストより

名　　　称● イクリニン
他 名 等● コニワザクラ／チョウコウイクリ／ニワウメ
部 位 等● 種子・根
備　　　考● ―

基原植物● ニワウメ　*Prunus japonica* Thunb.
（バラ科：Rosaceae）

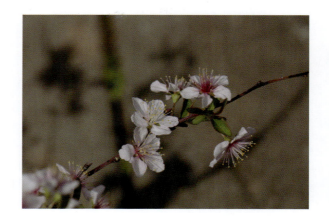

形　　　態● 高さ約2mの落葉低木で，多く分枝する．葉は互生で長楕円形，先が尖り，基部は円形，全縁に浅い鋸歯．葉腋に托葉が対をなす．早春，枝上に芳香を放つ5がく片の淡紅色から白色の小花を密生．核果は，ほぼ球形で赤熟，中に1個の核を内蔵．

学名の来歴● *Prunus*：ラテン古名plum（スモモ）；*japonica*：日本の．

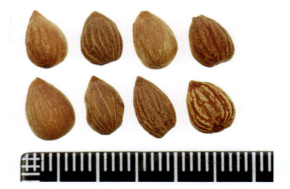

産　　　地● 中国北部原産，日本各地で観賞用に栽培．

主要成分等● シアン誘導体（アミグダリン），フラボン（ケンフェリチン，アフィゼチン，マルチフロリンA，B），トリテルペン（ウルソール酸），フェノール化合物（バニリン，プロトカテキュ酸）等．

注　　　　● イクリニンはニワウメの種子の生薬名である．
　　　　　　シアン誘導体を含有する．

■ 食経験

日本には古く中国より渡来．果実はサクランボ状で赤く熟す．熟果を生食．塩漬け，砂糖漬け，甘露梅等に加工．
種子，根を薬用として利尿，便秘，止痛，水腫に使用．利尿，便秘には種子（郁李子，郁李仁）1日量4〜12gを煎じ2回に分服．歯痛には乾燥根を煎じてうがい．果実酒は不眠，低血圧，冷え性によい．

イズイ
萎蕤
Solomon's seal

■ 解　説

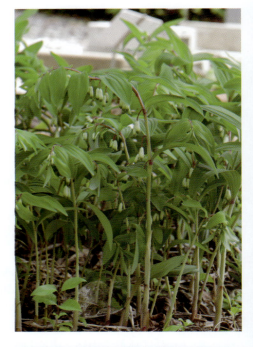

食薬区分(非医)リストより

名　　　　称	● イズイ
他　名　等	● アマドコロ／ギョクチク
部　位　等	● 根茎
備　　　　考	● 一

基原植物 ● アマドコロ　*Polygonatum odoratum* (Mill.) Druce var. *pluriflorum* (Miq.) Ohwi（ユリ科：Liliaceae）

形　　態 ● 多年生草本．春，地下茎から6条の稜がある角張った茎を伸ばす．葉は互生，長卵形で先端が尖る．葉腋から花柄を伸ばし2個の緑白色の花を下垂．夏，液果が暗緑色に熟し，数個の種子を内蔵．

学名の来歴 ● *Polygonatum*：poly（多くの）＋gonu（節）；*odoratum*：芳香のする；*pluriflorum*：pluri（多くの）＋florum（花）．

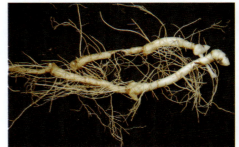

産　　地 ● 北海道から九州，朝鮮半島，中国に分布し，日本各地で主に斑入りの種を観賞用に栽培．

主要成分等 ● ホモフラボン（デメチルユーコミン 7-O-β-D-グルコピラノシド，4′,5,7-トリヒドロキシ-6-メチルホモイソフラボン，オドランツモン B），フラボン（ポリゴメチン）等．

注　　　　 ● イズイはアマドコロの根茎の生薬名である．

■ 食経験

根茎は甘く生食，あるいは加熱調理．日本，朝鮮半島では主要な救荒植物．松皮等と煮て救荒食とした．盛岡の伝統菓子「黄精飴」の原料．若い茎，葉はさっと茹でて調理，あるいは汁の具材とする．
根茎（玉竹，萎蕤）には滋養，強壮効果があり，一般に甘味滋養料とする．寝汗，疲労，衰弱に根茎を煎じて服用，または薬用酒を飲む．胃炎，胃潰瘍に1日量5〜10gを煎じ3回に分服．捻挫や打撲傷に根茎をすり下ろし塗布．液果は有毒，服用してはならない．
イズイの基本種 *P. odoratum* はヨーロッパに分布．新芽をアスパラガス同様に扱って食用とする．

イソマツ
磯松
limonium

■解 説

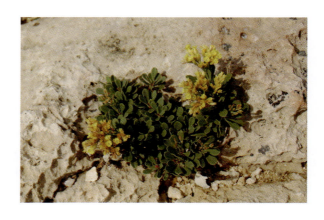

食薬区分(非医)リストより

名　　　称	●イソマツ
他　名　等	●ウコンイソマツ
部　位　等	●全木
備　　　考	●―

基 原 植 物 ●キバナイソマツ　*Limonium wrightii* (Hance) Kuntze var. *luteum* Hara （イソマツ科：Plumbaginaceae）

形　　態●小低木状多年生草本．茎は分枝し幹状．葉は茎の先端に群がってつく．小形で厚くへら状．夏に，葉から数本の花茎を伸ばし，枝分かれして穂状をなし，小さな黄色花をつけ，後に細長い長楕円形の果実を結ぶ．

学名の来歴●*Limonium*：leimon（沼沢）；*wrightii*：イギリスの植物学者C. H. ライトに因む；*luteum*：黄色の．

産　　地●日本南部の暖地の海岸，台湾に自生．

主要成分等●セスキテルペン（ドリメニン，2,6-ジヒドロイソドリメニン）等．

注　　　●食薬区分(非医)リストでは部位が全木となっているが，本植物は草本である．

■食経験

食用の記録は見当たらない．
南西諸島では茎や葉を関節炎に使用．中国ではこの属の数種を止血剤とする．

イタドリ
虎杖
Japanese knotweed

■ 解　説

食薬区分（非医）リストより

名　　　称	● イタドリ
他　名　等	● 一
部　位　等	● 若芽
備　　　考	● 根茎は「医」

基 原 植 物 ● イタドリ　*Polygonum cuspidatum* Sieb. et Zucc. （タデ科：Polygonaceae）

形　　　態 ● 比較的湿気のある地に自生する雌雄異株の多年生草本．春，タケノコ状の新芽が出て，枝葉が展開．茎は高さ約1.5mで，中空の円柱形で直立．葉は有柄で互生，卵形で先が尖る．夏，枝先に総状花序を伸ばし，白色の花を多数開く．

学名の来歴 ● *Polygonum*：polys（多い）＋gonu（節），茎に多くのふくらみがある；*cuspidatum*：急に尖った．

産　　　地 ● 日本各地に自生．

主要成分等 ● アンスラキノン誘導体（ポリゴニンA，B，フィション，ケスチノール，エモジン1-*O*-β-D-グルコピラノシド），スチルベン誘導体（ポリダチン，ポリダチン4′-*O*-サルフェート，ポリフラバノスチルベンA）等．

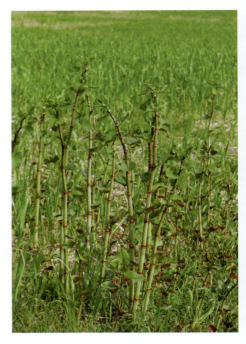

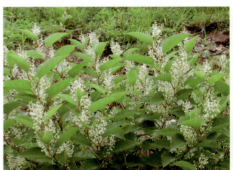

■ 食経験

若芽を食用，根を薬用とする．古くから食用とされたらしく，登呂遺跡（静岡県）から出土．東大寺造営時の「浄清所解」に唐丈漬けの記録がある．江戸時代には救荒植物として利用．早春，タケノコ状に伸びる若い茎を食用とする．生食もするが，シュウ酸を多量に含むため，緩下作用があり，結石の原因ともなるので多量摂取には注意が必要．皮を剝いて茹で，水にさらした後に調理．三杯酢，酢みそ和え，煮付け，油炒め等．新芽はお浸しや天ぷら，果実も食用となる．

江戸時代には根茎を甘草とともに煎じて夏の飲料とした．戦時中，葉をタバコの代用品として使用．

かたい木質の根茎を，虎杖と呼んで，地上部が枯れた秋から冬に掘りあげ，乾燥，薬用として使用．成分として含まれるアンスラキノン誘導体には抗菌，鎮咳，利尿等の作用があり，緩下，利尿，通経，鎮咳，じんま疹，気管支炎等に使用．

イチイ
一位
Japanese yew

■ 解 説

食薬区分(非医)リストより

名　　　　称 ● イチイ
他　名　等 ● アララギ
部　位　等 ● 果実
備　　　　考 ● 枝・心材・葉は「医」

基原植物 ● イチイ　*Taxus cuspidata* Sieb. et Zucc.（イチイ科：Taxaceae）

形　　　　態 ● 樹高10～20mの常緑針葉高木で雌雄異株．幹が直立し分枝多数．葉は線形で先が尖り，対をなす．3～4月頃，葉腋の所々に黄緑色の花を開く．秋には，先端部が開いた球形の果実が赤熟．

学名の来歴 ● *Taxus*：イチイの古名；*cuspidata*：急に尖った．

産　　　　地 ● 北海道から九州，朝鮮半島，中国，シベリアに自生．日本では寒冷地でオンコと呼ばれ，庭に植栽．

主要成分等 ● ジテルペン（タキシン，タクスシン，タキシニンA，H，K，L，スチアドビチシン）等．

注　　　　　● 種子は有毒成分のタキシン類を含有する．

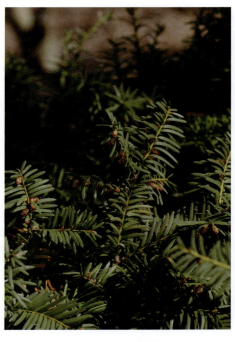

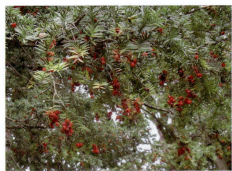

■ 食経験

果実の赤く熟した肉質の仮種皮は甘く，生食する．
葉（一位葉）は，民間で高血圧，肝臓疾患，糖尿病，通経，利尿に使用．通経，利尿には1日量10～15gを煎じて3回に分服．果実は鎮咳，下痢止めに用いる．材，樹皮，葉，種子に心臓毒の一種であるタキシンを含み，連用すると中毒を起こす．摂取には十分な注意が必要．
近縁種にセイヨウイチイ *T. baccata* がある．ヨーロッパ原産．熟して紅色となった仮種皮は食用となる．樹皮は茶の代用．民間で種子を瀉下，鎮咳剤，葉を駆虫薬，また制ガン剤タキソールの原料となる．
変種キャラボク *T. cuspidata* var. *nana* は本州秋田から鳥取までの海沿いの高山に分布．果肉は食べられる．ジャムを作り，醸造してワインとする．

イチジク
無花果
fig

■ 解　説

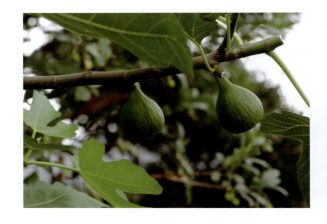

食薬区分（非医）リストより

名　　　称● イチジク
他　名　等● ―
部　位　等● 花托・根・葉
備　　　考● ―

基 原 植 物● イチジク　*Ficus carica* Linne（クワ科：Moraceae）

形　　　態● 樹高2〜6mの落葉低木，よく分枝し，材がやわらかい．葉は大きく，ざらざらし，長さ10〜20cm，幅広い卵形から円形で3〜5裂し，下面は軟毛がある．栽培品種には，葉が全縁のものもある．花は，初夏に開花するが，中空の多肉質の花托の内側にあるため外からは見えない．花托は直径3〜7.5cm，単性で肢生する．しばしば梨型を呈するが，変化が多く，熟すると帯褐色を呈する．

学名の来歴● *Ficus*：ローマ人がイチジクをficusと呼んでいた；*carica*：イチジクの生産地の小アジアのcarica地方．

産　　　地● 西南アジアに原生，広く世界各国で栽培．

主要成分等● フラボン（カリカフラボノールジエステルA），ペプチド（フィクステックスペプリチド1〜3），ラクトン誘導体（シェリーラクトン，ロジノン-γ-ラクトン），2-アセチル-4-メチルピリジン等．

注　　　　● 茎，葉，果実から分泌する乳液にフィシン（タンパク質分解酵素）が含まれ，激しいかぶれを起こすことがある．

■ 食経験

栽培果樹としてブドウとともに世界で最も古い歴史を有し，原産地は小アジアまたはアラビア南部．BC3000頃シュメール王朝時代に栽培が始まり，BC2000頃からはイスラエルや地中海沿岸地域に拡散．中国へは唐代に伝播．米国には16世紀末．現在世界的な生産地になっているカリフォルニアへは18世紀後半に伝播．日本へは寛永年間（1624〜44）に長崎に伝来，トウガキまたは蓬莱柿と呼称．
古代ポンペイ遺跡からの発掘物にイチジクの記述や乾果実物の出土があり，古くから生食のほか乾燥イチジク，ジャム，プレザーブ，シロップ漬け缶詰等に加工，また発酵酒の原料として普及．
薬用として腸炎，便秘，喉の痛み，痔疾等に用いる．

イチビ

velvet leaf

■ 解 説

食薬区分(非医)リストより

名　　　称 ● イチビ
他 名 等 ● ―
部 位 等 ● 種子・葉
備　　　考 ● ―

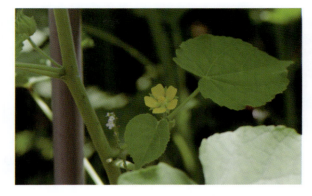

基原植物 ● イチビ　*Abutilon theophrasti* Medik.
　　　　　　（アオイ科：Malvaceae）

形　　　態 ● 草丈約1.5mの草本．茎は直立分枝し，茎葉とも短毛に覆われる．葉は対生，心臓形で先が尖り，全縁に浅い鋸歯．夏に，茎の上部の葉腋に小形の黄色5弁花を開く．秋に分果が熟す．分果には数個の心臓形種子を内蔵．

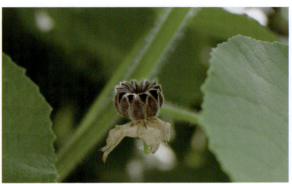

学名の来歴 ● *Abutilon*：a（否定）＋bous（牡牛）＋tilos（下痢），「家畜の下痢止めに効果がある」；*theophrasti*：古代ギリシャのレスボス島生まれの植物学者，博物学者，哲学者Theophrastosに因む．

産　　　地 ● インド原産．日本各地の荒地に自生，時に栽培．

主要成分等 ● 種子：脂肪油は主にリノール酸グリセリド，葉：ルチン等．

■ 食経験

古い時代に中国を経て繊維植物として渡来．近年栽培はほとんど行われず野生化．若い種子は生食．古くなった種子は水に浸して苦味を取り，乾燥，製粉して麺類に混ぜる．
種子は利尿，緩下，腫れ物，催乳に1回量4〜6gを煎服．全草，葉は腫れ物，緩下，中耳炎に10〜30gを，根は下痢等に10〜20gを煎服．
茎の靱皮から繊維を取り，アサの代用としてロープ，殻は火口とした．

イチヤクソウ
鹿蹄草
liver-leaf wintergreen

■ 解　説

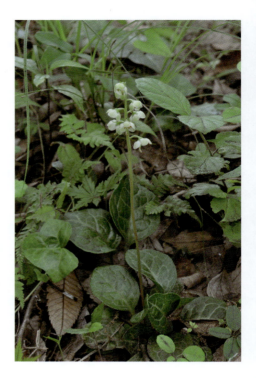

食薬区分(非医)リストより

名　　称	● イチヤクソウ
他　名　等	● ロクテイソウ／Pyrolaceae japonica
部　位　等	● 全草
備　　考	● ―

基原植物 ● イチヤクソウ　*Pyrola japonica* Klenze ex Alef.
　　　　　（イチヤクソウ科：Pyrolaceae）

形　　態 ● 山林の樹下に自生する常緑多年生草本．根茎は横に長く伸びる．7～8枚の葉柄を持つ葉が根茎から叢生し，長さ5～7cmの長楕円形で先端が鈍く尖る．6～7月頃花茎を伸ばし，上部に小さな5弁の白色の花を下垂．

学名の来歴 ● *Pyrola*：pyrus(梨)の葉に似ることから；
　　　　　　japonica：日本の．

産　　地 ● 北海道から九州，中国東北部，朝鮮半島，台湾に自生．

主要成分等 ● ナフトキノン (5,8-ジヒドロキシヌフィリン)，フラボン (ケルセチン，クエルシトリン)，トリテルペン (ウルソール酸，オレアノール酸)，アルブチン等．

■ 食経験

葉を切り取り，よく洗い，ホワイトリカーに浸けてリキュールとする．
日本では急性腎炎，妊娠浮腫，膀胱炎等に利尿，尿路消毒の目的で1日量3～15gを煎服．葉の生汁を打撲，切り傷，虫刺されに塗布．中国では避妊薬に用いる．

イチョウ
銀杏
ginkgo

■ 解　説

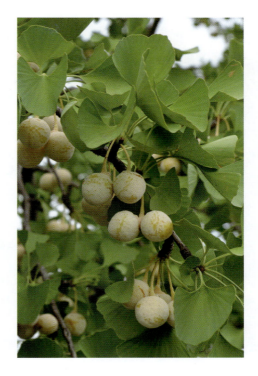

食薬区分（非医）リストより

名　　　　称	● イチョウ
他　名　等	● ギンナン／ハクカ
部　位　等	● 種子・葉
備　　　　考	● ―

基 原 植 物 ● イチョウ　*Ginkgo biloba* Linne（イチョウ科：Ginkgoaceae）

形　　　　態 ● 樹高20〜30mの落葉高木．葉は扇形で，葉脈が根元から先端まで伸び，葉の中央部が浅く割れる．雌雄異株で，雌株にのみ結実する．4月〜5月に雌花，雄花が開花．9〜10月頃受精し，11月頃に種子が熟す．

学名の来歴 ● *Ginkgo*：銀杏（ギンナン）の誤った音読み；
　　　　　　　biloba：葉の形状が2浅裂．

産　　　　地 ● 中国原産，日本，中国，韓国で植栽．

主要成分等 ● ジテルペン（ギンコライドA〜C），アルキルフェノール（ギンコール酸），ビフラボン（アメントフラボン），ビロバノン等．

注　　　　　● イチョウ果実の果肉にはかぶれを起こす成分，ギンコール酸等を含有するので取り扱いに注意を要する．

■ 食経験

種子を食用，種子，葉を薬用とする．日本への渡来は平安時代以降．室町時代には栽培されていたという．元禄3(1690)年，来日したドイツ人ケンペルがヨーロッパに紹介，1730年頃に導入．
イチョウの実の果肉は，熟すと悪臭があり，落ちた実を地中に埋めるか水に浸けて，果肉を腐らせて洗い流す．内種皮に包まれた種子（銀杏）を乾燥，内部の種子を食用とする．独特の風味があり，加熱して，酒のつまみ，茶碗蒸し，鍋物，飛竜頭の具材として使用．
イチョウ葉エキスには，抗炎症，抗酸化，抗凝血，血管拡張作用等がある．ヨーロッパでは，規格化されたものを，目，内耳，循環器系，認知症に関連する症状，外傷による脳の損傷，鬱病に使用．アルツハイマー病の治療薬として有望視されている．民間では種子を鎮咳，小児の夜尿症に使用．青葉を乾燥して健康茶とする．中国では根，樹皮も薬用とする．

イナゴマメ
蝗豆
carob

■ 解　説

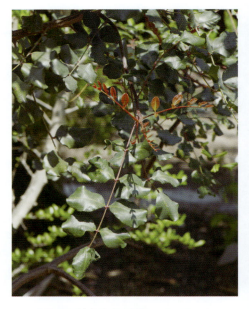

食薬区分(非医)リストより

名　　　称 ● イナゴマメ
他　名　等 ● アルガロバ／キャロブ
部　位　等 ● 果肉・葉・豆
備　　　考 ● ―

基原植物 ● イナゴマメ　*Ceratonia siliqua* Linne（マメ科：Leguminosae）

形　　態 ● 樹高12～15mの常緑小高木．幹は太く，暗緑色，光沢があり，樹形は球状となる．葉は互生し羽状複葉，小葉は2～3対，卵形，鈍頭．花は腋生または頂生で，総状花序を伸ばし，紅色の無花弁花を開く．莢は扁長楕円形，暗褐色，長さ15～20cm，幅3cm．約10個の種子を内蔵．

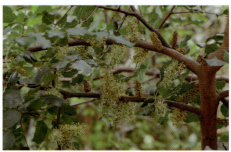

学名の来歴 ● *Ceratonia*：ギリシャ語のcerato（角）；*siliqua*：長角果．

産　　地 ● 東部地中海沿岸地方原産，小アジアの南部，シリア等に自生．栽培は有史以前から行われており，現在は各国に広く普及．

主要成分等 ● フラン誘導体（3-エチルフラン，2-ブチルフラン，2-プロピルフラン，3-(3-フラニル)-2-メチルプロペナール），トコフェロール，コンカナバリンA，ゴム質等．

■ 食経験

イナゴマメは古代から利用され，古代エジプトでは家畜の飼料．果実からは酒を作った．古代ローマのディオスコリデリスの「薬物誌」（AD100頃）に記載がある．イナゴマメの果肉は完熟すると粘り気のある蜜状となり，甘く芳香がある．栄養価は大麦にほぼ匹敵．果肉は40%程度（最高70%）の糖を含む．地中海地方では菓子，シロップ，乾燥果肉とする．乾燥果肉はチョコレート代用品．アフリカでは果肉を発酵させ，みそのような発酵食品とする．アラブ圏では果肉に調味料を加えて食べ，氷菓を作る．イナゴマメにはカフェインは含まれていない．種子を焙煎してカフェインレスのコーヒーとする．莢の粉末カロブパウダーは，ココアの代用品として，ケーキ，クッキー等の菓子，特にチョコレートアレルギーのある人のための食品に使用．胚乳を粉砕して製造するカロブビーンガムは，主成分はガラクトマンナンで，増粘安定剤として主に製菓用に使用．淡黄色の胚芽部分は粉砕して麺類の着色料．花は蜜源．果実の抽出物は各種食品の香料として広く使用．
伝統的に果実を去痰薬とする．葉や樹皮から皮なめし用のタンニンを採取．

イヌザンショウ
犬山椒
Sichuan pepper, Sichuan peppercorn

■ 解　説

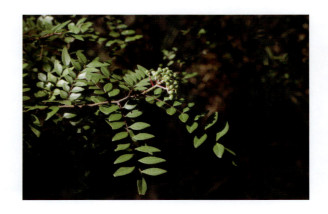

食薬区分(非医)リストより

名　　　　称 ● イヌサンショウ
他　名　等 ● ―
部　位　等 ● 果実・根
備　　　　考 ● ―

基原植物 ● イヌザンショウ　*Zanthoxylum schinifolium* Sieb. et Zucc.（ミカン科：Rutaceae）

形　　　　態 ● 雌雄異種の落葉低木．小枝に棘を疎生し互生．葉は羽状複葉で小葉は対生，長楕円形で葉柄はつけず先端が尖る．夏，枝先に散房花序を伸ばし，小さな黄緑色の小花を開く．秋には数個の果実が紅熟し，1個の黒褐色の種子を内蔵．

学名の来歴 ● *Zanthoxylum*：xanthos（黄）＋ xylon（材）；*schinifolium*：ウルシ科のシヌス属に似た葉を持つ．

産　　　　地 ● 本州から九州，中国，朝鮮半島に自生．

主要成分等 ● アルカロイド（スシニフォリン，*N*-メチルスシニフォリン），クマリン誘導体（シニジオール，シニフォリン，シニトリエン，シニレノール）等．

注　　　　　● 食薬区分(非医)リストではイヌサンショウとなっているが，正しい植物名はイヌザンショウである．アルカロイドを含有する．

■ 食経験

若い葉，果実にはサンショウのような芳香はないが，香辛料とする．
鎮咳剤として1回量果実5gを煎じ，温時服用．打撲，捻挫に乾燥葉の粉末を卵，酢，小麦粉で練って湿布．果実，葉を浴用剤とする．
近縁種サンショウ *Z. piperitum* は北海道から九州までの山地に自生．人家で栽培．葉，果実，樹皮に芳香と辛味があり，古くから香辛料として日本料理に広く用いる．アサクラザンショウ *Z. piperitum* f. *inerme* の枝にはほとんど棘がない．同様に使用する．

イヌナズナ
犬薺
wood whitlow-grass

■ 解　説

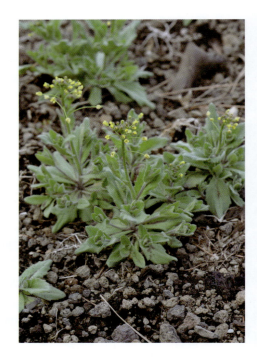

食薬区分(非医)リストより
名　　　　称● イヌナズナ
他　名　等● ―
部　位　等● 種子
備　　　　考● ―

基 原 植 物● イヌナズナ　*Draba nemorosa* Linne var. *hebecarpa* Ledeb.（アブラナ科：Brassicaceae）

形　　　　態● 草丈10～20cm，茎が直立する越年生草本．根生葉はよく叢生し長楕円形で長さ2～4cm，先が尖る．茎葉は互生で狭楕円形，長さ1～3cm，先は尖り基部は鈍円状で茎を抱く．春，茎の先端部に総状花序を伸ばし，黄色の十字花を多数開く．花後，扁平な果実を結び，数個の黒い種子を内蔵．

学名の来歴● *Draba*：辛い；*nemorosa*：森林性の；*hebecarpa*：毛のある果実．

産　　　　地● 北海道から九州及び北半球の温帯に広く自生．

主要成分等● フラボン（ケルセチン，ドラバネモロシド，ケルセチン3-O-β-D-グルコピラノシド，イソラムネチン3-O-β-D-グルコピラノシド），アルカロイド（シナピン）等．

注　　　　　● アルカロイドを含有する．

■ 食経験

畑地に自生．ナズナに似ているが食用にならないためイヌナズナと名づけられたが，ごく若いものは汁の具材とする．種子はカラシ油を作るのに使用した．
種子には緩下，利尿作用があり，各種浮腫に用いる．また鎮咳剤として気管支喘息等，呼吸困難に使用．1日量5～10gを煎服．

イヌノフグリ

birdeye speedwell

■ 解　説

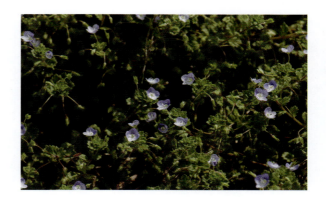

食薬区分（非医）リストより

名　　称● イヌノフグリ
他　名　等● ―
部　位　等● 全草
備　　考● ―

基 原 植 物● オオイヌノフグリ　*Veronica persica* Poir.（ゴマノハグサ科：Scrophulariaceae）

形　　態● 茎の下部が地表を這い，草丈約5〜10cmの二年生草本．極短い葉柄をつけ，茎上部の葉は互生で下部は対生．葉は卵形，長さ5〜10mmで全縁にあらい鋸歯を有し，茎葉ともに毛に覆われる．春，葉腋に花柄を伸ばし瑠璃色の小花を開き，対になった扁平舟形の果実を結ぶ．

学名の来歴● *Veronica*：聖者Veronicaに因む；vera（真の）＋eicon（像）；*persica*：モモ．

産　　地● 本州中部以西及びアジアの熱帯，亜熱帯に広く自生．

主要成分等● イリドイド（オウクビン，オウクビゲニン），フェニルエタノイド（キノノシドH，イソキノノシドH，ペルシコシド）等．

注　　　● 食薬区分（非医）リストでは名称がイヌノフグリとなっているが，現在本植物はほとんど自生していないため，本稿ではオオイヌノフグリを採用した．

■ 食経験

明治中期，日本に渡来，帰化．若い葉や茎は食用となる．
中国では全草を腎子草の名で解毒，腎臓疾患に用いる．
近縁種イヌノフグリ *V. didyma* var. *lilacina* はオオイヌノフグリに似ているが小形．東アジアに分布．明治以前日本に分布したのはこの品種のみ．若い茎葉を救荒植物として利用．中国では腰痛，こしけに薬用．

イヌハッカ

catnip

■ 解　説

食薬区分(非医)リストより

名　　　称 ● イヌハッカ
他　名　等 ● チクマハッカ
部　位　等 ● 葉・花穂
備　　　考 ● ―

基原植物 ● イヌハッカ　*Nepeta cataria* Linne（シソ科：Labiatae）

形　　態 ● 草丈40〜100cmの多年生草本．茎は直立し，分枝する．葉は三角状卵形で，対生し，葉縁は鋸歯，裏面は短毛が密生し，甘くて爽やかな香りを放つ．5〜9月，枝先に穂状花序を伸ばし，唇形の藤色から紫色の多くの花を開く．唇のつけ根には濃い赤紫色の斑点があり，雌しべの先端は濃い紅色を呈する．

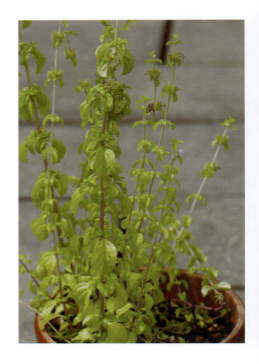

学名の来歴 ● *Nepeta*：イタリアのToscanaの町Nepetに因む；*cataria*：cztus（猫）．

産　　地 ● 地中海沿岸原産，ヨーロッパから西アジアにかけた一帯で自生，また栽培．

主要成分等 ● イリドイド（ネペタシド，ネペタリアシド，デオキシロガニン酸，ジヒドロネペタラクトン，ネペタラクタム）等．

■ 食経験

古くから薬用とした．ヨーロッパ，北米の各地に帰化．先端部を茶とする．ミント様の爽やかな風味がある．ヨーロッパでは，紅茶が一般化するまでは効き目のあるハーブティーとして飲用．葉や花をソースや調理食品，スープ，シチュー，菓子に香料として使用．葉や若芽をサラダとする．若芽でジャムを作った．
花芽がある間に収穫．催眠，解熱，発汗，鎮静作用があり，浸出剤として不安神経症，風邪，下痢，生理不順等に使用．刺激がない子どものための軽い鎮静剤，催眠剤としても使用する．また除草，殺虫作用がある．精油成分ネペタラクトンは，化学構造がマタタビに含まれるイリドミルメシンに類似．ネコ科の動物を興奮させる．

イヌホオズキ

black nightshade

■解 説

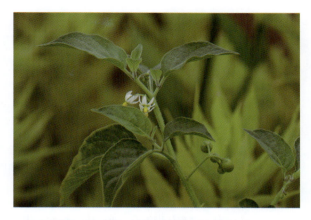

食薬区分(非医)リストより

名　　　称	● イヌホオズキ
他 名 等	● リュウキ
部 位 等	● 全草
備　　　考	● ―

基 原 植 物 ● イヌホオズキ　*Solanum nigrum* Linne（ナス科：Solanaceae）

形　　　態 ● 草丈20～60cmの一年生草本．葉は3～10cmで，基部には1～5cmの翼を持つ葉枝がある．葉は広卵形，縁は滑らか，または波状の鋸歯がある．茎の途中から花柄を出し，その先端に散房状に4～8個の花をつけ，白い5弁の花弁に，黄色い雄しべが突き出している．果実は直径6～7mmに黒熟する．

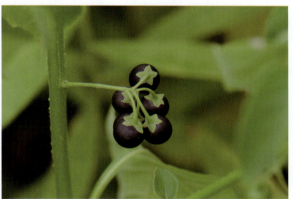

学名の来歴 ● *Solanum*：solamen（安静）に由来；*nigrum*：黒い．

産　　　地 ● 世界の熱帯，亜熱帯地域に分布，日本では史前帰化植物と考えられている．

主要成分等 ● ステロイドサポニン（ソラニグロシドA～H），ステロイドアルカロイド（α-ソラニグリン，β-ソラニグリン，アルカロイド-SN-c～SN-f）等．

注　　　　● アルカロイドを含有する．

■食経験

熱帯地方では若葉，黒熟した果実を食用とする．欧米では若い茎葉をスープに入れ，煮野菜とする．熟した果実はパイ，ジャム，菓子，ソースに加工．日本では若葉を茹でた後，よく水にさらして，油や塩で調理．救荒植物として利用．食用とするには加熱後十分に水洗する．未熟果は食べてはならない．

全草（竜葵）を解熱，利尿，解毒，消腫に用いる．解熱には1回量1.5～3gを煎じて服用．消腫には生の果実を含む茎葉の汁を塗布．薬用も家庭での応用は避けたほうがよい．

イネ
稲
rice

■ 解　説

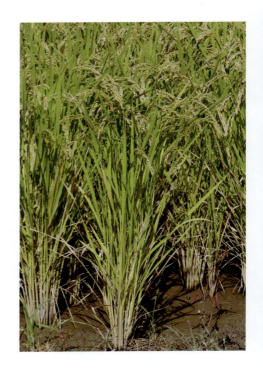

食薬区分(非医)リストより

名　　称●	イネ
他名等●	―
部位等●	苅株の二番芽
備　　考●	―

基原植物● イネ　*Oryza sativa* Linne（イネ科：Gramineae）

形　　態● 茎は高さ50～100cmで株立となる．数節があり，葉を互生する．葉は広い線形，先は次第に尖り，長さは30cm，幅は3～5mm，質はややかたく，表面と縁はざらつき，葉舌は茎円状の披針形で2裂する．花序は円錐形で，開花時には直立する．小穂は多数，細長い花序の枝に短い小柄を持って互生し，1花からなる．雄しべは6本．

学名の来歴● *Oryza*：米； *sativa*：栽培の．

産　　地● 広く世界各地で栽培．

主要成分等● ジテルペン（モミラクトンA，B，フィトカサン），トリテルペン（オリザラノステロリドA，B），フラボン（ネオカリノシド，サクラネチン，トリシン5-*O*-β-D-グルコピラノシ），アルカロイド（オリザムタン酸A，B，H，J，オリザシンC，E）等．

■ 食経験

栽培イネにはジャポニカとインディカと分類される品種がある．ジャポニカの方は最近の考古学的発見の蓄積から，中国長江流域で約8000年以前から栽培が開始されたと推測．インディカはインド等の熱帯アジア地域で栽培されている品種だが起源は未だ明らかではない．この両者は形態的に短粒種，長粒種と理解されていたが，最近のDNA解析の結果では形態による分類の妥当性は否定されている．

日本で栽培されているイネはほとんどジャポニカ．中国大陸から日本列島への伝播は弥生時代の初期（BC500）頃と考えられていたが，その後縄文時代の中後期（BC1500）頃まで遡るという説が有力になった．日本農業の基幹穀物としての地位は弥生時代に確立され現代にまで継続されてきた．現代では世界各地に伝播し広く栽培化．

栽培イネの穀粒がコメ．ジャポニカはデンプン構造のアミロースとアミロペクチンの含量の差によって，うるち米ともち米とに大別され，さらにアントシアニン色素の含有による黒米，赤米等の品種がある．

米は，蒸煮，炊飯のほか粥としても食用．加工品としてはみそ，醤油，日本酒，煎餅等の菓子，増粘剤，糊料としての米デンプン等，用途は多岐にわたる．

イブキジャコウソウ
伊吹麝香草
Japanese thyme

■ 解　説

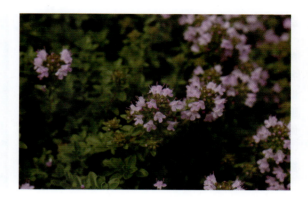

食薬区分(非医)リストより

名　　　称● イブキジャコウソウ
他　名　等● ―
部　位　等● 葉
備　　　考● ―

基 原 植 物● イブキジャコウソウ　*Thymus quinquecostatus* Celak.（シソ科：Labiatae）

形　　　態● 高さ約15cmの常緑小形低木．茎の下部は地を這うが，上部は立ち上がる．葉は対生で長楕円形，長さ5〜10mm，先端部は尖り基部に短い葉柄を有す．夏，茎頂部に2〜3段，紅紫色の唇形小花を数個開く．

学名の来歴● *Thymus*：ギリシャ古名thyme（香を燻す）より；*quinquecostatus*：quinque（5）＋costatus（中脈）．

産　　　地● 北海道から九州，朝鮮半島，中国北部，ヒマラヤ，アフガニスタンに自生．

主要成分等● フラボン（タキシフォリン，アロマデンドレン），フェノール誘導体（ロスマリン酸，カフェー酸，プロトカテキュ酸，プロトカテキュアルデヒド），モノテルペン（チモール，カルバクロール，p-シメン，ボルネオール，カンファー，リナロール）等．

■ 食経験

日本渡来は明治時代．触れると香気がある．全草を近縁種タチジャコウソウ（タイム）*T. vulgaris*の代用品として各種料理，加工食品に用いる．
成分としてチモールを含有．花期の全草（百里香）を痰，咳，風邪，頭痛に使用する．風邪には1回量3〜6gに熱湯を注いで服用．
タチジャコウソウはヨーロッパ南部原産．ヨーロッパでは古くから知られた香辛料．茎葉を肉，卵，野菜料理に用いるほか，菓子，ソース，畜肉製品，カレー，調味料等の加工食品に使用する．気管支炎，咽頭炎に服用．

イボツヅラフジ

heart-leaved moonseed

■ 解　説

食薬区分(非医)リストより

名　　　称 ● イボツヅラフジ
他　名　等 ● Tinospora crispa
部　位　等 ● 全草
備　　　考 ● ―

基 原 植 物 ● イボツヅラフジ　*Tinospora crispa* (Linne) Hook. *f.* et Thoms.（ツヅラフジ科：Menispermaceae）

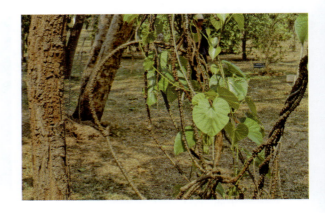

形　　　態 ● 雌雄異株の常緑蔓性木本．緑色の細い茎は，多くのイボ状突起に覆われる．茎から分枝して蔓が伸び，葉が互生する．葉は心臓形で先端は細く尖り，基部は広い心臓形．主茎から花穂を数本伸ばし，3弁の対をなした黄色小花を数段開き，花後，核果を結ぶ．

学名の来歴 ● *Tinospora*：tino（伸びた）＋sporo（種子）より；*crispa*：縮れた．

産　　　地 ● インドネシア，マレーシア，インド等に自生．

主要成分等 ● ジテルペン（ボラペトシドA〜G，ボラペトールA〜C，コロンビン，チノクリスポールA），アルカロイド（チノスコルシドA，リトクビニン，パプラジン，マグノフロリン，シチジン）等．

注　　　　● 食薬区分（非医）リストでは部位が全草となっているが，本植物は木本である．アルカロイドを含有する．

■ 食経験

食用の記録は見当たらない．
茎を薬用とする．解熱，利尿，強壮，解毒，消毒剤としてリウマチ，下痢，骨折，外傷，熱病，黄疸に使用する．1日量9〜15gを煎じて服用．粉末を患部に散布．マレーシアでは樹液を催吐剤としてコレラに，インドシナ半島では粉末をマラリアに用いる．

イラクサ属

nettle

■解説

食薬区分(非医)リストより

名　　　称● イラクサ属
他　名　等● ウルチカソウ／ネットル
部　位　等● 茎・種子・根・葉
備　　　考● ―

「セイヨウイラクサ」を参照

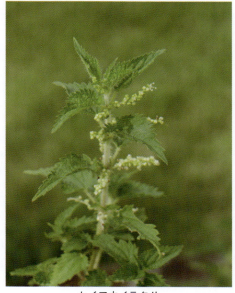

セイヨウイラクサ

イレイセン
威霊仙

■ 解　説

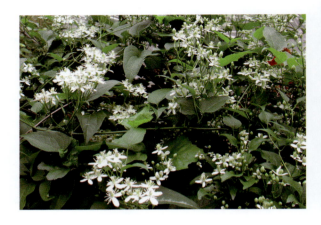

食薬区分(非医)リストより

名　　　称	● イレイセン
他　名　等	● シナボタンヅル
部　位　等	● 葉
備　　　考	● 根・根茎は「医」

基 原 植 物 ● サキシマボタンヅル　*Clematis chinensis* Osbeck（キンポウゲ科：Ranunculaceae）

形　　　態 ● 日当たりのよい低地林縁に生える蔓性の多年生草本．茎は分枝して長く伸び，5mに達する．葉は対生で3〜5出葉，小葉は卵形から卵状披針形で，長さ2〜6cm，基部はやや円形で先は尖る．葉は乾くと黒変する．花は3出の散房花序となり，白色で直径2〜2.5cm．果実は卵形で，長さは約3mm．

学名の来歴 ● *Clematis*：ギリシャ語のclema（若枝）の縮小語；*chinensis*：中国．

産　　　地 ● 沖縄，台湾，中国．

主要成分等 ● トリテルペンサポニン（クレマトキネノシドA〜G，クレマチキネノシドA〜C）等．

注　　　　● イレイセンはサキシマボタンヅル等の根の生薬名である．

■ 食経験

食用の記録は見当たらない．
根（威霊仙）を即効性鎮痛剤として神経痛，リウマチ，腰痛等に，また言語障害等の器官麻痺による疾患，黄疸，浮腫に使用する．1日量6〜10gを煎じて服用．

イワタバコ
岩煙草

■ 解　説

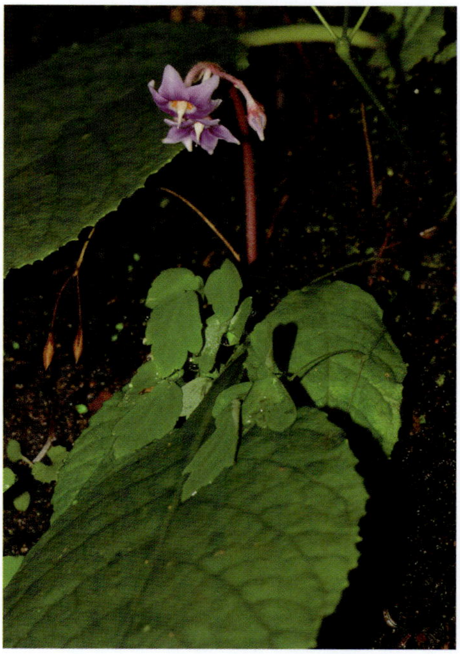

食薬区分(非医)リストより

名　　　称● イワタバコ
他　名　等● ―
部　位　等● 全草
備　　　考● ―

基原植物● イワタバコ　*Conandron ramondioides* Sieb. et Zucc.（イワタバコ科：Gesneraceae）

形　　　態● 湿った岩等に生育する多年生草本．根茎から10～30cmの葉を伸ばす．葉は楕円形で長い葉柄を持ち，全縁浅い鋸歯に覆われ先は尖る．夏，根茎から花茎を伸ばし，紅紫色5弁の小花を数輪開き，細長い朔果を結ぶ．

学名の来歴● *Conandron*：conos（円錐形の）＋andros（雄しべ）から；*ramondioides*：ramondia（イワタバコ科の*Ramondia*属）＋oides（似た）．

産　　　地● 本州から沖縄，台湾等に自生．

主要成分等● トリテルペン（バルビネルビン酸，スクテラリン酸，3-エピウルソール酸，3-エピオレアノール酸），フェニルプロパノイド（アセトシド，コナンドロシド）等．

■ 食経験

古くから食用として利用され，「万葉集」(783)に柿元人麻呂の歌がある．若葉は苦味があるが，やわらかく粘りがあり，山菜として賞味．みそ汁の具材，天ぷら，茹でて水にさらし，浸し物や和え物，他の野菜や肉類との煮物，つくだ煮，漬物とする．救荒植物として利用．
葉を慢性胃炎，消化促進，食欲増進に用いる．1回量1～2gを煎じて服用．

イワニガナ
岩苦菜
creeping lettuce

■ 解　説

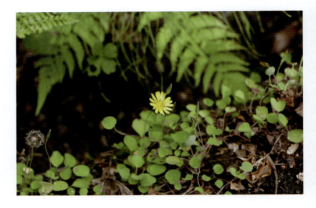

食薬区分(非医)リストより

名　　　称●	イワニガナ
他　名　等●	ジシバリ
部　位　等●	全草
備　　　考●	―

基原植物●ジシバリ　*Ixeris stolonifera* A. Gray
　　　　　（キク科：Compositae）

形　　態●多年生草本．茎は地を這い長く伸び，しばしば分株し増殖．主根から葉が叢生し，長卵形で長い葉柄を持ち，長さ1〜3cm．茎葉は互生し，長い葉柄を持つ卵形．初夏，主根部から花茎を伸ばし，分枝して茎頂部に黄色の頭花を開き，痩果を結ぶ．

学名の来歴●*Ixeris*：本植物のインド名から；*stolonifera*：葡枝を持った．

産　　地●北海道から九州，また朝鮮半島，中国に自生．

主要成分等●セスキテルペン（イクセリンM〜T，マクロクリニシドA）等．

注　　　●イワニガナはジシバリの別名である．

■ 食経験

若葉は苦いが，茹でてよく水にさらし，苦味をとって浸し物とする．根茎も食用となる．
全草を民間では健胃剤として利用する．
近縁種にニガナ*I. dentata*がある．新芽は茹でて浸し物，根茎は油炒めとする．葉と根茎ともにごく若いうちは生でも食べられる．消化促進，食欲増進に苦味健胃剤として全草1日量5gを煎じて服用．

イワベンケイ
岩弁慶
roseroot

■ 解　説

食薬区分(非医)リストより

名　　　称 ● イワベンケイ
他　名　等 ● コウケイテン
部　位　等 ● 全草
備　　　考 ● ―

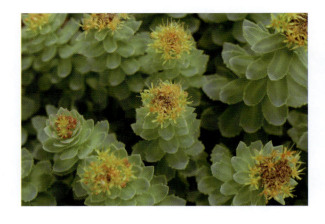

基 原 植 物 ● イワベンケイ　*Rhodiola rosea* Linne
　　　　　　（ベンケイソウ科：Crassulaceae）

形　　　態 ● 草丈約30cmの多年生草本．岩場に自生する雌雄異株．茎が直立し根茎部は鱗片に覆われ，葉は肉厚で長さ約2cm，長卵形で基部は細く短い葉柄を持ち，重なり合ってつき互生．夏，茎頂に集散花序を伸ばし，淡黄色の花を密生．花後，袋果を形成し小さな種子を多数内蔵．

学名の来歴 ● *Rhodiola*：ギリシャ語rhodon（バラ）＋ラテン語iola（小さい）から，小さなバラのような；*rosea*：バラ色の．

産　　　地 ● ユーラシア大陸と北米の寒帯，温帯の高山に広く分布．

主要成分等 ● フラボン（ロダリジン，ロジオシン，ロジオニン，ロニオリジン，ロダリン），モノテルペン（ロジオロシドA～D，F），フェニルプロパノイド（ロザリン，ロザビン）等．

■ 食経験

各地で新芽を食用とする．若い葉は生でサラダ，蒸して野菜として扱い，またピクルス，オイル漬けを作る．茎は加熱調理して，アスパラガス同様に扱う．根は茹でて肉や魚料理の添え物．若い果実を調理して食べる．瘀血，胸の痛み，風邪の治療，鎮咳に利用．「神農本草経」(220頃)の上品に収載．

インゲンマメ
隠元豆
French bean

■ 解　説

食薬区分(非医)リストより

名　　　称●	インゲンマメ
他　名　等●	フジマメ
部　位　等●	種子
備　　　考●	一

基 原 植 物● インゲンマメ　*Phaseolus vulgaris* Linne（マメ科：Leguminosae）

形　　　態● 草丈1.5～2mの蔓性一年生草本．葉は互生し長い葉柄を持つ3出複葉．小葉は卵形で先が緩やかに尖り，長さ7～10cm．葉茎とも毛に覆われる．夏，葉腋から花柄を伸ばし，白色や淡紅色の蝶花を開く．花後，10～15cmの莢を結び，数個の種子を内蔵．

学名の来歴● *Phaseolus*：丸木舟；*vulgaris*：普通の．

産　　　地● メキシコから中米原産，世界中で広く栽培．

主要成分等● トリテルペン（グリシノエクレピンB，C），トリテルペンサポニン（ファゼオロシドA，D，E，サンドサポニンA，D，ソヤサポニンV），フラボン（シクロキイビトン），イソフラボン（ファゼオリン，ファゼオロイソフラボン，2',4',5,7-テトラヒドロキシイソフラボン），ステロイド（6-デオキソカスタステロン，7-オキソスチグマステロール）等．

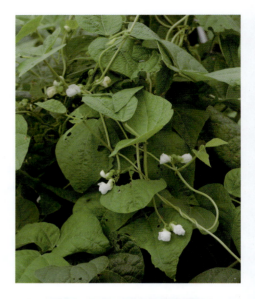

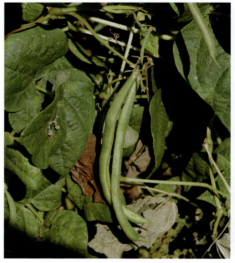

■ 食経験

メキシコでの栽培はBC5000以前から．16世紀にスペインに伝播．17世紀にヨーロッパ全域に普及．日本には17世紀に中国を経て渡来．隠元禅師が伝えたとされるが，実際はフジマメであったともいわれる．明治時代に多くの栽培品種を導入．完熟種子は中南米，インド，アフリカでは主食の一部．メキシコでは茹でて，肉との煮込み，マッシュとする．粉末として菓子，シチューに使う．日本では煮豆，菓子，餡の原料．若莢，未熟種子は野菜として天ぷら，煮物，炒め物，和え物等とする．和洋中料理に幅広く使う．インゲンマメには若莢を食べる野菜用品種，熟した種子を食べる種実用品種がある．生の完熟種子は有毒．
中東やインド伝統医療では，種子を滋養強壮剤，下剤とし，葉と種子を皮膚病，高血圧に使う．若い莢と種子には軽い利尿，血糖降下，血圧降下作用がある．種子の煎液をやけどに外用．

インスリーナ

seasonvine

■解　説

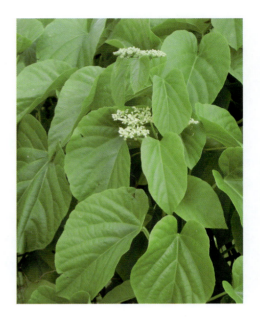

食薬区分(非医)リストより

名　　　　称	● インスリーナ
他　名　等	● アニール・トレバドール
部　位　等	● 葉
備　　　　考	● ー

基 原 植 物 ● *Cissus verticillata* (Linne) Nicolson et C. E. Jarvis（ブドウ科：Vitaceae）

形　　　態 ● 常緑多年生の蔓性植物．巻きひげは茎に対して葉と対生する．葉には3〜6cmの葉柄があり，葉は扁卵形で長さ5〜8cm，全縁．花序は総状円錐形で長さ6〜12cmになる．雄花，雌花ともに黄緑色．果実は黒く熟する．

学名の来歴 ● *Cissus*：ギリシャ語のkissos（セイヨウキヅタ）に由来；*verticillata*：verticillaris（輪生）より．

産　　　地 ● ブラジル原産．フロリダ，ボリビア，パラグアイ，キューバ等，広く熱帯で栽培．

主要成分等 ● フラボン（ビテキシン），セスキテルペン（ビシクロゲルマクレン），スチルベン（レスベラトロール）等．

■食経験

ジャマイカでは茎葉の煎汁をココナッツミルクやコンデンスミルクに混ぜて日常の飲み物とする．エルサルバドルでは果実から酢を作る．
茎と葉は高血圧，発汗，ひきつけ，糖尿病に茶剤，煎剤として使用．脳出血にはショウガとともに煎じる．葉はリウマチ，腫れ物，筋肉の腫れに外用．俗信で強壮剤とし，「死体起き上がり」の俗名がある．果実は青色染料．葉は石鹸の代用．

インドアマチャ

Chinese quinine

■ 解　説

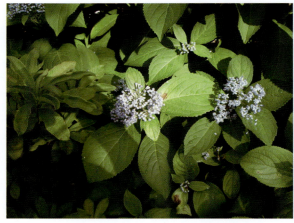

食薬区分(非医)リストより

名　　　　称 ● インドアマチャ
他　名　等 ● ─
部　位　等 ● 葉
備　　　　考 ● ─

基 原 植 物 ● インドアマチャ　*Dichroa febrifuga* Lour.（ユキノシタ科：Saxifragaceae）

形　　　　態 ● アジサイ属に近い常緑低木だが，中性花がなく，果実は腋果である．白色のつぼみが膨らむに従って青色になり腋果を結ぶ．根を常山といって薬用に用いる．

学名の来歴 ● *Dichroa*：di(2)＋chroa(色)；*febrifuga*：解熱．

産　　　　地 ● ヒマラヤ，中国南部，マレーシア．

主要成分等 ● アルカロイド(チャングロリン，ディクロイジン，フェブリフィギン，イソフェブリフィギン)等．

注　　　　　 ● アルカロイドを含有する．

■ 食経験

食用の記録は見当たらない．
根（常山），若枝，若葉を薬用とする．抗マラリア作用があり，動物，鳥マラリアにはキニーネの数倍強力であるが，人マラリアには効果が薄い．中国では解熱，催吐，間歇熱に常山3〜5gを煎じて服用．

インドカラタチ

Indian bael

■ 解　説

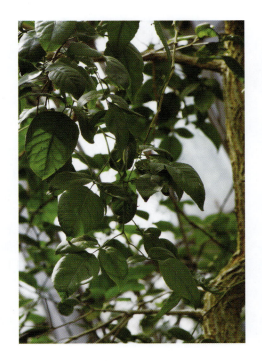

食薬区分(非医)リストより
名　　　称● インドカラタチ
他　名　等● ベールフルーツ／ベンガルカラタチ
部　位　等● 果実・樹皮
備　　　考● ―

基原植物● インドカラタチ　*Aegle marmelos* (Linne) Correa（ミカン科：Rutaceae）

形　　態● 常緑低木．樹皮はコルク質に富み，やわらかく淡い褐色．葉は3出複葉で，野生種の枝には棘がある．花は円錐花序で，枝の先に腋生する．花弁は4,5枚で外側が緑色で，内側が緑白色で多数の雄しべを持つ．果実は熟すと黄緑色になり，直径6〜10cmの卵形または楕円形である．

学名の来歴● *Aegle*：ギリシャ語の「黄色い果実」；*marmelos*：ラテン語のmelimelum（甘いリンゴ）に由来．

産　　地● インド原産．熱帯アジアで栽培．

主要成分等● クマリン誘導体（ユウラプテン，イポメラトリン，マルメロニン，マルメジンキサントキシン，キサントキソール），アルカロイド（シャビジン，アエゲリン，マルメシリン，メチルハルフリジノール，*N*-シンアモイルオクトパミン）等．

注　　　● アルカロイドを含有する．

■ 食経験

インドでは神聖な樹として寺院に植栽．完熟果実の果肉は芳香があり甘酸っぱい．生食する．飲み物，シャーベット，マーマレードに加工，小枝は咀嚼料．
未熟果実は利尿，収れん，健胃に煎じて服用．成熟果実は消化促進，緩下，肝障害に用いる．根皮は解熱に煎液，浸出液を服用．葉の汁を結膜炎，外傷，皮膚のかゆみに外用．果皮はインド更紗の黄色染料．

インドナガコショウ
蓽撥
Indian long pepper

■ 解　説

食薬区分(非医)リストより

名　　　　称● インドナガコショウ
他　名　等● ヒハツ
部　位　等● 果穂
備　　　　考● ―

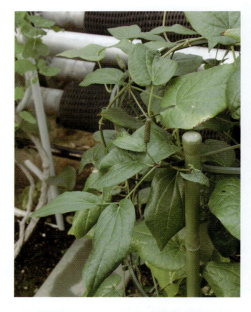

基 原 植 物● ヒハツ　*Piper longum* Linne（コショウ科：Piperaceae）

形　　　　態● 雌雄異株で常緑蔓性木本．茎は絡みつき2～3m．葉は互生で，先は尖り基部は心臓形．夏，葉と対生して果柄を伸ばし，円筒状多肉質の尾状花序となり褐色に熟す．

学名の来歴● *Piper*：古いラテン語で「胡椒」；*longum*：長い．

産　　　　地● フィリピン，ベトナム，インドネシア，インド等に自生．

主要成分等● セスキテルペン（ジンギベレン），アルカロイド（ピペロラクタムA，C，D，ピペルノナリン，ピペリン，ブラキスタミドD）等．

注　　　　　● インドナガコショウはヒハツの別名である．

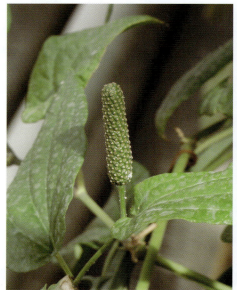

■ 食経験

古代ローマ時代からヨーロッパに知られ，東方貿易品としては最も古いものの1つ．未熟な果穂を乾燥し，カレー，ピクルスの香辛料とする．蒸留して精油を得る．辛味成分ピペリンを含有．
未熟果穂の乾燥品を鎮痛，止瀉薬として頭痛，歯痛，下痢，嘔吐に用いる．中国では根を吐き気，消化不良，女性の冷え性に，インドでは解毒薬として蛇咬傷に使用する．
近縁種にジャワナガコショウ *P. retrofractum* がある．インドネシアで主として栽培され，沖縄では一部野生化．果実には辛味があり，香辛料とする．ジャワでは果実，根を薬用とする．

インドボダイジュ

sacred fig

■ 解　説

食薬区分(非医)リストより

名　　　称 ● インドボダイジュ
他　名　等 ● Ficus religiosa
部　位　等 ● 樹皮
備　　　考 ● ―

基原植物 ● インドボダイジュ　*Ficus religiosa* Linne（クワ科：Moraceae）

形　　態 ● 常緑高木で幹から気根を下垂．茎の先端に互生した数枚の葉が輪生．葉は長い葉柄を持ち，卵心形で先は長く尖り，先端を下にして垂れ下がる．葉腋近くに数個の花嚢をつけ，内部に多数の小花を内蔵，開花後，果嚢となり熟す．

学名の来歴 ● *Ficus*：イチジクの古名；*religiosa*：宗教的な．

産　　地 ● インド，スリランカに自生し，また熱帯各地に植栽．

主要成分等 ● クマリン誘導体（ベルガフトール，ベルガプテン），ステロイド（スチグマステロール），トリテルペン（ルペオール），芳香族カルボン酸（バニリン酸，没食子酸，シキミ酸，プロトカテキュ酸）等．

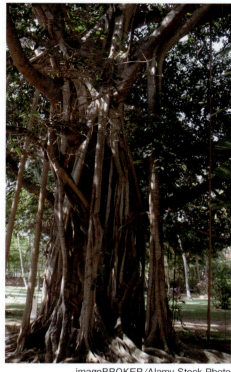
imageBROKER/Alamy Stock Photo

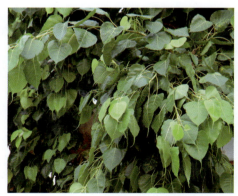
Kevin Lang/Alamy Stock Photo

■ 食経験

釈迦がこの樹下で悟りを開いたといわれる．若葉，果実は食べられる．救荒植物として利用．枝や葉を伝統医薬（呪薬）の原料とする．日本の寺院に植えられているボダイジュ*Tilia miqueliana*はシナノキ科で中国原産の別種．

インドヤコウボク

night jasmine

■ 解　説

食薬区分(非医)リストより

名　　　称 ● インドヤコウボク
他　名　等 ● ―
部　位　等 ● 葉・花
備　　　考 ● ―

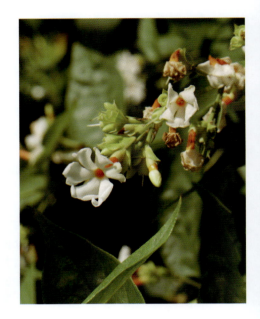

基 原 植 物 ● インドヤコウボク　*Nyctanthes arbor-tristis* Linne
　　　　　　　（モクセイ科：Oleaceae）

形　　　態 ● 樹高約10mの落葉高木．葉は長さ6〜12cmで葉柄を持ち，長楕円形で先が尖り互生．茎の先端に集散花序を形成し，紅橙色の花筒部を有する，芳香を放つ白色の花を開く．夜開花し，朝には散る．花後，心臓形をした直径約2cmの対になった果実を結び，それぞれの果実に1個の種子を内蔵．

学名の来歴 ● *Nyctanthes*：ギリシャ語のnyctagineous（夜に開花する）より；*arbor-tristis*：arbor（樹木の）＋tristis（悲しみの）．

産　　　地 ● インド北部に自生，熱帯各地で植栽．

主要成分等 ● カロテノイド（クロセチン），イリドイド（アルボルシドA〜D，アルボトリストシドA〜E）等．

■ 食経験

花筒から得られるサフラン様の黄色染料を食品の着色料とする．
インドネシアでは花を潰瘍，産褥熱に用いる．花から精油を蒸留．黄色染料は絹の染料となる．

インペティギノサ

taheebo

■解 説

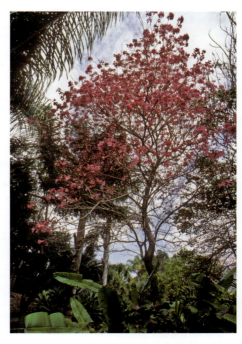

食薬区分(非医)リストより

名　　　　称●	インペティギノサ
他　名　等●	―
部　位　等●	全草
備　　　　考●	―

基 原 植 物● *Tabebuia impetiginosa* (Mart. ex DC.) Standl.
　　　　　　　（ノウゼンカズラ科：Bignoniaceae）

形　　　　態● 樹高6〜7mの落葉木本．葉は5出掌状複葉で，葉のない時期に紫紅色の花を散形状につける．花は漏斗状鐘形で長さ約6cm．

学名の来歴● *Tabebuia*：ブラジルでの現地名tacyba bebuyaに由来；*impetiginosa*：ラテン語のimpetigo（吹き出物による痛み）＋osus（とる）より，「吹き出物による痛みをとる」．

産　　　　地● ブラジル，北部アルゼンチン，パラグアイ，ボリビア．

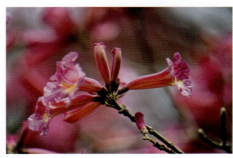

主要成分等● イリドイド（6-*O*-(3,4,5-トリメトキシベンゾイル)-アジュゴール，6-*O*-(4-ヒドロキシベンゾイル)-エピオウクビン，10-*O*-(4-メトキシベンゾイル)-インペテギノシドA），3,4-ジヒドロキシベンジルアルコール誘導体，1,2,3,4-ベンゼンテトロール誘導体，2-ベンゾピラン誘導体等．

注　　　　　● 食薬区分(非医)リストでは部位が全草となっているが，本植物は木本である．

■食経験

ブラジル熱帯雨林の先住民が樹皮の内皮を強壮目的で茶にする．
南米での伝統的な薬．樹皮を煎剤として糖尿病，胃腸潰瘍，梅毒性潰瘍，利尿剤に用いる．口内炎，咽頭炎のうがい薬．皮膚病の浴用剤．葉は上記以外に淋菌性炎症に用いる．花は咳止めに煎服．制ガン剤として知られるタヒボはこの種の樹皮の細粉．

インペラトリア

imperatoria

■ 解　説

食薬区分(非医)リストより

名　　　称 ● インペラトリア
他　名　等 ● ―
部　位　等 ● 根
備　　　考 ● ―

基　原　植　物 ● *Peucedanum ostruthium* (Linne) W. D. J. Koch（セリ科：Umbelliferae）

形　　　態 ● 草丈1〜1.2mの多年生草本．葉は互生で，3出羽状葉．小葉は3〜4深裂し長楕円形．若い葉は切れ込みが深い．6〜8月頃，茎先端部の葉腋から花茎を伸ばし，散形花序に小さな黄白色の花を開く．

学名の来歴 ● *Peucedanum*：ギリシャ語のpeuce（マツ）＋danos（低い），香りが松の木に似ていることより；*ostruthium*：オーストリアの．

産　　　地 ● ヨーロッパ，北米に自生．

主要成分等 ● プレニルクマリン(オストール，オストルトール，インペラトリン，イソインペラトリン，アラトール，パブレノール)等．

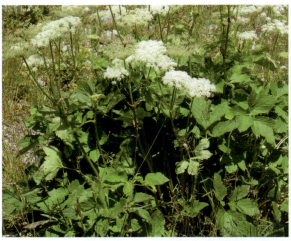
photo by Reginald Hulhoven

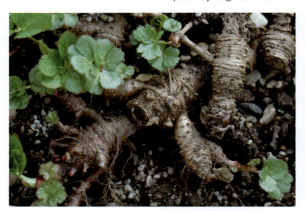
blickwinkel/Alamy Stock Photo

■ 食経験

葉を茹でて煮野菜とする．根にはアンゲリカ根に似た芳香があり，ハーブチーズ，ジン，リキュールの製造に使用．根はインペラトリン，オストルチン等のクマリン誘導体を含有．根から水蒸気蒸留で精油を得る．インペラトリア根をヨーロッパでは発汗，強壮，利尿剤とする．粉末（1回量0.5〜2g, 1日数回），冷浸剤（4.5g）を服用．葉の精油は基礎化粧品に使用．

ウイキョウ
茴香
fennel

■ **解　説**

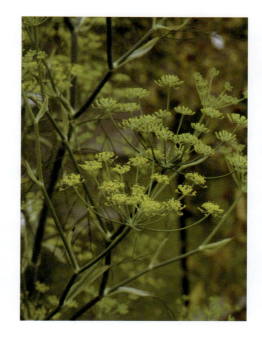

食薬区分(非医)リストより

名　　　称● ウイキョウ
他　名　等● フェンネル
部　位　等● 果実・種子・根・葉
備　　　考● ―

基 原 植 物● ウイキョウ　*Foeniculum vulgare* Mill.（セリ科：Umbelliferae）

形　　　態● 草丈1～2mの多年生草本．春に宿根から葉が伸びる．直立する茎の上部で分枝する．葉は互生し，2回羽状複葉で深く多裂し，多数の裂片は緑色の細い糸の集まりに見える．根生葉には長柄があり，茎生葉では上部のものほど短くなるが，ともに基部は葉鞘となる．夏に，枝先に大きな複散形花序をつけ，多数の黄色の小花を開く．果実は長さ4～15mm，直径1～4mmの双懸果で，2個の分果が合して円柱形となる．

学名の来歴● *Foeniculum*：ラテン語のfoenum（干し草）＋culum（小さいものにつける接尾語）；*vulgare*：ラテン語のvulgaris（普通の）より．

産　　　地● 西アジア原産．温帯地域で広く栽培．

主要成分等● モノテルペン（α-ピネン，β-ピネン，リモネン，カンファー，*p*-メンタン-1,7,8-トリオール，フォエニクロシドV～IX），スチルベン誘導体（ミヤベノールC，ミヤベノールC 3′-O-β-D-グルコピラノシド），1-(4-ヒドロキシフェニル)-1,2-プロパンジオール誘導体等．

■ **食経験**

全草に特有の芳香があり，最も古い作物の1つ．古代エジプトの「エーベルス・パピルス」(BC1552)に記述．日本には中国を経て9世紀以前に渡来．ヨーロッパではフェンネルの葉を魚のハーブと呼ぶ．矯臭効果があり，魚料理，とくにサケ，サバの料理に使用．若葉は野菜として調理．種子は魚，肉料理，ピクルス，ソーセージ，チーズ，ジン，ワインの風味づけ，またパン，菓子類に用いる．古くは砂糖がけにして食後に食べ，消化を促進，呼気を甘くした．中国料理でも薬味とし，地域によっては五香粉の材料．スプラウトはサラダ．茎の太い部分は茹でてセロリ同様に調理．根はサラダ，グラタン等．若い頭花の酢漬けはサラダ，ケイパーの香りづけ，トスカーナでは花粉をスープ，シチューに使用．精油はアブサン等リキュール類，歯磨き剤，口中清涼ドロップの香料．
和漢薬では種子を芳香胃腸薬，駆風薬，去痰剤として使用．唐代の「新修本草」(657)に収載．ヨーロッパでは目の炎症，腎臓結石，膀胱炎，催乳等に使用．

ウキヤガラ

Japanese scirpus

■解 説

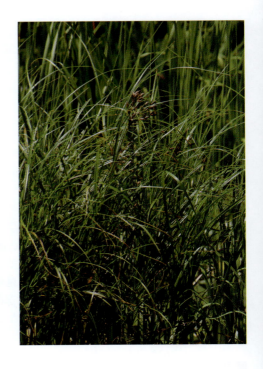

食薬区分(非医)リストより
名　　　称●ウキヤガラ
他　名　等●―
部　位　等●塊茎
備　　　考●―

基 原 植 物●ウキヤガラ　*Scirpus fluviatilis* (Torr.) A. Gray
　　　　　　（カヤツリグサ科：Cyperaceae）

形　　　態●水辺に自生する草丈1〜1.5mの多年生草本．塊茎からランナーを伸ばし，その先にかたい塊茎をつける．葉は互生で細長い線形．夏に，茎の先端部に，散房状に長さ1〜2cmの褐色花穂を伸ばす．

学名の来歴●*Scirpus*：イグサに似た植物；*fluviatilis*：川辺の．

産　　　地●北海道から九州，中国，朝鮮半島に広く自生．

主要成分等●スチルベン誘導体(レスベラトロール，シルプシンA，3′-ヒドロキシシルプシンA)等．

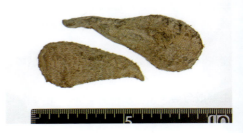

■食経験

茎は皮を剥いて食用とする．
塊茎（黒三稜）には通経，催乳，鎮痛，駆瘀血作用がある．生理不順，産後の回復に1日量5〜10gを煎じて1日3回食前に服用．催乳には煎汁で乳房を洗う．

ウコギ
五加

■ 解　説

食薬区分(非医)リストより

名　　　称 ● ウコギ
他　名　等 ● ―
部　位　等 ● 葉
備　　　考 ● ―

基 原 植 物 ● ウコギ　*Acanthopanax sieboldianus* Makino（ウコギ科：Araliaceae）

形　　　態 ● 高さ約2mの落葉低木．幹や枝は灰白色で，まばらな棘を持つ．長い葉柄を持つ葉は互生で掌状複葉，小葉は5個．初夏，枝先から長い花茎を伸ばし，先端に半球形の散形花序をつけ，多数の黄緑色の花を開く．果実は黒熟．

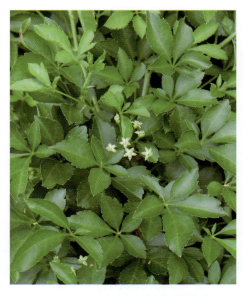

学名の来歴 ● *Acanthopanax*：Acantha（棘のある）＋panax（オタネニンジンに似た）；*sieboldianus*：日本の植物を研究したSieboldに由来．

産　　　地 ● 日本の山地で半日陰の湿った地に自生，また栽培．

主要成分等 ● トリテルペンサポニン（ジーボルジアノシドA，B，アカントパナックスサポニンCP_3）等．

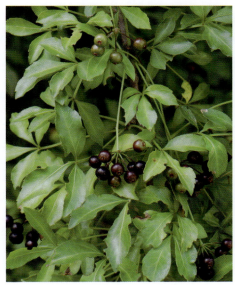

■ 食経験

根皮を薬用，新葉を食用．源順の「倭名類聚抄」(938)に収載．「延喜式」(927)では伊勢，尾張国等から貢納．「本朝食鑑」(1697)には「世人は若芽，若葉を蔬菜として用いる．葉は茶」と記述．ウコギの新芽は，香りがよく，やや苦味がある．ウコギ飯，お浸し，みそ和え，天ぷら等に山菜として利用．
ウコギの根皮を五加皮と呼び，薬用．「神農本草経」(220頃)の上品に収載．滋養強壮，鎮痛作用があるとして腹痛，関節リウマチ，疲労回復，冷え性に薬用．五加皮を高梁酒に浸けるか，煎汁に麹とご飯を加えて発酵させた五加皮酒は，中国では不老長寿の薬として飲用．葉は疲労回復に使用．
近縁種ヤマウコギ *A. spinosus* も食用となるが，苦味が強く，茹でた後，水にさらしてアク抜きを行う．果実は熟すと黒くなる．果実酒として利用．

ウコン
鬱金
turmeric

■ 解　説

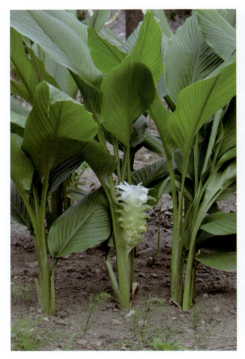

食薬区分(非医)リストより

名　　　称● ウコン
他　名　等● ―
部　位　等● 根茎
備　　　考● ―

基 原 植 物● ウコン　*Curcuma longa* Linne（ショウガ科：Zingiberaceae）

形　　　態● 草丈40〜90cmの多年生草本．根は細長く，根茎は肥厚して黄色．茎は直立して分枝は対生，断面は正方形でかたく，節部は隆起し紫色を帯びる．葉は対生し，葉先は尖り，基部は楔形，茎とともに毛がある．8〜9月に穂状花序に帯緑色の花をつける．

学名の来歴● *Curcuma*：アラビア語のkurkum（黄色）より，根茎から染料及び調味料としての黄色のウコンが得られる；*longa*：長い．

産　　　地● 熱帯アジア原産，主としてインド，インドネシア，中国南部で栽培．

主要成分等● セスキテルペン（クルクメン, α-ターメロン，ゲルマクロン-4,5-エポキシド，ゼドアロンジオール），クルクミノイド（クルクミン，モノデスメトキシクルクミン，ジデスメトキシクルクミン）等．

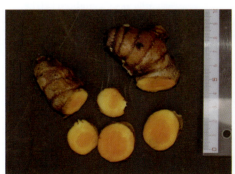

■ **食経験**

古くから香辛料，薬用，染料として利用．「アッシリア植物誌」(BC600)に着色用植物として記録．中国では「梁書」(629)の記載が初出．日本では「本草和名」(915)に記載がある．栽培は享保年間(1736)以後．根茎は太く，肉質は鮮黄色で，ショウガ様の芳香がある．根茎を5〜6時間煮て粉末にしたものをターメリックと呼称．黄色の色素クルクミンを含有．カレー粉の主原料．インドではカレーのほか，魚や鶏料理，マメ，ジャガイモ，カボチャ料理のスパイスとする．ターメリックの特徴は香りよりも色にあり，食品の黄色着色料としての用途が広い．根茎を薄く切ったものを茶とする．クルクミン末は果物のシロップ漬け，ソーセージ用の羊腸等の染色用．サフランの代用品．根茎を乾燥し，強肝利胆剤，芳香性健胃剤として1日量6〜20gを煎服．止血剤として，血便，外傷の出血，産後の回復に用いる．絹，羊毛の黄色染料．近縁種のキョウオウ *C. aromatica* との間に名称の混乱がある．中国ではウコンの植物名を姜黄，キョウオウの植物名を鬱金とする．

ウショウ
烏樟
spicebush

■ 解　説

食薬区分 (非医) リストより

名　　　称 ● ウショウ
他　名　等 ● クロモジ／チョウショウ
部　位　等 ● 幹皮・根皮
備　　　考 ● ―

基 原 植 物 ● クロモジ　*Lindera umbellata* Thunb.（クスノキ科：Lauraceae）

形　　　態 ● 樹高5～8mの落葉低木．葉は短い葉柄をつけ，7～12cmの長楕円形で先が尖り，互生する．早春，葉に先駆けて，白または淡褐色の5弁花を数個開く．楕円形で長さ約4cmの果実を結び，熟すと開裂し石果となる．中に1個の種子を内蔵．

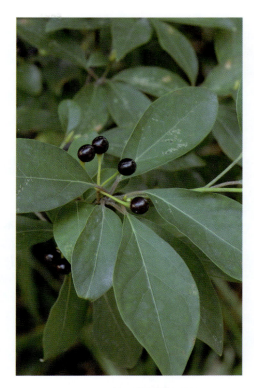

学名の来歴 ● *Lindera*：植物学者Linderに因む；
　　　　　　umbellata：散形花序の．

産　　　地 ● 本州，四国，九州に自生．

主要成分等 ● モノテルペン（α-ピネン，β-ピネン，ミルセン，*p*-シメン，α-テルピネン，リナロール，1,8-シネオール），モノテルペン-フラボン2量体（リンデラカルコン，リンデロールA，リンデラトン，ネオリンデラトン），タンニン（シンナムタニンB_1，B_2，D_2）等．

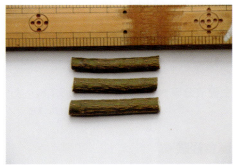

注　　　　● ウショウはクロモジの生薬名である．

■ 食経験

食用の記録は見当たらない．
材には芳香があり爪楊枝に賞用される．枝葉からクロモジ油が得られ，かつては香料原料として利用．中国では根，根皮を脚気，水腫等に処方．ヨーロッパではクロモジ油を芳香性健胃剤として利用．

ウスベニアオイ

mallow

■ 解　説

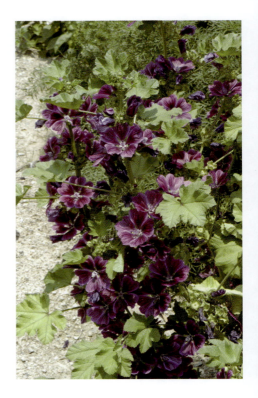

食薬区分(非医)リストより

名　　　　称 ●	ウスベニアオイ
他　名　等 ●	ゼニアオイ
部　位　等 ●	葉・花
備　　　　考 ●	―

基 原 植 物 ● ウスベニアオイ　*Malva sylvestris* Linne（アオイ科：Malvaceae）

形　　　　態 ● 草丈60cm〜2mの多年生草本．葉は円形で，浅裂し，直径5〜10cm，葉柄は2〜6cm．花は葉腋に単生または束生する．花は白から赤紫色で，花弁は5枚で花弁に濃い赤紫色の脈がある．果実は8〜12個の分果からなる分離果で，それぞれ先の平たい種子を内蔵．

学名の来歴 ● *Malva*：ギリシャ語malache（やわらかくする）に由来するラテン古名，この植物の持つ粘液に緩和剤の働きがあるため；*sylvestris*：ラテン語で「森の」．

産　　　　地 ● ヨーロッパ原産で各地に広く栽培．

主要成分等 ● フラボン（3,3′,4′,5,7,8-ヘキサヒドロキシフラボン　3,8-ジ-*O*-β-D-グルコピラノシド，イソスクテラレイン 8-*O*-β-D-グルコピラノシド），ナフトキノン誘導体（マルボンA）等．

■ 食経験

古代ローマ時代から食用，薬用として栽培．中世では一般的な野菜の1つ．日本には1699年以前に渡来．葉は茶の代用．若葉と芽は生でサラダ，茹でて野菜として調理．未熟な莢はサラダの添え物．種子を食べる地域もある．紫色の花は飲料やハーブ茶の色づけに利用．全草に粘液質を含む．
炎症保護，粘滑作用がある．16世紀には万病薬であった．乾燥葉，乾燥花を気管支炎，喘息，胃炎，小便不利，便秘に服用．湿疹，膿瘍等に湿布．

ウチワサボテン属

opuntia

■ 解　説

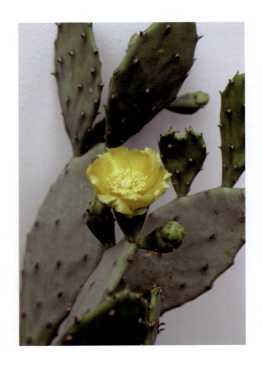

食薬区分(非医)リストより

名　　　称● ウチワサボテン属
他　名　等● ウチワサボテン／フィクスインディカ
部　位　等● 全草
備　　　考● ―

基原植物● ウチワサボテン　*Opuntia ficus-indica* (Linne) Mill.（サボテン科：Cactaceae）

形　　　態● 草丈1～4.5mの多肉草本．植物体は平たい楕円形の茎（茎節）が連鎖する．茎節が若い頃はやわらかい薄緑色の鱗片状のものがついており，これはこの茎から出た葉である．葉の脱落か所から茶色や白色等の棘が無数に現れる．この棘が密生した部分が棘座で，最初に脱落した葉の腋芽から発達した短枝に相当．棘座に密生した棘は短枝から出た葉が変形したものである．この棘は芒棘である．茎の縁の棘座に花芽をつけ，花は黄橙色．花弁はつやがあり，雄しべは多数である．果実は赤紫色．

学名の来歴● *Opuntia*：ギリシャの植物学者Theophrastusが別の植物に用いた名の転用．Opusはギリシャの地名；*ficus-indica*：ラテン語でficus（イチジク）＋indica（インドの，米国先住民）．

産　　　地● メキシコ原産で広く栽培．

主要成分等● ベタレイン（カバキサンチン，インディカキサンチン，イソロイシンベタキサンチン，セリネベタキサンチン），オリゴ糖等．

■ 食経験

ウチワサボテン属は300種近くが北米南部から南米南端近くまで広範囲に分布する．果実は多くが食用となる．ウチワサボテンはその中で最も重要な代表的品種．中米原産．中南米で食用，あるいは飼料用に栽培される．果実は甘く，汁気が多い．冷やして生食．種子も食べてよい．乾燥品，プレザーブ，氷菓，焼き菓子，ドリンク，リキュールに加工．果肉を発酵させ小麦粉に混ぜて焼き菓子を作る．若い茎節は野菜として扱い，加熱してサラダ，スープ，オムレツ，ピクルスとする．
地上茎，果実を解熱，鎮咳，消炎剤として，発熱，咳，咽頭痛，肋膜炎等に用いる．解熱，鎮咳には生の地上茎の搾り汁，またはすり下ろしを1回量10～15g，1日3回服用．棘のない品種を飼料とする．

ウチワヤシ

palmyra palm

■ 解　説

食薬区分(非医)リストより
名　　　称● ウチワヤシ
他　名　等● パルミラヤシ
部　位　等● 全草
備　　　考● ―

基 原 植 物● ウチワヤシ　*Borassus flabellifer* Linne（ヤシ科：Palmae）

形　　　態● 樹高30mに達する常緑樹．縁に多数の棘を有する約2mの葉柄を持つ掌状葉は，革質でかたく光沢があり，扇形で直径1〜1.5m．花は雌雄異花．果実は球形の核果で直径15〜70cm，黒熟する．

学名の来歴● *Borassus*：ギリシャ語のborrassos（ヤシの実の皮）；*flabellifer*：扇形の．

産　　　地● 熱帯アフリカ原産で，インドネシア，パキスタン等に自生，また熱帯地方に広く栽培．

主要成分等● ステロイドサポニン（ボラソシドA〜F），オリゴ糖（マンノトリオース，マンノビオース，エピメリビオース）等．

注　　　● 食薬区分(非医)リストでは部位が全草となっているが，本植物は木本である．

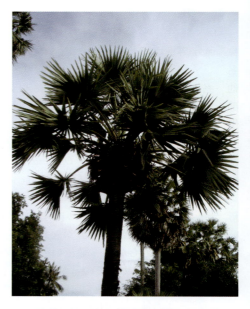

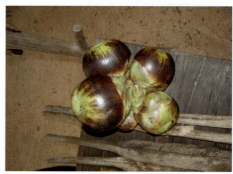

■ 食経験

樹液を採取するヤシとして重要である．花序を傷つけ樹液を採取．樹液はそのまま飲むか，煮詰めて砂糖，数日発酵させて酒，酢とする．果実内部の果水も飲料とし，同様に砂糖，酢，酒を作る．若い種子は果水とともに生食．熟果の種子は乾燥粉砕して食用とする．繊維に付着する果肉は菓子の原料．発芽した胚は肉質で野菜として利用．
インドネシアでは雌花を強精剤とする．子葉で帽子，サンダル等を編む．葉を焼いて石灰と塩を採取．

ウド
独活
spikenard

■ 解 説

食薬区分(非医)リストより

名　　　称 ● ウド
他　名　等 ● Aralia cordata
部　位　等 ● 軟化茎
備　　　考 ● 根茎は「医」，シシウド(Angelica pubescens／Angelica bisserata)の根茎・軟化茎は「非医」

基原植物 ● ウド　*Aralia cordata* Thunb.（ウコギ科：Araliaceae）

形　　　態 ● 草丈約1.5mの雌雄異株の多年生草本．茎は太く直立する．葉は互生，長い葉柄を持ち，2回羽状複葉．小葉は柄を持ち対生，楕円形で先が尖る．夏に，茎の先端部に散形花序を伸ばし，白緑色の小花を多数開く．秋，果実が黒熟．

学名の来歴 ● *Aralia*：カナダの土名aralieから；*cordata*：心臓形の．

産　　　地 ● 北海道から九州，朝鮮半島，中国に自生し，また広く栽培．

主要成分等 ● トリテルペンサポニン（ウドサポニンA～F），ジテルペン(15-エピピマラン酸，グランジフロリン酸)，ポリアセチレン（ファルカリンジオール，アラリアジオール）等．

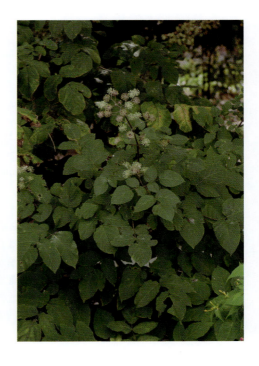

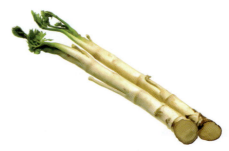

MIXA/Alamy Stock Photo

■ 食経験

日本では山菜，野菜として古くから利用．「出雲国風土記」(733)に記載．「本朝食鑑」(1697)によれば17世紀頃から軟化栽培を行っている．若い茎を水でさらしてアクを抜き，生でサラダ，酢みそ和え，吸物の具材，刺身のつまとする．先端や葉の天ぷら，皮のきんぴら，茎の煮物，みそ漬け，塩漬け等を作る．台湾では根を食用とする．
根茎(和独活)，根(和羌活)には発汗，解熱，鎮痛作用がある．頭痛，めまいに乾燥根1日量15gを煎じ3回に分服．茎葉を浴用剤とする．

ウベ
大薯
yam

■解　説

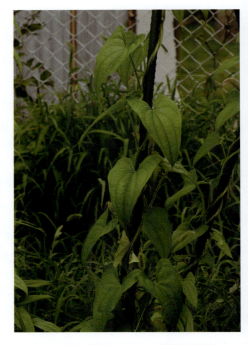

食薬区分(非医)リストより

名　　　称●	ウベ
他　名　等●	ダイショ
部　位　等●	根茎
備　　　考●	―

基 原 植 物●ダイショ　*Dioscorea alata* Linne（ヤマノイモ科：Dioscoreaceae）

形　　　態●蔓が長さ約10mになる多年生草本．根茎は塊根状，横断面は赤紫色．茎は正方形．葉は対生し，心臓形，先端は鋭尖頭から鈍頭，長さ20cm，全縁，葉柄がある．雌雄異株．雄の花序は円錐形で，長さ30cm．雌の花序は小形の穂状花序．果実は3室で，種子に翼がある．

学名の来歴●*Dioscorea*：1世紀のギリシャの医者A. D. Dioscoridesに捧げられた名；*alata*：alatus（翼のある）に由来．

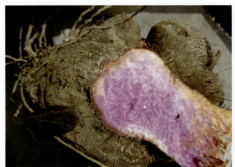

産　　　地●インド東部からインドシナ半島原産．南西諸島，九州，四国，熱帯アジア，中南米，西アフリカに分布．

主要成分等●ステロイドサポニン（ジオスシン），アントシアニン（アラタニン1，2，アラタニンA～C），スチルベン誘導体（デメチルバタタシンⅣ）等．

注　　　　●ウベはダイショの通称名である．

■食経験

古くポリネシア人の移動に伴って東太平洋地域一帯に伝播．10世紀にマダガスカル島，16世紀に西アフリカ，中南米に到達．熱帯域で広く栽培．東南アジアの熱帯地域，西アフリカでは重要なデンプン性食品で主食の1つ．ヤムイモの中では最も重要な作物である．根茎は大形．形状は様々で，色も白色，紅色，紫紅色と多彩．根茎はサラダ，煮る，焼く，揚げる，蒸す等，様々に調理する．沖縄，奄美大島では紫紅色のコウシャイモを古くから栽培．沖縄料理や沖縄菓子に使用．

ウマノアシガタ
馬脚形
Japanese buttercup

■ 解　説

食薬区分(非医)リストより

名　　　称● ウマノアシガタ
他　名　等● キンポウゲ
部　位　等● 全草
備　　　考● ―

基原植物● ウマノアシガタ　*Ranunculus japonicus* Thunb.
　　　　　（ウマノアシガタ科：Ranunculaceae）

形　　　態● 草丈30〜70cmの多年生草本．根際から長い葉柄を持つ根生葉が叢生．5出掌状葉で深い切れ込みがある．中裂片はあらい鋸歯を持つ楔形．左右対象の側裂片はそれぞれ1裂し，あらい鋸歯を有する長楕円形．茎葉ともに毛に覆われる．茎葉は深く切れ込んだ3出掌状葉．春から初夏，集散状の花柄を伸ばし，先端部に5弁の黄色の花を開く．花後，黄緑色の集合果を結ぶ．

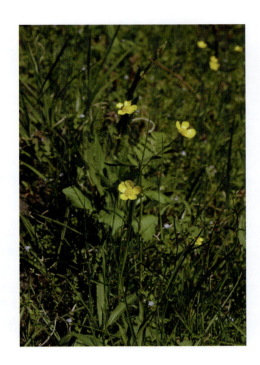

学名の来歴● *Ranunculus*：rana（蛙）が多い所に生育；*japonicus*：日本の．

産　　　地● 北海道から沖縄，朝鮮半島，中国，台湾等に広く自生．

主要成分等● プロトアネモニン，アネモニン，精油等．

注　　　● 全草にアネモニン，プロトアネモニンを含有する．アネモニンは大量で心臓毒．プロトアネモニンは皮膚につくと引赤発疱して水腫ができる．経口では消化器粘膜を刺激して下痢，嘔吐，血便等の中毒症状を起こす．大量で知覚麻痺，呼吸困難，けいれんを起こして死に至る．小児の誤食に注意．

■ 食経験

若葉は茹でて食べる．古くから毒草とされ，生では食べない．
薬用には茎，葉を生で利用する．民間では，関節リウマチ，歯痛，吸出しに梅干，飯粒を練ったものに地上部の生汁を混ぜて塗布する．扁桃炎に生葉をよく揉み，大豆粒ほどのものを就寝時に手首の内側に貼る．

ウメ
梅
Japanese apricot

■ 解　説

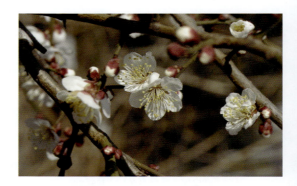

食薬区分（非医）リストより
名　　称● ウメ
他　名　等● ウバイ
部　位　等● 果肉・未成熟の実
備　　考● ―

基 原 植 物● ウメ　*Prunus mume* Sieb. et Zucc.（バラ科：Rosaceae）

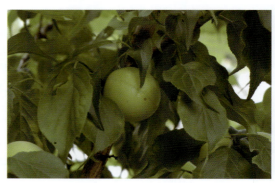

形　　　態● 樹高10mに達する落葉小高木．多くの枝が伸び，棘がある．葉は葉柄を持ち，卵形で先端が尖り互生する．早春，葉に先駆けて，前年の枝に白色や紅色等の香りのよい5弁花を開く．球形の核果を結び，熟すと黄色．酸味が強い．

学名の来歴● *Prunus*：plum（スモモ）に対する古名；*mume*：「ウメ」から．

産　　　地● 中国原産，日本各地に植栽．

主要成分等● シアン配糖体（アミグダリン），クエン酸誘導体（クエン酸，ムメフラール），ケイヒ酸誘導体（プルノースⅠ～Ⅲ），フラボン（ムメニン，プルドメニン，$2''$-O-アセチルケルセチン）等．

注　　　● 未熟果にシアン配糖体を含有する．

■ 食経験

鑑賞用，食用，薬用に栽培．日本への伝来はかなり古く，弥生時代の遺跡から出土．初出は「懐風藻」(751)．食品としての初出は正倉院文書で，宝亀2 (772) 年の「奉写一切経所告朔解」．「万葉集」(783)にはウメを詠んだ歌がハギに次いで多い．果実専用の栽培は明治以後．和歌山の南高梅が有名．
食用としては，果実を塩漬け，シソ葉とともに塩漬けにした梅干し，梅酢，梅酒，梅みそ，ジャム等に加工．特に梅干しは，ご飯とよく合い，日の丸弁当，梅干しのおにぎり，梅茶漬け等，日本人の食生活に深く入り込んでいる．イカやユリネの梅肉和え，ショウガの梅酢漬け，梅酒を利用した和菓子や飲料等の二次加工品も多い．未熟果はシアン配糖体のアミグダリンを含むため生食すると，腹痛や下痢を起こす．
ウメの果実には抗菌作用，消化液分泌促進作用がある．漢方では，未熟果を燻した烏梅，未熟果を日干しにした白梅を使用．「神農本草経」(220頃)の中品に収載．烏梅は，清涼収れん薬として，鎮咳，去痰，鎮嘔，解熱，回虫駆除に応用．民間では，梅干しを食欲増進，疲労回復，車酔いに，また黒焼きを風邪に使用．その他梅肉エキス，青梅や種子，花や樹皮，梅酢を，それぞれ食中毒，やけど，吐乳，暑気あたり等に使用する．

ウメガサソウ
梅笠草
small spotted wintergreen

■ 解　説

食薬区分(非医)リストより

名　　　称● ウメガサソウ
他　名　等● オオウメガサソウ
部　位　等● 全草
備　　　考● ―

基原植物● ウメガサソウ　*Chimaphila japonica* Miq. または
オオウメガサソウ　*Chimaphila umbellata* (Linne)
W. P. C. Barton（イチヤクソウ科：Pyrolaceae）

形　　　態●【ウメガサソウ】草丈10～15cmの常緑多年生草本．茎が直立し，2～4枚の葉が茎に輪生．葉は長楕円形，長さ2～3cmで浅い鋸歯に覆われ，先端がわずかに尖る．初夏，茎の先端に花茎を伸ばし，1個の白色5弁花を下向きに開く．蒴果は扁平な球形．
【オオウメガサソウ】高さ5～12cm，常緑の半潅木，茎は単純か，わずかに分岐し，基部匍匐する．葉は茎の上部にやや輪生状に10数個つき，厚い革質で光沢があり，長さ3～5cm，幅6～10mm，楔状披針形，上半の縁辺に鋸歯がある．花梗は長さ5～10cm．散状に3～9個の花をつける．花は白色から微紅色，直径8mm，半開する．がく片は卵円形．果実は扁球形．

学名の来歴● *Chimaphila*：cheima（冬）＋philein（好む），冬も青々としていることから；*japonica*：日本の；*umbellata*：散形花序の．

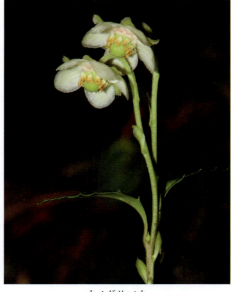
ウメガサソウ

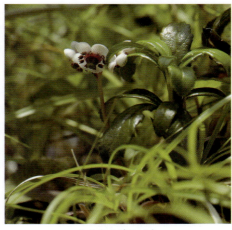
オオウメガサソウ

産　　　地●【ウメガサソウ】東部アジアの温帯から亜寒帯の乾燥地に広く自生．
【オオウメガサソウ】北海道，本州常陸以北，北米，ヨーロッパ．

主要成分等● イソホモアルブチン等．

■ 食経験

ウメガサソウについては，食用及び薬用の記録は見当たらない．
オオウメガサソウは，抽出物をルートビール等の飲料，キャンディー，焼き菓子，冷凍乳製品の香料とする．乾燥葉は通常，茶として膀胱結石，発汗，収れん，利尿に飲用．潰瘍性の傷，水疱に外用する．

ウヤク
天台烏薬
lindera

■ 解　説

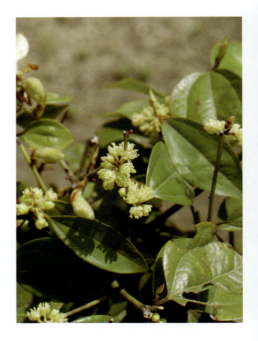

食薬区分(非医)リストより

名　　称	● ウヤク
他　名　等	● テンダイウヤク
部　位　等	● 葉・実
備　　考	● 根は「医」

基 原 植 物 ● テンダイウヤク　*Lindera strychnifolia* Fern.-Vill.
　　　　　　　（クスノキ科：Lauraceae）

形　　　態 ● 樹高約3mの常緑低木．根は長い塊状で，外面は暗褐色，内部は白色で折れ難く，折ると樟脳臭．葉は互生し，先端が尖った広楕円形で，3行脈．秋に，葉腋に花芽が形成され，春に淡黄色の小花が散形花序に群がって咲く．楕円形の果実ははじめ赤く，熟すと黒くなる．

学名の来歴 ● *Lindera*：18世紀の医師で植物学者J. Linderに因む；*strychnifolia*：strychnos（マチン）のような葉の，葉は3行脈でやや似ることから．

産　　　地 ● 中国中部原産．中国で広く栽培され，日本でも庭木として植栽．

主要成分等 ● セスキテルペン（リンデレン，リンデララクトン，リンデロリドA〜G，リンデネン，リンデネノン）等．

　　注　　 ● ウヤクはテンダイウヤクの生薬名である．

■ 食経験

食用の記録は見当たない．
江戸時代，享保年間36（1736）年に薬用として中国南部より渡来．根に芳香性の健胃作用，鎮静作用があり，健胃薬，鎮痛薬として1日量5〜10gを煎じて服用．多くは漢方薬に配合．

ウラジロガシ

Japanese willow oak

■ 解　説

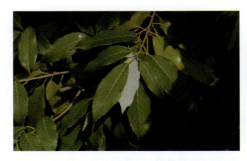

食薬区分(非医)リストより

名　　称 ● ウラジロガシ
他 名 等 ● —
部 位 等 ● 葉
備　　考 ● —

基原植物 ● ウラジロガシ　*Quercus salicina* Blume（ブナ科：Fagaceae）

形　　態 ● 樹高20mに達する常緑高木．葉は互生し披針形で長さ9〜15cm，長い葉柄を持ち先が尖り，全縁に浅い鋸歯．表面は濃緑色で，裏面は白緑色．春，小枝の葉腋に，緑色の小さな雌花と穂状の褐色花を下垂．

学名の来歴 ● *Quercus*：quer（良質な）＋cuez（材）；*salicina*：ヤナギのような．

産　　地 ● 東北地方以南に自生，また庭に植栽．

主要成分等 ● フラボン（ケルセチン，ケンフェロール，イソクエルシトリン），トリテルペン（フリーデリン，フリーデラノール，タラキセノール），芳香族カルボン酸（エラグ酸，没食子酸）等．

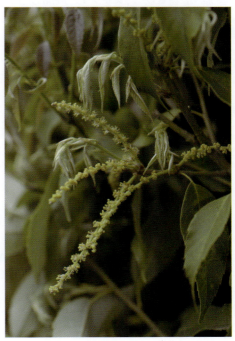

■ 食経験

器具材，薪炭材，庭園用に植栽される．縄文時代，弥生時代は果実を食用とした．粥や雑炊，粉にしてすいとん，クッキー状のものを作った．渋抜きはクヌギやナラ類とは異なり，粒のままあるいは製粉して水にさらせばよい．
民間では，葉，小枝を胆石，腎結石に用いる．細かく刻んで干し，1日量50〜70gを煎じて服用．

ウワミズザクラ

Japanese bird cherry

■解　説

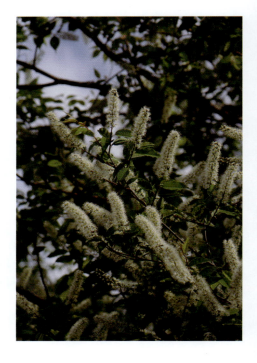

食薬区分(非医)リストより
名　　　称●ウワミズザクラ
他　名　等●―
部　位　等●花穂
備　　　考●―

基 原 植 物●ウワミズザクラ　*Prunus grayana* Maxim.（バラ科：Rosaceae）

形　　　態●樹高10mに達する落葉高木．葉は葉柄を持ち互生し長卵形，長さ約6〜9cmで先が尖る．5月に枝の先端に10cm位の総状花序を伸ばし，花柄を持つ5弁で白い小さな花を多数開く．花後，先が尖った卵形の果実を結び黒熟．

学名の来歴●*Prunus*：plum（スモモのラテン語古名）；*grayana*：北米の分類学者A. Grayに因む．

産　　　地●北海道から九州，また中国中部地域に自生．

主要成分等●フラボン（テトラスチグモールA），フェノール誘導体（グラヤノシドA，B，プルヤノシドA，B，ビグラノシドA），シアン配糖体（グラヤニン）等．

注　　　　●シアン配糖体を含有する．

■食経験

果実は食べられる．未熟な青色の果実，開花前の花穂は塩漬けとする．新潟では杏仁香，杏仁子と呼ぶ．配糖体プルナシンを含み，分解してベンズアルデヒドとなる．
花のつぼみを花軸の根元から摘み取り乾燥．咳止めに1日量5〜10gを煎じて服用．以前はウワミズザクラの根と樹皮を染料とした．
近縁種にエゾノウワミズザクラ*P. padus*がある．樹皮をアイヌ族が茶の代用．ヨーロッパでは果実はジンやウイスキーの香料．葉の水蒸気蒸留水は鎮咳，去痰剤として杏仁水の代用．

エーデルワイス

edelweiss

■解 説

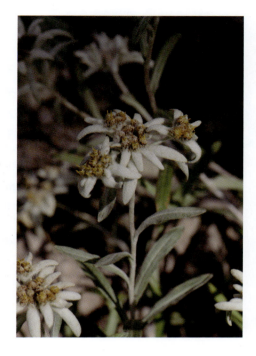

食薬区分(非医)リストより

名　　　称	●エーデルワイス
他　名　等	●Leontopodium alpinum
部　位　等	●地上部
備　　　考	●—

基 原 植 物●エーデルワイス　*Leontopodium alpinum* Cass.
　　　　　　　（キク科：Compositae）

形　　　態●草丈5〜25cmの多年生草本．茎葉は線形で，3〜12枚，長さ2〜8cm．夏，茎の先端に花茎を伸ばし数個の頭状花をつけ，その周囲に長さ1〜8cmの総包葉が放射状に並ぶ．茎葉及び総包葉の両面は綿毛で覆われる．

学名の来歴●*Leontopodium*：leonto（ライオンの）＋podium（足）；*alpinum*：アルプスの．

産　　　地●イタリア，スイス，オーストリア等のアルプスに自生．

主要成分等●セスキテルペン（2,10-ビサボラジエン-1,4,5,9-テトロール-9-*O*-アンゲロイル-1,4,5-トリアセテート，2-イソコメン-14-オールアセテート，15-アセトキシ-2-モドヘプテン），カフェー酸誘導体（レオントポジン酸）等．

■食経験

食用の記録は見当たらない．自生地では古くから薬用とした．13世紀末，スイスでは畜舎の燻蒸に大量に使用．肺血草，腹痛花等と呼んでいた．18世紀中頃からエーデルワイスと呼ぶようになり，19世紀には，枯れても花は白いままであることから「不死，不滅のシンボル」となった．1909年に採取禁止となったが，採り続けられ，現在自生はほとんど見られない．
抗酸化，抗ガン，抗菌，抗炎症作用がある．呼吸器，腹部障害の治療に使用．コリン作動性欠損による脳疾患の潜在的な抗認知薬となる．

エキナケア

purple cornflower, echinacea

■ 解　説

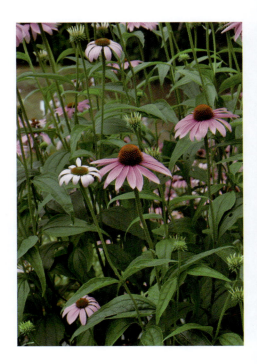

食薬区分(非医)リストより

名　　　　称 ●	エキナケア
他　名　等 ●	パープルコーンフラワー／プルプレア／ムラサキバレンギク
部　位　等 ●	全草
備　　　　考 ●	―

基 原 植 物 ● ムラサキバレンギク　*Echinacea purpurea* (Linne) Moench（キク科：Compositae）

形　　　　態 ● 草丈60～100cmの多年生草本．1本の茎が直立する．葉は互生で披針形，長さ8～20cm，先が尖る．茎葉ともにあらい毛に覆われる．夏，茎の先端に紫紅色の花弁を持つ頭花を開く．

学名の来歴 ● *Echinacea*：剛毛のある；*purpurea*：紫色の．

産　　　　地 ● 北米原産，中西部に広く分布，市販品は北米，ヨーロッパ，オーストラリアで栽培．

主要成分等 ● フェニルプロパノイド（ジカフェオイル酒石酸，カフェオイル-フェルロイル酒石酸，フェルロイル-*p*-クマロイル酒石酸），ピロリチジンアルカロイド（ツシラジン，ツシラジン酸，イソツシラジン酸），長鎖アルキル誘導体(2,4-ウンデカジエン-8,10-ジイン酸-2-メチルプロピルアミド，2,7-トリデカジエ-10,12-ジイン酸-2-メチルプロピルアミド)等．

注　　　　　● エキナケアはムラサキバレンギク等の英名である．
アルカロイドを含有する．

■ 食経験

食用の記録は見当たらない．
薬用には根，乾燥した先端部分，花のついたハーブ部分．新鮮な花の圧縮液汁から軟膏，経口用液体等の調整薬剤に利用．外用では外傷，湿疹，やけど，乾癬，ヘルペス等の治療に，免疫刺激薬として風邪，インフルエンザ症状の予防薬，慢性呼吸器感染，多発関節炎等治療の内服用（経口用）に利用される．伝統医薬では解毒薬，虫刺され，外傷，蛇咬傷，壊疽，局所消毒用に，内服用ではジフテリア，腸チフス，梅毒，敗血症に用いられる．エキナケア抽出物は化粧品用リップクリーム，歯磨き剤に利用．

エストラゴン

tarragon

■ 解　説

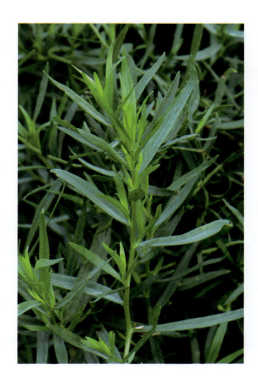

食薬区分(非医)リストより

名　　　称 ● エストラゴン
他　名　等 ● タラゴン
部　位　等 ● 葉
備　　　考 ● ―

基 原 植 物 ● *Artemisia dracunculus* Linne（キク科：Compositae）

形　　　態 ● 草丈60～100cmの多年生草本．茎は直立し，茎葉は無毛．葉は線形で，長さ1～8cm．夏，緑白色の小さな花をつけるが，種子はめったにできない．全草に芳香があり，特に葉は香気が強く，アニス様の甘い香りと辛みを呈する．

学名の来歴 ● *Artemisia*：ギリシャ神話の女神Artemisに因む；*dracunculus*：曲がった根茎．

産　　　地 ● 南ロシアから西アジア原産，フランス，ドイツ，イタリア，北米，アルゼンチン等で栽培．

主要成分等 ● ブテニルベンゾピラン誘導体（カピラリン，ドラクメニン，アルテミジオール，アルテミジナール），アルキルアミド誘導体（*cis*-ペタトリン，ネオペリトリンB，2,4-ウンデカジエン-8,9-ジイン-2-メチルプロピオアミド）等．

■ 食経験

全草に芳香．特に葉は香気が強く，アニス様の香りと辛みがあり，若葉を香辛料や香料として使用．タラゴンは，BC500頃には既にギリシャで栽培されていて，ヒポクラテスは蛇や狂犬の咬傷に用いたという．中世までは強壮剤として利用され，料理に使用するようになったのは中世以後．イギリスには1548年頃スペインから伝来．米国には1806年に導入．日本には1915年に渡来．フランス料理でよく使用される香草の1つで，七面鳥や野鳥等の鳥料理，魚貝料理，オムレツ，エスカルゴ料理のガーニッシュ（飾り薬味）等に使用．クリームやバター等を使ったソース類の風味づけに用いるが，特に伝統的なステーキソースのベアルネーズソースには不可欠．トマトとも相性がよく，キュウリのピクルスにも使用．葉をワイン酢に浸したタラゴン酢はドレッシングやマリネに利用．精油はリキュール，飲料，冷菓，畜肉製品，調味料，ピクルス等に使用．煎汁は健胃，利尿，催眠，通経に飲用．

エゾウコギ

Siberian ginseng

■解　説

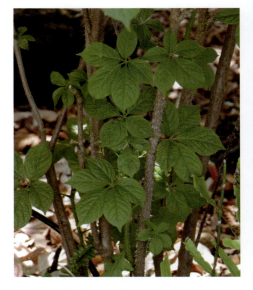

食薬区分(非医)リストより

名　　　称●	エゾウコギ
他　名　等●	シゴカ／シベリアニンジン
部　位　等●	幹皮・根・根皮・葉・花・果実
備　　　考●	―

基 原 植 物● エゾウコギ　*Eleutherococcus senticosus* (Rupr. et Maxim.) Maxim.（ウコギ科：Araliaceae）

形　　　　態● 樹高3～5mの落葉低木．枝は褐色，細い棘がある．葉は互生，掌状複葉で，5枚または3枚の小葉からなる．小葉は倒卵長楕円形または狭倒卵形，頂小葉は長さ6～10cm，幅2～4cm．膜質，下面脈状に淡褐色のかたい縮毛がある．葉柄は長さ5～12cm，長毛が散生する．枝先に1本の花柄を伸ばし，先に多くの花を散形につける．花柄は長さ4～8cm，無毛．小花柄は長さ10～15mm．雄雌異株，がく筒は狭い鐘状，花弁は5枚，雄花は5本の雄しべがある．雌花は短い雄しべと，花柱先端が5裂する．果実は楕円形で，5稜があり，長さ約5mm，黒紫色に熟する．

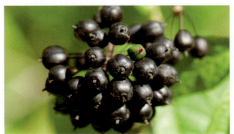

学名の来歴● *Eleutherococcus*：eleuthero(遊離)＋coccus(球形の)より，腋果を指す；*senticosus*：棘の密生した．

産　　　　地● 北海道，樺太，朝鮮半島，中国(東北，北部)，アムール地方に分布する．

主要成分等● リグナン(セサミン，リリオデンドリン，エレウテロシドB，D)，トリテルペンサポニン(ムベニンB)等．

■食経験

葉には淡い苦味と特有の芳香がある．新芽はご飯に混ぜ，あるいは野菜として調理する．古代から利用され救荒植物として利用．乾燥葉は茶の代用．
根皮(刺五加皮)には血管拡張，鎮静，アダプトゲン様の作用があり，滋養強壮，鎮静薬として，関節リウマチ，水腫，不眠，疲労回復に使用する．強壮には根皮1回量5gを煎服．または根皮80gをホワイトリカー1Lに漬けた薬酒を1回20～40mLを限度に服用．抽出物をスキンケア製品，チンキや生薬を口腔用製剤に用いる．近縁種にウコギ*Acanthopanax sieboldianus*がある．ウコギは中国原産．若葉を食用，果実を果実酒とする．根皮(五加皮)には強壮，鎮痛作用があり，薬用とする．五加皮酒を不老長寿の薬として飲用．中国では刺五加皮も五加皮の名で利用する．

エゾノチチコグサ

life-everlasting flower

■ 解　説

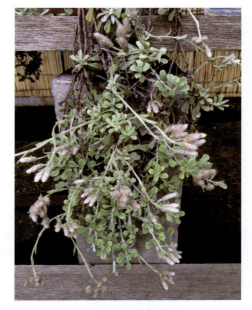

食薬区分（非医）リストより

名　　　　称 ● エゾチチコグサ
他　名　等 ● ―
部　位　等 ● 花
備　　　　考 ● ―

基 原 植 物 ● エゾノチチコグサ　*Antennaria dioica* (Linne) Gaertn.（キク科：Compositae）

形　　　　態 ● 草丈10〜20cmの多年生草本．茎の根元に螺旋状に，白い絹状の毛に覆われた灰緑色の長さ4cmのスプーン型のロゼット葉をつける．4〜6月に，茎の頂端に，淡いピンク色の放射状の小筒花と，より濃いピンク色の中心小花からなる直径6〜7mmの頭花をつける．秋に，頭花が熟し，多数の種子を内蔵．

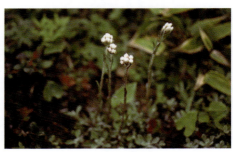

学名の来歴 ● *Antennaria*：ラテン語の「アンテナ」，種子の毛の形状から；*dioica*：雌雄異株．

産　　　　地 ● 北海道，アラスカ，アジア，ヨーロッパの日当りのよい乾いた地域に分布．

主要成分等 ● フラボン（アピゲニン，ルテオリン，アピゲニン 7-*O*-β-D-グルコピラノシド，ルテオリン 7-*O*-β-D-グルコピラノシド），トリテルペン（ウルソール酸），クロロゲン酸等．

注　　　　　 ● 食薬区分（非医）リストではエゾチチコグサとなっているが，正しい植物名はエゾノチチコグサである．

■ 食経験

食用の記録は見当たらない．
頭花にタンニン等を含有，民間的に利胆，収れん，整腸等の効果が知られており，下痢止め，整腸，消炎等に処方．花から煎汁を得て服用．北米では近縁種 *A. parvifolia* 及び *A. rosea* の葉は食用．

エゾヘビイチゴ

wild strawberry

■ 解　説

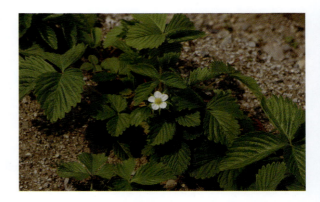

食薬区分(非医)リストより

名　　　称 ● エゾヘビイチゴ
他　名　等 ● —
部　位　等 ● 全草
備　　　考 ● —

基 原 植 物 ● エゾヘビイチゴ　*Fragaria vesca* Linne（バラ科：Rosaceae）

形　　　態 ● 草丈10〜20cmの多年生草本．葉は3小葉からなり，楕円形．縁にあらい鋸歯がある．茎先に，直径約2cmの白色の花を数個つける．花弁，がく片は5個．雄しべは雌しべの集合体と同じ長さ．果実は赤く熟す．

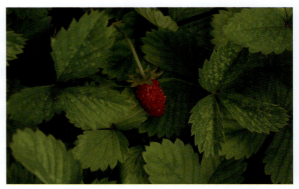

学名の来歴 ● *Fragaria*：古ラテン語のfragum（野イチゴ）に由来；*vesca*：ラテン語で「食用」．

産　　　地 ● ヨーロッパ原産，アジア，北米に分布，北海道に帰化．

主要成分等 ● タンニン（プロシアニンB_1，B_2，B_5），カテキン等．

■ 食経験

フランスでの栽培は14世紀．果実は健康によい．生食，ジャム，タルト等の原料，ワイン醸造，缶詰，冷凍品に利用．生葉，乾燥葉は茶葉として利用．若芽はサラダで生食または下茹でしスープ等の原料に利用．

エニシダ

genet

■解 説

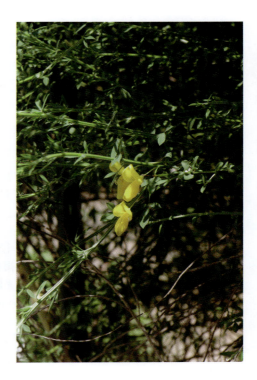

食薬区分(非医)リストより

名　　　　称	●エニシダ
他　名　等	●―
部　位　等	●花
備　　　　考	●枝・葉は「医」

基 原 植 物●エニシダ　*Spartium junceum* Linne（マメ科：Leguminosae）

形　　　　態●樹高1～3mの落葉低木．枝は細くしなやかで緑色．葉は有柄で互生し3出複葉．単葉は卵形で有毛．初夏，葉腋から1～2個の蝶形黄色の花を開く．果実は熟すと黒色となり，多数の種子を内蔵．

学名の来歴●*Spartium*：ロープを作るのに適した；
　　　　　　junceum：(葉が)イグサに似た．

産　　　　地●ヨーロッパ原産，北米，地中海沿岸地帯で花木として，また広く庭園に植栽．

主要成分等●アルカロイド(スパルテイン，カウロフィリン，シチシン)，フラボン(スコパリン，ジュンセイン，クリシン7-*O*-ゲンチオビオシド)，イソフラボン(オノニン，2′,4′,5,7-テトラヒドロキシイソフラボン)，トリテルペンサポニン(ジュンセオゲオール，ジュンセオシド，スパンティトリオシド)等．

注　　●アルカロイドを含有する．

■食経験

食用の記録は見当たらない．
花を香料原料，葉や茎を薬用とする．日本には宝永年間(1704～11)に中国を経て渡来．「大和本草」(1709)，「和漢三才図会」(1712)に記載．
花には芳香がある．乾燥花の抽出物はアルコール飲料，非アルコール飲料，アイスクリーム，菓子類等，加工食品の香料．また石鹸，洗剤，化粧品の香料．香水の原料．
ヨーロッパでは，民間で浄血剤としてリウマチ，痛風に使用．多量では有毒．全草にはアルカロイドのスパルテインを含有．茎葉からスパルテインを採り，硫酸塩として，強心剤，子宮収縮不全，陣痛微弱，頻脈，不整脈に使用．スパルテインは毒性が強い．
茎の繊維はマットレスの詰め物，枕とする．

エノキタケ
榎茸
velvet shank mushroom

■ 解　説

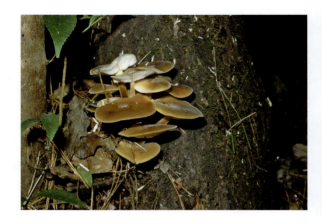

食薬区分(非医)リストより

名　　　称● エノキタケ
他　名　等● ―
部　位　等● 子実体
備　　　考● ―

基 原 植 物● エノキタケ　*Flammulina velutipes* (Curtis) Singer（タマバリタケ科：Physalacriaceae）

形　　　態● 傘は，幼菌では丸みが強く，後にしだいに広がり，まんじゅう型から水平に近く開く．直径2～8cm，中央が栗色あるいは黄褐色で周辺ほど色が薄くなり，縁は薄い黄色またはクリーム色．表面は滑らかで，強いぬめりと光沢がある．ひだは上生，ややまばらでクリーム色あるいは白色．柄は長さ2～9cm，直径2～8mmで中空，繊維質である．太さは上下ほとんど同じ．柄の表面は細かい毛に覆われビロード状，上部は茶色で下に行くほど色が濃くなり，根元は黒褐色となる．香りは温和．胞子は長さ5～7.5μm，幅3～4μm，楕円形から類円柱形，平滑．

学名の来歴● *Flammulina*：ラテン語のflammul（小さな炎）に由来；*velutipes*：vellus（羊毛）＋pes（足），柄にビロード状の毛を持つことに由来．

産　　　地● 世界に広く分布．

主要成分等● セスキテルペン（フラムリノリド B～G，フラムリノールA，エノキポシドA～C，E，G～J）等．

■ 食経験

日本ではよく知られている食用キノコ．平安時代の『梁塵秘抄』(1180頃)に「松茸平茸滑薄（エノキタケ）」という記述が見られる．江戸時代の『本朝食鑑』(1697)の茸芝類の項に，食用菌として「榎茸」が記述．「大和本草」(1709)にも「えのきたけ」が記載．江戸時代になると，「えのきの出そうな木を暗く湿った穴の中に置いて，むしろを掛け，米のとぎ汁をまきながら発生させた」というほだ木栽培の記録が残っている．1920年代に森本彦三郎により菌床瓶栽培が成功し，以後急速に普及した．
野生のものは加熱すると粘りが出るため，それを生かした料理に適する．鍋物や炒め物，煮物に使われる．瓶栽培のものも適度の粘着性があり，歯切れ感があるモヤシ状のものは鍋料理に用いる．新鮮なものはサラダやサンドイッチ等に使われる．なお，生のエノキタケに含まれるタンパク質のフラムトキシン（加熱により分解）には，強心作用もあるといわれているが，溶血作用があるので必ず加熱して食べる必要がある．瓶栽培したものを煮て味つけしたものが瓶詰として市販されている．
中国では便秘の特効薬として使われる．

エビスグサ
決明子
Java bean

■ 解　説

食薬区分(非医)リストより

名　　　称	● エビスグサ
他　名　等	● ケツメイシ／ケツメイヨウ
部　位　等	● 種子・葉
備　　　考	● ―

基原植物 ● エビスグサ　*Cassia obtusifolia* Linne（マメ科：Leguminosae）

形　　態 ● 草丈1〜1.5m以上になる一年生草本．葉は互生．5〜6個の小葉からなる羽状複葉．夏，葉腋に不揃いな5弁花を持つ黄色の花を1〜2輪開く．10本の雄しべも，花弁と同じく不揃いである．種子は短円柱形を呈し，長さ3〜6mm，直径2〜3.5mm，一端は鋭く尖り，他の一端は平坦．外面は緑褐色から褐色でつやがあり，両側面に淡黄褐色の縦線または帯がある．質はかたい．

学名の来歴 ● *Cassia*：ギリシャ語の桂皮の古代名，後にマメ科の属名に転用；*obtusifolia*：obtusi（鈍形）＋folia（葉），先が鈍形の葉を持つ．

産　　地 ● 熱帯アメリカ原産，熱帯アジア，日本各地で栽培．

主要成分等 ● ナフタレン誘導体（カシアラクトン，カシアシド，トララクトン，カシオシドC），アンスラキノン誘導体（キサントリン，クリソブツシン，キサントリン，エモジン1-*O*-ゲンチオビオシド，フィション1-*O*-β-D-グルコピラノシド）等．

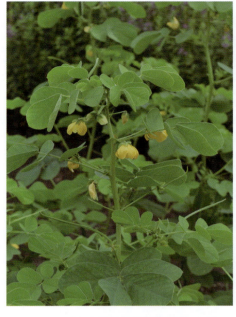

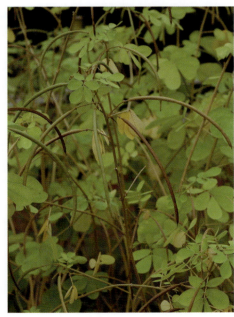

■ 食経験

日本には中国を経て江戸時代に渡来し，薬草として各地で栽培．種子を「決明子」と呼びハブ茶として飲用．種子はコーヒー豆の代用，また若い種子は茹でて食用に供される．胚乳部を粉砕したものは多糖類が主成分，増粘剤，安定剤，糊料として利用．薬用として緩下，利尿作用を持つ．

エルカンプーレ

hercampuri

■解 説

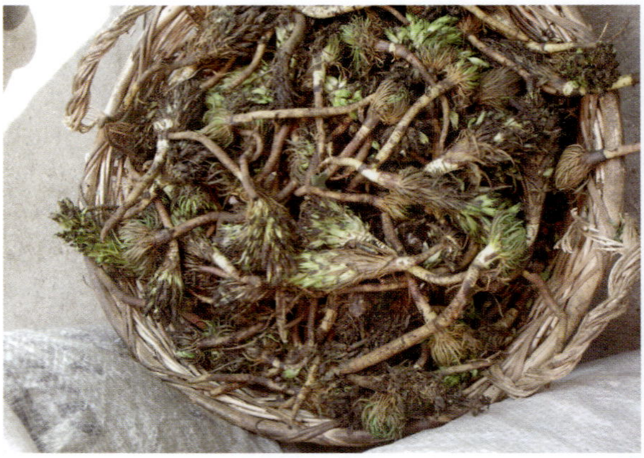

食薬区分(非医)リストより

名　　　称 ● エルカンプーレ
他　名　等 ● Hercampure
部　位　等 ● 全草
備　　　考 ● ―

基 原 植 物 ● *Gentianella alborosea* (Gilg) Fabris
　　　　　　（リンドウ科：Gentianaceae）

形　　　態 ● 草丈約5cmの多年生草本．葉は単葉で対生，披針形，長さ0.5〜1cm，暗緑色．青紫色の花は茎頂に単生，花冠は直径0.5〜1cm．

学名の来歴 ● *Gentianella*：Gentiana（リンドウ属）に似た花を持つことより；*alborosea*：albo（白い）＋rosea（バラのような）．

産　　　地 ● ペルーのアンデス山地．

主要成分等 ● セスタテルペン（アルボロシン，ニチダシン）等．

■食経験

食用の記録は見当たらない．
薬用としてはペルーで胃腸薬として使用されている．

エンショウ

jade plant

■解　説

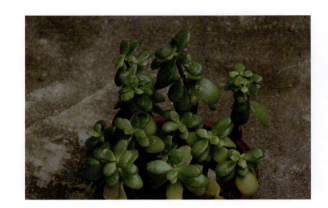

食薬区分(非医)リストより

名　　　称●エンショウ
他　名　等●―
部　位　等●全草
備　　　考●―

基 原 植 物●エンショウ　*Crassula argentea* Thunb.（ベンケイソウ科：Crassulaceae）

形　　　態●樹高3mの常緑低木．葉は多肉質，長円形で長さ3cm，緑色で金属様の光沢があり，辺縁部は赤い．散房花序，花は5弁で白色から淡桃色．

学名の来歴●*Crassula*：ギリシャ語の「厚い」，葉が厚いことから；*argentea*：銀白色の．

産　　　地●南アフリカ．

主要成分等●ステロイド（β-シトステロール，β-ダウコステロール），N-3-メチル-2-ブチリデンアニジン，マンニトール等．

注　　　　●食薬区分(非医)リストでは部位が全草となっているが，本植物は木本である．

■食経験

食用及び薬用の記録は見当たらない．

エンジュ
槐
Japanese pagoda tree

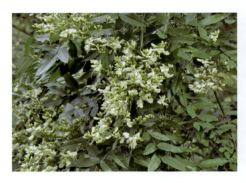

■ 解　説

食薬区分(非医)リストより

名　　　称● エンジュ
他　名　等● カイヨウ
部　位　等● 葉・サヤ
備　　　考● 花・花蕾・果実は「医」

基 原 植 物● エンジュ　*Sophora japonica* Linne（マメ科：Leguminosae）

形　　　態● 樹高15～25mの落葉高木で，葉は長さ15～25cmの奇数羽状複葉，小葉は長さ2.5～4cmで5～8対，卵状披針形で鋭頭，下面は粉白色．初夏に総状花序を頂生し，淡黄色の蝶形花を多数開く．花蕾は長さ5～8mm，直径約3mmで，淡褐黄色から黄褐色．

学名の来歴● *Sophora*：Linneがアラビアのある種の植物名を転用；*japonica*：日本．

産　　　地● 中国原産，中国，日本で街路樹として植栽．

主要成分等● フラボン（ルチン，ケルセチン，ケンフェロール，ヤポニカシンA，B，ニコチフロリン），イソフラボン（ソフォロール，イリソリドン，ソフォリコシド，プラテンシン，ソフォヤポニシン），トリテルペンサポニン（カイカサポニンⅠ～Ⅲ）等．

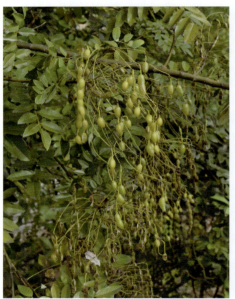

■ 食経験

中国最古の事典「爾雅」(BC200頃)に槐の名がある．日本には仏教の伝来とともに渡来．「播磨国風土記」(714)に記載．中国では古くから若葉を乾かして茶の代わりに，また新芽を茹でて苦みを取りご飯に混ぜる等，調理して食用とする．花も同様に使用する．救荒植物として利用．花は蜜源．花，葉，果実の精油はフローラルな香気があり，食品の香料とする．

「神農本草経」(220頃)は痔疾ややけどの薬として記載．花蕾を開花前に採取して日干しにしたものを槐花と呼んで薬用とする．主成分はフラボノール配糖体のルチン．毛細血管補強作用．利尿，収れん，真菌に対する殺菌作用がある．止血剤として槐花を出血，高血圧，動脈硬化に煎じて服用するか，焙って粉末とし患部に擦り込む．ルチンの製造原料．莢果は止血や痔疾に用いる．民間では根，樹皮，枝，葉も薬用とする．中国では葉と果実の抽出物をアヘンの増量剤とした．

エンバク
燕麦
oat

■ 解　説

食薬区分(非医)リストより
名　　　称●エンバク
他　名　等●オートムギ／マラカスムギ
部　位　等●全草
備　　　考●―

基 原 植 物●エンバク　*Avena sativa* Linne（イネ科：Gramineae）

形　　　態●草丈60～80cmの越年生草本．葉の長さ10～25cm．葉は無毛．葉舌は不規則に細裂する．花序はまばらな円錐形．長さ10～20cm．小穂は長楕円形，長さ20～25mm．2～3個の小花からなり，苞穎は大きく，長さ20～23mm．護穎にはあらい長毛があり，背面に暗褐色の屈曲した芒がつく．

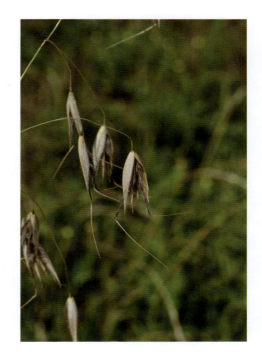

学名の来歴●*Avena*：oat（カラスムギ，エンバク）のラテン古名より；*sativa*：栽培に由来．

産　　　地●中央アジア，アルメニア地域原産．九州，沖縄，台湾，中国で栽培．

主要成分等●フラボン（サルコリンA，B），ケイヒ酸アミド誘導体（アベナントラミドA～C），トリテルペンサポニン（アベナシンA_1，A_2，B_1，B_2），アルカロイド（アベン酸A，B，ビスアベントラミドB_1～B_6）等．

注　　　　●食薬区分(非医)リストではマラカスムギとなっているが，正しい植物名はマカラスムギである．

■ 食経験

BC1世紀末にはヨーロッパでは主要作物．米国，カナダ，フランス，ドイツに分布．日本には明治初年に渡来し作物として栽培．穀粒はオートミール，ウイスキー，ビール（白ビール）等のアルコール原料，コメで作られる甘酒にエンバクを利用．エンバクで作られるミルクは低脂肪乳とし自然食品市場で紹介される．ビスケット，ケーキ等の菓子材料，みその醸造，穀類，焙煎した種子（穀粒）はコーヒーの代用．バニラの代用としても利用．新芽はサラダやトッピング等で食用，乾燥させグラノーラ等の健康補助食品に利用．別名栽培カラスムギとして重要な6倍体種．青刈飼料，家畜・牧畜用の飼料，干し草に使用．

エンベリア

embelia

■解 説

食薬区分（非医）リストより

名　　　　称●	エンベリア
他　名　等●	―
部　位　等●	果実
備　　　　考●	―

基原植物● *Embelia ribes* Burm. *f.*（ヤブコウジ科：Myrsinaceae）

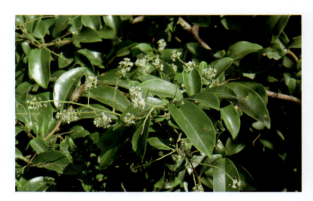

形　　態●蔓性常緑樹．葉は革質で，長さ5〜9cm，楕円形から長楕円形，全縁．先端は尖る．総状花序に緑白色の小花を開く．果実は無毛で，直径3〜4mm，黒熟．

学名の来歴● *Embelia*：インドのサンスクリット語のamalaka（アマロク）の英語名embelicaに由来；*ribes*：デンマーク語のribs（スグリ）から．

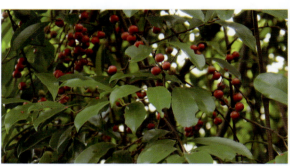

産　　地●インド，インドネシア，マレーシア，中国，中部ヒマラヤに分布．

主要成分等●ベンゾキノン誘導体（エンベリン，エンベリノール，エンベリオール，ビランギン，2,5-ジヒドロキシ-3-ノニル-1,4-ベンゾキノン，2,5-ジヒドロキシ-3-ウンデシル1,4-ベンゾキノン）等．

■食経験

若芽・枝はサラダで生食，酸味のある葉や若芽は生野菜やサラダ，タマリンドの代わりに野菜スープの具材のほか加熱調理で食用．甘酸っぱい香りの熟した果実は珍味で，葉，果実，茎とも清涼飲料に利用．乾燥果実はコショウの代用，黒コショウ等に混ぜて使用，煮食．若枝は噛んで楽しむ嗜好品にする．
薬用として条虫駆除効果があり，中国では根は条虫駆除薬に，また避妊効果がある．果実（エンベリア実）は根（鹹酸蒴）を日干しにしたもの．根8〜12gを煎じて服用，婦人の無月経に用い，煎液は外用，寄生性皮膚病，小児の頭瘡，打撲傷に用いる．葉はタマリンドの莢のような器・皿の代用．インドでは染料に利用．

エンメイソウ
延命草
Japanese plectranthus

■ 解　説

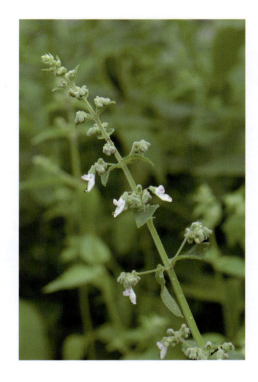

食薬区分(非医)リストより

名　　　称●	エンメイソウ
他　名　等●	クロバナヒキオコシ／ヒキオコシ
部　位　等●	全草
備　　　考●	―

基 原 植 物● ヒキオコシ　*Isodon japonicus*（Burm. *f.*）H. Hara（シソ科：Labiatae）

形　　　態● 草丈50〜100cmの多年生草本．やや乾燥した山地に自生する．茎は方形で直立し，全株に短い毛を密生する．葉は広卵形で辺縁に鋸歯がある．がくは筒状で上部の裂片は同長である．秋に，茎頂部に大きな円錐花序をつけ，淡紫色の花を多数つける．

学名の来歴● *Isodon*：iso（等）+dons（歯），がくが同長の裂片になる；*japonicus*：日本の．

産　　　地● 日本各地で自生し，また栽培．

主要成分等● ジテルペン（エンメイン，マオエクリスタルA，B，F，J〜L，タイバイヤポニカインA〜D）等．

注　　　● エンメイソウはヒキオコシの生薬名である．

■ 食経験

全草に強い苦味があるが，若葉は茹でて食用とする．
民間では，古くから地上部を陰干して苦味健胃剤として利用．ヒキオコシは，腹痛で苦しむ旅人に与えたところ，たちどころに治癒したとの弘法大師伝説を持ち，小豆島の寺院では数百年前から栽培して，エキス剤を製造していたという．「和漢三才図会」(1712)は「引き起こすの義は回生起死の謂である」と記載．
近縁種としてはクロバナヒキオコシ*I. trichocarpus*，カメバヒキオコシ*I. kameba*，タカクマヒキオコシ*I. shikokianus*．いずれも苦味物質のプレクトランチンやエンメイン等を含み，ヒキオコシと同様に健胃剤として利用．

オウギ
黄花黄耆
astragalus

■ 解　説

食薬区分(非医)リストより

名　　　称 ● オウギ
他　名　等 ● キバナオウギ／ナイモウオウギ
部　位　等 ● 茎・葉
備　　　考 ● 根は「医」

基 原 植 物 ● キバナオウギ　*Astragalus membranaceus* Bunge
　　　　　　（マメ科：Leguminosae）

形　　　態 ● 草丈60～100cmの多年生草本．茎は枝分かれして伸長．葉は奇数羽状複葉で，小葉5～13対，葉は卵形で裏面は白毛に覆われる．7～8月頃，葉腋から花茎を伸ばし，淡黄白色の蝶花を多数つける．豆果の中には数個の種子を内蔵．

学名の来歴 ● *Astragalus*：ギリシャ語の古語で「マメ科植物」；*membranaceus*：膜状の．

産　　　地 ● 中国北西部原産，北海道，本州中部，中国東北部，朝鮮半島，シベリア東部に分布，また栽培．

主要成分等 ● トリテルペンサポニン（アストラガロシドⅠ～Ⅲ，Ⅴ～Ⅷ，モンゴリコシドA，B，アグロアストラガロシドⅠ～Ⅳ）等．

注　　　　● オウギはキバナオウギの根の生薬名である．

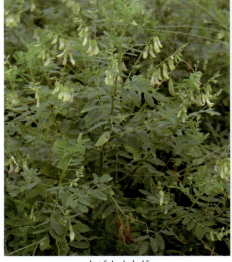
キバナオウギ

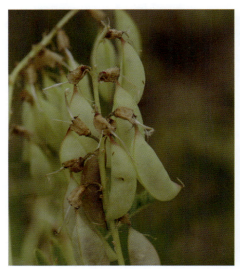
ナイモウオウギ

■ 食経験

若芽は茹でて食べる．根は茶として飲み，ワインに入れる．強壮のため鶏肉，畜肉，当帰，党参等とともにスープ，あるいは薄い粥を作る．

根（黄耆）は止汗，利尿，強壮等を目的とする漢方処方に多用．強壮薬として薬用ニンジン同様に用いる．補気，排膿，利水作用があり，脱肛，浮腫，子宮脱，気虚，慢性腎炎のタンパク尿等に用いる．近年はインフルエンザの予防，治療，免疫増強等に使用する．1日量9～30g，時として60gまでの多量服用を行う．毒性は非常に低い．抽出物はスキンケア製品に用いる．

オウゴン
黄芩
Baikal skullcap

■ 解　説

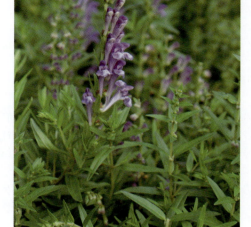

食薬区分(非医)リストより

名　　称	●オウゴン
他　名　等	●コガネバナ／コガネヤナギ
部　位　等	●茎・葉
備　　考	●根は「医」

基原植物 ●コガネバナ　*Scutellaria baicalensis* Georgi（シソ科：Labiatae）

形　　態 ●草丈30〜50cmの多年生草本．茎の下部が横に這って，上部は直立する．柄のない葉は対生し，長さ3〜5cm，幅0.5〜1cmの披針形で，先端が尖って全縁．7〜8月頃に，枝端に穂状花序を伸ばし，多数の紫色の唇花を開く．

学名の来歴 ●*Scutellaria*：scuta（深皿）の縮小形，がくの形；*baicalensis*：バイカル地方の．

産　　地 ●中国，朝鮮半島，シベリアに自生し，各地で栽培．

主要成分等 ●フラボン(バイカリン，バイカレイン，ジヒドロバイカリン，オウゴニン，スクテブリン，クリシン)等．

注 ●オウゴンはコガネバナの根の生薬名である．

■ 食経験

若芽は茹でて食用，全草は乾燥して茶の代用品として利用．
黄色い根(黄芩)を乾燥したものは漢方で解熱，腹痛等に処方する．

オウシュウハンノキ

European alder

■解 説

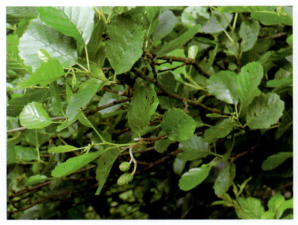

食薬区分(非医)リストより
名　　　称●オウシュウハンノキ
他　名　等●―
部　位　等●樹皮・葉
備　　　考●―

基 原 植 物●オウシュウハンノキ　*Alnus glutinosa* (Linne) Gaertn.（ハンノキ科：Betulaceae）

形　　　態●樹高20～30mの落葉高木．葉は長さ6～12cm，葉縁に鋸歯があり，濃緑色で，秋には赤色から褐色になる．雌雄同株，雄性花序は伸長し下垂，雌性花序は短い．果穂は短い円柱形で木化する．

学名の来歴●*Alnus*：ラテン語の古名であるケルト語のal（近く）＋lan（海岸）に由来，海岸に近いところに生える；*glutinosa*：粘着する，ねばついた，粘液をかぶった．

産　　　地●ヨーロッパ，西アジア，北アフリカ．

主要成分等●タンニン（アルニコルトール，アルニコルチン，グルチノイン），トリテルペン（グリチノール，グルチノン，アルヌスフォリエネデオロン）等．

■食経験

食用の記録は見当たらない．
葉・樹皮を解熱の民間薬．材質は軽軟で赤い材は食器に利用，樹皮はタンニン原料になり，皮なめし，染料に用いる．

オウセイ
黄精
Siberian Solomon's seal

■ 解　説

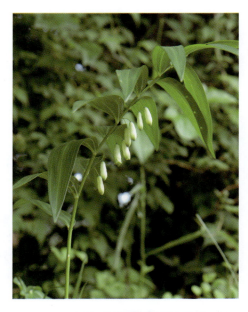

食薬区分(非医)リストより

名　　　称●	オウセイ
他　名　等●	ナルコユリ
部　位　等●	根茎
備　　　考●	―

基 原 植 物● ナルコユリ　*Polygonatum falcatum* A. Gray（ユリ科：Liliaceae）

形　　　態● 草丈50〜80cmの多年生草本．地下茎は肉質で太く，節になって横走する．茎は丸くて傾く．長さ10〜15cmの互生する葉は披針形から楕円形で，先端及び基部は尖る．葉裏の中肋に沿って白斑があり，脈上には細かい突起がある．対をなす花は緑色で6枚の筒状の花被片を持ち，先端は分離している．果実は液果で，熟すと黒くなる．

学名の来歴● *Polygonatum*：ラテン語のpolys（多い）＋gonu（膝または節），地下茎に多くの膨らんだ節があるため；*falcatum*：ラテン語の「鎌状の」，葉の形が鎌形であることに由来．

産　　　地● 九州，沖縄，台湾，中国に自生，また栽培．

主要成分等● ステロイドサポニン（ポリゴノイドA〜D，シビリコシドA，B，ネオシビリコシドA〜D），アルカロイド（ポリゴナチンA，B）等．

注　　　　● オウセイはナルコユリの地下茎の生薬名である．アルカロイドを含有する．

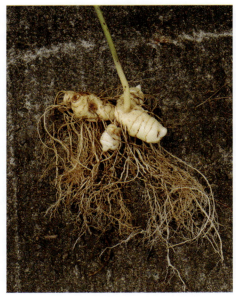

■ 食経験

根茎は下茹でし水にさらし，細かく刻んで揚げたり，ご飯と加熱調理，砂糖漬け保存加工品等に利用．若芽も下茹でし，スープの具材，揚げ物等，加熱調理．根茎は救荒植物として利用．
薬用では根茎（黄精）を滋養強壮，解熱，血糖過多，糖尿病，動脈硬化症に利用．強壮，強精効果には黄精を1日量4〜12gを煎じ3回に分け服用．精力減退，病後回復効果には黄精200g，砂糖200〜300g，焼酎1.8Lに漬けた黄精酒は1回量20mLを1日3回服用．

オウバク
黄柏
Amur cork-tree

■ 解　説

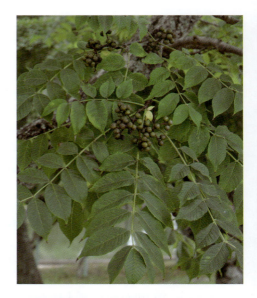

食薬区分(非医)リストより

名　　　称	● オウバク
他　名　等	● キハダ
部　位　等	● 葉・実
備　　　考	● 樹皮は「医」

基原植物 ● キハダ　*Phellodendron amurense* Rupr.（ミカン科：Rutaceae）

形　　態 ● 樹高25m以上に達する雌雄異種の落葉高木．葉は羽状複葉で小葉は2〜6対，初夏，枝先に円錐花序を出して，黄緑色の小花を多数つける．果実は球形で直径約1cmの液果状核果，黒熟し5個の種子を内蔵．

学名の来歴 ● *Phellodendron*：phellos（コルク）＋dendron（樹木）より；*amurense*：アムール地方の．

産　　地 ● 日本，山地の広葉樹林帯に自生．中国，朝鮮半島，アムール地方に自生し，また栽培．

主要成分等 ● アルカロイド（ベルベリン，パルマチン，フェロデンドリン，キハダニンA，B，フェロデンシンA，C，マグノフロリン）等．

注 ● オウバクはキハダの生薬名である．アルカロイドを含有する．

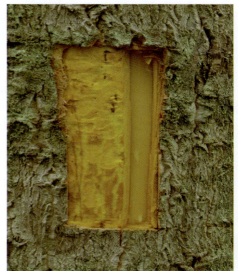

■ 食経験

古来より樹皮を染料や薬用として使用．中国では，後漢の字典「設文解字」(100)に「蘗，黄木也」とあるのが初出．日本では，「令義解」(833)が初出．「延喜式」(927)では薬用，染料として遠江，丹波等12か国からの納入を制定．キハダの果実は食用となる．ほろ苦く，ハッカ様の香気がある．樹によっては甘いものもあり，アイヌ族は冬季の食料に未熟果を乾燥して保存．水で戻して加熱後，すり潰して，マメ類やカボチャ等の煮物に加える．果実や内皮でリキュールを製造．内皮の抽出物は香料や苦味剤．

キハダはアルカロイドのベルベリン，苦味成分のオオバクノンを含有し，苦味健胃，消炎性収れん剤として各種漢方に処方．「神農本草経」(220頃)は中品薬に蘗木の名で収載．また古来，苦味健胃，整腸薬，打ち身の湿布剤として民間で利用．

オウヤクシ
黄薬子
arial yam

■ 解　説

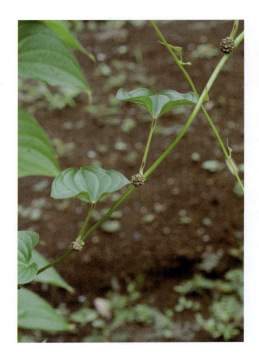

食薬区分(非医)リストより

名　　　　称	● オウヤクシ
他　名　等	● ニガカシュウ
部　位　等	● 全草
備　　　　考	● －

基 原 植 物 ● ニガカシュウ　*Dioscorea bulbifera* Linne（ヤマノイモ科：Dioscoreaceae）

形　　　　態 ● 多年生落葉蔓性植物．塊根は扁球形で大きい．葉は互生，長柄があり，扁心形または三角状で無毛，基部は広い心臓形，急鋭尖頭，長さと幅は4～13cm，全縁で分裂しない．葉腋に球芽をつける．雄花の花序は穂状で，葉腋に2～3個つけ，密に多数の花をつける．花は無梗，花被片は糸状披針形，雄しべは6本．

学名の来歴 ● *Dioscorea*：1世紀のギリシャの自然科学者A. D. Dioscoridesに捧げられた名に因む；*bulbifera*：鱗茎のある．

産　　　　地 ● 関東以西，インド，東南アジア，中国に自生，また栽培．

主要成分等 ● ジテルペン（ジオスブルビンA～J，バフンジオスブルビンA～F），ステロイドサポニン（ジオスブルビシドA～D）等．

注　　　　　● オウヤクシはニガカシュウの生薬名である．

■ 食経験

東南アジア原産，マレーシア等，熱帯降雨林に分布しアフリカの一部で栽培．時間をかけて塊根をつける植物として家庭菜園に向く．地下茎，地上塊茎，気塊茎は，加熱後，砕いて水にさらし毒抜きが必要．すり潰し，葉を燃やした灰と混ぜたパン生地にする．稀に生食．花序も食用．
根・塊根（黄薬子）を薬用，中医薬で吐血，鼻血等，出血，喉痛，皮膚の腫れ物，蛇，犬等の咬毒に処方．衣料の染料に利用．サポニンを多量に含む塊根はつき砕き洗濯やシラミ等の駆虫に利用．
近縁種*D. bulbifera* f. *spontanea*の塊根も止血，鎮痛，解毒，咽喉腫痛，できものに煎じて服用，外用には患部に貼付，粉末を塗布．

オウレン
黄連
goldthread

■ 解　説

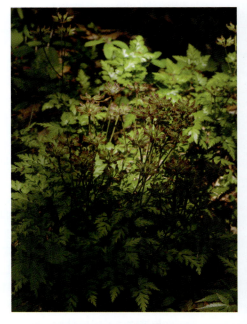

食薬区分(非医)リストより
名　　称 ● オウレン
他　名　等 ● キクバオウレン
部　位　等 ● 葉
備　　考 ● 根茎・ひげ根は「医」

基原植物 ● オウレン　*Coptis japonica* Makino（キンポウゲ科：Ranunculaceae）

形　　態 ● 草丈10～30cmの常緑多年生草本．根際から根生葉を叢出．長い葉柄に3出複葉をつけ，小葉は広卵形でさらに羽状に切れ込む．早春，根際から花茎を伸ばし，数個の白色の小花を開く．雌花の茎頂に，放射状に8～10個の果実を結び，それぞれ1個の黒い種子を内蔵．

学名の来歴 ● *Coptis*：coptein（切る）から，葉の切れ込みが大きいため；*japonica*：日本の．

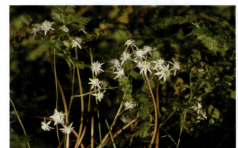

産　　地 ● 本州，四国，北海道の湿った山地の樹下に自生，また栽培．

主要成分等 ● アルカロイド（ベルベリン，パルマチン，ヤテオリジン，コプチシン，オウレノシドⅠ～Ⅻ，コプチノシドⅠ，Ⅱ）等．

注　　　　● アルカロイドを含有する．

■ 食経験

食用の記録は見当たらない．薬用とする．「令義解」(833)の賦役令に黄連がある．「延喜式」(927)では越前，丹後，備中等から貢納．
根茎（黄連）は黄色で苦味がある．主成分のベルベリンには，抗菌，抗炎症，血圧降下等の作用がある．民間では苦味健胃剤として胃炎，消化不良，下痢止めに1回0.2～0.5gを毎食後服用．洗眼や口内炎，切り傷，やけどに外用．漢方では苦味健胃剤，鎮静剤として，下痢，嘔吐，腹痛，止血，解毒に処方．中国では黄連を「神農本草経」(220頃)の上品に収載．ただし中国の黄連は本種ではなく*C. chinensis*である．
近縁種ミツバオウレン *C. trifolia* は食用となるという．飲料に苦みと色を付加する．

オオイタビ

creeping fig

■解　説

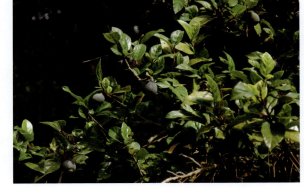

食薬区分(非医)リストより
名　　　称●オオイタビ
他　名　等●―
部　位　等●枝・茎・葉
備　　　考●―

基原植物●オオイタビ　*Ficus pumila* Linne（クワ科：Moraceae）

形　　　態●常緑低木．葉は短い葉柄を持ち，長卵形で長さ5〜10cmで互生．厚くて光沢があり先が尖る．初夏，葉腋に淡黄白色花を開き，夏に直径3〜4cmの果実を結ぶ．葉，茎，果実等に傷をつけると乳液を出す．

学名の来歴●*Ficus*：イチジクに対するラテン語古名；*pumila*：小さい．

産　　　地●本州，四国，九州，沖縄，インド，台湾，インドネシア，中国に広く分布．

主要成分等●セスキテルペン（プミラシドA〜C），クマリン誘導体（アビプリン）等．

■食経験

果実（涼粉果）の熟果を食用，乾燥後内部を取り出した涼粉子を水中で砕いて濾し，米粉と煮て冷やしたゼリー状の清涼食品，生果をジュースに搾り加熱し食用．
茎・根を解毒，打ち身等の薬用，果実（木饅頭）を泌乳不足，下痢，下血に用いる．乾燥葉・茎・枝（絡石藤），種子（王不留行）はリウマチのしびれ，痛み，下痢，淋病，打撲症等の治療に用いる．15〜20g（新鮮なものは72〜140g）煎じて服用，またはつき汁，酒に浸すか，粉末で服用．外用はつき汁を塗布．煎液で薫洗．

オオバコ
車前草
plantain

■ 解　説

食薬区分(非医)リストより
名　　　称 ● オオバコ
他　名　等 ● シャゼンシ／シャゼンソウ／シャゼンヨウ
部　位　等 ● 全草
備　　　考 ● ―

基原植物 ● オオバコ　*Plantago asiatica* Linne（オオバコ科：Plantaginaceae）

形　　態 ● 道端や原野に広く自生する多年生草本．根際から葉柄を持つ葉が多数叢生．葉は卵形でしわが波打っており，先端は鈍く尖る．夏，根際から花柄を伸ばし穂状花をつけ，多数の小さな白色花を開く．楕円形の筒状の果実を結び，黒い小さな種子を数個内蔵．

学名の来歴 ● *Plantago*：planta（足跡）から；*asiatica*：アジアの．

産　　地 ● 日本各地に自生．

主要成分等 ● フェニルエタノイド（プランタノシドA～F，ヘリコシド，プランタノシド），フラボン（プランタギニン），プランタゴグアニジン酸等．

■ 食経験

葉，種子を食用，種子を薬用とする．若葉を茹でて水にさらし，細かく切って，油炒め，天ぷら，煮物，みそ和え等にする．葉には苦味があり，葉脈は太くてかたい．全草を陰干しで乾燥させて刻み，軽く炒って，あるいは蒸したのちに刻んで乾燥．オオバコ茶とする．古くは葉や種子を穀類に入れて炊いた．救荒植物として利用．
種子を車前子，全草を車前草と呼んで薬用とする．車前子は「神農本草経」(220頃)の上品に収載．「延喜式」(927)では薬用に大和国，伊賀国等から貢進．車前子は外皮に多量の粘液を含む．利尿，排尿，泌尿器系の結石，鎮咳，去痰，細菌性の眼科疾患に使用．車前草は，鎮咳，去痰，利尿，強壮，止血，最近は動脈硬化，十二指腸潰瘍に使用．

オオハンゴンソウ

cutleaf coneflower

■解　説

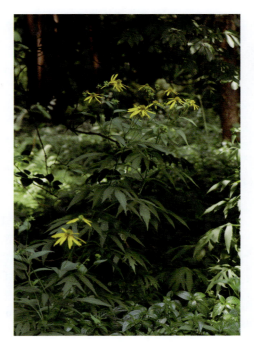

食薬区分(非医)リストより
名　　　称●オオハンゴンソウ
他　名　等●―
部　位　等●全草
備　　　考●―

基 原 植 物●オオハンゴンソウ　*Rudbeckia laciniata* Linne
　　　　　　（キク科：Compositae）

形　　　態●草丈1.5〜2mの多年生草本．茎の上部でよく分枝する．上部の葉は3〜5深裂する掌状葉．下部の葉は羽状葉で5〜7裂．夏に花茎を伸ばし，茎の先端に黄色の頭状花を開く．八重咲きが野生化しており，ハナガサギクと呼ぶ．

学名の来歴●*Rudbeckia*：植物学者Rudbeckに因む；
　　　　　　laciniata：細かく分裂した．

産　　　地●北米原産，日本各地に野生化．

主要成分等●セスキテルペン(ラシナン-8-オール，ルドベッキアノン，ルドベッキオリド)等．

■食経験

日本には明治中期に園芸植物として渡来．葉，若茎は乾燥保存，冬の食材用に葉，茎を軟白し茹でて缶詰で保存．葉はサラダで，若い茎はセロリのように食す．冷凍品は初春に食用として利用．新芽や若葉は茹でたり，揚げたり加熱調理で食用．ダイエットにサラダとして利用．
つぼみを日焼け予防に皮膚に貼付．根の浸出液を消化不良等，胃腸薬に処方．

オオヒレアザミ
大薊
Scottish thistle

■ 解　説

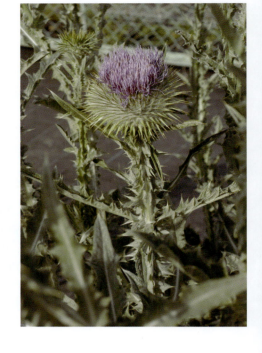

食薬区分(非医)リストより

名　　称● オオヒレアザミ
他 名 等● ―
部 位 等● 全草
備　　考● ―

基 原 植 物● オオヒレアザミ　*Onopordum acanthium* Linne
　　　　　　（キク科：Compositae）

形　　態● 草丈1〜1.5mの多年生草本．よく分枝する．葉は互生し羽状で中裂．茎や葉は綿毛に覆われ白っぽく，多くの細い鋭い棘に覆われる．夏，茎頂に花茎を伸ばし，淡紅紫色の頭花を開く．

学名の来歴● *Onopordum*：ギリシャ語のonos（ロバ）＋perdo（食べる）から「ロバの食べる草」；*acanthium*：針のある．

産　　地● ヨーロッパ，アフリカ，コーカサス等に自生．

主要成分等● フラボン(オノポルジン)，リグナン(アコニシド)等．

■ 食経験

頭花はサフランの偽和品としたり，混ぜて利用．花托はアーティチョークのように調理され食用．葉，新芽は茹でて野菜として食用．種子から食用油を採取．
根には抗菌作用があり，泌尿器に関わる感染症に処方．

オオムギ
大麦
barley

■ 解　説

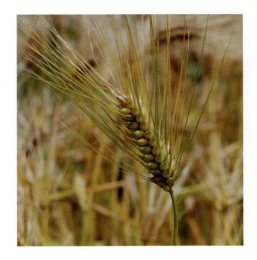

食薬区分(非医)リストより

名　　称	●オオムギ
他　名　等	●バクガ／Hordeum vulgare
部　位　等	●茎・葉・発芽種子
備　　考	●―

基原植物　●オオムギ　*Hordeum vulgare* Linne（イネ科：Gramineae）

形　　態　●草丈約1mの越年生草本．茎は叢生，直立し，円柱形，中空で平滑，節は無毛でやや高く，節間は長い．葉は互生，葉身は幅広い長披針形，幅1～1.5cm，かたく真直で，白っぽい緑色を呈する．葉鞘は無毛で茎を包む．4～5月頃に開花する．穂は太い円柱形で直立し，長さは5～8cm，密に穂をつける．小穂は卵状で長さ1cm弱，ほとんど柄はなく，1花からなる．

学名の来歴　●*Hordeum*：オオムギの古いラテン名より；*vulgare*：ラテン語の「普通の」．

産　　地　●西アジア原産．古く日本に渡来．広く世界各地で作物として栽培．

主要成分等　●フラボン（オリエンチン，2-ヒドロキシイソオリエンチン，6‴-フェルロイルサポナリン，ルトナリン），アルカロイド（ホルダチンA，B，アペリジン，ムギネイン酸，ジスティコニン酸），オリゴ糖（ビフルコース，4β-ゲンチルビオシルグルコース），デンプン等．

■ 食経験

BC6000までに栽培が始まり，東西各地に伝播．古代，ヨーロッパ，地中海沿岸，インド，中国等ではオオムギの焙り麦や粥を主食とした．しかし回転臼が発達，コムギの製粉が容易となると，食用としての利用は少なくなり，現在，日本，チベット，インド以外での用途はもっぱら麦芽と飼料用．
オオムギは六条オオムギと二条オオムギに大別される．日本には縄文晩期までに六条オオムギが渡来．「日本書紀」(720)に欽明天皇12(551)年「以麦種一千斛賜百済王」とあるのが初出．二条オオムギの渡来は明治年間．
【六条オオムギ】日本では外皮を取り去って精白麦（丸麦）とし，押麦，白麦，米粒麦に加工，単独あるいは米や雑穀に混ぜて麦飯，麦麹を作り麦みそとする．また麦芽は水飴の原料．最近は若葉の青汁がある．
【二条オオムギ】ビール麦とも呼ばれ，麦芽はアミラーゼを多く含む．発芽，乾燥，焙煎してビール，ウイスキーモルトを醸造．水飴，麦芽糖，シロップ，麦芽酢，アルコールを製造．漢方では，麦芽は消化，健胃薬として消化不良，食欲減退，胸腹腸満に使用．健胃には1日量10～15gを煎服．欧米では乳汁分泌促進，利尿，膿汁形成促進等に処方．麦わらは飲み物のストロー．

オカオグルマ
狗舌草
Japanese senecio

■ 解　説

食薬区分(非医)リストより
名　　称 ● オカオグルマ
他名等 ● ―
部位等 ● 全草
備　　考 ● ―

基原植物 ● オカオグルマ　*Senecio integrifolius* (Linne) Clairv. subsp. *fauriei* (Lev. et Vant.) Kitam. (キク科：Compositae)

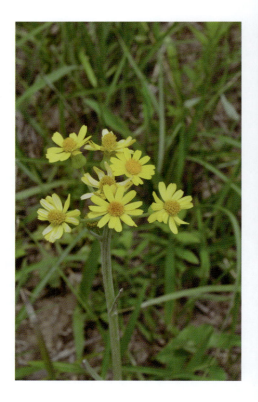

形　　態 ● 乾燥した山地の日当たりのよい地に自生する多年生草本．根葉は長い葉柄を持ち，楕円形で先が鈍く尖り叢生．上部の葉は茎を抱き，細長いへら状．初夏，茎頂部が分枝し，数本の花茎を伸ばし黄色の頭花を開く．

学名の来歴 ● *Senecio*：senex（老人）のように灰白色の毛がある；*integrifolius*：integri（全縁の）＋folius（葉）；*fauriei*：フランスの植物学者U. J. Faurieに因む．

産　　地 ● 本州，四国，九州，朝鮮半島，中国，台湾に自生．

主要成分等 ● ピロリチジンアルカロイド(オウケリン，ジヒドロセンキルキン，リブラリン-*N*-オキシド，7-アンゲロイルツルネフォルジン)等．

注　　 ● アルカロイドを含有する．

■ 食経験

若葉を野菜に，餅につき混ぜて食用．全草を中国では解毒，駆虫に薬用．近縁種オカオグルマ *S. integrifolium* var. *spathulatus* は，若葉を薬味や煮野菜．
全草・根（犬下瘦口説瘦）は抗腫瘍作用，利尿作用，抗菌作用があり腎炎による水腫，関節腫に用いる．1日量5～8g，400mLを半量まで煎じ毎食後3回服用．粉末とゴマ油で練り，患部に貼付．

オカヒジキ

saltwort

■解　説

食薬区分(非医)リストより

名　　　称	●オカヒジキ
他　名　等	●ミルナ
部　位　等	●茎葉
備　　　考	●―

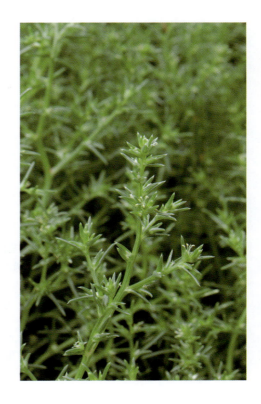

基原植物 ●オカヒジキ　*Salsola komarovii* Iljin（アカザ科：Chenopodiaceae）

形　　態 ●草丈10〜30cmの一年生草本．茎は地上部を這って伸びる．葉は互生で多肉質，細くて線状，円柱形で先が尖って針状．夏から秋に，葉腋に1個の淡緑色の小花を開き，胞果を結ぶ．

学名の来歴 ●*Salsola*：海岸地帯に生えるため「塩辛い」；*komarovii*：分類学者V.L. Komarovに因む．

産　　地 ●北海道から九州，四国，朝鮮半島，中国の海岸に自生．

主要成分等 ●リグナン（アランギリグノシドC，ラリシレジノール 9-*O*-β-D-グルコピラノシド，リオニレジ 9-*O*-β-D-グルコピラノシド），フェノール配糖体（カントシドC，タキノシド，クネアトシドC）等．

■食経験

江戸時代に食用野草として最上川の舟便で庄内地方から導入し栽培．若葉，若茎は茹でて辛子を加え酢みそ和え，軽く茹でてサラダ，お浸し，刺身のつま，辛子和え，山菜料理，乾燥品を刻んで茶の代用，煎じて飲用．薬用には生のまま利用，日干しで保存．
民間では高血圧症に用いる．古くは炭酸ソーダの製造に用いた．

オシャグジタケ

Maltese fungus

■ 解　説

食薬区分(非医)リストより

名　　　称● オシャグジタケ
他　名　等● オシャクシタケ／サヨウ／Cynomorium coccineum
部　位　等● 全草
備　　　考● ―

基 原 植 物● オシャグジタケ　*Cynomorium coccineum* Linne
（キノモリウム科：Cynomoriaceae）

形　　　態● 耐塩性のヒユ科，ハナビシ科等の植物に寄生する多年生寄生植物．地中で過ごす期間が長く，春に，鱗状の葉に覆われた，分岐しない肉質の茎に，暗赤色から紫の15〜30cmの棍棒状の花序がつく．真紅の花は細かく密に咲き，甘いキャベツ様の香りがあり，ハエの媒介により受粉する．受粉後の花は黒変．果実は小さく，堅果である．

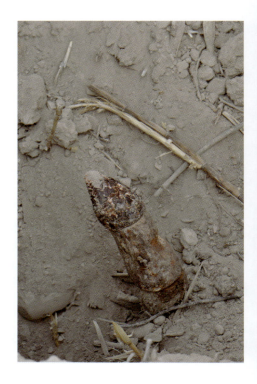

学名の来歴● *Cynomorium*：ギリシャ語のcyno（犬）＋ラテン語のmorus（クワ），多肉の果をクワにたとえ「犬の桑」；*coccineum*：ラテン語のcoccineumはscarlet（深紅色の，緋色の）．

産　　　地● 地中海地域，中国，モンゴル．

主要成分等● アントシアニン（シアニジン 3-O-α-L-ラムノピラノシル (1→6)-β-D-グルコピラノシド）等．

■ 食経験

根を粉砕して香辛料として利用．
滋養，強壮作用があるとして，「本朝補遺」(1350頃)に収載．

オタネニンジン
人参
ginseng

■ 解　説

食薬区分(非医)リストより

名　　　　称	●オタネニンジン
他　名　等	●コウライニンジン／チョウセンニンジン
部　位　等	●果実・根・根茎・葉
備　　　　考	●―

基原植物 ●オタネニンジン　*Panax ginseng* C. A. Mey.（ウコギ科：Araliaceae）

形　　態 ●草丈50〜60cmの多年生草本．茎が直立して伸び，先端に3〜4枚の葉を輪生．葉は3〜5小葉の掌状複葉．小葉は卵形で鋸歯を持つ．初夏に，散形花序に多数の小さな黄緑の花を開き，夏に果実が赤熟．

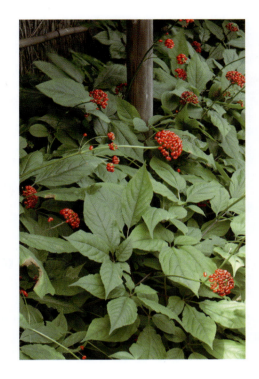

学名の来歴 ●*Panax*：万能薬；*ginseng*：中国語で「人参」の発音．

産　　地 ●中国東北部，朝鮮半島，北東ロシア地域に自生していたが，現在は栽培される．

主要成分等 ●トリテルペンサポニン（ギンセノシド R_{b1}, R_{b2}, R_c, R_d, R_{g1}, R_{g2}），セスキテルペン（パナギリセン，パナシンサノールA，B，パナキセン），アセチレン誘導体（シクロパナキシジオール，ギンセノインA〜N，パナキシフラインA，B）等．

■ 食経験

「神農本草経」（220頃）の上品に収載．古くから不老長寿，万病に効くとして珍重．日本には奈良時代に渡来．正倉院の「種々薬帳」（756）に記載があり，施薬院で使用．栽培は享保13（1728）年に成功．本種を酒に漬けた薬酒，ハチミツ漬け，薄切りにしてスープ，炒め煮とする．韓国では寒い時期に，鶏の腹部に本種，餅米を入れて煮込んだスープ「参鶏湯」を食べる．また若い生根は天ぷら，麺類の具材．葉は茶として使用．本種は播種後4〜7年で収穫．
根はトリテルペンサポニンのギンセノシド類を含有．滋養，強壮，強心，強精，健胃，鎮静，新陳代謝機能の低下，食欲不振等に使用．製法によって白参と紅参に大別．根の表皮を剥がし，天日で乾燥した物が白参．蒸した後に火力で乾燥した物が紅参．

オトギリソウ
小連翹

■解 説

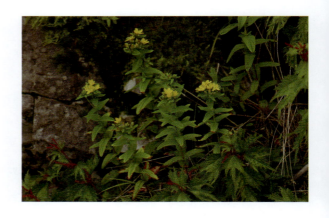

食薬区分(非医)リストより

名　　　称●	オトギリソウ
他 名 等●	ショウレンギョウ
部 位 等●	全草
備　　　考●	―

基 原 植 物● オトギリソウ *Hypericum erectum* Thunb.（オトギリソウ科：Hypericaceae）

形　　　態● 草丈20～50cmの多年生草本．茎は直立し半ばで分枝．葉は互生で茎を抱き，長卵形で先が円く尖る．葉には腺点が点在．夏，茎の先端に円錐花序をつけ，多数の黄色5弁の小花を開く．花には多数の雄しべが叢生．

学名の来歴● *Hypericum*：hypo（下）＋erice（草むら）；*erectum*：直立した．

産　　　地● 北海道から九州，朝鮮半島，中国に自生．

主要成分等● プレニルフロログルシノール誘導体（エレクトンA，B，エレクチノンA～C，オトギリンA～G），ヒペリシン等．

注　　　● ヒペリシン等が体内に入り，日光に当たると紫外線を強く吸収して皮膚発赤を起こすことがある．

■食経験

葉，茎を食用．
生の葉の搾り汁を創傷，打撲傷，虫刺されに塗付，風呂に入れたり，湿布薬で神経痛，リウマチ，痛風に用いた．全草を止血，月経不順，催乳，鎮痛，収れん，利尿作用に用いた．漢方で帯果時・全草（小連翹）を止血薬，腫れ物，風邪の咳，うがい薬として煎じて（1回量，乾燥の全草2～4g）洗浄，服用，塗布．茎葉から採った製剤は注射薬として鎮痛，関節炎に用いた．徳島県では全草を酒に浸し神経痛の予防薬に利用．

オトメアゼナ

coastal waterhyssop

■ 解　説

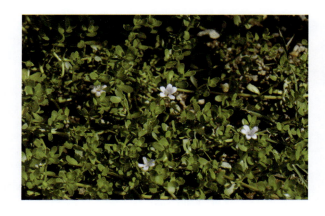

食薬区分(非医)リストより

名　　　　称●	オトメアゼア
他　名　等●	バコパモニエラ
部　位　等●	全草
備　　　　考●	―

基 原 植 物● オトメアゼナ　*Bacopa monnieri* (Linne) Pennell（ゴマノハグサ科：Scrophulariaceae）

形　　　　態● 多年生水生草本．卵形の葉は肉厚で，対生する．4〜6月に咲く花は，白色から淡紫色である．陽当たりのよい水田，池，湿地，水路に繁殖し，日本では外来生物法により，要注意外来生物に指定されている．

学名の来歴● *Bacopa*：オランダのアンナ・パヴロヴナ大公女にシーボルトが捧げた献名，この属についたギアナの土名との説もある；*monnieri*：フランスの自然科学者Louis-Guillaume Le Monnierに因む．

産　　　　地● 熱帯，亜熱帯地域，沖縄．

主要成分等● トリテルペンサポニン(バコパシドⅠ〜Ⅻ，バコサポニンA〜G)等．

注　　　　● 食薬区分(非医)リストではオトメアゼアとなっているが，正しい植物名はオトメアゼナである．

■ 食経験

フィリピンでは，葉はサラダとして生食．スープの具材，ピクルスに利用．民族食市場で入手可能な香草．小葉の煎汁はフィリピン人の利尿，インド伝統医薬によれば神経剤，強壮剤になる．精神錯乱，てんかんに有効．

オドリコソウ
野芝麻
white dead-nettle

■ 解　説

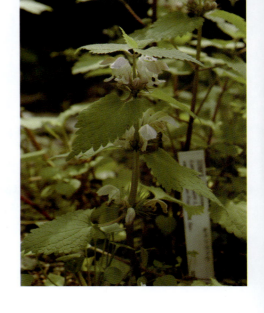

食薬区分(非医)リストより

名　　　称 ● オドリコソウ
他　名　等 ● ―
部　位　等 ● 花
備　　　考 ● ―

基 原 植 物 ● オドリコソウ　*Lamium album* Linne var. *barbatum* (Sieb. et Zucc.) Franch. et Sav.（シソ科：Labiatae）

形　　　態 ● 草丈30〜50cmの多年生草本．茎は直立し方形．葉は対生で短い葉柄を持ち心臓形，全縁にあらい鋸歯を持ち，先は細く尖る．葉の表は濃緑色で裏面は白緑色．春，葉腋に淡紅色の唇花を輪生．

学名の来歴 ● *Lamium*：オドリコソウを意味する古代ラテン名；*album*：白い；*barbatum*：ひげのはえた．

産　　　地 ● ユーラシア大陸，北米，アジア，北アフリカに分布．

主要成分等 ● イリドイド（アルボシドA，B，ラミリドシンA，B）等．

■ 食経験

若芽，根，葉は茹でて香味野菜，オムレツの具材として食用．フランスでは鰻とヒメスイバと調理．花はキャンディーに利用．
薬用では，花・全草を吐血，喀血，月経不順の民間薬として利用．こしけ，打撲傷，腫れ物，妊婦の保健薬．根（野芝麻）5〜10gを煎じて，または粉末で服用．
近縁種 *L. album* の茎の先端部は野菜として食用，花は泌尿器，婦人科の疾患に用いる．

オニサルビア

clary sage

■解 説

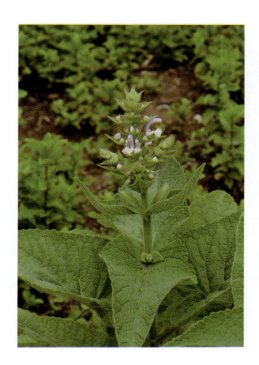

食薬区分(非医)リストより
名　　称●オニサルビア
他　名　等●クラリーセージ／Salvia sclarea
部　位　等●葉
備　　考●―

基 原 植 物●ヒゴロモソウ　*Salvia sclarea* Linne（シソ科：Labiatae）

形　　態●草丈30〜40cmの二年生草本．茎は方形で，茎葉は毛に覆われる．葉は逆三角形で先は尖り，上部の葉はしわが目立ち長さ15cm．秋，茎頂部に穂をなし，淡いピンクの唇花を多数開く．

学名の来歴●*Salvia*：salvare（治癒する）から；
　　　　　　sclarea：clarus（明るい）から．

産　　地●北ヨーロッパ，中央アジア原産．ヨーロッパ各地で栽培．

主要成分等●モノテルペン（α-ピネン，β-ピネン，カンフェン，リモネン，ミルセン，*p*-シメン，1,8-シネオール，ゲラニオール，カンファー），セスキテルペン（フムレン，カリオフィレン，ネロリドール）等．

注　　　　●オニサルビアはヒゴロモソウの別名である．

■食経験

セージ *S. officinalis* と同様に用いる．薬効は古代ギリシャのディオスコリデスの時代（1世紀）には既に知られていた．若くやわらかい葉はフリッター，また細かく刻んでスープ，オムレツに加える．花は茶，サラダ．葉の浸出液はラインワインのマスカット様風味づけに使用．花及び葉から溶媒抽出される精油はフレーバー成分として薬用酒，リキュール，冷凍乳製品，菓子類，肉加工品，香辛料，調味料等に広く使用．
薬用としては鎮痙，鎮静，子宮刺激，消化機能補助作用があり，伝統的に消化性疾患，食欲不振，嘔吐，月経困難症に服用．種子の粘液は腫瘍，目の塵除去に外用．妊娠中の服用は危険．

オニバス
芡実
Gorgon plant

■ 解　説

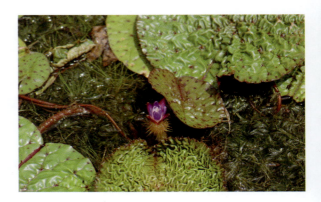

食薬区分(非医)リストより

名　　　　称●	オニバス
他　名　等●	ケツジツ／ミズブキ
部　位　等●	種子
備　　　　考●	一

基　原　植　物● オニバス　*Euryale ferox* Salisb.（スイレン科：Nymphaeaceae）

形　　　　態● 全体を棘に覆われた水生の一年生草本．根茎から多数の白色細根を出し，茎を水面まで伸ばす．葉は直径30〜100cmの円形で，水面に浮く．夏から秋にかけて根茎から花茎を伸ばし，茎頂に紫紅色の美しい花を開く．熟した果実には，直径約1cmの黒色種子を多数内蔵．

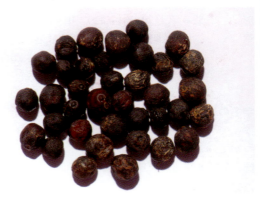

学名の来歴● *Euryale*：恐ろしい顔と蛇の髪を持つギリシャ神話の怪物で，棘に覆われた状態をイメージ；*ferox*：強い棘のある．

産　　　　地● 本州，四国，九州，朝鮮半島，アジアの熱帯地域，中国に自生，また栽培．

主要成分等● トコフェロール誘導体（フェロトコトリマーA〜D，フェロトコダイマーA），リグナン（ユーリアリンA〜C）等．

■ 食経験

種子，若葉，茎，根茎を食用．種子はデンプンを多く含み煎って食用．
種子（芡実）は滋養強壮，神経痛，痛風，関節痛等の鎮痛薬，下痢，頻尿に用いる．芡実を1日量9〜15gを煎じて服用．また，茎・芡実茎は解熱に，根・芡実根はこしけ，できもの，葉・芡実葉は吐血に用いられる．

オペルクリナ・タルペタム

Indian jalap

■解説

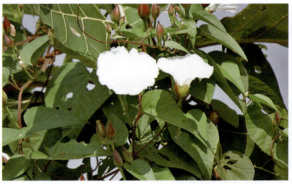

J.M. Garg, from Wikimedia Commons

食薬区分(非医)リストより

名　　称●	オペルクリナ・タルペタム
他 名 等●	—
部 位 等●	葉
備　　考●	—

基原植物● フウセンヒルガオ　*Operculina turpethum* (Linne) Silva Manso（ヒルガオ科：Convolvulaceae）

形　　態● 蔓性多年生草本．茎は3〜5翼．葉は対生し，広卵形で，長さ6〜15cm，幅4〜6cm．全縁で先は尖る．葉腋から花柄を伸ばし少数の花が散房状に開く．花冠は鐘形で白色，直径約4cm．花後，がく片が肥大して朔果を包み込んで肉質となり，紫色を帯びる．

学名の来歴● *Operculina*：ラテン語のoperculatus (蓋のある果実) より；*turpethum*：インドの土名turpethに由来．

産　　地● 熱帯アジア，オーストラリア，沖縄に分布．

主要成分等● 樹脂酸 (ツルペトシドA，B，ツルペシン酸A〜C)，トリテルペンサポニン (オペルクリノシドA〜D) 等．

注　　　● オペルクリナ・タルペタムはフウセンヒルガオの別名である．

■食経験

茎はやわらかく甘く嗜好品のように食す．新鮮で熟してない果実は生食，または茹でてマメのように食す．葉も食用．
根茎は薬用として用いられ，根茎の粉末またはアルコール浸出液は下剤として用いる．
近縁種*Ipomoea aquatica*の若葉，茎は茹でたり，蒸したり，炒めたり，スープに入れる等，加熱調理で食用．

オミナエシ
敗醤，女郎花
golden lace

■ 解　説

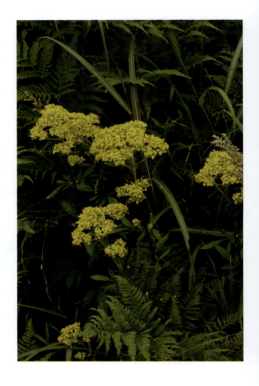

食薬区分(非医)リストより

名　　　称●	オミナエシ
他　名　等●	ハイショウ／Patrinia scabiosaefolia
部　位　等●	根
備　　　考●	―

基 原 植 物● オミナエシ　*Patrinia scabiosifolia* Fisch. ex Trevir. (オミナエシ科：Valerianaceae)

形　　　態● 草丈60〜100cmの多年生草本．茎は直立．葉は対生し，羽状複葉で小葉は長卵形で先が尖る．初秋，散房花序に小さな黄色の花を多数開く．全草から異臭を放つ．

学名の来歴● *Patrinia*：フランスの植物学者Patrinに因む；*scabiosifolia*：scabiosa (マツムシソウ属のような) ＋folia (葉)．

産　　　地● 日本各地に自生，また栽培．

主要成分等● イリドイド (パトリスカドイドⅠ, Ⅱ, パトリノシド)，トリテルペンサポニン(スルファパトリノシドⅠ, Ⅱ, パトリニアグリコシドA_I, B_I, B_{II})，セスキテルペン(パトリネン，イソパトリネン)等．

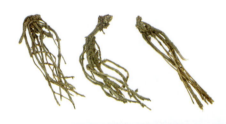

■ 食経験

秋の七草の1つ．「万葉集」(783)には数多く登場．「本草和名」(915)に収載．
若芽，若葉，つぼみ，秋には冬越しの根葉を，生のままで天ぷら，よく茹でて水にさらし，辛子和え，油炒め，つくだ煮，汁の具材とする．さっと茹でた後に乾燥して保存．救荒植物として利用．
全草を薬用とする．消炎，鎮静，解毒，駆瘀血作用があり，腫瘍，浮腫，こしけ，産後の腹痛，子宮出血に使用．結膜炎に外用するが，サポニンを含むため，溶血作用があり，連用は避ける．乾燥する時のにおいが腐った醤油に似ているため，中国ではオミナエシやオトコエシ*P. villosa*を敗醤と呼ぶ．「神農本草経」(220頃)は中品に敗醤草を収載．敗醤の基原物質は様々あるが，「神農本草経」の敗醤草はオミナエシではなくオトコエシといわれている．花だけを集めたものを黄屈花と呼び，酒に漬けて生理不順に服用．

オリーブ

olive

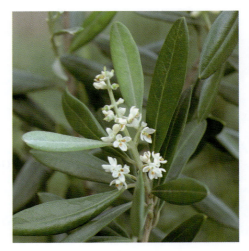

■ 解　説

食薬区分(非医)リストより

名　　　称	● オリーブ
他　名　等	● オリーブ油／オレイフ
部　位　等	● 葉・花・果肉油
備　　　考	● ―

基原植物 ● オリーブノキ　*Olea europaea* Linne（モクセイ科：Oleaceae）

形　　態 ● 樹高約10mの常緑高木．樹皮は，高い木は深溝があり，灰から灰緑色．葉は小さく披針形で対生．葉の表面は濃い緑色で，裏には微毛が密生し銀白色．葉質は革質．花期は5～6月で，総状花序に黄白色の小花を開く．秋に楕円形の果実が黒熟．

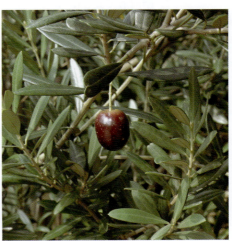

学名の来歴 ● *Olea*：「オリーブ」のラテン語より；*europaea*：ヨーロッパの．

産　　地 ● 地中海東部沿岸，北アフリカ原産，ヨーロッパを中心に広く栽培，日本では小豆島で栽培．

主要成分等 ● イリドイド（エレナイン酸，オレアセイン，オレオカントール，オレウロペイン），カルコン誘導体（オリビン，オリビン4′-*O*-ジグルコシド），アルカロイド（シンコニジン，シンコニン）等．

■ 食経験

BC3000頃には既に栽培．旧約聖書のノアの方舟の話等，神話，伝説に数多く登場．地中海沿岸の重要な果樹．果実を食用・搾油原料とする．オリーブ油は食用，薬用，化粧用，工業用，古代には灯火用にと広範囲に使用される．日本には文久2(1862)年にフランスから導入．明治時代末期に小豆島で栽培に成功．
果実は渋く生食はできない．主として未熟果をアルカリ処理してピクルスとする．ピクルスはそのまま，またはサラダ，魚料理，ソースに入れるほか，種を除きピメント等を詰めたスタッフドオリーブ等にする．
熟した果実は15～30％の油を含有．生の果肉から非加熱で果汁を搾り，放置，または遠心分離して油を分離．これをバージンオイルと呼び，その中でも香りのよい高品質のものがエキストラバージンオイル．非加熱と圧搾が特徴．特有の香りとコクがあり，地中海地方の料理，特に南イタリア料理には不可欠．
オリーブ油は，薬用として薬品溶剤，軟膏基剤，皮膚塗布剤に使用．伝統的にオリーブ油を大量に使うギリシャでは心臓病の発生率が少ないことが注目されている．

オレンジ
甘橙
sweet orange

■ 解　説

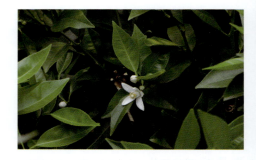

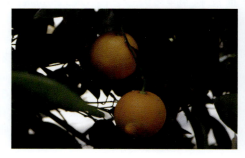

食薬区分(非医)リストより

名　　　　称●	オレンジ
他　名　等●	オレンジピール
部　位　等●	果実・果皮・蕾
備　　　　考●	―

基原植物● アマダイダイ　*Citrus sinensis* Osbeck（ミカン科：Rutaceae）

形　　　態● 樹高6～13mの常緑小高木で暖地に栽培．枝には棘がある．葉は厚く草生，互生，卵状長楕円形で長さ6～8cm，先端は尖り，基部は丸く，油点があり，縁は波状．葉柄には広い翼がある．初夏，梢の葉腋に1ないし数個の白色の芳香花を開く．がく片，花弁とも5枚，20本以上の雄しべ，1本の雌しべがあり，子房は緑色球形，花柱は1本．液果は球状で，冬季に橙黄色に熟す．

学名の来歴● *Citrus*：ギリシャ語名kitron（箱）に由来し，ラテン語で「レモンの木」の古名；*sinensis*：中国の．

産　　　地● 原産はインド北東部のアッサム地方．山口，愛媛県等で栽培されるが，北米，南アフリカ，オーストラリア，中国，ヨーロッパ産により供給．

主要成分等● フラボン（ガルデニンB，レッシン，5-ヒドロキシ-3,3′,4′,7,8-ペンタメトキシフラボン，3,3′,4′,5,7,8-ヘキサメトキシフラボン），カロテノイド（クリプトフラビン，クリプトキサンチン-5,6,5′,8′-ジエポキシド），アルカロイド（シトブラシン，シトアクリドンI），シクロペプチド（シトルシンII～IV）等．

注　　　　● オレンジはアマダイダイの英名である．
「オレンジ」は，平成25年9月20日消食表第257号通知「アレルギー物質を含む食品に関する表示について」の別添1において可能な限り表示に努める「特定原材料に準ずるもの」に指定されている．

■ 食経験

中国へは2000年以上前，ヨーロッパへは15世紀初期，米国カリフォルニアへは1739年，いずれも中国種（甜橙）の伝播．世界的に米国，地中海沿岸諸国，南アフリカ等で広く栽培．多数の品種があり，晩生のヴァレンシア種，早生のネーブル種等が有名．ネーブル種は1903年に日本に導入，栽培が定着した．生食またはジュースに加工．マーマレード，プディング，ケーキ類，焼き菓子類等に加工，果皮もマーマレード，オレンジピール等に加工され，広く食用．果皮からの精油はフレーバー添加物，果皮より抽出されたペクチンは，増粘剤として広く利用．

カイコウズ
海紅豆
cockspur coral tree

■ 解　説

食薬区分(非医)リストより

名　　　称●	カイコウズ
他　名　等●	－
部　位　等●	花
備　　　考●	－

基原植物●マルバデイゴ　*Erythrina crista-galli* Linne（マメ科：Leguminosae）

形　　　態●落葉高木．棘がある．葉は３出複葉．葉柄の先端に２個の蜜腺がある．総状花序で，大形の赤い花が密につく．

学名の来歴●*Erythrina*：erythros（赤），紅の花をつけるため；*crista-galli*：ニワトリの鶏冠，形の類似から．

産　　　地●南米原産で広く植栽．

主要成分等●フラボン（エリクリスタガリン，エリクリスチン，エリスタガリンA〜C），アルカロイド（エリソツリン，エリスラチン，エリスラミン，エリスラチノン，エリビシン）等．

注　　　　●カイコウズはマルバデイゴの別名である．
　　　　　　アルカロイドを含有する．

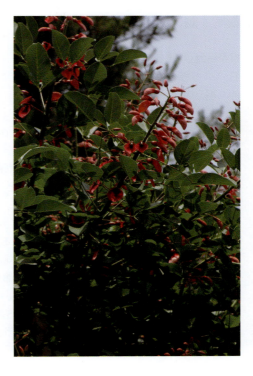

■ 食経験

食用の記録は見当たらない．
薬用では樹皮は収れん性があり，傷薬，通じ薬とし，肝炎，リウマチに利用．葉は収れん剤，また花とともに鎮静剤に処方．
近縁種デイゴ*E. variegata*の若い葉は蒸したり，スープ，シチュー，カレー等，加熱調理し食用．ベトナムでは肉料理を包んで用いる．

カイソウ＜海草＞
海草
seagrass

■ 解　説

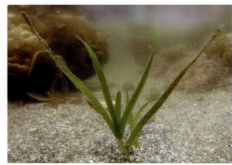

アマモ

食薬区分(非医)リストより

名　　　称●	カイソウ＜海草＞
他　名　等●	―
部　位　等●	海中の食用藻類
備　　　考●	カイソウ＜海葱＞属の鱗茎は「医」

基 原 植 物● カイソウ　seagrass（海域に生育する被子植物を一般に海草と呼ぶ）．例としてアマモ *Zostera marina* Linne，スガモ　*Phyllospadix iwatensis* Makino

形　　　態●【アマモ】多年性草本．節のある長い地下茎とヒゲ状の根，細長い葉を持つ．葉は緑色で，先端はわずかに尖り，5～7本の葉脈が先端から根元まで平行に走る．葉は長さ20～100cm，幅3～5mm．多くの器官が退化して雌しべ・雄しべのみとなった小さな白い花を咲かせる．種子は黒色で小さい．
【スガモ】多年生草木．葉には5本の葉脈が走り，幅2～5mmで先端は丸みを帯び，微細な鋸歯を有し長さ1～1.5cm．匍匐茎の節ごとに2本の根を伸ばし，岩礁に着生．

学名の来歴● *Zostera*：ギリシャ語のzoster（帯，ベルト），細長い葉形による；*marina*：ラテン語の「海中」；*Phyllospadix*：ギリシャ語のphyllon（葉）＋spadix（肉穂花序），葉の基部に花序が埋まっているため；*iwatensis*：産地が岩手県であることから．

産　　　地●【アマモ】日本各地の内湾の砂泥底．【スガモ】岩手県以北から北海道沿岸．

主要成分等● アマモ：フラボン（ルテオリン 3,7-ジ-O-サルフェート，3',5,7-トリヒドロキシ-4'-メトキシフラボン 7-O-サルフェート），フェニルプロパノイド（*p*-クマール酸硫酸エステル），アルキルアミド（ステアラミド）等．

注　　　●海草は海中の藻類で，海葱はユリ科の植物である．

■ 食経験

アマモは，北半球の温帯から寒帯の海岸に広く分布．新芽，根茎はアマモの名の通り甘く食用，子どもが噛んで食べる．日本ではアマモを集め海水をかけたのち乾燥させ，焼いて灰から食塩を製造．よって藻塩草の名がある．ヨーロッパでは藁布団の藁の代用．北米先住民は，根茎，根を生食．またネズミイルカ，シカ肉のにおい消しのスパイスとして利用．ニシンの卵のついた葉は生食．あるいはニシンの卵を集めるために利用．
スガモ類は東アジア，北米太平洋沿岸に分布．スガモは，日本では銚子以北，能登以北に分布．東北地方では乾燥させて，莚や帽子を製作．銚子地方では元永1(1118)年から20年ごとに行われる神幸祭に使用．近縁種のP. scouleriは，北米先住民がニシンの卵が産みつけられたものを調理して食用．根は春に生食，根茎は生食か咀嚼料．

ガイハク
薤白
longstamen onion

■解 説

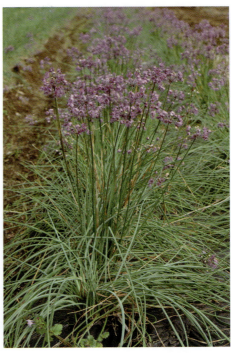

食薬区分(非医)リストより
- 名　　　称● ガイハク
- 他 名 等● ノビル／ラッキョウ
- 部 位 等● 鱗茎
- 備　　　考● ―

基 原 植 物● ラッキョウ　*Allium bakeri* Regel（ユリ科：Liliaceae）

形　　　態● 草丈20〜30cmの多年生草本．狭卵形の鱗茎を有し分球により増殖する．扁平で軟質の線形葉が鱗茎から叢生．秋に30〜40cmの花茎を伸ばし，茎頂に散形花序を形成して淡紫色で鐘型の小花を多数開く．

学名の来歴● *Allium*：ニンニクの古いラテン名，語源は「におい」のalereまたはha-lium；*bakeri*：イギリスの分類学者Bakerの名に因む．

産　　　地● 中国原産，日本，中国，朝鮮半島で広く栽培．

主要成分等● 3-ヒドロキシスピロスタン-6-オン等．

注　　　● ガイハクはラッキョウの鱗茎の生薬名である．

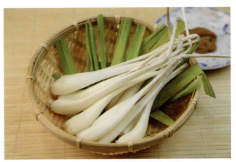
yasuhiro amano/Shutterstock

■食経験

日本へは中国より古代に伝来，「倭名類聚抄」(938)に「和名オオヒル」と記載．江戸中期の「農業全書」(1697)にラッキョウという名称で記載．鱗茎を塩漬け，醤油漬け，甘酢漬け等にして食用に供される．民間薬として去痰，鎮痛，理気の作用が知られていて，心臓性喘息，狭心症による呼吸困難，腹痛，食欲不振等に処方．乾燥鱗片を薤白と呼ぶ．

ガウクルア

Thai kudzu

■解 説

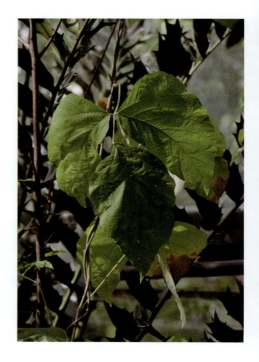

食薬区分(非医)リストより
名　　　称● ガウクルア
他　名　等● アカガウクルア
部　位　等● 全草
備　　　考● —

基 原 植 物● *Pueraria mirifica* Airy Shaw et Suvat.（マメ科：Leguminosae）

形　　　態● 蔓性多年生草本．葉は3出複葉．頂小葉は卵円形で，長い柄があり，先端は尾状に尖る．根元は木質化し，地下では肥大した球状または根棒状の塊根で，内部は白色となり，直径は30cmに達する．花は穂状花序で長さ30cmで立ち上がり，花弁は5枚で，色は薄青い紫色．花後に，剛毛に覆われた扁平な褐色の莢果を結ぶ．内部に3～5個の種子を内蔵．

学名の来歴● *Pueraria*：スイスの植物学者 Marc. N. Puerari（1765～1845）の名に因む；*mirifica*：ラテン語で「素晴らしい」．

産　　　地● タイ，ミャンマー原産でタイ北部に自生．

主要成分等● イソフラボン（ミロエストロール，イソミロエストロール，デオキシミロエストロール，クワクリン，ミリヒクメスタン）等．

注　　　　● 食薬区分(非医)リストにあるガウクルアとアカガウクルアは別種である．強力なエストロゲン効果を有するミロエストロールを含有するため，厚生労働省から使用規制の通達が出されている．

■食経験

白ガウクルアと呼ばれ，塊根は若返りの薬，更年期症状の緩和，健康食品に使用され，食用にも使用．近縁種クズ *P. lobota* はクズデンプン，葛根湯等として利用．ガウクルアは類似した成分を含むクズやダイズに比べ，イソフラボン類より活性の強い植物性エストロゲン（女性ホルモン作用）が含まれ非常に強い作用を有する．更年期症状の緩和効果を示唆する情報はあるが，ヒトにおける有効性情報は見当たらない．

カガミグサ
白蘞
Japanese peppervine

■解　説

食薬区分(非医)リストより

名　　　称	●カガミグサ
他　名　等	●Ampelopsis japonica
部　位　等	●根
備　　　考	●―

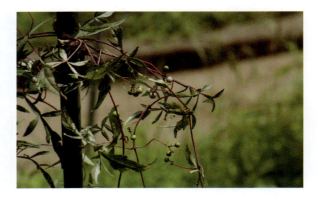

基 原 植 物 ●カガミグサ　*Ampelopsis japonica* (Thunb.) Makino（ブドウ科：Vitaceae）

形　　　態 ●蔓性落葉低木．葉は互生し掌状葉で3～5裂，長さ10cm．裂片は楔型で，あらい鋸歯片に覆われる．葉先に巻きひげが伸びて他物に絡む．夏に，葉と対生に花茎を伸ばし，集散花序に淡黄緑色の5弁小花を開く．青紫色の果実が熟す．

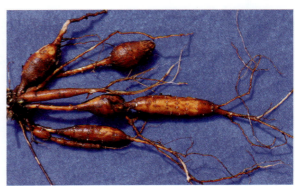

学名の来歴 ●*Ampelopsis*：ブドウに似た；*japonica*：日本の．

産　　　地 ●中国原産，日本にも野生化したものが自生．

主要成分等 ●リグナン（シザンドリシド），スチルベン（レスベラトロール），カテキン類（カテキン，エピカテキン，ガロカテキン，エピガロカテキン），タンニン（1,2,6-トリ-*O*-ガロイル-β-D-グルコピラノシド，1,2,3,6-テトラ-*O*-ガロイル-β-D-グルコピラノース）等．

■食経験

食用の記録は見当たらない．日本には享保年間(1716～36)に導入．
薬用には根（白蘞）を解熱，鎮痛，解毒，消炎，できもの，打撲傷，湯のやけどに利用．1回量3～10gを煎じて服用．粉末を水で練り消炎の患部に貼付．

カキ
柿
persimmon

■ 解　説

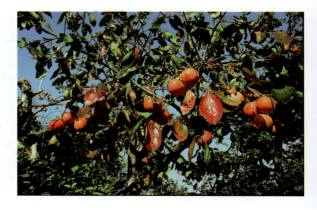

食薬区分(非医)リストより

名　　　称 ● カキ＜柿＞
他　名　等 ● Diospyros kaki
部　位　等 ● 渋・葉・果実の宿存がく(ヘタ)
備　　　考 ● ―

基 原 植 物 ● カキ　*Diospyros kaki* Thunb.（カキノキ科：Ebenaceae）

形　　　態 ● 樹高約10mに達する落葉樹．葉は革質で互生，長楕円形で両端が尖る．初夏，雌雄異花で4弁の，白黄色の目立たない花を開く．秋に，果実が橙色に熟す．果実の形は変異が多く，四角形から紡錘形または円形で，数個の扁平な種子を内蔵．

学名の来歴 ● *Diospyros*：Dios(ジュピターの神)＋pyros(果実)；*kaki*：日本語の「柿」に由来．

産　　　地 ● 原産地については，日本自生及び中国揚子江沿岸原産地説の2説がある．中国や日本で広く栽培．

主要成分等 ● ナフトキノン誘導体（ジオスピリン，ネオジオスピリン），トリテルペンサポニン（カキサポニンA～C，カキサポニン酸），カロテノイド（クリプトキサンチンエポキシド，クリプトフラビン，ムタトキサンチン），クマリン誘導体（ゲルベリノール，1-メチルゲリベリノール）等．

■ 食経験

日本で古くから果実を食用として栽培．中国にはBC2世紀頃に栽培記録．日本への伝来は8世紀頃．天平宝字2 (758)年に「干柿十貫」という記録．品種は800種を超え，完全甘柿，不完全甘柿と完全渋柿，不完全渋柿に大別される．いずれも果肉中の水溶性タンニンが樹上で不溶化するか，または収穫後人工的な渋抜きが必要かの差で分類．一般に甘柿は東海，近畿，九州等，渋柿は東北，北陸が主産地．果実の成分は，固形分22～36％，甘味はブドウ糖や果糖，ほかにペクチン，カロテン，ビタミンC等を多く含有．柿は生食に供するほか，干柿は糖分が50～60％にも達し古くから菓子として古記録に記載．柿の葉は食用として使用せず，葉を乾燥させた「柿の葉茶」が利用されている．

葉は血圧降下作用を持つ．ヘタはしゃっくりを止めるのに用いられる．柿渋は脳溢血予防に用いる．

カキネガラシ
垣根芥子
hedge mustard

■ **解　説**

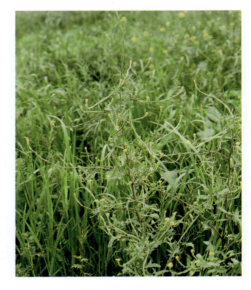

食薬区分(非医)リストより

名　　　　称●	カキネガラシ
他　名　等●	ヘッジマスタード／エリシマム
部　位　等●	全草
備　　　　考●	―

基 原 植 物● カキネガラシ　*Sisymbrium officinale* (Linne) Scop.（アブラナ科：Brassicaceae）

形　　　　態● 草丈70〜100cmの一年生または越年生草本．茎は直立，途中から分枝．長さ約20cmの根生葉は，長楕円形の羽状深裂で，開花期には枯れる．上部の葉は互生で長い葉柄を持ち，矢尻形で浅い切れ込みがあり先端は尖る．春から夏に，枝分かれした茎の先端に，4弁の黄色小花を次々開く．順次結実し莢を形成し，数個の種子を内蔵．

学名の来歴● *Sisymbrium*：香りのよい水草のギリシャ名；*officinale*：薬用の．

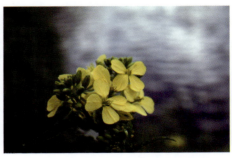

産　　　　地● ユーラシア大陸，日本，アジア，北米，ハワイ，北アフリカ，インド，世界各地に伝播し分布．

主要成分等● フラボン（ケルセチン 3-*O*-グルコシル-7-*O*-ラムノシド，イソラムネチン 3-*O*-ラムノシル-(1→2)-キシロシド）等．

■ **食経験**

若芽，葉はサラダとして生食，ソース，スープ，オムレツ等の具材，香味野菜，煮野菜に利用．種子は乾燥させ粉末で栄養価のある穀物，粥やスープの香りづけに利用．
ギリシャでは．解毒，喉の痛み止め，フランスでは喉の薬，胸や肺の病気治療，チベットでは食中毒の症状を抑制する．

カシグルミ
樫胡桃
walnut

■ 解 説

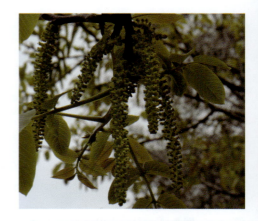

食薬区分(非医)リストより

名　　　　称●	カシグルミ
他　名　等●	セイヨウグルミ／ペルシャグルミ
部　位　等●	果実・葉
備　　　　考●	―

基原植物●セイヨウグルミ　*Juglans regia* Linne（クルミ科：Juglandaceae）

形　　　態●樹高25〜35mの落葉高木．樹皮は滑らかで，若木の時はオリーブ色を帯びた褐色で，時を経て亀裂を生じ質感のある灰白色となる．小枝の髄は，中空となる．葉は互生で，長さ25〜40cmの奇数羽状複葉，最大の小葉は長さ10〜18cm，幅6〜8cmの長楕円形で先端が尖っている．雄花は尾状花序で，夏に黄白色の花を開く．堅果は直径4〜5cmのしわのある球形で，容易に手で割れる．

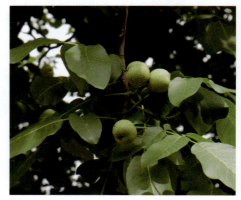

学名の来歴●*Juglans*：Jovis glans（ジュピターの堅果），美味な果実からついた名；*regia*：ラテン語のregia（王様）の意味で，最高の果実ができることからついた名前．

産　　　地●バルカン諸島，ヒマラヤ山脈，中国南西部原産．日本各地で栽培．

主要成分等●脂肪酸（パルミチン酸，ステアリン酸，オレイン酸，リノール酸），ナフタレン誘導体（ユグロン，3-メチルプルンバギン，ユグラノンA，3,3′-ビスユグロン），タンニン（グランスリンA〜D）等．

注　　　　●カシグルミはセイヨウグルミの別名である．
「クルミ」は，平成25年9月20日消食表第257号通知「アレルギー物質を含む食品に関する表示について」の別添1において可能な限り表示に努める「特定原材料に準ずるもの」に指定されている．

■ 食経験

4世紀頃イランから中国に伝播し栽培．日本へは17世紀頃，堅果が中国から朝鮮半島経由で導入され（「本朝食鑑」(1697)），18世紀後半に栽植された（「本草綱目啓蒙」(1806)）．種子を食用，種子は生食，菓子やパン作り，食用油を採取．薬用には樹皮・葉・未熟果皮（胡桃青皮），未熟果実（胡桃緑実），種子（胡桃仁）を利用．葉は消化促進作用，利尿作用，頸部リンパ腺炎（乾燥葉3gを煎じて服用）に効果あり，滋養強壮薬に用いる．煎汁を毒虫の刺し傷に外用，濃厚煎汁は毛生え薬として効果あり．

カシス

black currant

■解 説

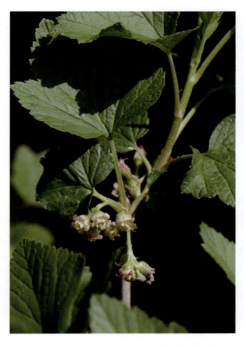

食薬区分(非医)リストより

名　　称	● カシス
他　名　等	● クロフサスグリ
部　位　等	● 葉
備　　考	● 一

基 原 植 物 ● クロスグリ　*Ribes nigrum* Linne（ユキノシタ科：Saxifragaceae）

形　　　態 ● 高さ約1.5mの落葉低木．葉は互生，掌状で，長さ3～5cm，5裂する．葉や茎は，ネコの尿を思わせる強烈なにおいがする．花は総状花序で長さ8cm，5～10個の花をつける．花弁は桃緑色から褐色である．果実は球形で直径1cm，暗紫色．

学名の来歴 ● *Ribes*：デンマーク語のribs（スグリ）から；*nigrum*：ラテン語の「黒い」．

産　　　地 ● ヨーロッパからアジアにかけて広く分布．

主要成分等 ● アントシアニン（ピラノシアニンA～D，ピラノデルフィニンA～D）等．

注　　　　● カシスはクロスグリの英名である．

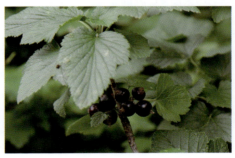

■食経験

北ヨーロッパで16世紀頃から果樹として栽培，産業化．日本には1873年に導入され，北海道，東北の一部で栽培．果実は生食するほか，ジャム，ゼリー，ジュース，果実酒を作り，パイ，プディングの詰め物とする．リキュール（カシス）の原料．ジュースの評価が高い．イギリスでは葉を乾燥して代替品として茶にブレンド．果実はビタミンCの含有量が高く（生果100g中210mg），風邪，咽頭炎等に用いる．葉は尿閉，尿路結石に使用．

ガジュツ
莪迷
zedoary

■ 解　説

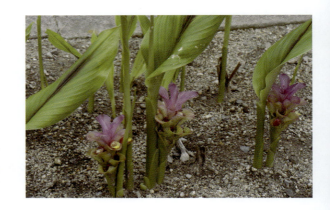

食薬区分(非医)リストより

名　　　称●	ガジュツ
他　名　等●	―
部　位　等●	根茎
備　　　考●	―

基 原 植 物● ガジュツ　*Curcuma zedoaria* Roscoe
　　　　　　（ショウガ科：Zingiberaceae）

形　　　態● 草丈1mの多年生草本．根茎は紡錘形で1本の茎を伸ばす．葉は互生，有柄で長楕円形，長さ約50cmで先が尖る．葉の表面の主脈上に淡紫色の斑が走る．夏，穂状花序を根元から伸ばし，淡黄色の花を開く．

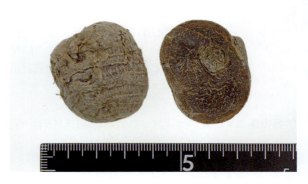

学名の来歴● *Curcuma*：アラビア語のkurkum（黄色）から；*zedoaria*：古代ペルシャ語の植物名zadwarに由来．

産　　　地● マレーシア，インド，ヒマラヤ原産，インド，スリランカ，中国南部，沖縄，屋久島等で栽培．

主要成分等● セスキテルペン（クルゼレノン，ゼデロン，クルクモール，クルクメノール，クルクマジオール），モノテルペン(1,8-シネオール，α-ピネン，β-ピネン，カンフェン，カンファー)，クルクミン等．

■ 食経験

日本には江戸時代に導入．レモングラスに似た香りの葉で，若芽，幼葉，幼茎は野菜として生食，魚料理の調味料として加熱調理で食用．花序も食用となり，根茎は香辛料，デンプンの原材料，葛粉のように使用．また若い根茎はスライスしてサラダで生食．乾燥させた根茎をリキュールの香りづけに利用．
薬用では，根茎(莪迷)を健胃に処方．

カシュトウ
乾花豆
shuiluosan

■ 解 説

食薬区分(非医)リストより

名　　　称	● カシュトウ
他 名 等	● カンカトウ／ドカンゾウ
部 位 等	● 全草
備　　　考	● ―

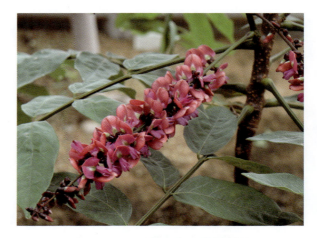

基 原 植 物 ● カシュトウ　*Fordia cauliflora* Hemsl.
　　　　　　（マメ科：Leguminosae）

形　　　態 ● 樹高2～4mの落葉低木．茎には錆色の腺毛がある．葉跡は円形．托葉はかま形，長さ2～2.5cm，葉は葉柄10cmを含んで長さ50cm，羽状複葉で，小葉は23～25個，楕円形から卵形で，長さ4～12cm，幅2.5～3cm．花序は長さ15～40cm，花は赤紫色，果実は長さ7～10cm，幅2～2.5cm，扁平，種子は暗褐色，球形．

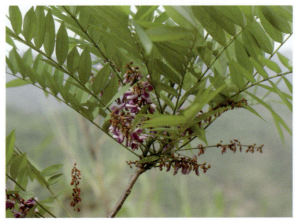

学名の来歴 ● *Fordia*：ラテン語の「花」；
　　　　　　cauliflora：ラテン語で「幹から花が出る」の意．

産　　　地 ● 中国（広東省，広西自治区）．

主要成分等 ● フラボン（カウリフロリンA，B，ポンガピノールC，デプロフラボン，カランジン）等．

注　　　　● 食薬区分(非医)リストでは部位が全草となっているが，本植物は木本である．

■ 食経験

食用の記録は見当たらない．
薬用として鎮痛，鎮静作用がある．根を打撲の腫痛，身体の衰弱に，葉を化膿したできもの，関節リウマチ，手足の麻痺，骨折に外用する．外用は適量．

基原植物事典　153

カツアバ

catuaba

■ 解　説

食薬区分(非医)リストより

名　　　称● カツアバ
他　名　等● ―
部　位　等● 全草
備　　　考● ―

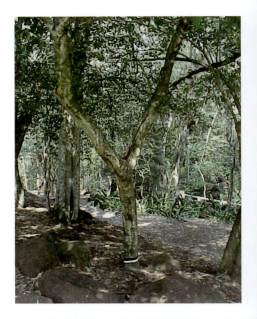

基 原 植 物● *Trichilia catigua* A. Juss.（センダン科：Meliaceae）

形　　　態● 樹高3〜6mの常緑木本で，幹の直径は15〜20cm．葉は羽状複葉で，小葉は長楕円形で9枚．花は白色．果実は楕円形の蒴果，赤色．

学名の来歴● *Trichilia*：ギリシャ語のtricho（3個に分かれた）より，果実が3個に分かれていることから；*catigua*：アマゾンのカツアバの地方名．

産　　　地● ブラジル，アルゼンチン，パラグアイ，ボリビア，ペルー等，南米に分布．

主要成分等● カテキン誘導体（カティグアニンA，B，シンコナニンⅡa，Ⅱb），アルキルフラノン誘導体（ジヒドロ-4-ヒドロキシ-5-メチル-3-(8-ペンタデセニル)-2(3H)-フラノン，4,5-ジヒドロ-4-ヒドロキシ-5-メチル-3-(13-フェニルトリデシル)-2(3H)-フラノン，5-メチル-3-テトラデシル-2(5H)-フラノン），アルキルベンゼン誘導体（ドデシルベンゼン，ヘキサデシルベンゼン，テトラデシルベンゼン）等．

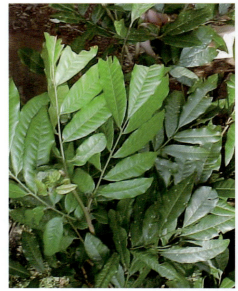

注　　　　● 食薬区分(非医)リストでは部位が全草となっているが，本植物は木本である．

■ 食経験

茶として用いられている．
薬用として強壮剤．アマゾン地方では，媚薬として伝承的に利用されてきた．

カッコウアザミ

billygoat-weed

■ 解　説

食薬区分(非医)リストより

名　　称	●	カッコウアザミ
他　名　等	●	Ageratum conyzoides
部　位　等	●	全草
備　　考	●	―

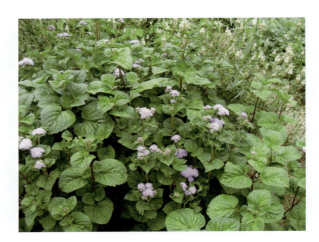

基 原 植 物 ● カッコウアザミ　*Ageratum conyzoides* Linne（キク科：Compositae）

形　　態 ● 草丈30〜60cmの一年生草本で，茎葉とも毛に覆われる．葉は上部で互生，下部で対生し，葉柄を持ち心臓形で先が尖り，浅い鋸歯を持つ．夏，茎頂に散房状花序を伸ばし，管状花からなる紫色の小花を多数開く．

学名の来歴 ● *Ageratum*：ageratos(不老)；*conyzoides*：キク科の古い植物conyzaに似た．

産　　地 ● 熱帯アメリカ原産，熱帯地方で野生化し，日本では栽培．

主要成分等 ● ベンゾピラン誘導体（プレコセンⅠ，Ⅱ，3-イソブチル-6,8-ジメトキシ-2-メチル-4-クロモン）等．

■ 食経験

食用の記録は見当たらない．日本への導入年代は不明だが，花壇，切り花，観賞用として栽培．ヨーロッパには1714年に紹介され分布．適応度が広く畑地，荒野，原野に群落を作る．臭気がある．
薬用では全草に利尿，強壮，消化・食欲促進，通経，駆風，解熱，風邪，喉の痛み，外傷，下痢止め，腸内のガス，リウマチ，脚気，目薬等の民間薬として利用．煎剤，アルコール浸剤，浴剤，膏薬，また，エキスを傷薬として塗布．

カッパリス・マサイカイ
馬檳榔
mabinlang

■ 解　説

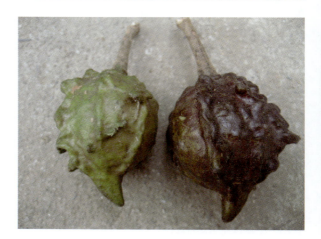

食薬区分(非医)リストより

名　　称●	カッパリス・マサイカイ
他名等●	バビンロウ／マビンロウ／Capparis masaikai
部位等●	種子
備　　考●	―

基原植物● *Capparis masaikai* H.Lev.（フウチョウソウ科：Cleomaceae）

形　　態● 蔓性低木で枝は褐色，若い枝は褐色の毛で覆われる．単葉で短い葉柄を持ち互生．長さ7～12cmの楕円形で，先がゆるく尖る．上面は緑色で光沢があり，下面は灰緑色で細毛に覆われる．葉脈は羽状で両面に隆起．葉腋から花茎を伸ばし，4弁の白色花を開き，卵形の果実を結ぶ．

学名の来歴● *Capparis*：ギリシャ語のkapparis（フウチョウボク）に由来；*masaikai*：明確な語源は不明だが，おそらく中国語由来と考えられる．

産　　地● 雲南省，広西省，広東省等．

主要成分等● イオウ化合物(2-ヒドロキシエチルグルコシノレート，2-オキサジリジンチオン)等．

■ 食経験

食用の記録は見当たらない．
種子からの抽出液に甘味タンパク質マビンリン（Mabinlin）を含有．完熟した果実の種子を乾燥．清熱，唾液分泌，止渇作用がある．消化不良には煎じて服用．止渇，咽頭痛には新鮮なものを噛む．

カニクサ
海金沙
Japanese climbing fern

■解　説

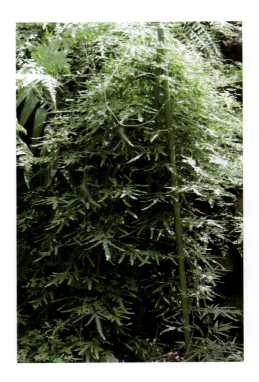

食薬区分(非医)リストより

名　　　称● カニクサ
他　名　等● ツルシノブ／Lygodium japonicum
部　位　等● 胞子
備　　　考● ―

基 原 植 物● カニクサ　*Lygodium japonicum* (Thunb.) Sw.
　　　　　　　（フサシダ科：Schizaeaceae）

形　　　態● 蔓性の多年生草本で，地上部全体が葉をなす．深裂した羽状片が互生し，主軸が他に絡みつき数m伸びる．深裂した羽状片の外周部には胞子嚢群がつき，羽状片の葉柄は細くつやがあり針金状．

学名の来歴● *Lygodium*：lygodes（やわらかい）；
　　　　　　japonicum：日本の．

産　　　地● 北米，アジア，本州，四国，九州に分布．

主要成分等● トリテルペン（リゴシペノイドA，B），トリテルペンサポニン（リゴジウムステロシドA，B）等．

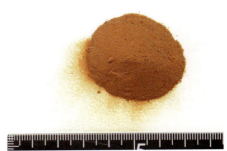

■食経験

若葉，蔓は野菜として食用．
薬用には全草（海金沙草），胞子嚢，胞子（海金沙），根茎，根（海金沙根）を消炎，解毒，肺炎，急性胃腸炎，黄疸に用いる．利尿，肝硬変，慢性腹膜炎，バンチ氏病には，海金砂（沙）2gと他漢方を1日量600〜300g煎じて温服．または粉末で（1回量0.5〜1g）服用．口角炎，口唇炎，舌炎には蜜で練り塗付．陰嚢湿疹にはクリ渋液塗付後に散布．胞子3〜6gを煎じて服用，全草20〜30gを煎じて服用し，陰茎痛，清熱解毒，尿路感染症，結石，こしけ，水腫，下剤に用いる．
近縁種 *L. scandens*, *L. pedatum* は若葉を食用とした．

カノコソウ
吉草
valerian

■ 解　説

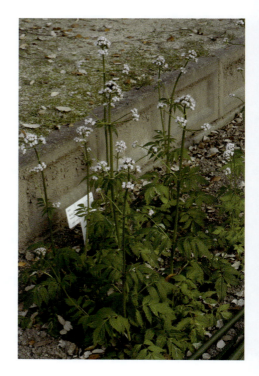

食薬区分(非医)リストより

名　　称● カノコソウ
他名等● キッソウコン／セイヨウカノコソウ／ワレリア
部位等● 根・根茎
備　　考● ―

基原植物● カノコソウ　*Valeriana fauriei* Briq.（オミナエシ科：Valerianaceae）

形　　態● 草丈約80cmの多年生草本．茎は直立し，短い根茎から多数の根を出す．葉は対生，5〜7裂．5月頃に茎頂に散房花穂を伸ばし，白色の小花を密に開く．花冠外面はピンク色，内面は白色．

学名の来歴● *Valeriana*：valere（薬効）；*fauriei*：フランスの植物学者U. J. Faurieに因む．

産　　地● 日本，中国東北，台湾，韓国，樺太に自生または栽培．

主要成分等● セスキテルペン（バレリアニンA〜C，シクロケシルアセテート，α-ケシルアセテート，キソーンB，C），モノテルペン（α-ピネン，β-ピネン，リモネン，ボルニルアセテート）等．

■ 食経験

食用の記録は見当たらない．においの強い多年生草本．観賞用，薬用として栽培．
根に8%程度のテルペン系の精油を含有し，吉草根と呼称．漢方では鎮静剤として利用．

カバノアナタケ

chaga mushroom

■ 解　説

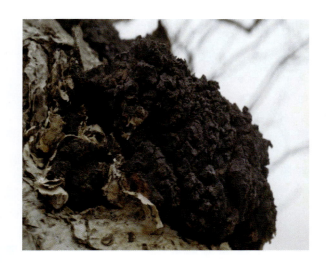

食薬区分(非医)リストより

名　　　称●	カバノアナタケ
他　名　等●	―
部　位　等●	菌核
備　　　考●	―

基原植物● カバノアナタケ　*Inonotus obliquus* (Ach. ex Pers.) Pilát（タバコウロコタケ科：Hymenochaetaceae）

形　　　態● 直径10～20cmで，表面には黒くゴツゴツとした凹凸を有する．縦横に亀裂が走り，石炭のようにかたい．内部は黄色から黄褐色，白色の孔がある．表面は簡単に剝がれる．

学名の来歴● *Inonotus*：ラテン語のino（繊維）＋otos（耳），繊維の耳のある傘；*obliquus*：ラテン語で「傾く」．

産　　　地● 日本，極寒地帯のロシア，北欧の山林中の白樺に着生．

主要成分等● トリテルペン（イノノツトリオールA～C，イノノツジオールA～C，イノノツリドA～C，イノテルペンA, B, F），クマリン誘導体（フェリグリジンD, E, G, I，イオノブリンB, C）等．

■ 食経験

食用の記録は見当たらない．
ロシア北部の民間療法として，煎汁として抽出した茶（チャーガ）を飲むとガンが治るといわれている．その後，肝臓，胃，心臓の疾患等にも効能があるとして広く市販されている．
アイヌ族も健康のために煎じて愛飲していたといわれている．

カフン
花粉
pollen

■ 解　説

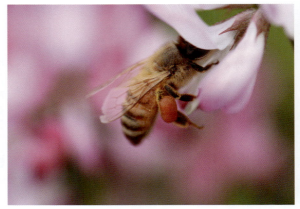

レンゲ

食薬区分(非医)リストより

名　　　称● カフン
他　名　等● ―
部　位　等● ガマ・ヒメガマ以外の花粉
備　　　考● ガマ・ヒメガマの花粉は「医」

基 原 植 物● シロツメクサ　*Trifolium repens* Linne（マメ科：Leguminosae），レンゲ　*Astragalus sinicus* Linne（マメ科：Leguminosae），キイチゴ属 *Rubus*（バラ科：Rosaceae），シナノキ属 *Tilia*（シナノキ科：Tiliaceae）等を中心とした広範にわたる植物．

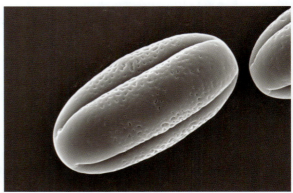

シロツメクサ

形　　　態● 花粉の形は変異に富んでおり，無口粒，単孔粒，三孔粒，多孔粒，散孔粒等様々な花粉の型に分類される．植物進化論的には単孔粒が原始的で，次第に進化し三孔粒や散孔粒は双子葉類のみに見られる．花粉の大きさは直径25〜100nmで，植物の鑑別に用いられる．

産　　　地● 熱帯を除く地域で，ハチミツとともに採取．

主要成分等● タンパク質，アミノ酸，ビタミン，脂質，ミネラル等．

■ 食経験

現代の市販花粉は，ハチの巣箱に設置した花粉トラップによって帰巣したハチの後ろ足から花粉を回収する．さらにハチミツ精製のために遠心分離機で混合物を除去する．しかしこれらの装置が開発される前は花粉の一部は粗製ハチミツに混在するのが普通であった．したがって，現代の花粉トラップやハチミツ精製のための遠心分離機等が利用される前は，粗製ハチミツと一緒に花粉も摂取していたと推測される．
その意味でハチミツの摂取に伴う花粉摂取の歴史ははるか有史時代以前に遡ると考えてよい．しかし花粉そのものを食用の対象にすることは，花粉の生理活性成分に着目し一種の健康食品としての摂取は比較的近代になってからである．
花粉はアレルギー反応を引き起こす，引き起こさない等，種々の論議があるが，民間療法としては様々な国で滋養物として取り扱われ，補助食品として錠剤，カプセル，液体抽出物等の形態で利用されている．しかし，ハチミツ花粉に関する米国FDAの見解では，食品以外のいかなる効能も認めていない．

カボチャ
南瓜
pumpkin

■ 解 説

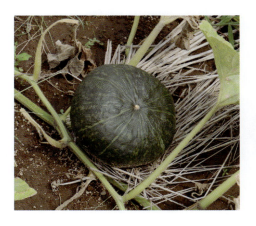

食薬区分(非医)リストより

名　　　　称	● カボチャ
他　名　　等	● ナンガニン
部　位　　等	● 種子・種子油
備　　　　考	● ―

基原植物 ● カボチャ　*Cucurbita moschata* Duchesne または
セイヨウカボチャ　*Cucurbita maxima* Duchesne
（ウリ科：Cucurbitaceae）

形　　態 ●【カボチャ】茎の長さ約10mの蔓性一年生草本．全体が剛毛で覆われる．茎には5稜があり，中空，節はやや膨らむ．単葉は互生．通常広卵形，円形に近いかまたは心臓形，時に浅裂し五角形をなし，長さ約15～30cm，先端は尖り，基部は深い心臓形．葉の上面は緑色，下面は淡緑色，両面ともややかたい毛に覆われる．花は単性で腋生し，雌雄同株，黄色．ウリ状果は大形，扁円形・長円形または卵形，大小は品種により異なる．果皮は一般に暗緑色または緑白色，成熟時には赤褐色．
【セイヨウカボチャ】果実は球形で，表面に縦縞模様がある．

学名の来歴 ● *Cucurbita*：cucumis（ウリ）＋ orbis（円），ヒョウタンの古代ラテン名より；*moschata*：ジャコウの香り；*maxima*：最も大きい．

産　　地 ●【カボチャ】メキシコ南部から中部原産．【セイヨウカボチャ】南米の高原地帯原産．

主要成分等 ● リグナン（ピノレジノール，シリンガレジノール，4-ケトピノレジノール），フェノール誘導体（ククルビトシドA～E，4-ヒドロキシベンジルアルコール），モノテルペン（ロリオリド），ステロイド（ステラステロール）等．

■ 食経験

栽培はトウモロコシと同様に古く，メキシコではBC5000の遺跡から種子が出土．古代メキシコ人や米国先住民の重要な食物であった．新大陸発見後ヨーロッパに伝播．ヨーロッパ経由で導入されたアジアでは，多湿な気候に適応して広範囲に普及．日本では天文10（1541）年頃，ポルトガル船が豊後の国に伝え，同時期，長崎にルソン島から種子が伝来．果肉は茹でる，蒸す，煮る，揚げる等の加熱調理を行う．主食代用となる．洋風料理では潰してスープ，ピューレ，パイ，パン，ケーキに加工．若い果実はピクルス．種は焙って食べる．刻んでサラダ，パスタ，ソース，野菜料理，中国では月餅の餡に加える．種子から食用油を採取．葉や蔓は茹でて和え物や炒め物．花は東南アジアではスープや揚げ物．メキシコではタコスの具材．種子（南京子）には駆虫効果があり，条虫駆除に粉末1回量10～15gを服用．日本での栽培種として主要なものは，カボチャ：果肉の水分が多くねっとりした食感．セイヨウカボチャ：文久3（1863）年米国から導入，冷涼な気候に適し粉質で甘みが強い．ペポカボチャ*C. pepo*：大形のポンキン，金糸瓜，未熟果を利用するズッキーニ等．

ガマ
蒲黄
broadleaf cattail

■ 解　説

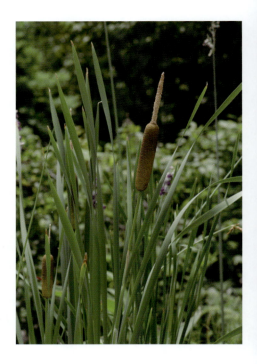

食薬区分(非医)リストより

名　　称●	ガマ
他　名　等●	ヒメガマ
部　位　等●	花粉以外
備　　考●	花粉(蒲黄)は「医」

基 原 植 物● ガマ　*Typha latifolia* Linne（ガマ科：Typhaceae）

形　　　態● 池や沼に自生する草丈1〜2mの多年生草本．太い茎が1本直立し，長さ50〜100cmの線形で扁平，全縁の葉を数本伸ばす．夏，茎頂に筒状の花穂を伸ばし，上部に雄花，下部に雌花を開く．

学名の来歴● *Typha*：ギリシャ語の古い名typheから；
　　　　　　 latifolia：lati(広い)＋folia(葉)．

産　　　地● アジア，ヨーロッパ，北米，オーストラリア，北半球の温帯，熱帯地域に分布．

主要成分等● フラボン(カレンドフラボシド，カレンドフラボビオシド)，ステロイド($5\alpha,8\alpha$-パーオキシエルゴステロール，6-ヒドロキシスチグマスト-4-エン-3-オン，ティファステロール)等．

注　　　● 食薬区分(非医)リストにあるガマとヒメガマは別種である．

■ 食経験

若く緑色の花穂は茹でたり焼いてコーンのように食す．花粉は小麦粉に混ぜパンケーキ，マフィン作りに使用．若芽は生食，花序，根茎は茹でて食用．根茎のデンプンを粉に挽き，小麦粉の代用品としパン作りに利用，ペースト状で麺類に添加して利用．若い鱗茎は茹でたり，ピクルスで食用．またやわかい茎の芯はコサックアスパラガスと呼ばれ生食，また加熱調理でも食す．
薬用には花粉(蒲黄)を乾燥し利尿，止血剤に利用．全草(香蒲)は利尿，浮腫に使用．蒲黄1回量1g1日3回そのまま服用．1日量5〜10gを煎じて3回に分け服用．脱肛には豚の脂で練り塗付．尿道炎等の出血には蒲黄と滑石粉末各1gを1日3回服用．創傷止血はそのまま患部に散布，香蒲の場合は1日量3〜7g煎じて服用．

カミツレ

German chamomile

■解 説

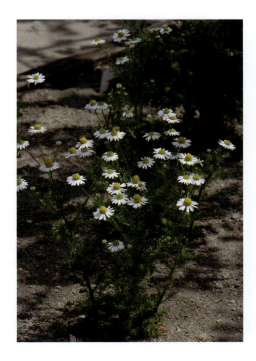

食薬区分(非医)リストより

名　　　称●	カミツレ
他　名　等●	カモミール
部　位　等●	小頭花
備　　　考●	―

基原植物● カミツレ　*Matricaria chamomilla* Linne（キク科：Compositae）

形　　態● 草丈15〜50cmの一年生草本．葉は細かい羽状裂葉で，芳香がある．頭状部が黄色，白色の舌状花は下向きに曲がり，夏から秋に開花．

学名の来歴● *Matricaria*：matrix（子宮）より，婦人病薬とされることから；*chamomilla*：chamai（小さい）＋melum（リンゴ），頭花の形に由来．

産　　地● 地中海沿岸の西アジア原産，ヨーロッパ及び西アジアに自生，世界各地で広く栽培．

主要成分等● セスキテルペン（アンテコツリド，α-ビサボロールオキシドA〜C，マトリカリン，マトリカロン），フラボン（2″-アセチルコスモシン，6″-アセチルコスモチン）等．

■食経験

乾燥した頭状花は，ハーブティーに頻繁に配合されているが，その起源については明確な記録に乏しい．また，フランスの酒の香りづけ，水蒸気蒸留によって青色の精油を採取したエキスは食品（アイスクリーム，キャンディー，焼き菓子，チューインガム等）の香りづけに利用．
薬用では神経の鎮静，催眠，通経に効用あり，特に吸入または湿布により薬効があり，民間療法的に歴史があった．
ジャーマン・カモミールのほかローマン・カモミール *Chamaemelum nobile* が知られ，ともに乾燥した頭状花から精油を採取する．通常ジャーマン・カモミールの方が芳香が強くかつ精油の刺激臭も少ないので薬用として栽培．

カムカム

camu camu

■ 解　説

食薬区分(非医)リストより

名　　　称 ● カムカム
他　名　等 ● ―
部　位　等 ● 果実
備　　　考 ● ―

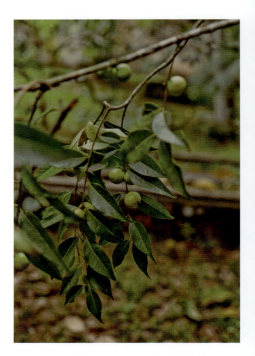

基 原 植 物 ● *Myrciaria dubia* (Kunth) McVaugh（フトモモ科： Myrtaceae）

形　　　態 ● 樹高3～5mの常緑灌木．葉は披針形ないしは楕円形，長さ10～20cm，幅1～2cmで先が尖り対生．幹に多くの小さな白色蝋状で芳香を放つ花を開き，果実が黒熟．

学名の来歴 ● *Myrciaria*：多くの；*dubia*：dubius（疑わしい）．

産　　　地 ● アマゾン川流域（コロンビア，エクアドル，ペルー，ブラジル等）の高温多湿地帯に自生，または栽培．

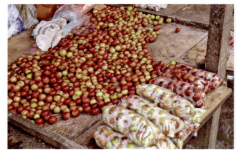

主要成分等 ● タンニン（エラグ酸，4-*O*-メチルエラグ酸，4α-ラムノピラノシルエラグ酸），フラボン（カテキン，ルチン），アントシアニン（シアニジン3-*O*-β-D-グルコピラノシド）等．

■ 食経験

果実は熟すと栗色または黒紫色になり，やわらかくジューシーで甘酸っぱい．未熟果はアスコルビン酸を多く含みビタミンC錠剤の原料として，ジュースは冷凍，瓶詰で米国に輸出される．ジュース炭酸飲料はペルーでよく飲まれる．
近縁種 *M. floribunda*（英名Rumberry，Guava berry）は果実をワイン，リキュールのベースに利用．果実は甘くフレーバーがよく，生食，ジャムやタルトにする．

ガムググル

guggul

■解 説

食薬区分(非医)リストより
名　　　　称● ガムググル
他　名　等● Commiphora mukul
部　位　等● 樹脂
備　　　　考● その他のコンミフォラ属の全木は「医」

基 原 植 物● ガムグクル　*Commiphora mukul* Engl.（カンラン科：Burseraceae）

形　　　　態● 樹高約4mの低木．幹は紙質の樹皮で覆われ，枝には棘を持つ．葉は単葉または3出掌葉で長さ1～5cm，幅0.5～2.5cmで不規則な鋸歯を持つ．雌花異株で，赤からピンク色の4花弁を持つ小さな雌花，雄花を開く．幹にガムを分泌する．

学名の来歴● *Commiphora*：commi(kommiゴム)＋phora(産する)；*mukul*：地名．

産　　　　地● 北アフリカから中央アジアに至る地域に自生．

主要成分等● ジテルペン（センブレンA，ムクロール），トリテルペン（ミラントールA，B，C），ステロイド（ググルステロールⅡ，Ⅲ，Ⅳ，Ⅴ）等．

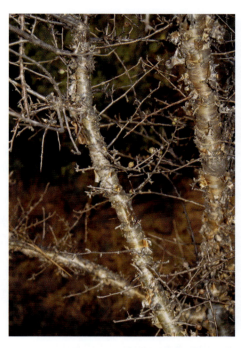

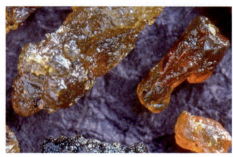

■食経験

食用の記録は見当たらない．
苦味，刺激味のある樹脂の原料で，インド伝統医療では強壮剤に使用された重要な粘性剤．イランではリウマチ，健胃に処方される．
近縁種 *C. molmol*，モツヤク *C. myrrha* は，いずれも樹皮より抽出した精油は飲料，焼き菓子，キャンディー，ゼリー，肉製品，冷菓，チューインガム等に利用．

カヤツリグサ

Asian flatsedge

■ 解　説

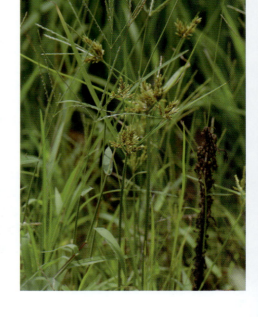

食薬区分(非医)リストより

名　　　称 ● カヤツリグサ
他 名 等 ● ―
部 位 等 ● 全草
備　　　考 ● ―

基 原 植 物 ● カヤツリグサ　*Cyperus microiria* Steud.（カヤツリグサ科：Cyperaceae）

形　　　態 ● 草丈30〜40cmの一年生草本．根際から3稜柱形の茎が数本直立し，芳香を放つ．葉は線形で長く根元から叢生し，また茎から互生する．夏，茎頂に花序を数本伸ばし，それぞれ数本の褐色の穂をつける．穂に多数の花が2列に並ぶ．

学名の来歴 ● *Cyperus*：古代ギリシャ語のcypeiros（カヤツリグサ）より；*microiria*：小さい．

産　　　地 ● 中国原産，世界に広く分布．

主要成分等 ● セスキテルペン（シペレン，カリオフィレン，γ-カジネン，ファルネソール，α-カジノール）等．

■ 食経験

日本全般に分布．全草を乾燥させ茶葉の代用．

カラスノエンドウ

narrow-leaved vetch

■解 説

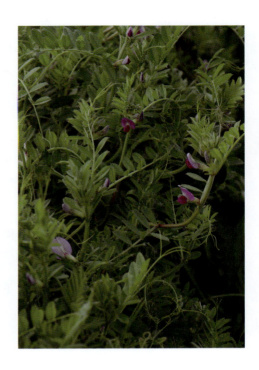

食薬区分（非医）リストより

名　　　称●	カラスノエンドウ
他　名　等●	コモンヴィッチ
部　位　等●	全草
備　　　考●	一

基原植物● カラスノエンドウ　*Vicia angustifolia* Linne（マメ科：Leguminosae）

形　　　態● 草丈60〜100cmの二年生草本．茎はよく分枝し，方形で毛が多くざらつく．葉は互生，偶数羽状複葉で3〜6対の小葉からなる．小葉は柄がなく対生し，長卵形で長さ約2cm，先端部は凹む．葉の先端はヒゲ状となり他に絡む．4〜5月頃，葉腋から一対のピンク色の唇花を開く．4〜5cmの豆果が熟し，黒い種子を数個内蔵．

学名の来歴● *Vicia*：vincire（巻きつく）より；*angustifolia*：angusti（狭い）＋folia（葉）．

産　　　地● 本州，四国，九州，アジア，ヨーロッパ，ユーラシア大陸暖温帯に広く自生．

主要成分等● フラボン（ルマリン，ペルタトシド，ケルセチン-3-*O*-ガラクトシル-(1→6)-グルコシド）等．

■食経験

若い全草，種子は茹でて食用．飼料に利用．
近縁種ヤハズエンドウ*V. angustifolia* var. *segetalis*は救荒，飢饉時代に葉を食用，日本，ユーラシア，北アフリカ，北米に分布．オオカラスノエンドウ*V. sativa*は薬用として全草と種子（翹揺）を，黄疸，浮腫，マラリア，鼻出血，月経不順に利用．1.5〜3gを煎じて服用．

カラスムギ

wild oat

■解　説

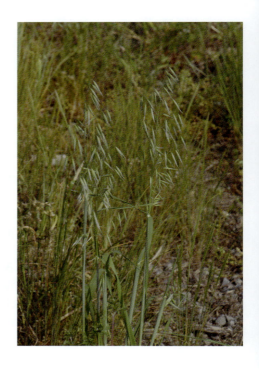

食薬区分(非医)リストより

名　　　称●カラスムギ
他　名　等●ヤエンムギ
部　位　等●全草
備　　　考●―

基 原 植 物●カラスムギ　*Avena fatua* Linne（イネ科：Gramineae）

形　　　態●草丈50〜100cmの二年生草本．茎は直立し中空．葉は互生，線形で長く10〜20cm，先は鋭く尖り基部が茎を抱く．初夏，茎頂に円錐花序を伸ばし分枝し，3個の緑色花をつけ小穂を下垂．

学名の来歴●*Avena*：カラスムギの古代ラテン名；*fatua*：実らない．

産　　　地●ヨーロッパ原産で世界各地で栽培．

主要成分等●芳香族カルボン酸（バニリン酸，フェルラ酸，p-クマル酸，カフェー酸），モノテルペン（テルピネン-4-オール，ボルネオール，チヤ-2,4(10)-ジエン）等．

注　　　　●カラスムギを牧草とする場合，エンバクと呼ぶことが多い．

■食経験

ムギとともに日本に伝播し帰化．中国，シベリアでは穀粒を飢饉時に救荒植物として利用，大麦や米と同様に粉末に挽き，加熱調理で食用．果実は北米インディアンの食用．
牧草として利用．花序は染料に利用．

カラタチ
枳殻
hardy orange

■解 説

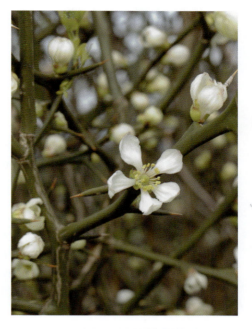

食薬区分(非医)リストより

名　　　称●	カラタチ
他　名　等●	キコク／Poncirus trifoliata
部　位　等●	果実・果皮・蕾
備　　　考●	―

基原植物● カラタチ　*Poncirus trifoliata* (Linne) Raf.（ミカン科：Rutaceae）

形　　　態● 樹高2〜3mの落葉樹．幹や枝には，長く鋭い棘が互生する．葉は互生し，3出複葉で小葉は卵形，葉柄には翼がある．4〜5月，葉の展開に先駆けて，葉腋や棘のつけ根に白色5弁花を開く．秋，球形の果実が黄熟し芳香を放つ．

学名の来歴● *Poncirus*：フランス語のponcire（ミカンの一種）から；*trifoliata*：tri（3）＋foliata（葉）．

産　　　地● 中国原産で中国中部に自生，日本では生垣として全国に植栽．

主要成分等● クマリン誘導体（ケルマリンA，シトルマリンB，ポンシトリン，ポンシマニン，キサントトキソール），フラボン（イソサクラニン，アタラントフラボン），イオウ化合物（3-メルカプトヘキシルブチレート，3-メルカプトヘキシルヘキサノエート）等．

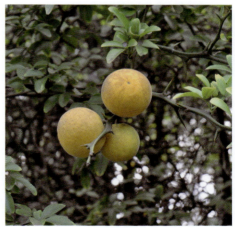

■食経験

熟果は生食，飲料，マーマレード，果皮は砂糖漬け，若芽は下茹でし野菜として食用．果皮は酸味，苦味，油脂質があり生食は不適．苦い果実はホップの代用としてビールの醸造に利用．煎液はイーストの膨張を早める効果がある．果実は嘔吐感をもよおすことがある．
薬用には未熟果実（枳実），成熟果実（枳殻），乾燥果実（枸橘）を健胃，利尿，下痢，腹痛，消化不良，腹部膨張，喉の渇きに利用（乾燥果実10gを3回食前に服用．未熟果実5個をホワイトリカー500mLに漬け3か月後，1回量10〜20mL，1日3回食前に服用）．漢方では清上防風湯，四逆散料等に使用．慢性胃炎，胃潰瘍，胆嚢症，慢性肝炎に応用．果，茎，葉ともに浴用剤．果と葉は凍傷に，果を刻みアルコール浸液とした化粧料はひびや抜け毛によい．

ガラナ

guarana

■ 解　説

食薬区分(非医)リストより

名　　　称● ガラナ
他　名　等● ―
部　位　等● 種子
備　　　考● ―

基 原 植 物● ガラナ　*Paullinia cupana* Kunth（ムクロジ科：Sapindaceae）

形　　　態● 草丈50cm〜2mに及ぶ多年生草本．葉は互生し，羽状に切れ込んでいて棘がある．夏，茎の先端にアザミに似た紫色の頭花をつける．総苞は革質で肥厚し，花床は多肉質．果実は小さく丸く，房状．果皮は赤く，熟すと実が弾け，黒い種子が現れる．

学名の来歴● *Paullinia*：植物学者，医者のS. Paulliに因む；*cupana*：アマゾン流域ではガラナのことをcupanaとも呼んでいる．

産　　　地● アマゾン川流域原産，主として南米で栽培．

主要成分等● カフェイン，テオブロミン，テオフィリン，*d-*カテキン，タンニン，グアラニン等．

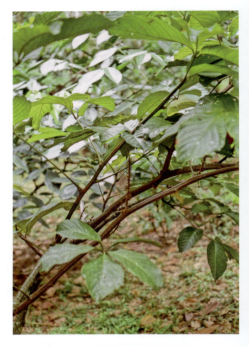

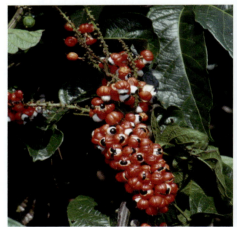

■ 食経験

種子にはコーヒーの約3倍のカフェインを含む．種子を燻煙したのち粉砕し水で練り，棒状または団子状にしたものを乾燥固化．飲用に供する時はそれを削り，水または湯で浸漬する．ガラナ種子にはカフェイン2.6〜7%を含み，ガラナの液状エキスは，コーラ飲料のフレーバーとして広く用いられるほか，リキュール，キャンディーまたはハーブ茶等にも利用される．
ブラジルでは興奮性飲料として片頭痛，精神強壮剤に，またタンニンを含むため腸疾患に用いる．

カリウスフォレスコリー

forskohlii

■解　説

食薬区分(非医)リストより

名　　　称● カリウスフォレスコリー
他　名　等● ―
部　位　等● 根
備　　　考● ―

基 原 植 物● *Coleus forskohlii* Briq.（シソ科：Labiatae）

形　　　態● 草丈40〜60cmの多年生草本．地上部全体が白い毛に覆われる．葉は短い葉柄を持ち，長さ3〜5cm，楕円形で先端は丸みを帯び，浅い鋸歯が周りを覆う．秋，穂状花序を伸ばし多数の青紫色の唇花を開く．果実には1個の黒色種子を内蔵．

学名の来歴● *Coleus*：莢状の；*forskohlii*：スウェーデンの分類学者P. Forsskålに因む．

産　　　地● インド原産，インド，東アフリカ，エジプトに分布し，熱帯地域で栽培．

主要成分等● ジテルペン（フォルスコリンE〜J，フォルスコジテルペンA〜D，コレオノールB〜D，1-デオキシフォルスコリン）等．

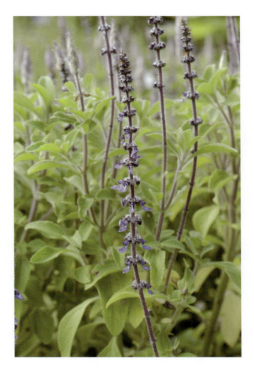

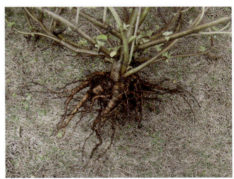

■食経験

食用の記録は見当たらない．
薬用としては強心作用，緑内障，気管支喘息等に処方．根茎はインド伝統医療で心臓や肺の病気に用いられてきた．

カルケッハ

carqueja

■ 解　説

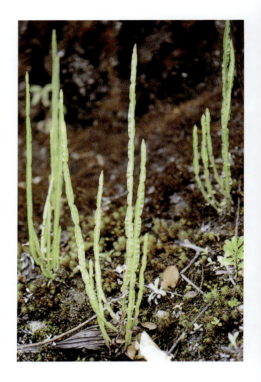

食薬区分(非医)リストより

名　　　称●	カルケッハ
他　名　等●	カルケ／カルケージャ／パッソーラ
部　位　等●	全草
備　　　考●	―

基 原 植 物● カルケッハ　*Baccharis trimera* (Less.) DC.（キク科：Compositae）

形　　　態● 高さ約1mの常緑多年生潅木で，サボテン状を呈する．茎のない扁平で波打つ葉が，根際から叢生．葉には所々くびれがあり，樹脂を分泌し，粘る．葉脈部分に白色の管状花を多数開く．

学名の来歴● *Baccharis*：bacca（腋果）の意；*trimera*：3基本数の．

産　　　地● ブラジル，ウルグアイ，アルゼンチン．

主要成分等● フラボン（アピゲニン，オイパトリン，ゲンクワニン，ルテオリン，ケルセチン，シルシマリチン）等．

注　　　● 春の新芽，秋に根が伸びる頃有毒となる．ジギタリス投与と同様の症状を呈し，麻痺，死に至るといわれる．

■ 食経験

食用の記録は見当たらない．
アンデス地方では全草を胃腸薬に使用している．

ガルシニアカンボジア

kankushta

■解 説

食薬区分(非医)リストより

名　　　称●	ガルシニアカンボジア
他　名　等●	インディアンデイト／ゴラカ／タマリンド
部　位　等●	果実・果皮・茎・種子・根・葉・花
備　　　考●	―

基原植物● *Garcinia cambogia* (Gaertn.) Desr.（オトギリソウ科：Hypericaceae）

形　　態●常緑高木．葉は楕円形で先が尖り対生する．若い枝は緑色で，次第に褐色となる．枝に数本の花柄を伸ばし，淡黄色の花を開く．果実には約6本の稜があり，4個の種子を内蔵．

学名の来歴● *Garcinia*：医師Garcin Raymondに因む；*cambogia*：カンボジアの．

産　　地●インド西部，スリランカ，熱帯アジアに分布．

主要成分等●プレニルキサントン誘導体（オキシグチフェロンI，K，M，イソキサントチモール，グチフェロンN），ガルシナ酸，ガルシナラクトン等．

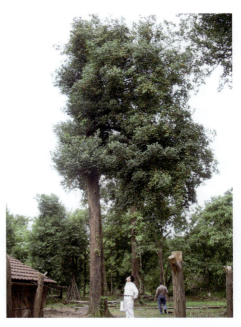

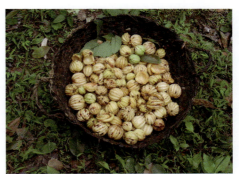

■食経験

果実をライムの代用品として利用．乾燥させカレー等の香辛料，調味料．種子から油を採取する．

ガレガソウ

professor-weed

■ 解　説

食薬区分(非医)リストより
名　　　称● ガレガソウ
他　名　等● ―
部　位　等● 葉
備　　　考● ―

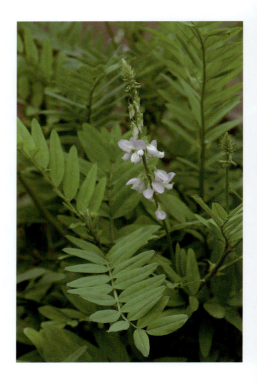

基 原 植 物● ガレガソウ　*Galega officinalis* Linne（マメ科：Leguminosae）

形　　　態● 草丈50～100cmの多年生草本．茎が直立し稀に分枝．葉は奇数羽状複葉で，下部は互生で上部は対生．小葉は葉柄がなく，長楕円形で先が尖る．夏，葉腋に総状花序を伸ばし，淡紅紫色の豆花を多数開く．上向きに豆果が熟し，黒色種子を内蔵．

学名の来歴● *Galega*：ギリシャ語で「乳」；*officinalis*：薬用の．

産　　　地● ヨーロッパ南部から西アジアに自生，日本でも栽培．

主要成分等● フラボン（メジカゴール，ガルテオリン，フレミカッパリンC，$3,3',4',5,8$-ペンタヒドロキシフラボン），アルカロイド（スフェロフィシン，ガレギン）等．

注　　　　● アルカロイドを含有する．

■ 食経験

日本には大正時代に導入．若芽は茹でて温野菜として食用．
薬用には全草（ガレガ草）を花期に水洗い後に日干しして利用され，催乳，利尿，強壮，発汗に効果がある．牧草用に栽培，動物の泌乳不足に効果がある．

カロニン
栝樓仁
trichosanthis semen

■解　説

食薬区分(非医)リストより

名　　　称●	カロニン
他　名　等●	オオカラスウリ／キカラスウリ／シナカラスウリ
部　位　等●	果実・種子
備　　　考●	根は「医」

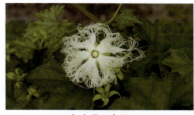
キカラスウリ

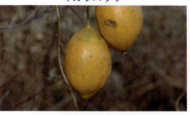
キカラスウリ

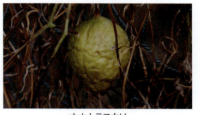
オオカラスウリ

基原植物● キカラスウリ　*Trichosanthes kirilowii* Maxim. var. *japonica* (Miq.) Kitam., オオカラスウリ　*Trichosanthes bracteata* Voigt, シナカラスウリ　*Trichosanthes kirilowii* Maxim. （ウリ科：Cucurbitaceae）

形　　態●【キカラスウリ】日本全国に自生する，蔓性多年生草本．葉は照りがあり，5角状卵心形で掌状に3～5浅裂．下葉は深裂する．雌雄異株で，夏に葉腋に総状花序を伸ばし，深く切れ込んだ白い雄花を開く．葉腋に，深く切れ込みのある白色の雌花が単生する．秋に，広楕円形で長さ約10cmの果実が黄橙色に熟し，多くの種子を内蔵．種子は楕円形で，中央部に凹みがある．
【オオカラスウリ】果実は球形で，長さ5～8cm，橙黄色に熟す．
【シナカラスウリ】葉は心臓形で，3～5浅裂．果実は楕円形で，長さ5～7cm，淡橙褐色に熟す．

学名の来歴●*Trichosanthes*：thrix（毛）＋anthos（花）；*kirilowii*：採集家Kirilowに因む；*japonica*：日本の；*bracteata*：包葉のある．

産　　地●【キカラスウリ】沖縄から北海道まで日本全国に自生．【オオカラスウリ】四国，九州，沖縄，中国，ベトナム，マレーシア，インドに自生．【シナカラスウリ】朝鮮半島，中国，ベトナムに自生．

主要成分等●トリテルペン（ブリオノリン酸，カルニジオール，イソカルジニオール，ブリオノール，ククルビタシンB，D），ステロイド（スチグマスタ-3,6-ジオール，スチグマスタ-5-エン-3,4-ジオール）等．

注　　　●カロニンはキカラスウリの種子の生薬名である．

■食経験

救荒植物として果肉を食用．若い鱗茎部は野菜として茹でて食す．根茎からデンプンを採取する．根，種子，果皮を薬用として解熱，鎮咳，去痰，鎮痛薬，催乳に処方．粉末を湿疹等の外用に使用．生薬名は栝樓仁，栝樓根．
近縁種*T. palmata*はインドネシア，インドに分布．果実は茹でたり，ピクルス，葉は野菜として食用．

カワラタケ
瓦茸
turkey tail

■ 解　説

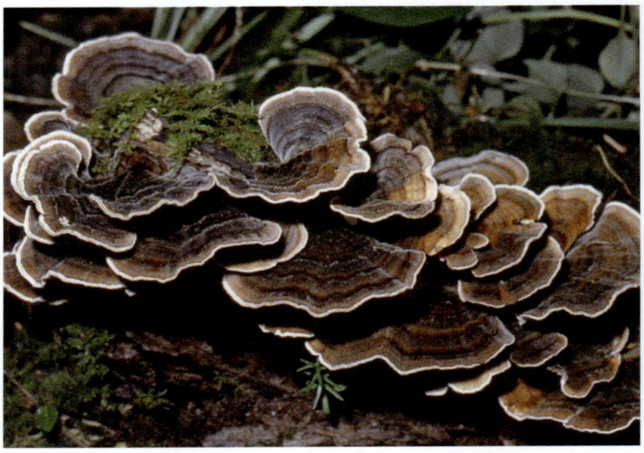

食薬区分(非医)リストより

名　　　称●	カワラタケ
他　名　等●	サルノコシカケ
部　位　等●	子実体
備　　　考●	菌糸体は「医」

基 原 植 物● カワラタケ　*Trametes versicolor* (Linne) Lloyd（タマチョレイタケ科：Polyporaceae）

形　　　態● 傘は半円形，強靭な革質，多数が重なり合って群生する．表面は短毛を有して環紋があり，多彩な色を帯びるが，黒味を帯びるものが多い．肉は白色，管孔は微小，胞子はやや曲がった円筒形，長さ5〜8μm，幅2μm，非アミロイド．白色腐朽菌．

学名の来歴● *Trametes*：ラテン語のtrama（織物の横糸）＋-ites（接尾語）；*versicolor*：ラテン語のverso（色々な）＋color（色）より．

産　　　地● 広く世界に分布．

主要成分等● 多糖-タンパク質複合体等．

■ 食経験

食用の記録は見当たらない．
含有する多糖-タンパク質複合体に抗腫瘍活性が認められ，肝炎，肝ガンに作用．ただし直接の抗ガン作用によるものではなく，免疫機能を活性化させる作用と認識され，薬剤名クレスチンと呼ばれている．
東アジアでは煎汁を茶として飲用している．

カンカニクジュヨウ
管花肉蓯蓉

■ 解　説

食薬区分(非医)リストより

名　　　称 ● カンカニクジュヨウ
他　名　等 ● Cistanche tubulosa
部　位　等 ● 肉質茎
備　　　考 ● ―

基 原 植 物 ● カンカニクジュヨウ　*Cistanche tubulosa* (Schenk) Wight（ハマウツボ科：Orobanchaceae）

形　　　態 ● 草丈約30cmでギョリュウ科，ギョリュウ属 *Tamarix* 等の木の根に寄生する寄生性多年生草本．茎の根元は大きく肥厚する．葉は退化して鱗片状で整然と並ぶ．茎の先端に穂状花序を伸ばし，小さな唇花を多数開き，球形の果実を結ぶ．

学名の来歴 ● *Cistanche*：cista（箱）の意；*tubulosa*：管状の．

産　　　地 ● 中央アジア，東アフリカから中近東の砂漠地帯に自生．

主要成分等 ● イリドイド（カンカノシドA〜D，M，N），フェニルエタノイド（ツブロシドA〜C）等．

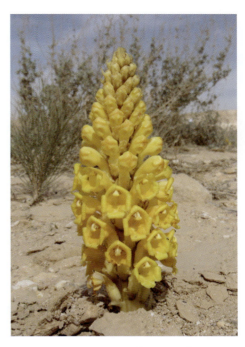
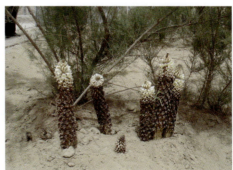

■ 食経験

食用の記録は見当たらない．
薬用としてはニクジュヨウの代替として処方．

カンキョウニン
甘杏仁
apricot

■ 解　説

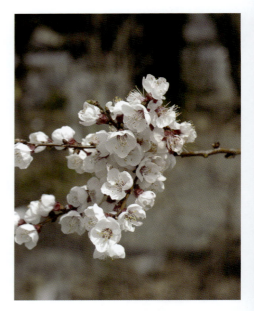

食薬区分(非医)リストより

名　　称 ●	カンキョウニン
他名等 ●	アンズ
部位等 ●	種子
備　　考 ●	クキョウニンは「医」

基原植物 ● アンズ　*Prunus armeniaca* Linne（バラ科：Rosaceae）

形　　態 ● 樹高4〜9mの落葉中高木．葉は互生で，葉柄は帯紅色，葉身は卵円形．春，葉に先立ち小枝に淡紅色の5弁花を開く．核果は有毛，熟すと黄紅色．種子は扁平で先が尖る．

学名の来歴 ● *Prunus*：ギリシャ語のprune（桃）から；*armeniaca*：アルメニアから．

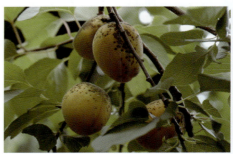

産　　地 ● 中国，朝鮮半島，日本等で栽培．

主要成分等 ● シアン誘導体（プルナシン，アミグダリン，アミグダリン酸，マンデロニトリル），フラボン（エフェドラニンA，シリンギン3-*O*-ロビノビオシド，マファニンA），モノテルペン（α-テルピネオール，ゲラニオール，リナロール），ベンズアルデヒド，ベンジルアルコール等．

注　　　 ● アンズの栽培種の中には種子の甘い種があり，カンキョウニンはその種子の生薬名である．シアン誘導体を含む．

■ 食経験

果実を食用，薬用として利用．古くから栽培された果樹で，原産地中国ではBC3000〜2000頃から栽培．中央アジア経由で1世紀にはヨーロッパに伝播．14世紀にはイギリス，18世紀には米国のカリフォルニアに伝播．日本には古く中国から渡来したが，時期は不明．「本草和名」(915)にカラモモとして記載．初期は種子を薬用とし，果肉を食べるようになったのは文政年間（1818〜30）．成熟した果実を生食．しかし成熟した果実はやわらかく，輸送や貯蔵に耐えず，酸味も強いため，多くは缶詰，ジャム，シロップ漬け，干しアンズ，菓子類に加工．東北のウメが育たない地方では，梅干しにアンズを使用する．核の中の種子を杏仁と呼び，杏仁豆腐，杏仁湯等の中国料理の材料として利用．「神農本草経」(220頃)の下品に「杏核仁」として収載．
薬用として，鎮咳，去痰，利水に使用．

カンショ
甘蔗
sugarcane

■解説

食薬区分(非医)リストより

名　　　称●	カンショ
他　名　等●	サトウキビ
部　位　等●	根
備　　　考●	―

基原植物● サトウキビ　*Saccharum officinarum* Linne（イネ科：Gramineae）

形　　態● 草丈2〜4mの多年生草本．葉は長さ1〜2mの広線形で裏面の中肋は隆起．茎は直径2〜6cmで中実．茎頂に円錐花序をつけ，花は灰白色．茎の汁は非常に甘い．

学名の来歴● *Saccharum*：「ショ糖」より；*officinarum*：薬用の．

産　　地● インド原産といわれ，熱帯各地で栽培．

主要成分等● ショ糖，パルミチン酸ミリシル等．

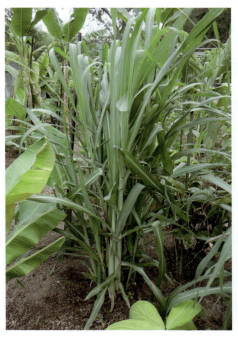

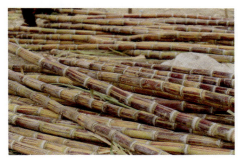
©rweisswald-Fotolia

■食経験

BC15000〜8000頃に栽培化．古代に熱帯太平洋の島々や東南アジアに栽培が拡大．ヘロドトス（BC480）の書物に砂糖の記載がある．日本への最古の伝播記録は，天平勝宝6 (754) 年に唐からの渡来僧鑑真の目録に「蔗糖，甘庶」等の記録．しかし日本におけるサトウキビの農業栽培は，慶長14 (1609) 年に中国福建省から導入したサトウキビ苗により，奄美大島において栽培に成功したのが始まり．「和漢三才図会」(1712) に，「沙糖に氷糖，白糖，黒糖の三品あり」と記載．甘味料としての使用は17世紀以後．阿波または讃岐和三盆等の形で現代に継承．

成熟したサトウキビの茎は生食．しかし主用途は砂糖製造原料．用途に応じ精製度，結晶のサイズにより，ザラメ糖，グラニュー糖，上白糖，三温糖，角砂糖，氷砂糖，黒砂糖等に精製される．砂糖精製工程で分離される廃糖蜜は安価な発酵基質として，アルコール発酵，アミノ酸発酵，酵母培養の糖基質等に広く利用．

カンゾウ
甘草
licorice

■解説

食薬区分(非医)リストより

名　　称●	カンゾウ＜甘草＞
他　名　等●	リコライス
部　位　等●	根・ストロン
備　　考●	―

基原植物● ウラルカンゾウ　*Glycyrrhiza uralensis* Fisch. またはスペインカンゾウ　*Glycyrrhiza glabra* Linne（マメ科：Leguminosae）

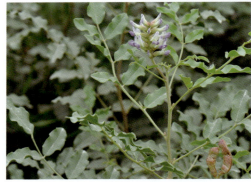
ウラルカンゾウ

形　　態●【ウラルカンゾウ】草丈50～100cmの多年生草本．根は地中に長く伸び3mに及ぶ．茎は直立し，葉が互生する．葉は奇数羽状複葉で，小葉は5～15個．葉や茎は多数の毛に覆われ，べたつく．夏，葉腋から花茎を伸ばし，総状花序に多数の紅紫色の花を開く．花後，5～6個の果実を結び，まとまってボール状となる．果実には黒い球状の数個の種子を内蔵．
【スペインカンゾウ】夏から秋に，葉腋から5～10cmの穂状花序を伸ばし，多数の淡青紫色の蝶花を開く．花後，円柱状の豆果を結び，数個の種子を内蔵．

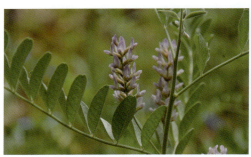
スペインカンゾウ

学名の来歴● *Glycyrrhiza*：glycos（甘い）＋ rhiza（根）； *uralensis*：ウラル地方の； *glabra*：無毛の．

産　　地●【ウラルカンゾウ】中国，モンゴル．【スペインカンゾウ】中国西部，ヨーロッパ東部．

主要成分等● フラボン（カンゾノール F～N，プエラリン，リクイリチン），スチルベン誘導体（ガンカオニン R～U），トリテルペンサポニン（グリチルリチン，ウラルサポニン A～F，リコリスサポニン G2, K2, T2）等．

■食経験

根，走出茎の抽出物を食品の甘味料，香料として広く使用．日本ではみそや醤油の甘味料として利用．エキスは飲料，冷菓，菓子，畜肉製品，チューインガム等に使用．エキスの成分はグリチルリチン，甘味は砂糖の50～200倍．咳止めドロップや医薬品の風味調整料，タバコの甘味料．

洋の東西を問わず古くから薬用として使用．テオフラステス「植物研究」（BC280頃）にカンゾウの記述．中国では，「馬王堆墳墓」（BC168）の秦時代（BC250～206）の書「五十二病万」の中の記事が最古．日本では正倉院の「種々薬帳」（756）に記載があり，「延喜式」（927）では常陸，陸奥，出羽の三国から献上．

鎮咳，去痰，鎮痛，穏和な下剤として使用する．漢方では「神農本草経」（220頃）に上品として挙げられ，多くの処方に配合．その薬効から別名を「国老」と呼び，最も頻繁に使う生薬．グリチルリチン製造原料．

カントウタンポポ

■ 解　説

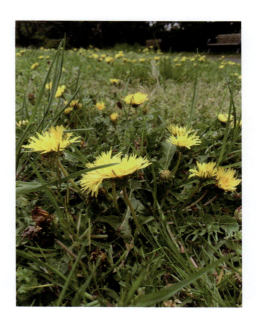

食薬区分(非医)リストより
- 名　　　称● カントウタンポポ
- 他　名　等● ―
- 部　位　等● 全草
- 備　　　考● ―

基原植物● カントウタンポポ　*Taraxacum platycarpum* Dahlst.（キク科：Compositae）

形　　　態● 草丈15～30cmの多年生草本．早春にロゼット状の根生葉を伸ばす．葉は倒披針形で深い鋸歯が並ぶ．春，根際から花茎を伸ばし，茎頂に黄色の頭花を開く．熟した痩果には多くの冠毛がつき，風により飛ばされる．全草を傷つけると，白い乳汁が出る．

学名の来歴● *Taraxacum*：アラビア語のtharakhchakon（苦い草）より；*platycarpum*：platy（大きな）＋carpum（果実）．

産　　　地● 関東地方，山梨県，静岡県に自生．

主要成分等● 8,11,13-トリヒドロキシ-2-オキソ-1(10),3-グアイアジエン-12,6-オリド，20(30)-タラキサステン-3,21-キオール，20-タラキサステン-3,30-ジオール，6,8-ノナコサネジオール，12-ルペン-3,11-ジオール等．

■ 食経験

タンポポの古名はタナ（太菜または田菜）．古代日本から，若葉を茹でて浸し物や和え物にする．花，つぼみ，根は食用に供するが，苦味がある．
漢方では根を蒲公英といい，解熱，健胃剤として処方．家庭酒の材料にもする．

カンブイ

pedra-ume-caa

■解　説

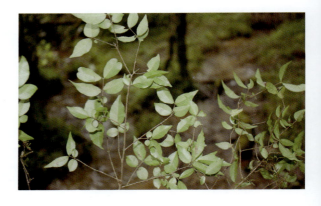

食薬区分(非医)リストより
- 名　　称● カンブイ
- 他　名　等● ペドラ・ウマ・カア／ペドラ・ウメカ
- 部　位　等● 葉
- 備　　考● ―

基原植物● カンブイ　*Myrcia multiflora* DC.（フトモモ科：Myrtaceae）

形　　態● 樹高4〜10mの常緑低木．若い枝と葉柄は緑色．葉は互生し卵形，長さ5cmで光沢がある．総状花序は橙赤色．果実は球形，緑色で熟すと赤色になる．種子は2個．

学名の来歴● *Myrcia*：ギリシャの芳香のある木myrizeinに由来；*multiflora*：multi（多数）＋flora（花）．

産　　地● ブラジル，ペルー，パラグアイ．

主要成分等● フラボン（ミルシアシトリンⅠ〜Ⅴ），アセトフェノン誘導体（ミルシアフェノンA，B）等．

■食経験

食用の記録は見当たらない．山林中，海岸地帯にも生育．
薬用部位は樹皮，葉．糖尿病に用い，植物インスリンの俗称がある．煎剤として服用．

カンラン
橄欖
Chinese olive

■解 説

食薬区分(非医)リストより

名　　　称 ● カンラン
他　名　等 ● Canarium album
部　位　等 ● 果実
備　　　考 ● ―

基原植物 ● カンラン　*Canarium album* Raeusch.（カンラン科：Burseraceae）

形　　態 ● 樹高40〜50mの常緑高木．葉は革質，奇数羽状複葉で小葉は対をなし，楕円形で先端が尖り対生．葉腋より円錐花序が伸び，多数の小花を開き，後に1対の果実を結ぶ．

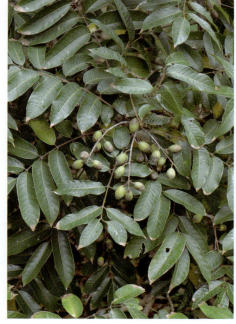

学名の来歴 ● *Canarium*：カナリア諸島の；*album*：白い．

産　　地 ● ナイジェリア，マダガスカル，インド，中国南部，インドネシア，フィリピン等に自生し，また各地で栽培．

主要成分等 ● トリテルペン（12-オレアネン-3,16-ジオール，12-ウルセン-3,6-ジオール，13(18)-オレアネン-3,16-ジオール），フラボン（ルチン，ケルセチン 3-O-α-L-ラムノピラノシド，アメントフラボン），没食子酸等．

■食経験

種子を欖仁と呼ぶ．アーモンドに類似の風味を有し，生食または調理して食用に供す．果肉も生食，塩漬け，砂糖漬け，薬酒として利用．
果実は中医薬で喉，呼吸器の疾患等に処方される．

カンレンボク
喜樹
camptotheca

■ 解　説

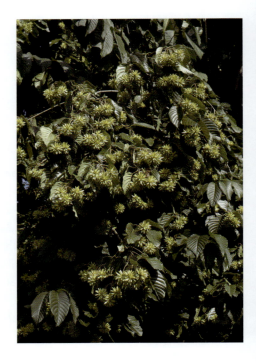

食薬区分(非医)リストより

|名　　称● カンレンボク
|他 名 等● キジュ
|部 位 等● 果実
|備　　考● ―

基 原 植 物● キジュ　*Camptotheca acuminata* Decne.（ヌマミズキ科：Nyssaceae）

形　　　態● 樹高30mに達する落葉高木．葉は互生し，短い葉柄をつけ長さ10～30cm，長楕円形で先が尖り，葉脈に沿って波打つ．雌雄異株で夏，葉腋に雌花の球形花序を伸ばし，5弁の淡緑色の花を開く．茎頂に雄花の球形花序をつける．長さ2～3cmの痩果が球状につき，茶褐色に熟す．

学名の来歴● *Camptotheca*：camptos(曲がった)＋theca(膜)；*acuminata*：先が次第に尖った．

産　　　地● 中国南東部原産，各地に植栽．

主要成分等● アルカロイド(カンプトテシン，10-ヒドロキシカンプトテシン，カンプタクマニン)，タンニン(カンプトチンA，B，ペンタ-*O*-メチルフラベラギン酸，2,8-ジ-*O*-メチルエラグ酸)等．

注　　　　● カンレンボクはキジュの別名である．
　　　　　　アルカロイドを含有する．

■ 食経験

食用の記録は見当たらない．
果実，樹皮，葉，根(喜樹)は抗ガン作用があり白血病，胃ガンの治療に用いる．薬用部位を乾燥させ煎じて服用．含有成分のカンプトテシンは下痢，嘔吐．発疹，血尿等を起こす毒性もあるので服用には注意．

キイチゴ
木苺，覆盆子

■解　説

食薬区分(非医)リストより

名　　　称 ●	キイチゴ
他 名 等 ●	―
部 位 等 ●	葉
備　　　考 ●	―

基 原 植 物 ● キイチゴ　*Rubus palmatus* Thunb. var. *coptophyllus* Makino（バラ科：Rosaceae）

形　　　態 ● 高さ約2mの落葉小低木．葉は互生し，有柄で卵形5裂片の掌状葉．裂片は楕円形で鋸歯があり，先は尖る．葉柄や茎には棘があり，葉脈に沿って毛が並ぶ．春，葉腋から花茎を伸ばし，5弁の白色花を下垂．小さい核果が球形に集合して黄熟．

学名の来歴 ● *Rubus*：ruber（赤い）から；*palmatus*：掌状の；*coptophyllus*：copto（分裂）＋phyllus（葉）．

産　　　地 ● 日本各地に自生．

主要成分等 ● フラボン（ルチン，ケルセチン-3-*O*-ガラクトシド），エラグタンニン等．

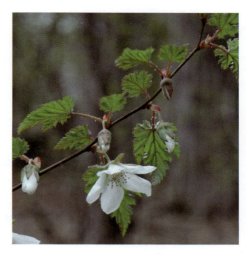

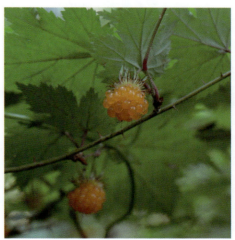

■食経験

世界各地に自生しているので食用の歴史は古く，プリニウス「博物誌」(100)に記載がある．日本では「延喜式」(927)に覆盆子という名称で宮中で栽培された記録があり，「倭名類聚抄」(938)には食用瓜の項に覆盆子和名「以知古」と記載．

ヨーロッパでの栽培化は16世紀頃になってからで，ラズベリー，ブラックベリーはいずれも栽培用交配種の名称．日本にそれら交配種が導入されるのは20世紀になってから．江戸時代の料理書「古今料理集」(刊行年不詳，江戸初期)に「いちごは六月頃入手次第賞味する」．また「料理網目調味抄」(1730)に覆盆子は果物として砂糖をかける」と記載．江戸時代までは食用の記録．江戸末期(1850頃)にオランダイチゴ*Fragaria* × *ananassa*が導入されるに伴い消滅．

薬用としては，強壮，強精薬としてインポテンツ，頻尿等に処方．

キキョウ
桔梗
balloon flower

■ 解　説

食薬区分(非医)リストより

名　　　称 ● キキョウ
他　名　等 ● ―
部　位　等 ● 根
備　　　考 ● ―

基 原 植 物 ● キキョウ　*Platycodon grandiflorus* A. DC.
　　　　　　　（キキョウ科：Campanulaceae）

形　　　態 ● 草丈40〜100cmの多年生草本．根は太く，黄白色．葉は長卵形で互生し，縁は鋸歯状，葉の裏面はやや白みがかっている．合弁のつぼみは緑から青紫色に変化し，6〜9月に，瑠璃色の星型の花を横向きに開く．雌雄同花で雄性先熟．花冠は広鐘形で5裂，直径4〜5cm．

学名の来歴 ● *Platycodon*：platys（広い）＋codon（釣鐘）；*grandiflorus*：grandi（大形の）＋florus（花）．

産　　　地 ● 日本，中国，韓国に自生または栽培．

主要成分等 ● トリテルペンサポニン（プラチコジンA〜F，プラチコシドH〜J，N，プラチコドンA，B，プラチコニン酸A〜D)等．

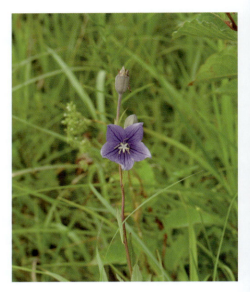

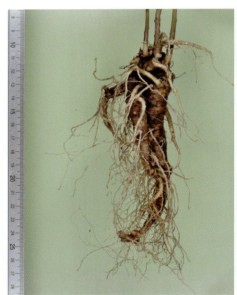

■ 食経験

古くから若芽，根を食用，薬用に利用．根を乾燥したものを桔梗根と呼び，平安時代成立の「延喜式」(927)に国内諸国より貢納の記録，また「倭名類聚抄」(938)にも桔梗の項の記録がある．古代中国の「神農本草経」(220頃)下品に薬用としての記載があるので，中国では約2000年以前より利用されていたと推測される．食用に際し根の主要成分はイヌリンで有毒成分のサポニンを含むため，茹でたのち水でさらして食用に供する．韓国ではキキョウをトラジと呼びキムチにして食用とする．救荒植物としても利用．
薬効はサポニン成分に基づく鎮咳，去痰，解毒等．

キグ
枳倶
Japanese raisintree

■ 解　説

食薬区分（非医）リストより

名　　　称	● キグ
他　名　等	● ケンポナシ
部　位　等	● 果実・果柄
備　　　考	● ―

基原植物 ● ケンポナシ　*Hovenia dulcis* Thunb.（クロウメモドキ科：Rhamnaceae）

形　　　態 ● 樹高20mに達する落葉高木．葉は広卵形で先は尖り，基部は円形で互生．初夏から夏，枝先に集散状の白緑色5弁の小花を多数開く．核果は球形で，褐色に熟すと，果柄が不規則に肥厚する．

学名の来歴 ● *Hovenia*：オランダの宣教師Davit v. d. Hovenに因む；*dulcis*：甘い．

産　　　地 ● 北海道から九州の山地に自生．

主要成分等 ● トリテルペン（ホベニズルシゲニンA，A_1，A_2，B，B_1，B_2，ホベノラクトン），トリテルペンサポニン（ホベロシドI〜X），シクロペプチド（フラングラニン）等．

注　　　　● キグはケンポナシの生薬名である．

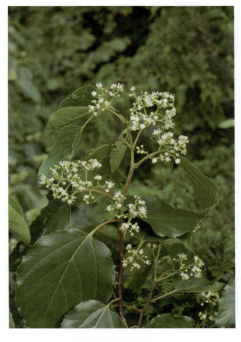

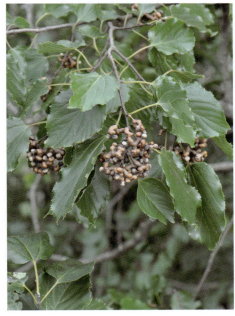

■ 食経験

晩秋に花序の先端部が膨れて肉質になり，果実とともに落ち，甘く食用に供す．
果柄や果実には利尿作用，酒の酔いを覚ます効能があるとされ，民間薬として利用．

キクイモ
菊芋
Jerusalem artichoke

■ 解　説

食薬区分(非医)リストより

名　　　称● キクイモ
他　名　等● ―
部　位　等● 塊茎
備　　　考● ―

基 原 植 物● キクイモ　*Helianthus tuberosus* Linne（キク科：Compositae）

形　　　態● 草丈1〜3mの多年生草本．茎，葉ともあらい毛に覆われて，全体がざらつく．下部の葉は対生で上部の葉は互生し，極短い葉柄を有し，長楕円形で先は細く尖る．秋，茎の上部が分枝し，花茎を伸ばし黄色の花を開く．

学名の来歴● *Helianthus*：helios（太陽）＋anthos（花）；*tuberosus*：塊茎の．

産　　　地● 北米原産，日本各地で栽培，また野生化し自生．

主要成分等● イヌリン，デンプン，セスキテルペン（エリオフロリン，ヘリアンジン，2,7,(14),9-ビサボラトリエン-11-オール）等．

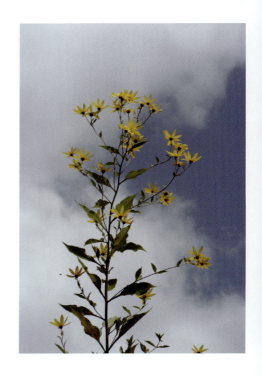

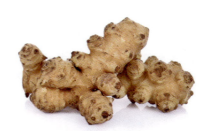
©anatchant-Fotolia

■ 食経験

日本には第2次世界大戦前に食用として導入され帰化植物として自生．イヌリンの豊富な塊茎はサラダで生食，果糖原料（甘味料），アルコール発酵，飴の原料，加熱調理，ピクルス，ピューレ状で食用．スープ，パイ，オーブン料理の具材．イヌリンとフラクトオリゴ糖が豊富なキクイモの粉は焼き菓子，サラダドレッシング，ジュース，スムージー，シリアルにまぶされた粉砂糖に混ぜて利用．糖尿病患者の野菜として適し，イヌリンが含まれ糖分規制されている糖尿病患者の甘味料として利用．茎葉，塊茎とも飼料作物．

キクカ
菊花
chrysanthemum

■ 解　説

食薬区分(非医)リストより

名　　　称 ●	キクカ
他　名　等 ●	キク
部　位　等 ●	頭花
備　　　考 ●	―

基 原 植 物 ● キク　*Chrysanthemum morifolium* Ramat.（キク科：Compositae）

形　　　態 ● 草丈50〜140cmの多年生草本．茎は，時に木化する．葉は長さ3〜5cm，卵状披針形で羽状深裂し互生．秋，茎頂部や葉腋に，種々の花色を持つ美しい多数の頭花を結ぶ．

学名の来歴 ● *Chrysanthemum*：chrysos（黄金色）＋ anthemon（花）；*morifolium*：morus（クワ）＋ folium（葉）；クワに似た葉．

産　　　地 ● 世界各地で栽培．

主要成分等 ● セスキテルペン（クリザンテミンA，クロロクリモリン，クリザネジオールA，クリザンジオール），トリテルペン（ヘリアントリオールB，C，クリサンジオール，マニラジオールパルミテート），フラボン（モリホノシドA，タリクチン，アピゲニン7-*O*-β-D-グルクロノピラノシド）等．

注　　　　 ● キクカはキクの生薬名である．

■ 食経験

観賞用として北半球，特に中国では古くから広く栽培されてきたが，食用キクの利用という観点からは日本以外では記録がない．平安時代成立の「倭名類聚抄」(938)に菊の項が見られるが，和名カワラヨモギという注釈があるだけで食用の記録は見当たらない．平安時代に旧暦9月9日を重陽の節句とし，菊花を酒に浸したものを「菊酒」と呼んで飲用に供したという．食用としては室町時代成立の「四条流包丁書」(1489)に，キクの若葉と花を材料にした菊汁の仕様の記載があり，江戸時代の料理書には花の各種料理の使用が出てくる．花を食用とする地域は新潟以北で，黄菊小輪種の「阿房宮」が江戸時代から利用，最近では山形特産の赤紫色の中輪種「もってのほか（もって菊）」等が普及している．また花弁を蒸して板状に乾燥したものを「菊海苔」と呼んで流通する．
菊花は解熱，解毒，鎮痛，消炎剤として感冒，発熱，悪寒，頭痛に1日量5〜10gを2〜3回に分服．

キクニガナ

chicory

■解　説

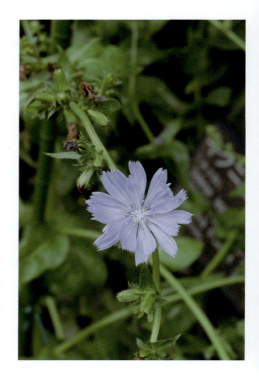

食薬区分(非医)リストより

名　　　称● キクニガナ
他　名　等● チコリー
部　位　等● 根・根の抽出物・葉・花
備　　　考● ―

基 原 植 物● キクニガナ　*Cichorium intybus* Linne（キク科：Compositae）

形　　　態● 草丈1～1.5mの多年生草本．太く長い直根から根生葉を叢生．葉は奇数羽状複葉で深裂し，裂片は楔形で先が尖り，全縁に鋸歯．柔毛を密につける茎は分枝しながら直立し，葉が互生する．夏から秋に，葉腋や茎頂部に，対となった白や青紫の頭花を開く．

学名の来歴● *Cichorium*：アラビア語kio（行）＋chorion（畑）より，この植物が畑の縁によく生えることから；*intybus*：エジプト語のtybi（1月）に由来．

産　　　地● 地中海沿岸原産で，ヨーロッパからインドに広く自生，また栽培．

主要成分等● セスキテルペン（ラクトシン，チッコリオシドA～C，テクトピクリン，チッコラレキシン），ステロイド（チッコステロール，チッコリジオール），ナフタレン誘導体（チッコリンA～C），カフェー酸誘導体（チッコリン酸）等．

■食経験

野生種はヨーロッパ，西アジア，アフリカで広く見られ，若葉の苦味は少ないので，古代ギリシャ，ローマ時代には食用に供された．16世紀に至り広葉で苦味の少ない品種を求めて栽培化．日本へは江戸末期に導入されたが一般化するのは戦後．サラダとして食用に供する場合は葉を軟白化する．コーヒー代用品に供する品種は，根を乾燥し焙煎して粉末化コーヒー代用・混用する．ドイツ，フランスで多く利用．

根はヨーロッパにおいて利尿，強壮，健胃，浄血等の目的で薬用．中国においても全草を肝炎，黄疸等の治療に供す．

キクラゲ
木耳
Jew's ear

■ 解 説

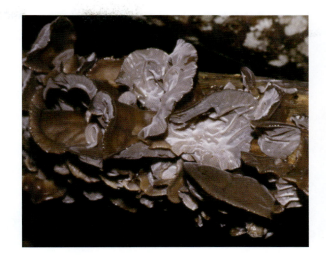

食薬区分(非医)リストより
名　　　称● キクラゲ
他　名　等● ―
部　位　等● 子実体
備　　　考● ―

基 原 植 物● キクラゲ　*Auricularia auricula-judae* (Bull.: Fr.) Quél.（キクラゲ科：Auriculariaceae）

形　　　態● 子実体は耳状，赤褐色から褐色．背面の一部で枯木や倒木に付着し，傘の大きさは直径3〜5cm．多数群生し，時に互いに癒着して不規則な塊となる．水分が多いとゼラチン状，乾くと収縮してかたくなる．背面は微毛が密生する．下面は平滑で色は薄い．胞子は腎臓形で無色，長さ11〜15μm，幅4〜7.5μm．広葉樹の枯れ木に群生する．

学名の来歴● *Auricularia*：ラテン語のauricula（耳介）に由来；*auricula-judae*：「ユダの耳」，イエス・キリストを裏切った弟子のユダが首を吊った木から，このキノコが生えたという伝承に基づく．

産　　　地● 中国，日本に自生，また培養．

主要成分等● 多糖（β-(1→3)グルカン）等．

■ 食経験

子実体は，味は淡泊で，舌触りがよく食用．中華料理に「木耳」「黒木耳」として，スープ，煮物，甘いデザート等に広く使用，乾燥したものも利用される．和風の汁物，酢の物，和え物にも利用．江戸初期の「宜禁本草集要歌」（慶長12年：1607の写本）ならびに「和歌食物本草」(1630)，「料理物語」(1643)等に記述あり，江戸時代初期には普及していた．近縁種アラキクラゲ*A. polytricha*と区別されずに市販されるが，本種のほうが品質はいい．民間薬として，滋養強壮，便秘に効果がある．涼血作用，止血作用があり，痔疾患に効果がある．

キダチアロエ

candelabra aloe

■解 説

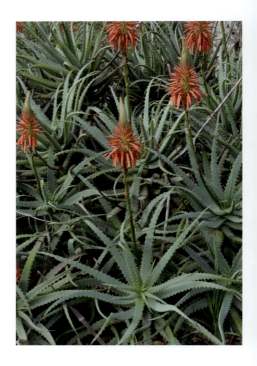

食薬区分(非医)リストより

名　　　称●キダチアロエ
他　名　等●—
部　位　等●葉
備　　　考●アロエの葉液汁は「医」

基 原 植 物●キダチアロエ　*Aloe arborescens* Mill.（ユリ科：Liliaceae）

形　　　態●草丈1〜1.5mの多年生草本．葉は剣状で，多汁，多肉，灰緑色で，葉縁には多数の棘がある．12〜3月頃に，朱赤色の筒状の紡錘形の花をつける．

学名の来歴●*Aloe*：アラビア語名；*arborescens*：亜高木の．

産　　　地●アフリカ大陸原産，世界各国，日本の暖地で栽培．

主要成分等●アンスラキノン・アンスロン誘導体（エルゴニカダイマーA，アロエエモジン，バルバロインA，アロエニン，エロゴニカダイマーA，B）等．

■食経験

アロエ類はBC3000〜2000頃から北アフリカで下剤として薬用に供され，古代ギリシャでも下剤として使用．中国へは唐代に伝来，日本には江戸時代に伝来．
キダチアロエは別名イシャイラズと呼ばれ，葉の液汁は苦く固形化したものを薬用に供す．葉そのものや根，葉肉の部分は食用にも供す．薬用，食用の目的で広く栽培．半透明の葉肉に多糖類（アセチル化グルコマンナン）を含有．食用または保湿性化粧品として利用．葉の液汁の薬効成分はアロイン，バルバロイン配糖体，アロエエモジン等，健胃薬，便秘薬として使用．

キダチキンバイ
木立金梅
water primrose

■解　説

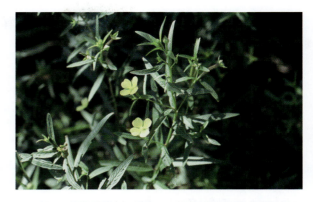

食薬区分(非医)リストより
名　　　　称● キダチキンバイ
他　名　等● スイチョウコウ
部　位　等● 全草
備　　　　考● ―

基 原 植 物● キダチキンバイ　*Ludwigia octovalvis* (Jacq.) P.H. Raven var. *sessiliflora* (Micheli) Shinners（アカバナ科：Onagraceae）

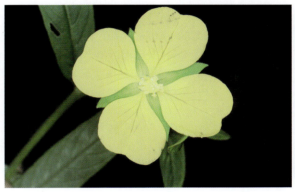

形　　　　態● 草丈約50cmで，湿地に生育する多年生草本．方形に近い茎が直立し，葉は対生し輪生状，長さ5〜15cmの長楕円形で先は長く尖る．夏，葉腋に直径約2cmの黄色4弁花を開く．朔果には稜があり，暗紫色に熟し多数の種子を内蔵．

学名の来歴● *Ludwigia*：ドイツの植物学者C. G. Ludwigに因む；*octovalvis*：octo(8)＋valvis(二重扉)で，果実に8本の脈があることから；*sessiliflora*：sessili(無柄)＋flora(葉)．

産　　　　地● 中国，インド，マレーシア，オーストラリア，アフリカ等に自生，日本では沖縄に野生化．

主要成分等● フラボン(ケルセチン，アピゲニン)，トリテルペン(3-*O*-*p*-クマロイルヘデラゲニン，23-*O*-フェルロイルヘデラゲニン)等．

■食経験

食用の記録は見当たらない．原産地では健康飲料として消費．
薬用として，咳，咽頭痛，口内炎，腫瘍等に用いる．外用には適量の煎液を使用．

キダチコミカンソウ

stone breaker

■解　説

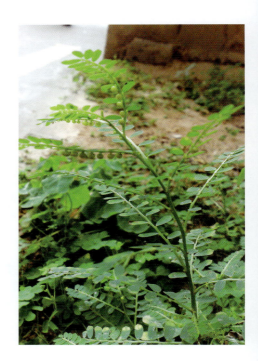

食薬区分(非医)リストより
名　　　称●キダチコミカンソウ
他　名　等●—
部　位　等●全草
備　　　考●—

基 原 植 物●キダチコミカンソウ　*Phyllanthus niruri* Linne var. *amarus* (Schumach. et Thonn.) Leandri（トウダイグサ科：Euphorbiaceae）

形　　　態●草丈50～60cmの多年生草本．茎は直立し多く分枝する．長楕円形の小さくて革質の葉が，密に小枝の両側に互生する．夏，葉腋に淡緑色の小さな花を密生．

学名の来歴●*Phyllanthus*：phyllon（葉）＋anthos（花），葉に沿って多くの花をつける様；*niruri*：インド名；*amarus*：苦味の．

産　　　地●熱帯各地，日本の暖地に帰化し自生．

主要成分等●トリテルペン（フィランテノン，フィランテオール），リグナン（ウリナテトラリン，フィルテトラリン，フィランチン，ヒポフィランチン），タンニン（レパンズシン酸A），フェノール誘導体（ニルリシド，ブレビホリンカルボン酸），アルカロイド（ニルリン，ノルセクルニン，4-ヒドロキシセクリニン）等．

注　　　　●アルカロイドを含有する．

■食経験

食用の記録は見当たらない．*P. niruri*の変種として耕地，路肩に分布．*P. niruri*はアフリカ原産，現在は熱帯から温帯に分布．
近縁種*P. acidus*は食用，ビタミンCに富み，ユカン*P. emblica*は東インド，中国，台湾，日本に分布し，果実を酸味の調味料，医療用に用いられる．

キダチハッカ

savory

■解 説

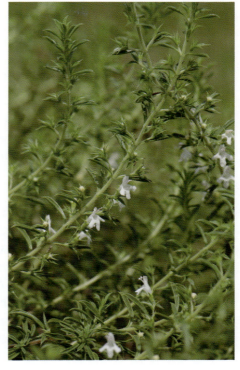

食薬区分(非医)リストより
名　　　称● キダチハッカ
他 名 等● サボリー
部 位 等● 全草
備　　　考● 一

基 原 植 物● キダチハッカ　*Satureja hortensis* Linne（シソ科：Labiatae）

形　　　態● 草丈40〜80cmの一年生草本．葉は披針形で先が鈍く尖り対生，つやがある．葉腋に，唇形の白色花を多数つける．果実は分果．

学名の来歴● *Satureja*：飽和の；*hortensis*：庭園栽培の，庭園の，菜園の．

産　　　地● 南ヨーロッパ，北アフリカ．

主要成分等● モノテルペン（カルバクロール，α-テルピネン，γ-テルピネン，*p*-シメン），ロスマリン酸，カフェー酸等．

■食経験

夏サボリー*S. hortensis*と冬サボリー*S. montana*の2種があり，濃緑色の細長い葉は，ハッカ，タイムの香りにコショウを加えたような強い香気を有し，生葉または乾燥し香草として用いる．ギリシャ時代にはthymbraと呼ばれ薬草または食用香草として利用．
食用としては，鶏，肉，スープ，卵，サラダやソースの香りづけ等，広範囲に利用．日本への導入時期は明確ではないが，第2次世界大戦後と推測される．

キヌガサタケ
衣笠茸
long net stinkhorn

■ 解　説

食薬区分(非医)リストより

名　　称●	キヌガサタケ
他名等●	一
部位等●	子実体
備　　考●	一

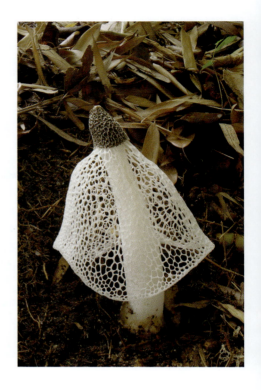

基原植物● キヌガサタケ　*Phallus indusiatus* Vent.（スッポンタケ科：Phallaceae）

形　　態● 子実体は，はじめは鶏卵のような直径3～4cmの球体で，表面は白色，時にやや赤みを帯び，高さ15～20cm，太さ2～3cmの白い円柱状の柄の上端に，鐘形の帽子状の傘をのせる．傘は深さ3～4cm，その内側から純白色でレース編み状の美しいマントを垂らす．マントは長く豊かに裾を広げる．傘の表面には網目状のくぼみがあり，その中に暗オリーブ褐色の粘液物を満たす．これは胞子の集まりで強い悪臭があり，ここに集まるハエが胞子を伝播する．胞子は，顕微鏡下では長楕円形でほぼ無色，表面は平滑で大きさ3.0～4.5×1.5～2.0μm．

学名の来歴● *Phallus*：ギリシャ語の「陰茎」に由来；*indusiatus*：胞膜のある．

産　　地● 日本，中国，ヨーロッパ，米国，アフリカ．

主要成分等● モノテルペン（ビス(3,4,7-トリヒドロキシ-3,7-ジメチル-1-オクテン-6-イル)エーテル，3,7-ジメチル-1,6-オクタジエン-3,4,-ジオール，3,7-ジメチル-1,6-オクタジエン-3,4,5-トリオール），セスキテルペン（アルバフラベノン，ジクチオホリンA，B），アルカロイド（ジクチオキナゾールA，4-デオキソ-N^1,2-ジヒドロ-N^1-ホルミルジクチオキナゾールA）．

■ 食経験

外観的に優美でキノコの女王と呼ばれる．中国では「竹蓀」と呼び生鮮，乾燥品ともに高級食材で，「酉陽雑俎」（1214）に6世紀の記録にあると記述．子実体の基部の「つぼ」を除去し，さらに粘液化した基本体を洗い流して乾燥させ，スポンジ状の托とレース状の菌網とを食用にする．広東料理や雲南料理でしばしば使われ，スープの具材としたり，中空の托の内部に詰め物を入れ，蒸し物に用いたりする．スープの具材，蒸し物，汁物，甘辛煮，胞子を形成する部分を洗い流し調理する．ヨーロッパ，米国，アフリカ，オーストラリアでも食用．

乾燥粉末をローズヒップと混ぜて，ガン治療に用いる．

キノア

quinoa

■解 説

食薬区分(非医)リストより

名　　称●キノア
他名等●―
部位等●種子・葉
備　　考●―

基原植物●キノア　*Chenopodium quinoa* Willd.（アカザ科：Chenopodiaceae）

形　　態●草丈2mに及ぶ一年生草本．茎は直立し，しばしば分枝する．葉は互生で，長い葉柄を持ち長い楔形．基部ほど深裂で，先端ほど浅く先は尖る．上部の葉は，裂が浅く少なく長楕円形．茎と葉の表面には，腺毛が密に覆いざらつき白っぽい．夏から秋に，茎頂から穂状花穂を伸ばし，多数の緑色の小花を開く．稜のある果実が橙色に熟し，数個の扁平円形の種子を内蔵．

学名の来歴●*Chenopodium*：chen（鵞）＋podio（小さい足）；*quinoa*：アンデスのアカザ．

産　　地●ボリビア，ペルー原産，南米各国の高地で栽培．

主要成分等●トリテルペンサポニン（ヘデラゲニン型サポニン，オレアナン型サポニン），フラボン（マウリチアニン，ケンフェロール3-*O*-アピオシルロビノビオシド）等．

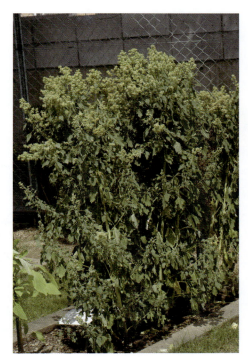

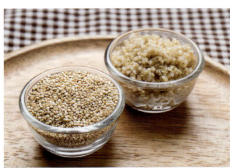

©voraorn-Fotolia

■食経験

栄養価の高い種子は粉にしてパンに加工，スープ，シチュー，ビスケット，シリアル，パスタに利用．現地では，粥，副菜として供される．ビール醸造，香辛料，汁具材，葉は香味野菜，ホウレンソウのように利用．発芽した種子はサラダで生食，汁具材で食す．燃やした枝のアルカリ灰はコカの葉と噛む嗜好品．ブタ，トリの飼料．

キバナアザミ

blessed thistle

■ 解　説

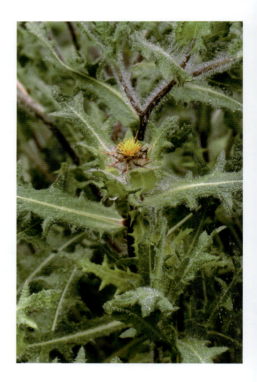

食薬区分(非医)リストより

名　　　称 ● キバナアザミ
他　名　等 ● サントリソウ
部　位　等 ● 全草
備　　　考 ● ―

基 原 植 物 ● サントリソウ　*Cnicus benedictus* Linne（キク科：Compositae）

形　　　態 ● 草丈約60cmの一年生草本．茎は直立し多数分枝する．葉は互生し，大形の長楕円形で羽状中裂し，葉の縁に細い棘がある．頭花は黄色で棘を持つ．

学名の来歴 ● *Cnicus*：knizo（ひっかく，こする）より，最初アザミ属に用いられていたが，後に本属に転用された；*benedictus*：治療の効がある．

産　　　地 ● 地中海地域．

主要成分等 ● セスキテルペン（クニシン，サロニテノリド），リグナン（アルクチゲニン，ノルトラケロゲニン）等．

注　　　　● キバナアザミはサントリソウの別名である．

■ 食経験

ハーブは香りづけ，スパイスとして利用．植物の抽出剤は苦味に用いられる．ベネディクト修道院（フランス）で作られる酒（ベネディクチン）に配合．
薬用では，胃腸の強壮，去痰，解熱，乳分泌促進作用があり，食欲不振，消化不良，鼓腸性疝痛，下痢，カタル，泌乳不足に服用．外用では外傷，潰瘍に有効．過剰摂取は嘔吐を起こし，国によっては法規制の対象．

キバナシュスラン

jewel orchid

■解 説

食薬区分(非医)リストより
名　　　称●キバナシュスラン
他 名　等●―
部 位　等●全草
備　　　考●―

「キンセンレン」を参照

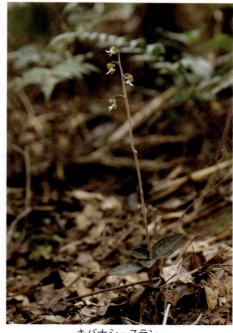

キバナシュスラン

キブネダイオウ

Nepal dock

■ 解　説

食薬区分(非医)リストより

名　　　称 ● キブネダイオウ
他　名　等 ● ネパールサンモ
部　位　等 ● 根
備　　　考 ● ―

基 原 植 物 ● キブネダイオウ　*Rumex nepalensis* Spreng. var. *andreaeanus* (Makino) Kitam.（タデ科：Polygonaceae）

形　　　態 ● 草丈50〜150cmの多年生草本．茎は直立し，太い根を持つ．茎は円形で浅い稜を持つ．葉は互生し，短い葉柄を持つ．長楕円形から三角状卵形で，長さ20〜40cm，先端が尖る．初夏，花茎を伸ばし，総状花序に白緑色の小花を開く．

学名の来歴 ● *Rumex*：葉の形が槍に似ることから；*nepalensis*：ネパールの；*andreaeanus*：植物学者Andreaeに因む．

産　　　地 ● 中国中部から西南部に自生．ネパールに分布．

主要成分等 ● ナフトキノン誘導体（オリエンタロン），ナフタレン誘導体（ルメキシネポシドA，B），ベンゾフェノン誘導体（ネパレンシドA，B）等．

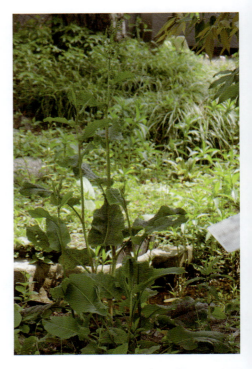
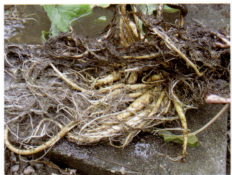

■ 食経験

根をルバーブの代用とする．
薬用には根を下剤として利用．近縁種スイバ*R. acetosa*は酸味のある葉を食用とする．

ギムネマ

gymnema

■解 説

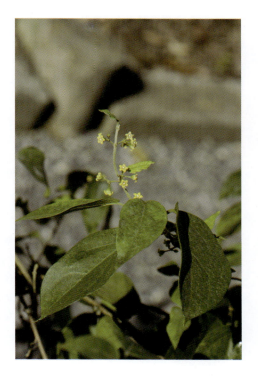

食薬区分(非医)リストより

名　　　称	●ギムネマ
他　名　等	●―
部　位　等	●葉
備　　　考	●―

基原植物 ● *Gymnema sylvestre* R. Br.（ガガイモ科：Asclepiadaceae）

形　　態 ● 長さ約4mの常緑蔓性植物．茎には毛を有する．葉は短い葉柄を持ち，卵形で先は尖り，長さ3～8cmで対生．7月頃，葉腋に集散花序を伸ばし，黄色から白緑色の鐘状花を開く．対を成す円錐形の果実を結ぶ．種子は卵円形で薄く，中央部が凹んでいる．

学名の来歴 ● *Gymnema*：ギリシャ語のgym（裸の）＋nema（撚り糸）．毛の生えていない蔓，雄しべのしべが裸であることに由来；*sylvestre*：ラテン語のsilva（森林生の，野生の）．

産　　地 ● インド，スリランカ原産，中国南部，台湾，ベトナム，インド等熱帯各地に自生．

主要成分等 ● トリテルペンサポニン（ギムネマシドⅠ～Ⅷ，ギムネマシンA～D，ギムネマ酸Ⅰ～ⅩⅢ），アルカロイド（ギムナミン）等．

注　　　 ● アルカロイドを含有する．

■食経験

葉は稀にサラダで生食，野菜として加熱調理し，スープやソースの具材として食用．また，香りづけに用いる．葉と花は香りのよい茶に用いられる．また，ハーブをホップの代用としてビールの醸造に使われる．薬用部位は茎・葉（ギムネマ葉，武靴藤），根（武靴藤根）．インドでは薬用植物として栽培，胃薬，咳止め，蛇の咬傷に，中国では解熱，乳腺炎等の民間薬に用いる．ギムネマ酸に糖吸収抑制，血糖上昇抑制，抗う蝕（むし歯）性作用がある．乳腺炎，外傷，腫れ物に処方．武靴藤1日量15～30gを煎じて服用．外用は生の茎，葉，根を砕いて集めた生汁を患部に塗布．妊婦は使用を控える．アフリカでは根からの苦い乳液を甘味の緩和に使用．ギムネマ酸の甘味抑制効果が健康食品として糖吸収機能調整等への応用が期待される．

キャッサバ

cassava

■解 説

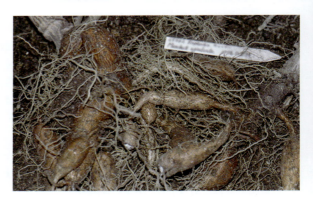

食薬区分(非医)リストより

名　　　　称●	キャッサバ
他　名　等●	タピオカ／マニオク
部　位　等●	塊根・葉
備　　　　考●	―

基原植物●キャッサバ　*Manihot esculenta* Crantz（トウダイグサ科：Euphorbiaceae）

形　　　態●樹高2〜3mの草本性低木．芋状の塊根は長さ15〜100cmで多数分岐．葉は葉柄が長く，葉面が掌状に深く切れ込み先は鋭く尖り，縁の所々に鈍い鋸歯がある．花弁のない緑色の花を総状につける．

学名の来歴●*Manihot*：キャッサバの現地語maniocaに由来；*esculenta*：食用の．

産　　　地●中南米原産，熱帯各地で大量に栽培．

主要成分等●デンプン，ジテルペン（ユカレキシン B_5〜B_7，P_8，P_{10}，P_{15}，P_{17}），シアン配糖体（6'-アピオシルロタウストラリン）等．

注　　　　●塊根にはシアン配糖体を含有するため，毒抜きのための前処理が不可欠である．

■食経験

16世紀にポルトガル人によりアフリカ，東南アジアに拡散，19世紀になり栽培化．地下茎（塊根）は水でさらし，パン，ケーキ，粥，餅状等に加熱調理．乾燥粉末化した工業的タピオカデンプンの原料，増粘剤としてスープ，ソース，クレープに利用．アルコール発酵，アセトン発酵の原料，糖分，ジュース飲料，酢，熱帯地域の重要な炭水化物源として利用．若芽・葉・茎はホウレンソウのように茹でて食し，シチューの具材，そのまま加熱調理に供す．アジアでは加熱調理（蒸す，焙る，焼く）した食物を包む等して利用．
薬用では苦味株の根を疥癬，下痢，赤痢の治療に処方．
近縁種にスイートキャッサバ *M. dulcis*，ビターキャッサバ *M. utilissima* があり，ほぼ同様の性状で実用的に区別できない．

キャッツクロー

cat's claw

■ 解　説

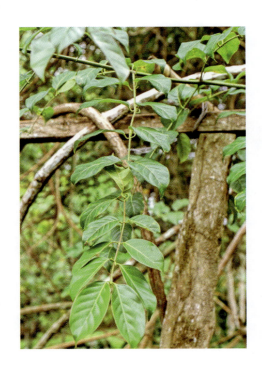

食薬区分(非医)リストより

名　　称	● キャッツクロー
他 名 等	● ―
部 位 等	● 全草
備　　考	● ―

基 原 植 物 ● *Uncaria tomentosa* DC.（アカネ科：Rubiaceae）

形　　態　● 蔓が約30mまで伸びる蔓性常緑木．茎には木化した棘が対生及び単生でつく．葉は楕円形で，長さ10cm，光沢があり，全縁．花序は頭状で，花冠は黄色．

学名の来歴 ● *Uncaria*：ラテン語のuncus（曲がる，鉤の手の）から，茎に鉤状の棘があることに由来；*tomentosa*：ラテン語のtomentosus（密に細綿毛のある）．

産　　地　● 中南米．

主要成分等 ● アルカロイド（ヒルスチン-*N*-オキシド，5-カルボキシストリクトシジン，3,4-ジヒドロ-5-カルボキシストリクトシジン，ジヒドロコリナンテイン-*N*-オキシド），トリテルペン（ウナカリン酸，フロリジン酸），トリテルペンサポニン（トメントシドA，B）等．

注　　　　● 食薬区分(非医)リストでは部位が全草となっているが，本植物は蔓性木本である．アルカロイドを含有する．

■ 食経験

蔓から出る水分を飲用．
薬用では抗炎症薬，抗ガン剤，抗エイズ剤，避妊薬，降圧剤，抗菌剤，抗酸化剤，抗ウイルス剤として用いられる．関節炎痛の炎症過程で用い痛みを軽減させる．

キュウセツチャ
千両，九節茶，仙蓼

■解　説

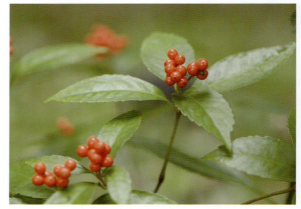
センリョウ

食薬区分(非医)リストより

名　　　称● キュウセツチャ
他　名　等● センリョウ
部　位　等● 全草
備　　　考● ―

「センリョウ」を参照

ギュウハクトウ
牛白藤

■ 解　説

食薬区分(非医)リストより
名　　　称 ● ギュウハクトウ
他　名　等 ● ―
部　位　等 ● 茎・葉
備　　　考 ● ―

基 原 植 物 ● ギュウハクトウ　*Oldenlandia hedyotidea* (DC.) Hand.-Mazz（アカネ科：Rubiaceae）

形　　　態 ● 高さ3〜5mの蔓性低木．古い枝は円筒，若い枝には翼がある．葉は膜質，卵形披針形で長さ4〜10cm，幅2.5〜4cm，先端は鋭尖形，基部はほぼ円形または楔形，全縁，上面粗渋で下面は軟毛．托葉は先が切頭，長端部に棘状の毛が4〜6状に並ぶ．花序は複合散形で，花柄の長さ1.5〜2.5cm，花は10〜20個つき，小さく白色．がく片には微軟毛があり，4裂，花冠は短く，裂片は披針形．果実は球状で直径約3mm．

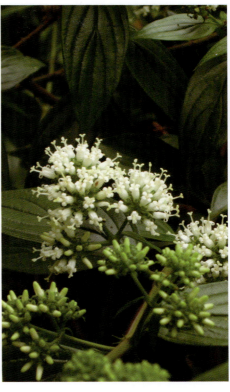

学名の来歴 ● *Oldenlandia*：デンマークの植物学者H. B. Oldenlandに因む；*hedyotidea*：hedyo（甘い）に由来．

産　　　地 ● 中国南部から西南部，台湾．

主要成分等 ● 成分の記録は見当たらない．

■ 食経験

食用の記録は見当たらない．
薬用では根，蔓を関節リウマチ，痔瘻，止血，腫痛に用い，葉は感冒，咳，腸炎に処方．湿疹，皮膚掻痒に外用，外用は適量．

ギョウジャニンニク

■ 解　説

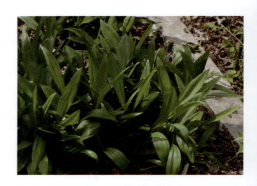

食薬区分(非医)リストより

名　　　称● ギョウジャニンニク
他　名　等● ―
部　位　等● 全草
備　　　考● ―

基 原 植 物● ギョウジャニンニク　*Allium victorialis* Linne var. *platyphyllum* (Hulten) Makino（ユリ科：Liliaceae）

形　　　態● 草丈30〜50cmの多年生草本．鱗茎は4〜5cm．葉は2〜3枚で長さ約20cm，長楕円形で先が尖り，下部は茎を抱く．夏，30〜50cmの花茎を伸ばし，散形花序に白色の小花を開く．全体に強い臭気を放つ．

学名の来歴● *Allium*：halium（におい）から；*victorialis*：勝利の；*platyphyllum*：planty（広い）＋ phyllum（葉）．

産　　　地● 本州中部以北，朝鮮半島，中国，シベリア東部に自生，また栽培．

主要成分等● フラボン（アルビクトシドA〜G），イオウ化合物（メチルメタンチオサルフェート，2-ビニル-4H-1,3-ジチン，アリチリジン），アルキルフェノール誘導体（アリウモノエートA）等．

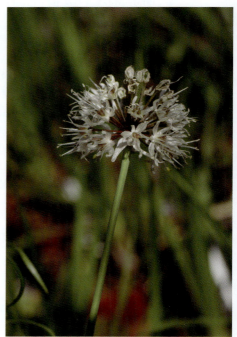

■ 食経験

若芽・葉・根茎(鱗茎)は生食，山菜，アイヌネギとして浸し物，和え物，汁の具材，大蒜に準ずる．ついて粉にし団子状にまとめ保存食．若葉は茹でて食用．若い花蕾は湯通し，乾燥し食用．
薬用では鱗茎を大蒜に準じて利用．

キョウチクトウ
夾竹桃
Indian oleander

■ 解　説

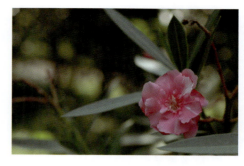

食薬区分（非医）リストより

名　　　称●	キョウチクトウ
他 名 等●	―
部 位 等●	花
備　　　考●	―

基 原 植 物● キョウチクトウ　*Nerium indicum* Mill.（キョウチクトウ科：Apocynaceae）

形　　　態● 樹高約3mの常緑低木．枝はよく茂る．葉は3輪生で，革質で披針形，長さ15〜30cm．葉，茎等を傷つけると，白色の乳液が出る．夏から秋に，茎の先端部に数個まとまって，紅赤色や白色の巴状の花を開く．

学名の来歴● *Nerium*：ギリシャ語neros（湿った）から；*indicum*：インドの．

産　　　地● インド原産，花木として広く植栽．

主要成分等● 強心配糖体（オレアンドリン，ネリタロシド，ウレキトキシン，アコシンペロシドP）等．

注　　　● 強心配糖体を含有し毒性が強い．

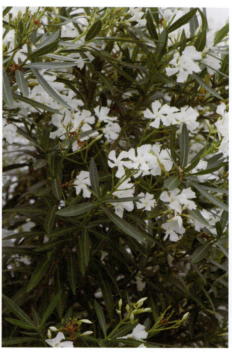

■ 食経験

食用の記録は見当たらない．熱帯アジア全般に分布，日本へは江戸時代に導入．樹皮（夾竹桃），根，葉は強心作用が強く，催吐作用，利尿作用を有する配糖体を含み薬用にされるが，毒物でもある．打撲の腫れ，痛みには，10〜20gを煎じ，煎液で洗浄．

ギョリュウ
御柳
Chinese tamarisk

■ 解　説

食薬区分(非医)リストより

名　　　称 ● ギョリュウ
他　名　等 ● 一
部　位　等 ● 全草
備　　　考 ● 一

基原植物 ● ギョリュウ　*Tamarix chinensis* Lour.（ギョリュウ科：Tamaricaceae）

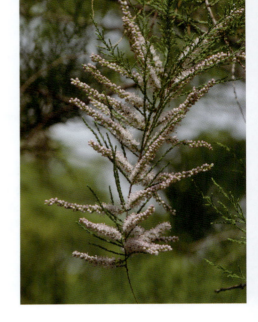

形　　態 ● 樹高約5mの落葉小高木．細い多くの枝が分枝する．枝に細い針状の葉が密に互生．短い花柄を持つ淡紅色の花が群生し，春と夏の二度開花し，夏には結実する．

学名の来歴 ● *Tamarix*：ピレネー地方のTamaris川の流域に多く自生していたことによる；*chinensis*：中国の．

産　　地 ● 中国原産，花木として広く植栽．

主要成分等 ● トリテルペン（タマリキソール，タマリキソン），アルキルフェノール誘導体（タマリキシノール）等．

注 ● 食薬区分(非医)リストでは部位が全草となっているが，本植物は木本である．

■ 食経験

食用の記録は見当たらない．インドシナ半島，日本，北米南部に分布．
日本へは18世紀に麻疹の薬として導入され，中国では利尿，解毒，風邪に処方．インドシナ半島では枝葉を浴用剤に，小児の麻疹の予防として用いる．

ギョリュウモドキ

heather

■ 解 説

食薬区分(非医)リストより

名　称	● ギョリュウモドキ
他　名　等	● エリカ／スコッツヘザー
部　位　等	● 全草
備　考	● ―

基原植物 ● ギョリュウモドキ　*Calluna vulgaris* (Linne) Hull
(ツツジ科：Ericaceae)

形　態 ● 1属1種，高さ20～50cmの常緑小低木．枝が多く分枝．枝に細い鱗片状の葉が密生．花は葉の間から開花し，桃紫色で4枚のがく片が大きく花冠を覆い，苞もがくのように発達．株全体が1つの花穂のように見える．

学名の来歴 ● *Calluna*：ギリシャ語のkallyno (掃く) より，昔，枝で箒を作ったことから；*vulgaris*：普通の．

産　地 ● ヨーロッパからトルコに自生，また，北米にも帰化．1000種以上の園芸種が栽培される．

主要成分等 ● フラボン (カルニン，ヘルバシン，4′,5,7,8-テトラヒドロキシフラボン，ヘリバシン8-*O*-ゲンチオビオシド) 等．

注 ● 食薬区分(非医)リストでは部位が全草となっているが，本植物は木本である．

■ 食経験

全草はウイスキー，ビール醸造に添加されるが，花はホップの代用とし香りのあるビールを醸造．乾燥頭花は茶に製造される (ビルベリー，ブラックベリー，クワガタソウ，タイム，ワイルドストロベリー等の乾燥葉と混合)．花は蜜源，ハチミツ酒やエールを醸造．琥珀色の蜜はリキュールの材料．スコットランドの食後酒Atholl Broseはオートミール，蜜，ウイスキーと混ぜて作られる．
花は睡眠や利尿に，葉，茎は健康茶として利尿に用いる．ギョリュウモドキを飼料としているウェールズの羊肉は独特な香りを持つ．

キランソウ
筋骨草
bugleweed

■ 解　説

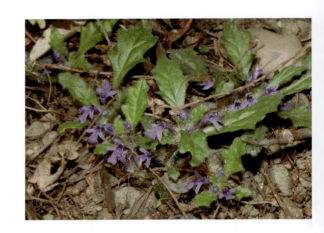

食薬区分(非医)リストより

名　　　称 ● キランソウ
他　名　等 ● ジゴクノカマノフタ
部　位　等 ● 全草
備　　　考 ● ―

基原植物 ● キランソウ　*Ajuga decumbens* Thunb.（シソ科：Labiatae）

形　　態 ● 多年生草本．方形の茎が広がり，長さ5〜15cmで帯紫色．葉は長楕円形で対生し，葉縁に波状の大きい鋸歯がつく．春，葉腋に2〜5個の紫色の唇花を開く．

学名の来歴 ● *Ajuga*：a(無い)＋jugos(くびき，束縛)；*decumbens*：横臥した．

産　　地 ● 本州，四国，九州，中国，朝鮮半島に自生．

主要成分等 ● エクジソン（アジュガラクトン），ジテルペン（アジュガタカシンA，B，アジュガクンビンA〜H，アジュデクンビンA〜C）等．

■ 食経験

花は揚げ物，葉は茹でて，水にさらし，マヨネーズ，酢みそ，ゴマ和え等で食す．
薬用では，全草を中医薬で鎮咳，止瀉に用い，日本では民間で咳止めに処方．虫刺されには生葉汁を塗布，腫れ物の吸い出しには葉をつき1日2〜3回交換し貼付．気道炎，気管支炎，中耳炎，鎮咳，去痰，解熱，止瀉に全草を1日量10〜15gを煎じ3回に分け服用．
近縁種ジュウニヒトエ*A. decumbens* var. *typica*の葉は茹で，水にさらし，苦みを取り調味して食用．救荒，飢饉時の食料．

キリンケツ
麒麟血
dragon's blood palm

■ 解　説

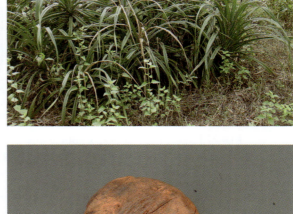

食薬区分（非医）リストより

名　　　称	● キリンケツ
他　名　等	● キリンケツヤシ
部　位　等	● 果実から分泌する紅色樹脂
備　　　考	● ―

基原植物 ● キリンケツ　*Daemonorops draco* Blume（ヤシ科：Palmae）

形　　態 ● 樹高10〜20mの常緑高木．茎は葉鞘に覆われ，棘がある．葉は羽状複葉で，通常は先端がむち状に長く伸び，葉柄と葉軸に棘がある．肉穂状花序には淡黄色の花がつく．雌雄異株，果実は卵形，長さ2〜3cm.

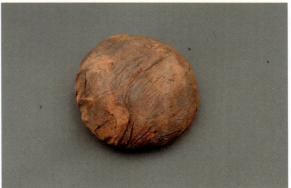

学名の来歴 ● *Daemonorops*：daemono（神霊，鬼神）＋rhops（低木）より；*draco*：竜．

産　　地 ● 東南アジア，インド．

主要成分等 ● フラボン（ダルコフラバンA，ダルコキセピン，ダルコルビン，ダルコロジン，ノルダルコロジン）等．

■ 食経験

果実の間から分泌される紅色分泌物は「麒麟血」と称し，歯磨き剤，飲料水の着色料とする．麒麟血を漢方で収れん止血薬，下痢，衰弱性盗汗に用いる．赤・紅色の顔料，薬品の原料．室町時代以後の漢薬資料には「麒麟竭」とある．インドネシアでは風味は悪いが果実を食す．

基原植物事典　211

キリンソウ

yellow sedum

■解 説

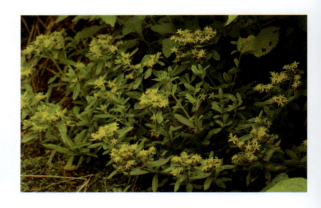

食薬区分(非医)リストより

名　　　称	●キリンソウ
他　名　等	●アイゾーン／ホソバノキリンソウ
部　位　等	●全草
備　　　考	●―

基 原 植 物 ●キリンソウ　*Sedum aizoon* Linne var. *floribundum* Nakai（ベンケイソウ科：Crassulaceae）

形　　　態 ●岩上等に自生する草丈5〜30cmの多年生草本．葉は多肉質で互生，葉柄はなく，倒卵形，縁に鈍鋸歯を有する．初夏，茎頂部に散形花序を伸ばし，がく片5枚の多数の黄色の花を開く．

学名の来歴 ●*Sedum*：sedere(座る)から；*aizoon*：常緑の；*floribundum*：豊富に花が咲く．

産　　　地 ●北海道，本州，四国に自生．

主要成分等 ●芳香族カルボン酸，ヒドロキシ酸，没食子酸等．

注　　　　●食薬区分(非医)リストにあるキリンソウとホソバノキリンソウは別種である．

■食経験

食用の記録は見当たらない．
中国では全草(景天三七)，根を吐血，血尿，打ち身に用いる．
近縁種 *S. kamtschaticum* は北海道，本州に分布．若葉，若芽は塩茹でし，水にさらし，辛子マヨネーズ，ゴマ和え，生姜醤油で食す．薬用部位は葉，全草，根，ベンケイソウと同様に解毒，止血，腫れ物，漆かぶれ，外傷に用いる．近縁種ホソバノキリンソウ *S. aizoon* var. *aizoon* は北海道，本州中部以北に分布．朝鮮半島では若芽，若葉は温野菜で食用．中国では全草，根を吐血，血尿，打ち身に用いる．

キンカン
金柑
oval kumquat

■ 解　説

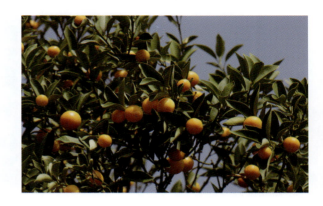

食薬区分(非医)リストより

名　　　称 ● キンカン
他　名　等 ● ―
部　位　等 ● 果実
備　　　考 ● ―

基原植物 ● キンカン　*Fortunella japonica* (Thunb. ex Murray) Swingle var. *margarita* (Lour.) Makino（ミカン科：Rutaceae）

形　　　態 ● 樹高約3mの常緑低木．枝に棘があり，葉は互生し，披針形で先は鈍く尖る．狭い翼を有する短い葉柄を持つ．初夏，葉腋から白い小さな1～2花を開く．冬，球形から楕円形の橙色の果実を結ぶ．

学名の来歴 ● *Fortunella*：イギリスの学者Robert Fortuneに因む；*japonica*：日本の；*margarita*：真珠のような．

産　　　地 ● 中国中南部原産で，日本各地の暖地に栽培．

主要成分等 ● フラボン（イソシネンセン，イソマルガリテン，3′,4′,5,6,7,8-ヘキサメトキシフラボン，4′,5,6,7,8-ペンタメトキシフラボン），リグナン（シトルシンA，B）等．

■ 食経験

日本へは江戸時代に伝播され，栽培．野生系統は知られていない．果皮は甘味，香気あり，生食，煮熟，砂糖漬け，ジャム(マーマレード)等に利用．
薬用には風邪，咳止め，健胃，疲労回復に煮汁，キンカン酒等を用いる．

キンギンカ
金銀花
Japanese honeysuckle

■ 解　説

食薬区分(非医)リストより

名　　称 ● キンギンカ
他　名　等 ● スイカズラ／ニンドウ
部　位　等 ● 全草
備　　考 ● ―

基原植物 ● スイカズラ　*Lonicera japonica* Thunb.（スイカズラ科：Caprifoliaceae）

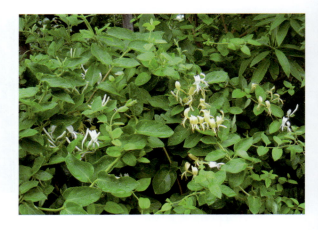

形　　態 ● 蔓性の常緑低木．茎は他に絡みつき長く伸び，若い枝は有毛．葉は楕円形で，先が尖り波うち，両面に柔毛があり対生．初夏，枝先の葉腋から芳香のある1対の白色花を開き，時間が経つにつれて黄色となる．秋，球形の1対の液果を結び，黒熟する．

学名の来歴 ● *Lonicera*：16世紀ドイツの数学者で採集家でもあったAdam Lonizerの名をラテン語化したLonicerusに因む；*japonica*：日本の．

産　　地 ● 北海道から九州，朝鮮半島，中国に自生．

主要成分等 ● トリテルペンサポニン（ロニセロシドA〜E），イリドイド（アルドセコロガニン，ベゲロシド，ネルボシド，ロニセポシドA〜N），長鎖アミノアルコール誘導体（ロニヤポシドA_1〜A_4，B_1，B_2）等．

注　　　 ● キンギンカはスイカズラの花部の生薬名である．
食薬区分(非医)リストでは部位が全草となっているが，本植物は木本である．

■ 食経験

日本では若葉を野菜として使用．中国では葉，つぼみ，花を茶に加工．
花（金銀花）は喉の熱をとり痛みを治す．葉・茎（忍冬）は熱をとって筋肉の痛みを和らげる．

キンシバイ

tall St. Johns wort

■ 解　説

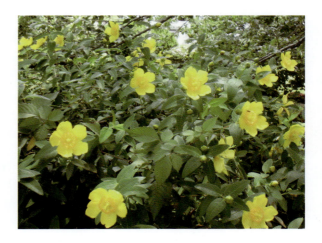

食薬区分(非医)リストより

名　　　称 ●	キンシバイ
他 名 等 ●	－
部 位 等 ●	全草
備　　　考 ●	－

基 原 植 物 ● キンシバイ　*Hypericum patulum* Thunb.（オトギリソウ科：Hypericaceae）

形　　　態 ● 高さ50〜100cmの半常緑小低木.
枝はよく分枝し，垂れ下がり褐色．葉は対生，長さ約2cmで長卵形，先端は鈍く尖り裏面に反る．裏面は白緑色で，透かすと油点が点在．初夏，枝先に集散花序を伸ばし，黄色の5弁花を開く．円錐状の蒴果を結び，黒色の種子を多数内蔵．

学名の来歴 ● *Hypericum*：古代ギリシャ語でhypo（下の）＋erice（草むら）；*patulum*：散開の．

産　　　地 ● 中国原産，台湾，ヨーロッパ，北海道を除く日本各地に植栽．

主要成分等 ● キサントン誘導体（ガルシノンB，パキサントンB，パキサントニン，パチュロン，パチュロシドA，B）等．

注　　　　● 食薬区分(非医)リストでは部位が全草となっているが，本植物は木本である．

■ 食経験

食用の記録は見当たらない．1760年に日本へ伝来し1862年に日本からヨーロッパに導入．
全草を解毒，利尿，肝炎，咳，口内炎の治療に用いる．12〜15g（細菌性下痢には10〜30g）を煎じて服用，外用には塗布，洗浄，粉末にて散布，鼻血には葉を潰し詰める．
近縁種セイヨウオトギリソウ *H. perforatum* の葉，花芽を茶として利用．

キンシンサイ
金針菜
orange day-lily

■ 解　説

食薬区分(非医)リストより

名　　称●	キンシンサイ
他　名　等●	ヤブカンゾウ
部　位　等●	花・若芽
備　　考●	―

基 原 植 物●ホンカンゾウ　*Hemerocallis fulva* Linne（ユリ科：Liliaceae）

形　　　態●根茎から時に走出枝を出し繁殖．葉は束生して線形，花期は7～8月，葉間から50～150cmの花茎を直立，ユリに似た橙色八重の花を数個つける．3倍体で果実はできない．

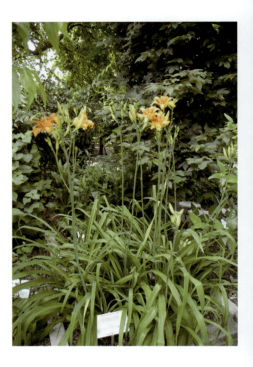

学名の来歴●*Hemerocallis*：hemera（1日）＋calles（美）に由来；*fulva*：濃い黄色．

産　　　地●中国原産で，16世紀頃ヨーロッパに，太平洋戦争以前に日本に渡来．

主要成分等●アンスラキノン（カンゾウキノンA～F），ジテルペン（ヘメロカラールA），ステロイドサポニン（ヘメロシドA，B），アルカロイド（フルバニンA～E，カンソニンA，B）等．

注　　　●キンシンサイはホンカンゾウの花部の生薬名である．アルカロイドを含有する．

■ 食経験

1576年に中国よりヨーロッパに，日本には昭和初期に導入．若芽は加熱調理で食用．花，つぼみはサラダで生食，ピクルス，または加熱調理でバター炒め，天ぷら，オムレツ等の具材．乾燥花を香辛料としてスープやシチューに利用．鱗茎は生食，または焼いて食す．
中国薬典には根を利尿剤に利用と記載．
近縁種ノカンゾウ *H. fulva* var. *longituba* は本州，四国，九州に分布，若芽は食用．つぼみ・根・葉を薬用として，解熱，利尿，腫れ物，不眠症，浮腫に用いる．

キンセンソウ
過路黄
gold coin grass

■ 解　説

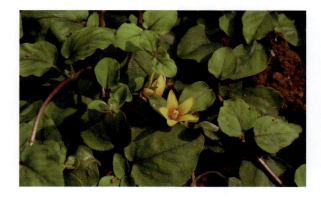

食薬区分（非医）リストより

名　　称●	キンセンソウ
他　名　等●	一
部　位　等●	全草
備　　考●	一

基 原 植 物● キンセンソウ　*Lysimachia christinae* Hance（サクラソウ科：Primulaceae）

形　　　態● 草丈20～60cm．茎は軟弱で地面を匍匐する．葉は対生し卵形か心臓形で長さ3～5cm，鈍尖頭か鈍頭で全縁．点状と条紋状の黒色腺体がある．花期は5～7月．葉腋に黄色の小さな花をつける．朔果は球形で黒色の腺体がある．

学名の来歴● *Lysimachia*：マケドニア王の名前 Lisimachos に因む；*christinae*：スウェーデンの植物学者 Linne の娘 Elisabeth Christina に因む．

産　　　地● 中国北部（陝西省，甘粛省，山西省）．

主要成分等● トリテルペンサポニン（リシクリサイドA，B，プリムラニン），フラボン（コンプラトシド，リシマチン，ミリセチン-3,3′-ジ-O-α-L-ラムノピラノシド）等．

■ 食経験

食用の記録は見当たない．
薬用では全草（過路黄），根に利胆，利尿，消腫，解毒の薬効があり，胆石，尿路結石，胆嚢炎，黄疸型肝炎，打撲傷，毒蛇の咬傷に用いる．1日量15～30gを煎じて服用．生の葉汁も用いる．化膿性炎症，やけどには外用．外用は適量．

キンセンレン
金線連
jewel orchid

■ 解　説

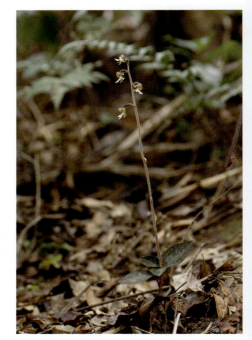

食薬区分(非医)リストより

名　　　称●	キンセンレン
他　名　等●	―
部　位　等●	葉
備　　　考●	―

基 原 植 物●キバナシュスラン　*Anoectochilus formosanus* Hayata（ラン科：Orchidaceae）

形　　　態●草丈15〜30cmの多年生草本．葉は卵形で表面に白い脈が走る．11〜12月に花茎を伸ばし黄白色の花を開く．花面は淡紅色．唇弁の先は2裂し，縁はしばしば櫛の歯状に切れ込み，上面の基部に小数の突起がある．花は果実を結び多数の黒色の小さな種子を内蔵．

学名の来歴●*Anoectochilus*：ギリシャ語のanoektos(開いた)＋cheilos(唇)で，「唇弁が開いた形をしている」の意；*formosanus*：台湾．

産　　　地●台湾，南西諸島．

主要成分等●低分子化合物の配糖体（ベンジルアルコールグルコシド，ジヒドロキシメチルフラングルコシド，キンセノシド）等．

注　　　●キンセンレンはキバナシュスランの生薬名である．

■ 食経験

食用の記録は見当たらない．
栄養補給の茶として飲用．酸化防止，抗ガン，肝臓保護作用がある．生あるいは乾燥した全草を煎じ，胸腹部痛，消化器疾患，腫瘍，腎疾患，高血圧，心臓血管病，肝脾疾患に服用．

ギンネム
銀合歓
white popinac

■ 解 説

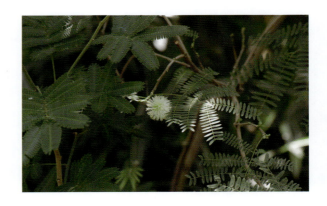

食薬区分（非医）リストより

名　　　称 ● ギンネム
他　名　等 ● ギンゴウカン
部　位　等 ● 全草
備　　　考 ● 一

基 原 植 物 ● ギンゴウカン　*Leucaena leucocephala* (Lam.) de Wit（マメ科：Leguminosae）

形　　　態 ● 樹高10mの常緑小高木．葉は約20cmで，2回羽状複葉，8～10個の小羽片が対生．20～30枚の小葉は裏面が緑白色，細い長楕円形で長さ約1cm．熱帯地方では，一年中枝先に頭状花序を伸ばし，白色の小花を開く．扁平で長さ約15cmの果実が熟し褐色となる．

学名の来歴 ● *Leucaena*：leuco（白い）＋aeneus（ブロンズ色の）；*leucocephala*：leuco（白い）＋cephala（頭）．

産　　　地 ● 熱帯アメリカ原産，熱帯，亜熱帯地域で植栽，沖縄，小笠原に野生化．

主要成分等 ● ガラクトトリオース，ミモシド，ジベレリンA_{29}，ミモシン等．

注　　　　● ギンネムはギンゴウカンの別名である．
　　　　　　食薬区分（非医）リストでは部位が全草となっているが，本植物は木本である．

■ 食経験

種子はコーヒーの代用，ピクルスで食用．西インド諸島では種子，莢を食用．葉，莢，種子は家畜の飼料．薬用として血糖値，血圧降下作用がある．種子は高血圧予防，便秘解消，整腸作用がある．

キンマ
蒟醬
betel

■ 解　説

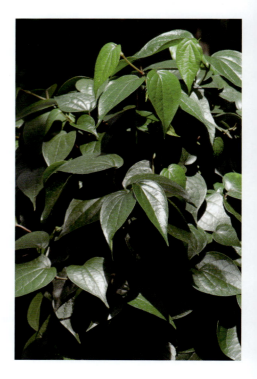

食薬区分(非医)リストより

名　　　称● キンマ
他　名　等● ―
部　位　等● 果実・葉
備　　　考● ―

基 原 植 物● キンマ　*Piper betle* Linne（コショウ科：Piperaceae）

形　　　態● 高さ1～2mの蔓性常緑多年生草本．葉は互生し葉柄があり，卵状心形で全縁でつやがある．葉は対生し，穂状花序が伸び，多数の花が円柱状に集まり下垂する．

学名の来歴● *Piper*：サンスクリット語のpippalaに由来するギリシャ語peperi（コショウ）からのラテン古名；*betle*：マラバール地方の現地名．

産　　　地● マレーシア原産，インド，インドネシア，スリランカで栽培．

主要成分等● セラミド（2-アミノ-1,8-エイコセン1,3,4-トリオール-*N*-2-ヒドロキシテトラコサノイル，2-アミノ-1,3,4-ノナコサトリオール-*N*-2-ヒドロキシペンタコサノール），ピペロールB，アセチルピペロール等．

■ 食経験

葉を咀嚼料とするために栽培される嗜好作物．古代に熱帯アジアに広く伝播．その後東アフリカ，マダガスカルに到達．葉には独特の芳香がある．新鮮な葉で専用の石灰とビンロウジの種核の切片，香味料としてタバコ，ニクズク，ガンビール，ウイキョウ，キンマの実，ライム等を包んで咀嚼料とする．儀礼的な場面でも使用．この習慣は古くからインド，インドネシア等，東南アジア，太平洋諸島等の広い地域に存在．ヘロドトス（BC480）が記述．完熟果実の粉末は薬味，刺激剤として利用．
葉には抗菌，抗寄生虫作用がある．葉及び種子，果穂は健胃，去痰に服用．精油はカタル，ジフテリア，乳腺膿瘍に外用．

キンミズヒキ
龍牙草
Japanese agrimony

■ 解　説

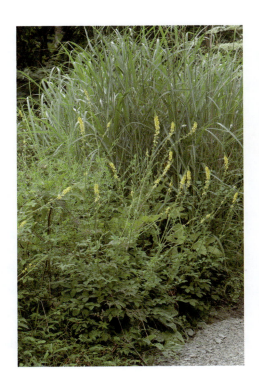

食薬区分(非医)リストより

名　　　称 ●	キンミズヒキ
他　名　等 ●	センカクソウ／リュウガソウ
部　位　等 ●	全草
備　　　考 ●	一

基 原 植 物 ● キンミズヒキ　*Agrimonia pilosa* Ledeb.（バラ科：Rosaceae）

形　　　態 ● 草丈50〜100cmの多年生草本．茎葉は毛で密に覆われる．葉は奇数羽状複葉で互生．小葉は長楕円形で先端は尖り，周囲に鋸歯．秋，伸びた枝先に総状花序を伸ばし，黄色の小花を密に開く．

学名の来歴 ● *Agrimonia*：花に棘が多い；*pilosa*：毛で覆われた．

産　　　地 ● 日本各地に自生．

主要成分等 ● アルキルフェノン誘導体（アグリモールA〜G，ピロサノールA〜C），タンニン（アグリモニン），イソクマリン誘導体（アグリモノリド）等．

■ 食経験

若葉は食用に供す．
全草を乾燥したものを漢方では龍牙草と呼び，収れん，止血作用があり，単独または他の生薬と混合して処方．乳腺炎等に外用薬としても利用．

キンモクセイ
金木犀
fragrant olive

■ 解　説

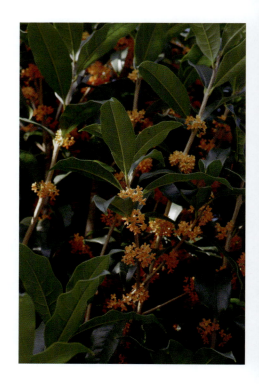

食薬区分(非医)リストより

名　　称	● キンモクセイ
他 名 等	● ―
部 位 等	● 花
備　　考	● ―

基原植物 ● キンモクセイ　*Osmanthus fragrans* Lour. var. *aurantiacus* Makino（モクセイ科：Oleaceae）

形　　態 ● 雌雄異株で樹高約4mの常緑小高木．葉は対生，短い葉柄を有し，長楕円形で先が尖り葉面が波打つ．秋，葉腋に橙黄色の香りのよい多数の花を叢生．雌株には長楕円形の果実を黒熟．

学名の来歴 ● *Osmanthus*：osme(香り) + anthos(花)；*fragrans*：香りの良い；*aurantiacus*：橙黄色の．

産　　地 ● 中国原産で関東以西に植栽．

主要成分等 ● アルキル誘導体 (2,6-ジメチル-2,4-ヘプタジエン，3,4-ジメチルヘプタン，3,3-ジメチルヘキサン，5-ヘキセン-2-オン，4-メチルヘプタノール)，リグナン (3,3′-ジメトキシ-4,4′,7,9-テトラヒドロキシリグナン 9-O-β-D-グルコピラノシド) 等．

■ 食経験

日本では雄株が植栽されている．花は果実酒，未熟果実はオリーブのように塩水に漬け保存食品．香りの強い花は芳香茶，ワインやリキュールに利用．蓮の種のスープ，ペストリー，蒸した梨のように甘い菓子，また，東南アジアでは甘塩漬け，甘いペースト (cassia blossom jam) 等保存食品として流通．
民間療法でニンニク酒，青汁，ヘチマ水に添加．精油には芳香性健胃作用，矯味・矯臭作用がある．胃炎，低血圧症，不眠症には落ちた花(金木犀)を陰干し，乾燥花30～50g，35度の焼酎1.8Lに入れ3か月置き，盃1杯を水か湯で薄めて服用．
近縁種ギンモクセイ *O. fragrans* var. *fragrans* の花は芳香性のある茶葉に使われ，未熟果実はオリーブのように塩水に漬け保存食品にされる．日本では園芸品として栽培される．

キンレンカ
金蓮花
nasturtium

■ **解　説**

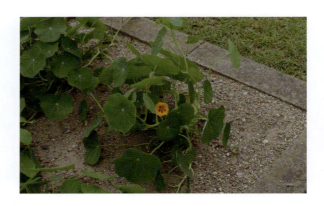

食薬区分(非医)リストより

名　　　称 ●	キンレンカ
他　名　等 ●	―
部　位　等 ●	全草
備　　　考 ●	―

基原植物 ● ノウゼンハレン　*Tropaeolum majus* Linne（ノウゼンハレン科：Tropaeolaceae）

形　　態 ● 蔓が1～2m伸びる一年生草本．葉は互生，丸く盾形で10～20cmの葉柄を有する．葉柄のつけ根部分が凹む．初夏から夏に，橙黄色の5弁花を開く．3室に分かれた果実を結び，3個の種子を内蔵．

学名の来歴 ● *Tropaeolum*：戦勝トロフィー；*majus*：巨大な．

産　　地 ● アンデス高地原産で，観賞用として広く栽培．

主要成分等 ● イオウ化合物（ベンジルグルコシノレート，ベンジルイソチオシアネート，チオカルボニン酸-*O*, *S*-ジエチルエステル）等．

注　　　● キンレンカはノウゼンハレンの生薬名である．

■ **食経験**

イギリスに導入され，日本では垣根，花壇，鉢植え等装飾用に栽培．茎葉，幼果実はサラダとして生食，香辛料，クレソンのように香味野菜として食用．花，つぼみは香りづけ，料理のつけ合わせ（つま），酢漬け，ケイパーの代用，成熟種子は焙煎し食し，質のよいペッパーの代用，挽いてマスタードの代用．塊根は肉料理のつけ合わせの根菜に利用．
全草，花，葉，種子に解毒作用，抗菌作用がある．患部に塗布等で外用．

グアコ

guaco

■解 説

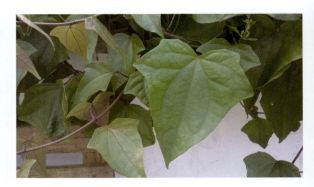

食薬区分（非医）リストより

名　　　称●グアコ
他　名　等●―
部　位　等●葉
備　　　考●―

基 原 植 物● *Mikania glomerata* Spreng.（キク科：Compositae）

形　　　態●蔓性低木．茎や葉は無毛，葉は心形から三角形で，やや革質．時に2～4個に浅く分裂する．長さ10～14cm．頭花は茎の上方に集まり，円錐花序につく．総包は長さ2～3cm．痩果は無毛，冠毛は赤褐色．

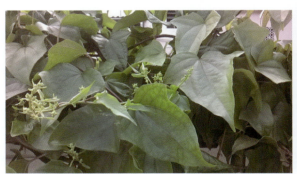

学名の来歴● *Mikania*：チェコの植物学者J．C．Mikanに因む；*glomerata*：球状をした．

産　　　地●ブラジル南部・南東部．

主要成分等●クマリン，モノテルペン（α-ピネン，サビネン，β-ミルセン，ベルベノール），セスキテルペン（β-カリオフィレン，α-キュベン，フムレン，ゲルマクレンD，スパチュレノール，カリオフィレンオキサイド），ジテルペン（カウレン酸，グランディフロリン酸，ベンゾイルグランディフロリン酸，シンナモイルグランディフロリン酸）等．

■食経験

食用の記録は見当たらない．
生の葉と枝には芳香がある．苦味強壮剤，煎剤や浸剤として，発汗，駆風，リウマチ，神経痛，浄血，気管支炎，百日咳，喘息，舌や唇のただれの症状に用いる．シロップ剤やチンキ剤が市販されている．蛇や毒を持つ動物に咬まれた時に，葉の浸出液を湿布の形で傷口に当てて治療した．
近縁種 *M. scandens* は，葉を野菜としてスープに入れ，食用．

グアバ
蕃石榴
guava

■ 解　説

食薬区分(非医)リストより

名　　称●グアバ
他　名　等●バンカ／バンザクロ／バンジロウ／バンセキリュウ
部　位　等●果実・果皮・葉
備　　考●―

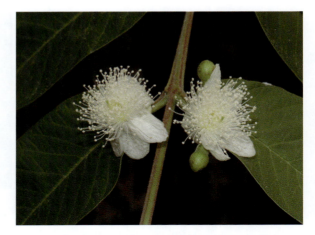

基原植物●バンジロウ　*Psidium guajava* Linne
　　　　　（フトモモ科：Myrtaceae）

形　　態●樹高3～5mの常緑低木．根元に近いところから分枝し，幹は滑らかで紅褐色，古くなると皮が剝げ落ちる．葉は短い葉柄を有し，長楕円形で先が尖り対生．春から夏にかけて，直径約3cmの多くの雄しべを持つ白色の花を開く．9月頃，淡紅紫色の丸い果実を結び芳香を放つ．

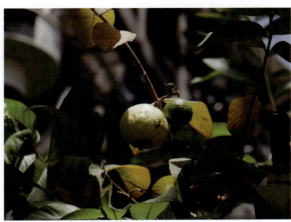

学名の来歴●*Psidium*：ギリシャ語で「ザクロ」；
　　　　　guajava：天使．

産　　地●熱帯各地で栽培．

主要成分等●セスキテルペン（プリグアジアールA～C，プシジアールA～C，ジグアジャジアール），トリテルペン（プシグアニンB，D），タンニン（グワビンA，B，プシジニンC，プシグアビン）等．

注　　　●グアバはバンジロウの別名である．

■ 食経験

果実は生食またはジュース，砂糖を加えてジャム等に加工．ジュースは果物ジュースの中では最もビタミンCに富む．近年葉をグアバ茶と呼称し飲用に供す．葉は地域によって薬用に供する習慣もある．グアバを栽培，食用に供した最古の事跡はペルーのBC800頃の考古学的遺跡であって，それがこの植物の原産地の証拠にもなっている．アジアへの伝播は17世紀以降と考えられている．
葉，果実10～15gを慢性腸炎，赤痢，消化不良性下痢に煎じて服用．新鮮葉をすり潰し打撲傷に外用．

グアヤクノキ
癒瘡木
guiacum wood

■ 解　説

食薬区分(非医)リストより

名　　　称 ● グアヤクノキ
他　名　等 ● ユソウボク
部　位　等 ● 材部
備　　　考 ● ―

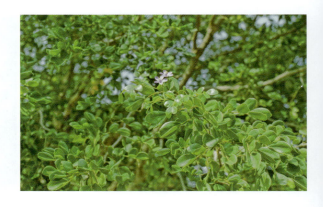

基 原 植 物 ● ユソウボク　*Guaiacum officinale* Linne（ハマビシ科：Zygophyllaceae）

形　　　態 ● 樹高15mに達する常緑高木．材質は密．葉は対生し，偶数羽状複葉，1～7対の小葉からなる．小葉は楕円形，全縁，革質．枝先に散形花序を伸ばし，花を開く．がく片，花弁とも5枚，雄しべは10本，雌しべは1本．朔果は長さ約1.3cm，1～2個の種子を内蔵．

学名の来歴 ● *Guaiacum*：西インド産の植物名 guajac から；*officinale*：薬用の．

産　　　地 ● フロリダ州南部から南米各地の沿岸に広く自生．

主要成分等 ● リグナン（デヒドログアイアレチン酸，プログアイアシジン，ネクタンドリンB，フログアイアシン，フログアイアオキシジン），トリテルペンサポニン（グアイアニンA～L，グアイアシンA～D）等．

注　　　　● グアヤクノキはユソウボクの別名である．

■ 食経験

食用の記録は見当たらない．木材の心は緻密で酸味と芳香を有す．
昔はこの心材を煎じ梅毒の治療薬，また樹脂も薬用に供され梅毒の特効薬とされた．木部を水蒸気蒸留してグアヤクウッド油を得る．飲料，製菓品，肉製品等，多くの食品分野でフレーバー成分として利用．欧州では抗炎症作用を目的として調剤に利用，痛風やリウマチに処方される．

クガイ
苦艾
wormwood

■ 解 説

食薬区分(非医)リストより

名　　　称	● クガイ
他　名　等	● ニガヨモギ／ワームウッド
部　位　等	● 茎枝
備　　　考	● ―

基原植物　● ニガヨモギ　*Artemisia absinthium* Linne（キク科：Compositae）

形　　態　● 草丈40～60cmの多年生草本，葉は羽状に2～3回分裂する．やわらかい絹毛を密生するため，上面は緑白色，裏面は白色．頭花は直径3～4mmで，下向きに咲く．全体に芳香と強い苦味がある．

学名の来歴　● *Artemisia*：ギリシャ神話の女神Artemisに因んで名づけられた「ヨモギ」の古名；*absinthium*：ラテン語で「ニガヨモギ」．

産　　地　● ヨーロッパ原産．北米，中央アジアから東アジア，北アフリカで栽培．

主要成分等　● セスキテルペン（アブシントール，アブシンチン，アブシチン，アンアブシチン，アブソルビン，アルタブシノリド）等．

注　　　　● クガイはニガヨモギの生薬名である．
神経麻痺を起こすアブシントールを含有する．

■ 食経験

ヨーロッパから南シベリアまで広く分布．日本には江戸時代末期に渡来．枝・葉を水蒸気蒸留した精油をアルコールに混和しリキュール「アブサン」を作る．またベルモット酒の賦香料としても利用．配糖体のアブシンチン，苦味のある精油アブシントールを含有．多飲すると神経麻痺を生じ死に至る．フランスでは1915年に「アブサン」の飲用を禁止した．
薬用として少量は健胃作用，胆汁分泌作用があり，大量ではめまい，頭痛，さらに連用によりてんかん症状をもたらす．日本へは明治初年に導入された．

クコ
枸杞
Chinese wolfberry

■ 解　説

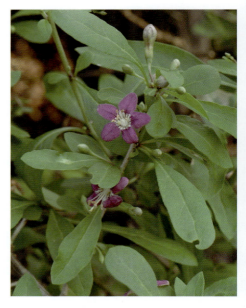

食薬区分(非医)リストより

名　　称●	クコ
他　名　等●	クコシ／クコヨウ
部　位　等●	果実・葉
備　　考●	根皮は「医」

基原植物●　クコ　*Lycium chinense* Mill.（ナス科：Solanaceae）

形　　態●　高さ1〜2mの落葉低木．多くの細い枝を出し，所々に棘をつける．葉は数枚集まってつき，倒披針形．夏に葉腋から花茎が伸びて，赤紫色の5弁花を開く．秋に紅色の果実を結び，多くの種子を内蔵．

学名の来歴●　*Lycium*：中央アジアのLyciaに生えていた棘の多い植物；*chinense*：中国の．

産　　地●　東アジアから熱帯アジアに自生，中国，韓国，日本で栽培．

主要成分等●　ジテルペン（リシウムシド I 〜 XI），ステロイド（ウィザノリド A，B），アルカロイド（カリステギン A_6，A_7，B_5，C_1，C_2）等．

注　　　●　アルカロイドを含有する．

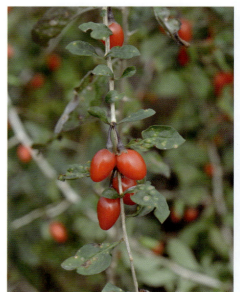

■ 食経験

葉，果実，根皮にベタレインを含有，葉はクコ茶として強壮薬，果実はクコ子として他の生薬と混合し，高血圧，めまい，貧血等に処方，根皮は地骨皮として他の生薬と混合，解熱強壮薬とする．果実は酒に浸けてクコ酒として不老長寿，強精の効力．若葉は香りよく浸し物にしたり飯に炊き込みクコ飯とする．中国においてはこれらの用法は，ほぼ2000年にわたる歴史がある．日本では平安時代成立の「倭名類聚抄」(938)に掲載されている．

クサボケ

dwarf Japanese quince

■解 説

食薬区分(非医)リストより

名　　　称	●クサボケ
他 名 等	●―
部 位 等	●果実
備　　　考	●―

基 原 植 物●クサボケ　*Chaenomeles japonica* (Thunb.) Lindl. ex Spach（バラ科：Rosaceae）

形　　　態●高さ30〜100cmの半匍匐性の落葉低木．伸びた地下茎から萌芽し，株立ちとなる．葉は短枝に輪状につくか，長枝に互生し，倒卵形で先端は丸く，葉縁は鋸歯状，長さ2〜5cm．葉柄は3〜10mm．長枝につく葉は，腎臓形で托葉を持つ．4〜5月頃前年の枝の葉腋に橙赤色〜白色の5弁花を開く．秋に果実が黄緑色から黄色に熟し数個の種子を内蔵．

学名の来歴●*Chaenomeles*：ギリシャ語のchaino（開ける）＋melon（リンゴ）が語源で「裂けたリンゴ」；*japonica*：日本の．

産　　　地●本州，四国，九州の山地に自生．

主要成分等●モノテルペン（ベツラルブシドA，B），リンゴ酸，クエン酸，酒石酸等．

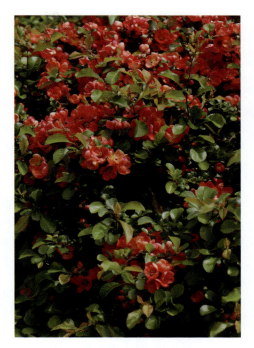

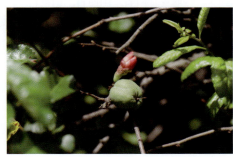

■食経験

果実にはリンゴのような芳香と酸味があり，薬用，食用とする．果実は生，塩漬け，砂糖漬けで食べる．灰やぬかに入れて蒸し焼きとし，皮を取ってすり潰し搾って酢を作る．干した果実を煎じて砂糖を加えると，香りのよい酸味の効いた飲料となる．クサボケには白花品種f. *alba*があり，延喜式(927)では白花木瓜（シドミ）実を大和の国等から貢納．

果実を強壮，疲労回復，不眠，低血圧，冷え性に使用する．果実が黄変する前に収穫．そのまま35度の焼酎1Lに800gを漬け，1年ぐらい放置して薬用酒とする．疲労回復には1回量20mLを1日3回飲用．漢方では，2〜3片に切って乾燥したものを，和木瓜と呼び，唐木瓜の代用品とする．

クジチョウ
苦地丁

■ 解　説

食薬区分(非医)リストより

名　　　称 ● クジチョウ
他　名　等 ● ―
部　位　等 ● 全草
備　　　考 ● ―

基 原 植 物 ● *Corydalis bungeana* Turcz.（ケシ科：Papaveraceae）

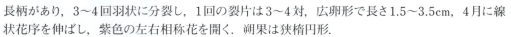

形　　　態 ● 草丈15～30cm．茎は基部で分枝し，開出毛がある．根生葉と下葉は長柄があり，3～4回羽状に分裂し，1回の裂片は3～4対，広卵形で長さ1.5～3.5cm，4月に線状花序を伸ばし，紫色の左右相称花を開く．朔果は狭楕円形．

学名の来歴 ● *Corydalis*：korydalis（ヒバリ）に由来；*bungeana*：中国北部の植物を研究したBungeanusに因む．

産　　　地 ● 甘粛省，山西省，山東省，河北省，遼寧省，吉林省，黒竜江省，四川省等中国各地．

主要成分等 ● フラボン（ケンフェロール3-*O*-ビシノシド，ケルセチン3-*O*-ビシノシル-7-*O*-β-D-グルコピラノシド），アルカロイド（プロトピン，コリノリン，イソコリノリン，ブンゲアニン）等．

注　　　　 ● アルカロイドを含有する．

■ 食経験

食用の記録は見当たらない．
全草（苦地丁）を解熱，抗炎症，鎮痛剤として，各種炎症，化膿性疾患に用いる．肝炎，腎炎，疔瘡に1日量3～9gを煎じて，または生の汁を服用．全草にアルカロイド，クマリン，ステロイドを含む．
近縁種にエンゴサク*C. turtschaninovii* f. *yanhusuo*がある．中国各地で栽培．塊茎（延胡索）を鎮痛，鎮痙剤として，月経痛，腹痛，頭痛に用いる．

クズ
葛
kudzu vine

■ 解　説

食薬区分(非医)リストより

名　　　称● クズ
他　名　等● —
部　位　等● 種子・葉・花・クズ澱粉・蔓
備　　　考● 根(カッコン)は「医」

基 原 植 物● クズ　*Pueraria lobata* Ohwi（マメ科：Leguminosae）

形　　　態● 蔓性の多年生草本．蔓は他のものに絡みつき，長く伸びる．蔓も葉もあらい毛に覆われる．葉は3出複葉で長い葉柄を持ち互生．小葉は楕円形で先端が尖る．夏，葉腋から花茎を伸ばし，総状花序に紅紫色の香りのよい花を開く．花後，扁平な豆果を結ぶ．

学名の来歴● *Pueraria*：スイスの植物学者Puerariに因む；*lobata*：浅裂した．

産　　　地● 東アジア各地に自生．

主要成分等● イソフラボン（プエラリン，ダイゼイン，ネオプレラリンA，B，クズイソフラボンA，B），トリテルペンサポニン（クズサポニンA_1～A_5，SA_1～SA_4）等．

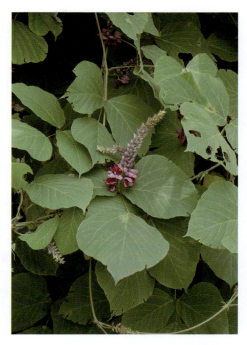

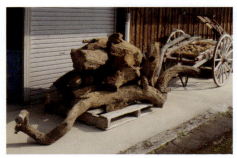

■ 食経験

天平宝字6 (763)年の出納帳にクズハ購入の記録があり食用に供したものと推測される．クズの根には約20%のデンプンを含有．根を砕き水さらししてデンプンを沈殿，水さらしを繰り返して白色良質のデンプンを得る．調理・製菓材料として古くから食用に供され，「料理物語」(1643)に（くずの粉）として記述．若葉，花，茎は茹でて，また干し葉，塩蔵等で食用に供す．
薬用としてはクズの根（葛根）には，ダイゼイン，プエラリン等のイソフラボンを含み，他の生薬を配合した葛根湯は，発汗，解熱，鎮痙薬として感冒，熱性病に広く処方される．クズは「倭名類聚抄」(938)に記載あり．

クスノキ
楠
camphor tree

■ 解　説

食薬区分(非医)リストより

名　　　称●	クスノキ
他 名 等●	一
部 位 等●	葉
備　　　考●	一

基 原 植 物● クスノキ　*Cinnamomum camphora* Siebold（クスノキ科：Lauraceae）

形　　　　態● 樹高20m以上に達する常緑高木，直径は2mにも及ぶ．葉は長い柄を持ち長さ約8cmで互生，卵形で先端は細長く尖り全縁で，革質で表面には光沢がある．5月頃，やや散形状をした円錐花序を伸ばし，はじめは白色で，後に黄色を帯びる小さい花を開く．11月に直径約8mmの球形の果実が黒熟し，円い種子1個を内蔵．

学名の来歴● *Cinnamomum*：ギリシャ語の桂皮の名称cinein（巻曲する）＋amomos（最上）；*camphora*：樟脳．

産　　　　地● 日本の関東以西，台湾，中国に自生，また植栽．

主要成分等● モノテルペン（カンファー，カンフェン，α-ピネン，β-ピネン，リモネン，シネオール），セスキテルペン（カンフェレノール，カンフェレノン，9-オキソネロリオール）等．

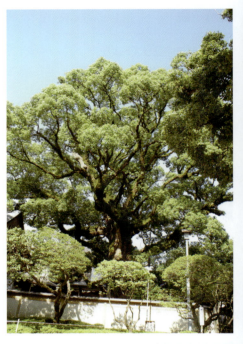

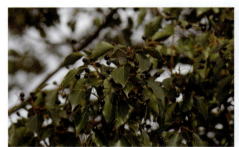

■ 食経験

日本に古くから分布．「魏志倭人伝」(297)に記載．古代は丸木舟の材とした．クスノキの新芽や若い葉は茹でて食べる．成長した葉を乾燥，粉末にしたものはスパイスとして使用．中国にはクスノキによるカモの燻製がある．果実はビンロウの実の代わりに噛む．カンファーは東南アジアではビンロウの実を噛む時の香料．インド，中東では菓子，氷菓等の香料としてごく少量使用する．16世紀初頭に，各種のカンファー中，食用カンファーの取引が最も多いと書かれた記録が残されている．古くから香料，薬用として珍重されたリュウノウジュ *Dryobalanops aromatica* から採取されるリュウノウの代用品，模造品であった．クスノキの材，葉を水蒸気蒸留して，ショウノウとショウノウ油を得る．ショウノウを昇華精製してカンファーとする．カンファーには血管緊張，呼吸中枢興奮作用があり，強心剤として循環不全，呼吸困難，しゃっくり制止に用いた．外用剤として打撲，凍瘡，皮膚掻痒症に使用．

グッタペルカ

gutta-percha

■解 説

食薬区分(非医)リストより

名　　　称 ● グッタペルカ
他　名　等 ● ―
部　位　等 ● 乳液
備　　　考 ● ―

基 原 植 物 ● グッタペルカノキ　*Palaquium oblongifolium* Bruck（アカテツ科：Sapotaceae）

形　　　態 ● 樹高約20mの常緑高木．若枝，葉には赤褐色毛を密生．葉は長楕円形で互生．葉脈や茎に白色6弁花を密に開く．果実は卵形で褐色毛に覆われる．

学名の来歴 ● *Palaquium*：フィリピンの土名Palak-balakより；*oblongifolium*：oblongi（長楕円形）＋folium（葉）．

産　　　地 ● マレーシア，スマトラ，ボルネオに分布．

主要成分等 ● ポリテルペン炭化水素（グッタ），アルバン，フルアビル等．

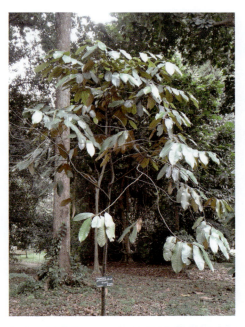

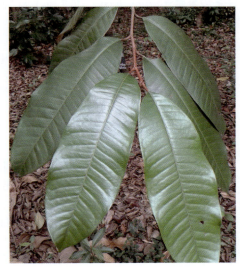

■食経験

グッタペルカノキ及び同属類縁の種の幹及び葉から樹脂グッタペルカを採取．チューインガムのガムベース，歯科医療の充填剤，主成分はトランスポリイソプレン，可塑性があり．水中では変化せず，絶縁性が高い．1842年にヨーロッパに知られ，海底電線の被覆材として使用された．

クマザサ

bamboo grass

■解　説

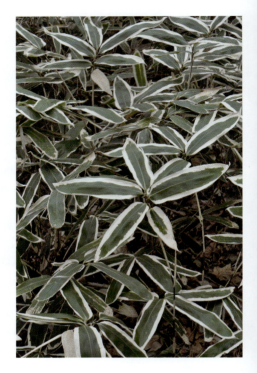

食薬区分(非医)リストより

名　　称	● クマザサ
他　名　等	● ―
部　位　等	● 葉
備　　考	● ―

基原植物 ● クマザサ　*Sasa veitchii* Rehder（イネ科：Gramineae）

形　　態 ● 高さ1〜2mの単子葉木本．稈と呼ばれる茎を持つ．稈は柔軟で斜上し，地上部は太く中空で節がある．葉は長さ20cm，幅4〜5cmの広楕円状披針形で，5〜10枚が掌状をなす．冬期に，葉の縁が白く隈取られる．

学名の来歴 ● *Sasa*：和名の「ササ」；*veitchii*：イギリスの園芸家J. Veitchに因む．

産　　地 ● 自生種は京都府の山地．ほかに栽培品が全国に野生化．

主要成分等 ● サルコリンA，B，多糖類等．

■食経験

日本特産．ササは「古事記」(712)，「播磨国風土記」(714)，「倭名類聚抄」(938)等に記載がある．クマザサは山白竹の名で「本草綱目啓蒙」(1806)に初出．冬に葉の縁が白く隈取りになるので隈笹と呼ぶ．隈笹はチシマザサやチマキザサ等，山野に自生する大形笹の俗称．稀に開花し結実．種実，タケノコ，新芽は食べることができる．葉には防腐作用があり，寿司，団子，飴等を包むために使用．また魚の生臭みを消す作用があり，生魚の贈答用の容器や魚籠の中に入れる．

葉の青汁は健胃，胃もたれに薬用．新鮮な葉を1回20〜30g使う．

クマツヅラ

verbena

■解 説

食薬区分(非医)リストより

名　　　称●	クマツヅラ
他　名　等●	バーベナ／バベンソウ
部　位　等●	全草
備　　　考●	―

基 原 植 物● クマツヅラ　*Verbena officinalis* Linne（クマツヅラ科：Verbenaceae）

形　　　態● 草丈30～80cmの多年生草本．葉は羽状に深く裂け，茎とともに細毛がある．6～9月に長い穂状花序を伸ばし，小さな淡紅紫色の花を多数開く．

学名の来歴● *Verbena*：神聖な薬草；*officinalis*：薬用の．

産　　　地● 本州から琉球諸島，アジア，ヨーロッパ，アフリカ北部．

主要成分等● イリドイド（ベルベノシドA，B，ベルベナリン，3,4-ジヒドロベルベナリン，スタンシド，ハスタトシド），フェニルエタノイド（ユーコボシド）等．

■食経験

古代ギリシャ・ローマ時代には「聖なる植物」と呼ばれ，祭礼，呪術，薬用に使用．ディオスコリデス「薬物誌」（AD100頃）の記述がある．キリスト教では十字架上のキリストの血を止めたとされる．日本では「本草和名」（915）に記載．日本では若葉をさっと茹でて調理する．ヨーロッパではリキュール，媚薬に加える．全草を干したものを馬鞭草と呼ぶ．解熱，解毒，消炎，利尿，通経作用があり，黄疸，下痢，利尿，月経困難に煎じて服用．生の搾り汁，煎汁を皮膚病，腫瘍に外用．中世ヨーロッパでは一般的な薬草で，消炎，止血作用があるとして，膀胱結石，肝臓疾患，咽頭炎に使用した．

クマヤナギ

■解　説

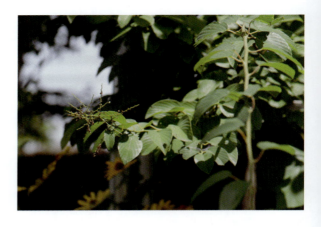

食薬区分(非医)リストより

名　　　称● クマヤナギ
他　名　等● 一
部　位　等● 茎・葉・木部
備　　　考● 一

基 原 植 物● クマヤナギ　*Berchemia racemosa* Siebold et Zucc.（クロウメモドキ科：Rhamnaceae）

形　　　態● 長さ5〜6mとなる落葉性の蔓性低木．枝は円柱形で長く伸びて紫緑色．葉は互生，葉柄を持ち，長楕円形で先端は尖る．夏，枝の先端部に円錐花序を伸ばし，緑白色の5弁花を開く．果実は楕円形で秋に黄紅色となり，翌年夏に黒熟．

学名の来歴● *Berchemia*：オランダの植物学者J. P. B. Berchemに因む；*racemosa*：総状花序の．

産　　　地● 北海道から沖縄の山野に自生．

主要成分等● フェノール配糖体（ベルケモリド，ベルケモール，イソタキオシド，エリゲシド），モノテルペン（アモムモシド）等．

■食経験

果実は紫黒色に熟し甘味がある．生食．若葉を野菜として扱い，茹でて浸し物とする．あるいは茶の代用．民間で茎，葉を健胃，整腸，胆石，口内炎に用いる．健胃，整腸には1日量6〜12gを煎じて3回に分服．食欲不振，低血圧，冷え性，不眠には熟果で果実酒を作り飲用．口内炎には茎を炙って両端から流れ出る油を塗る．

クミスクチン

cat's whiskers

■ 解　説

食薬区分(非医)リストより

名　　称 ● クミスクチン
他　名　等 ● ―
部　位　等 ● 全草
備　　考 ● ―

基原植物 ● ネコノヒゲ　*Orthosiphon aristatus* (Blume) Miq.
　　　　　（シソ科：Labiatae）

形　　態 ● 草丈50〜60cmの多年生草本．茎は茶褐色で方形．葉は互生，短い葉柄を有し，長卵形で基部は膨らみ，先端は細く尖り，切れ込みの深い鋸歯がある．夏，白くて長い雄しべと雌しべを持つ白色の花を開く．

学名の来歴 ● *Orthosiphon*：ortho（まっすぐな）＋siphon（管）；
　　　　　　aristatus：芒のある．

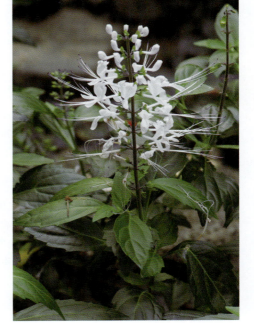

産　　地 ● インド，マレーシア原産で，暖地で薬用として栽培．

主要成分等 ● ジテルペン（ネオオルトシホールA，B，オルトシホノンA，B），フラボン（6-ヒドロキシ-4,5,7-トリメトキシフラボン，4′-ヒドロキシ-5,6,7-トリメトキシフラボン）等．

注　　　● クミスクチン（Kumis Kuching）はインドネシア語で「猫のヒゲ」の意味で，和名としてネコノヒゲが採用された．

■ 食経験

食用の記録は見当たらない．
インド，マレーシア，インドネシアの重要な民間薬．全草（化石草）に多量のカリウム塩，配糖体のオルトシホニン等を含有．利尿作用があり，尿路結石，腎炎，浮腫，高血圧等に煎じて服用．葉はジャバティーと呼び利尿剤とする．

クミン

cumin

■解 説

食薬区分(非医)リストより
名　　　称●クミン
他　名　等●—
部　位　等●果実
備　　　考●—

基 原 植 物●クミン　*Cuminum cyminum* Linne
　　　　　　　（セリ科：Umbelliferae）

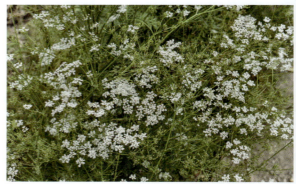
©coulanges-Fotolia

形　　　態●草丈20〜30cmの一年生草本．茎の下部につく葉は，葉柄が長く卵形．茎の上部の葉は全裂で，末端は糸状．初夏，淡紅色の小花を開き，長さ4〜7mmの長楕円形で数本の稜を持つ果実を結ぶ．

学名の来歴●*Cuminum*：ギリシャ語のkyuminon（ウイキョウ）から；*cyminum*：集散花序．

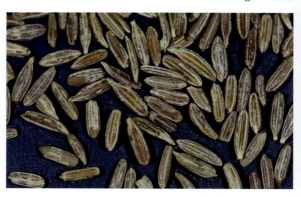

産　　　地●世界の温暖な地域で広く栽培．

主要成分等●モノテルペン（クミンアルデヒド，クミンアルコール，クミン酸，α-ピネン，β-ピネン，α-ツヨン，サビネン，リモネン，*p*-シメン，ミルセン），セスキテルペン（クミノシドA，B）等．

■食経験

果実を香辛料とする．栽培の歴史は古い．BC4000頃のエジプトでは，遺体の防腐保存に使用し，エジプトの最古の医学書「エーベルス・パピルス」（BC1552）は，クミン油を没薬に入れてミイラに使用したことを記載．古代ギリシャでは食欲増進のための薬味として使用．また古代ローマではパンに粉末を塗布．新旧聖書にもたびたび引用される農作物．日本への渡来は文政年間（1818〜1829）．
クミンには独特の強い香りと若干の辛みがあり，カレー粉，チリパウダー，ガラムマサラの主要原料．クミンは単独ではなく他の香辛料と混合して用いると風味が増加する．ソーセージ，ミートソース，ピクルス，チャツネ，スープ，トマト料理，チーズ，パンやケーキの風味づけにと広範囲に使用．キャラウェイの代用品．クミン油はリキュール，ピクルス，ミートソース用の調合香料に使用．
駆風薬，健胃薬として使用．泌乳不足に効果．精油は化粧品，石鹸の香料，香水の調合原料．

クラチャイ

Chinese keys

■ 解　説

食薬区分(非医)リストより

名　　称 ●	クラチャイ
他名等 ●	クンチ
部位等 ●	全草
備　　考 ●	―

基原植物 *Boesenbergia pandurata* Schultr.
　　　　（ショウガ科：Zingiberaceae）

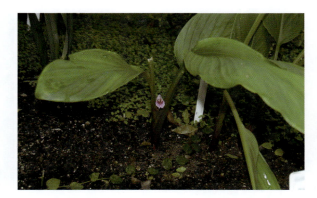

形　態 ● 草丈50～60cmの多年生草本．葉は長さ約30cm，幅約10cmの披針形．花は茎の先端につき，花被片全体は淡い桃色で，唇弁は濃い桃色で赤い斑点がある．

学名の来歴 ● *Boesenbergia*：ドイツの植物学者C. E. O. Kuntzeの義理の兄弟の名前に因む；*pandurata*：マレー語でpandang（タコノアシのような）．

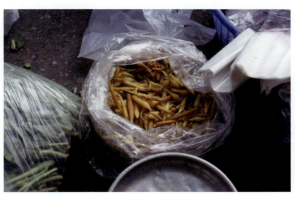

産　地 ● 東南アジア，中国雲南省南部からインドネシア及びインドに分布．

主要成分等 ● カルコン誘導体（パンズラチンA～H，ルブラニン）等．

■ 食経験

根茎には芳香がある．野菜スープ，シチュー，魚料理，カレーに入れ，ピクルスとする．根茎，茎の髄は副菜として生食．若葉，若芽も調理して食べる．
インドネシアでは根茎を鎮咳，食欲増進，または強壮，強精剤として用いる．

グラビオラ

soursop

■解 説

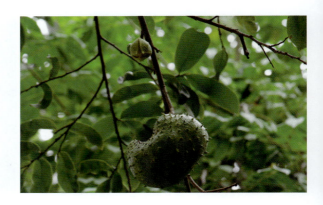

食薬区分(非医)リストより
名　　　　称 ● グラビオラ
他　名　等 ● サーサップ／トゲバンレイシ／オランダドリアン
部　位　等 ● 果実
備　　　　考 ● 種子は「医」

基原植物 ● トゲバンレイシ　*Annona muricata* Linne（バンレイシ科：Annonaceae）

形　　　態 ● 樹高7.5〜9mの常緑高木．葉は互生，長さ約15cm．長楕円形，革質，表面には光沢がある．花は幹や枝等に単生し，外花被片は黄緑色，内花被片は淡黄色．果実は卵形から心臓形で，果皮には棘状の突起がある．棘は雌しべの柱頭が変形したものである．

学名の来歴 ● *Annona*：1年を通じて収穫でき；*muricata*：ラテン語の「ざらざら，粗い，デコボコ」より．

産　　　地 ● 南米原産，世界中の熱帯地域で果樹として栽培．

主要成分等 ● 長鎖アルキルラクトン誘導体（アンノカタミンA，B，コロニン，ムリカテノール），シクロペプチド（アンノムリカチンA〜C），アルカロイド（アノムリン，アノムリシン）等．

注　　　　● グラビオラはトゲバンレイシのブラジルでの呼称である．
　　　　　　アルカロイドを含有する．

■食経験

果実には特有の香りと酸味がある．生食のほか，一般にはジュース，アイスクリーム，あるいはリキュールとする．ジュースは灰分，リン，ビタミンB，Cを豊富に含む．未熟果は種々に調理して食用とする．若芽は米とともに蒸す．葉は茶の代用．
インドの伝統医療では高血圧，赤痢に使用．抽出物には抗トリパノゾーマ，抗リーシュマニア作用がある．安産に葉を煎服．葉，樹皮は腸内寄生虫の駆除薬．

クランベリー

cranberry

■解 説

食薬区分(非医)リストより

名　　　称	● クランベリー
他　名　等	● ツルコケモモ
部　位　等	● 果実・葉
備　　　考	● ―

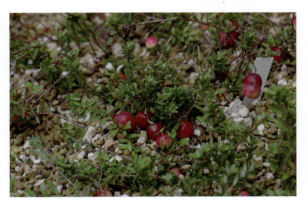

基原植物 ● *Vaccinium macrocarpon* Aiton（ツツジ科：Ericaceae）

形　　態 ● 高さ5〜20cmで，茎が約2m横に伸びる常緑木本．葉は小さな長楕円形で互生．夏，花弁が反り返ったピンク色の花を開く．秋，直径約1cmの暗赤色の果実を結ぶ．

学名の来歴 ● *Vaccinium*：牡牛；*macrocarpon*：macro（大きい）+ carpon（果実），大きい果実をつける．

産　　地 ● 北米のマサチューセッツ州，ウィスコンシン州等で栽培．

主要成分等 ● トリテルペン（ウルソール酸，3-*O*-*p*-クマロイルウルソール酸），フラボン（ミリセチン 3-*O*-β-D-ガラクトピラノシド，ミリセチン 3-*O*-α-L-ラムノピラノシド，ケルセチン 3-*O*-β-D-ガラクトピラノシド，ケルセチン 3-*O*-β-D-キシロピラノシド）等．

■食経験

元来，北米大陸の先住民が食用にしていた野生種を改良し栽培されている．栽培種は果実を生食するほか，特有のアントシアン類による赤色を生かしたジュース，ジャム，リキュール等に利用．特にクランベリーソースは感謝祭の七面鳥料理に欠かせないものとされるほか，葉は茶の代用，果肉から得られるアントシアン色素は食品添加色素として広く利用．野生種には安息香酸を含有，先住民食料ペミカンに配合され天然保存料となった．

北米先住民モンタニャード族は小枝の煎液を胸膜炎に服用する．

グリーンランドイソツツジ

labrador tea

■解 説

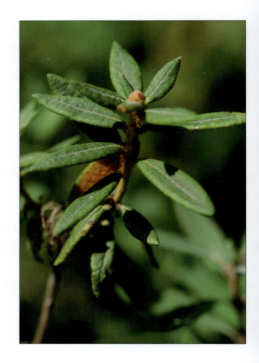

食薬区分(非医)リストより

名　　　称●	グリーンランドイソツツジ
他　名　等●	ラブラドールティー
部　位　等●	全草
備　　　考●	一

基原植物● グリーンランドイソツツジ　*Ledum groenlandicum* Oeder（ツツジ科：Ericaceae）

形　　　態● 高さ約1mの常緑低灌木．葉は単葉で互生，全縁，披針形から広披針形，長さ1.5〜5cm，幅0.7〜2cm，厚く角質，下面は褐色の毛がある．花は小さく幅1cm，長さ2cm，白色，雄しべは5〜7本，果実は痩果．

学名の来歴● *Ledum*：ギリシャ語の芳香性の樹脂を出す*Cistus*（ハンニチバナ）属の古代ギリシャ名ledonより，Ledumの香りがこれに似ていることに由来；*groenlandicum*：産地のデンマーク領のグリーンランドより．

産　　　地● ヨーロッパ，北米．

主要成分等● サビネン，リモネン，テルピネン-4-オール，ミルテナール等．

　　注　● 食薬区分(非医)リストでは部位が全草となっているが，本植物は木本である．

■食経験

葉には芳香があり，生，乾燥葉を茶として飲用．味がよく爽やか．レモンを入れてアイスティーとする．早く酔うために葉をビールに入れたこともある．
葉，新芽を気管支の充血，下痢に服用．フケ，疥癬，皮膚病に外用．チンキを殺虫剤とする．
近縁種イソツツジ*L. palustre*は本州北部，北海道に分布．北海道の先住民が葉を茶とする．

グルテン

gluten

■解 説

食薬区分(非医)リストより
名　　　　称● グルテン
他　名　等● コムギ
部　位　等● 小麦蛋白質の混合物
備　　　　考● 一

「コムギ」を参照

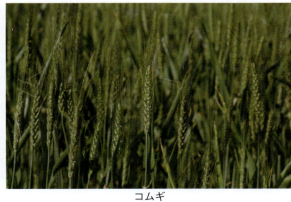
コムギ

クルマバソウ

sweet woodruff

■解　説

食薬区分(非医)リストより

名　　　称● クルマバソウ
他　名　等● ウッドラフ
部　位　等● 全草
備　　　考● ―

基 原 植 物● クルマバソウ　*Asperula odorata* Linne（アカネ科：Rubiaceae）

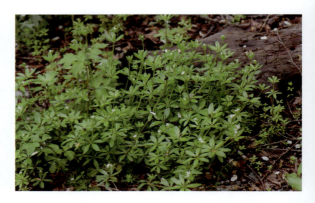

形　　　態● 草丈20～40cmの多年生草木．毛はないが4稜のある茎を直立する．葉は互生し，羽状に切れ込んだ棘がある．狭長楕円形から倒披針形の無柄の葉が6～10枚輪生し，先端は厚く尖り光沢がある．夏，茎の先端に集散花序を伸ばし，直径約5mmの白い花をまばらにつける．花冠は漏斗形．4裂，鉤状の毛が密生する球状の果実をつける．

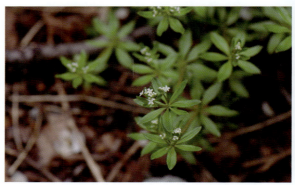

学名の来歴● *Asperula*：ラテン語のasper(粗面)の縮小形；*odorata*：よい香りのする．

産　　　地● 日本，東アジア，ヨーロッパ，北米に自生．

主要成分等● ナフトキノン誘導体（プルプロキサンチン，1,3-ジメトキシアンスラキノン），ナフタレン誘導体（ワルリシンA）等．

■食経験

花の時期に全体を刈り取り乾燥．クマリンを含むため，乾燥すると甘い芳香を放つ．乾燥した葉を，リキュール，スパイスワインに使用．時にビールに入れて飲む．フランスのアルザス地方では，白ワインに浸して，特産の強壮剤「マイトランク」とする．ドイツでは「メイワイン」と呼んで，5月の祝日に飲む．またハーブティーとする．花はサラダや飲み物に飾る．ヨーロッパでは，ストゥルーイング，ポプリ，ベッドのマットやリネンの香りづけに使用．
強壮，利尿，鎮静，肝機能強化，血液凝固抑制等の作用があり，静脈瘤，胆道閉塞症，小児の不眠に服用．

グレープフルーツ

grapefruit

■解 説

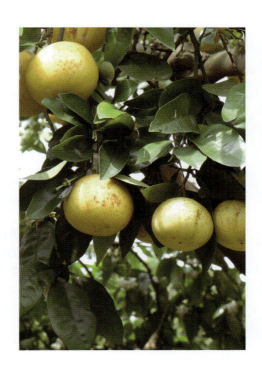

食薬区分(非医)リストより
名　　称●グレープフルーツ
他 名 等●―
部 位 等●果実
備　　考●―

基 原 植 物●グレープフルーツ　*Citrus paradisi* Macfad.（ミカン科：Rutaceae）

形　　態●通常，樹高5～6mの常緑樹で，時に13～15mにも達する．枝はやや下垂．葉は長楕円形で長さ約15cm．ほぼ全縁で先端は尖る．5月上～中旬に白色5弁花が房状に咲く．雄しべは多数，雌しべは1本．子房は多くの室からなる．果実は扁球形で直径10～15cm，果肉は柔軟多汁．白色から黄白色の品種と，桃色から赤色の品種がある．

学名の来歴●*Citrus*：ギリシャ語名kitron(箱)に由来し，ラテン語で「レモンの木」の古名；*paradisi*：paradisiacus(美しい)より．

産　　地●北米のカリフォルニア州が一大生産地，その他イスラエル，キューバ，アルゼンチン，キプロス，南アフリカ等の温暖地で広く栽培．

主要成分等●フラノクマリン誘導体（オーランチュマール，パラジシンA，C，ベルガモチン），アルカロイド（アザアクリドンA，ネオアクリマリンE～K，シトビスミンA～F），リモノイド（ノミリニン酸），フラボン（ヘスペリジン，ナリンギン）等．

注　　　●フラノクマリン類は，降圧剤であるカルシウム拮抗と相互作用を示すので注意を要する．

■食経験

18世紀前半，西インド諸島のバルバドスで生まれたブンタン*C. grandis*と多胚性品種との自然雑種．フロリダに1810年に導入．1880年代に経済栽培を開始．日本には1915年米国から導入．日本の気候に適応せず普及しなかった．果実は生食またはジュースとする．果汁には独特の爽やかな風味があり，果汁飲料，果肉缶詰等に加工．果皮でマーマレード，砂糖漬けを作る．新鮮な果皮から冷圧搾法でグレープフルーツオイルを，その残渣からナリンギンを抽出．グレープフルーツオイルはアルコール飲料，非アルコール飲料，冷凍乳製品，キャンディー，焼き菓子，乳製品と広範囲に使用．抽出ナリンギンは主として炭酸飲料に使用する．

クローブ
丁香, 丁子
clove

■ 解　説

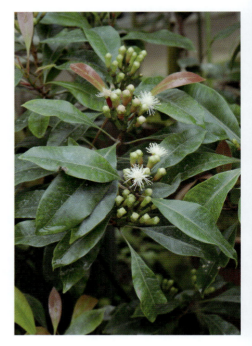

食薬区分(非医)リストより

名　　　称 ● クローブ
他　名　等 ● ―
部　位　等 ● 花・蕾
備　　　考 ● ―

基原植物 ● チョウジノキ　*Syzygium aromaticum* Merrill et Perry（フトモモ科：Myrtaceae）

形　　態 ● 樹高15mの常緑高木．葉は芳香のある真緑色の楕円形で，表面はつやがあり，裏面は淡く，若葉はピンク色．花蕾は，暗褐色から暗赤色を呈し，長さ1〜1.8cm．夏に，芳香を放つ淡黄緑色の花を開く．紫色の液果を結ぶ．

学名の来歴 ● *Syzygium*：syzygos（結合された）より，対になった枝，葉；*aromaticum*：芳香性のある．

産　　地 ● モルッカ諸島及びインドネシア原産，広く熱帯地方で栽培．

主要成分等 ● 精油成分(オイゲノール，α-カリオフィレン，フムレン，オイゲノールアセテート)，タンニン(アロマチニンA，ビコルニン，シジギニンA，B)，トリテルペン(オレアノール酸)等．

注　　　 ● グローブはチョウジノキの英名である．

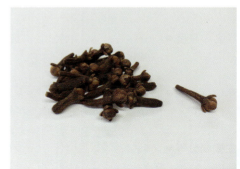

■ 食経験

開花前のつぼみを乾燥．刺激的なバニラ様の香りと味があり，香辛料，香料として使用．中国漢代（BC300頃）に，口臭を消すための咀嚼料として「鶏舌香」の名で記載されたものが初出．日本には奈良時代に中国を経て輸入され，東大寺の法要等で使用．正倉院に現存．薫香，防虫，防黴，平安時代からは染料としても使用．

ヨーロッパでのスパイスとしての利用は中世以降．クローブは肉の臭みをとるのに効果的．香りが強いので少量を肉料理に使用．またスープ，ソースにも使用され，特にウスターソースには不可欠．粉末をハーブティーの香りに使用．バニラとともに焼き菓子に使う．中国では五香粉の原料．乾燥した花を咀嚼料とする．精油はアルコール飲料，飲料，冷菓，肉製品，菓子，香辛料，調味料に使用．

クローブは芳香性健胃薬．精油は歯痛，歯槽膿漏に使用．また石鹸や化粧品，タバコの香料．

クロガラシ

black mustard

■解 説

食薬区分(非医)リストより
名　　　称● クロガラシ
他　名　等● ―
部　位　等● 種子
備　　　考● ―

基原植物● クロガラシ　*Brassica nigra* (Linne) W. D. J. Koch（アブラナ科：Cruciferae）

形　　　態● 草丈100〜150cmの一年生草本．茎は直立，葉は長さ20cm，縁辺に鋸歯があり，しばしば羽状に裂ける．葉柄は茎の下部では長く，上部では短い．花は黄色，花弁は4枚で，総状に咲く．果実は莢果，種子は球形で，直径1mmで黒色．

学名の来歴● *Brassica*：「キャベツ」の古ラテン名；*nigra*：種子が黒色を意味するnigellaに由来．

産　　　地● 南ヨーロッパ，地中海沿岸原産，ギリシャ時代から栽培．

主要成分等● イオウ化合物（シナピン，シニグリン，ジ-2-プロペニルスルフィド，2-プロペニルグルコシノレート）等．

注　　　　● 強い刺激があり，皮膚につくと水疱ができる．希釈せずに味見，吸入するのは危険．

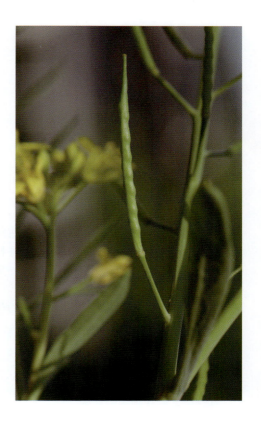

■食経験

やわらかい葉はサラダとして生食，あるいは煮野菜とする．若い花はブロッコリー同様に調理．スプラウトも利用する．辛味のある種子は粒のまま，ソーセージ，ピクルス，ザワークラウトに，粉末をカレー粉に用いる．酢，ワイン等を混ぜて調整した製品はフランクフルトソーセージ等，肉料理の香辛料．種子を圧搾して食用油とする．圧搾後，水蒸気蒸留して得る揮発性ブラックマスタードオイルは，菓子類，冷凍乳製品，畜肉製品，調味料等の香料とする．近縁種カラシナ *B. juncea* には多くの品種があり，葉，茎，肥大した根を食用とする．インドでは重要な油糧作物．種子は褐色で香辛料（和がらし）の原料．シロガラシ *Sinapis alba* の種子は淡黄色，香辛料（マスタード）の原料．マスタード類は食欲増進，刺激剤，催吐剤，利尿剤，発赤剤として利用する．風邪の症状の緩和，リウマチ，関節，腰痛に塗布．

クログルミ

black walnut

■ 解　説

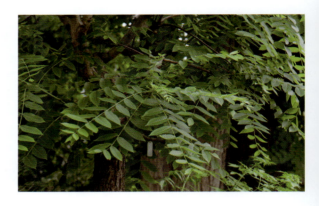

食薬区分(非医)リストより

名　　称　●	クログルミ
他　名　等　●	―
部　位　等　●	成熟果実・葉
備　　考　●	―

基 原 植 物 ● クログルミ　　*Juglans nigra* Linne
　　　　　　（クルミ科：Juglandaceae）

形　　　態 ● 樹高30〜40mの落葉高木．樹皮は灰黒色で，裂け目がある．葉は互生し，長さ30〜60cmで，奇数複葉で15〜23個の小葉を持つ．小葉は長さ7〜10cm，幅2〜3cm．雄花の花序は尾状で長さ8〜10cm，雌花は茎頂に2〜5個が集まって咲く．果実は緑褐色で，熟すと褐色になる．

学名の来歴 ● *Juglans*：「ジュピター」のラテン語で，2つの核が合わさる果実の形態を表す；*nigra*：果実が黒色を意味するnigellaに由来．

産　　　地 ● 北米東南部より中部．

主要成分等 ● ナフトキノン誘導体(プルンバギン，ユグロン，3-メチルプルンバギン，イソプルンバギン)，脂肪酸(パルミチン酸，ステアリン酸，リノール酸)等．

注　　　　 ● 「クルミ」は，平成25年9月20日消食表第257号通知「アレルギー物質を含む食品に関する表示について」の別添1において可能な限り表示に努める「特定原材料に準ずるもの」に指定されている．

■ 食経験

クルミ類の利用は古く，先住民の遺跡から出土．米国では近縁種ペルシャグルミ*J. regia*についで重要な種．香りは強いが殻は厚くかたい．種子を食用とする．栄養価は高い．そのまま食用とするほか，砂糖菓子，焼き菓子，アイスクリームの材料，またスープ等料理に用いる．脂質を多く含み，搾油して食用油とする．
北米先住民は樹皮，内皮，葉を皮膚の炎症，胃炎，虫下し，歯痛等に用いた．根，樹皮は褐色，黒色染料．クルミ油は香粧品に使用する．
ペルシャグルミはヨーロッパ東南部，西アジア原産．最も広く栽培される重要品種．

クロスグリ

black currant

■解 説

食薬区分(非医)リストより

名　　　称 ● クロスグリ
他 名 等 ● ―
部 位 等 ● 果実
備　　　考 ● ―

「カシス」を参照

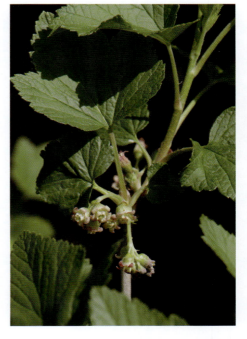

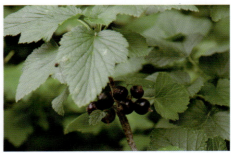

クロスグリ

黒米

black rice

■解説

食薬区分(非医)リストより
名　　　称●黒米
他　名　等●―
部　位　等●種子
備　　　考●―

「イネ」を参照

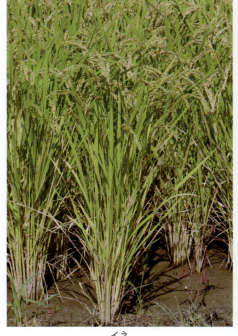
イネ

クロマメノキ

bog blueberry

■ 解　説

食薬区分(非医)リストより

名　　　　称	● クロマメノキ
他　名　等	● —
部　位　等	● 果実
備　　　　考	● —

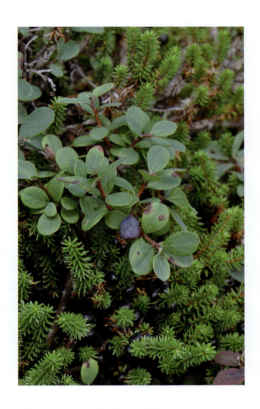

基 原 植 物 ● クロマメノキ　*Vaccinium uliginosum* Linne（ツツジ科：Ericaceae）

形　　　　態 ● 高さ30～80cmの落葉矮生潅木．無毛．葉は互生し，厚い紙質で，葉柄は1～2mm，葉身は倒卵形または楕円形，長さ1～3cm，幅0.4～2cmで先は円く，先端に短い突起があり，全縁．葉の両面は無毛で，表面はやや青みを帯びた緑色で，裏面はやや白みを帯び，網目模様の葉脈が隆起する．花は新枝の上部の葉腋生で，花柄は長さ3～7mm．がく筒は長さ2mmの広鐘形で，先端は5裂し，裂片は三角状円形となる．花冠は黄緑色で赤みを帯び，雄しべは10本ある．果実は直径8～10mmの球状の液果で，黒紫色に熟し，表面には白粉がつく．

学名の来歴 ● *Vaccinium*：ラテン語のvaccinus（牝牛）に因む；*uliginosum*：ラテン語の「湿地・沼地に生ずる」．

産　　　　地 ● 北海道，本州（中部地方以北），ユーラシア大陸，北米．

主要成分等 ● フラボン（ケルセチン 3-*O*-グルコシド，ケルセチン 3-*O*-ガラクトシド，ミリセチン 3-*O*-グルコシド），アントシアン（デルフィニジン 3-*O*-グルコシド，デルフィニジン 3-*O*-ガラクトシド，マルビジン 3-*O*-グルコシド，マルビジン 3-*O*-ガラクトシド，シアニジン 3-*O*-グルコシド，シアニジン 3-*O*-ガラクトシド）等．

■ 食経験

果実は生食，ジャム，果実酒，ジュース，パイ，乾燥品，保存食品に利用．日本の浅間山麓ではアサマブドウ，朝鮮半島ではツルチュクと呼ばれ，生果汁を発酵させブドウ酒のようなツルチュク酒を作る．薬用部位は果実・葉（篤斯越桔）．葉は鼻出血，眼球出血に抑制作用があり，血管保護作用がある．果実は胃腸炎，下痢に，葉は緩下薬として利用．果実，葉を5～15g煎じて服用．

クロヨナ

pongam

■ 解　説

食薬区分(非医)リストより

名　　　称 ● クロヨナ
他　名　等 ● －
部　位　等 ● 種子
備　　　考 ● －

基 原 植 物 ● クロヨナ　*Pongamia pinnata* (Linne) Pierre（マメ科：Leguminosae）

形　　　態 ● 樹高約20mの常緑高木．葉は奇数羽状複葉で，小葉は5〜7個，濃い緑色で長さ20〜25cm，葉先の尖った卵形から卵状楕円形，若葉は淡黄緑色，葉は革質で，光沢がある．花は長さ10〜20cmの総状花序，香りがよい．白色または淡紅色の花を開く．果実は長楕円形の豆果．

学名の来歴 ● *Pongamia*：インドのタミール語の植物名pungaiに由来する；*pinnata*：ラテン語の「羽状」による．

産　　　地 ● 奄美諸島以南，台湾，南中国，インド．

主要成分等 ● フラボン（3,7-ジメトキシフラボン，ポンガピノールA，B，ポンガモンC〜E，ガマイン，カランジャビフラボン，ピナチン，ポンガノンⅠ，Ⅱ，Ⅵ，Ⅶ，Ⅸ）等．

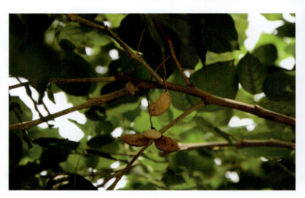

■ 食経験

果実は食用とする．種子から油を搾る．
ポンガム油と呼んで皮膚病に用いる．中東やインド伝統医療では，花を糖尿病に使用．葉，樹皮をマラリアに煎服．痔疾に外用．根皮を堕胎薬とする．種子油は同じく皮膚病に外用．

クロレラ

Chlorella

■解 説

食薬区分(非医)リストより

名　　　称	● クロレラ
他 名 等	● ―
部 位 等	● 藻体
備　　　考	● ―

基原植物 ● クロレラ属　*Chlorella* Beyerinck, 例として *Chlorella vulgaris* Beyerinck（クロレラ科：Chlorellaceae）

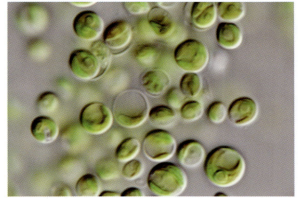

chlorella vulgaris

形　　　態 ● 単細胞性で，細胞は球形から楕円形．葉緑体は1〜数個で，杯状や板状を呈し，ピレノイドの有無は，種による．自生胞子を形成し，細胞内に2，4，8または16個の胞子を作る．淡水産，浮遊性．

学名の来歴 ● *Chlorella*：ギリシャ語のchloros（緑の）＋ラテン語のella（小さい）．

産　　　地 ● 台湾原産，国内で培養．

主要成分等 ● グリセロ糖脂質（グリセロール-1,2-ジ-(*9Z,12Z-15Z*-オクタデカトリエノエート) 3-*O*-β-D-ガラクトピラノシド，グリセロール-1,2-ジ-(*7Z,10Z*-ヘキサデカジエノエート) 3-*O*-β-D-ガラクトピラノシド)，ポリフィリン誘導体（ヘマトポリフィリン），カロテノイド（ロロキサンチン），ステロイド（14-メチルエルゴスタ-9(11)-エン-3-オール，スチグマスタ5,7-ジエン-3-オール）等．

■食経験

1919年，ドイツのワールブルグが光合成の研究材料として利用してから，デンプンを光合成する単細胞藻類として注目．乾燥体にはタンパク質（40〜50％），脂質（10〜30％），炭水化物（10〜25％）を含有，特にリジンとメチオニンを豊富に含むところから，微生物タンパクとして注目．

日本では第2次世界大戦後1950年代に研究が進み，アミノ酸以外にビタミン類やクロレラ成長因子（CGF）等の含有に着目し，健康食品として広く市販に供されている．さらにクロレラエキスが乳酸菌増殖を促すことが発見され，微生物に対する作用を利用し，食品やドリンク剤にも添加利用されている．

クワ
桑
mulberry

■ 解　説

食薬区分(非医)リストより

名　　　称 ● クワ
他　名　等 ● ソウジン／ソウヨウ／マグワ
部　位　等 ● 葉・花・実(集合果)
備　　　考 ● 根皮は「医」

基原植物 ● マグワ　*Morus alba* Linne（クワ科：Moraceae）

形　　態 ● 雌雄異株の落葉高木．樹皮は灰色を帯びる．葉は薄く，つやのある黄緑色，葉縁はあらい鋸歯，心臓形に近い楕円形，若い木では葉にあらい切れ込みが入ることがある．春，雄花は茎の先端から房状に垂れ下がり，雌花は枝の基部につく．果実は熟すと濃紫色を呈する．

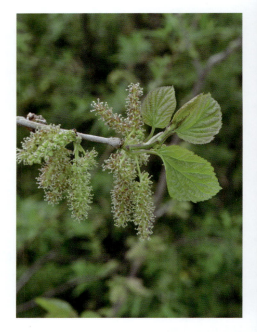

学名の来歴 ● *Morus*：「クワ」に対する古代ラテン名，ケルト語の mor（黒い）に由来し，果実の黒いことから；*alba*：白色の．

産　　地 ● 東アジア原産，各国で広く栽培．

主要成分等 ● フラボン（アルバニン C～H，シクロモルシン，クワノン A～L），ベンゾフラン誘導体（アルバノール B，アルバフラン A～C，カルコモラシン，ジモラセン，モラシン C～E，K，L），アルカロイド（モルシミン酸 B～F，カリステギン C，ノルプソイドトロピン）等．

注　　　 ● アルカロイドを含有する．

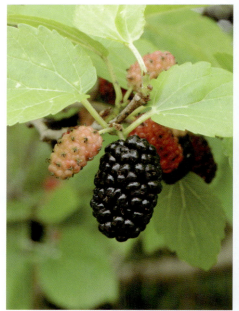

■ 食経験

果実（集合果）を生食，ジャム，リキュールに利用．若葉は天ぷらに，乾燥葉を粉にして煎り茶として飲用のほか，粥に入れて食用．
漢方薬用として若い枝はリウマチ，神経痛に，葉は解熱に，実は滋養，強壮，貧血に，根皮は利尿，鎮咳，高血圧に利用．

クワガタソウ

speedwell

■解説

食薬区分(非医)リストより

名　　　称●クワガタソウ
他　名　等●―
部　位　等●根・葉
備　　　考●―

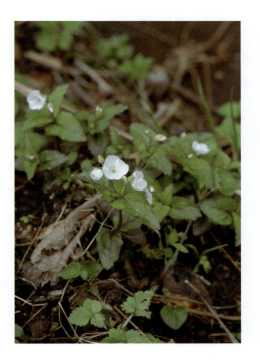

基 原 植 物●クワガタソウ　*Veronica miqueliana* Nakai（ゴマノハグサ科：Scrophulariaceae）

形　　　態●草丈15〜30cmの多年生草本．茎は直立または斜上し，曲がった白色の毛がある．葉は対生し，長さ1〜5cmの卵形，縁に鋸歯があり，両面とも有毛．下部の葉には短い柄がある．花は上部の葉腋につき，直径8〜13mm．花冠は4深裂し，普通，淡紅紫色で紫色の条線がある．稀に白色も見られる．雄しべ2本，雌しべ1本．がくは4裂し，がく裂片4個，果時にも残る．果実は扁平で扇形．

学名の来歴●*Veronica*：聖者 St. Veronica に因む；*miqueliana*：オランダ人で日本の植物を研究した Miquel に因む．

産　　　地●本州，東北南部から近畿地方に自生．

主要成分等●フラボン（アピゲニン，スクテラリン-4′,6-ジメチルエーテル）等．

■食経験

食用の記録は見当たらない．
古名は丹参（にこたぐさ）．「延喜式」(927)の典薬寮の草薬59種の中に記載がある．相模国，美濃国から貢納．薬効不明．

ケイケットウ
鶏血藤
spatholobus

■ 解　説

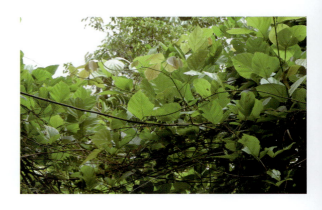

食薬区分(非医)リストより

名　　　称● ケイケットウ
他　名　等● －
部　位　等● つる
備　　　考● －

基 原 植 物● *Spatholobus suberectus* Dunn（マメ科：Leguminosae）

形　　　態● 蔓性木本．蔓は多環性の環が見られる．葉は奇数羽状複葉で，小葉は広披針形から卵形，長さ9〜19cm，幅5〜14cm，総状花序に桃色の花をつける．果実は豆果，長さ8〜11cm．

学名の来歴● *Spatholobus*：ギリシャ語のspatha（刀）＋lobus（葉），刀の形の葉に由来；*suberectus*：ラテン語の「直立の」に由来．

産　　　地● 台湾，中国に自生，また栽培．

主要成分等● フラボン（3,7-ジヒドロキシフラボン，3′,4′,7-トリヒドロキシフラボン，ブテアスペルマノール，スベレクチン，7-ヒドロキシ-6-メトキシフラボン，ネオイソリクイリチン）等．

注　　　● ケイケットウは*S. suberectus*等の茎を乾燥したものの生薬名である．

■ 食経験

食用の記録は見当たらない．
茎（鶏血藤）は補血，血流改善に効果があり，補血，強壮，鎮痛薬として，腰膝の疼痛，リウマチ，麻痺，月経不順，無月経等に，煎じるか酒に浸して服用．

ケイコツソウ
鶏骨草

■解 説

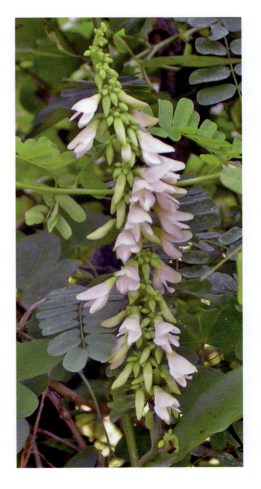

食薬区分(非医)リストより

名　　称●	ケイコツソウ
他 名 等●	―
部 位 等●	全草
備　　考●	―

基原植物●シロトウアズキ　*Abrus fruticulosus* Wall.（マメ科：Leguminosae）

形　　態●高さ約6mの落葉蔓性木本．葉は偶数羽状複葉で，小葉はそれぞれ全縁で長楕円形をしており，長さ10〜22mm，幅4〜6mmで8〜15対ある．葉の裏にはまばらに毛が生えている．総状花序は茎頂あるいは腋生．花は蝶形，淡白桃色．花後には腺毛の密生した革質，長さ2〜6cm，幅1.2〜1.4cmの莢が多数つく．種子は全体的に赤いが，へその部分が黒色．

学名の来歴●*Abrus*：ギリシャ語で「高貴な」；*fruticulosus*：fruticola（果実の付属物）．

産　　地●インド，インド東部，中国南部，マレーシアに分布．

主要成分等●プロトカテキュ酸，アブリンA，B，コリン，ステロイド，フラボノイド等．

注　　　●ケイコツソウはシロトウアズキの生薬名である．
　　　　　食薬区分(非医)リストでは部位が全草となっているが，本植物は蔓性木本である．
　　　　　有毒のアブリンを含有する．

■食経験

食用の記録は見当たらない．
豆果を除いた全草（鶏骨草）を，消炎，解毒，黄疸，胃痛，腫瘍，打撲傷に用いる．急性伝染性肝炎の治療に有効という．
近縁種トウアズキ *A. precatorius* は熱帯アジア原産．種子はアブリンを含み有毒であるが，加熱で無毒となる．アフリカやインドでは食用とするが多量に食べると頭痛が起こるという．葉，根にはアブリンは含まれず，アフリカでは甘味として利用．中国では種子(相思子)，インドネシアでは葉を薬用とする．

ケイシ
桂枝
cassia, Chinese cinnamon

■解　説

食薬区分(非医)リストより

名　　　称 ● ケイシ
他　名　等 ● Cinnamomum cassia
部　位　等 ● 小枝・若枝
備　　　考 ● 一

「ケイヒ」を参照

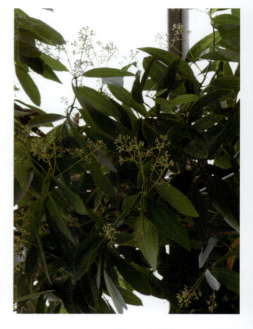

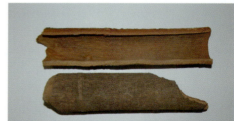

シナニッケイ

ケイヒ
桂皮
Chinese cinnamon

■ 解　説

食薬区分(非医)リストより

名　称	●ケイヒ
他名等	●ケイ／シナニッケイ／ニッケイ
部位等	●根皮・樹皮
備　考	●―

基 原 植 物 ●シナニッケイ　*Cinnamomum cassia* Blume（クスノキ科：Lauraceae）

形　　　態 ●常緑低木または高木．枝は4稜で，枝や葉に独特の香りを有する．葉は互生し，長楕円形から広披針形で革質．葉脈は基部から生じる3本の平行脈．果実は楕円形の液果で，花のついた翌年の2～3月に黒褐色に熟す．

学名の来歴 ●*Cinnamomum*：桂皮のギリシャ名，cinein（巻く）＋amomos（申し分ない）と考えられ，巻曲する皮の形と芳香を称えた名；*cassia*：香料植物桂皮につけられた古代名．ヘブライ語のgasta（皮を剝く）の語源．

産　　　地 ●中国（浙江省，福建省，広東省，江西省），ベトナムに自生し，また栽培．

主要成分等 ●精油（シンナムアルデヒド，オイゲノール，フェニルプロピルアセテート），ジテルペノイド（シンゼイラニン，シンカシオール），タンニン（エピカテキン，プロシアニジン，シンナムタンニン）等．

注　　　　●ケイヒはシナニッケイの樹皮の生薬名である．

■ 食経験

日本には享保年間（1716～36）に渡来．枝，幹皮に芳香と辛味があり，菓子，料理の香辛料とする．京都菓子の「八ツ橋」に使用される．精油は食品加工分野の香料．未熟果カッシア・バッドも高級菓子に香辛料として使用．

樹皮（桂皮），未熟果実（肉桂子）を薬用とする．中枢神経の興奮を鎮め，水分代謝を調節．重要な漢方薬で他剤と配合し健胃，発汗，解熱，鎮痛薬とする．健胃には桂皮末1日量0.3～1gを2回に分服．

近縁種セイロンニッケイ*C. verum*はインド，セイロン原産．樹皮を剝ぎ外皮を取って乾燥，数枚重ねたものをQuillと呼ぶ．上品な香りと甘味があり，辛味はない．主として製菓用．ニッケイ*C. okinawense*は日本の暖地で栽培．根，根の皮に芳香，辛味，甘味があり，中国桂皮の代用とする．

ケール
羽衣甘藍
kale

■ 解 説

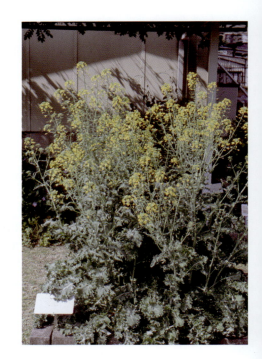

食薬区分(非医)リストより

名　　　称	● ケール
他　名　等	● ハゴロモカンラン
部　位　等	● 全草
備　　　考	● ―

基 原 植 物 ● ハゴロモカンラン　*Brassica oleracea* Linne var. *acephala* DC.（アブラナ科：Cruciferae）

形　　　態 ● 多年生草本．花は4枚の花弁とがく片，6本の雄しべ，真ん中にある雌しべからなる．キャベツとは異なり結球しない．

学名の来歴 ● *Brassica*：キャベツの古いラテン名．ケルト語でもキャベツのことをbresicと呼んだ；
oleracea：食用蔬菜の，畑に栽培の；*acephala*：頭状花のない．

産　　　地 ● 地中海沿岸原産，ギリシャ時代から広く栽培．

主要成分等 ● モノテルペン（α-イオノン，β-イオノン，α-ピネン，β-ピネン，リモネン），ステロイド（β-シトステロール，スチグマステロール），カロテノイド（β-カロチン，ルテイン），イオウ化合物（アリルチオシアネート，アリルイソチオシアネート，3-ブテニルチオシアネート，3-ブテニルイソチオシアネート）等．

注　　　　 ● ケールはハゴロモカンランの英名である．

■ 食経験

原種のワイルドキャベツ*B. oleracea*は古代イベリア人が数千年前から食用とした．その後，ケルト人がヨーロッパ各地に広め，栽培化．品種分化はイタリアで成立．日本には江戸時代に伝来，主に観賞用とした．食用種は明治初年に改めて導入．

ケールは結球しない．若い葉を下から順次かきとって利用．葉は水分が多く味に癖がないので青汁やジュースの原料とする．生でサラダや料理のつけ合わせとし，煮物，油炒め，焼き物等キャベツと同様に調理．中国では強壮剤とする．

ケールの基本種ワイルドキャベツには，ケール以外にブロッコリーvar. *botrytis*，キャベツvar. *capitata*，コールラビvar. *gongylodes*，メキャベツvar. *gemmifera*等の栽培変種がある．

ケシ

opium poppy

■解 説

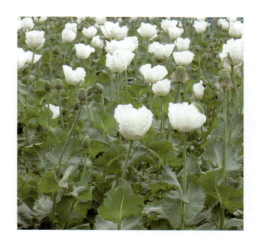

食薬区分(非医)リストより

名　　　称●	ケシ
他　名　等●	―
部　位　等●	発芽防止処理した種子・種子油
備　　　考●	発芽防止処理した種子・種子油を除く全草は「医」

基 原 植 物● ケシ　*Papaver somniferum* Linne（ケシ科：Papaveraceae）

形　　　　態● 草丈1～1.5mの一年生または二年生草本．茎は太くて直立．茎葉ともに緑白色，無毛．葉は互生し葉柄はなく抱茎．初夏，大形の白から赤色の美しい花を開く．開花後，蒴果が肥大．未熟果に傷をつけると白乳が出る．果実は多数の小さな種子を内蔵．

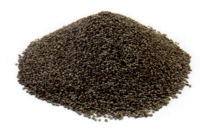
©oxie99-Fotolia

学名の来歴● *Papaver*：粥に由来；*somniferum*：睡眠性の．

産　　　地● ヨーロッパ東南部，地中海沿岸地方原産．インド，オーストラリア，トルコ．

主要成分等● アルカロイド（モルヒネ，コデイン，テバイン，ナルコチン）等．

注　　　● アルカロイドを含有する．

■食経験

古くから栽培，種子を香辛料，食用油として利用．エジプトのパピルス文書（BC1552頃）にケシの薬効の記載．AD1世紀にはプリニウスがケシノミを焙ってハチミツと混ぜ合わせた食品を記録．中世には，ヨーロッパでもパンに使用した．日本には平安時代に渡来．「源氏物語」(1008)に登場する．

ケシノミは熱を加えると香ばしくなる．パン，ケーキ，クッキーに加えるか，表面に散らして焼く．焙ってホウレンソウ，ニンジン等の野菜料理に使用する．ヨーロッパではスープ，米料理，シチュー，サラダドレッシングに入れ，ケシノミの粉末に砂糖を混ぜ，ケーキのフィリング，パイの詰め物とする．日本では餡パン，和菓子，金平糖の芯，挽肉料理の松風等に使用．七味唐辛子の原料．インドではカレーに風味と濃度をつける目的で使用．中国ではケシノミの粥を作る．ケシノミは高濃度の脂肪油を含み，加熱せずに搾油して食用油とする．オリーブ油よりも酸敗しにくく評価が高い．若い葉や茎は野菜として利用する．

ケシノミを止瀉薬とする．未熟果から滲出する乳液を乾燥させたアヘンは，モルヒネ，コデイン，ナルコチン等のアルカロイドを含み，モルヒネやリン酸コデインの原料となる．ケシノミにはアヘンアルカロイドは存在しない．乾燥果皮を罌粟殻（オウゾクコク）と呼び，鎮痛，鎮咳，鎮静に1日量5～10gを煎服．

ゲッカビジン

queen of the night

■ 解　説

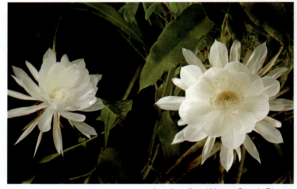
robertharding/Alamy Stock Photo

食薬区分(非医)リストより

名　　　称	● ゲッカビジン
他　名　等	● ドンカ
部　位　等	● 全草
備　　　考	● ―

基 原 植 物 ● ゲッカビジン　*Epiphyllum oxypetalum* Haw.（サボテン科：Cactaceae）

形　　　態 ● 常緑多肉植物．茎は扁平な葉状茎で，縁は波打っている．茎の凹部のくぼみに，産毛状の葉が変形した棘を持つ刺座（短縮した短枝）があり，棘座と茎頂に新しい茎やつぼみを形成する．つぼみは垂れ下がっていて，開花直前に上を向いて膨らみ，夜に花冠20～25cmの白い芳香のある花を開き，翌朝にはしぼむ．熱帯地方ではコウモリによる媒介，日本では人工授粉により果実を生じる．成熟果実は紡錘形で表面が赤く，白い果肉には黒いゴマ状の種子が散在して甘い味がする．

学名の来歴 ● *Epiphyllum*：ギリシャ語のepi（上）＋phyllon（葉），花が葉の上に咲くことに由来；*oxypetalum*：鋭い花弁のある．

産　　　地 ● メキシコの熱帯雨林原産．また各地で栽培．

主要成分等 ● アデノシン，$2'$-デオキシアデノシン，ベンジル-β-D-グルコピラノシド，イソラムネチン 3-O-α-L-ラムノピラノシル$(1\rightarrow6)$-$[\alpha$-L-ラムノピラノシル$(1\rightarrow2)]$-β-D-ガラクトピラノシド等．

■ 食経験

多くは観賞用．花には強い芳香がある．オクラのようなぬめりがあり，三杯酢，豚肉との炒め物等とする．果実も食用となる．
花には清肺，鎮咳・去痰作用があり，上腹部痛，肺結核に薬用とする．

ゲッケイジュ
月桂樹
laurel

■解 説

食薬区分(非医)リストより

名　　　称●	ゲッケイジュ
他　名　等●	ゲッケイヨウ／ベイリーフ／ローレル
部　位　等●	葉
備　　　考●	―

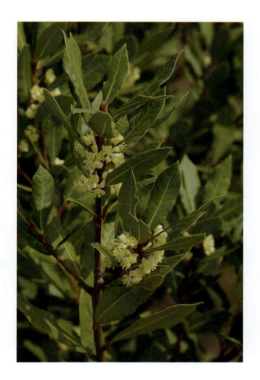

基 原 植 物● ゲッケイジュ　*Laurus nobilis* Linne（クスノキ科：Lauraceae）

形　　　態● 樹高10〜15mの常緑高木．葉は葉柄をつけ，互生，革質で波打ち，長楕円形で先が細く尖る．表面は緑色で，裏面は緑白色．春，葉腋に散形花序を形成し，淡黄白色の小花を開く．夏，楕円形の液果を結ぶ．

学名の来歴● *Laurus*：ケルト語のlaur（緑色）から；*nobilis*：高貴な．

産　　　地● 南ヨーロッパ原産，世界で広く栽培．

主要成分等● モノテルペン（シネオール，リモネン，α-ピネン，α-テルピネン，リナロール，サビネン），セスキテルペン（カリオフィレン，α-フムレン，バイノールA，C，ラウロキセピン），メガスチグマン（ラウビシドA〜E，シトロジドA），アルカロイド（ナンジゲニン，イソドメスチシン，ノルイソドメスチシン，ネオリトシン）等．

■食経験

葉や枝に芳香がありヨーロッパではギリシャ・ローマの古代から生葉または乾燥葉を薬用，香辛料として利用．芳香成分はシネオール（精油中30〜50％）及びオイゲノール等．スパイスとしてカレー，スープ，シチュー等洋風の料理に広く利用．

常緑かつその芳香から浄化力があると考えられて，枝を冠の形に組んだものを桂冠と呼び，優れた文人，戦いの勝者の頭に勝利や栄誉の象徴として飾られた．

日本へは1905年頃フランスから渡来，同年終結した日露戦争の戦勝記念樹として有名になったが，食用に供される目的で移植されたものではなかった．

生葉より乾燥葉のほうが香りが強く，スープストックに香りづけるブーケガルニ（香草束）には必ず使われ，マリネ，シチュー，トマト料理，魚料理等にも適し，牛乳に加えてカスタードプディングや乳ベースのソースにも適している．またミートローフやパテ類等，広範囲の料理に使用される．

葉と小枝を水蒸気蒸留した精油は，クリーム，ローション，香水，石鹸，洗剤の香気成分として利用．また伝統医薬として，制ガン，胆汁分泌促進，全身性興奮，駆風，発汗等に利用．

ゲットウ
月桃
shell ginger

■ 解　説

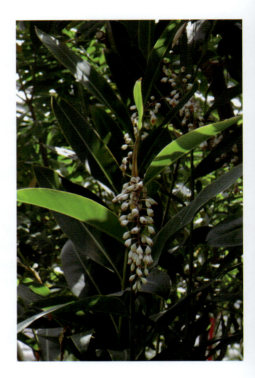

食薬区分(非医)リストより

名　　　称●	ゲットウ
他　名　等●	月桃
部　位　等●	葉
備　　　考●	―

基原植物● ゲットウ　*Alpinia speciosa* Schum.（ショウガ科：Zingiberaceae）

形　　態● 茎が束生し草丈2〜3mに及ぶ多年生草本．葉は互生し披針形で，中央が広がり先が尖り，長さ40〜50cm．夏，総状花序を伸ばし，中央部が赤で乳白色の花を多数開く．果実は卵形で数本の陵があり，種子は赤熟．

学名の来歴● *Alpinia*：イタリア生まれの医師で植物学者のProsper Alpiniに由来；*speciosa*：美しい．

産　　地● 九州南端，沖縄，台湾，インドまで分布し，また栽培．

主要成分等● モノテルペン（リモネン，β-ミルセン，1,4-エポキシ-*p*-メンタン），セスキテルペン（カリオフィレン，α-フムレン，β-エレメン），フラボン（アルピネチン，フラボカワインB），ピロン誘導体（5,6-デヒドロカワニン）等．

■ 食経験

葉には独特の香りがあり，食品の香りづけや食品を包むために使用．特に沖縄郷土料理の餅（ムーチー）はゲットウの葉で包むのを特徴とする．
芳香性健胃薬として種子4〜6gを煎服．
近縁種クマタケラン*A. formosana*はゲットウより香りは弱いが，与那国島では葉でサツマイモ（ウンティ）を包む．

ケルプ

kelp

■ 解 説

食薬区分(非医)リストより

名　　称 ● ケルプ
他 名 等 ● ―
部 位 等 ● 全藻
備　　考 ● ―

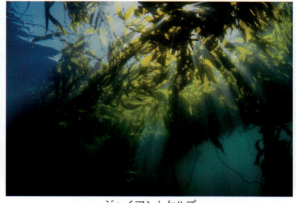

ジャイアントケルプ

基 原 植 物 ● 一般英名：kelp（褐藻綱コンブ目の種の総称でコンブやワカメも含まれる），例としてジャイアントケルプ *Macrocystis pyrifera* (Linne) C. Agardh（コンブ科：Laminariaceae）

形　　態 ● 全長は約50 mにもなり，通常は水深25 m以浅から生えるが，稀に水深40 m以深で生育．胞子で繁殖，体は4つの部分に大別し，ホールドフェストの根に似た部分，スタイプの茎の部分，ブレードの葉に似た部分及び浮き袋の部分からなる．

学名の来歴 ● *Macrocystis*：macro（大きい）＋ cystis（嚢，気泡）で，大きい気泡があるの意；*pyrifera*：海草類に付く洋梨型の浮き袋．

産　　地 ● 米国カリフォルニア州中部からメキシコ北部の太平洋岸．

主要成分等 ● 長鎖アルケン誘導体（3,6,9,12,15-ヘネイコサペンタエン，3,6,9,12,15,18-ヘネイコサペンタエン），単糖（D-マンヌロン酸）等．

■ 食経験

かつては，ジャイアントケルプの焼却灰からヨード，カリウム，ソーダを製造．19世紀以降アルギン酸の主要原料．最初の商業生産は1926年米国．
ジャイアントケルプのアルギン酸はゲル強度は高くないが，耐熱性および耐凍結性があり，冷凍食品，菓子，サラダドレッシング等，広範囲に利用．またイクラ，フカヒレ，クラゲ等のコピー商品の原料，さらに医薬品，香水や化粧品の材料としても利用．ニシンの卵が産み付けられたケルプを塩蔵，子持ち昆布として主として日本に輸出．北米先住民も食用とし，乾燥して冬季に備える．

ケン
莧
Joseph's coat

■ 解　説

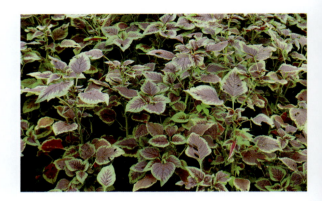

食薬区分(非医)リストより

名　　　称	● ケン
他　名　等	● ―
部　位　等	● 種子の核
備　　　考	● ―

基 原 植 物 ● ヒユ　*Amaranthus tricolor* Linne subsp. *mangostanus* (Linne) Aellen（ヒユ科：Amaranthaceae）

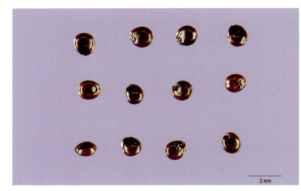

形　　　態 ● 草丈1mの一年生草本．葉は互生，長さ4〜12cm，菱形で先端は鈍頭．枝や茎の先に，長い穂状花序が伸びる．葉腋に球形の花序をつけ，花被は乾膜質で黄色．

学名の来歴 ● *Amaranthus*：(花が)しおれることがない；*tricolor*：tri(3)＋color(色)；mangostanus：ラテン語で「マンゴスチン」．

産　　　地 ● 熱帯アジア原産．南米，中国，オーストラリア等各地で栽培．

主要成分等 ● ベタレイン（アマランチン）等．

　注　　　● ケンはヒユの全草の生薬名である．

■ 食経験

中国，熱帯アジアでは古くから利用した．日本には古く中国より渡来．「倭名類聚抄」(938)に初出．若葉，若芽を茹でて和え物，浸し物，油炒め等とする．茎も調理して食用とする．江戸時代には，葉が緑色のものを夏場の青物として珍重．現在はほとんど利用されていない．

民間では，全草(莧)，根，果実を，解毒剤とし，赤痢，虫刺され，蛇の咬傷，歯痛に用いる．茎葉の煎液は解熱に，種子は眼疾に有効．

近縁種にセンニンコク*A. caudatus*がある．中南米では種子を穀物として利用．BC4000頃から栽培．中国，東南アジア，インド，アフリカでは主食用の作物．若葉は野菜，根は中国では滋養強壮に用いる．

ケンケレバ

kinkeliba

■解　説

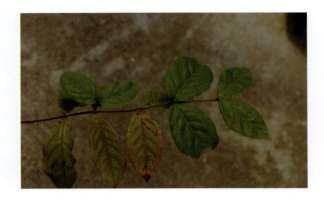

食薬区分(非医)リストより

名　　称	●ケンケレバ
他　名　等	●コンブレツム
部　位　等	●葉
備　　考	●―

基原植物 ●*Combretum micranthum* G. Don（シクンシ科：Combretaceae）

形　　態 ●樹高2～5mの常緑低木．横に広がる枝の長さは20mの長さに達することもある．花は白色で，小形の果実をつける．

学名の来歴 ●*Combretum*：ラテン語の「蔓性植物」；*micranthum*：小さい花の．

産　　地 ●西アフリカ．

主要成分等 ●アルカロイド（コンブレチンA，B，ハルマン，テトラヒドロハルマン），フラボン（ビテキシン，イソビテキシン，オリエンチン，ホモオリエンチン）等．

注　　　 ●アルカロイドを含有する．

■食経験

食用の記録は見当たらない．
根は停留胎盤を排出．根の煎汁を発熱に飲用．熱帯アフリカでは同属の10種以上の種を各種民間薬に利用する．

ゲンチアナ

gentian

■解　説

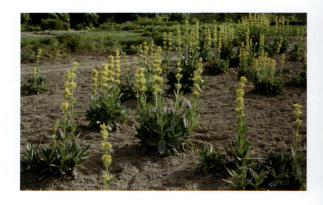

食薬区分(非医)リストより

名　　　称●ゲンチアナ
他　名　等●―
部　位　等●花
備　　　考●根・根茎は「医」

基原植物●ゲンチアナ　*Gentiana lutea* Linne
　　　　　（リンドウ科：Gentianaceae）

形　　　態●ヨーロッパに自生する亜高山性多年生草本．根生葉は叢生し，楕円形で顕著な縦脈がある．茎葉は対生．約10年を経て初めて開花．花茎は単一．集散花序を頂生または腋生．大形の黄色鐘状花は5～6深裂．種子は有翼．

学名の来歴● *Gentiana*：IllyriaのGentiusに因む；*lutea*：黄色い．

産　　　地●ヨーロッパ．特にドイツ，スイス，フランスの高地等．

主要成分等●セコイリドイド（ゲンチオピクリン，スエルチアマリン），トリテルペン（ベツリンパルミテート，3-オキソ-2,3-セコ-12-ウルセン-2-カルボン酸，3-オキソ-2,3-セコ-12-オレアネン-2-カルボン酸），キサントン誘導体（ゲンチセイン，ゲンチオシド），アルカロイド（ゲンチアチベチン，ゲンチアルチン）等．

注　　　　●アルカロイドを含有する．

■食経験

根部のワインまたは水での浸出液は，強い苦味を呈し紀元前から苦味健胃薬または血液浄化剤として利用されてきた．リンドウ根の苦味の主要なものは，ゲンチオピクリン，スエルチアマリン等．リンドウ根浸出液は強壮作用ありとされ，ハチミツやオレンジ皮を加えて食前酒に添加またはビールに混和され利用．食欲刺激剤としては約2000年前から利用されてきた．苦味成分の抽出物はリキュール，非アルコール飲料，アイスクリーム，キャンディー，焼き菓子，ゼリー，プディング等に使用．カクテルの苦味剤「アンゴスチュラ・ビターズ」の主要成分，「カンパリ」という商標で有名なオレンジ・ビター等に配合される．
伝統医薬としては食欲刺激剤，消化薬，消化器疾病の治療薬等に処方．生葉を揉んで，傷口や腫れに貼ると化膿を防ぐという外用薬の例がある．

玄米胚芽

brown rice germ

■解 説

食薬区分(非医)リストより
名　　　称● 玄米胚芽
他　名　等● イネ
部　位　等● 胚芽・胚芽油
備　　　考● ―

「イネ」を参照

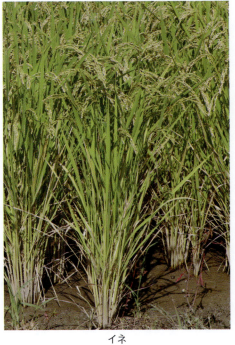

イネ

コウカガンショウ

jade plant

■解　説

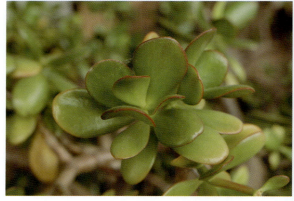

食薬区分(非医)リストより
名　　称●コウカガンショウ
他　名　等●セキレン
部　位　等●全草
備　　考●―

基原植物●*Crassula portulacea* Lam.（ベンケイソウ科：Crassulaceae）

形　　態●高さ約1mになる常緑低木の多肉植物．葉は長さ3cmの長円形，光沢のある緑色で，辺縁部は赤色．冬に，ベンケイソウに似た桃色の花を開き，甘い香りがする．

学名の来歴●*Crassula*：ギリシャ語のcrassus（厚い）から．葉が厚いことによる；*portulacea*：ラテン語のporta（入口）の語尾変化portulaより．果実は熟すと蓋が取れて，口が開くため．

産　　地●南アフリカ原産，観葉植物として栽培．

主要成分等●糖類(セドヘプツロース，果糖，ブドウ糖，ショ糖)等．

■食経験

日本には昭和初年渡来．「金のなる木」の俗称で栽培される．根は南西アフリカ先住民コイ・コイン族が食用とする．
薬用の記録は見当たらない．

コウキ
黄杞
golden Malay beam

■解説

食薬区分(非医)リストより

名　　　称	●コウキ
他　名　等	●―
部　位　等	●茎・樹皮・葉
備　　　考	●―

基原植物 ● *Engelhardia chrysolepis* Hance（クルミ科：Juglandaceae）

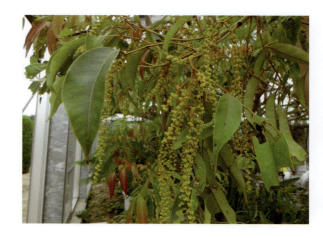

形　　態 ● 樹高30mの落葉高木．葉は偶数羽状複葉，葉身は披針形，長さ4.5〜14cm，幅1.5〜5cm，葉柄は1〜8cm，小葉は披針形で，4〜5対，小葉柄の基部はやや膨らむ．小堅果は球形で，直径は3〜5mmで無毛，翼がある．中央の翼は1.5〜5cm，側翼は0.7〜2.7cmである．

学名の来歴 ● *Engelhardia*：ドイツの自然科学者G.L.Engelhard Krebsに因む；*chrysolepis*：ラテン語のchryso(黄色の)＋lepis(鱗片のある)，黄色の鱗片の果実を指す．

産　　地 ● 中国，東南アジア．

主要成分等 ● フラボン（アスチルビン，ネオアスチルビン，イソアスチルビン，ネオイソアスチルビン，ケルセチン，タキシフォリン）等．

■食経験

葉は中国(広東省，広西省)の寺院で健康茶として飲用．
葉(黄杞葉)には利尿作用がある．腹痛，感冒にも効果があるとされる．

コウジュ
香薷
crested latesummer mint

■ 解　説

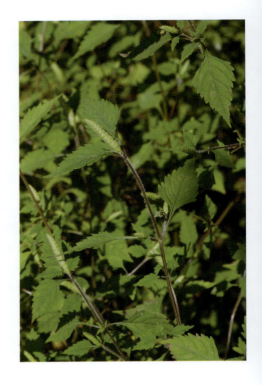

食薬区分(非医)リストより

名　　　　称	●コウジュ
他　名　等	●ナギナタコウジュ
部　位　等	●全草
備　　　　考	●—

基原植物　●ナギナタコウジュ　*Elsholtzia ciliata* (Thunb.) Hyl.（シソ科：Labiatae）

形　　態　●草丈30〜60cmの一年生草本．茎は方形で直立，全体に毛が少しあり，葉は対生で長い柄がある．長卵形で先は尖り，縁にはあらい鋸歯がある．花は茎の先端に太い花穂をつけて，淡紫色の約4mmの唇花を片側だけに密につける．果実は倒卵形．全草には強い芳香があり，枯れた後も芳香を残す．

学名の来歴　●*Elsholtzia*：プロシアの自然科学者J. S. Elsholtzに因む；*ciliata*：葉に縁毛がある．

産　　地　●日本，東南アジア．

主要成分等　●精油成分（ロゼフラン，エルショルチアケトン，ナギナタケトン，イソロゼフラン，2-アセチル-3-メチルフラン），フラボン（5,7-ジヒドロキシ-6-メチルフラバノン7-O-β-D-ガラクトピラノシド）等．

注　　　　●コウジュはナギナタコウジュの生薬名である．

■ 食経験

食用の記録は見当たらない．
エルショルチアケトンやナギナタケトンと呼ばれる精油を含み，葉，茎を揉むと強い芳香あり．盛花期の秋に全草を採取，乾燥したものを香薷と呼び，解熱，利尿剤として処方．薬理は未詳だが，風邪，腹痛に，また利尿に1日量全草5〜10gを煎じて服用．神経痛，リウマチ等に茎葉を浴用剤に，また口臭防止に生葉，乾燥葉の煎汁でうがいすることもある．

コウシンコウ
降香
fragrant rosewood

■解 説

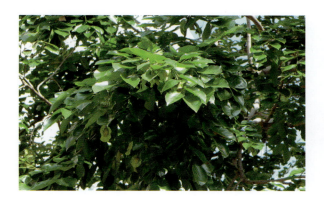

食薬区分(非医)リストより

名　　　称●	コウシンコウ
他　名　等●	コウコウ／コウコウダン
部　位　等●	全草
備　　　考●	―

基 原 植 物● コウシンコウ　*Dalbergia odorifera* T. C. Chen（マメ科：Leguminosae）

形　　　態● 樹高10〜15mの落葉高木．若い芽を除いて無毛．樹皮は褐色，縦に裂ける．羽状複葉で長さ12〜25cm，葉柄は長さ1.5〜3cm，小葉は7〜13個で，長さ4〜7cm，幅2〜3.5cmの卵形または楕円形，小葉柄は長さ3〜5mm．花序は腋生で，長さ8〜10cm，幅6〜7cm．花柄は3〜5cm，花は直径5mmの散房花序，苞葉は0.5mm，がくは釣鐘状で長さ2mm，5歯がある．花は黄白色，莢果は長い楕円形，長さ4.5〜8cm，幅1.5〜1.8cm，革質．種子は1〜2個，腎形．

学名の来歴● *Dalbergia*：スウェーデンの植物学者Nicholas Dalbergに因む；*odorifera*：ラテン語のodor（香り）＋fera（ランクをつける），香りの強い実がなることに由来．

産　　　地● 中国固有種（福建省，海南省，浙江省）．

主要成分等● フラボン（4′,6,7-トリヒドロキシフラバン，4′,6-ジヒドロキシ-7-メトキシフラバノン），イソフラボン（ボブデキノン，クラウセキノン，ダウルチン，オドリカルパン，メリオトカルパン，サチバノン，3,7-ジヒドロキシ-2′,4′-ジメトキシイソフラボン），ネオフラボン（ダルベルギフェノール，2-ヒドロキシ-4,5-ジメトキシダルベルギオール）等．

注　　　　● 食薬区分(非医)リストでは部位が全草となっているが，本植物は木本である．

■食経験

食用の記録は見当たらない．焼くと強い芳香がある．
樹幹，根の心材（降香）をリウマチの鎮痛，吐血や外傷による出血の止血剤とする．1回量2.5〜4.5gを煎じて服用．粉末を患部に塗布．

コウソウ
紅藻
red adgae

■ 解　説

食薬区分(非医)リストより

名　　　　称	● コウソウ
他　名　等	● ―
部　位　等	● 全藻
備　　　　考	● ―

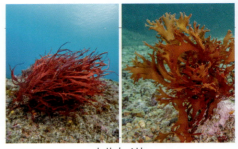

トサカノリ

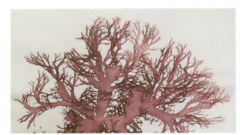

トサカノリ

基 原 植 物 ● Rhodophyta（紅色植物門）．アサクサノリ *Pyropia tenera* (Kjellm.) N. Kikuchi, M. Miyata, M. S. Hwang et H. G. Choi（ウシケノリ科：Bangiaceae），テングサ（テングサ科，詳細はテングサの項参照），トサカノリ *Meristotheca papulose* (Montagne) J. Agardh（ミリン科：Solieriaceae）等．

形　　　　態 ● 【アサクサノリ】葉状体は主に倒披針形で，雌雄同株体と雄性体がある．葉状体は，葦や木の杭等につき成熟し，その他の時期は貝殻等に穿孔して糸状体で過ごす．
【トサカノリ】高さ20〜30cmで，体はやや肥厚し膜質，叉状に枝分かれして小枝を伸ばし，株全体は鶏の鶏冠状または掌状となる．若い固体は全体が鮮やかな紅色を呈し，岩石に着生する．

学名の来歴 ● Rhodophyta：rhodo（バラ色の）＋ phyta（植物）；*Pyropia*：porphyra はギリシャ語で「紅紫色」；*tenera*：細い；*Meristotheca*：meristos（分裂）＋ theca（小室）；*papulose*：小さな水ぶくれのある．

産　　　　地 ● 広く世界に分布．

主要成分等 ● セルロース，β-1,3 キシラン，β-1,4 マンナン，紅藻デンプン，クロロフィル a，紅色の色素体，紅色のフィコエリトリン，紫色のフィコシアニン，橙色のカロチン，黄色のキサントフィル等．

注　　　　　● コウソウは，アサクサノリ，テングサ，トサカノリ等の総称である．

■ 食経験

紅藻類の食用種は数多く，そのうちウシケノリ科アサクサノリは，板状に乾燥させた「浅草海苔」の原料として最も広く知られているが，いまや希少品種として絶滅が危惧されている種．流通している養殖ノリによる乾燥海苔の原料は，オオバアサクサノリ，スサビノリ *Porphyra yezoensis* 等である．紅藻類はムラサキノリという呼称で，奈良時代から食用に供されたが，アサクサノリの記録は，「毛吹草」(1645)で下総国の項に「葛西苔，これを浅草苔とも云」という記述が初出．ミリン科トサカノリの形態は，鶏のトサカに似て生体色も紅色なので，奈良・平安期よりトサカノリの呼称で食用に供された．そのまま酢の物，またトコロテン様のものを調製，醬油・辛子みそ等で食用．テングサ科テングサも代表的な紅藻類．

コウホネ
川骨
spatterdock

■ 解　説

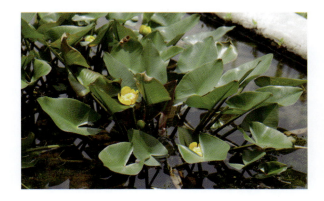

食薬区分（非医）リストより
名　　　称● コウホネ
他　名　等● ―
部　位　等● 茎
備　　　考● 根茎は「医」

基 原 植 物● コウホネ　　*Nuphar japonicum* DC.
　　　　　　　（スイレン科：Nymphaeaceae）

形　　　態● 多年生草本の水生植物．根茎は肥厚し，横走．葉は根茎先端から水上に出る．楕円形の水没葉は細長で，膜質．夏から秋に，花茎を水上に伸ばし，5弁の黄色の花を開く．

学名の来歴● *Nuphar*：アラビア語のnanfar（青く輝いた）；*japonicum*：日本．

産　　　地● 中国，日本，台湾，朝鮮半島等の湖沼に自生．

主要成分等● アルカロイド（ヌファリジン，デオキシヌファリジン，ヌファラミン，ヌファミン，アンヒドロヌファラミン，ヌファリン酸），タンニン（ヌファリンC〜F）等．

注　　　　● アルカロイドを含有する．

■ 食経験

葉，茎は生食にて，根は煮て食用．東北地方，アイヌ族は根茎を煮て食用に供す．
根茎を乾燥させたものは，強壮，止血に処方．

酵母

yeast

■解 説

食薬区分(非医)リストより

名　　　　称	●酵母
他　名　等	●Saccharomycesに属する単細胞生物／トルラ酵母／ビール酵母／Candida utilis
部　位　等	●菌体
備　　　　考	●―

基 原 植 物 ●酵母は出芽または分裂によって増殖する単細胞の菌類の総称．有胞子酵母（サッカロミセタエ科：Saccharomycetaceae），無胞子酵母（クリプトコッカセアエ科：Cryptococcaceae, カンジダ属 Candida やトルロプシス属 Torulopsis を含む）及び射出胞子酵母（スポロボロミセタセアエ科：Sporobolomycetaceae）の3科に分類．

形態・特性 ●球形，卵形，楕円形，ソーセージ形，レモン形，偽菌糸形．

学名の来歴 ●Saccharomyces：saccharo（糖の）＋myces（真菌科）；Cryptococcaceae：crypto（隠れた，陰窩）＋coccaceae（球菌科）；Sporobolomycetaceae：sporo（胞子の）＋bolo（塊）＋mycetaceae（真菌科）．

分　　　　布 ●自然界に広く分布．食品（ワイン，ビール，チーズ，果汁），果実類，蜜，樹木，サトウキビ，土壌，ヒト等の哺乳動物の腸管や表皮等．

主要生成物等 ●菌体（*Saccharomyces cerevisiae* 乾燥パン酵母）：タンパク質37.1%，脂質6.8%，炭水化物43.1%，灰分4.3%，各種ミネラル（カリウム，リン等），各種ビタミン（B_1，B_2，ナイアシン，葉酸，パントテン酸，ビオチン等）．

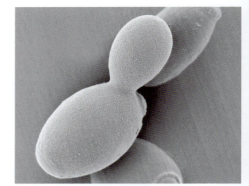
トルラ酵母

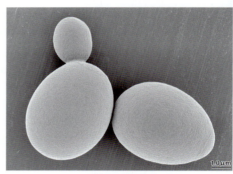
ビール酵母

■食経験

人類は，先史時代から発酵食品を食用としてきた．発酵微生物として最も重要な酵母は，アルコール発酵力の強い *S. cerevisiae* であり，パンの製造やアルコール性飲料等の醸造に用いられている．また，アルコール発酵力の弱い *S. rouxii* は，食塩耐性があり醤油のもろみ中に増殖し，旨味と香りを作るのに必要な酵母．酵母菌体は，タンパク質，ビタミンDの原料となるプロビタミンD，5'-イノシン酸調味料，転化糖製造に必要な酵素インベルターゼ等の生産にも利用．ビール醸造の発酵終了後に副生産される泥状のビール酵母は，乾燥して薬用酵母（胃腸薬，栄養剤，ビタミン補給剤等）としても利用．亜硫酸パルプ廃液にペントース資化能の大きいカンジダ属やトルロプシス酵母を培養した菌体は，飼料や酵母エキス，核酸系調味料の原料として用いられる．

コウモウゴカ
紅毛五加
non wu jia

■ 解 説

食薬区分(非医)リストより

名　　　称	● コウモウゴカ
他 名 等	● 紅毛五加
部 位 等	● 樹皮
備　　　考	● ―

基原植物 ● *Acanthopanax giraldii* Harms（ウコギ科：Araliaceae）

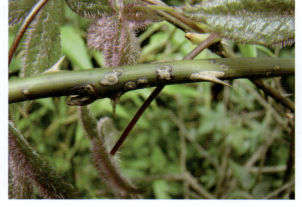

形　　態 ● 樹高3mの落葉低木．茎は褐色で，密な剛毛及び反り返った棘がある．葉柄は3～7cm，無毛，有棘，小葉は5個，倒卵形から細長卵形，長さ2.5～8cm，幅1.5～3cm．散形花序を単生，花柄は0.5～2cm，がくは全縁で無毛．花冠は白色，子房は5個の心皮からなり，花柱は1/5～1/2の部分で癒合している．果実は直径8mmの球形で黒熟する．

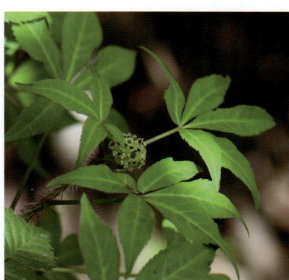

学名の来歴 ● *Acanthopanax*：ギリシャ語でakantha（棘）＋panax（ニンジン属に似ている）；*giraldii*：イタリアの宣教師G. Giraldiに因む．

産　　地 ● 中国四川省．

主要成分等 ● トリテルペン（オレアノール酸，ヘデラゲニン），トリテルペンサポニン（ヘデラゲニン 3-O-α-L-アラビノピラノシド，ヘデラゲニン 3-O-α-L-ラムノピラノシル（1→2）-α-L-アラビノピラノシド），リグナン（アカントシド E），フラボン（ピペロシド），クマリン誘導体（イソフラキシジン）等．

■ 食経験

食用の記録は見当たらない．中国中央部の山地に分布．
樹皮（紅毛五加皮）はリウマチ，関節痛，けいれんによる痛み，湿疹等に用いる．強壮，利尿，鎮痛には1日量3～10gを煎じて服用．焼酎に漬けて薬酒とする．虚弱で微熱のあるもの，神経過敏なものは服用してはいけない．
近縁種にコシアブラ*A. sciadophylloides*がある．日本全域に分布．若葉を民間で健康食として天ぷら，茹でて浸し物とする．高血圧に乾燥若葉1日量5～10gを煎じて服用．

コオウレン
胡黄連
kutki

■ 解　説

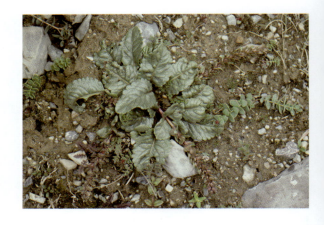

食薬区分(非医)リストより

名　　称	● コオウレン
他　名　等	● Picrorhiza kurrooa／Picrorhiza scrophulariaeflora
部　位　等	● 茎・根茎
備　　考	● ―

基 原 植 物 ● コオウレン　*Picrorhiza kurrooa* Royle（ゴマノハグサ科：Scrophulariaceae）

形　　　態 ● 多年生草本．根が木質化して肥厚する．葉は楕円形で先端が緩やかに尖る．葉柄を持つ根生葉が根際から叢生する．高さ約25cmの花茎を伸ばし，穂状花序に白色小花を多数開く．

学名の来歴 ● *Picrorhiza*：picro(苦い)＋rhiza(根)；*kurrooa*：土名による．

産　　　地 ● ヒマラヤ西部からカシミールにかけての高山の草地に分布．

主要成分等 ● イリドイド(ピクロシドⅠ～Ⅲ，クチコシド)，トリテルペン(ククルビタシンB，2,3,16,20,25-ペンタヒドロキシククルビタ-5-エン-22-オン)，トリテルペンサポニン(2,3,16,20,25-ペンタヒドロキシクルビタ-5,23-ジエン-11,22-ジオン 2-*O*-β-D-グルコピラノシド)等．

■ 食経験

食用の記録は見当たらない．
薬用として古くから使用され，日本では正倉院の薬物中に残存．利胆，抗菌作用があり，苦味成分クトキンを含有．日本では室町時代末期，コオウレンの代用としてセンブリ *Swertia japonica* を開発利用．

コーヒーノキ
珈琲
coffee

■ 解 説

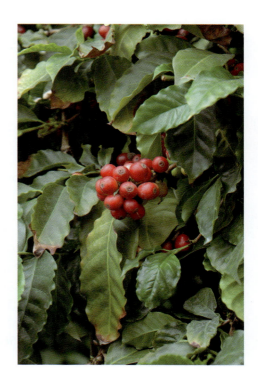

食薬区分(非医)リストより

名　　　称	●コーヒーノキ
他　名　等	●アラビアコーヒー
部　位　等	●果実
備　　　考	●―

基 原 植 物 ●コーヒーノキ　*Coffea arabica* Linne（アカネ科：Rubiaceae）

形　　　態 ●野生の株では樹高10mにも達する中高木．栽培上では約2mに抑えている．葉は長楕円形で対生し，深緑色．葉腋に4～6個の白色の花を開く．花冠は白色で4～5裂．果実は長楕円形の液果で紅熟．半球状の種子を2個内蔵．

学名の来歴 ●*Coffea*：Kaffa（アフリカの原産地名）；*arabica*：アラビアの．

産　　　地 ●アフリカの山地に自生．ブラジルを主産地として，熱帯各地で広く栽培．

主要成分等 ●カフェイン，クロロゲン酸，フリルメルカプタン，テイン，エイコサノイルセロトニン，モザンビオシド等．

■ 食経験

種子は茶と並ぶ重要な嗜好飲料の原料．イスラムの医学者ラージー（854～925）が「古来エチオピアに原生していたブンの種子を砕き煮出した汁は胃によい」と書き残したものが初出．6世紀頃アラビアで栽培化．9世紀にはペルシャに伝播，当初は生豆を利用したが，13世紀には焙った豆を煮出して飲用．17世紀にはヨーロッパ各地に伝播．

果実を精製後，香りを引き出すために焙煎，単一または数種の豆を配合したものを粉砕，熱湯で抽出．そのまま，ミルクと砂糖を入れて飲むのが一般的．その他多量の牛乳，生クリーム，ウイスキー，香辛料や香料を加える等．イスラム圏では濾さずに上澄みを飲用．粉砕したコーヒーを熱湯で加圧下抽出，濃縮，乾燥してインスタントコーヒーとする．産地では葉や枝の皮を茶として利用．コーヒーエキスは飲料，菓子，乳製品等，広く多くの食品に使用．コーヒーから抽出したカフェインはコーラ飲料，キャンディー等に，また医薬品として風邪薬，片頭痛薬に配合．

アラビカ種 *C. arabica* は高品質で香りがよく，全生産量の70%を占め，中南米で生産．ロブスタ種 *C. robusta* は多収穫で病害に強く，インスタントコーヒーの原料に適し，インドネシアが主産地．リベリカ種 *C. liberica* は条件の悪い低地でも栽培可能で，ブレンドやアラビカ種の台木に使用．

コーラ

cola

■解 説

食薬区分(非医)リストより

名　　　　称 ● コーラ
他　名　　等 ● コラ／コラシ／コラノキ
部　位　　等 ● 種子
備　　　　考 ● ―

基 原 植 物 ● コーラノキ　*Cola acuminata* Schott et Endl.
　　　　　　　（アオギリ科：Sterculiaceae）

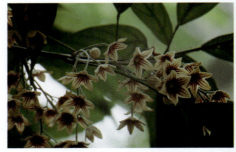

blickwinkel/Alamy Stock Photo

形　　　　態 ● 樹高12〜18mの常緑高木．葉は楕円形，約20cmで革質，先端が尖る．円錐花序に，黄白色で中央が赤紫色のがく片のある花を開く．花弁はなく，黄色に紫色の線の入った5枚のがく片が花のように見え，一年中開花する．果実は8〜10cmの長楕円形で，果軸に放射状に数個つき，褐色に熟す．直径約1.5cmの褐色の種子を5〜9個内蔵．

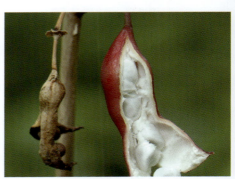

WILDLIFE GmbH/Alamy Stock Photo

学名の来歴 ● *Cola*：アフリカの土名goroまたはguroより；*acuminata*：鋭尖の．

産　　　　地 ● アフリカ西部の熱帯地方原産，アフリカ，西インド諸島で栽培．

主要成分等 ● テオブロミン，カフェイン，コラニン等．

■食経験

西アフリカでは，古くから種子を嗜好品として利用．7〜16世紀には北アフリカと西アフリカ間の重要な交易品．1630年頃，奴隷輸送に伴って南米に伝播．1879年にセイロンに導入され，東南アジア一帯に広がる．1886年，米国アトランタの薬剤師ペンバートンが，コーラナッツのエキスを原料とした強壮剤を発売．これを炭酸水で割った飲料が世界各地に普及．西アフリカでは生のコーラナッツを手で砕きながら咀嚼．渋味と苦味がある．乾燥種子を粉砕し，水で煮出し，砂糖，ハチミツ，ミルク，唐辛子等を加えて飲用．ヨーロッパでは，コーラワイン，コーラ入りチョコレートを製造．エキスはアルコール飲料，冷凍乳製品，菓子類に使用する（現在のコーラ飲料には使用されていない）．コーラはカフェインの一種のコラニンを2〜2.5%及び0.02%のテオブロミンを含有．アフリカでは生食の後，食物，水等の味が甘く変化して感じられるため，しばしば食前に食用に供される．さらに消化促進の効能もあるという．疲労回復剤，強壮剤の原料．
*C. acuminata*はアフリカではナイジェリアからガボンにかけて分布．*C. nitida*はギニア湾に面した森林地帯に分布．種子は*C. acuminata*より大きく質もよい．古くから栽培され先住民が利用．両者はコーラナッツの利用の面ではほとんど区別されない．

ゴカ
五加

■解 説

食薬区分(非医)リストより

名　　称●ゴカ
他　名　等●ソヨウゴカ／マンシュウウコギ／リンサンゴカ
部　位　等●根皮・種子・葉・花
備　　考●―

「エゾウコギ」を参照

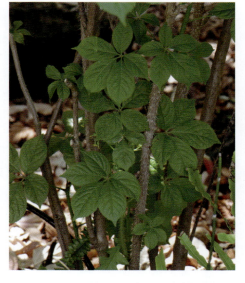

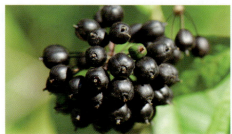
エゾウコギ

コガネキクラゲ

witch's butter

■ 解　説

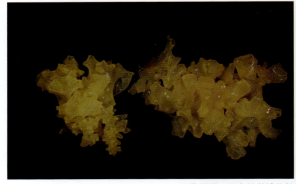

画像提供：国立科学博物館

食薬区分(非医)リストより

名　　　称	●コガネキクラゲ
他　名　等	●Golden Tremella
部　位　等	●子実体
備　　　考	●—

基 原 植 物●コガネニカワタケ　*Tremella mesenterica* (Schaeff.) Retz.（シロキクラゲ科：Tremellaceae）

形　　　態●膠のように軟質で，光沢のある黄白色または黄色のキノコである．形はしわの寄った花弁に似ており，球形の塊になる．担子器は類球形で2〜4細胞からなり，縦隔壁（縦に並んだ壁）によって分割されている．

学名の来歴●*Tremella*：tremere（震える）に由来；*mesenterica*：mes（中間の）＋enterica（内部の）．

産　　　地●世界に広く分布．

主要成分等●プレニル化ペプチド（トレメロゲンA10，A13）等．

注　　　●コガネキクラゲは，コガネニカワタケの別名である．

■ 食経験

キクラゲの色変わり変種．中国，オーストラリア，米国カリフォルニア州または地方で食用とされる．近縁種にシロキクラゲ *T. fuciformis* があり，ともに食用．調理はキクラゲに準じる．

コケモモ

lingonberry

■解 説

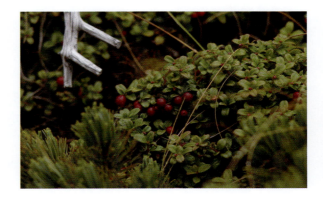

食薬区分（非医）リストより

名　　　称	●コケモモ
他 名 等	●—
部 位 等	●果実
備　　　考	●葉は「医」

基 原 植 物●コケモモ　*Vaccinium vitis-idaea* Linne（ツツジ科：Ericaceae）

形　　　態●高さ5～20cmの常緑潅木．極短い葉柄を持ち，長さ約1cmの長卵形で，革質の葉を互生する．夏，茎の先端に短い総状花序を伸ばし，釣鐘状の小花を下垂．秋，球形の果実を赤熟し，多くの種子を内蔵．

学名の来歴●*Vaccinium*：「雄牛」に由来；*vitis-idaea*：クレタ島のIda山のブドウに由来．

産　　　地●北海道から九州，千島，サハリン，朝鮮半島．

主要成分等●フェノール誘導体（アルブチン，ピロシド，アルブチン 6-*O*-β-D-グルコピラノシド），タンニン（プロシアニジン B_6～B_8，シンナムタンニン B_1，D_1，D_2）等．

■食経験

日本でも高山帯に生育する．果実は酸味が強い．生食のほか，塩漬け，砂糖漬け，ジュース，ジャム，果実酒，洋菓子材料，あるいはクランベリー代用としてソースに加工する．果実抽出物は赤ワインの着色料．乾燥葉（越橘）は尿路疾患の防腐，収れん，利尿剤として1日量10～15gを煎じて服用．ウワウルシ *Arctostaphylos uva-ursi* の入手が困難な時に代用とした．ヨーロッパでは葉を糖尿病予防の茶とする．果実には収れん作用があり下痢止め，果実酒は疲労回復に用いる．

コゴメグサ

eyebright

■ 解　説

食薬区分(非医)リストより

名　　称● コゴメグサ
他　名　等● 一
部　位　等● 全草
備　　考● 一

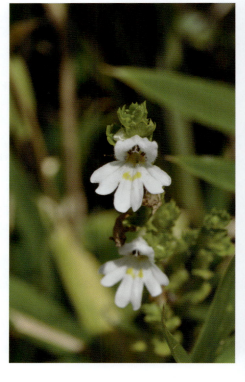

基 原 植 物● *Euphrasia officinalis* Linne（ゴマノハグサ科：Scrophulariaceae）

形　　態● 草丈10〜20cmの半寄生一年生草本．多くの枝を出し，毛に覆われる．無柄の葉は卵形で，あらい鋸歯を持ち，長さ7〜10mm．下部では対生で，上部は互生．葉腋に白色の小さな花を開く．

学名の来歴● *Euphrasia*：爽快；*officinalis*：薬用の．

産　　地● ヨーロッパからヒマラヤにかけて分布．

主要成分等● フェノール誘導体（カフェー酸，フェルラ酸），ステロイド（β-シトステロール，スチグマステロール）等．

■ 食経験

食用としてよりも，英名をeyebrightと呼ぶように伝統療法として，目の疾患への薬用として利用．主にヨーロッパで，急性・亜急性の眼炎の際の目の洗浄，湿布等に浸出液を利用．それから発展してハーブ茶等に伝統医薬として，アレルギー，胃痛，頭痛等にも用いられてきた．

コショウ
胡椒
pepper

■ 解 説

食薬区分(非医)リストより

名　　　称● コショウ
他　名　等● ―
部　位　等● 果実
備　　　考● ―

基原植物● コショウ　*Piper nigrum* Linne（コショウ科：Piperaceae）

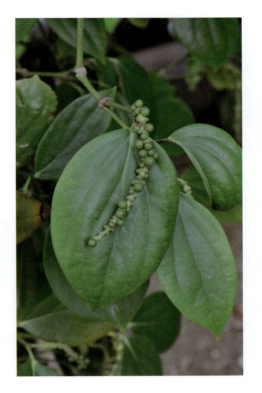

形　　　態● 茎の長さ約5mの常緑蔓性植物．節は少し膨らむ．葉柄は1.5～3cmで上面部には浅い溝がある．葉は互生し、革質で広卵状または卵状長楕円形、長さ8～16cm、幅4～7cmで先端は尖り、基部は円形．花は単性、雌雄異株か雑性で円柱形の穂状花序が、茎の節の上に側生．開花期は4～10月で、結実期は10～翌年4月．漿果は球形で直径4～5mm、幼果は緑色で、熟すと紅黄色．

学名の来歴● *Piper*：「コショウ」の古ラテン名；*nigrum*：「黒色」に由来．

産　　　地● インド南部原産、インドを主産地として、熱帯アジア、南米、西アフリカで栽培．

主要成分等● アミド誘導体(ジピペラミドA～C、イソピペロレインB、サルメンチン、ニグラミドA～S、ピプビニン、ピペルチピン)等．

■ 食経験

果実は最も古い香辛料の1つ．ヒポクラテス（BC460～377）の薬用としての記録が初出．テオフラステスの「植物研究」（BC372～286）でコショウ*P. nigrum*とナガコショウ*P. longum*について記述．古代ローマではナガコショウが好まれたが、14世紀頃からコショウに移行．コショウは非常に高価で、15世紀からのヨーロッパ各国の東方進出の目的の1つはコショウ貿易にあった．日本には奈良時代に伝来、天平勝宝8（756）年の「種々薬帳」や「東大寺献物帳」に記載され、正倉院に現存．江戸前期には普及．うどんの薬味に使用．洋風料理には日常的に使用．未熟果を乾燥した黒コショウは肉料理等の臭みの強いものに用い、完熟果の果皮を除いた白コショウは色の薄い料理に使用．通常は粉末を使用するが、ピクルスには粒のまま、緑コショウも粒のまま肉料理に使用．食品加工の分野でも肉製品やソースにと最も多量に使用する香辛料．精油は冷菓、キャンディーに、オレオレジンはベーカリー、ドレッシングに使用．
胃腸を刺激して、蠕動運動を活発化．消化不良、下痢、発汗、健胃に服用．薬用には白コショウを使用．

コジン
迷肉蓯蓉
broom rape, desert broom rape

■ 解　説

食薬区分(非医)リストより

名　　　称 ● コジン
他　名　等 ● タイゲイ
部　位　等 ● 全草
備　　　考 ● ―

基原植物 ● *Cistanche ambigua* Beck（ハマウツボ科：Orobanchaceae）

形　　態 ● 寄生性多年生草本．茎の基部が直径30〜45cmに肥厚し，鱗片状の葉が並ぶ．茎の中間部は直径15〜25cmで，長披針形の鱗片状葉に覆われる．茎の先端に穂状花序を伸ばし，淡白紅色の唇花を多数開く．

学名の来歴 ● *Cistanche*：cista（箱）より；*ambigua*：疑わしい．

産　　地 ● モンゴル，中国．

主要成分等 ● フェニルエタノイド（シスタノシドA〜D）等．

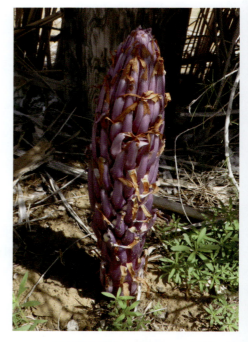

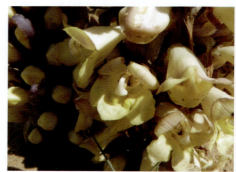

■ 食経験

食用の記録は見当たらない．
全草あるいは肉質茎（迷肉蓯蓉）は強壮，強精，不妊，便秘，足腰の弱り，膀胱や腎臓の出血等に5〜8gを煎じて服用．春に採取，乾燥させたものを淡大芸，秋に採取し塩湖に漬けたものを塩大芸と呼ぶ．ネコに対してマタタビ同様の生理作用がある．
近縁種 *C. deserticola*, *C. salsa* の多肉茎も同様に用いる．

コズイシ
香菜
coriander

■ **解 説**

食薬区分(非医)リストより

名　　　称 ● コズイシ
他　名　等 ● コエンドロ／コリアンダー
部　位　等 ● 果実
備　　　考 ● 一

基原植物 ● コエンドロ　*Coriandrum sativum* Linne（セリ科：Umbelliferae）

形　　　態 ● 草丈約30〜60cmの一年生草本．茎は直立し，まばらに分枝．葉は薄く，互生する．下部の葉は単羽状あるいは複羽状で，裂片は広い．上部の葉は複羽状で，裂片は細長い．夏，各枝の先に複散形の花序をつけ，白色の小花を開く．花弁は5枚．果実は円形で香りがある．

学名の来歴 ● *Coriandrum*：coris（南京虫）＋opsis（似），痩果の形が南京虫に似ているため；*sativum*：栽培された．

産　　　地 ● 南ヨーロッパ，地中海沿岸，中国で栽培．

主要成分等 ● イソクマリン誘導体（コリアンドリン，コリアンドロンA〜E），長鎖アルキル誘導体（1-ヘプタトリアコンタノール，6-オクタデカン酸，10-ウンデセナール，ヒドロキシコリアンデロラクトン）等．

注　　　　● コズイシはコエンドロの生薬名である．

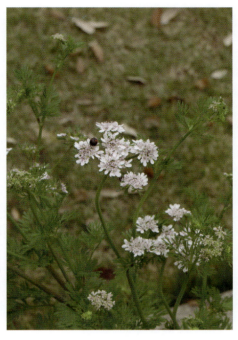
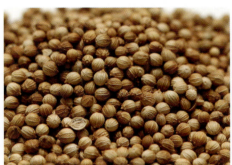
Phisit Phochiangrak/Alamy Stock Photo

■ **食経験**

生葉は香草として種々の料理に，完熟種子はヨーロッパにおいてスパイスとして広範囲に利用．生葉は南米や東南アジア地域で多く使われ地域的な偏りが見られる．日本へは10世紀頃に渡来したが普及せず，1980年以降大都市中心にエスニック料理店が増えるに伴い普及しつつある．インド料理のスパイスとしては不可欠，特有の調味料ガラム・マサラには必ず完熟種子及び生葉が使用される．特有の香気の主成分は，*d*-リナロールで精油中55〜74％．

胃液，胆汁促進作用，弱い抗菌作用があり，健胃，下痢，痔疾に用いる．ヨーロッパでは健胃，駆風，去痰に使用．種子5〜10gを煎服．

コセンダングサ

hairy beggarticks

■ 解　説

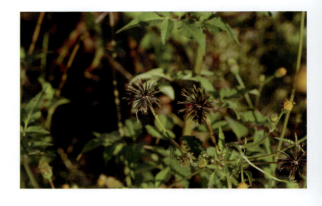

食薬区分(非医)リストより

名　　　称●	コセンダングサ
他　名　等●	コシロノセンダングサ
部　位　等●	全草
備　　考●	―

基 原 植 物● コセンダングサ　*Bidens pilosa* Linne
　　　　　　（キク科：Compositae）

形　　　態● 草丈30〜80cmの一年生草本．方形の茎が直立し，楕円形の小葉をつける．長さ12〜20cmの奇数羽状葉を対生．秋，黄色の管状花を枝先に開く．痩果を放射状に配した花序を形成．

学名の来歴● *Bidens*：bi（2つ）＋dens（歯）；*pilosa*：毛に覆われた．

産　　　地● 日本各地，世界の温帯から熱帯地域．

主要成分等● ジテルペン（ビデンフィチンA，B），カルコン（オカニン，3-*O*-メチルオカニン，2,3,3′,4,4′-ペンタヒドロキシカルコン 3-*O*-β-D-グルコピラノシド），オウロン（6-アセチルマルチメイン，2″,4″,6″-トリアセチルマルチメイン）等．

■ 食経験

東アジア，インドネシア，アフリカで食用とする．新芽や葉を生食．あるいは茹でてスープ，シチューに入れる．茶の代用．乾燥して貯蔵する．

全草（金盞銀盤，刺針草）を解熱，止瀉，鎮痛，消炎に用いる．解熱，下痢止めに1日量10〜15gを煎じて服用．咽頭痛には煎液でうがい．腫れ物は煎液で洗浄．妊婦の服用は禁止．近縁種センダングサ *B. biternata* はユーラシア大陸の温帯，熱帯に広く分布．若芽はよく茹でて食用とし，根を同様に薬用とする．

コナスビ

Japanese yellow loosestrife

■解 説

食薬区分(非医)リストより

名　　　　称●	コナスビ
他　名　等●	―
部　位　等●	果実
備　　　　考●	―

基 原 植 物● コナスビ *Lysimachia japonica* Thunb.（サクラソウ科：Primulaceae）

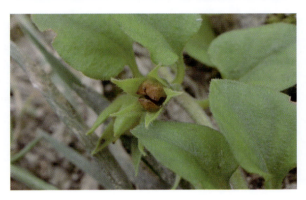

形　　　態● 多年生草本．茎は毛に覆われ，草丈7〜20cmに伸びて四方に広がる．葉は対生で，短い柄を持ち卵形で先がわずかに尖る．夏，各葉腋に1個の黄色花を開く．がくは長くて深く切れ込む．球形の果実を結び，多数の種子を内蔵．

学名の来歴● *Lysimachia*：マケドニアのLysimachion王の名をたたえて；*japonica*：日本の．

産　　　地● アジアの温帯から熱帯地域に広く分布し，日本各地に自生．

主要成分等● フラボン（ケンフェロール，ケルセチン），レソルシノール誘導体（グレビロール，6-トリデシルレソルシノール酸）等．

■食経験

食用の記録は見当たらない．
茎葉を腫れ物に煎じて服用．

コパイーバ・オフィシナリス

copaiba

■ 解　説

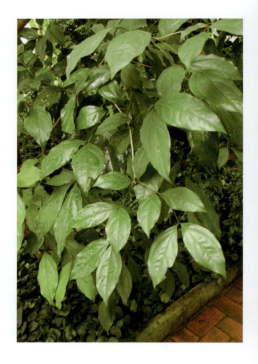

食薬区分(非医)リストより

名　　　　称●	コパイーバ・オフィシナリス
他　名　等●	Copaifera officinalis
部　位　等●	樹脂
備　　　　考●	―

基原植物● *Copaifera officinalis* Linne（マメ科：Leguminosae）

形　　　態● 樹高15〜30mに至る常緑高木．葉は羽状偶数複葉で互生する．小葉は4ないし6枚で対生し，ごく短い葉柄を持ち，楕円形で先が尖る．葉腋に長い円錐花序が房をなし，小さな白色の花を多数開く．先端に突起を持つ果実は褐色に熟し，楕円形の種子を4個内蔵．

学名の来歴● *Copaifera*：コパール樹脂を持った；
officinalis：薬用の．

産　　　地● ブラジル，アルゼンチン，ボリビア，ギアナ，コロンビア，ペルー，ベネズエラ等に広く自生．

主要成分等● ジテルペン（カウレン酸，コパイフェロール酸，ハードウィッキ酸，サンダラコピマル酸）等．

■ 食経験

食用の記録は見当たらない．樹幹中に蓄積する樹脂を採取，水蒸気蒸留して得たコパイバ油は，30〜90%の揮発性芳香成分を含有．飲料，乳製品，製菓品等広範囲の食品に添加するフレーバー成分として利用．利尿，去痰等に効果ありとされ，利尿剤，咳止め等の医薬品に配合されるほか，南米及びヨーロッパでの民間療法として慢性膀胱炎，気管支炎，痔疾等の治療に処方．化粧品，香水等にも調合される．

コパイーバ・ラングスドルフィ

copaiba

■解 説

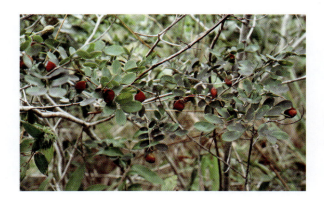

食薬区分(非医)リストより

名　　　称●	コパイーバ・ラングスドルフィ
他　名　等●	Copaifera langsdorffii
部　位　等●	樹液
備　　　考●	―

基原植物●*Copaifera langsdorffii* Desf.（マメ科：Leguminosae）

形　　態●樹高約12mの落葉高木．葉は羽状偶数複葉で互生する．小葉は4ないし6枚で対生し，ごく短い葉柄を持ち楕円形で先が尖る．葉腋に総状花序を伸ばし，白色の小花を多数開く．果実は長卵形で先端が尖り褐色．熟すと2つに割れて，中から両面に黒い円を持つ黄色卵形種子が現れる．

学名の来歴●*Copaifera*：コパール樹脂を持った；*langsdorffii*：採集家 G. H. Langsdorff に因む．

産　　地●中央ブラジル原産．ブラジルに広く自生．

主要成分等●ジテルペン(コパール酸，コラベノール，アビエチン酸，19-カウラメン酸)等．

注　　　●食薬区分(非医)リストでは部位が樹液となっているが，正しくは樹脂である．

■食経験

食用の記録は見当たらない．幹に穴をあけ，含油樹脂(オレオレジン)を採取．*Copaifera*属のいくつかの樹木から樹液を採取するが，本種はその代表種の1つ．オレオレジン，水蒸気蒸留して得るオイルには，コショウに似た独特の芳香と，苦味，激しい辛味がある．香辛料としてアルコール，非アルコール飲料，冷凍乳製品，キャンディー，焼き菓子，ゼリー等食品加工分野で広範囲に使用．
ブラジルの先住民はヨーロッパ人渡来以前から薬用とした．利尿，去痰，消毒，興奮作用があり，ヨーロッパでは，慢性膀胱炎，気管支炎，慢性下痢，膣のおりものに服用．過剰摂取で発疹，吐き気，下痢をきたす．香粧品，香料の素材または保留剤．樹脂コパールの主原料．採取したままの状態でディーゼル油の代替品となる．

コハク
琥珀
amber

■ 解　説

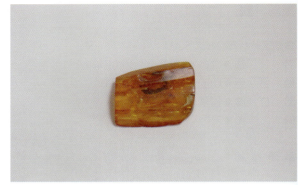

食薬区分（非医）リストより

名　　　称	●コハク
他　名　等	●―
部　位　等	●古代マツ科Pinus属植物樹脂の化合物
備　　　考	●―

基 原 植 物●*Agathis robusta* F. Muell.（ナンヨウスギ科：Araucariaceae）またはコウヤマキ *Sciadopitys verticillata* Siebold et Zucc.（コウヤマキ科：Sciadopityaceae）と推定されている．なお，従前は *Pinus succinifera* Conv.の絶滅種も基原植物と考えられていたが現在は否定されている．

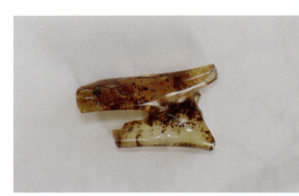

形　　　態●【*A. robusta*】樹高30～50mの高木で鱗状の樹皮を持つ常緑樹．葉は長さ5～12cm，幅2～5cm，革質で対生．球果は直径8～13cmで受精から成熟するまで18～20か月を要する．雄花は細長く，長さ5～10cm，直径1～1.5cm．
【コウヤマキ】樹高15～27mの常緑高木．長さ7～12cmの葉が15～20枚掌状につく．果実は長楕円形，長さ7～12cmで種子が成熟するのに18か月を要する．
【コハク】黄色から黄褐色，大きさ0.5～2cmの球，板状または歯状等不規則で透明または半透明．内部に昆虫等が埋没することもある．

産　　　地●バルト海沿岸のポーランド，ロシア，リトアニア共和国，ラトビア共和国等で，世界産出量の85%に達する．アジアでは中国雲南省等の内陸部，日本では岩手県久慈市付近等で産出．

主要成分等●針葉樹のイソプレノイド重合体．

■ 食経験

食用の記録は見当たらない．
薬用としては精神安定，血行をよくし，排尿障害を改善．処方は粉末にして服用．さらに止血，切り傷に使用．

コフキサルノコシカケ

artist's bracket

■解 説

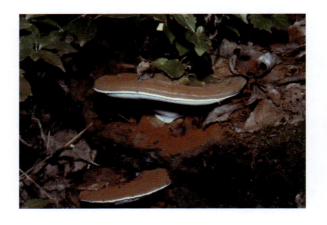

食薬区分(非医)リストより

名　　　称	●コフキサルノコシカケ
他　名　等	●ジュゼツ／バイキセイ
部　位　等	●菌核(菌糸体)
備　　　考	●—

基原植物 ●コフキサルノコシカケ *Ganoderma applanatum* (Pers.) Pat.（マンネンタケ科：Ganodermataceae）

形　　態 ●傘は半円形, 扁平丸山形から馬蹄形, 横径は通常10〜30cm, 時にそれ以上. 表皮はかたい殻皮で覆われ, 灰褐色から灰白色, ココア状の粉(胞子)を帯びることが多い. 肉は濃いチョコレート色で, 強靭なフェルト質. 傘の下面は多数の微小な穴 (管孔の口) からなり, 新鮮な時は黄白色, 擦ると褐変する. 子実体を割ると, 管孔は多層で厚さ約1cm. 胞子は褐色, 卵形, 戴頭, 二重壁で, 内壁に微棘がある. 長さ8〜9μm, 直径5〜6μm.

学名の来歴 ●*Ganoderma*：ギリシャ語のgaum（つやがある）+ derma（皮）, 表面につやがあるため；*applanatum*：ラテン語の「平たく展開する」に由来.

産　　地 ●世界各地.

主要成分等 ●モノテルペン誘導体 (アプラナチンA〜E), セスキテルペン (ガノデルマイシン, 3-ヒドロキシ-1,3,5-カジナトリエン), ステロイド(ステラステロール, イソエルゴステロン), トリテルペン(アプラキシジン酸A〜E) 等.

■食経験

食用の記録は見当たらない.
子実体は制ガン性があるとされ梅寄生と称して民間薬とされる. 子実体はかたくて食用には適さない.
形態が似ているツリガネタケ*Fomes fomentarius*, ツガサルノコシカケ*Fomitopsis pinicola*と混同されやすい.

ゴボウ
牛蒡
burdock

■ 解　説

食薬区分(非医)リストより

名　　　称 ● ゴボウ
他　名　等 ● ―
部　位　等 ● 根・葉
備　　　考 ● 果実は「医」

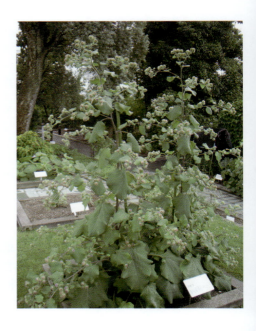

基 原 植 物 ● ゴボウ　*Arctium lappa* Linne（キク科：Compositae）

形　　　態 ● 草丈約1mの多年生草本．主根の長さは50〜100cm．開花期は6〜7月．紫色のアザミ様の，直径約4.5cmの頭花には，総苞に棘がある．痩果はほぼ湾曲した長倒卵形，灰褐色，長さ約6mm．

学名の来歴 ● *Arctium*：arktos（熊）；*lappa*：lappaceus（鉤状の棘毛のある）．

産　　　地 ● 日本，中国．

主要成分等 ● リグナン（アルクチグナンC〜G，アルクチノシドA，B，アルクチン，アルクチゲニン），チオフェン誘導体（アルクチノンA，B，アルクチノールB）等．

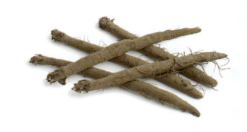

©Picture Partners-Fotolia

■ 食経験

千数百年前に中国から伝来したといわれ，縄文遺跡から種子の出土がある．栽培並びに食用に供された起源は明らかではないが，平安時代末期(11世紀)頃と推定されている．
薬用としては欧米では利尿，痛風，皮膚病等に，日本では腫れ物，咳止め，浮腫等に民間薬として利用．

ゴマ
胡麻
sesame

■ 解　説

食薬区分(非医)リストより

名　　　　称	●ゴマ
他　名　等	●ゴマ油
部　位　等	●種子・種子油・根
備　　　　考	●―

基原植物　●ゴマ　*Sesamum indicum* Linne（ゴマ科：Pedaliaceae）

形　　態　●草丈約1mの一年生草本．茎と葉には軟毛が密生．茎は4稜形．葉の下部は対生，上部は互生して長い柄を持つ．楕円形または披針形で長さ10cm，先が尖り下部の葉は時に3裂する．葉柄の基部には，黄色の小さな瘤がある．夏，茎の上部の葉腋に花を単生．花冠は筒状で淡紫色．花後，朔果を結び，多数の種子を内蔵．種子は長さ約2mm，扁平で白，黄，黒色等変異が大きい．

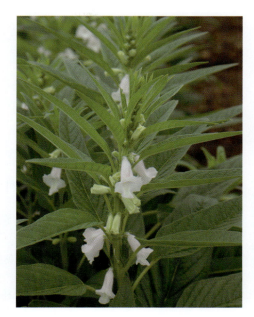
©Prashant ZI-Fotolia

学名の来歴　●*Sesamum*：アラビア語のsessem（ゴマ）より；*indicum*：インドの．

産　　地　●インド原産で，世界各地で広く栽培．

主要成分等　●リグナン（セサミン，セサモール，セサモリン，セサミノール，ジセサミニールエーテル），アンスラキノン誘導体（アンスラセサモンA〜F）等．

注　　　　●「ゴマ」は，平成25年9月20日消食表第257号通知「アレルギー物質を含む食品に関する表示について」の別添1において可能な限り表示に努める「特定原材料に準ずるもの」に指定されている．

■ 食経験

ココヤシとともに人類最古の油糧種子．BC3000年代には，ナイル川流域から，中東，インド，中国に至る広範囲で栽培．エジプトで出土したエーベルス・パピルス（BC1552）はゴマの効用を記載．日本には縄文晩期に伝来．「令義解」(833)に，調の副物として胡麻油が挙げられているのが初出．灯明や仏教とともに伝来した唐菓子に使用．「延喜式」(927)では，胡麻子，胡麻油が，越中以南の35か国から貢納．鎌倉時代にはすり鉢が中国から伝来して，すりゴマ料理が誕生．ゴマ種子には白ゴマ，黒ゴマがあり，粒のまま，すりゴマ，ゴマペーストとして利用．東アジアでは利用度が極めて高く，特に家庭調理で頻繁に使用．ゴマ油は高級な揚げ油として，中国や韓国では焙煎したゴマ油を調味料として使用．特に韓国ではゴマ粒やすりゴマを多用．インド，中東，北アフリカでは，弱焙煎のゴマペーストを使用．葉も広く食用として利用．

コミカンソウ

chamber bitter

■ 解　説

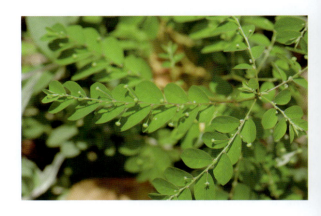

食薬区分(非医)リストより

名　　　称	●コミカンソウ
他　名　等	●―
部　位　等	●全草
備　　　考	●―

基原植物 ●コミカンソウ　*Phyllanthus urinaria* Linne（トウダイグサ科：Euphorbiaceae）

形　　態 ●草丈10〜30cmの一年生草本．茎は直立し赤褐色．小さな長楕円形の葉が，枝の両側に互生して並ぶ．夏から秋にかけて，葉腋に小さな褐色の花を多数開く．小形で平らな果実を多数結ぶ．

学名の来歴 ●*Phyllanthus*：phyllon（葉）＋anthos（花）；*urinaria*：尿道の．

産　　地 ●スリランカ原産，世界中の熱帯から暖温帯にかけて広く分布．日本では関東以西に生育．

主要成分等 ●タンニン（フィランタシインG，U），リグナン（ニルテトラリン，ヒポヒランチン，フィルテトラリン，ビルガッシン，ウリナリグラン）等．

■ 食経験

葉，果実を食用とする．
中国では全草（珍珠草）を解毒剤として，腸炎，伝染病，尿路感染に使用．インドネシアでは止瀉，鎮痛，淋病等の利尿剤とする．
近縁種フィランツス*P. emblica*は中国，インド，インドシナに分布．果実には酸味があり料理の調味料とする．梅干しの代用となる．日干しにして下痢，胆石に用いる．中国では感冒に服用．

コムギ
小麦
wheat

■ 解　説

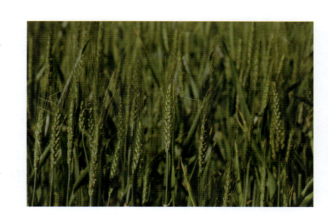

食薬区分(非医)リストより

名　　称	●コムギ
他　名　等	●―
部　位　等	●茎・澱粉・葉・胚芽・胚芽油・ふすま
備　　考	●―

基原植物●コムギ　*Triticum aestivum* Linne
　　　　　（イネ科：Gramineae）

形　　態●茎は叢生し約1mに達し，中空の円柱形．葉は互生し，葉身は幅広い披針形，先端は次第に尖り，両面とも無毛．莢は長くて茎を抱く．5月頃開花する．穂は単一穂状で，直立して太く，長さは6〜10cm. 小穂は幅広い卵形で長さ1cm前後，4〜5個の小花からなる．護穎は卵形で先端に芒があるもの（ヒゲナガムギ）と芒がないもの（ボウズムギ）とある．穎果は大形で，穎から脱落しやすく，広楕円体で褐色．

学名の来歴●*Triticum*：コムギの古いラテン語より；*aestivum*：夏の．

産　　地●広く世界各地で栽培．

主要成分等●フラボン（トリティクシドA，B），ベンゼントリオール誘導体（タキオシド，2-メトキシ-1,4-ベンゼンジオール4-*O*-β-D-グルコピラノシド），ジテルペン（ジベレリンA_{54}，A_{79}，A_{92}〜A_{94}），デンプン等．

注　　●「コムギ」は，平成25年9月20日消食表第257号通知「アレルギー物質を含む食品に関する表示について」の別添1において表示が義務づけられている「特定原材料」に指定されている．

■ 食経験

世界で最も生産量の多い穀物．BC5000頃，トランスコーカサス地方で，小麦とタルホ小麦との交雑によって発生．BC3000頃には，全ヨーロッパ，北アフリカ，BC2000頃にはインド，中国に伝播．日本には，弥生前期に，朝鮮半島から伝来．小麦は，表皮がかたく，真ん中に深い溝があり，胚乳と分離しにくい．BC2000頃に回転式の石臼が発明されて，簡単に大量の粉を得ることが可能となった．大部分を粉として消費．小麦粉に水を加えてドウを作りそのまま置いておくと，グルテン構造ができドウに展延性が生じる．この性質を利用して，引き延ばす（麺），発酵させる（パン），包む（饅頭）等の加工を行う．グルテンを加工し麩を作る．フスマ，胚芽は，繊維とタンパク質を多く含みシリアルに加工，小麦の麦芽で小麦ビール，小麦麹で醤油，みそ，酒を作る．栽培小麦にはパン小麦 *T. aestivum* のほかに，デュラム小麦 *T. durum*，クラブ小麦 *T. compactum* があり，デュラム小麦はパスタ類，クラブ小麦は製菓原料とする．生食には不向きで加熱調理する．

ゴムノキ

rubber plant

■ 解　説

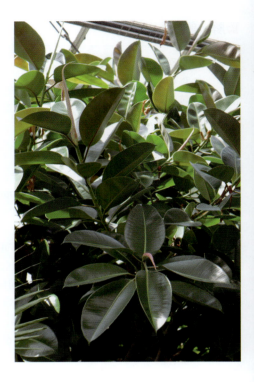

食薬区分(非医)リストより
名　　　　称● ゴムノキ
他　名　等● ―
部　位　等● 全草
備　　　　考● ―

基原植物● インドゴムノキ　*Ficus elastica* Roxb.（クワ科：Moraceae）

形　　　　態● 常緑高木．葉は有柄，革質，楕円形で長さ30～50cm，先端がわずかに尖り互生．樹上の葉腋に小さな対をなす花嚢をつけ，中にごく小さな雌花及び雄花を内蔵．葉，茎を傷つけると白い乳液が出る．

学名の来歴● *Ficus*：イチジク；*elastica*：弾力のある．

産　　　　地● インド原産，世界の熱帯地域で栽培．

主要成分等● セラミド（フィクセシド，フィクサミド），プラストキノンB等．

注　　　　● 食薬区分(非医)リストでは部位が全草となっているが，本植物は木本である．

■ 食経験

熱帯では街路樹，庭園樹，温帯では観葉植物．20世紀初頭までは，マレーシアを中心に，樹液から弾性ゴムを採るために栽培された．日本には明治時代に渡来．ジャワでは，新芽をサラダ，または種々に調理して食用とする．
葉と樹皮には，抗バクテリア，抗炎症作用があり，外傷に湿布．托葉は皮膚の発疹の湿布に用いる．ゴムノキから得られるゴムの質はあまりよくなく，収量も少ない．ゴム資源としては，現在は主としてブラジル原産のパラゴムノキ *Hevea brasiliensis* を利用する．

コメデンプン

rice starch

■解 説

食薬区分(非医)リストより
名　　　称●コメデンプン
他　名　等●イネ
部　位　等●種子
備　　　考●―

「イネ」を参照

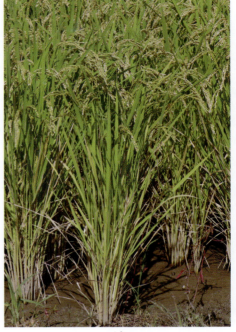

イネ

コメヌカ

rice bran

■解 説

食薬区分(非医)リストより
名　　　称● コメヌカ
他　名　等● イネ
部　位　等● 米糠
備　　　考● 一

「イネ」を参照

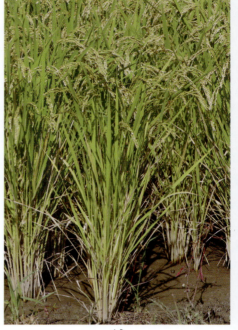

イネ

コリビ
孤狸尾
lesser cat's tail

■解 説

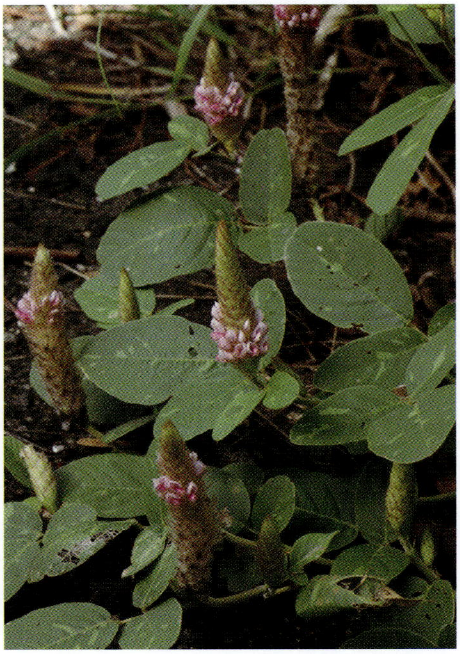

食薬区分(非医)リストより

名　　　称●	コリビ
他 名 等●	—
部 位 等●	茎・根
備　　　考●	—

基 原 植 物● オオバフジボグサ　*Uraria lagopodioides* (Linne) DC.（マメ科：Leguminosae）

形　　　態● 草丈1.5mの多年生草本．根は白色から褐色．茎は丸く三角形の托葉がある．葉は3出複葉で互生する．小葉は卵形で長さ2cm，下面に毛がある．花序は総状で，花弁は5枚で深い紫色．果実は扁平．

学名の来歴● *Uraria*：ura（尾）より，長い総状花序に因む；*lagopodioides*：Lycopodium（ヒカゲノカズラ属）に似る．

産　　　地● インド，東南アジア，オーストラリアに分布．

主要成分等● フラボン（サポナレチン，ロイホリン，3,5-ジヒドロキシ-4',7-ジメトキシフラボン），3β,16β,22α-トリヒドロキシオレアン-12-エン等．

注　　　　● コリビはオオバフジボグサの中国名である．

■食経験

食用の記録は見当たらない．
インドの伝統医療では下痢，赤痢に葉と根を煎服．根を砕きリウマチ等，痛みに湿布．中国南部では狐狸尾の名で痔疾に外用．

ゴレンシ
五歛子
star fruit

■ 解　説

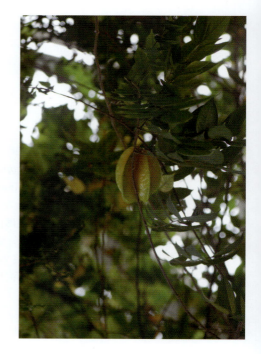

食薬区分(非医)リストより

名　　　称●	ゴレンシ
他　名　等●	―
部　位　等●	葉・実
備　　　考●	―

基原植物●ゴレンシ　*Averrhoa carambola* Linne（カタバミ科：Oxalidaceae）

形　　態●樹高は5〜12m．小葉は2〜5cmで，葉軸に対生してつく．一般に葉のついた小枝に短い花序が形成される．花は6〜9mmで芳香を有し花色は赤紫色あるいは桃色．果実には5本の稜が立ち，その横断面が星の形をしている．果実は長さ約10cmで，成熟すると黄色になる．

学名の来歴●*Averrhoa*：アラビア人医師Averroesに因む；*carambola*：カタバミ科ゴレンシ属．

産　　地●東南アジアを中心とする熱帯，亜熱帯地域で広く栽培．

主要成分等●カロテノイド（クリプトフラビン，ムタトキサンチン，3′-デオコシオウロキサンチン），フラボン（カランボラフラボン），アミノ酸（カランボキシン）等．

■ 食経験

日本では西南諸島に生育．果実は甘酸っぱく芳香がある．生食する．星形にスライスしてサラダに入れる．ジュース，シロップ，ゼリー，タルト，砂糖漬け，ピクルスに加工．インドでは酸味種を酸味料とする．
果実（陽桃）は清熱，鎮咳，肉食の解毒，利尿に，生食あるいは煎液，つき汁を服用．根は神経性頭痛，関節痛，花は寒熱往来，阿片毒に用いる．
近縁種ナガバノゴレンシ*A. bilimbi*はモルッカ諸島原産．果実は甘みがなく酸味が強い．生食には適さず，マーマレード，酸味料，ピクルス，カレーの材料とする．

コロハ

fenugreek

■解 説

食薬区分(非医)リストより

名　　　称●コロハ
他　名　等●―
部　位　等●種子
備　　　考●―

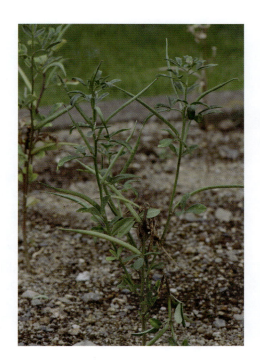

基原植物●コロハ　*Trigonella foenum-graecum* Linne（マメ科：Leguminosae）

形　　　態●草丈40〜70cmの一年生草本．葉は茎の上部に互生し，小葉は倒卵状の狭長楕円形で浅い鋸歯がある．葉柄の基部に披針形，全縁の一対の托葉がある．初夏に，茎頂の葉腋ごとに1〜2個の白色の蝶形花を開く．莢果は長さ6〜7cmで鎌状に曲がっていて，数個の種子を内蔵．莢の先端は熟しても開裂しない．種子は3〜5mmで中央にくびれた溝があり，水に浸すと粘液を生じる．

学名の来歴●*Trigonella*：ラテン語のtri（3）＋glochin（突き出た尖，先端）より，花が開いた時，花の形が三角形となるため；*foenum-graecum*：foenum（干し草）＋graecum（ギリシャの）．

産　　　地●ギリシャ，西アジア原産．

主要成分等●ステロイドサポニン（トリゴナエノシドA〜G，トリゴネオシドXII_a，XIII_a，フェノグリークサポニンI〜III），フラボン（2″-*p*-クマロイルオリエンチン，2″-*p*-クマロイルビテキシン），アミノ酸（4-ヒドロキシイソロイシン），アルカロイド（トリゴネリン）等．

■食経験

全草に強い香気，果実は長円柱状の豆果，種子は卵形．インドでは若い豆果を食用に供す．種子にはトリゴネン（最高0.13%），コリン（0.05%）を含有．加熱によりピリジン類，ピロール類に変化，フェネグリーク特有のカラメル様の香りを構成．生果はチャツネの原料，乾燥種子はカレー粉，スパイスミックス類に利用．米国ではメイプルシロップのイミテーションにも利用．
インド，エジプト，中東においては数千年前より伝統医薬もしくは食物として利用され，伝統医学的には，解熱や口腔潰瘍の治療，気管支炎，慢性の咳等の治療に，中国には宋代に伝播，栄養剤，腎疾患，脚気，男性強壮剤として利用．

コンブ
昆布
kombu

■解説

食薬区分(非医)リストより

名　　　称	●コンブ
他　名　等	●モエン
部　位　等	●全藻
備　　　考	●—

基原植物 ● Laminariaceae（コンブ科）の種の総称（褐藻綱）．例としてマコンブ *Laminaria japonica* Areschoug

形　　態 ● 胞子体は大形で，長い葉状または帯状．茎状部を持ち，付着器で岩に固着する．毛巣を欠き，粘液腔道を持つ．葉状部に子嚢斑を形成する．長さ数メートル以上になる．配偶体は微小な単列分枝糸状体で，雌雄異株．海産．

学名の来歴 ● *Laminaria*：ラテン語で lamina（葉），植物体が大きな葉状をなす；*japonica*：日本の．

産　　地 ● 広く世界に分布．

主要成分等 ● ヒ素含有リボース誘導体(3-[5-デオキシ-5-(ジメチルアリシル)-リボフラノシルオキシ]-2-ヒドロキシ-1-プロパンスルホン酸，2,3-ジヒドロキシプロピル-[5-デオキシ-(5-ジメチルアルシノール)]リボフラノシド)，2,2,6,6-テトラメチルピペリドン等．

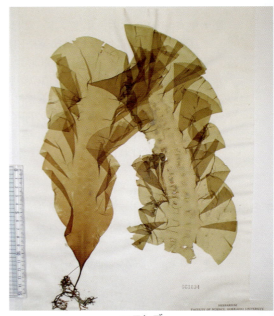

マコンブ

マコンブ

■食経験

コンブ科の一群の海藻．日本沿岸に生育するもので食用にするのは，マコンブ，リシリコンブ，ミツイシコンブ，ナガコンブ，ホソメコンブ，ガツガラコンブ，カキジマコンブ，チジミコンブ等がある．
日本における食用の歴史は古く，奈良時代の「続日本紀」(751)に蝦夷地にてアイヌ族の昆布採集の記録．「延喜式」(927)には陸奥国のみから献上の記録があり，マコンブの生育圏と一致する．「本草和名」(915)には比呂女(ヒロメ)または衣比須女(エビスメ)の名称で呼ばれていたと記述．平安朝以降，コンブは精進食として珍重され寺院を中心に多用．江戸時代になると昆布菓子や細工昆布等に用途が広がり，北海道から日本海沿岸を南下する北前航路によって，西日本中心に需要が拡大した．また九州を経て沖縄さらに中国に大量に輸出された．現代でも沖縄の昆布消費量は高い．

コンフリー

comfrey

■ 解　説

食薬区分(非医)リストより

名　　　称	●コンフリー
他　名　等	●ヒレハリソウ
部　位　等	●根・葉
備　　　考	●―

基 原 植 物 ● ヒレハリソウ　*Symphytum officinale* Linne（ムラサキ科：Boraginaceae）

形　　　態 ● 草丈約1mの多年生草本．根茎はよく分岐する．葉の下部は長い柄があり，大きく卵状披針形で，表面に白い粗毛をつける．上部は無柄で，基部は翼状．初夏に，釣鐘状の淡紅色の花をつける．

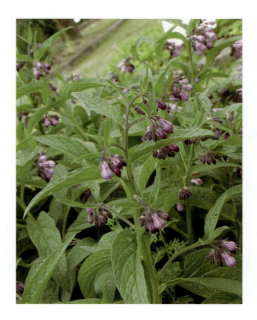

学名の来歴 ● *Symphytum*：symphyton（癒合する）に由来，切り傷の薬効あり；*officinale*：薬用の．

産　　　地 ● ヨーロッパ，西アジアに自生し，また広く栽培．

主要成分等 ● ピロリチジンアルカロイド（7-*O*-アセチルリンデリン，シムランジン，シンフィチン，ビリジフロリン，シンビリジン），トリテルペンサポニン（シンフィトキシドA，B）等．

注　　　　● コンフリーはヒレハリソウの英名である．
　　　　　　アルカロイドを含有する．

■ 食経験

葉や根を食用，薬用，飼料とする．イギリスには，十字軍の兵士が持ち帰り，サラセンズルートと呼んで，傷薬，接骨剤とした．日本には，明治時代にヨーロッパから渡来．帰化して全国各地に分布．長寿で知られるカフカス地方で食べられていることから，一時は不老長寿の薬草，栄養野菜としてもてはやされた．
若い葉はサラダに使用．ホウレンソウ代わりとする．日本では，若芽を茹でて水にさらし，ゴマ和え，汁の具材，油炒め，つくだ煮等．根にはデンプンが多く，煮物とする．葉は裏だけ衣をつけて天ぷら．また乾燥させて茶として飲用．ヨーロッパでは，葉をスープ，パスタ，ソース，茶．根はスープ，焙ってコーヒーの代わりとする．しかし，最近は，発ガン性や含有成分のピロリチジンアルカロイドによる肝障害が報告され，食用としてはほとんど利用されていない．
コンフリーには抗炎症，収れん，鎮痛，止血，去痰，皮膚軟化作用がある．伝統的に，葉のハーブティーを，胃潰瘍，大腸炎に服用．根の煎剤を，肺や喉の疾患，下痢，胃潰瘍，出血に服用．傷，打ち身の湿布剤に使用．下痢には根を1日量5〜10gを煎じて服用．抽出物を化粧品の原料として使用．

サージ
沙棘
sea buckthorn

■ 解　説

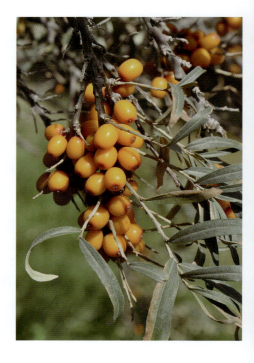

食薬区分(非医)リストより

名　　　称●サージ
他　名　等●サクリュウカ／ラムノイデス
部　位　等●果実・種油
備　　　考●―

基原植物●サージ　*Hippophae rhamnoides* Linne（グミ科：Elaeagnaceae）

形　　　態●樹高4.5～6mに達する中高木になることもあるが，普通は約2mの低木．小枝が強棘になる．葉は細く柳葉状で，長さ約8cm，下面は銀灰色で木全体が銀白緑色に見える．花は春に咲くが目立たない．近くに雄株があれば，雌株には秋以後に多数の濃橙色の果実をつける．果実は食用となる．

学名の来歴●*Hippophae*：hippo（馬）＋oura（尾）より；*rhamnoides*：rhamnus（クロウメモドキ属）に似た．

産　　　地●中国北部，モンゴル，ヨーロッパ．

主要成分等●タンニン（ヒポファエニンA），アルカロイド（7-ヒドロキシ-1-メチル-β-カルボリン，3,4-ジヒドロ-7-ヒドロキシ-1-メチル-β-カルボリン），フラボン（ヒポフィンA～F）等．

注　　　　●アルカロイドを含有する．

■ 食経験

果実は酸味が強い．ビタミンA，ビタミンCを多量に含有．ミルクやチーズとともに生食．ゼリー，シロップ，マーマレード等プレザーブ類に加工．フランス料理では魚や肉料理のソースを作る．ジュースにハチミツを入れて保存．ハーブ茶や果物の加工品に添加，あるいはリキュールの原料．最近では果汁を清涼飲料，健康飲料の原料とする．
チベットでは果実を喉の渇き，咳，発熱，下痢，打ち身に用いる．

サイカチ
皂莢
Japanese honey locust

■ 解　説

食薬区分（非医）リストより

名　　　称 ● サイカチ
他　名　等 ● ソウカクシ／トウサイカチ
部　位　等 ● 樹幹の棘
備　　　考 ● ―

基 原 植 物 ● サイカチ　*Gleditsia japonica* Miq.（マメ科：Leguminosae）

形　　　態 ● 樹高15m．幹や枝が変形した太い10cmほどの棘が多くある．葉は偶数羽状複葉で束生する．花は黄色で長さ2.5mm，5～6月に咲き，花序は長さ20cmになる．果実はややねじれ，長さ25cmになる．

学名の来歴 ● *Gleditsia*：ドイツのJ. G. Gleditschへの献名；*japonica*：日本．

産　　　地 ● 本州，四国，九州，中国大陸に分布．

主要成分等 ● トリテルペンサポニン（グレディスティアサポニンB～E，D_2，G，I，ピデスロシドE），プリン誘導体（サイオカチノシド，ロクストシドA）等．

注　　　　 ● 食薬区分（非医）リストにあるトウサイカチは，本種とは別種である．

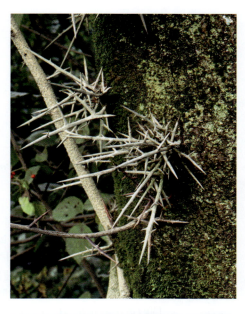

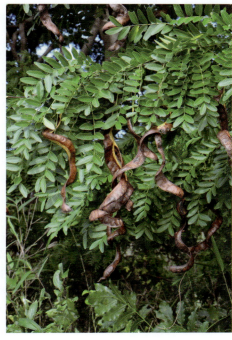

■ 食経験

若葉をご飯に入れ，また野菜として食べる．救荒植物として利用．果実も食用となる．
果実（皂莢），棘（皂角棘），種子（皂角子）を去痰，利尿，消炎剤とする．去痰に皂莢1回量1～1.5gを煎じて服用．腫れ物には皂角棘1日量3～10g，または皂角子4.5～9gを煎じて3回に分服．

サイコ
柴胡
sickle-leaf hare's-ear

■ 解　説

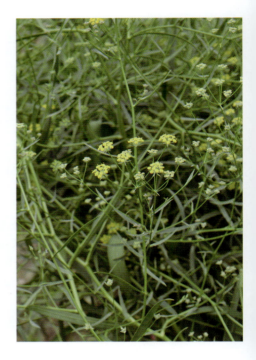

食薬区分(非医)リストより

名　　　　称	● サイコ
他　名　等	● ミシマサイコ
部　位　等	● 葉
備　　　　考	● 根は「医」

基原植物 ● ミシマサイコ　*Bupleurum falcatum* Linne（セリ科：Umbelliferae）

形　　態 ● 草丈40〜70cmの多年生草本．根茎は太く短く，根は肥厚する．茎は直立し，細く，かたく，上部で分枝する．茎葉は互生し長さ4〜10cm，幅5〜15cmの広線形または披針形で5〜7本の平行脈がある．8〜10月に小散形花序に5〜10個の黄色の花をつける．分果は長さ約3mmの卵球形．

学名の来歴 ● *Bupleurum*：牡牛の肋骨；*falcatum*：鎌型の（葉の形に由来）．

産　　地 ● 東アジア北緯30度以北に自生．本州，四国，九州の山地及び丘陵の日当りのよい草地に生育．また，中国，日本，韓国で栽培．

主要成分等 ● トリテルペン（サイコゲニンA〜H），トリテルペンサポニン（サイコサポニンA，C〜F，B_1〜B_4，S_4，S_8，S_{10}），フラボン（ルチン，4',5,7,8-テトラヒドロキシフラボン）等．

■ 食経験

若葉を野菜として食べる．ミシマサイコは古くからの薬用植物．「本草和名」(915)に和名ノゼリ，ハマアカナとして収載．「延喜式」(927)では尾張の国等から貢納．中国では「神農本草経」(220頃)の上品に収載．ミシマサイコの名は，江戸時代，静岡県三島で良質のサイコを産出したことによる．

薬用部分は根．サポニンを含む．解熱，鎮痛，解毒，鎮静剤として，胸脇苦満，寒熱往来，肝機能障害，感冒，胃炎，頭痛等に使用．通常単独では使用せず，漢方の多くの処方に配合．

サイハイラン
采配蘭

■ 解 説

食薬区分(非医)リストより

名　　　称 ● サイハイラン
他　名　等 ● トケンラン
部　位　等 ● 鱗茎
備　　　考 ● ―

基原植物 ● サイハイラン　*Cremastra appendiculata* (D. Don) Makino（ラン科：Orchidaceae）

形　　　態 ● 直径2〜3cmの偽鱗茎の傍らに，発芽に際して生じた直径4〜5cmの大きな根茎をしばしば付着する．葉は1〜2枚生じ，長さ30〜40cm，幅5〜8cmで，葉面に幅1mm，長さ約5mmの黄色斑が現れやすい．葉のない5〜6月に，長さ約40cmの花径を伸ばして，15〜20個の淡紫褐色の花を着生し下垂．

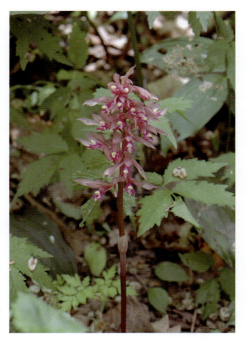

学名の来歴 ● *Cremastra*：ギリシャ語 kremannymi（懸垂する）＋ astron（星）から，星形の花が下向きに咲くことを示す；*appendiculata*：appendicle（付属物）より．

産　　　地 ● 日本全域，ヒマラヤ，中国，台湾，朝鮮，サハリン南部に分布．

主要成分等 ● フェナンスレン誘導体（2-ヒドロキシ-4,7-ジメトキシフェナンスレン，1,4,7-トリヒドロキシ-1-(2-オキソプロピール)-2(1H)-フェナンスレノン），ピロリチジンアルカロイド（クレマストリン）等．

注　　　　● アルカロイドを含有する．

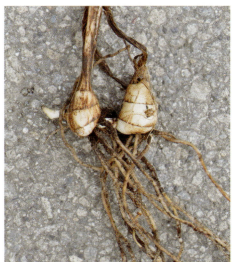

■ 食経験

偽球茎は焼くか茹でて食べる．ユリ根のような味がする．鱗茎は粘液質を多量に含み，ヨーロッパ産サレップ根の代用とする．粘滑薬としてひび，あかぎれに外用．消化器粘膜保護に1〜3gを煎じて服用．中国ではサイハイランや近縁種の鱗茎を（山慈姑）と呼び，解毒，消炎，排膿に用いる．サレップ根とは，ヨーロッパに分布する *Orchis morio*, *Orchis latifolia* 等のラン科オルキス属の偽球茎をいう．ヘミセルロースを主体とする粘液質を多量に含み，粘滑剤として胃腸カタル，浣腸剤とする．

サキョウ
沙棘
sea buckthorn

■解　説

食薬区分(非医)リストより

名　　　　称 ● サキョウ
他　名　等 ● 一
部　位　等 ● 果実
備　　　　考 ● 一

「サージ」を参照

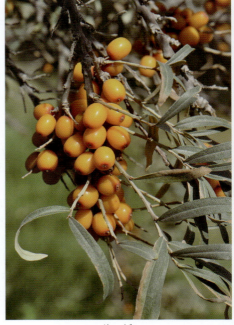

サージ

サクラソウ
桜草
Siebold's primrose

■ 解 説

食薬区分(非医)リストより

名　　　称●サクラソウ
他　名　等●—
部　位　等●根・葉
備　　　考●—

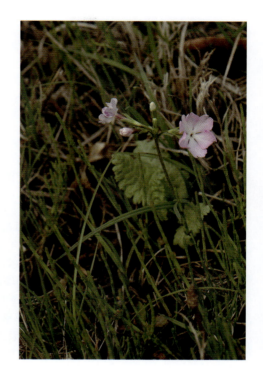

基 原 植 物●サクラソウ　*Primula sieboldii* E. Morr.（サクラソウ科：Primulaceae）

形　　　態●草丈15〜40cmの多年生草本．根茎は短く，地を這う．葉柄，花茎，葉には白色縮毛がある．葉身は卵形から三角状卵形，上面にしわがあり，鈍頭，基部は浅い心臓形，葉縁にはあらい鋸歯があり，長さ4〜10cm，幅3〜6cm，葉柄は葉身の長さの1〜4倍．花茎の先端に7〜20個の花を散状につける．花は直径2〜3cmで，花弁が5枚で深く裂け，裂片はさらに各弁が半分近く裂け，淡紅色．果実は球形の蒴果，直径5mm．

学名の来歴●*Primula*：ラテン語の「最初」に由来；*sieboldii*：江戸時代に長崎オランダ商館の医官として滞在したドイツの博物学者Siebold(1796〜1866)に因む．

産　　　地●北海道から九州，朝鮮半島，中国北東，ロシア，シベリア．

主要成分等●フラボン（ケルセチン 3-*O*-β-D-キシロピラノシル-(1→2)-β-D-グルコピラノシル-(1→6)-β-D-グルコピラノシド）等．

注　　　　●葉に触れると皮膚炎を起こすことがある．

■ 食経験

江戸時代中頃から荒川の原野に野生．若草は加熱調理，スープの具材，揚げ物，煮野菜，下茹で後に塩漬けで食用．
薬用部は根，根茎（桜草根）．成分はサポニン．西欧で去痰剤に応用，民間療法として1日量1〜2gを服用，胃を傷害するので含嗽がよい．サポニンに利尿，去痰，鎮咳作用があり，フラボンに消炎作用がある．創傷，浮腫に外用するが，サクラソウサポニンに溶血作用があるので連用に際して専門家の指導を要する．1日量10〜15gを煎じ3回に分けて服用．

ザクロ
石榴
common pomegranate

■ 解　説

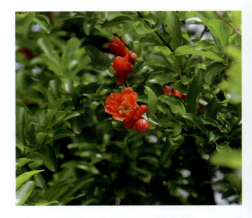

食薬区分(非医)リストより

名　　称●	ザクロ
他　名　等●	サンセキリュウ／セキリュウ／Punica granatum
部　位　等●	果実・果皮・根皮・樹皮・花
備　　考●	―

基 原 植 物● ザクロ　*Punica granatum* Linne（ザクロ科：Punicaceae）

形　　　態● 樹高3〜5mの落葉低木. 幹は瘤が多く，ねじれている. 若い枝は円形または4稜形. 枝の先端は，通常棘状. 葉は対生もしくは束生で，狭長楕円形または倒長卵形，上面は光沢がある. 初夏に，橙赤色で多肉質の直径3cmの鐘状の花をつける. 7〜8月に，花托が発達して果実となる. 果実は球形で，革質の果皮は熟すと黄赤色となり開裂する. 多数の稜角のある種子を内蔵.

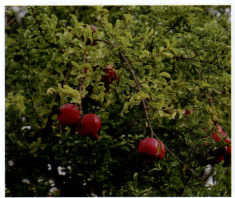

学名の来歴● *Punica*：punicua（カルタゴ）より，カルタゴ原産と見ていたことから；*granatum*：粒状の.

産　　　地● イラン，アフガニスタン，パキスタン原産，世界各地で広く栽培.

主要成分等● タンニン（プニカコルチンA〜C，プニカラギン，プニカタンニンA，B，ガラナチンA，B），アルカロイド（ペレチエリン，プソイドペレチエニン，グラナチトニン），トリテルペン（プニカオン）等.

注　　　　● アルカロイドを含有する.

■ 食経験

食用，薬用，観賞用に有史以前から利用. 南西アジアでは最も古くから栽培された果樹の1つ. ヨーロッパにはギリシャ時代，中国には3世紀に渡来. 日本への渡来時期は平安時代以前. 初出は「本草和名」(915). 日本の在来種は，ハナザクロで，食用には不向き. 果実には果肉がなく，種子の外側の多肉多汁の外種皮を食用とする. 果実は生食のほか，赤色の美しい清涼飲料グレナディン，ザクロ酒，ジュース，グレナディンシロップに加工.
樹皮，根皮はアルカロイドのペレチエリンを含有. 以前は条虫駆除に使用. 果皮はタンニンを多量に含有. 口内のただれ，歯痛，下痢に使用. 陶弘景「名医別録」(200頃)の下品に収載. 果皮は染料.

サゴヤシ

sago palm

■ 解 説

食薬区分(非医)リストより

名　　　称 ● サゴヤシ
他 名 等 ● ―
部 位 等 ● 茎(髄)
備　　　考 ● ―

基 原 植 物 ● サゴヤシ　*Metroxylon sagu* Rottb.
　　　　　　　（ヤシ科：Palmae）

形　　　態 ● 樹高12m．直径40cmで滑らか．羽状葉は長さ6mで直立し，先端はアーチ状になる．小葉は60対あり，長さ1m，幅8cmの披針形．開花は一度のみで幹の先端に長さ4〜5mの花序が出て，開花結実し，その後，葉が落ち枯れる．果実は直径5cmで種子は直径2.5cm．

学名の来歴 ● *Metroxylon*：ギリシャ語のmetra（発生する）＋xylon（材）より，根の大部分は髄であるが，材が周りにあることを示す；*sagu*：サゴヤシのインドネシア語saguに由来．

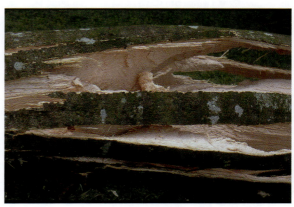

サゴヤシの髄

産　　　地 ● マレーシアからニューギニア原産．

主要成分等 ● デンプン，フラボン（7-ヒドロキシ-5-メトキシフラバン，4′-ヒドロキシ-5,7-ジメトキシフラバン）等．

■ 食経験

熟した新鮮な果実は渋味があるが美味．生食．幹の髄は蒸す，焼く，汁物の具材として食用．サゴヤシは15年で開花，枯死する．幹を開花前に切り，髄を臼でついて水を加え，洗い出したデンプン質を水にさらした後に乾燥してサゴデンプンを採取．8〜12年もので1本から200kgの収穫がある．重要なデンプン資源で，東マレーシア，ニューギニア低地の先住民の主食．デンプンは粒状にかためたサゴパールに加工．サゴパールは菓子，ブドウ糖の原料，薬剤の錠剤の添加物．芽は蒸してご飯の副食，汁物の具材，漬物とする．樹液はデンプンを混ぜて下痢，胃痛に服用．

サッサフラスノキ

sassafras

■ 解　説

食薬区分(非医)リストより

名　　　称 ● サッサフラスノキ
他　名　等 ● ―
部　位　等 ● 全草
備　　　考 ● ―

基原植物 ● サッサフラス　*Sassafras albidum*（Nutt.）Nees（クスノキ科：Lauraceae）

形　　　態 ● 樹高15mの落葉高木．雌雄異株．葉は卵形で，大きく3裂し，裏面は綿毛で覆われている．葉は通常暗緑色だが，秋に金色と赤色に紅葉する．春に，枝先に黄緑色の花を開く．9月に果実が黒青色に熟す．

学名の来歴 ● *Sassafras*：saxum（石）＋frangere（砕く）；*albidum*：やや白い．

産　　　地 ● 北米．

主要成分等 ● フェニルプロパノイド（サフロール，アピオール，ピペロニルアクロレイン）等．

注　　　　● サフロールは乱用薬物の原料となるため，取り扱いに注意を要する．
食薬区分(非医)リストでは部位が全草となっているが，本植物は木本である．

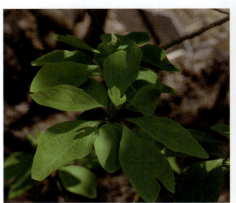

■ 食経験

芳香があり根皮や材を薬用，香料として利用．1569年のスペインの医師ニコラス・マナルデスによる記録が初出．ヨーロッパに渡来は1602年．
樹皮を茶に，飲料，キャンディー，チューインガムの香料として利用．また砂糖水で糊状になるまで煮て料理に使う．根をメープルの樹液に漬けて飲み物とする．若芽からビールの一種を作る．若い葉はサラダに入れる．乾燥葉の粉末は，ポタージュ，シチュー，ソース，煮込み等，クレオール料理に使う．
サッサフラスの精油の主成分はサフロール（80～90％）．サフロールは実験動物の肝臓に腫瘍を作るため，現在は，サフロールを含むものの食品への添加は禁止され，サフロール抜きの根皮エキスのみを，非アルコール飲料やキャンディーに使用する．
樹皮の浸出液は，伝統的に気管支炎，高血圧，関節炎，肝臓病，皮膚病等に服用または外用．
材はヒッコリーとともにハム等の燻煙材とする．精油は主としてタバコの香料．

サトウダイコン
甜菜
beet

■ 解 説

食薬区分(非医)リストより

名　称　●	サトウダイコン
他名等　●	ビート
部位等　●	全草
備　考　●	―

基原植物 ● サトウダイコン　*Beta vulgaris* Linne（アカザ科：Chenopodiaceae）

形　態 ● 草丈60～120cmの二年生または多年生草本．根は肉質，円錐形または紡錘形，外皮は赤紫色か黄白色．茎は直立し，筋があり光る．矩円形の葉は根生し長さ20～30cm，幅12～18cm，波状を呈す．花序は円錐状で，花は小さく黄緑色，2～数個が束生．果実は束生し，球状，褐色で凸レンズ状の2個の種子を内蔵．

学名の来歴 ● *Beta*：bett（赤い）より；*vulgaris*：普通の，通常の，広く分布する．

産　地 ● 地中海沿岸地域原産．北海道，ヨーロッパ，中国北部（東北地方，内モンゴル等）で広く栽培．

主要成分等 ● ベタレイン（ベタニン，イソベタニン，プレベタニン，ベタラミン酸，ガバキサンチン，ブルガキサンチンⅠ～Ⅲ），トリテルペンサポニン（ベタブルガロシドⅠ～Ⅹ）等．

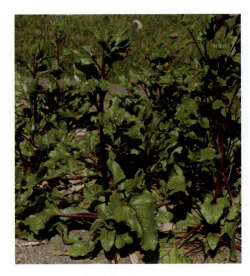
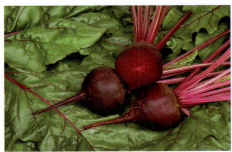
©vrozhko-Fotolia

■ 食経験

野菜としての利用はローマ時代に始まり，17世紀頃から北部ヨーロッパにも伝わり，野菜及び飼料用として普及．日本へは，はじめフダンソウ，トウチシャが中国経由で約250年前に渡来したが，テンサイとしての日本への伝来は，明治初年，ヨーロッパより導入されたもの．1888年北海道でテンサイ糖の生成を開始．
1747年ドイツの化学者マールグラフによってビート根からショ糖が抽出され，ビート根のショ糖含有量が6.3%であることが確かめられたので，ビート糖の工業生産に結びついた．その後ビート根の含有糖度を向上させる品種改良により，現在では糖含有量が17～20%に達している．ビートからは結晶テンサイ糖と廃糖蜜が分離．廃糖蜜はアルコール，アミノ酸等の発酵基質として利用．
野菜として利用される品種は，葉部を浸し物，和え物，炒め物等に調理食用とする．ビート根は茹でてサラダの素材．ビート根と牛，豚等と煮込む料理（ボルシチ）はロシアから東欧諸国にかけての家庭料理．
ビート根から搾汁抽出される赤色色素（主成分はベタニン）や，廃糖蜜からベタレインを抽出し甘味料または調味料として，ビートパルプからサポニンを抽出し乳化剤として利用．

サフラン
番紅花
saffron

■ 解　説

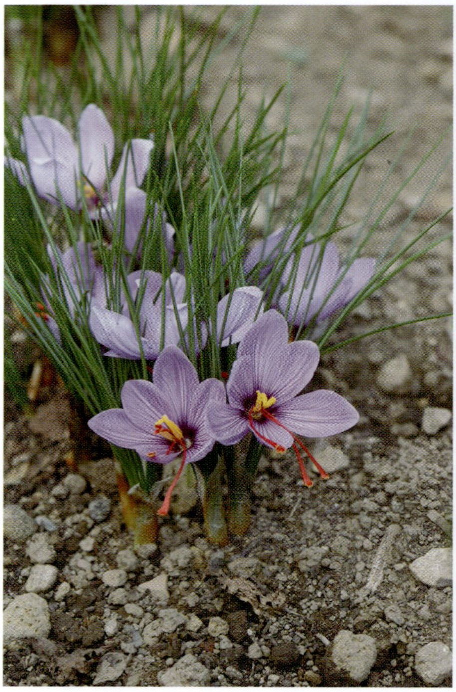

食薬区分(非医)リストより

名　　　称 ● サフラン
他　名　等 ● ―
部　位　等 ● 柱頭
備　　　考 ● ―

基　原　植　物 ● サフラン　　*Crocus sativus* Linne（アヤメ科：Iridaceae）

形　　　　　態 ● 草丈30～40cmの多年生草本．直径2～3cmの球茎を持つ．線形状の葉が多数茂る．10～11月，漏斗状の紫紅色の花を開く．花柱は紅色で，3本に分かれる．

学名の来歴 ● *Crocus*：krokos（糸）より；*sativus*：栽培された．

産　　　　　地 ● 南ヨーロッパ原産，イランを中心に広く栽培．

主要成分等 ● セコカロテノイド（クロセチン，γ-クロセチン，クロシン2～4），イリドイド（クロクサチンA，F～H，J～L），トリテルペンサポニン（アザフリン1，2）等．

■ 食経験

サフランの語源はアラビア語の「黄色」．古代ローマ以前より食用色素及び香辛料として利用され，スペイン（パエリア），フランス，インド等の米料理に多く使われる高価な天然色素．乾燥した花柱そのものまたは粉末状で販売されていることが多く，高価な素材ゆえ市場では黄色根茎のターメリックによる偽和を行うことが多い．安価なサフランはほぼ100％ターメリックが素材になっていることもある．
薬用として通経，血流改善，睡眠改善，記憶学習改善等の作用がある．

サボンソウ

common soapwort

■解 説

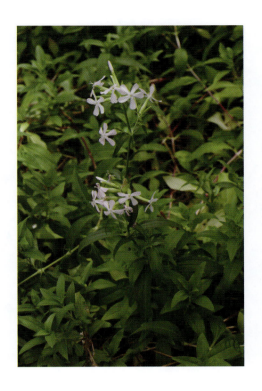

食薬区分(非医)リストより

名　　　称● サボンソウ
他　名　等● ―
部　位　等● 葉
備　　　考● ―

基 原 植 物● サボンソウ　*Saponaria officinalis* Linne（ナデシコ科：Caryophyllaceae）

形　　　態● 草丈50〜80cmの多年生草本．葉には顕著な3本の葉脈がある．花期は6〜7月．花色は淡桃色で日陰では白色になる．

学名の来歴● *Saponaria*：石鹸のように泡立つ；*officinalis*：薬用の．

産　　　地● ヨーロッパから西アジア原産，明治初期に園芸品として日本に渡来，人里近くに野生化している．

主要成分等● トリテルペンサポニン(サポナリオシドA〜M)等．

■食経験

日本には明治初期に渡来．根の抽出物は，中東では一般的な菓子，ゴマのハルヴァ，ウクライナではヒマワリの種子のハルヴァを作る際の乳化剤とする．特有のふわふわした食感を生む．花は時にサラダに加える．
生の葉，乾燥した根茎(サポナリア根)を利尿，緩下，胆汁分泌，去痰，皮膚疾患に用いる．去痰，皮膚炎には乾燥根茎の粉末，1回量0.5〜1.5gを服用．作用が激しく，用量を間違えると激しい下痢を引き起こす．サポニン類を含み，根茎を細かく刻んで水に入れて振ると泡が立つ．ヨーロッパでは洗剤として利用．

サラシア・レティキュラータ

salacia

■ 解　説

食薬区分(非医)リストより

名　　　称	●サラシア・レティキュラータ
他　名　等	●コタラヒム／コタラヒムブツ
部　位　等	●茎・根
備　　　考	●―

基 原 植 物 ● *Salacia reticulata* Wight（ニシキギ科：Celastraceae）

形　　　態 ● 蔓性木本．葉は単葉，対生，広卵形から円形．茎の先端に黄緑色の花が咲く．果実は卵球形，桃橙色，1〜4個の種子．

学名の来歴 ● *Salacia*：ギリシャ神話の食塩水の女神に由来；*reticulata*：網目模様がある．

産　　　地 ● インド，スリランカ．

主要成分等 ● トリテルペン（サラシキノン，コクンジオール，エピコクンジオール，サラセノナール），イオウ化合物（ネオコタラノール，ポンコラノール，サラシノール，コタラノール）等．

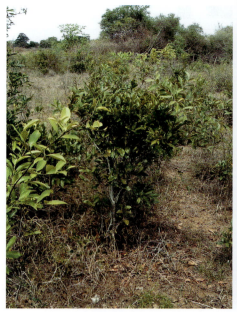

サラシア属

■ 食経験

食用の記録は見当たらない．

スリランカでは古くから糖尿病の薬として使用．熱水抽出エキスには血糖上昇抑制，抗肥満，肝臓保護，抗酸化作用がある．含有成分サラシノール，コタラノールは二糖類分解酵素を阻害する．肝臓強壮，胃痛，淋病，リウマチ，皮膚病，肥満と糖尿病予防に根を煎じて服用．

サラシア・オブロンガ

salacia

■解 説

食薬区分(非医)リストより

名　　　称● サラシア・オブロンガ
他　名　等● ―
部　位　等● 根
備　　　考● ―

基原植物● *Salacia oblonga* Wall.（ニシキギ科：Celastraceae）

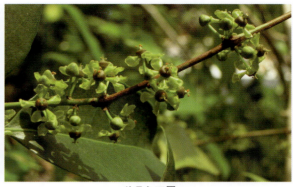

サラシア属

形　　　態● 高さ8～15mの蔓性木本．茎の断面は桃色で樹皮の内側に同心円の模様がある．葉は対生から半対生で長楕円形，長さ8～21cm，幅1.5～12cmで上面に溝がある．葉柄は1cm，托葉は小さく目立たない．花は緑黄色，がく片は1.5mm，花弁の長さは2.5mm．果実は橙赤色，直径4mm．

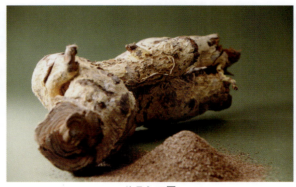

サラシア属

学名の来歴● *Salacia*：ギリシャ神話の食塩水の女神に由来；*oblonga*：ラテン語の「長方形」．

産　　　地● インド，スリランカ，中国南部．

主要成分等● トリテルペン（16-アセチル-26-ヒドロキシ-1,3-フリーデラジオン，15-ヒドロキシ-24-ノル-5-フリーデレン-1,3-ジオン），イオウ化合物（サラシノール）等．

■食経験

食用の記録は見当たらない．
抗糖尿，抗肥満，抗酸化，防腐作用がある．インド伝統医療では根，茎を糖尿病に使用する．根皮は油で煮て，水で煎じて，あるいは粉末としてリウマチ，淋病，喘息，かゆみ，口渇，耳疾患に用いる．

サラシア・キネンシス

salacia

■ 解　説

食薬区分(非医)リストより

名　　　称	● サラシア・キネンシス
他　名　等	● ―
部　位　等	● 茎・根
備　　　考	● ―

基 原 植 物 ● *Salacia chinensis* Linne（ニシキギ科：Celastraceae）

形　　　態 ● 高さ16mの蔓性木本．茎の断面は桃色で，樹皮の内側に同心円の模様がある．葉は対生から半対生で，長さ4～20cm，幅1.5～12cmで上面に溝がある．葉柄は0.5～1.5cm，托葉は小さく目立たない．花は直径約6mmで強い不快臭を放つ．花柄の長さ5～12mm．がくは長さ0.5～0.7mm，花弁は無毛，長さ約2～4.5mm．果実は赤色．

学名の来歴 ● *Salacia*：ギリシャ神話の食塩水の女神に由来；*chinensis*：中国．

産　　　地 ● 東南アジアの海岸のマングローブ林．

主要成分等 ● トリテルペン（サラソンA～E，フォリオアラシンD_1，D_2），メガスチグマン（フォリアサラシノシドA_1，A_2，B_1，B_2，C，D，F～K）等．

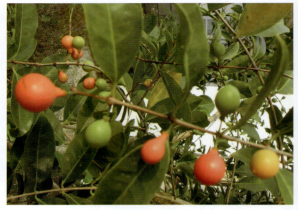

サラシア属

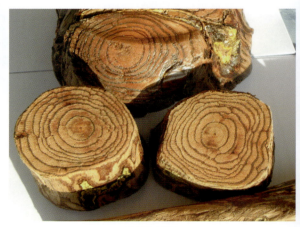

サラシア属

■ 食経験

熟した赤い果実は食用．
樹皮は血糖値を低下させる．インド伝統医療で利用され，無痛性の潰瘍，切り傷に煎じて服用．根には収れん性と堕胎を引き起こす作用があり，無月経，性病に煎服．新鮮な果実は下剤．

サルナシ
猿梨
baby kiwi

■ **解 説**

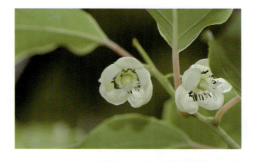

食薬区分(非医)リストより

名　　　称●	サルナシ
他 名 等●	コクワ／シラクチヅル
部 位 等●	果実
備　　　考●	―

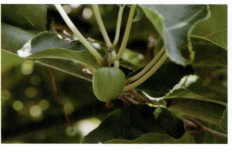

基 原 植 物● サルナシ　*Actinidia arguta* (Sieb. et Zucc.) Planch. ex Miq.（サルナシ科：Actinidiaceae）

形　　　態● 落葉蔓性木本．雌雄異株．蔓の樹皮は灰褐色，はじめ褐色の毛があるが，やがて消える．葉は有柄，互生，広卵形長さ5～10cm，幅4～6cm，厚い革質，先端は尖り，葉縁には細かい鋸歯がある．5～7月，枝の上部の葉腋に約1.5cmの白い花を下向きにつける．雄花は3～10個群ってつき，花弁5個，雄しべ多数．雌花は1個ずつつき，花弁5個，雌しべ1個，柱頭は線形で多数あり，放射状に裂ける．果実は長さ2～2.5cmの広楕円形．

学名の来歴● *Actinidia*：actin（放射状）より，柱頭が放射状のため；*arguta*：ラテン語のargutus（鋭く尖る）より．

産　　　地● 日本，中国東北部．

主要成分等● カテキン誘導体(6-(5-オキソ-2-ピロリジニル)エピカテキン，8-(5-オキソ-2-ピロリジニル)エピカテキン)，フラボン(フラングラトリオシドA，ケルセチン3-*O*-サンブビオシド)，アルカロイド（アクチニジン）等．

注　　　● 同族の「キウイフルーツ」は，平成25年9月20日消食表第257号通知「アレルギー物質を含む食品に関する表示について」の別添1において可能な限り表示に努める「特定原材料に準ずるもの」に指定されている．
アルカロイドを含有する．

■ **食経験**

果実は生食する．果肉は甘酸っぱく美味．果実酒，ジャムに加工．樹液は飲むことができる．古くから利用され，「倭名類聚抄」(938)に記載．利尿に乾燥樹皮1日量10～15gを煎服．果実はビタミンCを多く含み，強壮剤とする．解熱作用があり，風邪の時に生食．近縁種マタタビ*A. polygama*は果実の虫瘤を鎮痛，強壮等，薬用とする．果実酒は古来体が温まるとして飲用した．虫のつかない若い果実は生食，塩漬け．若葉は山菜として酢みそ和え等．マタタビはネコ科動物に対する特異作用を持つ．シナサルナシ*A. chinensis*は中国原産．20世紀初頭，ニュージーランドに導入，改良．果実（キウイ）を食用とする．

サルビア

sage

■解 説

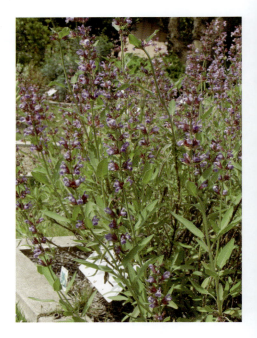

食薬区分(非医)リストより

名　　　　称●	サルビア
他　名　等●	セージ
部　位　等●	葉
備　　　　考●	―

基 原 植 物● セージ　*Salvia officinalis* Linne（シソ科：Labiatae）

形　　　態● 草丈50～70cmの常緑多年生草本．茎は古くなると木質化．葉は長楕円形で対生．全草は軟毛に覆われ白緑色を呈す．花は紫色から白色の蝶形花を開く．

学名の来歴● *Salvia*：救う；*officinalis*：薬用の．

産　　　地● 地中海沿岸原産，各地で栽培．

主要成分等● モノテルペン（ツヨン，ボルネオール，シネオール），ジテルペン（ホルミノン，カモソール，サルビン，ロイレアノン，サフィシノリド，サゲノン），フェニルプロパノイド（サゲクマリン，サゲリン酸，サルビアノール酸L，メリトリン酸，ロスマリン酸）等．

注● サルビアはセージの別名である．

■食経験

葉を香辛料，薬用，香料原料とする．乾燥葉にはヨモギに似た強い香りとかすかな渋味がある．新鮮な葉の方が風味がよい．ヨーロッパでは肉類，特に豚肉のにおい消しには欠かせない香辛料．ソーセージ，レバーや子牛の料理，鰻料理，中東では子羊の串焼きに使用．その他リキュール，チーズ，バター，ビネガーの風味料等．中世には鶏の詰め物，ポタージュ等に大量に使用．17世紀，紅茶が普及するまでは，ヨーロッパ各国でセージティーを飲用．若葉，花は生食または煮て食べる．疲労回復に，煮立たせた赤ワインにセージを入れ，甘味をつけて飲む．精油の主成分はツヨン，ボルネオール，シネオール等．畜肉製品，焼き菓子，調味料，飲料類に広範囲に使用．
古代アラビア，古代ギリシャの時代からは薬草とした．サルビアはラテン語で「健康によいもの」を意味する．健胃，強壮，防腐，収れん，鎮痙に茶や浸液を飲用．
精油は石鹸，化粧品類の香料．

サンカクトウ
山核桃
chinese hickory

■解説

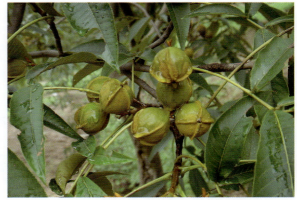

provided by Zhong Wei Horticultural Products Company

食薬区分（非医）リストより

名　　　称 ●	サンカクトウ
他　名　等 ●	―
部　位　等 ●	外果皮・根皮・種仁
備　　　考 ●	―

基原植物 ● *Carya cathayensis* Sarg.（クルミ科：Juglandaceae）

形　　態 ● 樹高10〜20mの落葉高木．樹皮は平滑，灰白色，光滑．葉は羽状複葉で長さ16〜30cm，小葉は5〜7枚，下面は有毛で橙黄色の腺体がある．雄性花序は3本ずつ下垂する．雌性穂状花序は直立．果実は核果で表面は平滑，倒卵形．

学名の来歴 ● *Carya*：Laconiaの王Dionの娘Caryaが，Bacchusによってクルミの木に変えられたという伝説より；*cathayensis*：cathay（中国産）より．

産　　地 ● 中国（浙江省，安徽省）．

主要成分等 ● カルコン（カタイエノンA，カルダモミン），プロパンジオール誘導体（カラエンシンA〜C）等．

■食経験

種子をナッツとして食用とする．砂糖菓子に加工．食用油を搾る．
近縁種に北米原産のペカン *C. illinoensis*，ヒッコリー *C. tomentosa* がある．果実は脂肪に富み，ナッツとして食用，搾油に利用する．ペカンは殻が薄く粒も大きい．

サンキライ
山帰来，土茯苓
Chinese smilax

■ 解　説

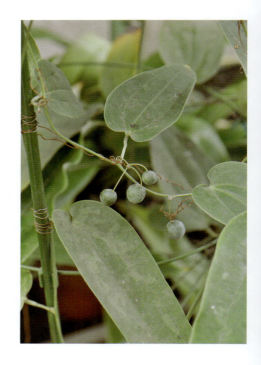

食薬区分(非医)リストより

名　　　称	●	サンキライ
他　名　等	●	ケナシサルトリイバラ／Smilax glabra
部　位　等	●	葉
備　　　考	●	塊茎・根茎は「医」，サンキライ以外のシオデ属の葉・根は「非医」

基 原 植 物 ● *Smilax glabra* Roxb.（ユリ科：Liliaceae）

形　　　態 ● 蔓性多年生草本．根茎は匍匐し，草丈は1～4m，茎はかたく緑色で棘がない．葉は互生し，狭楕円状披針形から狭卵状披針形で先端が尖り，基部は円く，質は薄い．長さ6～12cm，幅1～4cm，3～5本の葉脈がある．葉柄には巻きひげになる托葉がある．雌雄異株で，散形花序を伸ばし十数個の花をつける．花は淡黄で，6枚の花被片は先端が反り返る．雄花には雄しべが6本，雌花には子房が3室，柱頭が3本ある．果実は球形の紫黒色の液果で，直径7～10mm．

学名の来歴 ● *Smilax*：smili（彫刻刀，掻く道具，けずり器）より，ざらつき，針のある茎から，また常緑のカシのギリシャ古名よりの転用ともいわれている；*glabra*：ラテン語で「つるつるした，毛のない，無毛の」．

産　　　地 ● 中国，インドシナ半島，インド．

主要成分等 ● フェニルプロパノイド（スミグラシドA～E），スチルベン誘導体（シリンギレシノール 4-*O*-ゲンチオビオシド），フラボン（イソアスチルビン，ネオアスチルビン）等．

■ 食経験

根茎は食用．
根茎を解毒薬として，慢性皮膚疾患，梅毒，水銀中毒による皮膚疾患，神経痛，リウマチ，腰痛等に用いる．腰痛に1日量15g，神経痛，リウマチには1日量15～20gを煎じて3回に分服．
近縁種サルトリイバラ *S. china* は日本全土に自生．古来梅毒薬とした．根茎を解毒薬として慢性皮膚疾患に用いる．若葉は茹でて浸し物とし，また茶とする．葉で餅を包む．果実も食用となる．

サンザシ
山査子
hawthorn

■解 説

食薬区分(非医)リストより
名　　　称●サンザシ
他　名　等●オオサンザシ
部　位　等●偽実・茎・葉・花
備　　　考●―

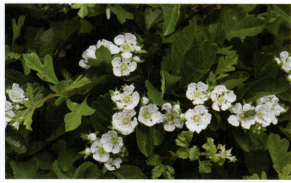
サンザシ

基原植物●サンザシ　*Crataegus cuneata* Siebold et Zucc. またはオオミサンザシ　*Crataegus pinnatifida* Bunge var. *major* N. E. Br.（バラ科：Rosaceae）

形　　　態●【サンザシ】樹高約5mの落葉低木．茎に棘がある．葉は卵形，3個の大きな裂片があり，互生する．花は総状で，白色の花を数個つける．果実は球形で，直径8～14mm．
【オオミサンザシ】果実は直径17～23mm．熟すと赤色になる．真果は5室で，1個の種子がある．

学名の来歴●*Crataegus*：kratos(強力，かたい棘がある)より；*cuneata*：楔形の葉；*pinnatifida*：羽状中裂の；*major*：巨大な．

産　　　地●中国．

主要成分等●トリテルペン（ウバオール，クネアタオール，ウルソール酸），フラボン（ルチン，ケルセチン，カテキン）等．

■食経験

【サンザシ】庭木として植栽．中国では「新修本草」(657)に「赤爪木」として収載．日本では「本草和名」(915)に記載．亨保年間(1716～36)に導入．果実は救荒植物として生食．
果実には胃液分泌促進，抗菌，降圧作用がある．健胃，整腸，消化促進に乾燥品1日量5～8gを煎じ3回に分けて服用．二日酔いに服用．
【オオミサンザシ】中国では古くから栽培．果実は大きく食用，薬用．15世紀頃から果物として一般化．果実はビタミンAやビタミンCが多く，主として生食．輪切りで乾燥した山査子片，砂糖蜜を塗った山査子糖球，ゼリー状の山査子糕等加工品も多く，果汁にデンプンを加えて固めた山査子餅は料理の材料としても使用．サンザシと同様に薬用．

サンシキスミレ
三色菫
pansy

■ 解　説

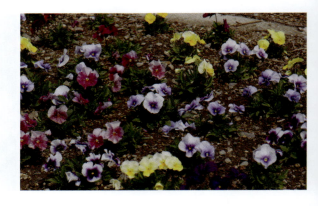

食薬区分（非医）リストより

名　　称	● サンシキスミレ
他名等	● ―
部位等	● 全草
備　　考	● ―

基原植物 ● サンシキスミレ　*Viola tricolor* Linne
　　　　　（スミレ科：Violaceae）

形　　態 ● 草丈10～30cmの多年生草本．葉は互生し，有柄，茎上部の葉は長楕円形，鈍鋸歯縁，下部の葉は小形で卵形．托葉は大きく，羽状に深裂する．花は直径1.5～2cm，上弁2個は濃紫色，側弁は白色，唇弁は黄色の3色になる．距は短い．がく片の付属体は大きい．果実は長さ約1cmの卵形の蒴果，熟すと上向きになり，3裂する．種子は長さ約1.5mm，種沈がつく．

学名の来歴 ● *Viola*：ギリシャ語の「イオン」に由来，天帝ゼウスは女神官イオのために，彼女の食べ物として牧場一面にスミレの花を咲かせたという神話から転じてついた名前；*tricolor*：tri（3）＋color（色）．

産　　地 ● ヨーロッパ原産で広く栽培．

主要成分等 ● カロテノイド（オウロキサンチン，ジ-*cis*-ネオビオラキサンチンA，B，ジ-*cis*-ビオラキサンチンC，D），フラボン（ビオランチン），シクロペプチド（バルブペプチドA，E，ビトリペプチドA）等．

■ 食経験

ガーデンパンジーの原種．花は生でレタス，ベビーリーフ，食用花のミックスサラダ（メスクラム）に加える．料理，菓子類の飾り，アイスキューブで凍らせてパンチボウルに入れる．
浄化，利尿，去痰作用があり，ヨーロッパの民間では，地上部を，湿疹，気管支炎，百日咳，リウマチ，膀胱炎に煎じて服用．滲出性湿疹の洗浄剤とする．

サンシシ
山梔子
gardenia

■ 解　説

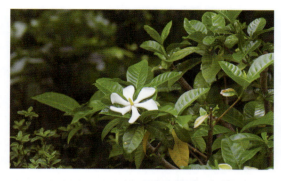

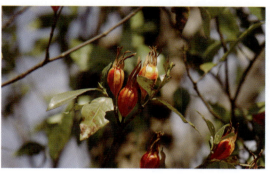

食薬区分(非医)リストより

名　　　　称	● サンシシ
他　名　　等	● クチナシ
部　位　　等	● 果実・茎・葉
備　　　　考	● ―

基 原 植 物 ● クチナシ　　*Gardenia jasminoides* Ellis
　　　　　　　（アカネ科：Rubiaceae）

形　　　態 ● 樹高1～3mの常緑低木．全株無毛．葉にはつやがあり，対生または3輪生，長さ6～12cmの長楕円形，小さな托葉がある．6～7月に5～7弁の花が開く．花弁は開花当初は白色で，徐々に黄色に変化．花は強いジャスミンに似た芳香を放つ．10～11月頃，先端に5～7枚の細いがく片がつく赤黄色の楕円形で5～7稜の果実をつける．

学名の来歴 ● *Gardenia*：米国の植物学者Garden博士に因む；*jasminoides*：香りのよい．

産　　　地 ● 静岡県以西の本州，四国，九州から台湾，中国に自生し，中国，台湾で広く栽培．

主要成分等 ● トリテルペン（カルデニシドA～C），イリドイド（ジャスミノシドA～P，ガルデンジオール，ガルデナミド，ガルデノン，ガルドシド，10-アセチルゲニポシド，6-シナポイルゲニポシド）等．

注　　　　● サンシシはクチナシの果実の生薬名である．

■ 食経験

中国では古くから染料や薬品として使用され，「神農本草経」(220頃)の中品に「卮子」の名で収載．日本でも飛鳥時代から染料や食品の着色料として利用．日本書紀(720)は天武天皇の時代(682)に多禰島(種子島)より「支子」が献上と記載．「延喜式」(927)では美濃，参河，遠江，伊豫の4国から貢納．花は芳香が強くわずかに甘味がありサラダ，刺身のつまに使用．新鮮な花弁は煮ると粘りが出て酢醤油で食べると美味．中国では乾燥した花を香りづけに茶に混入．果実は，きんとん，栗甘露煮，染め飯，餅，クワイ，沢庵漬け等の着色に利用．古くは兵糧米の変質を防ぐため，煎液に米を浸し蒸して貯蔵．
漢方では果実を梔子または山梔子と呼び，止血，解熱，利胆，鎮痛薬として黄疸，肝炎，胃潰瘍等に使用．梔子と黄伯の粉末を酢で練ったものは打撲傷の塗布剤．花の精油は香水の原料．コクチナシ *G. augusta* の果実もクチナシと同様に使用．

サンシチニンジン
三七人参，田七
sanchi ginseng

■ 解　説

食薬区分(非医)リストより

名　　　称 ● サンシチニンジン
他　名　等 ● デンシチニンジン
部　位　等 ● 根
備　　　考 ● ―

基 原 植 物 ● サンシチニンジン　*Panax notoginseng* (Burk.) F. H. Chen. ex C.Chow et W.G. Huang（ウコギ科：Araliaceae）

形　　　態 ● 草丈40〜80cmの多年生草本．根は肥厚する．茎は単純で基部に膜質の鱗片がある．葉は5個が茎頂に仮輪生し，有柄，掌状複葉．小葉は5個で，頂小葉は最も大きく，長さ10〜30cm，幅2〜7cm，倒披針形から倒卵形．散形花序は単純で，仮輪生葉の上部に約10cmの花茎をつける．多数の淡黄緑色の小花を開く．果実は球形で，赤熟．

学名の来歴 ● *Panax*：ラテン語のpan（総ての）＋acos（医薬）に由来；*notoginseng*：ギリシャ語のnoto（南）＋ラテン語のginseng（ニンジン）で，南のニンジン．

産　　　地 ● 中国(雲南省)．

主要成分等 ● トリテルペンサポニン（ノトジンセノシドA〜C，E，H，L〜Q，R_1，R_2，フロラノトジンセノシドB〜D）等．

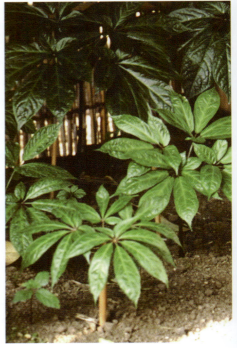

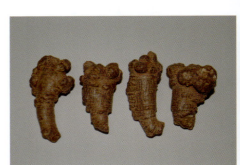

■ 食経験

中国では，根茎を乾燥，鶏肉とともにスープとする．特有のほろ苦さがある．
根（三七，田七）はサポニン配糖体のジンノサイド類を含有．止血，鎮痛，消炎，強心剤として，乾燥根1回量3〜9gを煎服，または粉末0.5〜3gを1日2〜3回服用．近年は急性，慢性肝炎に用いる．花は高血圧，めまい，耳鳴りに茶として服用．葉は出血，できものに煎服するが，妊婦の服用は禁止．粉末，抽出物をシャンプー，スキンケア製品に使用．
近縁種オタネニンジン*P. ginseng*は古来，毒性がほとんどなく万病に効くとされ，滋養強壮，健胃，鎮静薬として用いる．

サンシュユ
山茱萸
Japanese cornel

■ 解 説

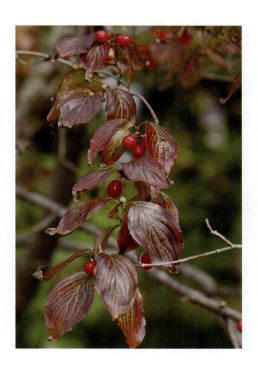

食薬区分(非医)リストより

名　　　称	●サンシュユ
他　名　等	●ハルコガネバナ
部　位　等	●果実
備　　　考	●―

基原植物 ●サンシュユ　*Cornus officinalis* Siebold et Zucc.（ミズキ科：Cornaceae）

形　　態 ●樹高約5mの落葉低木．葉は卵形，下面はわずかに白みを帯びる緑色で，対生する．花は総状で，黄色の小花を数個つける．果実は紡錘形で，長さ1.5〜2cm，幅約1cm，外面は赤色．熟すと垂れ下がる．

学名の来歴 ●*Cornus*：cornu（角）に由来；*officinalis*：薬用の．

産　　地 ●中国原産で中国，韓国で栽培し生産，また日本でも庭木として植栽．

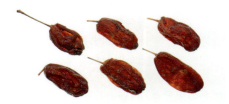

主要成分等 ●タンニン（コルヌシンA〜F，イソテルケビン）等．

■ 食経験

生果は食べられる．民間では果実酒を作り，疲労回復，強壮に飲用．救荒植物として利用．
果実を薬用とする．「神農本草経」(220頃)に中品として収載．日本には亨保7 (1722)年に朝鮮から渡来．薬用には果実の核を取り去って乾燥したものを使用．煎液には血圧降下，利尿，抗菌，抗ヒスタミン作用があり，漢方では，滋養強壮，収れん，止血薬として，補腎，寝汗，頻尿，腰膝の痛みに使用．疲労回復には乾燥果実5〜8gを煎じ3回に分服．「本草和名」(915)には，サンシュユの名があり，「延喜式」(927)の典薬寮では近江，尾張等からの貢献が記載されているがこれは別種．
枝，葉は染料．

サンショウ
山椒
Japanese pepper

■ 解 説

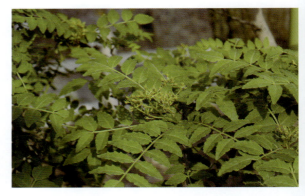

食薬区分(非医)リストより

名　　　称	● サンショウ
他　名　等	● ―
部　位　等	● 果実・果皮・根
備　　　考	● ―

基 原 植 物 ● サンショウ　*Zanthoxylum piperitum* DC.（ミカン科：Rutaceae）

形　　　態 ● 樹高3〜5mの低木．葉脈に1対の棘があるが，棘のない変種が見い出され栽培される．葉は奇数羽状複葉で互生．小葉は5〜9対で卵形または長卵形，鈍鋸歯縁．葉には油室があり，揉むと芳香を生ずる．雌雄異株で，4〜5月に長径5mmの黄色い小花を複総状花序に開く．9〜10月に，特異な芳香と辛みがあり，表面に小さい凹凸のある果実をつけ，裂開すると黒色の光沢のある種子が現われる．

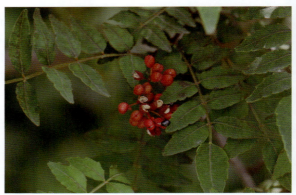

学名の来歴 ● *Zanthoxylum*：xanthos（黄色）＋xylum（木）；*piperitum*：piper（コショウ）のような．

産　　　地 ● 北海道から九州，朝鮮半島南部に自生，また和歌山，兵庫，岐阜，静岡県等で栽培．

主要成分等 ● アミド誘導体（サンショールⅠ，Ⅱ，ヒドロキシ-α-サンショール，ヒドロキシ-β-サンショール，ZP-アミドA〜F），モノテルペン（3,4-ジエポキシ-*p*-メントン-1(17)-エン，1,2-エポキシ-*p*-メント-8-エン，テルピネオールエポキシド，*p*-メント-1(7)-エン-8-オール）等．

■ 食経験

若葉，果実は古くから香辛料として利用．古名はハジカミ．「日本書紀」(720)の神武天皇の項にハジカミの名前が見られ，また「延喜式」(927)には「稚葉は三，四月，実は五，六月に用いる」と記録．しかし根ショウガ *Zingiber officinale* が伝来すると，ハジカミという名称は根ショウガを指すようになり，15世紀頃から山椒と書きサンショウという名称が一般化．

辛味成分による健胃，整腸，利尿，駆虫作用がある．駆虫に1日量8gを煎じ，温めて3分服．利尿には1日量10gを煎じ3分服．漆かぶれに果皮の煎汁を塗布．ひび，あかぎれに温湿布．

サンショウバラ
山椒薔薇

■解 説

食薬区分(非医)リストより

名　　　称	● サンショウバラ
他 名 等	● －
部 位 等	● 花
備　　　考	● －

基 原 植 物 ● サンショウバラ　*Rosa hirtula* (Regel) Nakai（バラ科：Rosaceae）

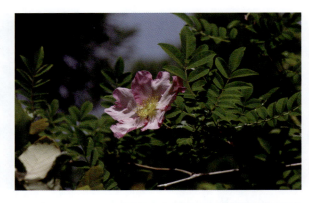

形　　態 ● 樹高3～5mの落葉潅木．枝はよく分枝し，稲妻形に屈曲し，扁平な強い棘がある．葉は奇数羽状複葉で，9～19個の小葉からなる．小葉は長楕円形で，先端は尖り，縁には細かい鋸歯があり，葉の羽軸と小葉の裏面の主脈に軟毛がある．花は単生し，小枝の先端に直径5～6cmの淡紅色5弁花をつける．果実は大きく，直径2cmの扁球状になり，全体につぼみ時から生えるかたい棘が残る．

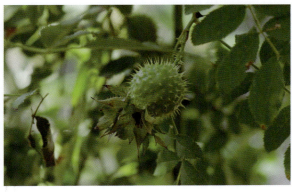

学名の来歴 ● *Rosa*：バラのラテン名に由来；*hirtula*：ラテン語のhirtus（毛のある）より．

産　　地 ● 日本固有種．富士，箱根の山中に分布．

主要成分等 ● 成分の記録は見当たらない．

■食経験

花弁をサラダに入れる．煮詰めてゼリーとすることも可能．ホワイトリカーに漬けリキュールとする．

サンソウニン
酸棗仁
sour Chinese date

■ 解　説

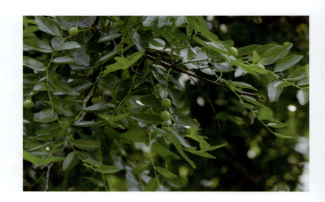

食薬区分(非医)リストより

名　　　称●	サンソウニン
他　名　等●	サネブトナツメ
部　位　等●	種子
備　　　考●	―

基原植物● サネブトナツメ　*Zizyphus jujuba* Mill. var. *spinosa* (Bunge) Hu ex H. F. Chou（クロウメモドキ科：Rhamnaceae）

形　　　態● 樹高10mの落葉樹．茎には，托葉が変化した褐色の棘がある．葉は互生，葉柄は短く，葉身は卵形，楕円卵形または楕円形で，長さ3～7cm，幅1.5～4cm，葉縁には細かい鋸歯がある．葉の表面は光沢があり，主脈と側脈の3本が目立つ．花は黄緑色で，葉腋に生ずる．がく片は花弁のような三角形，花弁は，小さなさじ形．雄しべは5本あって花弁と対生する．果実は卵形で長さ2cm，熟すと赤黒色，核果に2個の種子がある．ナツメと異なり，核果が果実のサイズの割に大きい．

学名の来歴● *Zizyphus*：アラビア語のzizuf(ナツメ)より；*jujuba*：アラビア語の土語「ナツメ」に由来；*spinosa*：多くの棘がある．

産　　　地● 南ヨーロッパ，アジア南東部原産．

主要成分等● シクロペプチド（ジュバニンA～C，アドウエチンX，アンフィビンH，デクインS$_3$, S$_7$, フランガニン，フラングラニン），トリテルペンサポニン（ジュジュバサポニンⅣ, Ⅴ, ジュジュポシドA～E），フラボン（スピノシンA～C，イソスピノシン）等．

注　　　　● サンソウニンはサネブトナツメの生薬名である．

■ 食経験

果肉は薄く酸味があり通常は果物として利用することはない．「救荒本草」(1406)に「果となし食うも可．焼酒となして飲む．未だ紅熟せざる時煮て食うも可」とある．救荒植物として利用．
種子は神経強壮，鎮静安定，催眠に4～10gを煎じて服用．漢方では他の生薬と配合して不眠，健忘，多汗，便秘に用いる．水，アルコール抽出物はスキンケア製品に配合．
栽培変種ナツメ*Z. jujuba* var. *inermis*の果実は大粒で果肉が多い．生食のほか乾果を菓子，料理に使用．鎮静，緩和，強壮等に薬用とする．

サンナ
蕃鬱金
galanga

■解　説

食薬区分(非医)リストより

名　　　　称	●サンナ
他　名　等	●バンウコン
部　位　等	●根茎
備　　　　考	●―

基原植物 ●バンウコン　*Kaempferia galanga* Linne（ショウガ科：Zingiberaceae）

形　　態 ●草丈約10cmの多年生草本．葉は長さ7〜12cmの披針形．花は茎の先端につき，直径は3〜4cm，花被片全体は白色で，紫の斑点がある．

学名の来歴 ●*Kaempferia*：江戸中期，日本に2年間在住したドイツの医師Engelbert Kaempferに因む；*galanga*：「ガジュツ」のアラビア名．

産　　地 ●インド原産，東南アジアからマレーシアで栽培．

主要成分等 ●モノテルペン（3-カレン，3-カレン-5-オン），ビフェニルヘプタノイド（ケンプスルフォン酸A，B）等．

注　　　 ●サンナはバンウコンの生薬名である．

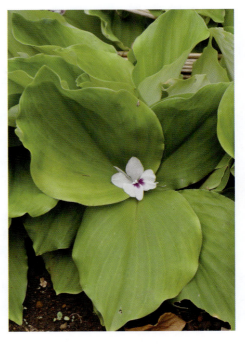

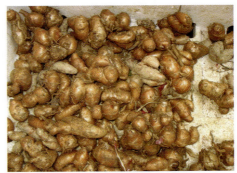

■食経験

日本には18世紀渡来．黄色の根茎にはショウガに似た芳香と辛味があり，ご飯に入れて色と香りをつけ，またカレー粉の原料．飲料の香料とする．若葉と若い根茎は，煮てサラダ，茹でてトウガラシ酢で食べる．根茎部分は飲料に使用．
民間で根茎（山奈）を芳香性健胃薬とする．消化不良に2〜4gを煎服．あるいは粉末を服用．虫歯の痛みには粉末を外用．インドネシアでは強壮，鎮咳，食欲増進に用いる．薫香料．線香に配合．

サンペンズ
山扁豆
nomame senna

■ 解　説

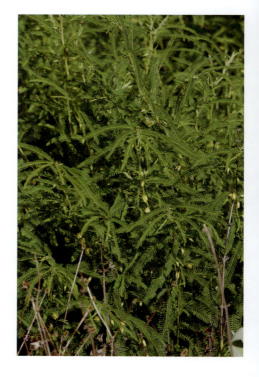

食薬区分(非医)リストより

名　　　称● サンペンズ
他　名　等● カワラケツメイ
部　位　等● 全草
備　　　考● ―

基 原 植 物● カワラケツメイ　*Cassia nomame* (Siebold) Honda（マメ科：Leguminosae）

形　　　態● 草丈30～60cmの一年生草本．葉は偶数羽状複葉．小葉は長楕円形で，先が尖り，多数つく．葉柄の基部に腺体が1個ある．葉脇に直径約7mmの黄色の花をつける．ほぼ同形の花弁が5個．雄しべは4本．がく片5個．果実は豆果で，長さ3～4cm，有毛，6～8個の小節果にくびれている．豆果に種子が7～12個ある．種子は長さ約3mmの平行四辺形，黒褐色に熟す．

学名の来歴● *Cassia*：*Cinnamomum cassia*（元来ケイヒ）の古名で，おそらくヘブライ語のgasta（皮を剥ぐ）から転じる；*nomame*：日本語で「野生の豆」を意味するノマメに由来．

産　　　地● 日本，中国，朝鮮半島．

主要成分等● フラボン（デ-O-メチルトロサフラボンC，D，ブチンフラバン-(4β→8)-カテキン，フィゼチンドール-(4β→8)-カテキン）等．

注　　　　● サンペンズはカワラケツメイの全草の生薬名である．

■ 食経験

葉，果実，若茎を茶の代用とする．
未熟な果実のついた全草（山扁豆）には利尿，収れん，消炎，強壮作用があり，妊娠浮腫，腎炎，水腫，黄疸等に用いる．利尿，健康茶には1日量10gを煮出して飲用．
近縁種にエビスグサ *C. obtusifolia* がある．種子（決明子）を便秘，整腸に用いる．民間では種子を焙じハブ茶と呼んで飲用．ハブソウ *C. occidentalis* は葉（望江南）を緩下，健胃剤として用いる．1日10gを煎じて茶の代わりに常用．現在市販のハブ茶はエビスグサの種子．

サンヤク
山薬
Chinese yam

■解 説

食薬区分（非医）リストより

名　　称	● サンヤク
他　名　等	● ナガイモ／ヤマイモコン
部　位　等	● 根茎
備　　考	● ―

基 原 植 物 ● ナガイモ　*Dioscorea batatas* Decne.
　　　　　　　（ヤマノイモ科：Dioscoreaceae）

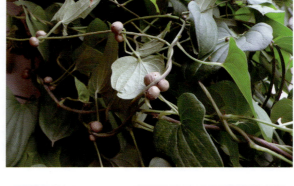

形　　　態 ● 多年生草本．地下の肥大した根茎（担根体）から出る，一年生の巻きつき茎を持つ．葉は対生で，葉身は三角形から三角状卵形，基部は耳形，葉質がやや厚い．茎，葉柄，葉脈が紫色を帯びている．しばしば葉腋に直径1～2cmのむかごをつける．

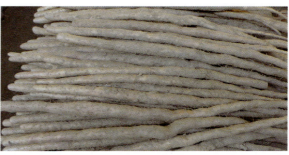

学名の来歴 ● *Dioscorea*：1世紀のギリシャの医師A. D. Dioscoridesに捧げられた名；*batatas*：「イモ」の南米土語から．

産　　　地 ● 中国に自生し，また広く栽培．

主要成分等 ● ステロイド（ジオスゲニン，ドリステロール，エルゴスト-8(14)-エン-3-オール），フェナンスレン誘導体（2,7-ジヒドロキシ-3.5-ジメトキシフェナンスレン，2,3-ジヒドロキ-5,7-ジメトキシフェナンスレン）等．

注　　　　● サンヤクはナガイモやヤマイモコンの根茎の生薬名である．
「ヤマイモ」は，平成25年9月20日消食表第257号通知「アレルギー物質を含む食品に関する表示について」の別添1において可能な限り表示に努める「特定原材料に準ずるもの」に指定されている．

■食経験

イモの形により棒状のナガイモ，扇状のイチョウイモ，塊状のツクネイモの3群に大別．日本への伝来は定かではないが中世頃と推測される．「本朝食鑑」(1697)に長伊毛の記述，「和漢精進料理抄」(1697)に食材としての記述がある．いずれもすり下ろして，そのままとろろ汁として生食．蒸し物，煮物，揚げ物等に調理．菓子，魚肉練り製品の原料とする．蔓に生じるむかごも食用とする．

根茎（山薬）を滋養，強壮，止瀉薬として，虚弱，夜尿，頻尿，下痢に用いる．1日量10～20gを煎服．
近縁種ヤマノイモ *D. japonica* は日本特産．自生．塊茎は粘りが強く食用，薬用とする．

シア

shea butter tree

■ 解　説

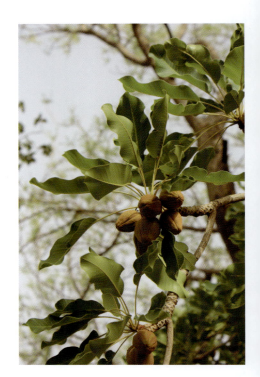

食薬区分(非医)リストより

名　　称●	シア
他　名　等●	シアーバターノキ
部　位　等●	種子・油
備　　考●	―

基 原 植 物● シアノキ　*Butyrospermum parkii* Kotschy（アカテツ科：Sapotaceae）

形　　　　態● 樹高7〜25mに達する常緑高木．小枝は太く表面に葉のついた葉跡がある．葉は長楕円形で革質，小枝の先端に多数集まり互生．黄色花は葉腋に単生し，直径1cm．果実は卵円形で長さ約3cm．

学名の来歴● *Butyrospermum*：butyraceus（バター様の）＋ spermum（種子）；*parkii*：スコットランドのアフリカ探検家Mungo Parkに因む．

産　　　　地● 熱帯アフリカ原産で自生，また栽培．

主要成分等● トリテルペン（パルケオール），トリテルペンサポニン（パルキオシドA〜C）等．

■ 食経験

種子は約50％の脂肪を含有，アフリカ先住民はこの脂肪をシアーバターと呼ぶ．食料として利用．種子を粉砕煮沸し，液面に浮かぶ脂肪を採取する．そのまま食用に用いるほか，油脂性状がヤシ油に相似し精製してマーガリン原料またはカカオバターの代用品として利用．
脂肪は石鹸，灯用にも利用．採油残渣は家畜の飼料に利用．

シイタケ
椎茸
shiitake mushroom

■解説

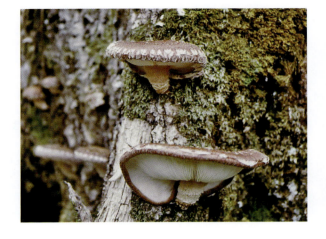

食薬区分(非医)リストより

名　　　称	●シイタケ
他　名　等	●―
部　位　等	●菌糸体・子実体
備　　　考	●―

基原植物●シイタケ　*Lentinula edodes* (Berk.) Pegler（ツキヨタケ科：Omphalotaceae（旧キシメジ科：Tricholomataceae））

形　態●傘は通例，直径5〜10cm，はじめ半球形，のち丸山形から平らに開く．上面から見ると円形から腎臓形．表面は淡褐色，茶褐色，赤褐色．鱗片状のささくれ，あるいは亀裂を有する．はじめ，傘周辺部に綿毛状の付着物を持つが，後に消失する．ひだは白く，古くなると茶褐色のシミが見られる．肉は白くやわらかで，乾燥すると特有の芳香を発する．柄は繊維状肉質でややかたい．はじめ上部に繊維状のつばを持つが，のち不明瞭．つばから下は多少ささくれ，白から帯褐色(下部)．胞子は白色，短楕円形で，長さ6〜8μm，幅3〜5μm．

学名の来歴●*Lentinula*：lentinus（やわらかい）より；*edodes*：ラテン語で「江戸」を表す，またはギリシャ語のεδωδιμος（食用となる）をラテン文字に置き換えるとedodimosとなり，これに由来するとも考えられている．

産　　地●日本，中国，韓国，東南アジアの高山帯やニュージーランド．

主要成分等●ステロイド(23-メチルエルゴスタ-7,22-ジエン-3,5,6,9-テトロール，23-メチルエルゴスタ-7,22-ジエン-3,5,6-トリオール，23-メチルエルゴスタ-5,7,22-トリエン-3-オール)，長鎖脂肪酸(10-ヒドロパーオキシ-8,12-オクタジエン)，多糖(レンチナン)等．

■食経験

日本産のキノコの中で最も普及し栽培されているキノコ．生食または乾燥したものを食用に供す．子実体は香蕈と称し薬用．
シイ等の広葉落葉樹に寄生．野生種の食用起源は不明．栽培は江戸初期からと伝えられる．文字記録による初出は「東寺百合文書」の応永26(1419)年が最古らしい．食用としては「宜禁本草集要歌」(慶長12年：1607の写本)ならびに「和歌食物本草」(1630)に記載がある．干シイタケについては「料理物語」(1643)に「干したるしいたけ」という記述があり，この頃すでに一般化していたと推測される．
核酸系呈味成分のグアニル酸を含有するので，日本料理，特に動物性食材を用いない精進料理の食材として長い歴史を持つ．

シオデ属

smilax

■解 説

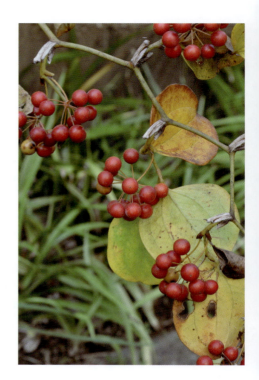

食薬区分（非医）リストより

名　　　称 ● シオデ属
他　名　等 ● サルサ／Smilax属
部　位　等 ● 葉・サンキライ以外の根
備　　　考 ● サンキライ（Smilax glabra）の塊茎・根茎は「医」

基 原 植 物 ● サルトリイバラ　*Smilax china* Linne（ユリ科：Liliaceae）

形　　　態 ● 多年生草本．蔓性で茎には棘を，葉柄に巻きひげを持つものが多い．散形花序または円錐花序につく花は小形で，白色または緑色．果実は液果で，赤色または黒色に熟す．1～3個の種子は褐色．

学名の来歴 ● *Smilax*：smili（彫刻刀，掻く道具，けずり器）より，ざらつき，針のある茎から，また常緑のカシのギリシャ古名よりの転用ともいわれている；*china*：中国の．

産　　　地 ● 日本，熱帯アジア及び南米．

主要成分等 ● フラボン（アスチルビン，イソアスチルビン，ルチン，アストラファリン，ケルセチン，エンゲルチン），フェニルプロパノイド（スミラシドA～F），ステロイドサポニン（ジオスシン，プロトジオスシン，22-*O*-メチルプロトジオスシン，スミラックスキノシドA～D），スチルベン誘導体（レスベラトロール，オキシレスベラトロール）等．

注　　　　 ● 食薬区分（非医）リストではサルサとなっているが，本稿ではシオデ属植物のなかで最も分布が多いサルトリイバラを採用した．

■食経験

シオデ属の多くの種は若葉，果実は食用とされ，根茎はデンプンの原料とされる．サルトリイバラ *S. china* は日本全土に自生，朝鮮半島，中国，台湾に分布．食用として，関西以西では若葉で餡餅を包む習慣がある．若葉は茹でて食す．成葉は茶の代用．
薬用では根茎（菝葜）を中医薬で利尿，関節疼痛，痢疾に際し，消炎解熱剤として利用．南米産の種もサルサ根と呼ばれ，利尿剤として利用．
シオデ *S. riparia* は日本全般，東アジアに分布，若芽は食用，根茎は薬用，消炎鎮痛剤，浮腫，筋骨疼痛に用いる．

シクンシ
四君子
rangoon creeper

■ 解 説

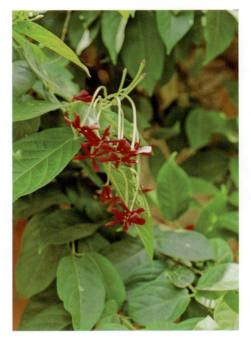

食薬区分(非医)リストより

名　　　称●	シクンシ
他 名 等●	―
部 位 等●	果実
備　　　考●	―

基 原 植 物● シクンシ　*Quisqualis indica* Linne（シクンシ科：Combretaceae）

形　　　態● 蔓性の常緑低木．若い枝と幼葉に，黄色の柔毛がある．葉は対生で，長さ4.5～15cm，幅2～6cmの楕円形から長円披針形，先端は斬先形．長さ5～15mmの葉柄下部に関節があり，落葉後に関節から下部は棘状となる．枝の先端に穂状花序がつき，下垂してかすかな芳香を発する．紫紅色の5枚の花弁は楕円形．果実は，長さ2.5～4cmのアーモンド型で5稜があり，褐色から黒褐色に熟す．

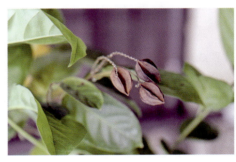

学名の来歴● *Quisqualis*：ラテン語のquisqualis（どんなものか）に由来；*indica*：インドの．

産　　　地● 中国南西部，台湾，東南アジア．

主要成分等● タンニン（キスカリンA，B，プニカラギン，ユーゲニン，カスタラギン，2,3-HHDP-D-グルコース，2,3-HHDP-4-*O*-ガロイル-D-グルコース，2,3-HHDP-6-*O*-ガロイル-D-グルコース，エラグ酸），アミノ酸（キスカル酸）等．

■ 食経験

若芽は生食，加熱調理で食用．
全草の生食は避妊効果をもたらす．果実は回虫の駆虫薬，整腸剤，漢方薬として利用．5～10gを煎じて服用．副作用として果実，根，種子の過剰摂取は嘔吐，しゃっくり，めまい，意識喪失，精神不安を引き起こす．葉，種子は殺虫剤，駆虫薬，抗真菌剤，抗菌剤に処方．胸部疾患，寄生虫感染症，歯痛，白癬症，栄養失調症，下痢，鼓腸，咳，腫れ物，潰瘍の治療に，焙った種子は収れん作用があり解熱，頭痛に利用．

シケイジョテイ
紫茎女貞

■解 説

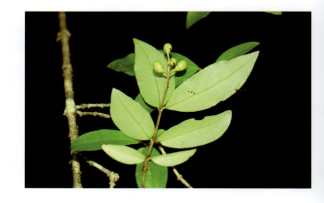

食薬区分(非医)リストより

名　　　称●シケイジョテイ
他　名　等●―
部　位　等●葉
備　　　考●―

基 原 植 物● *Ligustrum purpurascens* Y. C. Yang
　　　　　　（モクセイ科：Oleaceae）

形　　　態●樹高2〜4mの落葉低木．茎には錆色の腺毛がある．葉跡は円形．托葉は鎌形で，長さ2〜2.5cm，葉は，10cmの葉柄を含み長さ50cm，羽状複葉．小葉は23〜25個，楕円形から卵形で，長さ4〜12cm，幅2.5〜3cm．花序は長さ15〜40cm，花は赤紫色．果実は長さ7〜10cm，幅2〜2.5cmの円筒形，種子は球形で暗褐色．

学名の来歴● *Ligustrum*：ligare（縛る）より，この植物の枝で物を縛ったことに由来； *purpurascens*：淡紅紫色の，やや紫色がかった．

産　　　地●中国．

主要成分等●フェニルエタノイド（リグプロプロシドA〜F）等．

■食経験

中国ではハーブ茶として飲用に供す．

シコウカ
指甲花
henna

■ **解　説**

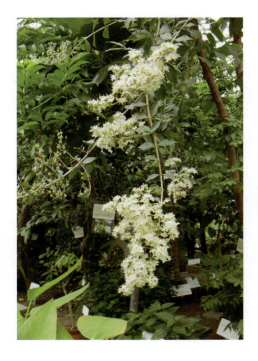

食薬区分(非医)リストより

名　　　　称	● シコウカ
他　名　等	● ヘンナ
部　位　等	● 葉
備　　　　考	● －

基原植物 ● *Lawsonia inermis* Linne（ミソハギ科：Lythraceae）

形　　　態 ● 樹高3～6mの低木．小枝は4稜形で枝先に小さな棘を持つ．葉は対生し，卵楕円形で先が尖る．枝先から円錐花序を伸ばし，小さな花弁が4枚の白または淡紅色の花を開く．朔果には多くの種子を内蔵．

学名の来歴 ● *Lawsonia*：スコットランドの軍医I. Lawsonに因む；*inermis*：刺針のない．

産　　　地 ● 北アフリカ，南西アジア原産，熱帯地方で広く栽培．

主要成分等 ● ナフトキノン誘導体（イソプルンバギン，ナウソナデム），アンスロン誘導体（ラキサントンI～Ⅲ），ステロイド（ラウサリトールA，β-ロザステロール），トリテルペン（ワリチノール，ラウネルミス酸）等．

■ **食経験**

食用の記録は見当たらない．北アフリカ，インド，中東で，先史時代から使用された染料．成長期に葉つきの新芽を乾燥して粉末とする．葉は主要成分ローソンを含み，皮膚，爪，毛髪等をオレンジレッドに染色．エジプトではミイラを包む布や爪，アラブでは馬のたてがみを染め，インドでは手足に紋様を描く．19世紀末，ヨーロッパに伝播．現在は，人体に使用できる天然染料として，白髪染め，ヘアートリートメント，ボディーペイント，草木染め等の原料とする．花には芳香がある．花を蒸留した精油にはライラック様の香りがあり，香水の原料．

葉には止血，収れん，殺菌作用があり，煎液，冷浸液を，下痢，アメーバ赤痢，出血，月経過多に服用．咽頭炎のうがい薬，またハンセン病による皮膚疾患，潰瘍，傷，ヘルペスに軟膏として外用．樹皮の煎液は肝臓障害に服用．中国では種子を記憶，精神機能改善に使用．

シコクビエ
四石稗
finger millet

■ 解　説

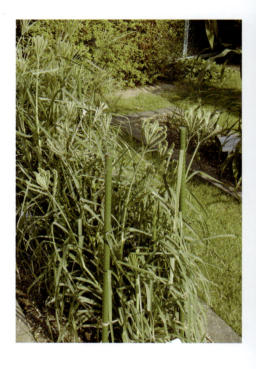

食薬区分(非医)リストより

名　　　　称●	シコクビエ
他 名 等●	ー
部 位 等●	種子
備　　　　考●	ー

基 原 植 物● シコクビエ　*Eleusine coracana* (Linne) Gaertn.
　　　　　　（イネ科：Gramineae）

形　　　　態● 茎の高さ1m以上になる一年生草本．オヒシバの栽培品．葉幅は約1cm．花序は大きく，枝は7cm以上で幅は1cmになる．小穂は，枝の内側に2列に密生する．小形の種子は球形．

学名の来歴● *Eleusine*：収穫の女神Ceresが崇拝された町Eleusisの名に因む；*coracana*：小アジアKorakan岬の．

産　　　　地● アフリカからインド原産，東アジアで栽培化．

主要成分等● フラボン(オリエンチン，ビテキシン，6″-*O*-マロニルビテキシン，6″(3-ヒドロキシ-3-メチルグルタロイル)ビテキシン，6″-(3-ヒドロキシ-3-メチルグルタロイル)オリエンチン)等．

■ 食経験

日本に導入され山間部の畑地で少量栽培されたが，近年ではほとんど見られない．サバンナ農耕文化の指標作物．穀粒は粥，団子，粉末でパンケーキに利用．モヤシを麦芽のように使い酒の醸造に利用．
薬用では，インド伝統医療に処方．穀粒は苦く収れん，強壮，冷却作用，発汗作用，利尿作用がある．駆虫薬としての記録があり，糖尿病，血液疾患，胆汁症に有効．センシンレン*Andrographis paniculata*の葉とシコクビエの穀粒を混ぜ固めて，胃腸障害や微生物による疾患に処方．種子を燃やした煙は防虫効果があり，室内等に散布で利用．

シシウド
猪独活
pubescent angelica

■ 解　説

食薬区分(非医)リストより

名　　　称	● シシウド
他　名　等	● Angelica pubescens／Angelica bisserata
部　位　等	● 根茎・軟化茎
備　　　考	● ドクカツ(ウド／Aralia cordata)の根茎は「医」

基原植物　● シシウド　*Angelica pubescens* Maxim.（セリ科：Umbelliferae）

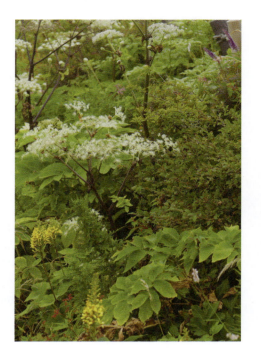

形　　態　● 草丈1.3〜3mに直立する多年生草本．茎は中空．葉は2〜3回3出羽状複葉で，小葉は縁に鋸歯を持ち，長さ5〜15cmの長楕円形．散形花序で，夏に多数の白色の花を開く．果実は扁平な楕円形．分果の背隆条は太い脈状で，両側の隆条は広い翼となる．油管は背溝に2〜3個，合生面に2〜6個ある．

学名の来歴　● *Angelica*：ラテン語のangelus（天使）に由来，この属の植物に強心剤として著効のあるものがあり，死者を蘇らせるところからこの名がついた；*pubescens*：ラテン語のpubesce（細軟毛）に由来．

産　　地　● 本州，四国，九州に自生．

主要成分等　● クマリン誘導体（アンゲロールA〜K，アンゲリン，アンゲルセリン，アンゲリトリオール）等．

注　　　　● 食薬区分（非医）リストにある*Angelica. bisserata*は，生薬名を重歯毛帰と称されるもので，本種とは別種である．

■ 食経験

若芽は茹でたり，乾燥したものを食用．
薬用には根（独活）を酒に漬け風邪，浮腫に用いる．精油に血行促進，発汗，解熱作用がある．浴用剤（乾燥した根300gを木綿袋に入れ水から沸かし入浴）としてリウマチ，神経痛，冷え性に効果がある．発汗，解熱，鎮痛には根20gを1日量として煎じ3回に分け服用．

ジジン
地葈
twelve stamen melastoma

■ 解　説

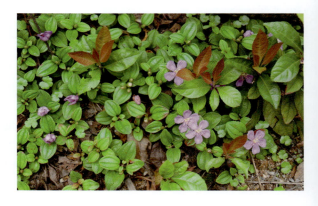

食薬区分(非医)リストより

名　　　称● ジジン
他　名　等● ―
部　位　等● 全草
備　　　考● ―

基 原 植 物● *Melastoma dodecandrum* Lour.（ノボタン科：Melastomataceae）

形　　　態● 常緑低木．枝は無毛あるいは粗毛がある．葉は長さ1.2～3cm，幅8～20mmの卵形，倒卵形または楕円形，基部は円形で3～5本の主脈がある．枝の先に，がく筒に長さ約5mm，直径約2.5cmで紫紅色の花を1～3個つける．

学名の来歴● *Melastoma*：melas（黒い）＋stoma（口），果実を食べると口が黒く染まるから；*dodecandrum*：雄しべが12本あることに由来．

産　　　地● 中国南部．

主要成分等● フラボン（ケルセチン，ケンフェロール，ルテオリン，アピゲニン，ナリンゲニン，ケルセチン 3-*O*-β-D-グルコピラノシド，ケンフェロール 3-*O*-β-D-グルコピラノシド），トリテルペン（ウルソール酸，アシアチン酸，テルミノリン酸），タンニン（カスアリニン）等．

注　　　● 食薬区分(非医)リストでは部位が全草となっているが，本植物は木本である．

■ 食経験

果実は食用．
薬用では全草に収れん作用，消毒作用があり，下痢，赤痢，皮膚疾患，おりもの（膣分泌物）に用い，若芽は収れん，抗菌，抗真菌作用がある．樹皮液は皮膚疾患に処方．花の浸出液は消化管出血による貧血，上腹部の痛みの経口治療薬に処方．葉は胃炎，口腔カンジタ症に，また関節痛や切り傷，外傷に湿布で外用．葉にニンニクやショウガを混ぜて服用し咳を緩和．また，煎薬を切り傷に塗布，葉の搾り汁は止血に効果．葉と根の煎薬は分娩後治療に処方．

シソ
紫蘇
perilla

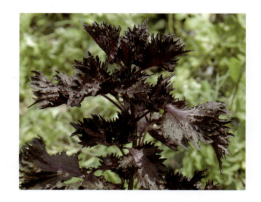

■ **解　説**

食薬区分（非医）リストより

名　　　称 ● シソ
他　名　等 ● エゴマ／シソ油
部　位　等 ● 枝先・種子・種子油・葉
備　　　考 ● ―

基原植物 ● シソ　*Perilla frutescens* Britton var. *crispa* W. Deane（シソ科：Labiatae）

形　　　態 ● 草丈20～40cm．茎は直立で分枝し，方形．葉は葉柄を持ち，対生で紅紫色，卵形で先が尖り，鋸歯がある．夏，葉腋から対生の穂状花序を伸ばし，淡紅色花を多数開く．

学名の来歴 ● *Perilla*：東インドの土名；*frutescens*：低木性の；*crispa*：縮れた，しわのある．

産　　　地 ● 中国原産．

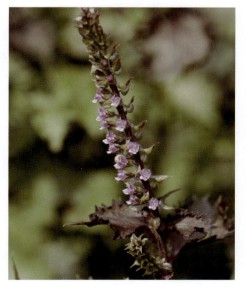

主要成分等 ● フラン誘導体（2-アセチル-3-メチルフラン，エゴマケトン，ペリラクトン，3′,4′-ジヒドロ-3′-メトキシエゴマケトン），フェニルプロパノイド（ネペトイジン，ビニルカフェエート，アンダマニシン，マグノサリン），モノテルペン（α-ピネン，β-ピネン，カンフェン，ペリラアルデヒド，3-ヒドロキシペリラアルデヒド），シアン誘導体（プルナシン，ユーカリプトシン）等．

注　　　 ● 食薬区分（非医）リストにあるエゴマ *P. frutescens* Britton var. *japonica* Haraは本種とは別種である．

■ **食経験**

日本には古代に中国より伝来し広く食用，薬用として利用．「倭名類聚抄」（938）にも薬料として記述．栽培品種にはアントシアン系色素を含む本種と，含まない青シソ系（*P. frutescens* var. *acuta* f. *viridis*）があり，全草が食用に供される．全草に独特の芳香あり，その主成分はペリラアルデヒド等のテルペン類，さらにエレミシンやディラオール等のフェニルプロパノイド，シソニン等のアントシアニン配糖体の色素を含有．近縁種にエゴマがあり，シソ同様古代から葉，種子を食用，特に種子から搾油，灯明として多用された．シソ，エゴマともに葉に抗菌作用あり，薬用として感冒，下痢に煎汁を服用，皮膚病には外用薬として利用．

シセンサンショウ
花椒
Sichuan pepper

■ 解　説

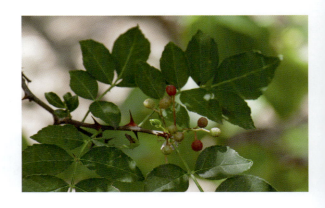

食薬区分(非医)リストより

名　　　称 ● シセンサンショウ
他　名　等 ● 土山椒
部　位　等 ● 根
備　　　考 ● ―

基 原 植 物 ● シセンサンショウ　*Zanthoxylum bungeanum* Maxim.(ミカン科：Rutaceae)

形　　　態 ● 樹高3～6mの落葉小高木．茎と枝に，上方に傾いた皮棘がまばらにつく．葉は互生．奇数羽状複葉で，小葉は通常5～9個が対生する．葉身は長さ2～5cm，幅1.5～3cmの卵形ないし楕円形で，先端は急に尖っている．下面の中央脈の基部に，長い柔毛が束生する．花軸は短い柔毛に覆われていて，花被片は4～8枚で三角状披針形．果実は赤色ないし紫赤色で，一面に瘤状に突起した腺点がある．種子は1個，光沢のある黒色．

学名の来歴 ● *Zanthoxylum*：zanthos(黄色)＋xylon(材)，材の色を表す；*bungeanum*：中国の植物を研究したAlexander Georg von Bungeに因む．

産　　　地 ● 中国西北部．

主要成分等 ● アミド誘導体(ブンゲアノアミドA～H，ヒドロキシ-α-サンショール，ヒドロキシ-β-サンヨール)，モノテルペン(ゲラニオール，サビネン，リモネン)等．

■ 食経験

中国春秋時代(BC700頃)に食用の記録あり．種子・完熟した実を香辛料として利用．四川料理に定着したのは清朝末期(19世紀末)．
中国品(紅花椒，紅椒，花椒，蜀椒，川蜀，大紅椒)であり，薬用には果皮(花椒)を芳香性健胃，消炎，利尿，胃下垂症，胃拡張症，胃腸の冷痛に用いる．製剤には止痛，麻酔作用，煎剤は抗菌作用，駆虫作用があり，解毒薬として嘔吐，鎮痛，疝痛，歯痛，回虫症，蟯虫症に用いる．1日量3～6gを煎じて服用．
別名カホクザンショウ *Z. piperitum*，サンショウ *Z. piperitum* f. *inerme*，アカザンショウを山椒と称する．

シダレカンバ
枝垂樺
European white birch

■ 解　説

食薬区分(非医)リストより

名　　称 ● シダレカンバ
他　名　等 ● ハクカヒ／ユウシカ
部　位　等 ● 全草
備　　考 ● ―

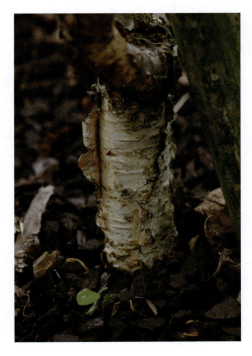

基 原 植 物 ● シダレカンバ　*Betula pendula* Roth（カバノキ科：Betulaceae）

形　　　態 ● 樹高約20mの落葉高木．樹皮は粉白色で薄く剝ける．小枝の先が垂れている．葉は互生し無毛で，基部は楔形．葉脈は少なく間隔が広い．長い柄のある花穂は下垂する．堅果は左右に幅広い翼を持つ．

学名の来歴 ● *Betula*：古代ラテン名，ケルト語のbetu（カバノキ）に由来；*pendula*：下垂の，傾下してついた．

産　　　地 ● ヨーロッパ原産で自生する．

主要成分等 ● フラボン（ロイコペオニジン，$3,3',4,4',5,5',7$-ヘプタヒドロキシフラバン），トリテルペン（ベツリンアルデヒド，アセチルベツロレアノリン酸，ベツフェナンジオールA，B），セスキテルペン（α-フムレン-14-オール，$3(15),6,9$-フムラトリエン-2,5-ジオール，6,7-エポキシ-2,9-フムラジエン-5-オール）等．

注　　　　● 食薬区分(非医)リストでは部位が全草となっているが，本植物は木本である．

■ 食経験

日本には大正初年に導入．樹液はスターチとして利用，発酵させカバノキワインを醸造．樹皮（白樺皮）と材から乾留により得た精油を薬用に利用．民間的に解熱，解毒，鎮咳，慢性赤痢．白樺皮を炙り粉末にして，1.5～3gを服用，または樹皮の煎汁を服用．材を食器細工に用いる．

シタン
紫檀
red sandalwood

■ 解　説

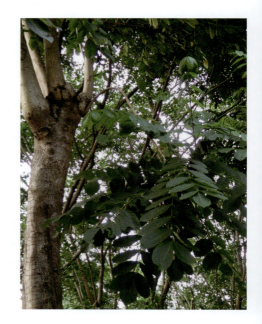

食薬区分(非医)リストより
名　　　称● シタン
他　名　等● インドシタン／Pterocarpus indicus
部　位　等● 根・樹皮・材
備　　　考● 一

基 原 植 物● インドシタン　*Pterocarpus indicus* Willd.（マメ科：Leguminosae）

形　　　態● 樹高6〜8mの小高木．幹の直径は30〜50cm．互生する葉は複葉．小葉は薄い革質で，先端が丸い広楕円形，裏面に灰色の毛が密生する．葉腋に分枝する総状花序を伸ばし，黄色の花をつける．豆果は長さ3.5cmの長楕円形で，中に1〜2個の種子を内蔵．心材はかたく，濃い赤紫色で光沢がある．

学名の来歴● *Pterocarpus*：翼果の；*indicus*：インドの．

産　　　地● インド南部原産．

主要成分等● フェノール誘導体（アンゴレシン，フォルモノネチン，プテロフラン，2-(4-ヒドロキシフェニル)プロパン酸），セスキテルペン（α-サンタロール，β-サンタロール）等．

■ 食経験

芳香性の花及び若葉をタイでは食用とする．
薬用としては鎮痛，消腫，腹痛，下痢等に処方．心材を煎服または，粉末を塗布する．

ジチョウ
地丁

■解 説

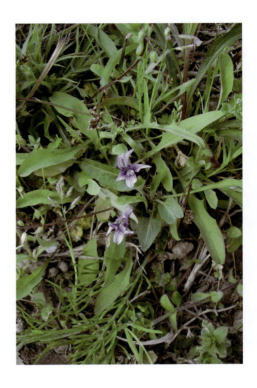

食薬区分(非医)リストより

名　　　称●	ジチョウ
他 名 等●	―
部 位 等●	全草
備　　　考●	―

基 原 植 物● ノジスミレ　*Viola yedoensis* Makino（スミレ科：Violaceae）

形　　　態● 多年生草本．葉は長い葉柄を持つ長楕円形で，基部が広がり，先はゆるく尖り内側に反る．春，花茎を伸ばし，紅紫色の花を開く．楕円形の果実を結び，多くの茶褐色種子を内蔵．

学名の来歴● *Viola*：ラテン語で「甘い匂いの花」；
yedoensis：江戸の．

産　　　地● 本州，四国，九州の暖地，東アジアの暖帯地に自生．

主要成分等● フラボン（イソカリノシド，アピゲニン 6-C-α-L-アラビノピラノシル -8-C-β-D-キシロピラノシド，6,8-ジ-C-α-L-アラビノピラノシルアピゲニン），シクロペプチド（シクロビオラシン Y_1～Y_5），クマリン誘導体（ジメレスクレチン，ユーホルベチン）等．

注　　　　● ジチョウはノジスミレの全草の生薬名である．

■食経験

食用の記録は見当たらない．
薬用部位は全草（紫花地丁，地丁），中国では解毒，抗炎症薬，各種の腫れ物に使用，日本ではスミレとともに腫れ物の妙薬．民間では生の全草を塩で揉み，患部に直接塗布．または，乾燥した全草を1回量2～6gを煎じて服用．
近縁種カナダスミレ*V. canadensis*，ニオイスミレ*V. odorata*ともに北米に分布．若葉，花芽はサラダ，または野菜として調理食用．トリアシスミレ*V. pedata*，アメリカスミレサイシン*V. sororia*は煮熟すると粘りが出るのでスープに利用．近縁種のサンシキスミレも食用に供す．

シナタラノキ
楤木
Chinese angelica tree

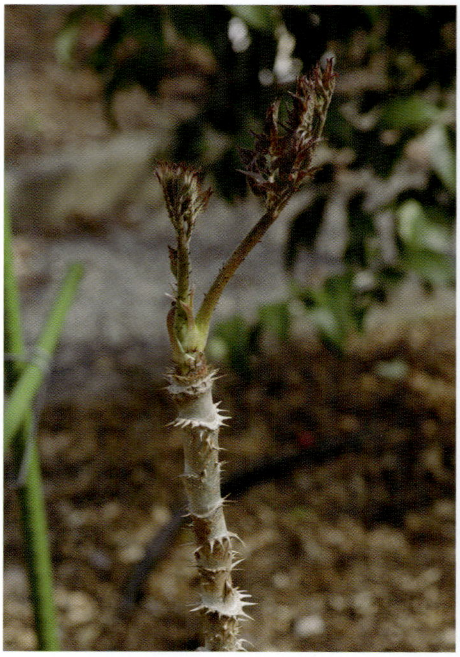

■ 解　説

食薬区分(非医)リストより
名　　　称● シナタラノキ
他　名　等● ソウボク／Aralia chinensis
部　位　等● 根・根皮・材
備　　　考● ―

基 原 植 物● シナタラノキ　*Aralia chinensis* Linne（ウコギ科：Araliaceae）

形　　　態● 樹高約8mに達する落葉小高木．2または3回奇数羽状複葉で，長さ20～80cm．小葉は5～11個で対生する．小葉にはほとんど葉柄がなく，倒卵形で先は尖る．葉の縁には細かい鋸歯がめぐる．夏，長い花序を伸ばし散形花序がつき，白色の小花を多数開く．

学名の来歴● *Aralia*：カナダの土名aralieに由来；*chinensis*：中国の．

産　　　地● 中国原産，黄河以南に分布．

主要成分等● トリテルペンサポニン（アラリサポニンXII～XVIII，アラロシドD）等．

■ 食経験

食用の記録は見当たらない．ヨーロッパではわずかに栽培されている．
材を楤木，樹皮を楤木白皮として用いられ，風邪，湿邪を除去し，利尿作用がある．また，腫脹を軽減，活血，鎮痛作用がある．肝炎，リンパ節炎，糖尿病，胃痛，リウマチ痛，腰脚痛に処方．

シナノキ
科木

■解説

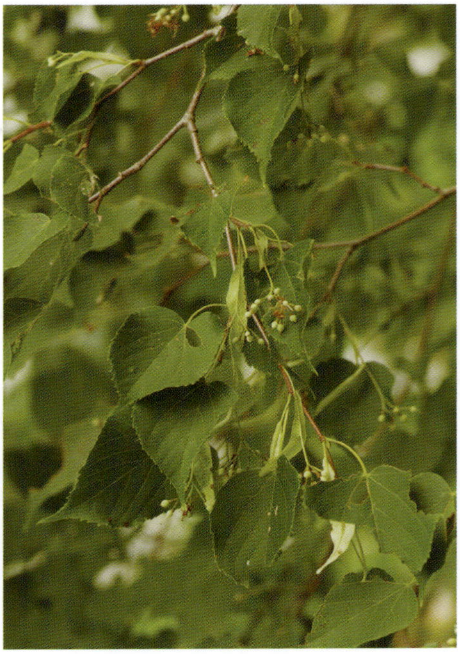

食薬区分(非医)リストより

名　　　　称	●シナノキ
他　名　等	●―
部　位　等	●全草
備　　　　考	●―

基 原 植 物●シナノキ　*Tilia japonica* (Miq.) Simonk.（シナノキ科：Tiliaceae）

形　　　　態●樹高約20mの落葉高木．若い枝は黄褐色の毛に覆われ，後に無毛．葉は互生で長い柄を持ち長さ3～6cm，心臓形で先が尖り鋸歯がある．長い葉状の苞を持ち，花序の基部と結合する．初夏，集散花序を下垂し，ほのかな香りを持つ淡黄色の小花を多数開く．

学名の来歴●*Tilia*：アイヌ語の「結ぶ」より；*japonica*：日本の．

産　　　　地●中国，日本全般に分布．

主要成分等●フラボン（チリアニン，ケンフェロール）等．

注　　　　●食薬区分（非医）リストでは部位が全草となっているが，本植物は木本である．

■食経験

果実は食用，花，つぼみは蜜源植物，下茹でし苦味を取り，汁の具材，料理の青みに利用，茶葉の代用．
花，材，樹皮，花房を花時に採集し乾燥させ菩提樹花の代用とする．
発汗薬，鎮咳に茶として服用，浴用剤，うがい薬．材は割りばしに利用．

シバムギ

couch grass

■ 解　説

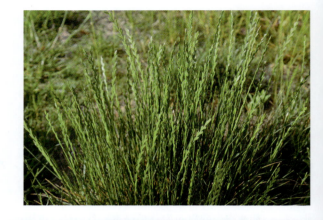

食薬区分(非医)リストより

名　　　称● シバムギ
他　名　等● グラミニス
部　位　等● 根
備　　　考● ―

基 原 植 物● シバムギ　*Elymus repens* (Linne) Gould（イネ科：Gramineae）

形　　　態● 草丈60～100cmの多年生草本．根茎には2～3cm間隔で節があり，根茎から茎を出して繁殖する．葉は長さ5～15cm，幅3～8mmで細長い．初夏，長さ10～20cmの花茎を伸ばし小穂をつけ，小穂には3～8個の小花が開く．秋に，種子を結ぶ．

学名の来歴● *Elymus*：ギリシャ語のelyo（巻く）に由来；*repens*：地を這う．

産　　　地● 世界に広く分布．

主要成分等● トリティシン，マニトール，イノシトール，バニリン酸，*p*-ヒドロキシケイヒ酸等．

■ 食経験

日本には北海道，本州に帰化．飢饉時の救荒植物として利用．エキスは非アルコール飲料，冷凍乳製品，キャンディー，焼き菓子，ゼリー，プディングのフレーバー材料に使用．
薬用には乾燥した地下茎を鎮痛，鎮静，利尿，去痰，慢性皮膚疾患，肝疾患治療に用いられる．

ジフ
地膚
kochia

■解　説

食薬区分(非医)リストより

名　　　称●	ジフ
他　名　等●	イソボウキ／トンブリ／ホウキギ
部　位　等●	果実・種子・葉
備　　　考●	―

基 原 植 物●ホウキギ　*Kochia scoparia* (Linne) Schrad.（アカザ科：Chenopodiaceae）

形　　　態●草丈50〜100cmの一年生草本．かたい茎が直立し，よく分枝する．葉は線状で披針形，先が尖り互生．夏から秋にかけて，葉腋から総状花序を伸ばし，花序に淡緑色の小花をつける．果実は花被に包まれ，1個の種子を結ぶ．

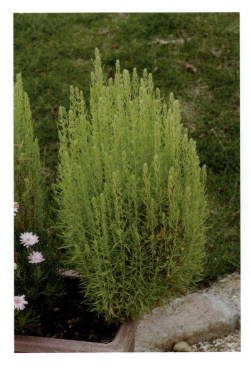

学名の来歴●*Kochia*：ドイツの植物学者Wilhelm D. J. Kochに因む；*scoparia*：ほうき状の．

産　　　地●ヨーロッパ，南アジア原産，世界で広く栽培される．

主要成分等●トリテルペンサポニン(コキアノシドⅠ〜Ⅳ，スコパリアノシドA〜C)等．

注　　　　●ジフはホウキギの生薬名である．

■食経験

日本には中国より導入され，海岸の塩分を含む湿地（瀬戸内海沿岸の塩田）に1000年以上栽培される．種子（果実）は農産加工品「とんぶり」として食用，若葉，若茎は和え物，炊き込みご飯に利用．
薬用には種子（地膚子），全草を利用．中医薬では利尿剤，強壮薬に，民間では脚気，下痢に用いられ，解毒，淋病，水腫，疥癬に効果がある．1回5〜10gを煎じ服用．

シマタコノキ

thatch screw pine

■ 解　説

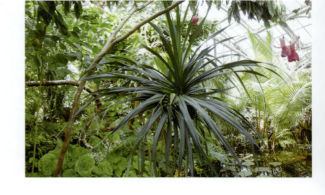

食薬区分(非医)リストより

名　　　称	● シマタコノキ
他　名　等	● アダン
部　位　等	● 全草
備　　　考	● ―

基 原 植 物 ● アダン　*Pandanus tectorius* Parkinson（アダン科：Pandanaceae）

形　　　態 ● 樹高3～8mになる常緑低木．葉は1～2mの線状披針形でかたい革質．葉の縁と主脈に鋭い棘がある．5～6月に開花し，10月頃に果実が熟す．果実は集合果でパイナップルに似る．

学名の来歴 ● *Pandanus*：マレーシア語で「タコノキ」；*tectorius*：tectorum（屋根の）より．

産　　　地 ● 熱帯から亜熱帯のマングローブ生息地に広く自生．

主要成分等 ● ステロイド（スチグマスト-4-エン-3-オン，スチグマスト-4,22-ジエン-3-オン，シクロユウカレノール），アルデヒド誘導体（ベンズアルデヒド，*p*-ヒドロキシベンズアルデヒド，シリングアルデヒド，フェルラアルデヒド，バニリン）等．

注　　　　● シマタコノキはアダンの園芸品種名．*P. veitchii* Hort.の学名で呼ばれることもある．食薬区分(非医)リストでは部位が全草となっているが，本植物は木本である．

■ 食経験

花，花粉，果実は芳香，甘味があり食用．果肉は生食，加熱調理で食用，また粉末にし，ケーキ作りに利用．ヤシのシロップと混ぜ，水と希釈し泡立てた飲み物に用いる．やわらかな若芽は生食，炊き込みご飯の香りづけや加熱調理で食す．つぼみはキャベツヤシのように食す．地上根茎は加熱調理で食用，加工し飲料に利用．種子は前処理，下ごしらえに注意をして食す．

シマトウガラシ
蕃椒
red pepper

■ 解　説

食薬区分(非医)リストより
名　　称● シマトウガラシ
他　名　等● ―
部　位　等● 果実
備　　考● ―

「トウガラシ」を参照

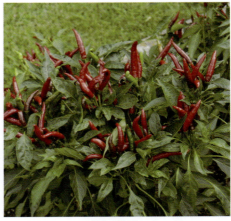
トウガラシ

シャペウデコウロ

chapéau de couro

■解 説

食薬区分(非医)リストより

名　　称 ● シャウペデコウロ
他 名 等 ● ―
部 位 等 ● 全草
備　　考 ● ―

基原植物 ● *Echinodorus macrophyllus* (Kunth) Micheli（オモダカ科：Alismataceae）

形　　態 ● 水辺に自生する多年生草本．根生葉は長い葉柄を持ち，数枚の楕円形の大きな葉を叢生する．葉柄のつけ根がくぼみ，歪んで上に反り返る．夏，50〜100cmの花茎を伸ばし，輪生状に複総状花序をつけ，3枚の花弁を持つ多数の白色の花を開く．

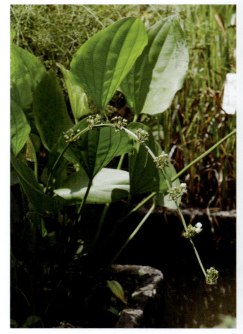

学名の来歴 ● *Echinodorus*：echino（ハリネズミ）＋odorus（香りのよい）；*macrophyllus*：macro（大きな）＋phyllus（葉の）．

産　　地 ● 南米原産で，南北米の沼沢に自生．

主要成分等 ● ジテルペン（カペコデリンA〜C，エキノフィリンA〜F，エキノドリドA，B）等．

注　　 ● 食薬区分（非医）リストではシャウペデコウロとなっているが，正しい植物名はシャペウデコウロである．

■食経験

茶剤として市販．利尿作用がある．葉を乾燥させ煎じて用いる．リウマチ，神経痛，水腫病，肝臓病，腎臓病，皮膚のできもの，その他浄血剤，緩下剤に用いられる．

シャエンシ
沙苑子
flat-stem milkvetch

■ 解　説

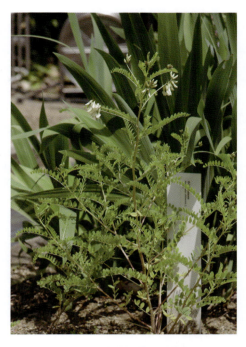

食薬区分(非医)リストより

名　　　称●	シャエンシ
他名等●	—
部位等●	種子
備　　　考●	—

基原植物● ツルゲンゲ　*Astragalus complanatus* R. Br. ex Bunge（マメ科：Leguminosae）

形　　態● 草丈1m以上になる多年生草本．茎葉全体が剛毛に覆われる．茎は扁平で地上を匍匐する．夏から初秋に，葉腋から花茎を伸ばし，総状花序に黄色蝶形花を開く．豆果に数個の扁平種子を内蔵．

学名の来歴● *Astragalus*：距骨；*complanatus*：扁平な．

産　　地● 中国遼寧省，甘粛省，河北省，内モンゴル等の山野に自生．

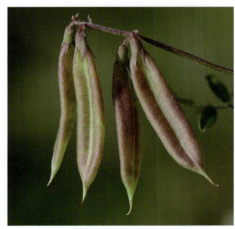

主要成分等● フラボン（コンプラナチンイソコンプラナチン，ネオコンプラノシド，コンプラナツシド，ミクロコンパルナシド）等．

注　　　● シャエンシはツルゲンゲの種子の生薬名である．

■ 食経験

食用の記録は見当たらない．
種子（沙苑子）を肝臓，腎臓の機能不足，腰膝のだるさ，痛み，めまい，遺精早漏，頻尿，遺尿，血尿に利用．6〜10g 煎じて服用，丸剤，散剤もある．精力過度，腎臓，膀胱に熱の偏っている者は使用を禁止．近縁種トラガント *A. gummifer* は増粘剤，乳化剤として，サラダドレッシング，シロップ，ソース，アイスクリーム，ゼリー等に古代より利用．ゲンゲ *A. sinicus* の若芽は茹でて食用とするほか，蜜源として利用．

ジャクゼツソウ

bog starwort

■ 解説

食薬区分(非医)リストより

名　　称	● ジャクゼツソウ
他名等	● ノミノフスマ
部位等	● 葉
備　　考	● 一

基原植物 ● ノミノフスマ　*Stellaria alsine* Grimm var. *undulata* (Thunb. ex Murr.) Ohwi（ナデシコ科：Caryophyllaceae）

形　態 ● 草丈15〜25cm．原野に自生する二年生草本．よく分枝した細い茎が地面を這う．長楕円形で無柄の小さな葉が対生する．初夏，枝先に花序を伸ばし白色の小花を開く．

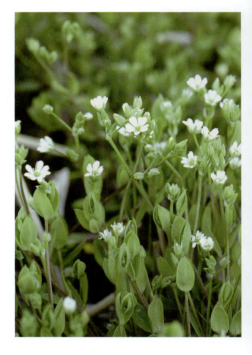

学名の来歴 ● *Stellaria*：星のような；*alsine*：alsos（小樹林のような）から；*undulata*：波状の．

産　地 ● アジアの温帯地域に自生．

主要成分等 ● 成分の記録は見当たらない．

注 ● ジャクゼツソウはノミノフスマの葉の生薬名である．

■ 食経験

若茎，若葉は温野菜として食用．
中国では，全草を風邪，痔疾の薬に用いる．

シャクヤク
芍薬
peony

■ 解　説

食薬区分(非医)リストより

名　　　称 ● シャクヤク
他　名　等 ● ―
部　位　等 ● 花
備　　　考 ● 根は「医」

基原植物 ● シャクヤク　*Paeonia lactiflora* Pall.（ボタン科：Paeoniaceae）

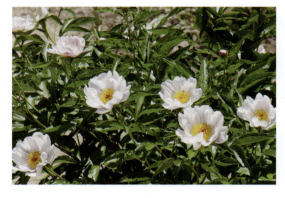

形　　態 ● 草丈50～80cmの多年生草本．細長い紡錘形の多数の根をつける，茎は直立して分枝．葉は1～2回羽状3出複葉で互生．小葉はしばしば2～3深裂し，裂片は披針形から狭倒卵形，茎の上部では分裂が少なくなる．花は頂生し，単生，大形で白色から赤色，がく片は3～5枚，花弁は5～10枚または，それ以上である．雄しべは多数，雌しべは3～5本，子房は卵形で無毛か，やや毛がある．袋果は3～5個，卵形で先端は鉤状に外側に曲がる．内側から開裂．種子は球形で大形，黒褐色．

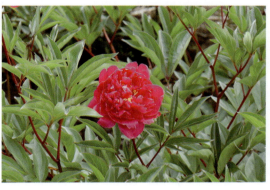

学名の来歴 ● *Paeonia*：ラテン語のpaeoni（シャクヤク）より；*lactiflora*：ラテン語のlacti（白い）＋flora（花）．

産　　地 ● 中国原産で中国，韓国，日本等で栽培．

主要成分等 ● タンニン（ペオニアニンA～E），スチルベン誘導体（グネチンH），モノテルペン（ペオニフロリン，アビクロリンR，ラクチフェロリン，ペオニンA～C）等．

■ 食経験

古来，薬用，鑑賞用とする．日本には，平安初期に中国より渡来．「本草和名」(915)に収載．「延喜式」(927)では飛騨国，上野国等から貢納．古くは食中毒予防に動物の内臓の料理に使用．白芍は，中国ではワイン，ジュース等各種の食品，飲料に添加．アジア北部の遊牧民は根を茹でて食べる．種子は挽いて茶に加える．
根を薬用とする．馬王堆3号墓出土の「五十二病方」(BC771)に初出．「神農本草経」(220頃)の中品に収載．漢方では赤芍，白芍を区別して使用．外皮をつけたまま乾燥させたものが赤芍．外皮を除去したものが白芍．赤芍は婦人疾患，打撲，神経痛に他の生薬に配合して使用．白芍は月経不順，胃けいれん，胃炎，肝疾患，リウマチ等の配合薬．また栄養剤として使用．
水，アルコール抽出物はスキンクリームに利用．

シャジン
沙参
lady bells

■ 解　説

食薬区分(非医)リストより

名　　　　称	●シャジン＜沙参＞
他　名　等	●ツリガネニンジン
部　位　等	●根
備　　　　考	●シャジン＜砂仁＞は「医」

基原植物●ツリガネニンジン　*Adenophora triphylla* (Thunb.) A. DC. var. *japonica* (Regel) Hara（キキョウ科：Campanulaceae）

形　　態●草丈60〜120cmの多年生草本．茎は直立．葉は対生で3，4枚輪生し，長楕円形で先が尖る．夏から初秋に，茎の先の円錐花序に青紫色で，柱頭が伸びた釣鐘状の花を下向きに開く．秋，円錐状の果実が熟し，小さな種子を多数内蔵．

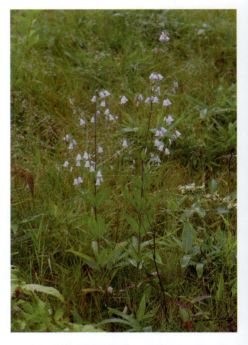

学名の来歴●*Adenophora*：adeno（腺）＋phora（持つ）；*triphylla*：tri（3）＋phylla（葉）；*japonica*：日本の．

産　　地●北海道から九州に自生．

主要成分等●トリテルペン（トリフィロール，ポリスチコール），ピペリジン誘導体（1α-*C*-エチルファゴシン）等．

注　　　　●シャジンはツリガネニンジンの根の生薬名である．

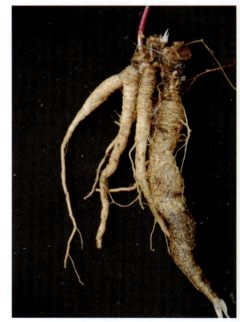

■ 食経験

若い芽または茎先のやわらかい部分は「トトキ」と俗称され食用に供される．「山でうまいは，オケラにトトキ，嫁に食わすにゃ惜しうござる」という俗謡もある．茹でて水さらしして調味．葉は天ぷら．根も食用に供す．薬用としては煎じて去痰に用いる．朝鮮半島で食用に供する例もある．

ジャスミン

jasmine

■解 説

食薬区分(非医)リストより

名　　　　称●	ジャスミン
他 名 等●	―
部 位 等●	花
備　　　　考●	―

基 原 植 物● ソケイ　*Jasminum officinale* Linne
　　　　　　　（モクセイ科：Oleaceae）

形　　　態● 樹高1〜4mの常緑低木．葉は長さ5〜12cmで，奇数羽状複葉．小葉は卵状楕円形で，2〜4対．花は直径約3.5cmで，枝先や上部の葉腋に開く．花期は7〜11月で，白く，独特で甘い香りがする．花冠は長さ約1.8cmの筒状．先は4〜5裂し，平開する．雄しべ2本は，花冠から少し突き出る．

学名の来歴● *Jasminum*：アラビア語の本植物名ysmynをラテン語化したもの；*officinalis*：薬用の．

産　　　地● インドやパキスタンの標高500〜1500mの山地に自生．ヨーロッパへは古代ペルシャ，日本へは中国を通って伝播し，世界各地で栽培．

主要成分等● イリドイド（オークビン，ロガニン，ジャスクラノシドB，$2''$-メトキシオレウロペイン），クマリン誘導体（スコポレチン），ジャスモン酸等．

注　　　　● ジャスミンはソケイの英名である．

■食経験

花に強い芳香がある．ローズと並んで最も好まれる香料の素材．歴史は古く，イラン経由で古代エジプトに導入され栽培された記録がある．ヨーロッパは16世紀に導入．香料製造のため栽培．日本では「多識編」(1612)に初出．文政2(1819)年頃に中国より渡来．

花は食用．乾燥した花を茶に混入．または生花を茶葉に混ぜて香りを移す．精油，抽出物は，食品分野で広範囲に利用され，リキュール，一般飲料，アイスクリーム類，飴，菓子等に使用．

中国では，花を肝炎，肝硬変，赤痢，腹痛に服用．ヨーロッパでは鎮静剤，催淫剤に使用．抽出物には抗炎，抗菌，抗真菌，筋肉けいれん防止，精神強化作用等があり，アロマセラピーに使用．多くの調合香水，クリーム，ローション，石鹸，芳香剤に使用する．

香料用栽培種の主なものは，花の大きなvar. *grandiflorum*，フランスのグラース地方のものの評価が高い．

シャタバリ

shatavari

■解 説

食薬区分(非医)リストより

名　　　　称	●シャタバリ
他　名　等	●―
部　位　等	●地下部
備　　　　考	●―

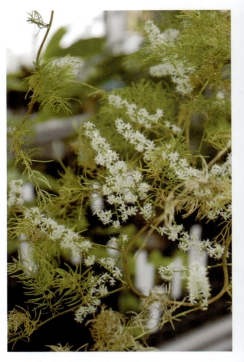

基原植物 ●シャタバリ　*Asparagus racemosus* Willd.（ユリ科：Liliaceae）

形　　　態 ●蔓性の多年生草本で，葉状枝に棘があり，よく枝分かれする．直径1cmの花を多数開く．総状花序につく．咲きはじめは白から淡い黄色で，咲き終わりには淡いピンク色になる．花は，葉状枝がほとんど落ちたあと咲くので，よく目立つ．果実は直径約4mmの赤色で，1～2個の黒い種子を内蔵．

学名の来歴 ●*Asparagus*：ギリシャ語の植物名asparagosに因む；*racemosus*：総状花序．

産　　　地 ●中国南部，インド，パキスタンに自生，また栽培．

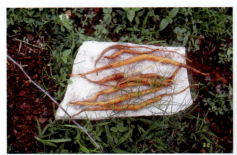

主要成分等 ●ステロイドサポニン（シャタバリンⅠ，Ⅳ，Ⅴ，Ⅵ，Ⅶ，Ⅷ，Ⅸ，Ⅹ，シャタバロシドA，B，ラセモシドA，B，C）等．

■食経験

白色の小花，球型果実，根茎，若芽を野菜として食用．
インド伝統医療で薬用とする．シャタバリとミロバラン*Terminalia chebula*の粉末をミルクに混ぜ清涼剤として飲用．シャタバリの根は強心，媚薬，神経強壮，解熱，鎮痛，鎮痙，下痢止め，利尿，糖尿病，浮腫，冷却等に使用．茹でた根は母乳分泌増加．煎液は駆虫薬．根茎を食べると肝臓を強化．強精には根茎の粉末をミルクに加え飲用．根茎の抽出物は防腐剤として経口投与．動物によるケガに外用．虫刺されにはペーストを使用．新芽の煎液は病後の回復期や産後の強壮剤．熟果の果肉は湿疹に外用．

ジャトバ

west Indian locust

■解 説

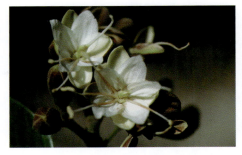

食薬区分(非医)リストより

名　　　称	●ジャトバ
他 名 等	●オオイナゴマメ
部 位 等	●樹皮
備　　　考	●―

基 原 植 物 ● *Hymenaea courbaril* Linne (マメ科：Leguminosae)

形　　　態 ● 樹高30～40mの常緑高木で，幹の太さは直径2m．樹皮は通常滑らかで灰色がかっており，厚さ1～3cm．葉は互生，2葉で小葉は披針形．円錐形の花序は頂生し，つぼみは丸く，花弁は5枚で白色．厚い莢果は長さ10cmで暗褐色．

学名の来歴 ● *Hymenaea*：ギリシャ神話の婚姻の神Hymenaiosに由来；*courbaril*：南米での現地名．

産　　　地 ● 中南米原産，インド，マレーシア，熱帯アメリカに分布．

主要成分等 ● ジテルペン (コパリン酸，7,13-エペルアジエン-15-カルボン酸，3-クレロデン-15-カルボン酸)，クマリン誘導体 (イポモプシン) 等．

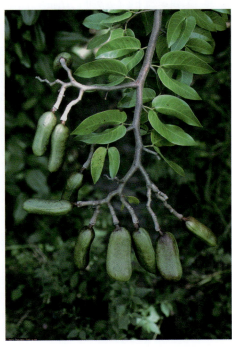

■食経験

豆果の果肉を食用とするほか，メキシコの嗜好飲料 (atole) に利用，アルコール飲料に添加．樹脂はお香，エナメル，ニスの原料．
薬用では，樹皮と樹脂は収れん性があり，気管支炎に用いる．内皮は駆虫，健胃に処方．樹皮のエキスは動脈の鎮痛剤．樹脂の粉末は喀血に，樹液は膀胱炎，催尿，前立腺炎，淋病，慢性気管支炎に用いられる．用法は茶剤，煎剤，チンキ，軟膏，シロップ，膏薬に調製される．

ジャビャクシ
蛇百子
pignut

■ 解 説

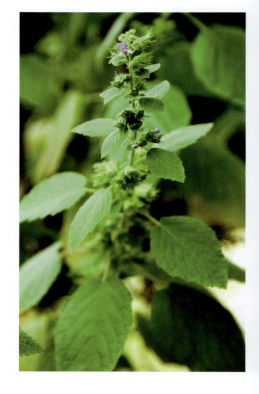

食薬区分(非医)リストより

名　　　　称 ● ジャビャクシ
他　名　等 ● ニオイイガクサ
部　位　等 ● 全草
備　　　　考 ● ―

基 原 植 物 ● ニオイイガクサ　*Hyptis suaveolens* (Linne) Poit.
　　　　　　　（シソ科：Labiatae）

形　　　　態 ● 草丈1〜1.5mの多年生草本．茎は毛深く断面は四角．葉は対生で卵形から広楕円形，長さ2〜10cm，幅1.2〜9cm，葉縁に鋸歯があり有毛，揉むと強いミントの香りがする．葉柄は長さ0.5〜4cm．花は茎上部の葉腋に密集して咲き，花冠は唇形で，長さ5〜7mm，桃色から紫色．

学名の来歴 ● *Hyptis*：ギリシャ語のhuptios（折りかえす）に由来；*suaveolens*：ラテン語の「芳香がある」．

産　　　　地 ● 中南米，熱帯アメリカ原産，タイ，西アフリカに分布．現在は旧熱帯地域に野生分布．

主要成分等 ● トリテルペン（ヒプタジエン酸，モルスルペノン酸，ヌムラリン酸，α-ペルトボイキノリン酸），ジテルペン（スワベオロール，スワベオリン酸，イソスワベオリン酸），セスキテルペン（α-ベルガモテノール，1,7-グアイアジエン-10-オール，1,11-グアイアジエン-10-オール）等．

注　　　　　● ジャビャクシはニオイイガクサの生薬名である．

■ 食経験

若い花序は香辛料，若葉，若枝は食品の香料，ミントティーに添加して利用．粘りのある種子は水に浸漬して粥や清涼飲料を作る．
薬用では，民間薬に利用され，中国では茎葉(蛇百子)を風邪，湿疹，切り傷に処方．

ジャワナガコショウ
畢撥擬
Javanese long pepper

■ 解　説

食薬区分(非医)リストより

名　　　称	● ジャワナガコショウ
他　名　等	● ヒハツ
部　位　等	● 果実
備　　　考	● ―

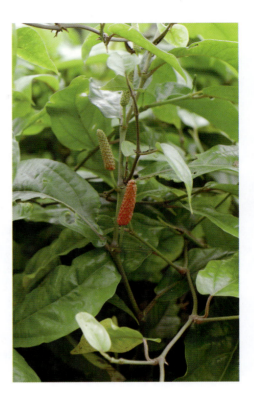

基 原 植 物 ● ジャワナガコショウ　*Piper retrofractum* Vahl
　　　　　　（コショウ科：Piperaceae）

形　　　態 ● 高さ2～4mに這い登る全株無毛の蔓性木本．葉は長楕円形から卵状楕円形，鋭尖頭，基部は円形か斜形，長さ7～15cm．雌花序は結果後に上向きになり，長さ約3cmで上部に向かって細くなる．果実は赤熟する．

学名の来歴 ● *Piper*：ギリシャ語peperi（コショウ）からのラテン古名；*retrofractum*：反り返った．

産　　　地 ● 中国南部，インドシナ原産．日本では沖縄で栽培．

主要成分等 ● アミド誘導体（ヒペリコサリジン，*N*-(2,4-エイコサジエノイル)ピペリジン，*N*-(2,14-エイコサジエノイル)ピペリジン，ピペロジオン，ピペルカバミドC)等．

■ 食経験

果実を乾燥し食用，香味料，ピクルス，カレー，保存食品等の香辛料．
果実を風邪，熱，高血圧，疝痛，駆除，インポテンツ，多くの症状に用いる．ヒハツ*P. longum*をジャワナガコショウと呼ぶこともある．

ジュウヤク
十薬
chameleon plant

■ 解　説

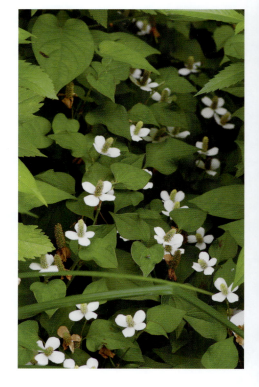

食薬区分(非医)リストより

名　　　称 ● ジュウヤク
他　名　等 ● ドクダミ
部　位　等 ● 地上部
備　　　考 ● ―

基原植物 ● ドクダミ　*Houttuynia cordata* Thunb.（ドクダミ科：Saururaceae）

形　　　態 ● 草丈20〜50cmの多年生草本．比較的湿った地に自生する．葉は互生で，有柄，心臓形で先端は尖る．初夏に，淡黄色の小さな多数の花が穂状につく．花穂の基部に，4枚の白い総苞片が開く．全草に独特の強いにおいがある．

学名の来歴 ● *Houttuynia*：アムステルダムの医師 Maarten Houttuyn に因む；*cordata*：心臓形の．

産　　　地 ● 本州以南に広く自生．

主要成分等 ● フラボン（フートイノイドA，C，クエルシトリン，アフゼチン，ヒペロシド），トリテルペン（ウルソール酸，オレアノール酸），アルカロイド（アウランチアミド，セファラジオンB，セファラノンB，ピペロラクタム，5-デカノイル-2-ノニルピリジン，3,5-ジデカノイルピリジン），アルデヒド誘導体（デカノイルアセトアルデヒド，ラウリルアルデヒド）等．

注　　　　● ジュウヤクはドクダミの地上部の生薬名である．アルカロイドを含有する．

■ 食経験

生鮮のドクダミの臭気は強いが，乾燥・加熱によって著しくにおいが薄くなる．乾燥茎を煮て食用に供す．地下茎にデンプンを含有，江戸時代の救荒植物として利用．
薬用としての効用は，腫れ物，虫刺され，切り傷，洗眼，駆虫，皮膚病や胃腸病の治療に利用，十薬という別名がある．
ドクダミ特有の臭気はデカノイルアセトアルデヒド，この成分は制菌性が認められている．

ジュルベーバ

jurubeba

■ 解　説

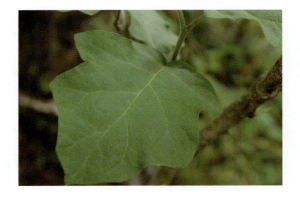

食薬区分(非医)リストより

名　　　称	● ジュルベーバ
他　名　等	● ―
部　位　等	● 全草
備　　　考	● ―

基 原 植 物 ● *Solanum paniculatum* Linne（ナス科：Solanaceae）

形　　　態 ● 樹高1〜3mの常緑低木．葉は心臓形で，微軟毛に覆われる．花序は円錐形で，花は五数性で花冠は直径2〜2.8cm，長さ1.4〜1.6cm，紫色から赤紫色．果実は液果で，直径0.9〜1.7cm，果皮の色は，はじめ緑色，熟すと黄色から橙色になる．

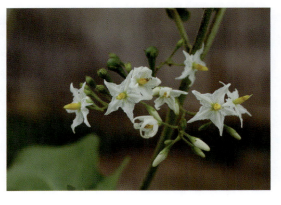

学名の来歴 ● *Solanum*：ラテン語のsolamen（安静）より；*paniculatum*：ラテン語のpanicles（円錐花序）に由来．

産　　　地 ● ブラジル，パラグアイ，アルゼンチン原産．

主要成分等 ● ステロイドアルカロイド（イソジュリピン，イソジュリピジン，パニクリジン，イソパニクロジン），ステロイド（パニクロゲニン，ネオクロロゲニン），ステロイドサポニン（パニクロニンA，B）等．

注　　　　 ● 食薬区分(非医)リストでは部位が全草となっているが，本植物は木本である．アルカロイドを含有する．

■ 食経験

若い果実は酒に漬けて食用．
薬用部位は根，葉，果実．煎剤で黄疸，発汗，解熱，利尿，肝炎，糖尿病，水腫病，胃アトニー，腹痛に用い，外用では潰瘍，丹毒に処方．ブラジルでは根をチンキ剤として，肝臓病，膀胱炎，脾臓疾患のためにワインに入れて利用．その他多数の薬剤に処方．

シュロ
棕櫚
Chusan palm

■ 解　説

食薬区分(非医)リストより

名　　　称 ● シュロ
他　名　等 ● ―
部　位　等 ● 葉
備　　　考 ● ―

基原植物 ● シュロ　*Trachycarpus fortunei* (Hook.) H. Wendl. (ヤシ科：Palmae)

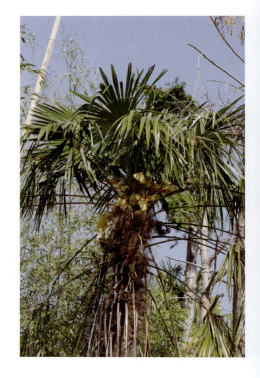

形　　態 ● 樹高5〜10m，太さは12〜15cm，葉はほぼ円形で直径50〜80cm，葉は長さの1/3ほど分裂し，裂片の幅2〜3cm，やや鈍頭で先端が垂れる．葉柄は60〜100cmで鋸歯がある．花序は密な円錐花序で下降する．花柄につく苞は3個で大きい．雄花序は非常に密で，花柄は長さ2〜3cm．花弁はやや緑がかった淡黄色で，がく片の長さの2倍，雌花序の花柄は長さ8〜10cm．果実は黒褐色．

学名の来歴 ● *Trachycarpus*：trachy（ざらざらした）＋carpus（果実）；*fortunei*：イギリスの植物学者Fortune Robertに因む．

産　　地 ● 中国原産，南九州以南及び中国南部に分布．

主要成分等 ● フラボン（グルコロテオリン，スコリモシド），ステロイドサポニン（ジオスシン，メチルプロトジオスシン），イソバニリン酸等．

■ 食経験

若い花序，若芽は食用．
薬用部位は葉，果実，花穂の新芽，幹の皮，心材，根．止血の作用，出血症に効果，高血圧予防，利尿，卒中後の後遺症に用いる．若い花穂の乾燥を，1日3〜15gを煎じ3回に分け服用．乾燥果実は止血，葉は灰にし，あるいはそのまま軽く焙じて茶剤にし，高血圧予防等に用いる．乾燥皮は蒸し焼き，黒焼きにし，直接鼻血の止血に用いる．

ショウキョウ
生姜
ginger

■ **解　説**

食薬区分(非医)リストより

名　　　称	● ショウキョウ
他　名　等	● カンキョウ／ショウガ
部　位　等	● 根茎
備　　　考	● ―

基原植物 ● ショウガ　*Zingiber officinale* Rosc.（ショウガ科：Zingiberaceae）

形　　態 ● 草丈60～100cmの多年生草本．葉は有柄，披針形で平行脈を持ち，先が尖る．根茎は黄白色の多肉質で，特有の芳香があり辛い．各節から偽茎を生じる．

学名の来歴 ● *Zingiber*：角状の；*officinale*：薬用の．

産　　地 ● 熱帯アジア原産．アジア各地で広く栽培．

主要成分等 ● 辛味関連成分（[6]-ジンゲロール，[8]-ジンゲロール，[10]-ジンゲロール，[6]-ショガオール，[8]-ショガオール，[10]-ショガオール，ジンゲロン，ジンジャジオール，ジンジャジオン），セスキテルペン（ジンギベレノール，セスキフェランドロール，1,3(15),10-ビサボラトリエン），ビフェニルヘプタノイド（ショウガスルフォン酸A～D）等．

注　　　● ショウキョウはショウガの根茎の生薬名である．

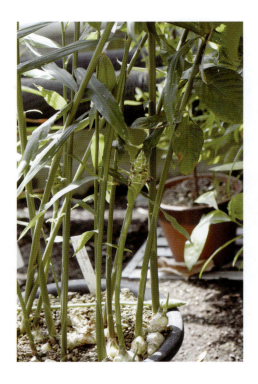

■ **食経験**

根茎に辛みと芳香があり，薬用，食用，香辛料として利用．アジアの温暖地では有史以前から栽培．「神農本草経」(220頃)は中品に乾薑を記載．日本への渡来も古く「魏志倭人伝」(297)に記述があり，天平宝字2(758)年の正倉院文書は食料として薑を記載．ヨーロッパでは，9世紀に香辛料として利用されはじめ，13～14世紀に一般化．日本では成長の各段階のものを使う．生で使用することが多い．芽ショウガはつけ合わせ．若い葉つきショウガは甘酢漬け．秋に収穫する根ショウガは繊維が少なく，寿司のつけ合わせのガリ，紅ショウガ，みそ漬け等，主に漬物類に使用．ひねショウガは，辛みが強く，魚や肉の臭みを消す作用があり，料理の下ごしらえ，青魚の煮物，刺身や冷や奴等の薬味に利用．中国料理では煮物，炒め物，スープと広範囲に使用．カレー，チャツネにも使用する．ヨーロッパでは，乾燥品，粉末を，ジンジャーエール等の清涼飲料，アルコール飲料，甘い焼き菓子類，ソースの原料として使用．精油や抽出物はリキュール，清涼飲料，飴，焼き菓子に使用する．
漢方では生姜を感冒，慢性胃腸炎，つわりに，乾姜を体の冷え，新陳代謝機能の衰えに処方．民間では風邪にショウガ湯を飲用．

ショウズク
小荳蔲
cardamom

■ 解　説

食薬区分(非医)リストより

名　　　称● ショウズク
他　名　等● カルダモン
部　位　等● 果実
備　　　考● ―

基 原 植 物● カルダモン　*Elettaria cardamomum* Maton（ショウガ科：Zingiberaceae）

形　　　態● 草丈1.5～2.4mの多年生草本．太い根茎を持つ．葉は長さ約60cmで細披針形，下面は有毛．穂状花序は長さ約60cm．白い花冠があり，唇弁に薄紫色またはピンク色の縞斑が入り，覆輪は黄色．果実は長さ2cmの長楕円形で，3稜がある．黒褐色の種子を多数内蔵．

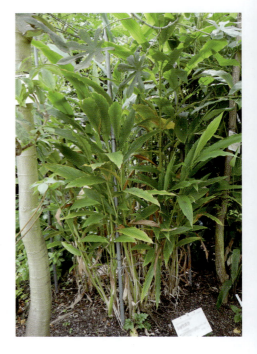

学名の来歴● *Elettaria*：カルダモンのインド名 ele-tari より；*cardamomum*：cardia（心臓）＋amomum（芳香を有する植物）．

産　　　地● インド原産．インド，スリランカに自生，また栽培．

主要成分等● モノテルペン（1,8-シネオール，サビネン，リモネン，ボルネオール，シトロネロール，α-テルピネオール，リナリルアセテート）等．

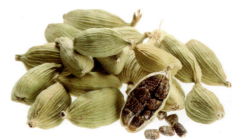
©volff-Fotolia

注　　　　● ショウズクはカルダモンの果実の生薬名である．

■ 食経験

種子には樟脳に似た香り，辛味，苦味があり，香辛料，薬用とする．古代ローマ時代には既に知られ，ディオスコリデスの「薬物誌」(AD100頃)にカルダモンの記載がある．カルダモンとビャクズク *Amomum cardamomum* は古くから混同され，カルダモンの産地が正確に記載されるようになるのは12世紀以降．カルダモンは混合調味料の原料としてガラムマサラやカレー粉に配合されるほか，多くの料理にスパイスとして利用，茶やコーヒー等にも添加．若芽は野菜としてつけ合わせに用いる．
精油は加工食品に広範囲に利用．果皮を除いた種子を駆風薬，健胃剤として利用，苦味チンキの原料．また石鹸，クリーム等の香粧料．口腔清涼剤に配合．

ショウノウ
樟脳
camphor tree

■解 説

食薬区分(非医)リストより

名　　　称●	ショウノウ
他　名　等●	カンフル
部　位　等●	クスノキから得られた精油
備　　　考●	―

「クスノキ」を参照

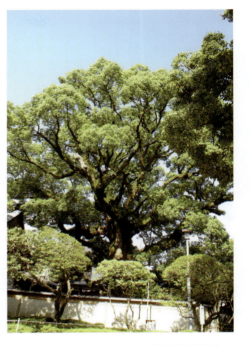

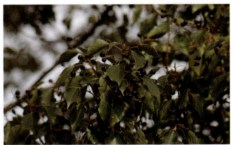

クスノキ

ショウラン
大青，菘藍
woad

■解 説

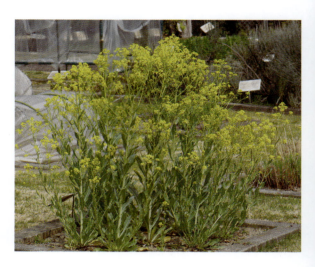

食薬区分(非医)リストより

名　　　　称●	ショウラン
他　名　等●	タイセイ／ホソバタイセイ
部　位　等●	全草
備　　　考●	―

基 原 植 物● ホソバタイセイ　*Isatis indigotica* Fort.（アブラナ科：Curciferae）

形　　　態● 草丈30〜80cmの一年生または二年生草本．直立分枝する．葉は無毛で，茎とともに粉白色，互生し全縁または不規則な鋸歯がある．花は黄色で小さく，総状花序にまばらにつき，抱葉はなく小さい花柄がある．果実は長楕円形ないし線形で裂開せず，扁平，中央に1個の種子を内蔵．

学名の来歴● *Isatis*：暗色の染料をとる植物（おそらくタイセイ）に対するギリシャ名；*indigotica*：濃い藍色．

産　　　地● 中国原産．

主要成分等● アルカロイド（ビシンジゴチン，カレンジジン，ジヒドロアスコルビゲン，インジルビン，イソインジゴトン，トリプタンチン）等．

注　　　　● ショウランはホソバタイセイの生薬名である．
アルカロイドを含有する．

■食経験

日本へは江戸時代に中国から導入された．葉を食用．
根を板藍根と称し，消炎，解熱，解毒，止血薬等，薬用に用いる．

食用ダイオウ

edible rhubarb

■ 解　説

食薬区分(非医)リストより

名　　　称	● 食用ダイオウ
他　名　等	● マルバダイオウ
部　位　等	● 葉柄
備　　　考	● —

基 原 植 物 ● マルバダイオウ　*Rheum rhaponticum* Linne（タデ科：Polygonaceae）

形　　　態 ● 地際から多くの根生葉を伸ばす多年生草本．葉は無毛で大きく心臓形．葉柄は太くて長く50〜60cm．春，1〜2mの花柄が伸び，分枝した頂部に円錐花序を伸ばす．白色の花を多数開き，3稜を持つ痩果を結ぶ．

学名の来歴 ● *Rheum*：ヴォルガ川のロシア名から；*rhaponticum*：rha（大黄の古代ギリシャ名）+ ponticum（黒海沿岸の古代国家Pontus産の）より．

産　　　地 ● シベリア南部原産で，広く世界中で栽培．

主要成分等 ● スチルベン誘導体（ラポンチシン），アミノ酸（3,4-ジヒドロキシグルタミン酸），1-*O*-シナポイルグルコース等．

■ 食経験

古くから野菜として利用．古代ギリシャ・ローマ時代から栽培．16世紀のイギリスで特に好まれた．日本には明治初期渡来．しかし普及はしなかった．葉柄を食用とする．葉柄には強い酸味と独特の香りがあり，皮を剥いて生で食べる．煮物，シチュー，肉とのパイにする．米国では「パイプラント」と呼んで，果物の代わりにパイ皮の上に乗せて焼く．ジャム，ゼリー，コンポートに加工．甘さを控えたジャムはハム，豚肉のローストのソース．ジュースを発酵させてワインとする．葉はシュウ酸が多く食用に不向き．茎を煎じたものは消化剤，やけどの薬．近縁種にダイオウ*R. officinale*，チョウセンダイオウ*R. coreanum*等，根茎を緩下，利胆剤とするものがあるが，現在マルバダイオウの根茎は薬用とはしない．古い根は黄色染料．

食用ホオズキ

ground cherry

■解説

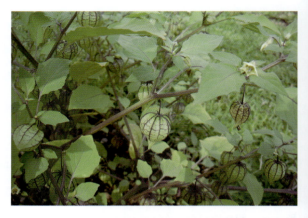

食薬区分(非医)リストより

名　　　称	●食用ホオズキ
他　名　等	●プルイノサ
部　位　等	●果実
備　　　考	●ホオズキの根は「医」

基 原 植 物 ●ショクヨウホオズキ　*Physalis pruinosa* Linne（ナス科：Solanaceae）

形　　　態 ●草丈20〜60cmの一年生草本．地上部全体に毛が密生．茎は枝分かれして，横に伸びて広がる．長い葉柄を持つ葉は長さ約5cmの楕円形で，不揃いに切れ込み，鋸歯を持つ．5弁の花は黄白色で，紫褐色の斑があって毛に覆われる．がくが大きく膨らみ，漿果を包み黄熟する．

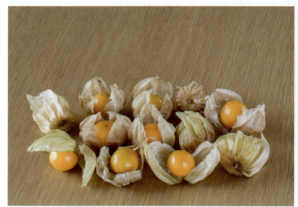

©F_studio-Fotolia

学名の来歴 ●*Physalis*：ギリシャ語のphysa（水泡）から；*pruinosa*：白粉の．

産　　　地 ●南米原産で野生化，また栽培．

主要成分等 ●アルカロイド（フィグリン），ステロイド（フィサプルインA，B）等．

■食経験

果実は生食，砂糖漬け，ソース，加熱調理，保存食品，ピクルス等で食用．

シラカンバ
白樺
Japanese white birch

■ 解　説

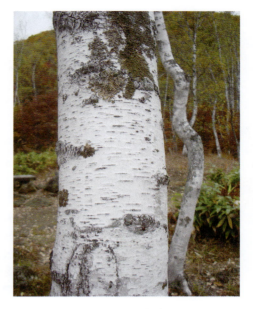

食薬区分(非医)リストより

名　　　称●	シラカンバ
他　名　等●	一
部　位　等●	果実
備　　　考●	一

基 原 植 物●シラカンバ　*Betula platyphylla* Sukaczev var. *japonica*(Miq.)Hara　（カバノキ科：Betulaceae）

形　　　態●樹高15〜20mの落葉高木．樹皮は横に亀裂があり，紙質で薄く剥げ落ちやすく，白く滑らかで光沢があり，白粉がある．葉は単葉で互生し，短枝上で，2〜3枚が束生．広卵状または三角状卵形．花序は下垂し，長さ約8cm．開花期は5月，結実期は10月．

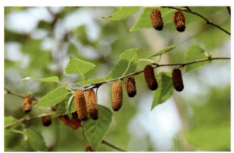

学名の来歴●*Betula*：ケルト語名betu（カバノキ）より；*platyphylla*：platy（広い）＋phylla（葉）；*japonica*：日本の．

産　　　地●中部から北海道の山地に自生．

主要成分等●ビフェニルヘプタノイド（ベツラプラトシドI_a，I_b，ベツラテトラオール，プラティフィロノール，プラティフィロシド），トリテルペン（ベツリン，ベツラフォリエンテトラオールA，B，ベツラフォリアンジオール）等．

■ 食経験

春先，地上1mの樹幹に数mmの穴を開けホースを差し込むと無色透明の樹液が大量にあふれてくる．この現象は，開葉直前の約1か月間に限られる．樹液は，ブドウ糖や果糖等の糖分，有機酸，ミネラルを含み甘く，そのまま飲用に供す．ユーラシア大陸では，カバノキ属樹木の樹液を食品として伝統的に利用．シラカバ樹液は飲料，甘味料とするほか，発酵させて，清涼飲料，酢，酒を作り，ご飯，うどん，パン，酒，調理時の仕込み水とする．樹皮からデンプンをとる地域がある．救荒植物として利用．
葉の煎汁は利尿剤．材を煎じて飲むと血糖値を下げる．材を乾留して得る樺油を，皮膚病，リウマチ，痛風に外用．白樺活性炭はウオッカ製造に使用．

シラン
白及
Chinese ground orchid

■ **解　説**

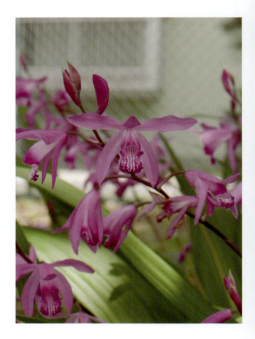

食薬区分(非医)リストより

名　　　　称●	シラン
他 名 等●	―
部 位 等●	花
備　　　　考●	―

基 原 植 物● シラン　*Bletilla striata* (Thunb.) Rchb. *f.* (ラン科：Orchidaceae)

形　　　　態● 草丈30〜70cmの多年生草本．向陽の湿原または崖上に自生する．また庭に広く植栽されている．球茎はやや扁平でかたく，直径2〜4cm．葉は披針形で4〜5個生じ，長さ15〜30cm，幅5cm．表面にしわが多く，革質で薄く葉柄部は葉鞘となって重なる．葉鞘の中心から，細くかたい花茎を伸ばし長さ30〜50cmとなり，4〜5月に3〜7個の紅紫色の花をつける．

学名の来歴● *Bletilla*：シラン属を指す；*striata*：条線のある，条紋のある．

産　　　　地● 日本の千葉以西，台湾，雲南省，四川省．

主要成分等● フェナンスレン誘導体(ブレスピロール，ブレストリアノールA，B，ブレストリンA〜C，ブレチロールA〜C，ブレストリアレンA〜C)等．

■ **食経験**

花は蘭茶として利用．
偽球茎・鱗茎は白及と呼ばれ，消炎，解毒に用いる．白及4gを含む人参，黄芪，五味子，紫苑，甘草等漢方を煎じて温服．肺結核症，喀血には1日量3〜10gを煎じて3回に分け服用．消化器疾患，吐血，慢性胃炎に応用．外用の挫傷にはすり下ろし冷湿布．また，すり下ろし，キハダの粉，酢を練り混ぜると効果がある．吸出しにはすり下ろし，1/10〜1/5量のすり下ろしたひね白及を混ぜ貼付(1日1〜2回)．かぶれ，やけど，ひび，あかぎれ，止血，腫れの治療には粉末をゴマ油で練り患部に塗布．白及の成分には抗菌活性，皮膚・粘膜保護作用あり，その治療，漂白効果を皮膚用クリーム，ローションに利用．

シリ
棘梨
chinquapin rose

■解　説

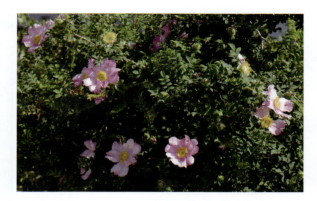

食薬区分(非医)リストより

名　　　称	●シリ
他　名　等	●イザヨイバラ
部　位　等	●果実
備　　　考	●ー

基 原 植 物●イザヨイバラ　*Rosa roxburghii* Tratt.
　　　　　　　（バラ科：Rosaceae）

形　　　　態●落葉低木．葉は3〜7対の小葉からなる奇数羽状複葉．葉の茎部に対をなす棘がある．小葉は楕円形で先は尖り，基部は円形．縁に鋸歯がある．初夏，枝先に直径5cm程の紅紫色花を開く．花は八重で花弁数が多く，紅色に咲き，庭園に植え込まれる．

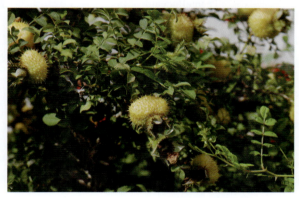

学名の来歴●*Rosa*：バラ科バラ属を指す；*roxburghii*：イギリスの植物学者W. Roxburghに因む．

産　　　地●中国中部，南部の原産．

主要成分等●タンニン（ロクスビンA，B），トリテルペン（ロキスブル酸，カジイチゴシドF_1）等．

注　　　　●シリはイザヨイバラの果実を乾燥させたものの生薬名である．

■食経験

食用の記録は見当たらない．日本には中国から導入され分布．
一般的に*Rosa*（バラ属）の近縁種は花弁をジャム，アルコール飲料等に，若葉は野菜として調理利用．

シロキクラゲ
白木耳
snow fungus

■解　説

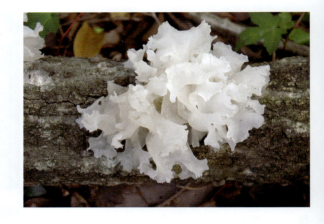

食薬区分(非医)リストより

名　　　　称●	シロキクラゲ
他　名　等●	ハクボクジ
部　位　等●	子実体
備　　　考●	―

基 原 植 物●シロキクラゲ　*Tremella fuciformis* Berk.（シロキクラゲ科：Tremellaceae）

形　　　態●子実体は花弁状，発達して不規則な鶏冠状裂片の集合体になる．かたいゼラチン質から軟骨質で，純白色，乾くとかたい軟骨質で，縮む．担子胞子は酵母状出芽をするので，純粋培養は白色酵母状になる．

学名の来歴●*Tremella*：ラテン語の tremere（震える）に由来；*fuciformis*：fusus（紡錘形）＋orma（形）．

産　　　地●中国．

主要成分等●ステロイド（エルゴステロール，エルゴスタ-5,7-ジエン-3-オール，エルゴスタ-7-エン-3-オール），脂肪酸（ウンデカン酸，ラウリン酸，ミリスチン酸，パルミチン酸）等．

■食経験

中国では漢代の「神農本草経」(220頃)中品に不老長生の効果があるとしている．現在，中国では「白木耳」，「銀耳」と呼ばれ高級な中華料理の材料として珍重されている．
薬用としては，慢性気管支炎，鎮咳，去痰に効果がある．わずかに香りがある．

シロコヤマモモ

wax myrtle

■解 説

食薬区分(非医)リストより

名　　　称● シロコヤマモモ
他　名　等● ―
部　位　等● 樹皮
備　　　考● ―

基 原 植 物● シロコヤマモモ　*Myrica cerifera* Linne（ヤマモモ科：Myricaceae）

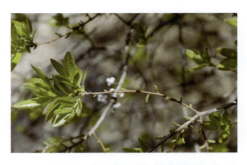

形　　　態● 樹高10～14mの常緑高木．葉は卵状楕円形で，長さ2～10.5cm，幅0.4～3.3cm，黄色の油点があり，葉を揉むと芳香がある．雌雄異株．雄花は雄しべを3～4本，雌株は果実をつける．果実は球形で，長さ2～3.5cm，外面に蝋質，種子は無胚乳である．

学名の来歴● *Myrica*：ギリシャ語のmyrike（ギョリュウまたは芳香性のある低木）に由来；*cerifera*：ラテン語で「蝋を持った」．

産　　　地● 北米南東部原産，アジア，ヨーロッパに分布．

主要成分等● トリテルペン（ミリセリン酸A～D，ミリカ酸）等．

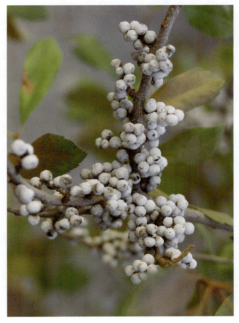

■食経験

果実は香りがあり生食，ワイン醸造，ジャム，保存食品，葉はスープ，魚，肉料理の香味料に利用．また，発酵させ芳醇な茶葉に利用．
薬用では根皮に嘔吐作用，解熱作用，殺寄生虫作用があり，収れん剤，強壮剤，潰瘍治療，慢性胃炎，下痢，赤痢，黄疸，発熱等に利用．樹液を含む部位からの抽出物は関節炎の痛みに効能がある．果実は蝋の原料．

シンキンソウ
伸筋草
clubmoss

■ 解　説

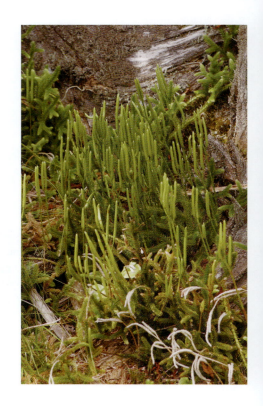

食薬区分(非医)リストより

名　　　称● シンキンソウ
他　名　等● ヒカゲノカズラ
部　位　等● 全草
備　　　考● 一

基 原 植 物● ヒカゲノカズラ　*Lycopodium clavatum* Linne
　　　　　　（ヒカゲノカズラ科：Lycopodiaceae）

形　　　態● 多年生草本．茎は匍匐茎となって二叉分枝しながら地表を這う．匍匐茎に根がある．表面に線形の葉が密につく．葉は開出．茎の所々から垂直に高さ5～15cmの胞子茎を出す．その先端に胞子嚢穂をつける．胞子嚢穂は長さ2～10cm，円柱形．鱗片状の胞子葉が密生し，内部に胞子がある．

学名の来歴● *Lycopodium*：lycos（狼）＋podium（足），細葉を密生している様が狼の足に似ている；
　　　　　　clavatum：根棒状の，胞子嚢穂の形に由来．

産　　　地● ヨーロッパ，北米，アジア，日本，北半球温帯暖帯に分布．

主要成分等● アルカロイド（リコポジン，ファルベリフォルミン，ファウセチン，ファウセツチミン，リコポクラバミンA，B，リコジン，リコドリン，リコクラビン），トリテルペン（リクラニチン，リコクラニノール，リコクラバノール，リコクラバニン）等．

注　　　　● シンキンソウはヒカゲノカズラの生薬名である．
　　　　　　アルカロイドを含有する．

■ 食経験

食用の記録は見当たらない．
胞子（石松子）を散布剤，丸薬の衣に利用．止血，緩下，鎮痙薬として用いられる．全草は関節痛，打ち身，水腫に用いる．

シントククスノキ

sintok

■ 解　説

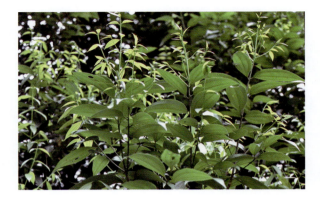

食薬区分(非医)リストより

名　　称	● シントククスノキ
他 名 等	● ―
部 位 等	● 樹皮
備　　考	● ―

基 原 植 物 ● シントククスノキ　*Cinnamomum sintoc* Blume（クスノキ科：Lauraceae）

形　　　態 ● 樹高30mの常緑高木，樹皮は平滑，葉は広披針形，長さ7～22cm，幅2.5～8cm，葉脈は3本，葉は灰緑色で，軟毛が密生する．花序は総状で長さ10～15cm．果実は卵形で，長さ1.8cm，幅0.8cm．

学名の来歴 ● *Cinnamomum*：cinein（巻曲する）＋amomos（最上の香料）；*sintoc*：インドネシアの植物名に由来．

産　　　地 ● タイ，マレーシア，インドネシア．

主要成分等 ● モノテルペン（p-シメン，リナロールオキシド，テルピネン-4-オール，α-テルピネオール），セスキテルペン（β-エレメン，α-フムレン，α-カジネン，カラメネン，ゲルマクレンD），フェニルプロパノイト（サフロール，メチルシンナメート）等．

■ **食経験**

樹皮をスパイスとして利用．
樹皮を解毒，下痢，駆虫，潰瘍に用いる．

スイートオレンジ

sweet orange

■解　説

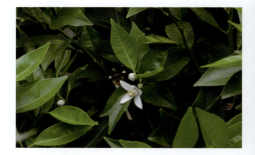

食薬区分(非医)リストより

名　　　称● スイートオレンジ
他　名　等● ―
部　位　等● 果皮
備　　　考● ―

「オレンジ」を参照

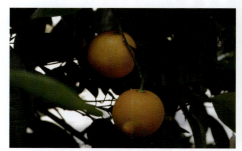

アマダイダイ

ズイカク
蕤核
hedge prinsepia

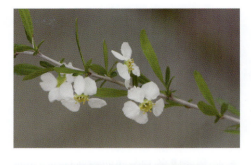

■ 解　説

食薬区分(非医)リストより

名　　称 ● ズイカク
他 名 等 ● ―
部 位 等 ● 成熟果核
備　　考 ● ―

基原植物 ● ヘンカクボク　*Prinsepia uniflora* Batal.（バラ科：Rosaceae）

形　　態 ● 高さ1〜2mの落葉潅木．茎は灰褐色，棘がある．葉は広披針形，長さ2.5〜5cm，幅0.7cm，辺縁は全縁または鋸歯がある．花は単生，直径1.5cm，花弁は白色で5枚，開花直後は平らで数日後，後ろへ反り返る．雄しべは10本，雌しべ1本．果実は球形で，直径1〜1.5cm，暗紫紅色．種子は卵形で扁平．

学名の来歴 ● *Prinsepia*：19世紀の植物学者Macaire Prinsepに因む；*uniflora*：uni（1つ）＋flora（花）．

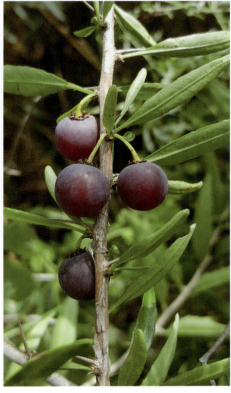

産　　地 ● ヒマラヤから中国の南西部．

主要成分等 ● アルカロイド（5-［(α-D-ガラクトピラノシルオキシ)メチル］-1H-ピロール-2-カルボアルデヒド，6-［(α-D-ガラクトピラノシルオキシ)メチル］-3-ピリジノール），セスキテルペン（β-カリオフィレン，α-フェランデロール，スパチュレノール）等．

注　　 ● ズイカクはヘンカクボクの果核の生薬名である．アルカロイドを含有する．

■ 食経験

果実は食用．
成熟核果（蕤核）を眼病の要薬，鼻血，不眠に用いる．蕤核4〜8gを煎じて服用．外用には油を除き，練って膏を点眼に，または煎液で洗う．眼病，目のかすみには当帰，甘草，防風各1.5g，黄連15gを煎じ，皮と棘を除き泥状に練った蕤核1.5gを入れて煮詰め，蜜を入れて煮る．1日5〜7回点眼．肝腎の両虚による者は使用を避ける．

スイバ
酸模
common sorrel

■ 解　説

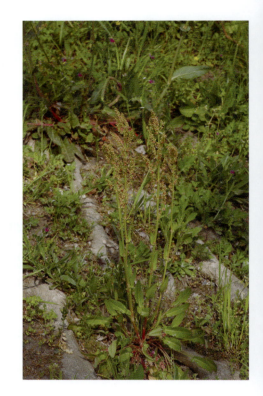

食薬区分（非医）リストより

名　　称	● スイバ
他　名　等	● ヒメスイバ
部　位　等	● 茎・葉
備　　考	● －

基 原 植 物 ● スイバ　*Rumex acetosa* Linne（タデ科：Polygonaceae）

形　　　態 ● 草丈30〜80cmの多年生草本．葉の長さ約10cm．雌雄異株．葉は広披針形，噛むと酸味がある．花序は円錐形，長さ10〜30cm，数百個の小花が咲く．痩果は楕円形，長さ2mm，黒褐色，光沢がある．

学名の来歴 ● *Rumex*：ラテン古名の「槍」で，スイバの葉形をそれにたとえたといわれている；*acetosa*：ラテン語のacetosus（酸味がある）に由来．

産　　　地 ● ヨーロッパ原産，北半球の温帯に広く分布．

主要成分等 ● タンニン（パラメリタンニンA，シンナムタンニンA_1，B_1，D_1，アレカタンニンA_1），アンスラキノン誘導体（アロエエモジンアセテート），フラボン（2″-*O*-アセチルイソオリエンチン，2″,6″-ジ-*O*-アセチルオリエンチン，2″,6″-ジ-*O*-アセチルイソオリエンチン）等．

■ 食経験

日本へはヨーロッパより伝播され野生化．若芽，若葉，若茎はスカンポと称し，野菜，サラダとして生食，ソースの材料，浸し物，和え物，塩漬け，煮物，汁の具材等．根は茹でてさらし食用，乾燥し粉末にして麺類に利用．大量に食べると下痢，嘔吐等中毒を起こす．

薬用には全草，地下茎を用いるが，副作用があるため1年間は空気にさらしてから使用．緩下剤に乾燥品を，水虫，田虫，銭田虫には酢に漬けてから生汁を塗付．生根を突き砕いた汁を疥癬等の皮膚病，腫れ物に塗布．健胃薬には花10gを煎じて服用．風邪の予防，美容には葉の粉末1回0.1〜0.2gを服用．ヨーロッパでは浸出液をミョウバンで媒染し，毛織物の黄色染料，乾燥地下茎は淡紅色の染料をとる．

スカルキャップ

blue skullcap

■解 説

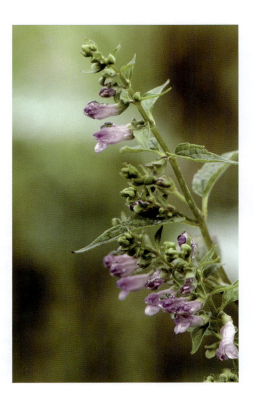

食薬区分（非医）リストより

名　　　　称●	スカルキャップ
他　名　等●	―
部　位　等●	根以外
備　　　　考●	根は「医」

基 原 植 物● *Scutellaria lateriflora* Linne（シソ科：Labiatae）

形　　　　態● 草丈60〜80cmの多年生草本．葉は対生，卵形，披針形，長さ8cm，幅5cm，辺縁に鋸歯がある．総状花序が茎の先端及び葉腋につく．花冠は青色，長さ8mmの唇花を開く．果実は4室に分かれ，1個の種子がある．

学名の来歴● *Scutellaria*：scuta（深皿の縮小形），がくの形に由来；*lateriflora*：ラテン語でlateri（片側に偏った）＋flora（花），花冠が片側に突き出していることから．

産　　　　地● 北米原産．温帯で広く栽培．

主要成分等● クマリン誘導体（スクテフロリンA，B），ジテルペン（スクテラテンA〜C），フラボン（ラテリフロリン，ジヒドロバイカリン，イユニコシド）等．

■食経験

食用の記録は見当たらない．
強壮，鎮痙作用，収れん作用があり，神経鎮静剤としてヒステリー，リケッチア症に使用．近縁種のコガネバナ *S. baicalensis* の若葉は茹でて食用．全草は乾燥させ茶の代用．

スギナ

field horsetail

■解　説

食薬区分(非医)リストより

名　　　　称● スギナ
他　名　等● ツクシ／モンケイ
部　位　等● 栄養茎・胞子茎
備　　　　考● ―

基原植物● スギナ　*Equisetum arvense* Linne（トクサ科：Equisetaceae）

形　　　　態●【スギナ】草丈30〜40cmの多年生草本．地下茎が長く伸び，節から地上茎を伸ばす．茎は円柱状，中空で8〜10個の節を持ち，縦に隆起した線が走る．節で輪生状に多数分枝する．葉は小さく退化し，節に鞘状につく．
【ツクシ】春，スギナの発芽に先立ち，胞子茎（ツクシ）が伸びる．高さ10〜25cm，淡褐色のやわらかい円柱形で，節を持つ．節には退化した葉が，鞘状につく．茎頂に長楕円形の胞子穂をつけ，小さな六角形の胞子葉を密生し，胞子嚢を内蔵．熟すと多くの胞子を排出．

学名の来歴● *Equisetum*：equus（馬）＋ saeta（棘毛）；*arvense*：arvensis（原野性の）より．

産　　　　地● 北半球の温帯に分布．

主要成分等● フラボン（6-クロロ-4′,5,7-トリヒドロキシフラボン，グルコゲンカニン，プロトゲンカニン），アルカロイド（パルストリン），ピロン誘導体（エクイセタムピロン，3′-デオキシエクイセタムピロン，4′-O-メチルエクイセタムピロン）等．

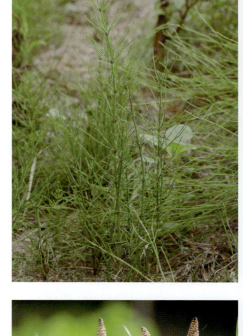

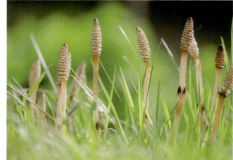

©iredding01-Fotolia

■食経験

春先に地上に伸びる胞子茎（土筆）を食用に供す．促成栽培も行われる．通常茹でてアク抜きをした後，煮て調味または酢醤油等で食べる．「料理物語」(1643)に土筆汁献立の記載．
サポニンを含み去痰，利尿，鎮咳に有効．

スグリ

■解 説

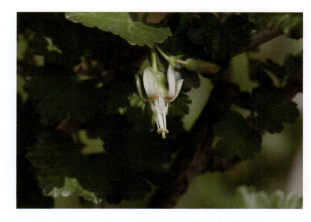

食薬区分(非医)リストより
名　　　称●スグリ
他　名　等●ー
部　位　等●実
備　　　考●ー

基原植物●スグリ　*Ribes sinanense* F. Maek.
　　　　　　（ユキノシタ科：Saxifragaceae）

形　　　態●高さ1～2mの落葉低木．枝には節部に1～3分岐する太い棘がある．茎の表目に細い針があり無毛．葉はほぼ円形，3～5裂，直径2～3.5cm，基部はやや心脚する．花梗は細く，1～2個の鐘状の花をつける．花弁は帯紅色，液果は赤色，球形または楕円形，長さ1～2cm．

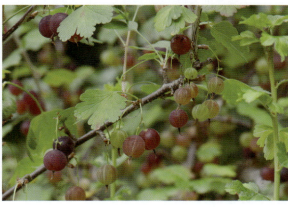

学名の来歴●*Ribes*：デンマーク語のribs（スグリ）から；*sinanense*：「信濃」に由来．

産　　　地●日本原産．

主要成分等●ケンフェノール，ビタミンC，タンニン等．

■食経験

果実は生食，塩漬け，ジャム，ゼリーに利用．

ステビア

stevia

■ 解 説

食薬区分(非医)リストより

名　　　　称	● ステビア
他　名　等	● ―
部　位　等	● 葉
備　　　　考	● ―

基 原 植 物 ● ステビア　*Stevia rebaudiana* Bertoni（キク科：Compositae）

形　　　　態 ● 草丈約80cmになり，基部は少し木化する．葉は3〜5cmのやや先が尖った楕円形で対生．分枝し，枝先には秋になると白い頭花が多数開く．初冬まで開花が続く．種子は冠毛を有し，風に乗って散る．

学名の来歴 ● *Stevia*：スペインの植物学者P. J. Estevに因む；*rebaudiana*：科学者O. Rebaudiに因む．

産　　　　地 ● 南米原産．南米各地，中国，日本で栽培．

主要成分等 ● ジテルペン（ステビオール，ステビオシド，レバウディオシドA〜F，ステレビンA〜N）等．

■ 食経験

南米（パラグアイ，ブラジル）の先住民は，古くからステビアの葉を甘味料とした．中でも，パラグアイのガラニ族は，伝統的にマテ茶に使用してきた．初出は，1887年の，ヨーロッパからブラジルへ派遣されたステビア調査団による文献．近年はノンカロリー甘味料として急速に普及．甘味成分のステビオシドには砂糖の約150倍，レバウディオシドには砂糖の300〜350倍の甘味がある．日本は1970年に導入．

ステビアの葉は非常に甘く，生葉や乾燥葉をハーブティー，または他のお茶の甘味として使用．日本では，1980年代初期から，乾燥葉がハーブティーの甘味料に，葉粉末や抽出物が家庭用の甘味料として使用されるようになった．料理に使用しても味や香りを損なうことはない．加熱や酸に対する高い安定性と，甘味がショ糖に似ているため，醤油，みそ，漬物，魚介類の干物，ソフトドリンク，ケーキ，デザート等食品工業分野でも幅広く使用される．ノンカロリー甘味料として肥満治療食や糖尿病食に使用．

ブラジルでは健胃剤や傷薬とする．パラグアイでは，伝統的に，糖尿病治療薬，避妊薬として用いる．

ストローブ

eastern white pine

■解 説

食薬区分(非医)リストより

名　　　称● ストローブ
他 名 等● ストローブマツ
部 位 等● 全木
備　　　考● ―

基 原 植 物● ストローブマツ　*Pinus strobus* Linne（マツ科：Pinaceae）

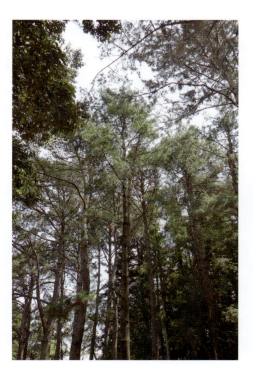

形　　　態● 樹高30～60mの常緑針葉樹．樹形は円錐形．葉は針葉で細長く，光沢があり白みを帯びた青緑色，5本が一組になる五葉松．落葉性の莢に包まれている．葉はやわらかく，青みがかった緑色をしており，長さは5～13cmである．球果は長さ10～15cmで楕円形，赤茶色．種子は長さ5mm，15～20mmの細長い翼を持つ．

学名の来歴● *Pinus*：ラテン古名picnis（ピッチ）に由来，滲出する樹脂を指す；*strobus*：ラテン語の「松かさ」より．

産　　　地● 北米東部原産，ヨーロッパ全般に分布．

主要成分等● ジテルペン（アベオアレチコパール酸，アスペルギルセンA，スクラレオリン酸，ストロボール，ストロバール，ストロビン酸）等．

■食経験

樹皮を北米先住民は食用，咳止めシロップの素材にする．新芽を茹でてシロップ漬けしてキャンディーに加工．新鮮な棘の部分は発酵させ栄養豊富な芳香茶葉に利用．かたい雄花コーンは茹でて肉とシチューの具材に利用．
薬用では，樹皮に去痰（咳止めシロップに利用），鎮痛，利尿作用があり，咳，風邪，充血用の薬として用いる．怪我，ただれ，膿瘍，できもの，リウマチ，打撲，ひょう疽炎症に湿布等外用．

スピルリナ

spirulinaceae

■ 解　説

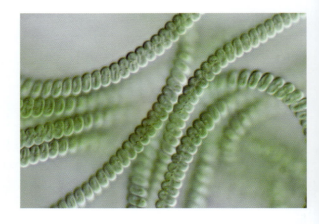

食薬区分(非医)リストより

名　　　称● スピルリナ
他　名　等● ―
部　位　等● 全藻
備　　　考● ―

基 原 植 物● *Spirulina* P. J. F. Turp. ex M. Gomont（スピルリナ属）（藍色植物門，スピルリナ目，スピルリナ科：Spirulinaceae）

形　　　態● 藻体は，単細胞列のトリコームからなる糸状体で，明瞭な粘質鞘を欠く．規則的に螺旋状にねじれ，全長にわたりほぼ同じ直径で，細胞間の隔壁は不明瞭．異質細胞やアキネートは持たない．浮遊性．

学名の来歴● *Spirulina*：ラテン語の「ねじれた」より．

産　　　地● 広く世界に分布．

主要成分等● ステロイド（スチグマスタ-7-エン-3-オール），プテリジノン誘導体（2-アミノ6-（1,2-ジヒドロキシプロピル）-4（1*H*）-プテリジノン 2'-O-α-D-グルコピラノシド，2-アミノ 6-（1,2-ジヒドロキシプロピル）-4（1*H*）-プテリジノン 2'-O-β-D-リボフラノシド），レチノイン酸等．

■ 食経験

アフリカのチャド湖の北に点在する炭酸ナトリウムを高濃度に含む小さい湖に大量に産出し，その地域の住民は乾燥したものをケーキとして食用．またメキシコ，中南米地域のアルカリ性の強い淡水湖にも生育例があるという．栄養補助食品の素材フィコシアニンの原料．飼料に配合．藻体乾燥重量の45～49％のタンパク質を含み，光合成の生産性も高い．さらに藻体の細胞膜が，クロレラ等の淡水藻に比べて薄いので，将来の食料資源として注目されている．

スペアミント

spearmint

■解 説

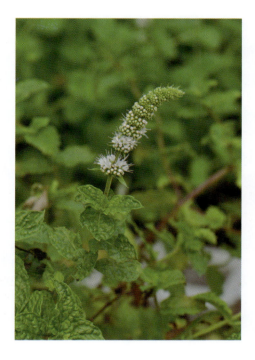

食薬区分(非医)リストより

名　　　　称	● スペアミント
他 名 等	● オランダハッカ／ミドリハッカ
部 位 等	● 全草
備　　　　考	● ―

基 原 植 物 ● スペアミント　　*Mentha spicata* Linne var. *crispa* Benth.（シソ科：Labiatae）

形　　　　態 ● 草丈30～60cmの多年生草本．茎は方形で直立し，細毛を密生する．葉は対生で無柄，鮮やかな緑色．葉身は卵形から長楕円形で，先が尖り3～7cmで，縁には不規則な鋸歯が続く．夏から秋にかけて，淡紫色の小さな唇状の花を多数輪生．

学名の来歴 ● *Mentha*：「ハッカ」のラテン名；*spicata*：穂状の；*crispa*：縮れた．

産　　　　地 ● 中央ヨーロッパ原産，北米，ヨーロッパ各地で栽培．

主要成分等 ● モノテルペン（カルボン，リモネン，フェランドレン，スピカトシドA，B，*p*-メンタ-8-エン-2-オン），リグナン（スピカトリグナンA，B）等．

■食経験

葉は香辛料，香料．ミント類を利用した歴史は古い．ギザの大ピラミッドの建設では，労働者の食事にミントを使用．聖書の「出エジプト記」には神への捧げものとして登場．ディオスコリデスの「薬物誌」(AD100頃)やプリニウスの「博物誌」(AD100頃)は薬効や香料としての用途を記載．ミントはローマ兵によって帝国全土に広がり，9世紀にはヨーロッパ中の修道院で栽培．日本には幕末にオランダ船により渡来．
スペアミントの香りの主成分はカルボン．精油はカルボンを55～70％含有．メントールを主成分とするペパーミントと比べると，清涼感は弱く，青臭さがあり，日本ではあまり好まれていない．
欧米ではスペアミントが好まれる．生のままか乾燥した葉を肉，特にラム料理，魚料理，ソース，野菜の煮込みに使用．トルコではスープ，ヨーグルト和え，サラダに加える．ミントは菓子類に多用．紅茶に入れてミントティー．精油はキャンディー，チューインガム，ゼリー，アイスクリーム，チョコレート，カクテル等の香料．葉及び精油は消毒，局所麻酔，けいれん，下痢，風邪，頭痛，鼻腔・咽頭炎，歯痛に使用．精油は歯磨き剤，口腔洗浄剤，男性用コロン，石鹸，タバコの香料．

スマ

Brazilian ginseng

■ 解　説

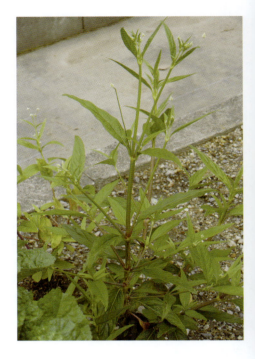

食薬区分(非医)リストより

名　　　　称●	スマ
他　名　等●	パフィア／ブラジルニンジン
部　位　等●	根
備　　　　考●	―

基原植物● ブラジルニンジン　*Pfaffia iresinoides* Spreng.
　　　　　　（ヒユ科：Amaranthaceae）

形　　　態● 草丈40～50cmの多年生草本．潅木状に地面を這い，地下に大きな根を持つ．葉は対生し楕円形で先端が尖り，内側に湾曲する．葉腋から円錐花序を伸ばし，淡黄色の花を多数開く．

学名の来歴● *Pfaffia*：ブラジルの土名から；*iresinoides*：iris（ギリシャ神話の虹）＋oides（～のような）．

産　　　地● ブラジル，パラグアイ，エクアドル，ペルー等，南米大陸に広く自生．

主要成分等● エクジソン（エクジステロン，ピテロステロン，エクジステロン-25-O-β-D-グルコピラノシド，ポリポジンB，ポドエクジソンB-25-O-β-D-グルコピラノシド）等．

注　　　　● スマはブラジルニンジンの根の生薬名である．

■ 食経験

食用の記録は見当たらない．
根を強壮剤とする．南米先住民は，パラタダ（すべてに使える）と呼んで，滋養強壮，若返り，鎮痛，関節炎，糖尿病等に使用してきた．根の形からブラジル人参とも呼ばれる．スマは，エクジステロン，ピテロステロン，チクセツサポニン等を含有．エクジステロンには，ホルモンバランス調整作用，筋肉増強作用があると考えられている．サポニンには免疫賦活作用，抗酸化作用，抗腫瘍作用がある．アルコール抽出エキスを製造用材とする．強壮剤として1日量0.2～6gを煎じて服用．根の搾り汁を痔疾，下痢，腸の洗浄に用いる．
近縁種には，*P. glomerata*, *P. jubata*, *P. paniculata*, *P. pulverulenta* 等があり，いずれも強壮剤とする．

スマック

staghorn sumac

■解 説

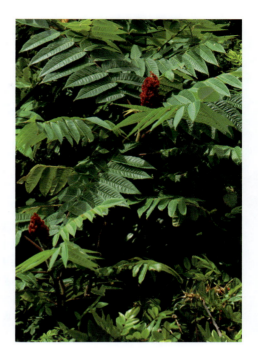

食薬区分(非医)リストより

名　　　称●	スマック
他　名　等●	ジビジビ
部　位　等●	果実
備　　　考●	—

基 原 植 物● *Rhus typhina* Linne（ウルシ科：Anacardiaceae）

形　　　　態●樹高約5mの落葉潅木．葉は互生，羽状複葉，長さ25〜55cm，小葉は9〜31個で長さ6〜10cm．葉柄と茎は淡褐色の毛が密生している．雌雄異株．雌の花序は総状で，オスの鹿の角状で，長さ10〜20cm，基部の幅4〜6cm．毛は密生し，ベルベット状になる．果実は小さい赤色の石果，核果は三角形状で，赤熟する．

学名の来歴●*Rhus*：ギリシャの古名rhous（ウルシ）をラテン語化したもの；*typhina*：ラテン語のTyphoeus（ギリシャ神話に登場する神）に由来．

産　　　地●北米．

主要成分等●トリテルペン（3,25-エポキシ-3,20-ルパンジオール），1,5-ジカフェオイルキナ酸等．

注　　　　●食薬区分(非医)リストにあるジビジビは，本種とは別種である．

■食経験

北米先住民が果実を，レモネードに似た飲料に利用．苦味のフレーバーとして肉料理に利用．

スミレ
菫
Manchurian violet

■ 解　説

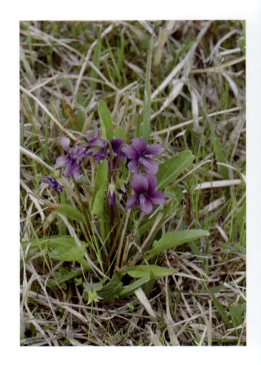

食薬区分(非医)リストより

名　　　称●	スミレ
他　名　等●	―
部　位　等●	花
備　　　考●	―

基原植物●スミレ　*Viola mandshurica* W. Becker（スミレ科：Violaceae）

形　　　態●多年生草本．根茎は短い．葉は根生で，地上茎はない．葉は三角状披針形または長楕円状披針形，基部は截形または広楔形，鈍頭，質はやや厚く，緑色，長さ3〜8cm，幅1〜2.5cm，夏季の葉は広卵形になるものもある．葉柄は長さ3〜15cm，上部に翼がある．花梗は高さ5〜20cm．花は濃紫色．がく片は針形，長さ5〜8mm，付属体は半円形．花弁は長さ12〜17mm，側弁は有毛，距は短円柱形，長さ5〜7mm．

学名の来歴●*Viola*：ラテン語のviola（本植物の古名）による；*mandshurica*：中国北東部の満州に因む．

産　　　地●日本，中国，朝鮮半島，ロシア東部．

主要成分等●9-ヒドロキシ-α-トコフェロン等．

■ 食経験

葉は下茹でし和え物，漬物，汁の具材に利用，根，若茎も下茹でし食用．
全草（紫花地丁）は各種の腫れ物に用いられる．生の全草を塩で揉み，患部に貼付．また，全草を日干しし，煎じて服用．

スリムアマランス

slim amaranth

■ **解　説**

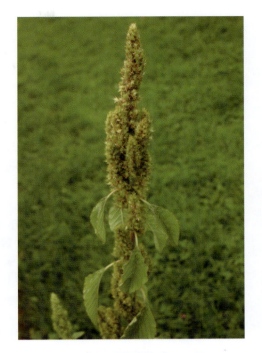

食薬区分(非医)リストより

名　　　称	スリムアマランス
他　名　等	アマランサス・ハイブリダス
部　位　等	種子
備　　　考	―

基 原 植 物 ● ホナガアオゲイトウ　*Amaranthus hybridus* Linne
（ヒユ科：Amaranthaceae）

形　　　態 ● 草丈2.5mの一年生草本．茎は無毛で緑色である．葉は長さ4〜8cmの菱状卵形で，長い顕著な葉柄があり，互生し，葉の先はわずかに凹む．茎の上部の葉腋から，細長い穂状花序を出し，はじめ花穂は緑色で，後に淡褐色となる．

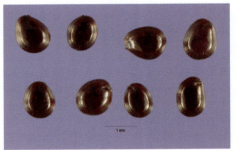

学名の来歴 ● *Amaranthus*：amaramthos（しぼまない），がくと小包葉が乾燥してもしぼまないことから，一説には，乾燥に耐えるためともいう；*hybridus*：雑種の．

産　　　地 ● 熱帯アメリカ原産，日本では宮城県以南から九州で広く栽培．

主要成分等 ● 長鎖アルキル誘導体（1-デカノイル1,8-ノナデカンジオール，オクタデセノイル-1-ペンタデコサノール，9,12-オクタデカジエノイル-1-トリコサノール）等．

注　　　　 ● スリムアマランスはホナガアオゲイトウの英名である．

■ **食経験**

北米の先住民は伝統的に葉や若芽を香味野菜，煮野菜として用い，乾燥して冬季用の保存食とした．種子は食用とされ，焙って加熱調理し，団子，粥，スープに利用．花もまたスープ等の具材で食す．
薬用では胃腸薬として煎服，葉には収れん性があり，皮膚病，月経過多の緩和に処方．

基原植物事典　395

ズルカマラ

bittersweet nightshade

■解　説

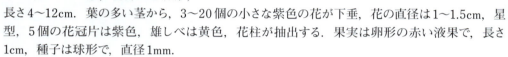

食薬区分(非医)リストより
名　　　称●ズルカマラ
他　名　等●－
部　位　等●茎
備　　　考●－

基 原 植 物●*Solanum dulcamara* Linne（ナス科：Solanaceae）

形　　　態●高さ1～2mの蔓性半木質多年生草本．葉はヤジリ形，基部は心臓形，長さ4～12cm．葉の多い茎から，3～20個の小さな紫色の花が下垂，花の直径は1～1.5cm，星型，5個の花冠片は紫色，雄しべは黄色，花柱が抽出する．果実は卵形の赤い液果で，長さ1cm，種子は球形で，直径1mm．

学名の来歴●*Solanum*：この属の植物に鎮痛作用を持つものがあるので，solamen（安静）からついた名ともいう；*dulcamara*：ラテン語のdulcis（甘味のある）＋amarus（苦味），甘いが後に苦くなることから．

産　　　地●アジア原産，北米，ヨーロッパ，北アフリカに分布．

主要成分等●ステロイドアルカロイド（ソラズルシンA，B，α-ソラズルシン，β-ソラズルシン，α-ソラマリン，β-ソラマリン，γ-ソラマリン，δ-ソラマリン），ステロイドサポニン（ソラヤモノシドA，C，ソラズルコシドA，B）等．

注　　　　●アルカロイドを含有する．

■食経験

植物体は有毒であり生食は危険．
薬用には茎をズルカマラ枝と称し，浄血，利尿，鎮静，発汗，催眠剤に利用．ヨーロッパでは慢性皮膚病，喘息，気管支カタルに用いた．
変種の*S. dulcamara* var. *lyratum*は日本全域，朝鮮半島，中国，台湾，インドネシアに分布し，若芽は下茹でして食用．

セイセンリュウ
青銭柳
wheel wingnut

■ 解説

食薬区分(非医)リストより

名　　称	● セイセンリュウ
他　名　等	● ―
部　位　等	● 葉
備　　考	● ―

基原植物 ● *Cyclocarya paliurus* (Batal.) Iljinsk.（クルミ科：Juglandaceae）

形　　態 ● 樹高30mの落葉高木．雌雄異株．葉は羽状複葉，長さ20～25cm，小葉は5～11個．頂小葉は長さ5～14cm，幅2～6cm．雄株の花序は尾状にならずかたまる．雌株の花序は尾状で，長さ25～30cm．果実は球形で，数個の翼があり，直径2.5～6cm．

学名の来歴 ● *Cyclocarya*：ギリシャ語のcyklos（円形）＋caryaまたはkaryon（クルミ）に由来；*paliurus*：ギリシャ語のpaliouros（利尿）の意味で，これをラテン語化したもの．

産　　地 ● 中国南部．

主要成分等 ● トリテルペンサポニン（シクロカリオシドA～H，シクロカリオシドⅠ～Ⅲ）等．

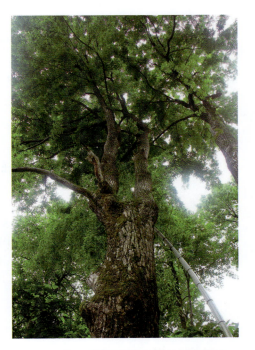

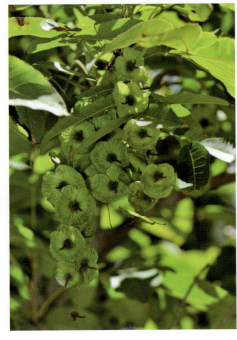

■ 食経験

中国では茶として利用．
葉に収れん作用があり，血糖低下，脂質低下に用いられ，葉にはトリテルペノイド，配糖体が含まれる．また，α-グルコシダーゼ，グリコーゲン，ホスホリラーゼ，阻害活性がある．

セイタカカナビキソウ

sweet broomweed

■解　説

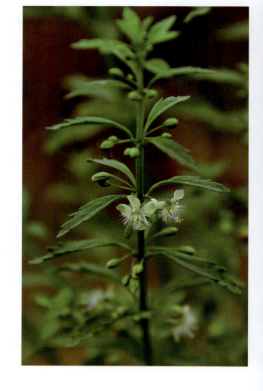

食薬区分(非医)リストより

名　　　称	● セイタカカナビキソウ
他　名　等	● ヤカンゾウ
部　位　等	● 全草
備　　　考	● －

基 原 植 物 ● *Scoparia dulcis* Linne et Benth.（ゴマノハグサ科：Scrophulariaceae）

形　　　態 ● 高さ20～80cmの一年生草本または低木．葉は対生または3輪生，菱形，楕円形または楕円披針形，葉縁には鋸歯がある．花は茎の先端に咲き，がく片は4個，花冠は白色．果実は球形で，内部に多くの種子を内蔵．

学名の来歴 ● *Scoparia*：箒状の；*dulcis*：ラテン語のdulce（甘い）より．

産　　　地 ● 中南米，世界の熱帯，亜熱帯地域に分布，また栽培．

主要成分等 ● ジテルペン（ズルシノール，ズルシジオール，イソズルシノール，ズルシノダール，スコパノラール，スコパリン酸A～C，スコパズルシン酸A～C）等．

■食経験

フィリピンでは茶葉の代用，茶に混ぜて飲料に利用，種子は水に浸け清涼飲料に利用．西インドの一部地域では，枝を井戸水に入れ爽快を味わう等の用途に利用．
薬用では風邪，鎮咳，また抗糖尿病物質，アメリンを含み中国では利尿剤に処方．ウシの牧草．

セイタカミロバラン

belleric myrobalan

■解 説

食薬区分(非医)リストより

名　　　称	●セイタカミロバラン
他 名 等	●―
部 位 等	●全草
備　　　考	●―

基 原 植 物 ●セイタカミロバラン　*Terminalia bellerica* Roxb.（シクンシ科：Combretaceae）

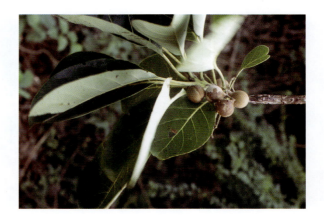

形　　　態 ●樹高20～50mの常緑高木．樹皮は灰色で，多数の縦割れがある．葉は互生し，薄い革質，広楕円形，楕円形から倒卵形，長さ4～20cm，幅2～11cm，葉脚は円形，先端は円形か鈍形，全縁，葉柄は長さ2～9cm．花は頂生で，穂状花序，長さ3～15cm，幅6～7mm，花の花盤は黄色で，花弁はなく，がく片は5枚で，反り返る．雄しべは10本，子房下位．果実は広楕円球形で，長さ2～3.5cm，5個の稜角がある．外果皮は薄く，内果皮は厚く，かたい．

学名の来歴 ●*Terminalia*：ラテン語のterminus（末端）に由来，葉が枝の端にまとまってつくことから；*bellerica*：W. Roxburghが*T. bellirica*を誤記し，*T. bellerica* (Gaertn.) Roxb.とした．サンスクリット語のvibhidakaに由来．

産　　　地 ●熱帯アジアに分布．

主要成分等 ●リグナン（アノリグナンB，テルミリグナン，タンニリグナン，ベレルコシド），トリテルペンサポニン（ベレリカシドA，B），トリテルペン（ベレリカゲンニンA，B，アジコゲニン，ベレリン酸，トメントシン酸）等．

注　　　　●食薬区分(非医)リストでは部位が全草となっているが，本植物は木本である．

■食経験

完熟果実は先住民が食用とする．糖果等のプレザーブを作る．種子も食用．樹皮は酒醸造に使用．果実にはタンニン，アンスラキノンが含まれ，収れん，強壮，緩下作用があり，主として消化器，呼吸器系の疾患に用いる．未熟果実は緩下剤．完熟果実は止瀉剤．咽頭痛，咳等上気道感染に使用．目の痛みに洗浄．インド伝統医療の強壮剤，トリファラの材料．果実は布や皮の黒色，黄色染料．
近縁種ミロバラン*T. chebula*は同じく東南アジアに分布．種子はハシバミに似た味で食用とする．食用油を搾る．果実は20～40%のタンニンを含有．タンニン原料とする．中国では下痢，血便等に用いる．

セイヒ
青皮
tangerine

■解　説

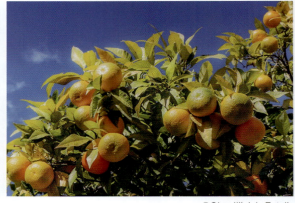
©Olga Iljinich-Fotolia

食薬区分(非医)リストより

名　　　　称	● セイヒ
他　名　等	● オオベニミカン
部　位　等	● 未熟果実
備　　　　考	● 一

基 原 植 物 ● オオベニミカン　*Citrus tangerina* Hort. ex Tanaka（ミカン科：Rutaceae）

形　　　　態 ● 高さ2mの常緑低木．葉は卵形で，互生．葉は葉脈が目立ち，全縁．花の色は白色または紅色．果実は球形で直径6～8cm，果皮は朱橙色，完熟すれば橙色，果肉を包む内皮はやわらかく種子が多い．果梗部が突き出て，果頂部が凹んでいる．

学名の来歴 ● *Citrus*：ギリシャ語名kitron（箱）に由来し，ラテン語で「レモンの木」の古名；*tangerina*：英語のtangerine（ミカン）より．

産　　　　地 ● インドのマドラス原産．中国，西日本，東南アジア，海南島，フィリピン，フロリダで栽培．

主要成分等 ● フラボン（ヘスペリジンナリンギン），アルカロイド（アクリマリンJ，N，ネオアクリマリンA，E，F），クマリン誘導体（ケールマリンD）等．

注　　　　　● セイヒはオオベニミカンの未熟果皮の生薬名である．

■食経験

日本では温度不足でオオベニミカンの生育が悪く，果汁の酸含量が多い．中国南部，台湾で良品が生育．果実は生食またはジュース等に利用．未熟果の皮を乾燥したものを青皮と呼ぶ．ただしウンシュウミカンやポンカン等の未熟果の乾燥果皮も青皮と呼ばれる．
青皮は，胃，腸を興奮させ血圧を上昇させる作用がある．成熟果の果皮同様に芳香性健胃，駆風，去痰，鎮咳剤として処方．

セイヨウアカネ

dyer's madder

■ 解　説

食薬区分(非医)リストより
名　　　称 ● セイヨウアカネ
他　名　等 ● ―
部　位　等 ● 根
備　　　考 ● ―

基 原 植 物 ● セイヨウアカネ　*Rubia tinctorum* Linne（アカネ科：Rubiaceae）

形　　　態 ● 茎の高さ50～80cmの蔓性多年生草本．短い棘を持ち，よく枝分かれする．葉は披針形で長さ3～5cm，対生するが，それぞれに托葉が2枚あり，6枚の葉が輪生するように見える．淡黄色の小花をつける．花の先端は5裂し，直径5mm，雄しべは5本．

学名の来歴 ● *Rubia*：ruber（赤）に由来するラテン名，根の色（いわゆるアカネ色）及びそれから採る染料に由来；*tinctorum*：染色用の，染料の．

産　　　地 ● ヨーロッパ原産，西アジア，地中海沿岸で栽培．

主要成分等 ● アンスラキノン誘導体（アリザリン，2-ベンジルキサントプルプリン，キニザリン-2-カルボン酸，2-ヒドロキシメチルキニザリン，ルビアジン，ルビアニン）等．

注　　　　 ● 動物実験でセイヨウアカネ色素に発ガン性が認められ，食品添加物（着色料）から削除されている．

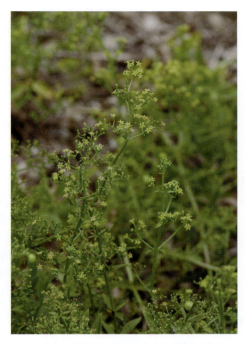

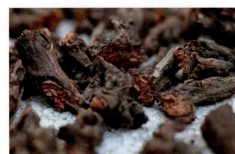

blickwinkel/Alamy Stock Photo

■ 食経験

食用の記録は見当たらない．
根は黄疸，無月経に有効，腎臓結石，膀胱結石，強壮，緩下薬として用いられる．根は古来，染料として利用．

セイヨウイラクサ

common nettle

■ 解　説

食薬区分(非医)リストより

名　　　称 ●	セイヨウイラクサ
他　名　等 ●	―
部　位　等 ●	全草
備　　　考 ●	―

基原植物 ● セイヨウイラクサ　*Urtica dioica* Linne（イラクサ科：Urticaceae）

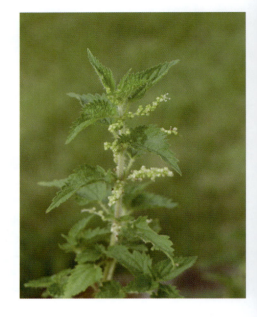

形　　態 ● 草丈1〜1.2mの落葉多年生草本．雌雄異株．托葉は癒合しない．葉は対生し濃緑色，長卵形で長さ2〜12cm，幅1.5〜5cm，基部は心臓形，先端は細く鋭形になる．花序は狭円錐形，雌花の花片は4個で，緑黄色である．葉と茎は棘毛に覆われている．

学名の来歴 ● *Urtica*：ラテン語古名のuro（燃やす，ちくちくする）に由来，棘毛に蟻酸があって，触れると激痛を起こすため；*dioica*：雌雄異株の．

産　　地 ● 西アジア，ヨーロッパ，北米，北半球地域に分布．

主要成分等 ● モノテルペン（2,10-ピナンジオール，9,10-ピナンジオール，2-ピネン-9,10-ジオール），ステロイド（スチグマスタン-3,6-ジオール），リグナン（セコイソラリシレジノール，ネオオリビル，ネオオリビル-4-*O*-β-D-グルコピラノシド）等．

注　　　 ● 地上部に触れると発赤し，強い痛みを感じる．

■ 食経験

若芽，葉は口当たりがよく栄養価の高い香味野菜，サラダとして生食，ピューレ，クリーム状にされスープ，パスタ料理，他の野菜や米と混ぜたプディング，チーズを包み香りづけに利用．ビール醸造，発酵飲料に利用．また葉の搾り汁，ハーブの煎液は植物性凝乳酵素として利用．茹でて食す．根，葉は乾燥葉・根はハーブティーに利用．救荒植物として利用．

薬用では，葉・根は抗アレルギー性，止血活性があり利尿，鎮痙剤等に処方．葉を利用した茶は血液清浄薬，利尿薬，収れん薬，貧血症，痛風，小腸疾患，リウマチ，血行不良，下痢，赤痢の症状に有効．エキスはシャンプー，スキンケア製品に利用．

セイヨウエビラハギ

melilot

■解　説

食薬区分(非医)リストより

名　　　　称	● セイヨウエビラハギ
他　名　等	● メリロート
部　位　等	● 全草
備　　　　考	● ―

基 原 植 物 ● セイヨウエビラハギ　*Melilotus officinalis* (Linne) Lam.（マメ科：Leguminosae）

形　　　　態 ● 草丈20〜120cmの二年生草本．茎は直立して分枝する．葉は3小葉からなり，小葉は長さ1.5〜3cmの狭長楕円形で，真ん中の小葉に小葉柄がある．7〜9月に，長い総状花序を伸ばし，黄色の花がつく．豆果に1個の種子を内蔵．

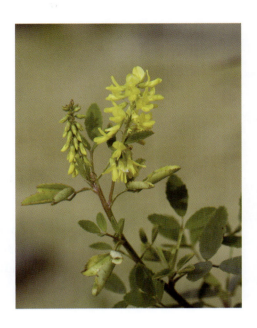

学名の来歴 ● *Melilotus*：meli(蜜)＋lotus(花)より，花が大量の蜜を出すことから；*officinalis*：薬用の．

産　　　　地 ● 日本全域．ユーラシア大陸温帯に広く分布し，アメリカ大陸の温帯地方に伝わった．

主要成分等 ● トリテルペンサポニン（ネリオトシドA〜C，メリロトスサポニンO_1，O_2）等．

■食経験

クマリンを含み甘い芳香がある．薬用，香辛料として古くから使用された．葉，種子，乾燥ハーブをプディング，ペストリー，マリネ，ウサギ肉のシチュー，グリエールチーズ，ウオッカ，リキュールに香りづけのために加える．根も一部では食用とする．若い芽はアスパラガス同様に調理．若い葉はサラダ．葉と莢は野菜として使用．豆はトンカ豆の代用．花は生食，または料理して食べる．花は蜜源．発酵するとデクマロールを生ずる．デクマロールには強い抗凝血性がある．新鮮なもの，よく乾燥したものを用いなければならない．過剰摂取は危険．
古代ギリシャから19世紀までの長い間，痔疾，静脈瘤に湿布薬として利用した．静脈炎，血栓，不眠，神経痛に服用．目の炎症，関節の腫れ，打撲，リウマチに外用．
乾燥ハーブはタバコ，嗅ぎタバコの香料．

セイヨウオオバコ

greater plantain

■ 解　説

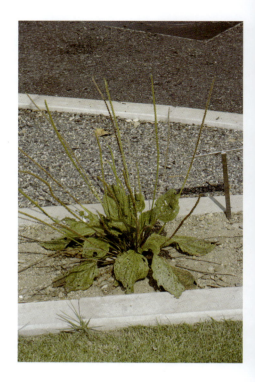

食薬区分(非医)リストより

名　　　称 ● セイヨウオオバコ
他　名　等 ● オニオオバコ
部　位　等 ● 全草
備　　　考 ● ―

基 原 植 物 ● *Plantago major* Linne（オオバコ科：Plantaginaceae）

形　　　態 ● 多年生草本．ロゼット葉をつける．葉は卵形，長さ5〜20cm，幅4〜9cmである．花は穂状花序で，長さ13〜15cm，花の色は緑褐色．雄しべは紫色．

学名の来歴 ● *Plantago*：ラテン語のplanta（足跡）より，大きなロゼット葉からついた；*major*：ラテン語で「巨大な，より大きい」．

産　　　地 ● ヨーロッパ，アジア北部から中央部，北半球地域に分布．

主要成分等 ● イリドイド（プランタマジョシド，プランタゴシド，プランタゴニン，アクテオシド，イソアクテオシド，マジョロシド），オリゴ糖（プランテオース，2-*O*-β-D-キシロシル-D-キシロース），フェノールカルボン酸（カフェー酸，没食子酸，クロロゲン酸），フラボン（ルチン，ケルセチン，ルテオリン）等

■ 食経験

若葉は食用，テキサス，北米東部で食される．繊維質な葉で，サラダ等生食には葉柄や茎等を除いた葉身を漂白して利用，ピューレ，香味野菜，油揚げして食用．乾燥葉は茶葉に代用．種子は日干しして挽いて食す．根も食用．
薬用ではインドネシアで葉・全草を赤痢，咳，できもの，傷，潰瘍，腹痛，腎臓・尿路結石，糖尿に処方．欧米ではヘラオオバコ*P. lanceolata*，*P. psyllium*を同様に用いる．

セイヨウオトギリソウ

St. John's wort

■解 説

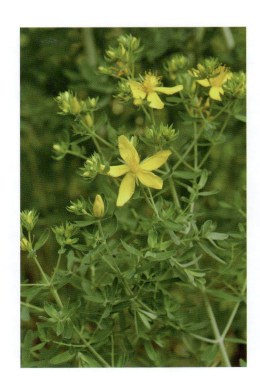

食薬区分(非医)リストより

名　　　　称●	セイヨウオトギリソウ
他　名　等●	セントジョンズワート／ヒペリクムソウ
部　位　等●	全草
備　　　　考●	―

基 原 植 物● セイヨウオトギリソウ　*Hypericum perforatum* Linne（オトギリソウ科：Hypericaceae）

形　　　態● 草丈30～60cmの多年生草本．葉は互生し，長楕円形で先端が尖り，葉身に透明な油点が散在，葉縁に黒い腺点．夏，枝先に5弁の黄色小花を多数開く．秋，小さなドーム状の果実を結び，黒い小さな種子を多数内蔵．

学名の来歴● *Hypericum*：hypo（下に）＋erice（草むら）；*perforatum*：穴のあいた．

産　　　地● ヨーロッパ各地に自生．

主要成分等● フロログルシノール誘導体（ピペルフォリン，ピペルフィリン，ピペルフィニン，アドピペルフォリン，フロピペルフォリン），アントラセン誘導体（ヒペリシン，イソプソイドヒペリシン，プソイドヒペリシン）等．

注　　　　● ヒペリシンには薬物相互作用がある．皮膚につけたまま日光に当たるとアレルギーを起こす．

■食経験

全草及び果実を茶とする．花はハチミツ酒を作るのに用いる．スカンジナビアでは薬草酒に入れる．抽出物はアルコール性飲料に使用．
全草，果実，花を薬用とする．中世ヨーロッパでは神経性疾患に用いられた．抗鬱，抗菌，止血，収れん，利尿作用があり，更年期障害，不安，緊張，神経痛に服用．やけど，打ち身，捻挫，切り傷に外用．含有成分ヒペリシンに抗鬱作用があり，現在は抽出物やハーブティーを軽い鬱病，不安神経症に対して使用．
聖ヨハネの祭りの薫料．花はオレンジ色染料．茎は赤色染料．

セイヨウキイチゴ

shrubby blackberry

■ 解　説

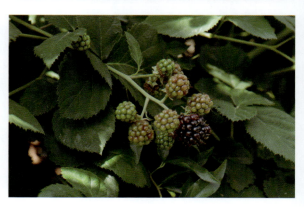

食薬区分(非医)リストより

名　　　称 ● セイヨウキイチゴ
他　名　等 ● セイヨウヤブイチゴ
部　位　等 ● 果実・葉
備　　　考 ● ―

基 原 植 物 ● セイヨウキイチゴ　*Rubus fruticosus* Linne（バラ科：Rosaceae）

形　　　態 ● 樹高1〜3mの落葉灌木．葉柄を持つ葉は卵形で，鋸歯を持ち互生．散房花序を伸ばし，夏に白色の5弁花を開く．秋に黒色の集合果を結ぶ．

学名の来歴 ● *Rubus*：ruber（赤）から；*fruticosus*：低木の．

産　　　地 ● 中東，パキスタン，ヨーロッパに分布．

主要成分等 ● タンニン（サンギインH$_6$，プロシアニジンB$_4$，B$_8$），トリテルペン（ウルソニン酸，ルビチン酸，ルビニン酸）等．

■ 食経験

果実は生食．ワインに醸造，ジャム，ジュース，パイの具材，酢，シロップ，ブラックベリーリキュール，菓子，色づけに利用．若葉は茶葉の代用（ユーラシア大陸で栽培）．若芽はオムレツ等の具材，オリーブ油やレモンジュースとともに食す．また，クローバーから採取する蜜に似た香りの蜜源．
薬用として葉の浸出液は肺疾患，出血，糖尿病に用い，下痢，赤痢に対し収れん剤に処方．葉の搾り汁は咳や呼吸器疾患に，根，樹皮の煎薬も同様の効能があり，百日咳や赤痢に処方．果実の粉末は便通を整える．

セイヨウキンミズヒキ

agrimony

■解 説

食薬区分(非医)リストより

名　　　　称●	セイヨウキンミズヒキ
他　名　等●	アグリモニー／アグリモニア
部　位　等●	全草
備　　　　考●	―

基 原 植 物● セイヨウキンミズヒキ　*Agrimonia eupatoria* Linne（バラ科：Rosaceae）

形　　　　態● 草丈1mに達する多年生草本．有柄の奇数羽状葉が根際から叢生する．小葉は楕円形で，あらい鋸歯を持つ．茎葉は長い毛で覆われる．夏，花茎が伸び，多くの小さな黄色5弁花を開く．花後，紡錘形の果実をつける．果実には鉤状毛を有する．

学名の来歴● *Agrimonia*：花に棘が多い；*eupatoria*：よき父．

産　　　　地● ヨーロッパ各地に自生．

主要成分等● タンニン（プロシアニジンダイマーB_1～B_3，B_6，B_7），フラボン（ケルセチン3-O-β-D-ガラクトピラノシド，ケンフェロール3-O-β-D-グルコピラノシド）等．

■食経験

花，葉，茎は花期に収穫．生葉，乾燥葉ともアイス，ホット両用の茶葉，茶飲料．フランスでは「北国のお茶，森のお茶」として(花，葉を1日量ティーカップ3～4杯)用いた．
葉は利尿，強壮に効果，葉の煎剤は口内炎，気管支炎，下痢に処方．傷には全草を乾燥させ4握とワイン1000mLを5分間煮沸させ利用．花と葉は手足浴用剤．茎，葉は黄色の染料を採取．日本全域に自生するキンミズヒキは，花期の全草を薬用として収れん剤，下痢止め，うがい薬に処方．

セイヨウサクラソウ

cowslip

■解　説

食薬区分（非医）リストより

名　　　　称●	セイヨウサクラソウ
他　名　等●	一
部　位　等●	根
備　　　　考●	一

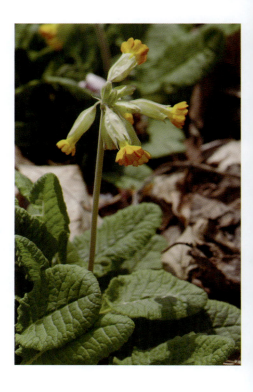

基 原 植 物●*Primula officinalis* Jacquin（サクラソウ科：Primulaceae）

形　　　態●草丈5〜15cmの多年生草本．幅2〜6cmの楕円形のロゼット葉で，春に5〜20cmの単茎に9〜15mmの濃い黄色の花をつけ，花弁の基部はオレンジ色．数個の花が集まり，一群を形成する．

学名の来歴●*Primula*：ラテン語の「最初に」に由来；
officinalis：薬用の．

産　　　地●ヨーロッパからアジアの温帯の牧草地等に自生．

主要成分等●安息香酸配糖体（プリメベリン，プリムラベニン），フラボン（プリムラフラボノシド，3′,4′-ジヒドロキシフラボン，リモシトロール 3-*O*-β-D-グルコピラノシド），オリゴ糖（D-グリセロ-D-マンノヘプトース，D-グリセロ-D-グリセロヘプトース，D-エリスロ-L-ガラクトノタロース）等．

■食経験

葉と花を食用とする．花には強い芳香がある．ヨーロッパでは，若葉と花は早春のサラダとし，砂糖漬けの花をケーキ，デザートの飾りとする．ワインに花を入れてカウスリップワインを作る．また葉を茶の代わりにしてカウスリップティーを飲用．軽い鎮静作用がある．

葉，花，根を薬用とする．ヨーロッパでは中世からリウマチ，痛風の薬とした．鎮静，リラックス，去痰，鎮痙，消炎，鎮痛作用があり，頭痛，不眠，咳，気管支炎等に服用．軽い切り傷，腫れ物，顔面神経痛，顔の吹き出物，日焼け等に外用．

セイヨウサンザシ

hawthorn

■解 説

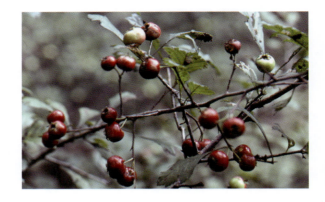

食薬区分(非医)リストより

名　　　称●	セイヨウサンザシ
他　名　等●	Crataegus oxyacantha／Crataegus laevigata／Crataegus monogyna
部　位　等●	果実・葉
備　　　考●	―

基 原 植 物● セイヨウサンザシ *Crataegus oxyacantha* Linne（バラ科：Rosaceae）

形　　　　態● 樹高約10mになる落葉中高木．葉は卵形で3～5裂し，深い鋸歯に覆われ，先は尖り互生．葉腋に，対をなす小さな托葉をつける．初夏，茎頂に数個～10個の5弁の白色の花を開く．秋に，直径約1cmの果実を結び赤熟．

学名の来歴● *Crataegus*：ギリシャ語のkratos（力）＋agein（持つ），材がかたいため；*oxyacantha*：鋭形棘．

産　　　　地● 西アジア，北ヨーロッパ原産でヨーロッパ各地に広く自生，また栽培．

主要成分等● 3-*O*-カフェオイルキナ酸，ビテキシン2″-α-L-ラムノシド，ビテキシン2″-(4-*O*-アセチル)-α-L-ラムノシド，9-*O*-β-D-グルコピラノシル-4,9-ジヒドロキシ-3-メトキシプロピオフェノン，4-*O*-β-D-グルコピラノシル-*p*-クマル酸，ウルソール酸等．

■食経験

日本には園芸種として導入．果実は食用，砂糖漬け，ジャム，ゼリー，ワインに利用．葉と花部は茶葉の代用．

葉・花・果実は強心，血圧降下，抗不整脈，抗脂肪血症，抗菌，健胃，鎮痛等の作用がある．中国伝統医薬では果実の乾燥物，焙ったもの，黒く焦がしたものは消化・胃の機能の促進，細菌性下痢，腸炎，腹痛，高血圧等に用いる．果実は条虫の感染症を治療する．外用では漆かぶれ，かゆみ，しもやけの洗浄に用いる．ヨーロッパの伝統医療では葉・花・果実の混合物を収れん，鎮痙，利尿，血圧降下等に用いた．花冠部は催眠処方に用いられる．北米先住民では，葉のパップ剤をできもの，ただれ，潰瘍に，根の煎じたものは胃腸，血液循環の増強，利尿に用いた．

セイヨウシナノキ

European linden

■ 解　説

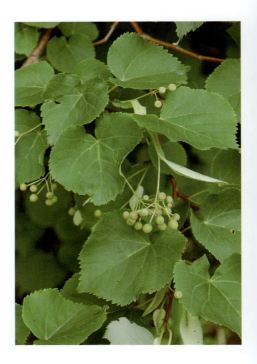

食薬区分(非医)リストより

名　　称	● セイヨウシナノキ
他名等	● —
部位等	● 果実・樹皮・葉・花
備　　考	● —

基原植物 ● セイヨウシナノキ　*Tilia* × *vulgaris* Hayne（=*Tilia* × *europaea* Linne）（シナノキ科：Tiliaceae）

形　　態 ● ナツボダイジュとフユボダイジュの交配種で，樹高25～28m，幹の直径20～40cmに達する落葉高木．葉は長い柄を持ち，心臓形で先が鋭く尖り，浅い鋸歯に覆われ互生．初夏に集散花序を伸ばし，3～5個の淡緑色の花を開く．花序の基部の途中まで，葉状をした苞葉をつける．秋，4稜の蒴果を結ぶ．

学名の来歴 ● *Tilia*：ボダイジュに対するラテン古名のptilon(翼)より；*vulgaris*：普通の．

産　　地 ● ヨーロッパ，北米に植栽．

主要成分等 ● セスキテルペン(3-ヒドロキシ-1,3,5-カジナトリエン，7-ヒドロキシ-1,3,5-カジナトリエン)等．

■ 食経験

樹液から砂糖を採取．
薬用部位は花(ボダイジュカ)，果実，樹皮．花は発汗，鎮静，鎮痙薬に利用．乾燥花を1日3～4回に分けて服用，浴用剤としても用いる．果実は止血，樹皮の粘液はやけど，創傷に用いる．樹皮を煎じ服用，外用薬にも用いる．

セイヨウシロヤナギ

white willow

■解 説

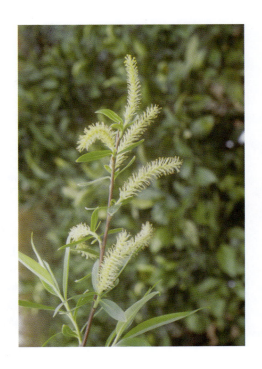

食薬区分(非医)リストより

名　　　称	●セイヨウシロヤナギ
他名等	●ホワイトウイロー
部位等	●全草
備　　　考	●―

基原植物 ●セイヨウシロヤナギ　*Salix alba* Linne（ヤナギ科：Salicaceae）

形　　態 ●樹高20mに及ぶ落葉高木．幹は灰色で，枝は最初毛があるが，後に脱落する．葉は長さ5～10cm，幅1～2cmの長楕円形で，葉柄はなく先が尖り，細かい鋸歯に覆われ互生．葉の両面は毛に覆われ，白っぽく見える．春，茎頂や葉腋に円錐花序を伸ばし，花穂に多くの小花を開く．

学名の来歴 ●*Salix*：sal(近い)＋lis(水)から，水辺に多く自生する；*alba*：白い．

産　　地 ●ユーラシア大陸から北アフリカに広く自生，また植栽．

主要成分等 ●フラボン(キンクエロシド，アルボシド)，リグナン(シシンブリフォリン)，サリシン等．

注 ●食薬区分(非医)リストでは部位が全草となっているが，本植物は木本である．

■食経験

葉は救荒植物として利用．茶葉，タバコの代用．
樹皮を収れん苦味薬，解熱，鎮痛，消炎，利尿薬に用いる．

セイヨウスモモ

plum

■ 解　説

食薬区分(非医)リストより

名　　　称●	セイヨウスモモ
他　名　等●	プルーン
部　位　等●	果実・果実エキス
備　　　考●	―

基 原 植 物● セイヨウスモモ　*Prunus domestica* Linne（バラ科：Rosaceae）

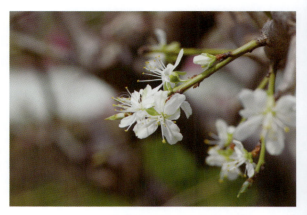

形　　　態● 樹高10〜12mの落葉中高木．葉は楕円形から倒卵形で長さ5〜10cm，幅3〜6cm，葉縁に鋸歯がある．4月頃，枝に白色5弁花1〜2輪を開く．がく片の内側に微毛がある．果実は，卵形から長楕円形で濃紺色．

学名の来歴● *Prunus*：plum（スモモ）に対するラテン古名；*domestica*：野生の．

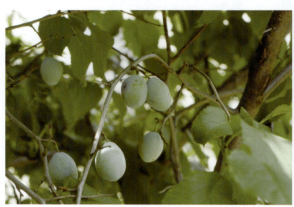

産　　　地● カスピ海沿岸，コーカサス原産，世界中で広く栽培．特に北米での生産量が大．

主要成分等● フラボン(プルヌシンA，プルヌシドA〜C，プルドメステシドA，B)等．

■ 食経験

日本には明治初期に導入される．果実は生食，乾果で健康食品，プルーン，ジュース，ジャム，バター，ゼリー，砂糖漬け，パイ，ケーキ，菓子，料理，その他保存品，缶詰，アルコール飲料・リキュールに利用．プルーンは容水量が高く，菓子を焼く時に用いる油脂の代用になる．花も食用となり，サラダ，アイスクリームのつけ合せ，茶葉に利用．材は燻製用に使われる．

セイヨウタンポポ

dandelion

■解　説

食薬区分(非医)リストより

名　　　称 ● セイヨウタンポポ
他　名　等 ● ―
部　位　等 ● 根・葉
備　　　考 ● ―

基 原 植 物 ● セイヨウタンポポ　*Taraxacum officinale* Weber ex F.H. Wigg.（キク科：Compositae）

形　　　態 ● 草丈10〜20cmの多年生草本．根生葉は長楕円形で，多くのあらい鋸歯を持つ．春，地際から花茎を伸ばし，先端に黄色い花を開く．花の下部の苞は反り返る．痩果には，輪状の細くて長い，白色の冠毛をつける．葉や茎を傷つけると，苦い白汁が出る．

学名の来歴 ● *Taraxacum*：アラビア語の tharakhchakon（苦い草）より；*officinale*：薬用の．

産　　　地 ● ヨーロッパ原産，世界各地で広く帰化する．

主要成分等 ● トリテルペン（タラキセロール，タラキサステロール，タラキサステン，アルニジオール），セスキテルペン（1,3-ジヒドロキシ-12,6-オイデスマノリド），カロテノイド（タキシニン，フラボキサンチン）等．

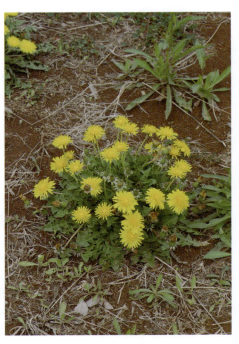

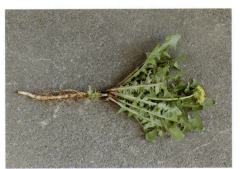

■食経験

日本では明治初年，野菜用に北米から種子を取り寄せ，栽培したものが野生化し全国に広がった．葉はサラダで生食，タンポポ酒の原料，茶葉，フレーバー原料．根は生食，茹でて食用，乾燥し煎ってコーヒーの代用，根の液汁をシロップの原料．花はタンポポ酒，ワイン製造の原料．
種子を利尿剤．根は緩下作用，抗脂肝作用，健胃，強壮剤，利尿薬に利用，根・葉は胸焼け，打撲傷，関節リウマチ，痛風，関節痛，湿疹，皮膚炎，ガンの治療に用いる．全草（蒲公英）は上記利用のほか，解熱，催乳に用いる．全草5〜10gを煎じて服用．部位は特定されないが，ヒトには接触皮膚炎の原因になる．エキスは強壮効果から化粧品，トイレタリー製品の調合に使用される．

セイヨウトチノキ

horse chestnut

■解 説

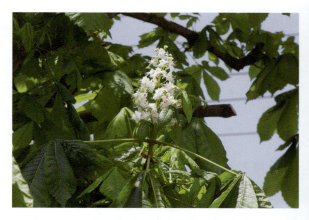

食薬区分(非医)リストより

名　　　　称●	セイヨウトチノキ
他　名　等●	一
部　位　等●	樹皮・葉・花・芽
備　　　　考●	種子は「医」

基 原 植 物●セイヨウトチノキ　*Aesculus hippocastanum* Linne（トチノキ科：Hippocastanaceae）

形　　　　態●樹高30mに達する落葉高木．葉は掌状複葉で小葉は長さ8〜25cm，倒卵形であらい鋸歯に覆われる．夏，長さ20〜30cmの円錐花序を伸ばし，淡紅色の花を開く．秋，表面に棘状の突起を持つ直径約5cmの果実を結び，1個の褐色種子を内蔵．

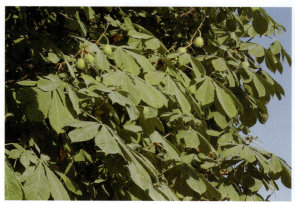

学名の来歴●*Aesculus*：ラテン語のaescare（食べる）から；*hippocastanum*：トチノキの古名で「馬の栗」．

産　　　　地●バルカン半島からトルコに自生し，街路樹として広く植栽．

主要成分等●トリテルペンサポニン（エスシンI_a，I_b，II_a，II_b，III_a，III_b，$IV〜VI$），タンニン（エスクリタニンA〜G），プラストキノン（プラストキノン4，8），ポリアミン誘導体（ジカフェオイルスペルミジン，ジクマロイルスペルミジン）等．

注　　　　●一般的にマロニエと呼ぶ．種子，葉，花，若芽は有毒である．

■食経験

果実を栗の代用，種子はコーヒー豆の代用，リキュール醸造，粉末で小麦，ライ麦に混ぜたパン，新芽，つぼみはビール醸造の利用．種子，葉，花，若芽は有毒と見なされ，中毒症状として神経筋肉の痙縮，衰弱，散瞳，嘔吐，下痢，抑鬱，麻痺，昏迷があり，食用には不適とされている．
果実・樹皮・種子には鎮痛，解熱，強壮作用，エキスには抗炎症，抗浮腫，抗滲出，静脈強壮作用がある．外傷治療薬として関節・筋肉捻挫，腱炎，血腫，外傷性浮腫，骨折，挫傷，分娩後の浮腫に利用．種子は潰瘍，ガン治療，胃炎，腸炎，痔疾に使用．樹皮茶収れん薬はマラリア，赤痢，外用に狼瘡，皮膚潰瘍に用いる．ドイツの民間では痔疾，子宮出血，静脈瘤，下腿潰瘍，軟部腫脹に応用．果実を家畜の飼料．

セイヨウトネリコ

European ash

■解 説

食薬区分(非医)リストより

名　　　称●	セイヨウトネリコ
他　名　等●	オウシュウトネリコ
部　位　等●	全草
備　　　考●	―

基 原 植 物● セイヨウトネリコ　*Fraxinus excelsior* Linne（モクセイ科：Oleaceae）

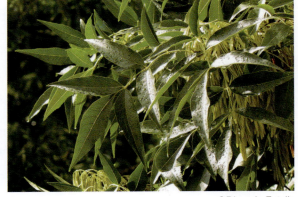
©DLeonis-Fotolia

形　　　態● 樹高20～35mの落葉高木．葉は長い柄を持つ，奇数羽状複葉で対生．9～13個の小葉は卵形で先は細く尖り，葉縁に多数の小さな鋸歯を持つ．葉の展開前に，小枝の先に円錐花序を伸ばし，花弁やがくがなく，葯が暗紫色の小花を多数開き，翼果を結ぶ．

学名の来歴● *Fraxinus*：「セイヨウトネリコ」のラテン古名；*excelsior*：高い．

産　　　地● ヨーロッパに広く自生し，また栽培される．

主要成分等● イリドイド（エクセルシドA，B，メチルグルコオレオシド），クマリン誘導体（フラキシン，イソフラキシン，フラキシジン）等．

注　　　　● 食薬区分(非医)リストでは部位が全草となっているが，本植物は木本である．

■食経験

若い果実や翼果はピクルス，薬味として食用．葉は茶葉の混ぜ物，フランスでは発酵飲料の製造に利用．材はチェリー，マルベリー，クルミから作られる樽と同様にバルサミコ酢醸造に使われ，その材は異なる色，香りを提供し燻製用に利用．食用マナ（マナノキ）の原料．
肉食者に多い多発性関節炎（痛風）治療に処方．関節リウマチ，足指の痛風には樹皮・葉を煎じて服用．近縁種トネリコ*F. japonica*も同様に利用．

セイヨウナツユキソウ

queen of the meadow

■解　説

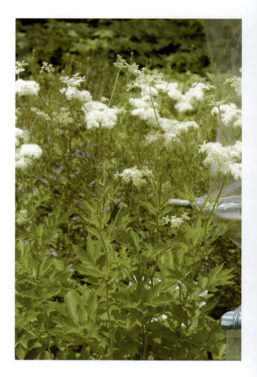

食薬区分(非医)リストより

名　　　称●	セイヨウナツユキソウ
他　名　等●	一
部　位　等●	全草
備　　　考●	一

基原植物●セイヨウナツユキソウ　*Filipendula ulmaria* (Linne) Maxim.（バラ科：Rosaceae）

形　　　態●草丈1〜2mの多年生草本．葉は暗緑色，羽状複葉で，頂小葉は掌状で3〜5個に深裂する．大形の集散花序で，多数の白色の花を開く．

学名の来歴●*Filipendula*：fili（糸）＋pendula（垂れ下がっている）より，根が小球を糸でつないだように見えることから；*ulmaria*：「セイヨウナツユキソウ」を表すギリシャ語名．

産　　　地●ヨーロッパから西アジアに分布．

主要成分等●タンニン（テリマグランジンⅡ），フェノール配糖体（スピラレイン，イソサリシン），フラボン（ケルセチン4′-*O*-β-D-グルコピラノシド）等．

■食経験

ハーブとしては長い食用の歴史がある．古代ケルト民族の宗教ドルイド教の司祭たちが，最も神聖視した3つのハーブのうちの1つ．葉や花穂にアーモンド様の甘い香りがある．花はハチミツ酒ミード，ハーブワイン，エール等のアルコール飲料，各種の酢，果物のシチュー，ジャムの香りづけに使用．シロップは冷たい飲料やフルーツサラダに入れる．根茎は料理して食べる．若い葉はスープに使う．中世にはストローイングハーブとして床に撒き，乾燥してリネンや洋服の箪笥に入れた．エリザベス一世が愛用した．
サリチル酸の化合物が含まれる．根茎と花は，高熱，リウマチ，尿路結石，胃酸過多，鎮静に服用．外傷，潰瘍に外用．葉は下痢止めとする．
花は黄色，葉は青色，根は黒色染料となる．

セイヨウニワトコ

European elder

■ 解　説

食薬区分(非医)リストより

名　　称	● セイヨウニワトコ
他　名　等	● エルダー
部　位　等	● 茎・葉・花
備　　考	● ―

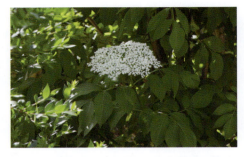

基原植物 ● セイヨウニワトコ　*Sambucus nigra* Linne（スイカズラ科：Caprifoliaceae）

形　　態 ● 樹高5～10mの落葉低木．奇数の羽状複葉で対生．5～6月頃に，淡黄白色の芳香を放つ花を，枝の先端にある散房花序に開花．果実は秋に黒熟．

学名の来歴 ● *Sambucus*：古代の楽器，竪琴に似た三角形の弦楽器に由来．たくさんの茎の林立した様子が，この楽器に似ているという；*nigra*：黒い．

産　　地 ● 西アジアからヨーロッパ，北アフリカに分布．

主要成分等 ● シアン配糖体（6″-*O*-アセチルホロカリン，サンブニグリン）等．

注　　　 ● 種子にシアン配糖体を含有する．

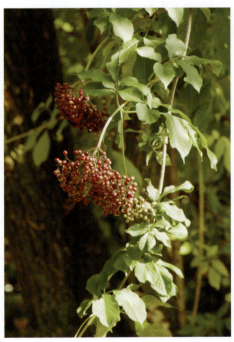

■ 食経験

果実，花，新芽が食用となる．果実は，加熱後，種を除いて，ジャム，ジュース，ゼリー，ワインに加工．またワインの着色に使用．パイやデザートの材料とする．花には芳香があり，果物のコンポート，ゼリー，ジャムに加えて香りをつける．砂糖水にレモン汁と花を入れて発酵させ，発泡性の飲料，エルダーフラワーシャンパンを作る．花のフリッターも美味．乾燥した花はハーブティー．葉は有毒であるが，新芽は調理して食べる．葉は油脂を緑色にする着色料．

全草に薬効があり，ローマ時代から，万病の薬とした．プリニウス（100頃）が著書に記載．茎葉には消炎，止血，利尿，鎮痛作用があり，骨の損傷，腎炎，リウマチや痛風の痛み，諸出血に使用．花には発汗，解熱作用があり，発汗，興奮剤として使用．古代ローマでは果実の汁で髪を染めた．花はスキンローション．茎葉，花を浴用剤とする．

セイヨウニンジンボク

chasteberry

■解 説

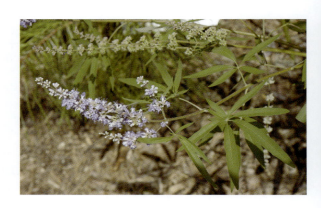

食薬区分(非医)リストより

名　　　称●	セイヨウニンジンボク
他　名　等●	イタリアニンジンボク
部　位　等●	全草
備　　　考●	―

基 原 植 物● セイヨウニンジンボク　*Vitex agnus-castus* Linne（クマツヅラ科：Verbenaceae）

形　　　　態● 樹高2～3mの落葉低木．全株に香気があり，やや灰色の軟毛がある．葉は掌状複葉5～7個の小葉からなる．小葉は有柄，披針形でほぼ全縁となり先は鋭尖形，頂小葉は長さ5～10cmある．上面は暗緑色，下面は灰白色の細毛が密生する．7～9月に開花し，花は頂生の長さが15cmの円錐花序につく．

学名の来歴● *Vitex*：viere（結ぶ）に由来；*agnus-castus*：古いギリシャ語のagnos（セイヨウニンジンボク）＋ラテン語のcasutus（セイヨウニンジンボク）の合成語．

産　　　地● 西アジアから南ヨーロッパ原産．

主要成分等● ジテルペン（ビテアグヌシンA～J，ビテキシラクタムA，ビテアグヌシドA），フラボン（ビテキシカルピン，ネオビクノシド），イリドイド（アグヌカストシドA～C）等．

注　　　　● 食薬区分(非医)リストでは部位が全草となっているが，本植物は木本である．

■食経験

日本には明治中期に導入される．種子・果実はコショウの代用，香料，乾燥茶葉に利用．葉・果実は香気があり，スパイスに利用．有名なモロッコのスパイスの材料の1つ．
乾燥果実はインポテンツ，神経症，軽い認知症，性欲抑制，利尿薬，感冒薬に処方．果実の茶はリウマチによる不調，風邪に有効．生果実チンキは催乳薬，通経薬に用い，月経不順，乳房痛，更年期障害への処方．抗炎症，抗菌，抗真菌作用もある．

セイヨウネズ
杜松
juniper

■ **解 説**

食薬区分(非医)リストより

名　　　称	●セイヨウネズ
他　名　等	●セイヨウビャクシン
部　位　等	●全草
備　　　考	●―

基 原 植 物 ●セイヨウネズ　*Juniperus communis* Linne（ヒノキ科：Cupressaceae）

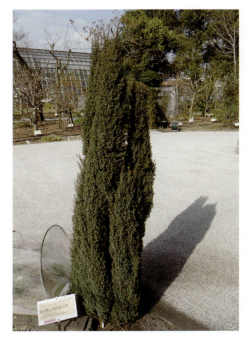

形　　　態 ●高山に自生する高さ1～2mの常緑木本で、時に樹高が20～30cmで地表を這って伸長する。園芸種では15mに達するものもある。葉は線状または線状披針形、鋭尖頭、灰白色、長さ1.2～2cm。雌雄異株。雄花は黄色で、雌花は緑色。青黒色で白い粉をまぶしたような直径6～8mmの球果を結ぶ。果実は芳香を放つ。

学名の来歴 ●*Juniperus*：本植物の古名であるケルト語のjuneprus（粗渋）より；*communis*：普通の。

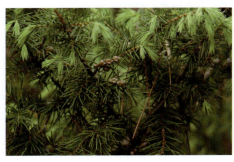

産　　　地 ●北米、ヨーロッパ、北アジア、北アフリカ等。

主要成分等 ●ジテルペン（キサントペロール、プレキサントペロール、クリプトヤポノール、Δ^6-デヒドロフェルギノール、*cis*-コムナール）、セスキテルペン（カジノール、トレイオール、ジコネノール）、モノテルペン（ヒノキチオール、トリシクレン）、リグナン（ジュニペルコムノシドA～E、ジュニペロシドA）、フラボン（キュープレスフラボン、イソスクテラレイン 7-*O*-β-D-キシロピラノシド）等。

注　　　　●食薬区分(非医)リストでは部位が全草となっているが、本植物は木本である。

■ **食経験**

成熟した果実を乾燥しコショウ、コーヒーの代用、強壮茶として食用。また特有の香りを肉料理の香辛料、蒸留酒の香りづけに利用。蒸留酒ジンのフレーバーはジュニパーベリーに由来する。日本での使用例は、明治以降ヨーロッパからのジンの輸入によるもの、または精油をフレーバーに使用した食品に限られる。種子から水蒸気蒸留により精油（約1～2%）を得る。
乾燥果実を利尿、消化促進、駆風、鼓腸、疝痛、胃腸感染症の治療、吸入薬を気管支炎に処方。

セイヨウノコギリソウ

milfoil

■解 説

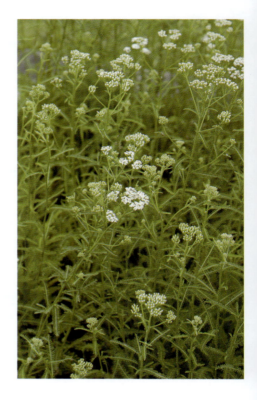

食薬区分（非医）リストより

名　　称●	セイヨウノコギリソウ
他名等●	ヤロー
部位等●	全草
備　　考●	―

基原植物●セイヨウノコギリソウ　*Achillea millefolium* Linne
（キク科：Compositae）

形　　態●草丈60〜100cmの多年生草本．茎は1本で，匍匐性の地下茎から短い葉だけの茎を多数出す．葉は互生で柄はなく茎を抱き，2回羽状に深裂し，線状の多数の裂片に分かれる．初夏から夏に，茎の上部が分枝し，散房花序を伸ばし，白色から淡紅色の小さな頭花を密生する．

学名の来歴●*Achillea*：古代ギリシャの医師Achillesに因む；*millefolium*：mille（たくさんの）＋folium（葉）．

産　　地●ヨーロッパ原産．ヨーロッパ，西アジア，北米に分布し，また一部で栽培．

主要成分等●セスキテルペン（ミリフォリドA，B，アキリンC，アキシリン酸A〜C，ミテクイン，イソアキフォリジン，8-アセチルエンゲロリド，3-ロンギピネン-5-オン），フラボン（センタウレイジン，クリソエリオール）等．

■食経験

古代ギリシャの時代から傷薬として利用．ヨーロッパでは薬草園や家庭の庭で栽培して薬用，香辛料とした．葉には微かな苦みとコショウの様な辛味がある．細かく刻んでサラダに入れ，またチャービルの代わりに使用．ホウレンソウのように茹でて食べる．17世紀には野菜として一般に使用した．乾燥してスパイスとする．スウェーデンではビールの醸造に古くから使用．花と葉はハーブティーとする．リキュールにも入れる．精油はツヨンを含まないことを条件に，アルコール飲料に添加．

古くは，葉をそのままか軟膏にして止血，鎮痛に使用．今では健胃，食欲増進，強壮，発汗，調経，高血圧，卒中等に使用．葉はタバコの代用．抽出物は皮膚を滑らかにする効果があり，浴用剤，ヘアートニック，皮膚洗浄剤とする．

セイヨウハッカ

peppermint

■ 解　説

食薬区分(非医)リストより

名　　　称	●	セイヨウハッカ
他 名 等	●	ペパーミント
部 位 等	●	全草
備　　　考	●	―

基 原 植 物 ● セイヨウハッカ　*Mentha piperita* Linne（シソ科：Labiatae）

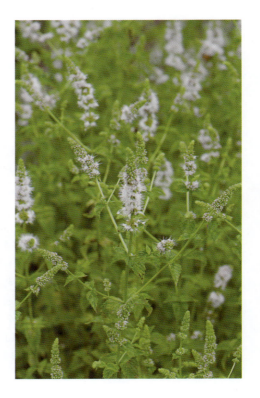

形　　　態 ● 草丈30～90cmの多年生草本．地下茎は勢いよく繁殖する．湿性地を好み，茎は方形．葉には葉柄があり，葉縁には明確な鋸歯がある．葉を揉むと特異な芳香がある．茎の先端に穂状の花序をつけ，花は白色や帯紫色で，夏期に開く．

学名の来歴 ● *Mentha*：ギリシャ神話の女神Menthaに由来；
　　　　　　　piperita：コショウのような刺激がある．

産　　　地 ● 南～中央ヨーロッパ原産で，欧州中南部で広く栽培．

主要成分等 ● モノテルペン（メントール，メントン, p-メンタ-3-オール，ミントラクトン，メントフロラクトン），セスキテルペン（ω-カジネン，ε-ブルガレン，3(15),6-カリオフィラジエン-4-オール，カリオフィレン-α-オキシド），フラボン（ヒメノキシン，4′,5,6-トリヒドロキシ-3′,7,8-トリメトキシフラボン，4′,5,7-トリヒドロキシ-3′,6,8-トリメトキシフラボン）等．

■ 食経験

生葉を刻んでそのまま料理に使用，または乾燥葉を水蒸気蒸留して採取した精油を洋菓子のスパイス，化粧料等，広範囲に使用．乾燥葉は約1%の精油を含み，メントール約50～60%，メントールエステル約3～15%，メントン約8～12%を含有，香気に優れ香味料に適している．ペパーミント精油は，チューインガム，ベーカリー製品，ゼリー，キャンディー，アイスクリーム，清涼飲料等多くの嗜好品に清涼感を与える目的で使用される．
薬用として利用の歴史があり，強心剤，鎮静剤等に利用．

セイヨウヒイラギ
西洋柊
holly tree

■ 解　説

食薬区分(非医)リストより

名　　　称 ● セイヨウヒイラギ
他 名 等 ● 一
部 位 等 ● 花
備　　　考 ● 一

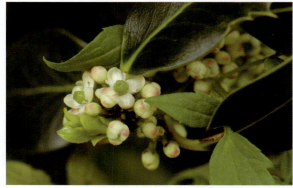
FloralImages/Alamy Stock Photo

基 原 植 物 ● セイヨウヒイラギ　*Ilex aquifolium* Linne（モチノキ科：Aquifoliaceae）

形　　　態 ● 樹高6m以上の中高木で，長い円錐形の樹形になる．葉は光沢があり楕円形で，葉縁が若木ではあらい波状で鋭鋸歯状を呈するが，成木の枝先部では全縁に近くなる．通常前年枝の葉腋に4～5月に香りのある白色の花を集散状につけ，11月に果実が赤く熟する．

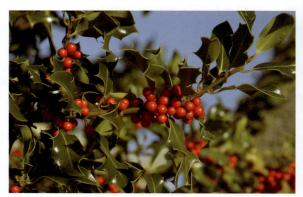
Martin Fowler/Shutterstock

学名の来歴 ● *Ilex*：セイヨウヒイラギのラテン古名に由来；*aquifolium*：aqui（水）＋folium（葉）．

産　　　地 ● 西アジア，ヨーロッパ南部，アフリカ北部．

主要成分等 ● トリテルペン（α-アミリン，ウバオール，バウエレノール，27-クマロキシウルソール酸），フェノールカルボン酸誘導体（2,4-ジヒドロキシフェニル酢酸，2,4-ジヒドロキシフェニル酢酸メチルエステル），シアン誘導体（2-β-D-グルコピラノシルオキシ-*p*-ヒドロキシ-6,7-ジヒドロマンデロニトリル）等．

注　　　　● 果実にはシアン配糖体を含有する．

■ 食経験

ドイツでは葉を茶葉の代用，稀に赤い果実からアルザスブランディを作る．
根は鎮咳や結石，結核に処方．

セイヨウヒメスノキ

bilberry

■解 説

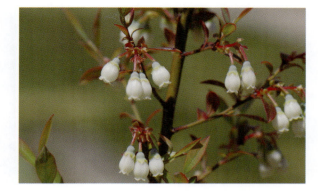

食薬区分(非医)リストより
- 名　　　称● セイヨウヒメスノキ
- 他 名 等●―
- 部 位 等● 果実・葉
- 備　　　考●―

基 原 植 物● セイヨウヒメスノキ　*Vaccinium myrtillus* Linne（ツツジ科：Ericaceae）

形　　　態● 高さ約50cmの落葉低木．葉はスノキに似て，縁に鋸歯があって紙質．花は赤色で壺形である．黒紫色の果実をつける．

学名の来歴● *Vaccinium*：暗褐色の；
myrtillus：myrtus（ギンバイカ）のような葉．

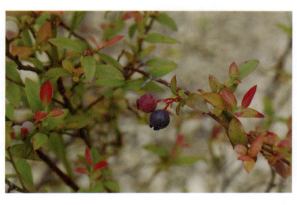

産　　　地● ヨーロッパ，アジア北部，北米北西部に分布．

主要成分等● フラボン（グアイジベリン，アビクラリン），アントシアニン（エンペトリン，プリムラリン，ペチュニジン），アルカロイド（ミルチン，エピミルチン）等．

注　　　　● アルカイドを含有する．

■食経験

果実は生食，ジャム，パンケーキ，タルトの具材，ゼリー，コンポート，菓子，肉料理のつけ合わせ，ワイン醸造，保存（冷凍）食品，乾燥果実，酒の着色，カプセル入り栄養剤に利用．イタリアでは砂糖やレモンジュースをかけ，リコッタチーズと食す等．葉は茶葉に代用．
果実・葉は収れん作用，利尿作用があり，消化不良，抗菌薬に処方．原料／エキスは160mLを1日1～2回服用．葉の調整品（リーフティー）を糖尿病の治療補助，胃腸，腎臓，尿管障害予防と治療，関節炎，皮膚炎，心臓障害，痛風，痔疾，循環不良に用いる．果実の調整品は1日20～60g服用，急性下痢，口腔内粘膜炎症治療に利用．

セイヨウマツタケ

mushroom

■解 説

食薬区分(非医)リストより

名　　　称●セイヨウマツタケ
他　名　等●シャンピニオン／ツクリタケ
部　位　等●子実体
備　　　考●―

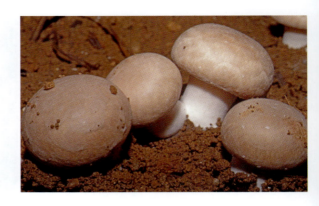

基原植物●ツクリタケ　*Agaricus bisporus* (J. E. Lange) Imbach（ハラタケ科：Agaricaceae）

形　　　態●幼菌の傘は半球形で，野生のハラタケよりも分厚い肉質．成熟すると傘は平らに開き，大きなものでは20cmにも達する．この時，柄の長さも15cmに達する．表面は品種によって白色や褐色等を呈するが，傷つくと赤褐色の変色が生じる．幼菌のとき，傘の下面は薄膜で覆われて，ひだが隠されている．日本ではこの膜が破れる前，欧米では破れた直後程度の熟度で収穫する．成熟し，胞子をつけたひだは，淡紅色からのち紫褐色を呈する．

学名の来歴●*Agaricus*：ギリシャ語のagarikon（キノコ）に由来；*bisporus*：ラテン語で「2つの胞子」．

産　　　地●ヨーロッパ原産，欧米，日本で栽培．

主要成分等●グルタミン酸誘導体（アガリチン，サッカロピン，γ-グルタミニル3,4-ベンゾキノン），長鎖アルキル誘導体(3,7-ジメチル1,6オクタジエン-3-オール10-オキソ-8-デセン酸，ペンタデカン)等．

注　　　●セイヨウマツタケはツクリタケの別名である．

■食経験

日本では英名のマッシュルームが通称，重要な食材として利用．香りは薄いが味がよい．栽培はヨーロッパで17世紀に露地栽培，18世紀には室内に移り栽培種として本種が選抜された．当時フランスの洞窟栽培が最大の生産量を誇った．日本へは「菌譜」(1875)に人造菌説として栽培法の紹介があり，さらに20世紀初頭，森本彦三郎が欧米から技術を京都に導入し，以後各地に広まった．

西洋料理の食材としてよく用いられる．バター炒めや，スパゲッティミートソース，グラタン，オムレツ等の具材．キノコとしては珍しく，加熱せずに薄切りにしてサラダとして生食することもあり，水煮にして缶詰としても利用．

セイヨウミザクラ

sweet cherry

■解 説

食薬区分(非医)リストより

名　　　称	● セイヨウミザクラ
他　名　等	● ―
部　位　等	● 果実・葉
備　　　考	● ―

基 原 植 物 ● セイヨウミザクラ　*Prunus avium* Linne（バラ科：Rosaceae）

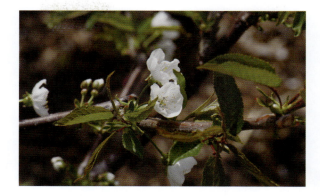

形　　　態 ● 樹高十数mにもなる落葉高木で，枝は直立性．葉は鋭尖頭の広楕円形で長さは5〜15cm．上面は無毛で下面は剛毛がある．葉柄は長さ5cmになる．花は直径約2.5cm，白色のカップ状で2〜6個の花がつく．果実は直径約2.5cmと大きく甘い．果実は明から暗赤色．

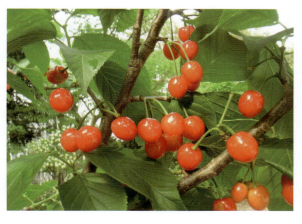

学名の来歴 ● *Prunus*：スモモのラテン古名に由来； *avium*：セイヨウミザクラの古名．

産　　　地 ● 西アジア，中央アジア原産．

主要成分等 ● フラボン（ゲニスチン，ポリクラジン，2-ヒドロキシナリンゲニン，6-メトキシケンフェロール）等．

■食経験

日本には明治初年に欧米から伝播．果実は生食，缶詰，ジャム，果実酒の原料，菓子，乾燥果実に利用．乾燥品では，キャンディー，シチュー，パイ・ケーキ具材，アイスクリーム，菓子，保存食品，ゼリーに利用．葉はキュウリ，リンゴ，トマトのピクルスの香りづけに利用．幹や枝から採取する粘性物質も食用．また材は燻製用に利用し食材や肉類等をスモークし甘味，香りづけ，肉の色目も変える．バルサミコ酢を醸造する樽に利用．花は風味，香りともに良質な蜜源．
新鮮な樹皮は瀉下作用，乾燥品は制瀉作用がある．出血止め，堕胎薬に処方．

セイヨウメギ

European barberry

■解 説

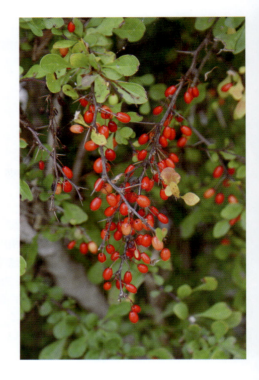

食薬区分(非医)リストより

名　　　　称 ●	セイヨウメギ
他　名　等 ●	一
部　位　等 ●	全草
備　　　　考 ●	一

基原植物 ● セイヨウメギ　*Berberis vulgaris* Linne（メギ科：Berberidaceae）

形　　　態 ● 樹高2〜3mになる落葉低木で，幹の基部で直立するが，上部はよく分枝する．枝は長く弓状に伸び，斜上するか下垂する．3分岐した棘の腋に束生する葉は薄く，淡い緑色で卵形または倒卵形．長さ3〜7cmで葉縁に微鋸歯が並ぶ．葉の頂部は円形または鈍形．下垂する総状花序は長さ3〜6cmになり，20個内外の黄色の花がつき，5月に咲く．

学名の来歴 ● *Berberis*：葉の形が貝殻(berberi)に似ていることから；*vulgaris*：ラテン語の「普通の，一般」．

産　　　地 ● ヨーロッパから北アフリカ，西アジア．

主要成分等 ● アルカロイド（ベルバニン，カンナビシンG，バルグスタニン，ベルベルシン，ランベルチン，デジェディン）等．

注　　　　 ● 食薬区分(非医)リストでは部位が全草となっているが，本植物は木本である．アルカロイドを含有する．

■食経験

果実は生食，ジャム，砂糖漬け，ピクルス，ソース，キャンディー，ゼリー，パイ，タルト，ケーキの具材，ケイパーの代用，飲料，冷菓の香りづけ，乾燥果実・葉は酸味調味料，保存品に利用．乾燥若芽や枝先，根は茶に利用．
民間薬として根茎・根・茎・根の樹皮は苦味強壮薬の原料，眼下薬，解熱薬，止血薬に処方．葉の煎液は黄疸に，根，樹皮の湿布薬は咽頭痛，歯肉炎に処方．根の皮は抗尿路結石，抗酸化作用，細胞の保護作用があり，尿石症に処方．果実の煎液，搾り汁は解熱，咽頭痛に，また，ベルベリンによる腸内の鎮痙剤に処方．

セキイ
石葦
tongue fern

■ 解　説

食薬区分(非医)リストより

名　　称	● セキイ
他　名　等	● ヒトツバ／*Pyrrosia lingua*／*Pyrrosia grandisimus*／*Pyrrosia pelislosus*／*Pyrrosia hastata*
部　位　等	● 全草
備　　考	● ―

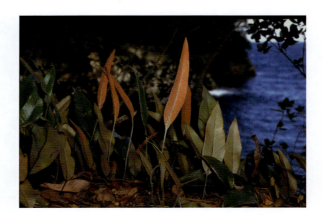

基 原 植 物 ● ヒトツバ　*Pyrrosia lingua* (Thunb.) Farw.（ウラボシ科：Polypodiaceae）

形　　　態 ● 根茎は長く這い，葉をまばらにつける．葉身は厚く革質で披針形から長楕円形，全縁で通常長さは5〜25cm，幅1.5〜5cm，葉身の1/2からほぼ同長の葉柄を持つ．葉の裏面は密に星状毛で覆われている．胞子葉は栄養葉より葉柄が長く，葉身の幅が狭くなる傾向がある．

学名の来歴 ● *Pyrrosia*：pyro(炎)から，鱗片が赤茶けている；*lingua*：言語(leguage)に因む．

産　　　地 ● 本州関東以南，朝鮮半島南部，中国，台湾，インドシナ，タイ，ヒマラヤに分布．

主要成分等 ● トリテルペン（ピロロシルラクトン，ピロロシルラクトール，エントカムロール，シクロホパンジオール，22,29-ホパンジオール，22(29)-ホペン-28-オール，ダンマラン-24-エン-20-オール）等．

注　　　　● セキイはヒトツバの乾燥葉の生薬名である．

■ 食経験

食用の記録は見当たらない．
乾燥葉（石葦）には利尿，防腐作用があり，淋疾，腎炎等の泌尿器疾患や下痢，気管支炎等に用いる．利尿，腎臓病には葉1日量6〜12gを煎じて服用．日本での利用は少ない．中国では尿路結石にも利用する．

セキコウジュ
青香薷

■解　説

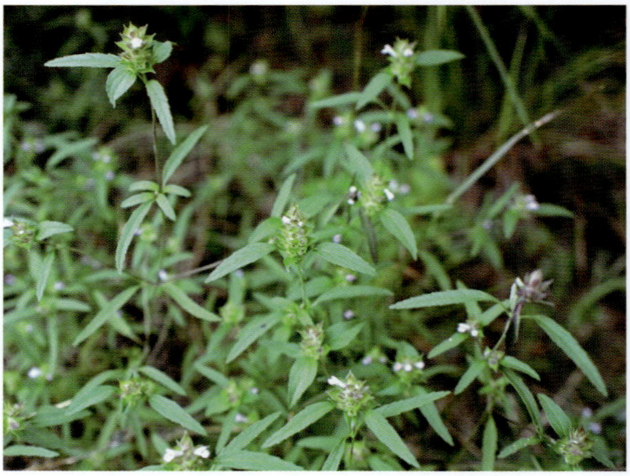

食薬区分(非医)リストより
名　　称●セキコウジュ
他　名　等●―
部　位　等●全草
備　　考●―

基原植物●セキコウジュ　*Mosla chinensis* Maxim.（シソ科：Labiatae）

形　　態●草丈15〜45cmの一年生草本．茎は方形で直立して分枝し，緑褐色または淡褐色．葉は長さ1〜2cm，線状披針形で無柄，対生する．9〜10月に淡紫色の小さな花をつける．全草に芳香がある．

学名の来歴●*Mosla*：インドの土名を属名に転用；*chinensis*：中国の．

産　　地●中国，朝鮮半島，日本の中国地方，九州に分布．

主要成分等●モノテルペン（チモール），フラボン（ネグレテイン，5,7-ジヒドロキシ-6-メチルフラバノン，7-O-β-D-キシロピラノシル(1→3)-β-D-キシロピラノシド），トリテルペン（3,25-エポキシ-2,3,7-トリヒドロキシ-12-オレアネン-28-カルボン酸，2,23-ジヒドロキシ-3-アンゲロイルオキシ-12-オレアネン-28-カルボン酸）等．

■食経験

食用の記録は見当たらない．
全草(青香薷)に発汗，解熱，利尿作用がある．暑気あたり，水腫，発熱・悪寒に0.4〜0.8gを煎じて服用．

セキショウ
石菖
Japanese sweet flag

■ 解　説

食薬区分(非医)リストより

名　　　　称 ● セキショウ
他　名　等 ● 一
部　位　等 ● 茎
備　　　　考 ● 根茎は「医」

基原植物 ● セキショウ　*Acorus gramineus* Sol. ex Aiton
　　　　　　（サトイモ科：Araceae）

形　　　態 ● 草丈15～30cmの多年生草本．水辺に自生し，根茎は横走．葉は，根茎の端から直立して叢生，平らで長さ30～50cm，幅6～10mmの剣状で，中脈はなく，先は尖り光沢がある．葉状の花茎を出し，半ばから淡黄色の細長い肉穂花序を形成．花穂には淡黄緑色の小花が密生．果実は緑色卵円形．

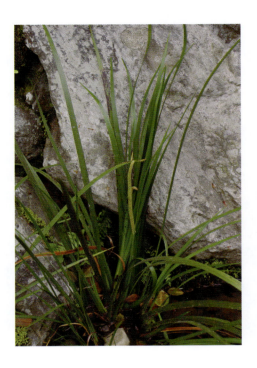

学名の来歴 ● *Acorus*：飾りのない，花が質素であることを指す；*gramineus*：イネ科植物のような．

産　　　地 ● 日本，東南アジア，中国等．

主要成分等 ● セスキテルペン（アコレノン，グラメノン），リグナン（ポリシフォリン，スリナメンジノールB，リグナミノールA，C～E），プロパンジオール誘導体（アコラミノールA，B，アコラモール），フェニルプロパノイド（アサロン）等．

■ 食経験

全草に芳香がある．根茎は皮を剥き，細かく切って水にさらし，油で揚げるか焼いて食べる．生食もできる．根茎を薬用とする．「神農本草経」(220頃)の上品に収載．日本では「下学集」(1444)，「大和本草」(1709)に記載．
成分としてアサロンを含有．鎮静，平滑筋弛緩，消化液分泌促進，抗真菌作用があり，健胃，鎮痛，腹痛，てんかんに煎服．耳痛に粉末を煎って熱いうちに布に包んで温罨法とする．浴用剤として腹痛，腰冷えに使用．民間では根をすり下ろし打ち身に外用．

セキショウモ
石菖藻
tape grass

■ 解　説

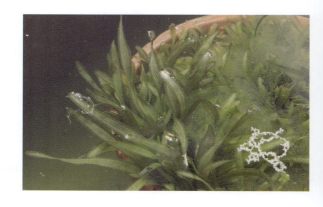

食薬区分(非医)リストより

名　　　称 ● セキショウモ
他　名　等 ● クソウ／セイヨウセキショウモ
部　位　等 ● 全草
備　　　考 ● ―

基原植物 ● セキショウモ　*Vallisneria natans* (Lour.) H.Hara（トチカガミ科：Hydrocharitaceae）

形　　　態 ● 葉はリボン状で長さ50〜80cm，幅5〜8mm，厚さ1〜1.5mm，平行脈は3〜5本，鈍頭で，上部に目立たない鋸歯がある．雄花のがく片は灰色で花弁はない．雌花のがく裂片は淡紫褐色，苞鞘の柄は長さ1mに達することもある．

学名の来歴 ● *Vallisneria*：イタリアの植物学者 A. Vallisneri への献名；*natans*：水に浮かぶ．

産　　　地 ● 北海道から九州の各地の湖沼に自生．アジア，オーストラリアに広く分布．

主要成分等 ● 成分の記録は見当たらない．

■ 食経験

食用の記録は見当たらない．
健胃，こしけ治療に用いる．
近縁種コウガイモ *V. denseserrulata* は，若葉を茹でて野菜として使用．中国で民間薬とする．

セキヨウ
赤楊
Japanese alder

■ 解　説

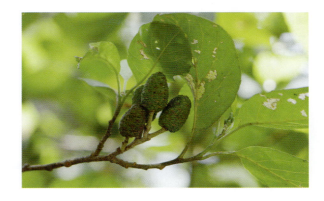

食薬区分(非医)リストより

名　　　称●	セキヨウ
他　名　等●	ソロバンノキ／ハノキ／ハンノキ
部　位　等●	全草
備　　　考●	ー

基原植物●ハンノキ　*Alnus japonica* (Thunb.) Steud.（カバノキ科：Betulaceae）

形　　　態●樹高15～20mの落葉高木．幹の直径約60cm．葉は互生，長楕円形，有柄で長さ5～13cm，葉縁に細鋸歯がある．雄性花序は黒褐色の円柱形で尾状に垂れ，雌花穂は楕円形で紅紫色を帯び，雄性花序の下部につく．果穂は松かさ状，長さ1.5～2cm．堅果は長さ3～4mmで扁平，色は茶褐色，頂部に花柱が残る．

学名の来歴●*Alnus*：ラテン語の古名で，ケルト語のal（近く）＋lan（海岸）；*japonica*：ラテン語で「日本」．

産　　　地●日本，朝鮮半島，シベリア，中国．

主要成分等●ジフェニルヘプタノイド（アルヌシドA～C，オレゴニン，ヒルスタノール，アルスシドール，アルヌスノール，アルヌスジオール），フラボン（アフィゼチン，クエルシトリン），タンニン（アルヌスヤポニンA，B，プラエコキシンA，ゲミンD）等．

注　　　●セキヨウはハンノキの生薬名である．
食薬区分(非医)リストでは部位が全草となっているが，本植物は木本である．

■ 食経験

食用の記録は見当たらない．
球果はタンニンを含み，やけど，凍傷を煎汁で洗う．中国では若枝や樹皮を発熱，鼻血止めに使用．球果，樹皮から染料，タンニンを得る．

セッコツボク
接骨木
Japanese elderberry

■ 解　説

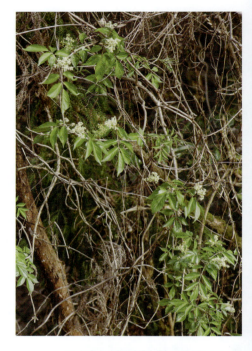

食薬区分(非医)リストより

名　　称	● セッコツボク
他　名　等	● ニワトコ
部　位　等	● 茎・葉・花
備　　考	● －

基原植物 ● ニワトコ　*Sambucus racemosa* Linne subsp. *sieboldiana* (Miq.) H.Hara（スイカズラ科：Caprifoliaceae）

形　　態 ● 樹高2〜6mの落葉低木．枝は分枝し特異な弧形を描く．幹の樹皮は黒褐色，コルク質で，ひび割れが入る．枝に太い褐色の髄がある．葉は対生し，奇数羽状複葉で長さ8〜30cm，小葉は長さ3〜10cm，幅1〜3.5cmの楕円形，卵状披針形，縁には細鋸歯がある．円錐花序は長さ・幅とも3〜10cm．小さい花を多数つける．花冠は直径3〜5mmで5深裂し，黄白色．果実は長さ3〜4mm，球卵形の核果で，暗赤色に熟す．中に3個の種子を内蔵．

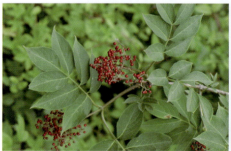

学名の来歴 ● *Sambucus*：ギリシャ語のsambuce（古代の楽器）が語源，枝が林立した様子がこの楽器に似ていることから；*racemosa*：総状花をつける；*sieboldiana*：植物学者Sieboldに因む．

産　　地 ● 日本(本州，四国，九州)，朝鮮半島南部，中国に分布する．

主要成分等 ● トリテルペン（ベツリン，ベツリン酸，α-アミリン），アントシアニン（シアニジン3-*O*-サンブビオシド-5-*O*-β-D-グルコピラノシド），フラボン（ルチン，ケルセチン，ケルセチン3-*O*-α-L-ラムノピラノシル(1→4)-β-D-グルコピラノシド），レクチン等．

注　　　 ● セッコウボクはニワトコの生薬名である．

■ 食経験

若葉，新芽はよく茹でてご飯に混ぜたり，野菜として利用する．茶の代用．果実は救荒植物として利用．種子は有毒．茎(接骨木)，葉，花を鎮痛，消炎，止血，利尿薬として打撲骨折，水腫，腎炎，関節リウマチ，痛風に使用．利尿には接骨木花1日量5g，あるいは接骨木1日量5〜10gを煎服．捻挫は煎液で冷湿布．

セツレンカ
雪蓮花
snow lotus

■ 解 説

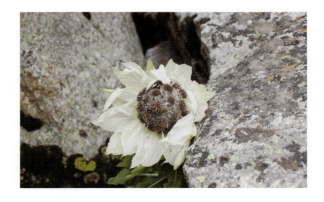

食薬区分(非医)リストより
名　　　称 ● セツレンカ
他　名　等 ● ―
部　位　等 ● 全草
備　　　考 ● ―

基 原 植 物 ● *Saussurea involucrata* (Kar. et Kir.) Sch.Bip. (キク科：Compositae)

形　　　態 ● 草丈1〜30cmの多年生草本．葉は密生している．苞葉は卵形から広披針形，冠毛は褐色，痩果は黒色，長さ3〜4cm．花序は高さ約20cm，全体が白い産毛で覆われ，厳しい寒気から保護されている．

学名の来歴 ● *Saussurea*：スイスの哲学者で科学者のH. B. de Saussureに因む；*involucrata*：ラテン語で「総苞のある」．

産　　　地 ● 中国高地．

主要成分等 ● セスキテルペン(サウシナラクトンA〜C，インボルクラクトン，インボルクラチン，クセリアンラクトン)，長鎖アミド誘導体(4-アミノ-2-(4-ヘプタデセニル)テトラヒドロ-3-フラノール-N-(2R-ヒドロキシノナデカナールアミド，4-アミノ-2-(4-ヘプタデセニル)テトラヒドロ-3-フラノール-N-(2R-ヒドロキシエイコサノールアミド)，リグナン(2″-アセチルアルクチン，6″-アセチルアルクチン)等．

■ 食経験

食用の記録は見当たらない．新疆自治区の天山，崑崙山に生育．花に清冽な芳香がある．全草を薬用とする．雪蓮花はウイグル族，チベット族等中国西部の少数民族が利用していた薬草で，漢族が知ったのは18世紀．「本草綱目拾遺」(1785)に「雪荷花」の名で収載．活血，駆瘀血，鎮痛作用があり，足腰軟弱，月経不順，こしけ，関節炎，頭瘡，外傷性出血に用いる．1日量6〜15g．ウイグル族，ハザフ族等地元では白酒(蒸留酒)に漬け1年保存．関節炎，リウマチ，月経困難，強精に飲用．
雪蓮花は種類が多く，大苞雪蓮花のほか綿頭雪蓮花 *S. laniceps*，水母雪蓮花 *S. medusa*，西蔵雪蓮花 *S. tridactyla*，毛頭雪蓮花 *S. eriocephala* 等が青海省，雲南省，チベット自治区に分布．同様に薬用とする．

ゼニアオイ
銭葵
mallow

■解　説

食薬区分（非医）リストより

名　　　称 ● ゼニアオイ
他　名　等 ● マロー
部　位　等 ● 葉・花
備　　　考 ● ―

「ウスベニアオイ」を参照

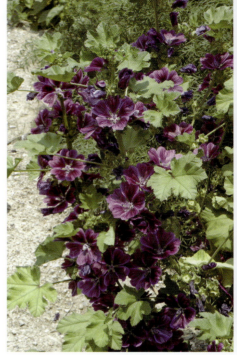

ウスベニアオイ

セルピウムソウ

creeping thyme

■ 解 説

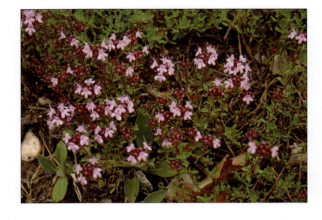

食薬区分(非医)リストより

名　称	セルピウムソウ
他名等	テイムス・セルピウム
部位等	全草
備　考	―

基原植物 ● *Thymus serpyllum* Linne（シソ科：Labiatae）

形　態 ● 匍匐性常緑潅木．茎は細く，地表を這い，よく分枝する．枝には短い毛があり，葉は対生．葉身は卵形から狭卵形で，長さ3～8mm，縁は全縁になる．全体に芳香がある．枝の先端に短い花穂をつける．花冠は紅紫色の唇形で，上唇はわずかに2裂して直立し，下唇は3裂して開出する．がくは筒状鐘形の唇形となる．雄しべは4本ある．果実は分果となり，やや扁平となる．

学名の来歴 ● *Thymus*：ギリシャ語で「タイム」；*serpyllum*：serpens（這っている）に由来．

産　地 ● ヨーロッパ，アフリカ側の地中海地方．

主要成分等 ● モノテルペン（チモール，1,8-シネオール，β-オシメン，α-カジノール，カルバクロール，ゲラニルアセテート），セスキテルペン（ジンギベレン，ゲルマクロンB），フラボン（ロイホリンB，スクテラレイン7-O-スクテオビオシド）等．

注　● 食薬区分(非医)リストでは部位が全草となっているが，本植物は木本である．

■ 食経験

葉はタイム同様古くから使用された．肉料理，ソーセージ，シチュー，スープ，ケーキの香りづけに使用．精油は加工食品の分野で幅広く使用される．
全草，葉，オイルには，殺菌，利尿，去痰，鎮痙，消化促進作用があり，気管支炎，咽頭炎，消化不良，月経痛，疝痛に服用．乳腺炎，リウマチ，坐骨神経痛，口内炎，歯肉炎，咽頭炎に外用．オイルは皮膚と粘膜に炎症とアレルギーを起こすことがある．
近縁種タチジャコウソウ *T. vulgaris* はヨーロッパ南部原産．欧州料理に欠かせないハーブ，タイムの代表的品種．タイム油は各種加工食品に使用するほか，歯磨き剤，石鹸，香粧品に使用する．日本にはイブキジャコウソウ *T. quinquecostatus* が自生．タイムの代用とする．

セロリ

celery

■ 解 説

食薬区分（非医）リストより

名　　　称	● セロリ
他　名　等	● オランダミツバ／セルリー
部　位　等	● 種子
備　　　考	● ―

基 原 植 物 ● セロリ　*Apium graveolens* Linne（セリ科：Umbelliferae）

形　　　態 ● 草丈60～90cmの一年生草本．茎には稜がある．葉は羽状複葉で互生し，葉柄の基部は厚みのある鞘状になる．夏に散形花序を伸ばし，白から緑白色の小花を多数開く．長さ2mmの果実は卵から扁球形．全草は特異な芳香を放つ．

学名の来歴 ● *Apium*：ケルト語のapon（水）より；
　　　　　　graveolens：香り，匂いの強い．

産　　　地 ● ヨーロッパからインドに分布，米国で栽培が進み，日本国内では関東，中部地方を中心に栽培．

主要成分等 ● クマリン誘導体（アピウメチン，アピウメチン-O-$β$-D-グルコピラノシド，セレレオイン，セレリン，オステノール，アピウモシド），イソベンゾフラノン誘導体（ネオシニジリド，セレフタリドA～C，イソシニジリド，センキュウノリドJ，N，イソバリデンフタリド），セスキテルペン（β-セリネン，セリオシドA～E）等．

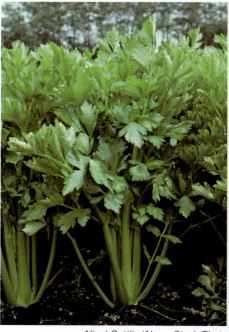

Nigel Cattlin/Alamy Stock Photo

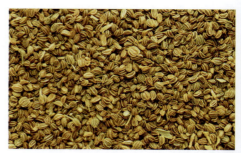

bildagentur-online.com/th-foto/Alamy Stock Photo

■ 食経験

全草に強い香りがあり葉柄を食用．野生種はヨーロッパ，アジア臨海部において，古代よりその存在が知られていた．食用野菜としての品種は16世紀にイタリアで開発．葉柄を土覆いによって白化させる栽培が始まった．中国における野生種var. *secalinum*の利用は5世紀に遡る．朝鮮出兵（1592～98）のとき加藤清正が日本に持ち帰りキヨマサニンジンと紹介．明治初年に米国より多くの西洋野菜が日本に導入され，現在日本で消費されるセロリはヨーロッパ系のセロリである．

セロリは古来，利尿薬，神経鎮静剤として利用され，またヨーロッパでは種子を駆風，健胃，通経，利尿，下剤に利用．

センキュウ
川芎

■解説

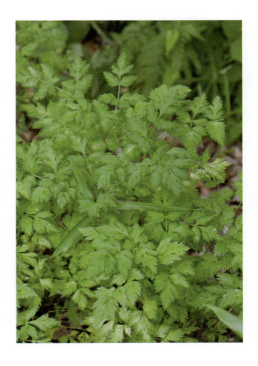

食薬区分（非医）リストより

名　　　称●	センキュウ
他名等●	—
部　位　等●	葉
備　　　考●	根茎は「医」

基原植物●センキュウ　*Cnidium officinale* Makino（セリ科：Umbelliferae）

形　　　態●草丈30～60cmの多年生草本．茎は中空の円柱形．根茎は塊状．葉は2～3回3出羽状複葉，小葉は卵状披針形で中裂または深裂し，裂片には鋸歯がある．葉柄の基部は鞘状になる．8～9月に，複散形花序を伸ばし，白い小花を多数つけるが，結実しない．

学名の来歴●*Cnidium*：Knidos（昔のギリシャの町名）から，そこには有名な医学校（BC4～5世紀）があり，また医神Asculapiusを祀る寺があった；*officinale*：薬用の．

産　　　地●中国原産，古くから奈良県，北海道で栽培．

主要成分等●イソベンゾフラノン誘導体（リグスチリド，シニジリド，センキュウノリドA～J）等．

■食経験

若い葉は苦味を除き食用とする．救荒植物．
全草，特に根茎に芳香があり，根茎を薬用とする．「神農本草経」(220頃)の上品に収載．日本では「本草和名」(915)に記載．「延喜式」(927)では美濃国，近江国等から貢納．精油の主成分はクニジリド，リグスチリド等．漢方では「当帰」とともに婦人病の要薬．補血，強壮，鎮静，鎮痛，駆瘀血薬として，冷え性，貧血，月経障害，脳溢血等による半身不随，神経痛，頭痛等に応用．単味では用いることは少なく，各種の処方に配合．インドネシアでは利尿，めまいに使用．
日本産の川芎は*C. officinale*の根茎，中国産は*C. chuanxiong*の根茎．

センザンリュウ
穿山竜

■解説

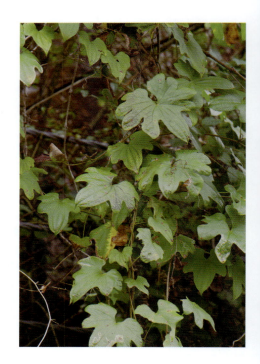

食薬区分(非医)リストより
名　　　称●センザンリュウ
他　名　等●ウチワドコロ
部　位　等●全草
備　　　考●―

基 原 植 物●ウチワドコロ　*Dioscorea nipponica* Makino（ヤマノイモ科：Dioscoreaceae）

形　　　態●長さ3～10mの多年生の蔓性落葉草本．根茎は肥大，横走する．葉は心臓形，浅く8～10裂する．花序は穂状花序，黄緑色の小さな花が咲く．

学名の来歴●*Dioscorea*：1世紀にギリシャで活躍していた医者 A. D. Dioscorides の名前に因む；
nipponica：日本の種に命名されたので，日本の名前がついた．

産　　　地●日本(本州中部地方以北から北海道)，中国，朝鮮半島．

主要成分等●ステロイドサポニン（ジオスシンDc，フロスタ-5,20(23)-ジエン-3,26-ジオール 26-O-β-D-グルコピラノシド），フェナンスレン誘導体(6-メトキシコエロニン，$2,2',7,7'$-テトラヒドロキシ-$4,4',6,6'$-テトラメトキシ-$1,11'$-ビフェナンスレン)，ビフェニルヘプタノイド(ジオスニポノールA，B)等．

注　　　　●センザンリュウはウチワドコロの生薬名である．

■食経験

根茎は食用に供しうる．
根茎（穿山竜薯蕷）にはジオスニン等の多種のステロイド，サポニンを含み，インフルエンザウイルスに対して強い拮抗作用がある．止痛，去痰，鎮咳の作用があり，風邪，慢性の気管支炎等に用いられる．
近縁種のヤマノイモ *D. japonica* やナガイモ *D. batatas* は広く食用に供される．

センシンレン
穿心蓮

■解 説

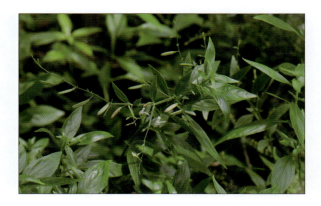

食薬区分(非医)リストより
名　　　称● センシンレン
他　名　等● ―
部　位　等● 葉
備　　　考● ―

基 原 植 物● *Andrographis paniculata* (Burm. *f.*) Wall. ex Nees（キツネノマゴ科：Acanthaceae）

形　　　態● 草丈30〜110cmの多年生草本．広披針形，長さ8cm，幅2.5cm，花は白色で，総状花序に咲く．果実は朔果で，長さ2cm．種子は黄褐色で，多数内蔵．

学名の来歴● *Andrographis*：ギリシャ語のandro（男）＋gra（細い）＋phis（葉）の意味で，細くて強い葉；*paniculata*：円錐花序の．

産　　　地● 東南アジア．

主要成分等● ジテルペン（アンドログラフォリド，ネオアンドログラフォリド，イソアンドログラフォリド，アンドログラフィシド，14-デオキシアンドログラフォリド），フラボン（アピゲニン，オニシリン，アンドログラフィジン A，7-*O*-メチルウォゴニン）等．

■食経験

食用の記録は見当たらない．
全草に苦味質アンドログラフォリドを含有．インド，中国では重要な民間薬．全草（穿心蓮）を解毒，解熱，止瀉薬とする．食中毒，細菌性下痢，マラリア，肺炎，毒蛇の咬傷，梅毒，湿疹等多くの疾患に使用．インドでは細菌性下痢の要薬，苦味強壮剤．インドネシアでは堕胎に利用．

センソウ
仙草
Chinese mesona

■ 解　説

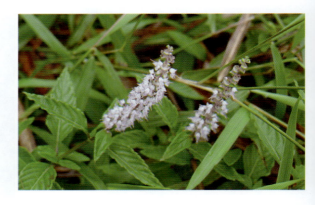

食薬区分(非医)リストより

名　　　称●	センソウ<仙草>
他　名　等●	リョウフンソウ
部　位　等●	全草
備　　　考●	センソウ<茜草>の根は「医」

基原植物● *Mesona chinensis* Benth.（シソ科：Labiatae）

形　　態● 草丈15〜50cmの一年生草本．葉は対生，卵状楕円形で長さ2〜4cm，鋸歯を持ち，先は尖る．茎葉には，まばらな長い毛を有す．晩秋，茎上部の葉腋に総状花序を伸ばし，淡紅色の唇状の花を開き，楕円形の堅果を結ぶ．

学名の来歴● *Mesona*：ギリシャ語のmeso（真ん中），シソ科のメボウシ属とタツナミソウ属の中間の属であることから；*chinensis*：中国の．

産　　地● 中国南部に自生．

主要成分等● コーヒー酸，ウルソール酸，ケンフェノール，リノール酸，リノレン酸等．

■ 食経験

中国南部，台湾において茎，葉を米とともに煮て砂糖を添加，濾過し冷却して，やわらかくゼリー状に凝固したものを飲用に供す．
中国では全草を薬用に供す．暑気あたり，高血圧，筋肉・関節痛等に処方．

センソウトウ
千層塔

■解 説

食薬区分(非医)リストより

名　　　称●センソウトウ
他　名　等●—
部　位　等●全草
備　　　考●—

基 原 植 物●トウゲシバ　*Lycopodium serratum* Thunb.（ヒカゲノカズラ科：Lycopodiaceae）

形　　　態●草丈7〜20cmの常緑多年生草本．地下茎はなく，茎は直立する．茎の根元は短く斜上し，分岐し，株立ち状，茎は2〜3回分枝する．茎も葉も硬質．葉は細い楕円形，葉縁には鋸歯がある．葉脈は1本のみで，下面に突出する．葉は螺旋状につく．葉色は深緑色から黄緑色．胞子嚢は胞子葉の基部の上側につく．胞子葉は茎葉と同形のため，穂状にはならない．茎の先端付近に不定芽を生じる．

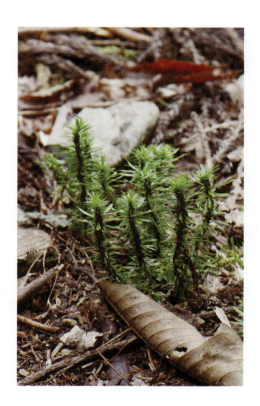

学名の来歴●*Lycopodium*：lycos(狼)＋podium(足)，細葉が密生するのが狼の足に似ていることから；*serratum*：ラテン語で「葉縁の鋸歯」．

産　　　地●日本，台湾，中国を含む北半球に自生また栽培．

主要成分等●アルカロイド（リコポジン，セラチニン，セラチニジン，セラチジンA〜D，M〜Q，S〜Z，スペリジニン，セラタニンA，B），トリテルペン（セラテンジオール，21-エピセラテンジオール，セラトリオール，21-エピセラトリオール）．

注　　　●センソウトウはトウゲシバの生薬名である．
　　　　　アルカロイドを含有する．

■食経験

食用の記録は見当たらない．
中国で薬用とする．駆瘀血，解熱，止血作用があり，全草（千層塔）を肺炎，吐血，痔の止血，打撲，こしけに使用．15〜30gを煎じて服用．外用には煎汁で洗浄．

センタウリウムソウ

centaury

■ 解　説

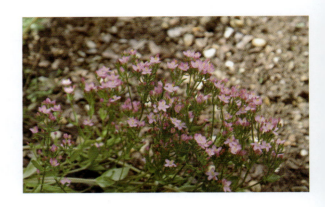

食薬区分(非医)リストより

名　　　称●	センタウリウムソウ
他　名　等●	Centaurium minus
部　位　等●	全草
備　　　考●	―

基 原 植 物● ベニバナセンブリ　*Centaurium minus* Moench（リンドウ科：Gentianaceae）

形　　　態● 草丈20～60cmの二年生草本．茎は4稜．葉は対生し，長楕円形からへら形で無柄，根生葉に比べ小さい．花は密な集散花序で，花冠は淡紅色，基部の約2/3は筒で，長さ8～10mm，裂片は5個で楕円形．がくは花筒の約1/2．雄しべは先熟，5本で花冠中部に合着，花冠口部から超出し，葯は黄色で花柱を囲み，雌しべは1本，花柱は長く，柱頭は平らで2つに分岐する．

学名の来歴● *Centaurium*：ギリシャ神話の半人半馬のKentaurosに因む，ヘラクレスの矢で傷ついたKentauros族の賢者Chironは足の傷を，この草を使って癒したといわれる；*minus*：ラテン語で「小さい」．

産　　　地● ヨーロッパ原産，中央アジアに広く分布．北米に自生．

主要成分等● セコイリドイド（スウェルチアマリン，スウェロシド），モノテルペン類（テルピネン-4-オール，メントン，*p*-シメン，γ-テルピネン，リモネン）等．

注　　　● センタウリウムソウはベニバナセンブリの別名である．

■ 食経験

苦味配糖体セコイリドイドを含み，非常に苦い．苦味酒，ベルモットの材料．非アルコール飲料にも使用する．ヨーロッパでは，全草を薬用として苦味健胃，強壮，鎮静，解熱に使用．古代エジプトでは高血圧，腎結石に使用した．1日摂取量1～2g．しみ，そばかすのためのローション，化粧品，トイレタリーに使用．

センダン
苦棟

■解 説

食薬区分(非医)リストより

名　　　称●	センダン
他 名 等●	クレン／トキワセンダン／Melia azedarach
部 位 等●	葉
備　　　考●	センダン (Melia azedarach) 及びトウセンダン (Melia toosendan) の果実・樹皮は「医」

基 原 植 物● センダン　*Melia azedarach* Linne（センダン科：Meliaceae）

形　　　態● 樹高10mに達する落葉中高木．葉は互生で2〜3回羽状複葉．小葉は卵形で先が尖り，基部は円形で縁には鋸歯がある．初夏，枝先に複集散花序を伸ばし，淡青色の花を開く．核果は楕円形，平滑で黄熟．

学名の来歴● *Melia*：「トネリコ」のギリシャ語；*azedarach*：ペルシャ語で「高貴な木」．

産　　　地● 四国，九州の山地に自生または植栽．

主要成分等● トリテルペン（メリアラチンB〜K，メリアトキシンA₁，A₂，B₁，B₂，メリアノリド，オキノラール，オキナール，ニンボリジンA，B，メリアニンA，B）等．

注　　　● 果実に含有するメリアトキシン類は有毒である．

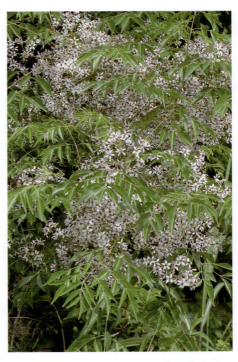

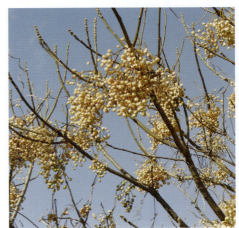

■食経験

「神農本草経」(220頃)の下品に「棟実」の名で収載．日本では「本草和名」(915)に記載．古くは花を観賞．邪気を払うとして端午の節句等に使用した．中世には梟首の木．「栴檀は双葉より芳し」のセンダンは本品ではなく，ビャクダン*Santalum album*．若い葉は茹でたのちよく水にさらして，あるいは油で炒めて食べる．果実は有毒．樹皮（苦棟皮）はタンニン，ワニリン酸を含有．蟯虫，回虫，条虫駆除，マラリア熱に煎服（6〜10g）．果実(苦棟子)は腹痛，疝痛に煎じて服用．種子で数珠玉を作る．

センナ

senna

■ 解　説

食薬区分(非医)リストより
名　　　　称 ● センナ
他　名　等 ● ―
部　位　等 ● 茎
備　　　　考 ● 果実・小葉・葉柄・葉軸は「医」

基原植物 ● チンネベリセンナ　*Cassia angustifolia* Vahl またはアレキサンドリアセンナ　*Cassia acutifolia* Delile（マメ科：Leguminosae）

形　　　態 ●【チンネベリセンナ】樹高4mの常緑低木．葉は互生で，偶数羽状複葉．小葉5～7対．穂状花序に，橙色の豆花を数個開く．豆果は黒褐色で扁平，数個の種子を内蔵．
【アレキサンドリアセンナ】小葉は4対，楕円形で先が尖る．

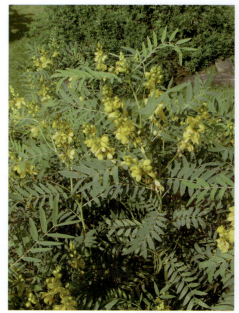

チンネベリセンナ

学名の来歴 ● *Cassia*：桂皮；*angustifolia*：angusti(狭い)＋folia(葉)；*acutifolia*：鋭形に中裂の葉．

産　　　地 ● インド，アフリカで栽培．

主要成分等 ● アンスロン誘導体（アロエエモジン，センノシドA，B，アロエエモジンジアンスロン，アロエエモジンジアンスロン 5,5′-ジ-β-D-グルコピラノシド），ベンゾフェノン誘導体（カシアフェノンA 2′-*O*-β-D-グルコピラノシド，カシアフェノンB 2′-*O*-β-D-グルコピラノシド）等．

注　　　　● センナはチンネベリセンナ，アレキサンドリアセンナの小葉の生薬名である．

■ 食経験

食用の記録は見当たらない．
アレキサンドリアセンナは「エーベルス・パピルス」(BC1552)にヒマやアロエとともに収載．古代アラビア人はセンナ実を下剤として使用した．11世紀頃にヨーロッパに伝播．小葉，果実を薬用とする．葉や果実はアンスロン誘導体のセンノシドA，B等を含有．センノシド類には蠕動促進作用があり，強い瀉下作用がある．少量で苦味健胃薬，適量で緩下剤．特に熱結性便秘や硫酸バリウム使用後の下剤として使用．緩下剤として乾燥葉の粉末1回0.25～0.5gを服用．日本では主としてチンネベリセンナ，ヨーロッパでは主としてアレキサンドリアセンナを使う．

センボウ
仙茅
curculigo

■ 解説

食薬区分(非医)リストより

名　　　称	● センボウ
他　名　等	● キンバイザサ
部　位　等	● 根茎
備　　　考	● ―

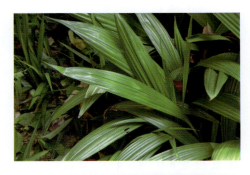

基原植物 ● キンバイザサ　*Curculigo orchioides* Gaertn.（ヒガンバナ科：Amaryllidaceae）

形　　態 ● 根茎は垂直で太く，根はやや太い．葉は数枚，披針形，長さ20〜30cm，幅1〜2cm，基部には柄があり，鞘状となる．葉面にはしわがあり，両面に長い白い軟毛がある．花は数個，花梗は短い．苞は膜質で披針形，長さ2〜4cm，花は外面に長毛がある．花被片は黄色，披針形，長さ8mm．果実は楕円形．

学名の来歴 ● *Curculigo*：ラテン語のcurculio（コクゾウムシ）に由来；*orchioides*：ラテン語で「ランに似ている」．

産　　地 ● マレーシア，オーストラリア，インド，中国，日本．

主要成分等 ● トリテルペンサポニン（ククリゴサポニンA〜O），ベンジルアルコール誘導体（ククリゴシドA〜G），ビフェニルペンタノイド誘導体（オルキノシドB，D）等．

注　　　 ● センボウはキンバイザサの根茎の生薬名である．

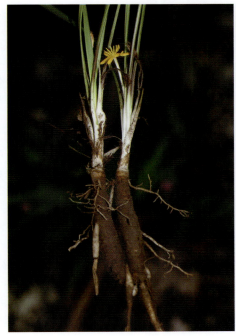

■ 食経験

根は食用となる．
中国では根茎（仙茅）を強壮，強精，散湿薬とする．リウマチ，歩行困難，腰膝の痛み，陰萎に4〜8gを煎じて服用．腫瘍には粉末を塗布．

センリコウ
千里光
charlatan ivy

■ 解　説

食薬区分(非医)リストより

名　　　称 ● センリコウ
他　名　等 ● タイキンギク
部　位　等 ● 全草
備　　　考 ● 一

基 原 植 物 ● タイキンギク　*Senecio scandens* Buch.-Ham. ex D. Don（キク科：Compositae）

形　　　態 ● 茎の長さ2〜5mの半蔓性常緑草本．葉は長三角形，長さ7〜10cm，幅3.5〜4.5cm．花序は枝に頂生，円錐状散房花序をなす．頭花は径13〜14mm，舌状花は黄色，痩果は長さ3mm，冠毛は長さ5〜6mmで白色．

学名の来歴 ● *Senecio*：冠毛が白いことから，ギリシャ語のsenex(老人)を連想して命名された；*scandens*：ラテン語で「よじ登る」．

産　　　地 ● 中国，台湾，日本，インド，フィリピン．

主要成分等 ● ピロリチジンアルカロイド（セネシオニン，アドニフォリン，セネシフィリン），ベンゾフラノン誘導体（セネシオラクトン，カンナビホラクトン），フェニル酢酸誘導体(1,6-ビス-*O*-(1-ヒドロキシ-1-オキソ-2,5-シクロヘキサジエン-1-アセチル)グルコース，2-*O*-クマロイル-6-*O*-(1-ヒドロキシ-4-オキソ-2,5-シクロヘキサジエン-1-アセチル)グルコース)等．

注　　　　● センリコウはタイキンギクの生薬名である．
　　　　　　アルカロイドを含有する．

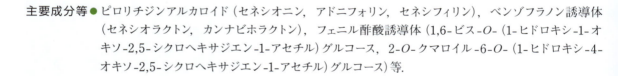

■ 食経験

食用の記録は見当たらない．
全草（千里光）には強い抗菌作用があり，細菌性下痢，肺炎，敗血症，原虫性炎症，流行性の眼疾患等各種の急性炎症に用いる．乾燥した千里光1日量10〜15g，生であれば30gを煎じて服用．煎液を点眼．

センリョウ
千両

■解 説

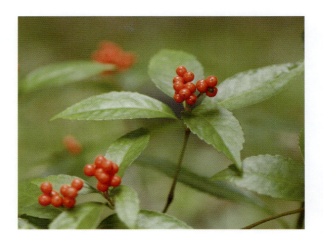

食薬区分(非医)リストより

名　　　称	● センリョウ
他　名　等	● 腫節風／竹節草／草珊瑚
部　位　等	● 全株
備　　　考	● 一

基原植物 ● センリョウ *Sarcandra glabra* (Thunb.) Nakai（センリョウ科：Chloranthaceae）

形　　態 ● 高さ50〜100cmの常緑小低木．茎が叢生する．葉は短い葉柄を持ち，対生で卵形長楕円形，葉縁に多くの鋸歯を持ち先は細く尖る．夏，茎頂に穂状花序を分枝し，黄緑色の小花を開く．花後，球果を結び冬に赤熟または黄熟．1個の種子を内蔵．

学名の来歴 ● *Sarcandra*：古い中国名から；*glabra*：毛のない．

産　　地 ● 本州中部以南，四国，九州，南西諸島．インド，中国，マレーシア，台湾，朝鮮半島南部に分布．湿り気のある半日影地に自生，また花卉用に栽培．

主要成分等 ● セスキテルペン（グラブラノール，サルカグラブシドA〜H，サルカンドロリドA〜E），トリテルペンサポニン（サルカンドロシドA，B），フラボン（グラブドシドA〜D）等．

■食経験

日本では赤い実のついた枝を正月の生け花に用いる．種子を乾燥，焙ってゴマの代用．葉は茶とする．中国では枝，葉（九節茶）を肺炎，急性胃腸炎等の細菌感染症，打ち身，リウマチ，骨折等に用いる．

ソウジュヨウ
草蓯蓉
broomrape

■ 解　説

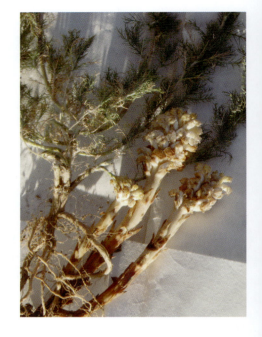

食薬区分(非医)リストより
名　　　称●	ソウジュヨウ
他 名 等●	ハマウツボ／Orobanche coerulescens
部 位 等●	茎
備　　　考●	―

基 原 植 物● *Orobanche coerulescens* Steph.（ハマウツボ科：Orobanchaceae）

形　　　態● 草丈20～30cmの一年生草本．寄生植物．枝は分枝しない．肉質で全体にやわらかな毛がある．茎の地下部は塊状．葉は退化している．穂状に多数の花をつける．花冠は紫で，長さは2cm．二唇形をしている．雄しべは4本．朔果は1cm．黒色の種子の表面には網状の模様がある．

学名の来歴● *Orobanche*：ギリシャ語のorobos(マメの一種)＋anchein（絞め殺す），この属の植物にマメに寄生するものがあるため；*coerulescens*：ラテン語のcaerulescens(青味がかった，青色に変わる)より．

産　　　地● 東ヨーロッパ，シベリア，中国，朝鮮半島，台湾，日本．

主要成分等● ステロイド（スチグマステロール，ダウコステロール，β-シトステロール），フェニルエタノイド（アセトシド，イソクレナトシド，デカフェオイルクレナトシド，シスタノシドF），カルボン酸（ケイヒ酸，カフェー酸，プロトカテキュ酸，コハク酸）等．

■ 食経験

食用の記録は見当たらない．日本全域，朝鮮半島，中国，台湾，シベリア，ヨーロッパ東部に分布．海岸や川原に生える*Artemisia*(ヨモギ属)の根に寄生．
乾燥した全草（列当）を，強壮，強精剤として腰の冷痛，陰萎に使用．強壮に1日量5～10gを煎じ3分服．列当100g，砂糖50gを焼酎1.8Lに漬け込み，1回量40mLを限度に就寝前服用．

ソクハクヨウ
側柏葉
oriental thuja

■ 解　説

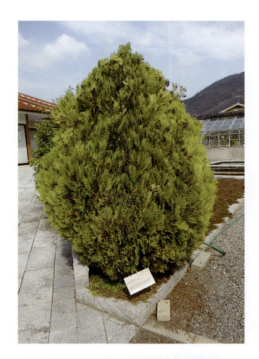

食薬区分(非医)リストより

名　　称	● ソクハクヨウ
他　名　等	● コノテガシワ
部　位　等	● 枝・葉
備　　考	● ―

基原植物 ● コノテガシワ　*Thuja orientalis* Linne（ヒノキ科：Cupressaceae）

形　　態 ● 樹高5～10mの常緑小高木．幹は下から分かれて樹皮は灰褐色，枝は平板状で直立．葉の両面は深緑色で表裏の区別がなく，鱗片状で，十字対生する．球果は卵形で，長さ15～25mm，鱗片は厚く，卵形で鈍頭，背面上端に1個の突起がある．種子は楕円形で，鱗片に2個つく．

学名の来歴 ● *Thuja*：ギリシャ語の常緑で樹脂を出す植物 *Tetraclinis articulata* の古名の thyia または thyon に由来；*orientalis*：東方の．

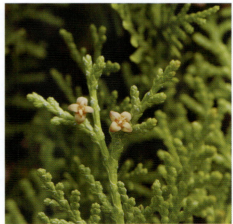

産　　地 ● 中国西北部原産，日本，中国．

主要成分等 ● ジテルペン（15-イソピマレン-8,18-ジオール-18-ホルメート，8,17(13)-ラブダジエン-16,15-オライド-9-カルボン酸メチルエステル），長鎖アルキル誘導体（1,16-ヘキサデカンジオール，8-ヘキサトリコセン，21-オクタコセン-10-オール）等．

注　　● ソクハクヨウはコノテガシワの葉の生薬名である．

■ 食経験

江戸時代に導入．種子には芳香と苦味があり，油分を含む．苦味を除去して食べる．救荒植物として利用．葉（側柏葉）は収れん止血剤，種子（柏子仁）を滋養強壮剤とする．止瀉，止血に側柏葉1日量9～30gを煎じて服用．滋養強壮，鎮静に柏子仁1日量6～9gを煎じて服用．柏子仁にハチミツを加えてつき砕き口唇炎，舌炎に塗布．禿，白髪，ふけに葉の浸液，油剤を外用．葉，枝を浴用剤とする．

ソゴウコウ
蘇合香
oriental sweet gum

■ 解　説

食薬区分(非医)リストより

名　　　称	● ソゴウコウ
他　名　等	● 一
部　位　等	● 分泌樹脂
備　　　考	● 一

基 原 植 物 ● *Liquidambar orientalis* Mill.（マンサク科：Hamamelidaceae）

形　　　態 ● 樹高20～60mの落葉高木．樹皮は暗灰色，老木ではコルクが発達する．葉は掌状に5裂し，縁に鋸歯，長さ4.5～7.5cm，暗緑色．花は雌雄とも球形で花被がなく，黄緑色．果実は褐色で，棘のある球状の集合果．長さ2～3.5cmの果柄がある．

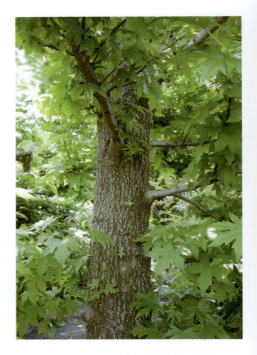

学名の来歴 ● *Liquidambar*：ラテン語のliquidus（液体）＋アラビア語のambar（琥珀），樹幹から流れ出る芳香性の液に由来；*orientalis*：ラテン語で「東方」．

産　　　地 ● トルコ原産，地中海沿岸に自生．

主要成分等 ● フェニルプロパノイド（シンナムアルデヒド，シンナムアルコール，ケイヒ酸），モノテルペン（α-ピネン，β-ピネン，1,8-シネオール，*p*-シメン，テルピノレン，ミルセン，カンフェン）等．

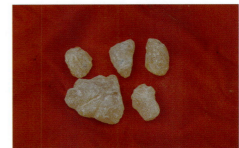

■ 食経験

樹脂（蘇合香）は粘稠，芳香と刺激がある．抽出物はアルコール，非アルコール飲料，冷凍乳製品，焼き菓子，ゼリー，チューインガム等の加工食品に芳香成分，揮発保留剤として使用．その他タバコの香料，石鹸，香粧品に芳香成分，揮発保留剤として使用する．
薬用として去痰作用がある．中医薬では皮膚の炎症，感染症，切り傷，疲労，腹水等に用いる．
近縁種モミジバフウ*L. styraciflua*は北米，中米に分布．樹脂は咀嚼料．タバコの香料．フウ*L. formosana*は中国原産．樹脂を楓香脂と呼んで香料，また解毒，鎮痛，止血，結核等に用いる．果実も薬用とする．

ソバ
蕎麦
buckwheat

■ 解 説

食薬区分(非医)リストより

名　　称	●	ソバ
他名等	●	キョウバク／ソバミツ／Fagopyrum esulentum
部位等	●	種子・花から集めた蜂蜜・茎・葉
備　　考	●	―

基原植物 ● ソバ　*Fagopyrum esculentum* Moench（タデ科：Polygonaceae）

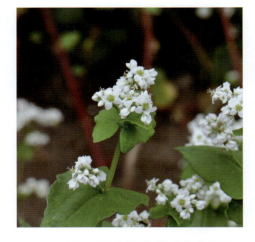

形　　態 ● 草丈40～70cmの一年生草本．茎は直立・分枝し，円柱形で中空，淡緑色，しばしば紅色を帯びる．葉は心臓形で先端は尖り，下部の葉の縁には多少の稜があり，互生し，長い柄をつける．托葉は膜質で短い．夏から秋にかけて，茎の先や葉腋から出る枝の先に総状花穂，白色あるいは淡紅色の小花をつける．花弁はなく，子房の上部には花柱が3個ある．痩果は鋭い3稜がある卵形．

学名の来歴 ● *Fagopyrum*：Fagus（ブナ科）+ pyros（穀物）；ソバの果実がブナの実に似ていることより；*esculentum*：食用の．

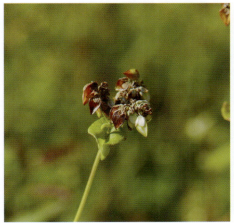

産　　地 ● 中央アジアが原産，世界各国で栽培．

主要成分等 ● フラボン（ルチン，ケルセチン，ビテキシン），イノシトール誘導体（ファゴピリトールA_1～A_3，B_2，B_3），アミノ酸（ニコチアナミン），デンプン等．

注 ● 「ソバ」は，平成25年9月20日消食表第257号通知「アレルギー物質を含む食品に関する表示について」の別添1において表示が義務づけられている「特定原材料」に指定されている．

■ 食経験

野生種の食起源や栽培種の初出年代は明らかではないが，BC107に建てられた中国甘粛省の漢代墓からソバ実が出土している．日本における文字記録は「続日本紀」(751)の元正天皇紀養老6(722)年の項に，凶年に備え全国にソバの植栽を命じたという記録がある．ソバの製麺については「慈性日記」(1614)に「ソバキリ」なる記述が初出とされる．タンパク質含量，タンパク価ともにコムギ，コメより優れ，さらにイソフラボン系配糖体のルチンを含有し生体内抗酸化能により，血圧降下作用の薬効が認められている．粒食，粉食ともに全世界的に食用に供される．ソバを脱殻した後の果皮はソバ殻と呼んで枕の芯材，枝葉は家畜飼料として利用．

ターミナリア・ベリリカ

belleric myrobalan

■解 説

食薬区分(非医)リストより

名　　称●	ターミナリア・ベリリカ
他名等●	Terminalia bellirica
部位等●	完熟果実
備　　考●	―

「セイタカミロバラン」を参照

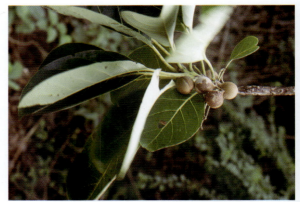

セイタカミロバラン

ダイウイキョウ
八角
star anise

■ 解　説

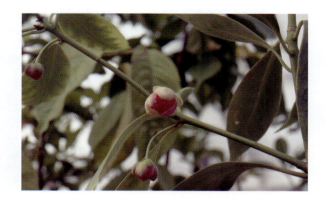

食薬区分(非医)リストより
- 名　　　称 ● ダイウイキョウ
- 他　名　等 ● スターアニス
- 部　位　等 ● 果実
- 備　　　考 ● ―

基原植物 ● ダイウイキョウ　*Illicium verum* Hook. *f.*（シキミ科：Illiciaceae）

形　　態 ● 樹高10～15mの常緑中高木．葉は長さ8～10cmの長楕円形で先が尖る．葉柄を持ち，互生する．茎は緑色を帯びた褐色．春に，葉腋から花柄を伸ばし，白色または真紅色の花を開く．果実は6～8個の袋果からなり，放射状に配列．各袋果は偏圧した舟状で，それぞれ種子1個を内蔵．

学名の来歴 ● *Illicium*：魅惑，非常に魅力的な香りがあることから；*verum*：本当の，本物の．

産　　地 ● 中国南部，台湾，ベトナム北部に自生，また栽培．

主要成分等 ● セスキテルペン(ベラニサチンA～C)，ヘニルプロパノイド(ベリモールA～H)等．

注　　　● 日本に自生し，仏花として使われる近縁種シキミ *I. religiosum* の果実は，スターアニスに類似．シキミは有毒物質シキミニン，アニサチン，イリシン等を含み有毒．特に果実は毒性が強いので注意が必要．

■ 食経験

果実の莢に芳香があり香料や薬用として利用．明代の「本草品彙精要」(1503～05)に八角茴香の名で収載．16世紀末にヨーロッパに伝播．香りがアニスに似て，星形なのでスターアニスと呼ばれる．中国料理には不可欠の香辛料で，五香粉の主原料．特に豚や鴨，アヒルとの相性がよく，煮物には丸のまま使用．ヨーロッパではアニスの代用として使用されることが多い．精油はフランスのアニゼットリキュールやトルコのラキ等のアルコール飲料，飲料，冷菓，ドロップ，ベーカリー，肉製品等に香料として使う．
薬用として健胃剤や風邪薬に配合され，漢方では，腹痛，嘔吐，脚気等に服用．

ダイオウ
大黄
rhubarb

■ 解　説

食薬区分(非医)リストより

名　　　称 ● ダイオウ
他　名　等 ● ヤクヨウダイオウ／ルバーブ
部　位　等 ● 葉
備　　　考 ● 根茎は「医」

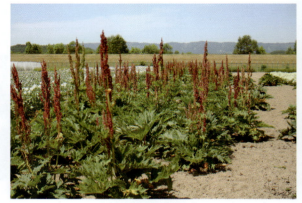

ショウヨウダイオウ

基原植物 ● ヤクヨウダイオウ　*Rheum officinale* Baill., ショウヨウダイオウ　*Rheum palmatum* Linne, チョウセンダイオウ *Rheum coreanum* Nakai（タデ科：Polygonaceae）

形　　　態 ● 【ヤクヨウダイオウ】草丈1.5〜2mの多年生草本．根茎は円柱形に肥大．根出葉は，長柄を持つ長さ1mの3〜7裂掌状複葉で叢生．夏，花茎を伸ばし，円錐花序に黄緑色の小花を多数開く．秋に多数の痩果を結ぶ．
【ショウヨウダイオウ】根出葉は円形または心臓形で，3〜7裂の掌状複葉で，まばらに大きな鋸歯を持つ．淡赤色の小花を多数つける．
【チョウセンダイオウ】根出葉は40〜70cmの3〜7裂掌状複葉で，多くの鈍鋸歯を有する．濃赤色の小花を多数開く．

学名の来歴 ● *Rheum*：大黄；*officinale*：薬用の；*palmatum*：掌状の；*coreanum*：朝鮮の．

産　　　地 ● 中国（*R. officinale*, *R. palmatum*）または朝鮮半島（*R. coreanum*）の高地に自生または栽培．

主要成分等 ● アンスラキノン誘導体（アロエエモジン，レイン，クリソファノール），アンスロン誘導体（センノシドA〜D，パルミジンA〜C）等．

注　　　　 ● ダイオウはヤクヨウダイオウ，ショウヨウダイオウ，チョウセンダイオウ等の根と根茎の生薬名である．

■ 食経験

食用の記録は見当たらない．
根茎を薬用目的で栽培．近縁種の食用ダイオウ*R. rhaponticum*はギリシャ・ローマ時代から食用として栽培．葉柄には特有の香りと酸味があり，生食またはジャムに加工．根茎を薬用に供す．成分にアンスラキノン誘導体を含有，緩下剤として有効．

ダイケットウ
大血藤
red vine

■ 解　説

食薬区分(非医)リストより
名　　　称● ダイケットウ
他　名　等● ―
部　位　等● 茎
備　　　考● ―

基 原 植 物● *Sargentodoxa cuneata* (Oliv.) Rehder et E.H. Wilson（アケビ科：Lardizabalaceae）

形　　　態● 高さ10mの落葉蔓性木本．茎は無毛で，赤い樹液を出す．茎の切片は異形維管束．若い枝は赤色，葉は互生，3出複葉，葉柄は長さ5〜10cm，中央の小葉は長さ4〜14cm，幅3cm，倒卵形で先端は鋭角，基部は楔形，側小葉は扁卵形．黄色の総穂花序で，長さ8〜15cm，黄色の花は雌雄異花．果実は20〜40個つき，暗青色の液果，有柄，直径7〜10mm，種子は黒色，球形で，直径5mm．

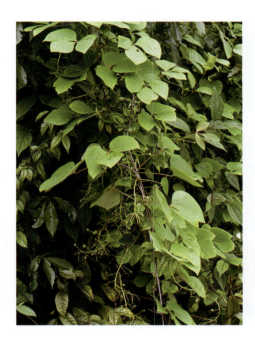

学名の来歴● *Sargentodoxa*：sar（新鮮）＋gentodoxa（賞賛，光栄，名誉）；*cuneata*：ラテン語のcuneatus（楔形）より．

産　　　地● 中国中部．

主要成分等● トリテルペンサポニン（ロズマルチン，カジイチゴシド），フェニルエタノイド（クネアタシドA，B，F，サルゲンクネシド），メガスチグマン（クネアタシドE）等．

■ 食経験

食用の記録は見当たらない．
茎（大血藤）には抗菌作用があり，解熱，解毒，駆風，駆虫薬とする．関節痛，リウマチ，赤痢，腹痛，月経不順，消化器の寄生虫による症状に10〜16gを煎じて服用．

ダイコンソウ
水楊梅

■ 解 説

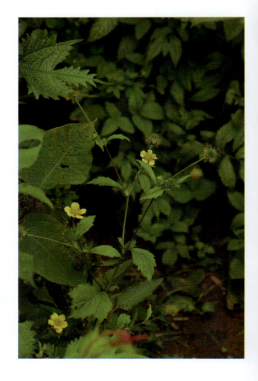

食薬区分(非医)リストより

名　　　称 ● ダイコンソウ
他　名　等 ● スイヨウバイ
部　位　等 ● 全草
備　　　考 ● ―

基 原 植 物 ● ダイコンソウ　*Geum japonicum* Thunb.（バラ科：Rosaceae）

形　　　態 ● 草丈は30〜100cmで，全体に短い毛が密生する．根生葉は，頂小葉が特に大きく，数対の不揃いな大きさの側小葉がある．花は直径1.5〜2.5cm，花柱は長さ1〜2mmで，先が鉤状に曲がり，その先端に1〜2mmの柱頭がつき，連結部はS字状となる．柱頭は花が終わると落下するが，花柱は5〜6mmまで伸びる．集合果は球形．

学名の来歴 ● *Geum*：ラテン語のgeuo（美味）より，古代ローマの博物学者Plinyにより命名；*japonicum*：日本の．

産　　　地 ● 北海道から九州，朝鮮半島南部，中国．

主要成分等 ● タンニン（ゲミンA〜G），トリテルペン（ウルソール酸，ウルソール酸-3-アセテート，コロソリン酸），フラボン（アピゲニン，イソクエルシトリン）等．

■ 食経験

若葉，根葉，あるいは全草を天ぷら，塩茹でにして炒め物，和え物にする．救荒植物として利用．全草（水楊梅）を民間では利尿，消炎，強壮剤として用いる．腎性の浮腫，夜尿症に1日量10〜15gを煎じて3回に分服．煎液，生の葉をつぶしたものは湿疹，腫れ物に外用．強壮には1日量10gの根を煎服．

タイシジン
太子参
false starwort

■ 解 説

食薬区分(非医)リストより

名　　称	● タイシジン
他　名　等	● ワダソウ
部　位　等	● 塊根
備　　考	● ―

基 原 植 物 ● ワダソウ　*Pseudostellaria heterophylla* (Miq.) Pax（ナデシコ科：Caryophyllaceae）

形　　　　態 ● 草丈10～15cmの多年生草本．茎は2列に毛が生え，直立し分枝しない．上方の2対の葉は長さ3～6cm，幅1～4cmの卵形から菱状卵形で無柄，4枚が輪生する．茎頂に白い花をつけ，がく片と花弁は5枚，花弁は長さ7mmで先端が凹む．根の基部は紡錘形に肥厚する．

学名の来歴 ● *Pseudostellaria*：ラテン語のpseudos（偽）＋stellaria（ハコベ属），ハコベに似ているが違うという意；*heterophylla*：hetero（異形）＋phylla（葉）．

産　　　地 ● 本州，九州，朝鮮半島，中国．

主要成分等 ● 環状ペプチド（ヘテロフィリンA，B，C，J，プソイドステラリンA～H）等．

注　　　　● タイシジンはワダソウの根の生薬名である．

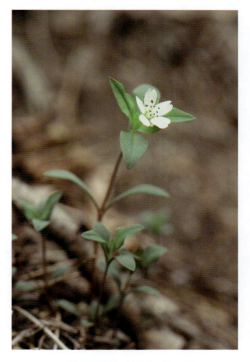

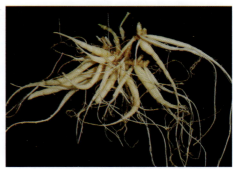

■ 食経験

若葉を茹でて野菜として利用．
塊根（太子参）を強壮，鎮静剤として不眠，健忘，精神疲労，身体虚弱，肺結核，食欲不振に使用する．乾燥根1日量6～12gを煎じて服用．

ダイズ
大豆
soybean

■ 解　説

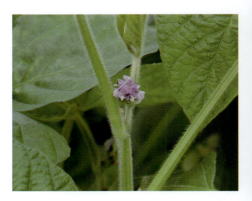

食薬区分（非医）リストより

名　　　称	● ダイズ
他　名　等	● コクダイズ／ダイズオウケン／ダイズ油
部　位　等	● 種子・種子油・種皮・葉・花・大豆の特殊発酵品
備　　　考	● —

基原植物 ● ダイズ　*Glycine max*（Linne）Merr.（マメ科：Leguminosae）

形　　態 ● 草丈30〜90cmの一年生草本．全草に軟毛がある．葉は3出複葉で互生．総状花序，花は淡紅色の蝶形花．果実は莢果で，3〜4個の種子を内蔵．

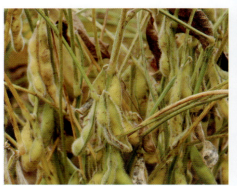

学名の来歴 ● *Glycine*：glyco（甘い）より；*max*：命名者 Maximowicz に因む．

産　　地 ● 中国東北部からシベリア原産で，世界各地で広く栽培．

主要成分等 ● グリシニン，不飽和脂肪酸，イソフラボン（ダイゼイン，ゲニステイン），トリテルペンサポニン（ソヤサポニンA_1，A_2，A_3，Ac，Ad，Ax，Ba，Bb，Bb′，Bc，Bf，Bg，Bx，βa，γa，γg，アセチルソヤサポニンA_1〜A_6）等．

注　　　● 「ダイズ」は，平成25年9月20日消食表第257号通知「アレルギー物質を含む食品に関する表示について」の別添1において可能な限り表示に努める「特定原材料に準ずるもの」に指定されている．

■ 食経験

原産地中国における起源は，約BC3000頃と推定．日本では秋田県の縄文遺跡（小森竪穴）からダイズの炭化物が出土．約2000年前の伝来とされている．文字記録としては「古事記」（712）または「日本書紀」（720）の記述が最古．ヨーロッパへは18世紀初頭に種子が持ち込まれたが，20世紀にいたるまで食品として取り扱われなかった．北米大陸への伝来は19世紀で，20世紀になって含有脂肪（乾物中約20%）に着目，以後生産量が増大し現在世界の生産量の約50%を生産．20世紀後半米国において遺伝子組み換え技術による除草剤耐性を持つダイズが開発され流通し始めた．ダイズはタンパク質含量が多く（約35%）かつ必須アミノ酸バランスに優れているので，アジアの農耕文明初期から貴重なタンパク質食品として利用．日本においても古くから未熟果（枝豆），完熟果の調理または発酵食品（納豆），加工食品（豆腐その他）等多様に利用．また古来，煮汁を服用すれば一切の毒を去るといい，食中毒，薬害，産後の諸病，整腸等に薬効ありとされる．

タイソウ
大棗
jujube

■ **解 説**

食薬区分(非医)リストより

名　　　称● タイソウ
他　名　等● ナツメ
部　位　等● 果実・種子・葉
備　　　考● ―

基原植物● ナツメ　*Zizyphus jujuba* Mill. var. *inermis* Rehder（クロウメモドキ科：Rhamnaceae）

形　　　態● 樹高10mの落葉小高木．葉は互生，長さ2〜6cmの卵円形から卵状披針形で左右非対称，縁に細かい鋸歯があり，質は薄くてかたく，光沢がある．明瞭な3脈を有する．3〜5月に集散花序を頂生または腋生し，直径5mmの淡黄色の花を開く．秋，長さ1.5〜5cmの卵形から楕円形の核果をつける．

学名の来歴● *Zizyphus*：アラビアの植物名zizonfに由来；*jujuba*：アラビア名；*inermis*：刺針のない，武装のない．

産　　　地● 中国東北部の南部地域から華北で自生または栽培．

主要成分等● トリテルペンサポニン（ジュジュバサポニンI〜V，ジュジュボシドA〜D），トリテルペン（セアノシン酸，コルンブリン酸），シクロペプチド（ダエクインS_1，S_3〜S_7，S_9，S_{10}，アドウエチンX，アンヒピンH，フランゲアニン，ジュバニンA〜C，E）等．

注　　　● タイソウはナツメの果実の生薬名である．

■ **食経験**

中国では古来から重要な果樹，日本では広く栽培されていない．果実は生食または乾果として中国，朝鮮では祝い事には欠かせず，菓子，料理に利用される．砂糖煮を蜜ナツメとも呼ぶ．秋に成熟果実を採取．種子にはトリテルペノイド，サポニンを含有．鎮静，催眠作用あり．他の生薬と配合して神経性不眠症，循環器系疾患，虚弱体質等に処方．

ダイダイ
橙
bitter orange

■ 解　説

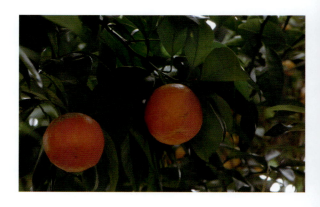

食薬区分(非医)リストより

名　　称●	ダイダイ
他　名　等●	キジツ／キコク／トウヒ／Citrus aurantium
部　位　等●	果実・果皮・蕾・花
備　　考●	—

基 原 植 物●ダイダイ　*Citrus aurantium* Linne（ミカン科：Rutaceae）

形　　　態●樹高5〜7mの小高木．茎枝には3稜があり，滑らかで長さ5〜20mmの棘がある．葉は長楕円形で長さは5〜8cmで互生し，革質，両面とも無毛で腺点があり，背面は葉脈が明確である．花は房状で，葉腋に単生または束生し，花弁は5枚で白色．開花期は4〜5月，果実はやや平らな円形で成熟すると橙黄色．果熟期は11月．

学名の来歴●*Citrus*：ギリシャ語名kitron(箱)に由来し，ラテン語で｢レモンの木｣の古名；*aurantium*：橙黄色．

産　　　地●インド原産．日本及び中国各地で栽培．

主要成分等●フラボン(ノビレチン，ヘスペリジン，ネオヘスペリジン，ネオジオスミン，オーラネチン，ロイフォリン)，クマリン誘導体(オーラプテン，オーラプテノール)，シクロペプチド(シトルシンⅤ，Ⅵ)，リモノイド(イカネキシン酸)等．

■ 食経験

中国には漢代(BC2〜AD3世紀)までに渡来し，｢爾雅｣(BC200頃)に橙の名がある．日本には中国から伝来．栽培品種にはシュウトウ(臭橙)と変種カイセイトウ(回青橙)がある．｢古事記｣(712)，｢日本書紀｣(720)に，田道間守が，中国から｢非時香果｣を持ち帰ったと記載されているものが，柑橘類導入の最古の記録．橙色になった実が熟しても落下することなく，春に緑化，冬に再着色して，時に4〜5年樹上にとどまるので，正月の縁起物として使う．
果汁は多いが酸味が強く，果肉に苦みがあり，生食には向かない．果汁を食用酢にする．ダイダイ酢は風味がよく，焼き松茸，フグ刺し，水炊き等の鍋料理に用いる．果皮はマーマレードの原料，煮て砂糖漬けを作る．果皮を干した橙皮は，香辛料として七味唐辛子等に使う．果皮の抽出物は苦味剤とする．
成熟果皮を芳香性苦味健胃薬として，消化不良，胃腸炎に用いる．未熟果実を丸のまま干したものは，枳実の代用とする．

タイワンクズ
台湾葛

■解 説

食薬区分（非医）リストより

名　　称●タイワンスク
他　名　等●―
部　位　等●枝・茎
備　　考●―

基原植物●タイワンクズ　*Pueraria montana* (Lour.) Merr.（マメ科：Leguminosae）

形　　態●蔓性多年生植物．蔓は左巻き．茎は10m以上に伸びる．葉は長さ10〜13cmの3出複葉で，表に褐色，裏に白色の毛を持つ．葉縁には鋸歯がない．花茎の先に10〜15cmの花穂を出し，花は1cmの長さの薄青紫色．豆果は扁平で長さ3〜7cm，幅0.8〜1.5cm．果実にも表面に褐色の毛を持つ．

学名の来歴●*Pueraria*：スイスの植物学者Marc. N. Puerariに因む；*montana*：montanus（山の，山地生）より．

産　　地●奄美大島から沖縄群島，台湾，中国南西部，インドシナ半島．

主要成分等●イソフラボノイド（ダイゼイン，ダイゼイン-4',7-ジグルコシド，プエラリン，ゲニステイン，ゲニスチン），*l*-カナバニン（有毒アミノ酸）等．

注　　　●食薬区分（非医）リストではタイワンスクとなっているが，正しい植物名はタイワンクズである．

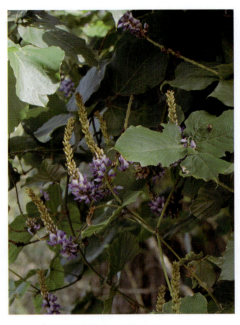
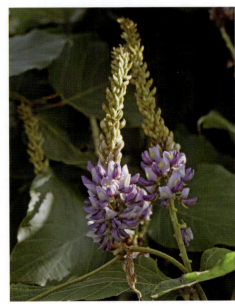

■食経験

クズ *P. lobata* と同様に塊根からデンプンを採取，料理や菓子の材料とする．若芽，花も食用となる．タイワンクズの葛根は粉性に富み「粉葛根」「甘葛根」と呼ばれる．発汗，解熱，鎮痙薬として，熱性病，感冒等に使用．クズは日本，朝鮮半島，中国に分布．大きな塊根からデンプンを取り食用とする．葛根は漢方では重要な生薬である．

タイワンテイカズラ

Chinese star jasmine

■解 説

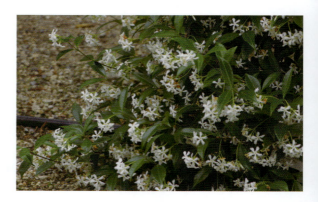

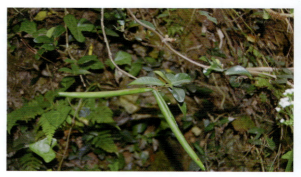

食薬区分（非医）リストより
名　　称● タイワンテイカズラ
他 名 等● ―
部 位 等● 果実
備　　考● ―

基 原 植 物● タイワンテイカズラ
　　　　　　Trachelospermum jasminoides
　　　　　　(Lindl.) Lem.（キョウチクトウ科：
　　　　　　Apocynaceae）

形　　態● 木本性蔓植物．葉は対生，卵形から披針形で長さ2〜10cm，幅1〜4.5cm．白い花には芳香があり，直径1〜2cm．チューブ状の花冠を持ち，先は5つに分かれる．果実は細長く，袋果で対をなし，幅は3〜10mm，長さは10〜25cm．

学名の来歴● *Trachelospermum*：ギリシャ語のtrachelos（頸）＋sperma（種子），種子ではなくて果実の形から；*jasminoides*：ラテン語のjasminodorus（ジャスミンの香りのある）より．

産　　地● 日本，韓国，台湾，中国南部，ベトナム．

主要成分等● リグナン（5′-メトキシトラケロシド，トラケロゲニン4-*O*-β-ゲンチオビオシド，5′-メトキシトラケロゲニン），トリテルペンサポニン（トラケロスペロシドF），アルカロイド（19-ヒドロキシボアカンギン），フラボン（アピゲニン，ケルセチン，ケンフェロール，ルテオリン）等．

注　　　　● アルカロイドを含有する．

■食経験

食用の記録は見当たらない．中国南部，台湾に分布．花は白色で芳香がある．
茎葉（絡石藤）には消炎，鎮痛，血液循環促進，免疫調整の作用があり，止血，鎮痛に用いる．茎，葉から出る乳液は有毒．
近縁種のテイカカズラ *T. asiaticum* は日本，朝鮮半島南部に分布．解熱に1日量3〜19gを煎服する．毒性が高く民間での使用は避けるべきとある．絡石藤の基原物質としてタイワンテイカズラ，テイカカズラ，オオイタビ *Ficus pumila* 等多くのものが出回っている．効能はいずれも同じとされるが，タイワンテイカズラを正品とする．芳香成分を集めた「絡石浸膏」がある．

タウコギ
田五加木
three-lobed beggarticks

■解 説

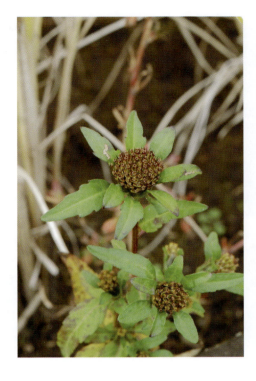

食薬区分(非医)リストより

名　　　　称●	タウコギ
他 名 等●	―
部 位 等●	全草
備　　　　考●	―

基 原 植 物● タウコギ　*Bidens tripartita* Linne（キク科：Compositae）

形　　　態● 湿地に自生する草丈50〜100cmの一年生草本．葉柄を持つ葉は3〜5裂し，裂片は長楕円形で先が尖り，鋸歯を持つ．夏から秋に，枝先に黄色頭花をつけ，小さな5弁花を開く．熟した痩果には剛毛があり，衣服につく．

学名の来歴● *Bidens*：bi（2つ）＋dens（歯），果実に歯の形をした棘があるため；*tripartita*：3深裂の．

産　　　地● 世界の温帯，熱帯各地に広く自生．

主要成分等● フラボン（イソコレオプシン，3',4',7,8-テトラヒドロキシフラボン 7-*O*-β-D-グルコピラノシド），オーロン（3',4',6-トリヒドロキシオーロン）等．

■食経験

若葉，若芽は茹でて水にさらし野菜として使用．救荒植物として利用．
全草（狼把草）に鎮静，降圧，利尿，発汗作用があり，気管支炎，咽頭炎，下痢，丹毒，疥癬等に使用．5〜10gを煎じて服用．粉末，生葉の汁を外用．過去には肺結核の特効薬とした．

タカサゴギク

■解 説

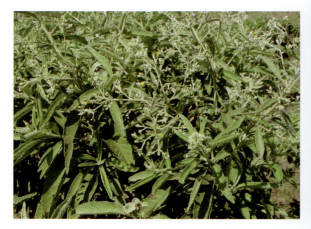

食薬区分(非医)リストより

名　　　　称	● タカサゴギク
他 名 等	● －
部 位 等	● 全草
備　　　　考	● －

基 原 植 物 ● タカサゴギク　*Blumea balsamifera* Linne DC.（キク科：Compositae）

形　　　　態 ● 草丈1～3mの木質の多年生草本．葉は有柄で長楕円形，先が尖り鋸歯を持ち互生．葉の基部に4対の小葉状の棘があり，全株が粗毛に覆われる．2～5月，茎頂部に散房花序を伸ばし，黄色の頭状花を開く．

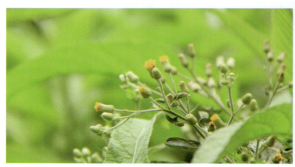

学名の来歴 ● *Blumea*：ドイツ生まれのオランダ人植物学者Karl Ludwig von Blumeに因む；*balsamifera*：バルサム（粘着性のある樹脂）のような．

産　　　　地 ● 中国南部，台湾，タイ，マレーシア等に自生し，また薬用に栽培．

主要成分等 ● モノテルペン（1,8-シネオール，カンファー，リモネン，ボルネオール，ボルニルアセテート），セスキテルペン（ブルメアラクトンA～C，ブルメアエンA～M），フラボン（2',3,5-トリヒドロキシ-5',7-ジメトキシフラバノン）等．

■食経験

食用の記録は見当たらない．
根と葉（艾納香）（艾片）には血管拡張，血圧降下作用があり，臨床では不眠，高血圧に使用．一般には感冒，痰の多い咳，発熱・無汗に11～23gを煎じて服用．茎葉を水蒸気蒸留した精油はボルネオールを主成分とし，竜脳の代用とする．薫香料．

タカサブロウ
高三郎
false daisy

■ 解 説

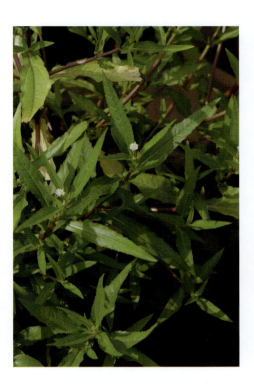

食薬区分(非医)リストより

名　　　　称 ● タカサブロウ
他　名　等 ● カンレンソウ
部　位　等 ● 全草
備　　　　考 ● ―

基原植物 ● タカサブロウ　*Eclipta alba* (Linne) Hassk.（キク科：Compositae）

形　　態 ● 草丈約30cmの一年生草本．葉は披針形で先が細く尖り，浅い鋸歯があり対生．茎葉は短い毛で覆われる．夏，葉腋から花茎を伸ばし，淡緑色の筒状花に白い花弁を持つ頭花を開く．

学名の来歴 ● *Eclipta*：ecleipo（欠けた）から；*alba*：白い．

産　　地 ● 世界の温帯，熱帯地方に広く自生．

主要成分等 ● トリテルペンサポニン（エクリプタサポニンA〜D，エクラルバサポニンI〜X），ステロイドアルカロイド（ベラチン，4-ヒドロキシベラチン，25-ヒドロキシベラチン）等．

注　　　　 ● アルカロイドを含有する．

■ 食経験

葉は煮るか油で炒めて食す．香りはあるが美味ではない．
全草（鱧腸）（墨旱蓮）を血尿，血便の止血剤として，1日量3〜10gを煎じて服用．眼病のただれを煎汁で洗眼．インドでは下剤，強壮剤．葉の搾り汁を子どもの消化器カタルに使用．葉の搾り汁は黒色染料，白髪染めに用いる．

タガヤサン
鉄刀木
Siamese cassia

■解 説

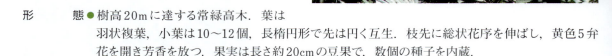

食薬区分(非医)リストより

名　　　　称●	タガヤサン
他 名 等●	テツトウボク
部 位 等●	全草
備　　　　考●	―

基 原 植 物●タガヤサン　*Cassia siamea* Lam.
　　　　　　　（マメ科：Leguminosae）

形　　　　態●樹高20mに達する常緑高木．葉は羽状複葉，小葉は10〜12個，長楕円形で先は円く互生．枝先に総状花序を伸ばし，黄色5弁花を開き芳香を放つ．果実は長さ約20cmの豆果で，数個の種子を内蔵．

学名の来歴●*Cassia*：ヘブライ語のgasta(皮を剥く)から；*siamea*：Siam(タイの旧称)の．

産　　　　地●タイ，ミャンマー，インドネシア等熱帯アジア原産で，街路樹として植栽．

主要成分等●アンスラキノン誘導体(カシアミンA〜C，シアメアニン)，アンスロン誘導体(アラロビノール)，ベンゾピラン誘導体(バラコール，アンヒドロバラコール，カシアジン，シアムクロモンA〜F)，アルカロイド(カシアリンA〜H，カシアジン)等．

注　　　　●食薬区分(非医)リストでは部位が全草となっているが，本植物は木本である．
　　　　　　アルカロイドを含有する．

■食経験

材はかたく，木目が美しい．黒檀，紫檀とともに三大銘木．つぼみ，若葉は苦味を取るため2〜3回茹でたのちカレーとする．
根は駆虫薬．

タケ類
筍
bamboo

■ 解　説

食薬区分(非医) リストより

名　　　　称 ● タケ類
他　名　等 ● タケノコ
部　位　等 ● 若芽
備　　　　考 ● ―

基 原 植 物 ● モウソウチク　*Phyllostachys heterocycla* (Carriere) Matsum. またはその他近縁植物（イネ科：Gramineae）

形　　　　態 ● 高さ10～25m，茎の節は単環状で，莢には紫褐色の毛がある．葉の長さは4～8cm，幅4～8mmで，狭披針形，枝先に2～8枚つき，裏面基部にはわずかに毛がある．時々，葉腋から穂状の花序を伸ばし，黄白色の花弁のない花が開く．春，横に長く伸びた根の節から若芽が伸び，筍となり，数週間で数mに伸長する．

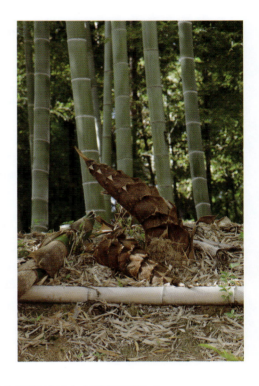

学名の来歴 ● *Phyllostachys*：phyllo（葉）＋stachy（穂）より，葉片のある苞に包まれた花穂の形から；*heterocycla*：いろいろに輪生した．

産　　　　地 ● アジアの温暖湿潤地域．

主要成分等 ● セスキテルペン（セデロール，チュヤプセン，キューペレン，カジネン，アリストロエン）等．

■ 食経験

モウソウチクの原産は中国で，分布は中国全土に及び，全竹林の70％に達するという．日本への伝来は比較的新しく享保13（1728）年に京都長岡京地域，または元文1（1736）年に鹿児島郊外に伝来したという二説がある．普通タケノコといえばモウソウチクを指すが，マダケ，マチク等も食用に供される．
調理の際はアク抜きをする．内側のやわらかい皮は姫皮または甘皮と呼んで汁の具材，和え物等に利用．煮物，焼き物，和え物，揚げ物等多様に調理され，また炊き込みご飯の具材としても広く賞味される．加工用としては，水煮缶詰が最も普及，また乾燥筍も水戻しして食用に供される．
食用以外の用途として花器，籠等の工芸材料，または柱，天井等の建築材料に広く利用．筍の皮は，寿司等食品の包材として古くから利用されてきた．

タコノアシ

■ 解 説

食薬区分(非医)リストより

名　　　　称	●タコノアシ
他　名　等	●カンコウソウ／Penthorum chinense
部　位　等	●茎・葉
備　　　　考	●一

基原植物 ●タコノアシ　*Penthorum chinense* Pursh（タコノアシ科：Penthoraceae）

形　　　態 ●草丈約70cmの多年生草本．茎は黄赤色円柱形で直立．葉は細い披針形で先端は鋭く尖り，螺旋状につき互生．夏，茎頂に数本の総状花序を伸ばし，花弁5枚の黄白色の小花を多数開く．秋には蒴果が黄褐色に熟し，全草が黄褐色に紅葉する．

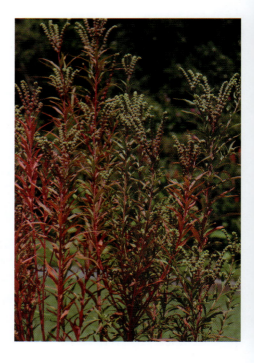

学名の来歴 ●*Penthorum*：penthe（5つの）＋horos（特徴），花が5弁花であることから；*chinense*：中国の．

産　　　地 ●関西以西，四国，九州の湿地，また東アジア一帯に広く分布．

主要成分等 ●フラボン（ケルセチン，ピノセンブリン，5-メトキシピノセンブリン 7-O-β-D-グルコピラノシド，ケルセチン 3-O-β-D-キシロピラノシド），ジフェニル誘導体（ペントルミンC，トンギアニンA，B）等．

■食経験

新芽，葉はよく茹で，水にさらして野菜として食す．救荒植物として利用．
中国では全草(水澤蘭)を打ち身，月経停止に用いる．

タチアオイ
立葵
hollyhock

■解 説

食薬区分(非医)リストより

名　　　称● タチアオイ
他　名　等● ―
部　位　等● 茎葉・種子・根・花
備　　　考● ―

基 原 植 物● タチアオイ　*Althaea rosea* (Linne) Cav.（アオイ科：Malvaceae）

形　　　態● 草丈1.5～2mの多年生草本．茎は直立する．葉は3～5深裂掌状で，先が尖り互生し，茎葉ともに毛に覆われる．初夏から夏にかけ，葉腋に短い花茎を持つ紡錘形のつぼみをつけ，ピンク，白，赤色等の大形の花を開く．秋，円盤状の果実を結ぶ．

学名の来歴● *Althaea*：althaino（治療）から，薬効があるため；*rosea*：バラの様な．

産　　　地● 中国またはシリア原産で，世界各地で広く栽培．

主要成分等● フラボン（ヘルバシン，ケルセチン，ケンフェロール，アストラガリン，アロマデンドリン，イソリクイリチン），アントシアニン（セラニン），クマリン誘導体（スコポレチン，スコポリン），フェニルプロパノイド（ケイヒ酸，フェルラ酸，*p*-クマル酸，*p*-ヒドロキシフェニルフェルレート）等．

■食経験

古く中国より渡来して観賞用に栽培．エジプト料理では若葉を使用する．日本でも茹でて食用．救荒植物として利用．花弁は茶とする．ヨーロッパでは黒紅色の花をワインやハーブティーの色づけに使用．花弁と加熱した花のつぼみはサラダとする．根からはデンプンを採取．
花（蜀葵花），根（蜀葵根），茎葉，種子を薬用とする．花は利尿．根は腸炎，尿閉．茎葉は腹痛，下痢．種子は分娩促進，白斑等に使用．利尿に花1日量4～8g，根1日量10gを煎じて3回に分服．腸炎には根や葉を煎服．根は粘液質を含みアルテア根の代用として胃腸薬，賦形剤とする．分娩促進作用があり，妊婦の服用は危険．
近縁種ビロードアオイ *A. officinalis* はヨーロッパに分布．根をアルテア根と呼び胃腸薬，賦形剤，湿布剤とする．

タチジャコウソウ

thyme

■ 解　説

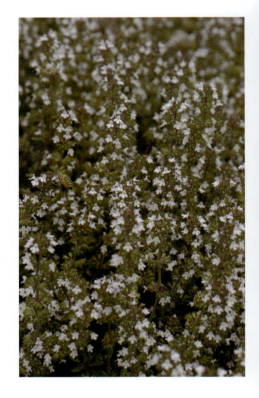

食薬区分(非医)リストより

名　　　称	●タチジャコウソウ
他 名　等	●タイム
部 位　等	●全草
備　　　考	●ー

基 原 植 物 ●タチジャコウソウ　*Thymus vulgaris* Linne（シソ科：Labiatae）

形　　　態 ●高さ20〜40cmの灌木．葉は細い線形ないし楕円形で，対生，葉質は肉厚で，全縁．初夏，茎先に淡紅色の小さな唇形の花を輪生．果実は4分果．全草に強い香りがある．

学名の来歴 ●*Thymus*：ギリシャ語で「タイム」；*vulgaris*：普通の，通常の．

産　　　地 ●ヨーロッパ南部の地中海沿岸に自生し，広く世界で栽培．

主要成分等 ●モノテルペン（チムシドA，チモール，カルバクロール，シメン，ピネン，リナロール，$3,3',4,4'$-テトラヒドロキシ-$5,5'$-ジイソプロピル$2,2'$-ジメチルビフェニール），フラボン（ユーパトリン，$4',5$-ジヒドロキシ-$3',6,7,8$-テトラメトキシフラボン）等．

注　　　　●食薬区分(非医)リストでは部位が全草となっているが，本植物は木本である．

■食経験

代表的なハーブで，強い香りがあり，若葉，茎等を利用．地中海沿岸では古くから知られ，多くの変種があり地域により使い分けられている．日本への伝来は明治になってから．芳香の主成分はチモール，カルバクロール，シメン，ピネン，リナロール等．生葉，乾燥葉ともに利用．スープ類，野菜，肉，魚，鶏等の洋風料理のほか，製菓食品にも広く利用．
タイム油は鎮痙，去痰，駆風，抗菌作用を有するとされる．

タチバナ
橘

■解説

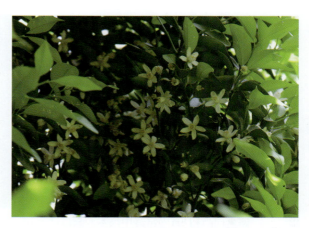

食薬区分（非医）リストより

名　称	●タチバナ
他名等	●Citrus tachibana
部位等	●葉・果皮
備　考	●―

基原植物 ●タチバナ　*Citrus tachibana* (Makino) Tanaka（ミカン科：Rutaceae）

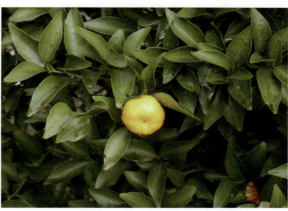

形　態 ●樹高2〜4mの常緑低木．葉は長さ3〜6cmの長楕円形で革質，先が鈍く尖り互生．葉腋に鋭く長い棘がある．初夏，枝先に白色の小花を開き，芳香を放つ．冬に直径2.5〜3cmの果実を黄熟，比較的大きな種子を内蔵．

学名の来歴 ●*Citrus*：ギリシャ語名kitron（箱）に由来し，ラテン語で「レモンの木」の古名；*tachibana*：「タチバナ」の日本名から．

産　地 ●日本南部，済州島，台湾高地に自生，また栽培．

主要成分等 ●フラボン（エリオシトリン，ネオエリオシトリン，ナリンギン，ヘスペリジン，ネオヘスペリジン，ポンシリン，ルチン）等．

■食経験

果実は食用．苦味はないが酸味が強く生食には向かない．一部の地域で果汁を酢として用いる．台湾では葉，枝を調味料とする．食欲増進に果肉を焼酎に浸け，20〜40mLを食前に飲用．

タチバナアデク

Surinam cherry

■ 解　説

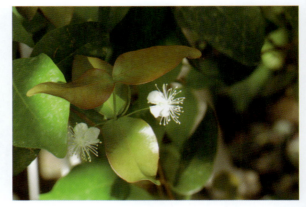

食薬区分(非医)リストより

名　　称 ● タチバナアデク
他名　等 ● スリナムチェリー／ブラジルチェリー
部位　等 ● 果実・葉
備　　考 ● ―

基原植物 ● タチバナアデク　*Eugenia uniflora* Linne（フトモモ科：Myrtaceae）

形　　態 ● 樹高約8mの常緑中高木．葉はほとんど葉柄を持たず，楕円形で先端が尖る．光沢があり緑色でやや赤みを帯び，互生．葉腋から総状花序を伸ばし，多くの長い雄しべを持つ白色5弁花を開く．果実の周囲はわずかに凹凸があり，先端は狭く開口する．

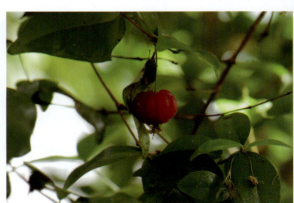

学名の来歴 ● *Eugenia*：素晴らしい；*uniflora*：uni（1つ）＋flora（花）．

産　　地 ● ブラジル原産，熱帯地域で広く栽培．

主要成分等 ● タンニン（ユーゲンフロリン D_1，D_2），ピロリチジンアルカロイド（ウニフロリン A，B）等．

注　　　 ● アルカロイドを含有．

■ 食経験

果実を生食するほか，ジャム，ゼリー，コンポート，シャーベット，シロップ，飲み物等に加工．あるいはワインを作る．未熟果は薬味，チャツネとする．葉には芳香があり，茶として飲用．
葉を解熱，健胃，リウマチ，発汗に10gを煎服．子どもの下痢に樹皮10gを煎じて服用．

ダッタンソバ

■解 説

食薬区分（非医）リストより

名　　称●ダッタンソバ
他名等●―
部位等●全草
備　　考●―

基原植物●ダッタンソバ　*Fagopyrum tataricum* (Linne) Gaertn.（タデ科：Polygonaceae）

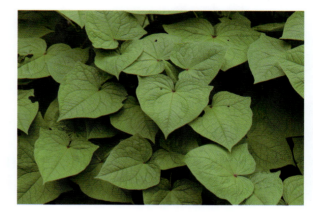

形　　態●草丈約1mの一年生草本．茎は直立する．葉は逆心臓形で基部が凹み，先端は尖り，互生．葉腋から花茎を伸ばし，数輪の白色小花を開く．果実には3稜があり，紡錘形の種子を内蔵．

学名の来歴●*Fagopyrum*：ラテン名fagus（ブナ）＋ギリシャ名pyros（小麦），3稜を持つ果実がブナの果実に似ることから；*tataricum*：モンゴルの古い民族タタール人に因む．

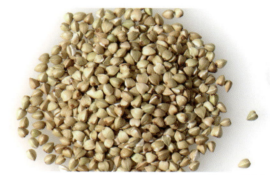
©emer-Fotolia

産　　地●雲南省原産，中国で広く栽培．

主要成分等●フラボン（ルチン，ケルセチン-3′-*O*-β-D-グルコピラノシル-3-*O*-ルチノシド，ケルセチン-3-*O*-ルチノシル-7-*O*-β-D-ガラクトピラノシド），フェニルプロパノイド（ラパトシドA，B，バニコシドB）等．

注　　●「ソバ」は，平成25年9月20日消食表第257号通知「アレルギー物質を含む食品に関する表示について」の別添1において表示が義務づけられている「特定原材料」に指定されている．

■食経験

日本には江戸時代に渡来したが栽培は少ない．ソバよりも寒さに強く，痩せた土地で収穫ができ，生育期間も短い．ヒマラヤ地方の高標高地帯では重要な穀類．穀物としてソバ同様に利用するが果実には苦味があり，ソバに比べると品質は劣る．ソバ茶とする．製粉して麺，餅，パン，パンケーキ，菓子を作る．中国では蒸して黄汁を取り去り，苦味を除いて餅に加工．油分に富む品種があり，搾油して食用油とする．葉はタンパク質に富み，茎葉を煮野菜として利用．全草にルチンを含有．根や根茎を薬用とする．中国では胃痛，消化不良，下痢，腰痛，打撲傷に用いる．茎葉は家畜飼料．

タデアイ
藍
indigo plant

■ 解　説

食薬区分(非医)リストより

名　　　称●タデアイ
他　名　等●―
部　位　等●根
備　　　考●―

基 原 植 物●アイ　*Polygonum tinctorium* Lour.（タデ科：Polygonaceae）

形　　　態●草丈50～60cmの一年生草本．茎が直立し，上部で枝分かれする．葉柄は短く茎を抱き，葉は楕円形で先が細く尖り互生．秋，葉腋から対になった穂状花序を伸ばし，ピンク色の5弁の小花を多数開く．果実には3つの稜がある．

学名の来歴●*Polygonum*：polys（多い）＋ gonu（節）；*tinctorium*：染色用の．

産　　　地●インドシナ南部原産，日本では徳島県，沖縄県で栽培．

主要成分等●インドール誘導体（インジカン，インジゴ，イソインジゴ，インシルビン）等．

注　　　　●タデアイはアイの別名である．

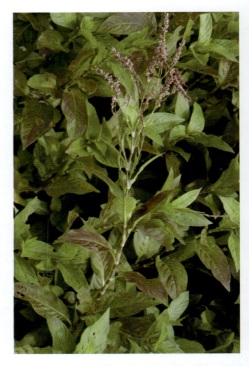

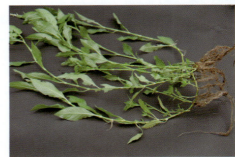

■ 食経験

日本には中国を経て飛鳥時代以前に渡来．藍色の染料を得るために栽培．葉を発酵させ，つき固めて玉藍（インジゴ含量2～10%）を作り，青色染料とする．種子に休眠性がないものがあり，新芽を冬場にヤナギタデの代用として，刺身の添え物にすることがある．
葉（藍葉），果実（藍実）には消炎，解毒，殺菌，止血作用がある．解熱に種子1日量3～10gを煎じて服用．痔疾，扁桃腺炎，虫刺されに外用．

タベブイア

taheebo

■解 説

食薬区分（非医）リストより

名　　　称	● タベブイア
他　名　等	● タヒボ
部　位　等	● 樹皮・葉
備　　　考	● ―

「インペティギノサ」を参照

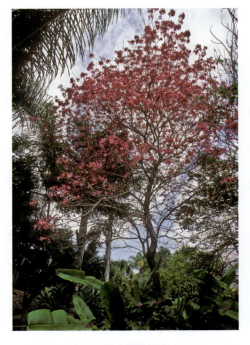

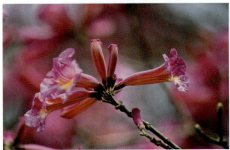

Tabebuia impetiginosa

タモギタケ

golden oyster mushroom

■解　説

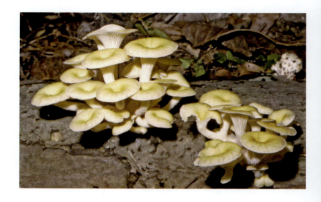

食薬区分(非医)リストより

名　　　称	●タモギタケ
他　名　等	●―
部　位　等	●子実体
備　　　考	●―

基原植物　●タモギタケ　*Pleurotus cornucopiae* var. *citrinopileatus* (Singer) Ohira（ヒラタケ科：Pleurotaceae）

形　　態　●傘は1～12cm，円形で中央部がくぼみ，レモン色．ひだは白色で柄に垂生する．柄は長さ2～10cm，根元で多数が合着するか，サンゴ状に枝分かれする．胞子は円柱形，長さ7.5～11μm，幅3.5～5μm．

学名の来歴●*Pleurotus*：ギリシャ語のpleura（側，側面）＋otos（耳），耳状の傘が基物の側面につくため；*cornucopiae*：ギリシャ語のcornus（角）＋copios（多数の，豊富な）に由来；*citrinopileatus*：citrino（レモン色）＋pileatus（傘）．

産　　地　●日本，中国，韓国．

主要成分等●モノテルペン（プレウロラクトン，1,2-ジヒドロキシ-*p*-メンタ-9,3-オライド，8,10-エポキシ-1,2-ジヒドロキシ-*p*-メンタ-9,3-オライド，1,2,10-トリヒドロキシ-*p*-メンタ-4(8)-エン-9,3-オライド），セスキテルペン（プレウロスピロケタールA～E）等．

■食経験

日本，中国で食用．東北・北海道では栽培されている．独特の味とにおいがあり，美味な食用キノコである．ヒラタケと呼称される場合もある．近縁種シロノタモギタケモドキ*P. cornucopiae*としばしば混同される．ヒラタケ*P. ostreatus*はマツタケと並んで平安時代から広く食用として普及，最近ヒラタケの栽培種はシメジと通称され販売されている．

タラノキ
楤木

■解 説

食薬区分(非医)リストより

名　　　称● タラノキ
他　名　等● Aralia elata
部　位　等● 葉・芽・根皮・樹皮
備　　　考● ―

基 原 植 物● タラノキ　*Aralia elata* (Miq.) Seem.（ウコギ科：Araliaceae）

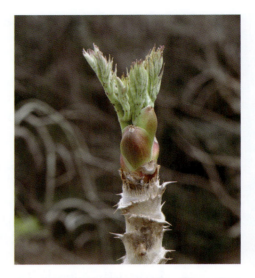

形　　　態● 樹高2〜5mの落葉低木．幹が直立し，分枝は少ない．枝幹，葉柄，脈上に鋭い棘を多数つける．葉は長さ1mの大形の羽状複葉で，小葉は広卵形．8月頃，幹の頂上に数個の円錐状散形花序をつける．つぼみの時，花弁が瓦状に重なって並び，後に黄白色の花が開く．石果は球状で，熟すと紫黒色．

学名の来歴● *Aralia*：フランス系カナダ名のaralie（タラノキ）から；*elata*：背の高い．

産　　　地● 日本各地，東アジア．

主要成分等● トリテルペンサポニン（エラトシドA〜G，アラロシドA，アラリアサポニンA，Ⅰ〜Ⅶ，タラサポニンⅠ〜Ⅵ）等．

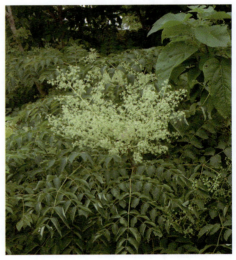

■食経験

若芽(タラの芽)は山菜として広く普及．独特の香味があり，和え物，煮物，揚げ物，炒め物等で食用．中国では樹皮，根皮を「刺老鴉」と呼び，強精，神経衰弱，関節炎，糖尿病等に処方．日本でも民間療法として糖尿病に処方．日本の文献では「本草和名」(915)に和名「多羅」という記載がある．日本では民間で健胃，利尿，糖尿病薬として糖尿病，腎臓病，胃潰瘍に，1日量5〜10gを煎じて3回に分け服用．棘の部分は高血圧に煎服するとよいというが胃腸障害等の副作用に注意．

タラヨウ

■解　説

食薬区分(非医)リストより

名　　称●タラヨウ
他　名　等●クテイチャ
部　位　等●葉
備　　考●―

基 原 植 物●タラヨウ　*Ilex latifolia* Thunb.（モチノキ科：Aquifoliaceae）

形　　態●樹高10mに達する中高木．葉は長楕円形で，長さ約20cm前後．縁に細かく浅い鋸歯がある．葉面は熱を加えると黒く変色する．花は黄緑色で，5〜6月に，前年枝の葉腋に出る短枝に群生して開く．果実は紅熟する．

学名の来歴●*Ilex*：Quercus ilex(holly oak)の葉に似ていることから；*latifolia*：lati(広い)＋folia(花)．

産　　地●日本の近畿以西，中国．

主要成分等●トリテルペン（イレル酸A〜D，クジノン，ウバオール，イレラチフォールD），トリテルペンサポニン（ラチフォロシドA〜H，J〜L，クジノシドLZ_1〜LZ_{12}），カフェオイルキナ酸等．

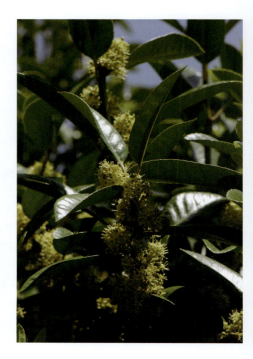

■食経験

葉の裏を傷つけると黒変するので，文字や絵を書くことができる．インドでパルミラヤシに経文を書いたことに因み，寺院に多く植栽される．葉は中国では茶の代用．果実もコーヒーの代用となる．
葉には利尿作用があり，腎疾患の予防に乾燥した葉を1日量5〜10gを煎じて随時服用．

タンジン
丹参
Chinese salvia

■解 説

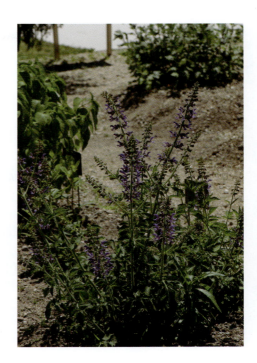

食薬区分(非医)リストより

名　　　称● タンジン
他　名　等● ―
部　位　等● 葉
備　　　考● 根は「医」

基原植物● タンジン　*Salvia miltiorrhiza* Bunge（シソ科：Labiatae）

形　　　態● 草丈30～100cm．茎は四角形で黄白色の柔毛と腺毛がある．葉は対生し長柄がある．単羽状複葉で小葉は3～7個．卵形で長さ2～7cm，急鋭尖頭，鈍鋸歯縁．花は春に咲き，青紫色の唇形花を3～10個ずつ段状につける．

学名の来歴● *Salvia*：salvare（治療する）に由来，セージのラテン古名から；*miltiorrhiza*：ラテン語のmiltio(赤い)＋rhiza(根)から，根が赤い．

産　　　地● 中国の河北省，河南省，山東省，安徽省，四川省．

主要成分等● ジテルペン（タンシノンⅠ，Ⅱ，Ⅳ，Ⅴ，タンシエノールA～C，アルカジオール，クリプトアセタリド，ミルチポロン，プルゼバキノンA，B），ジテルペンアルカロイド（サルビアジオン，サルビアネン），リグナン（サルビアノール酸A～G，J）等．

注　　　● アルカロイドを含有する．

■食経験

食用の記録は見当たらない．日本でも稀に栽培される．
根（丹参）には調経，活血，鎮痛作用があり，月経不順，月経痛，産後，腹中硬結，リウマチ，不眠等に使用．1日量5～20gを煎服．または粉末を単味で服用．漢方では多く処方に配合．抽出物はニキビ，湿疹等各種皮膚疾患に使用する．抜け毛，白髪予防に洗髪，整髪料，美白のための皮膚用クリームに配合．

タンチクヨウ
淡竹葉

■ 解　説

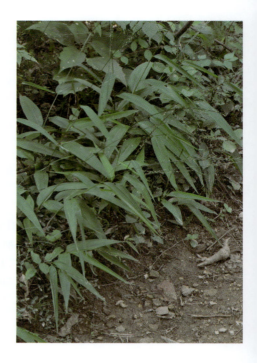

食薬区分(非医)リストより

- 名　　　称 ● タンチクヨウ
- 他　名　等 ● ササクサ
- 部　位　等 ● 全草
- 備　　　考 ● ―

基 原 植 物 ● ササクサ　*Lophatherum gracile* Brongn.（イネ科：Gramineae）

形　　　態 ● 草丈40～60cmの多年生草本．茎は直立し，細長く伸びる．葉は幅2～5cm，長さ15～20cmで，先端は細く尖り葉質は薄く，葉縁はざらつく．秋，茎の先端に大きな円錐花序を出し，多数の小さな穂をつける．

学名の来歴 ● *Lophatherum*：lophos（鶏冠）＋ather（芒），鶏冠状の芒；*gracile*：細長い．

産　　　地 ● 本州中部以南の山林．

主要成分等 ● フラボン（ルテオリン，ビテキシン，オリエンチン，イソオリエンチン，トリシン，アフゼリン，トリシン7-O-β-D-グルコピラノシド）等．

注　　　　● タンチクヨウはササクサの葉の生薬名である．

■ 食経験

葉を茶の代わりに服用．根の先の方が肥厚した塊根をつき，その汁を米に混ぜて香りのよい麹を作る．全草を「淡竹葉」と呼んで薬用とする．「神農本草経」（220頃）の中品に「竹葉」の名で収載．中国では，利尿，止渇，解熱，口内炎，歯肉炎に煎じて服用．1日量5～10gを煎じて服用．

タンテイヒホウ

■解 説

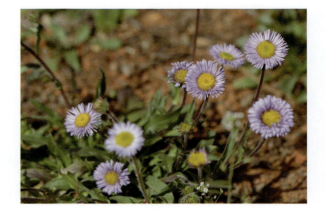

食薬区分(非医)リストより
名　　　　称● タンテイヒホウ
他　名　等● トウサンサイシン
部　位　等● 全草
備　　　　考● －

基原植物● *Erigeron breviscapus* (Vaniot) Hand.-Mazz.（キク科：Compositae）

形　　　態● 草丈20～30cmの多年生草本．葉は単葉，基部の葉は長さ3～5cm，幅1.2～1.5cmで上部の葉は長卵円形，長さ2cm，幅0.6cm．頭状花序は紫色，管状花は黄色．痩果は扁平で冠毛がある．

学名の来歴● *Erigeron*：eri(春)＋geron(老人)より，灰白色の軟毛で覆われ，早春に花の咲く植物；*breviscapus*：brevi(短い)＋capus(果実)，短い果実に由来．

産　　　地● 雲南省，広西省．

主要成分等● フェニルプロパノイド（ジクタノシドA，マクロアンチンG，エリゴステルA），セスキテルペン（エリゲシドA，E），γ-ピロン誘導体（ピロメコニン酸，エリゲロンB，エリゲシドD，I），フラボン（エリゲロノンA）等．

■食経験

食用の記録は見当たらない．
全草（灯盞細辛）を感冒による頭痛，鼻閉，リウマチ，半身不随，四肢麻痺等に煎じて服用，または粉末を蒸した鶏卵とともに食す．歯痛，腫れ物には生のつき汁を塗布．

チア

Spanish sage

■ 解　説

食薬区分(非医)リストより

名　　　称● チア
他　名　等● 一
部　位　等● 全草
備　　　考● 一

基 原 植 物● *Salvia hispanica* Linne（シソ科：Labiatae）

形　　　態● 草丈1mの一年生草本．葉は対生で広披針形，基部は茎を抱き，長さ4～8cm，幅3～5cm．茎頂に穂状の円錐花序を伸ばす．花は紫色または白色，唇形，上唇は直立，下唇は開出して3裂する．種子は楕円形で，直径1mm，色は茶色，灰色，黒色または白色．

学名の来歴● *Salvia*：救う；*hispanica*：スペイン語を話す人．

産　　　地● メキシコ，グアテマラ原産，メキシコ，ボリビア，アルゼンチン，エクアドル，ニカラグア，オーストラリアで栽培．

主要成分等● 脂肪酸（ステアリン酸，オレイン酸，リノール酸，リノレン酸）等．

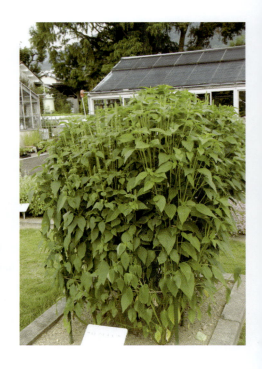

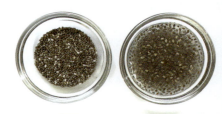

■ 食経験

水に浸けたゼラチン状の種子にレモンジュース，砂糖を加え，シナモンで香りをつけてチアと呼ぶ飲料とする．また薄い粥，プディングを作る．発芽した種子はサラダ，サンドイッチ，スープ，シチューに使用．種子を粉にしてパン，ビスケット，マフィン等に加工．種子油はリノール酸，α-リノレン酸を多量に含む．種子はバジル *Ocimum basilicum* の代用として目のごみを除くために使用．

チクレキ
竹瀝

■解 説

食薬区分（非医）リストより

名　　　称	●チクレキ
他　名　等	●タンチク
部　位　等	●ハチクの茎を火で炙って流れた液汁
備　　　考	●―

基原植物 ●ハチク　*Phyllostachys nigra* Munro var. *henonis* Stapf（イネ科：Gramineae）

形　　態 ●高さ8～15mの多年生常緑植物．新しい稈は緑だが，すぐに茶色の斑ができ，しだいに稈を黒く染める．木立ち性のタケの中でもその色が際立つ．披針形の葉は多数の小枝の先につく．花はごく稀に開花．

学名の来歴 ●*Phyllostachys*：phyllon（葉）＋stachys（穂），果穂の形から；*nigra*：黒い；*henonis*：同植物をフランスに紹介したDr. Henonに因む．

産　　地 ●中国原産，古くから日本で栽培．

主要成分等 ●ステロイド（β-シトステロール，ダウコステロール），フラボン（ビテキシン，トリシン，オリエンチン，イソオリエンチン），フェノール誘導体（シリングアルデヒド）等．

注　　　 ●チクレキはハチクの茎を火で炙って流れ出た液汁を乾燥させたものの生薬名である．

■食経験

日本，中国，朝鮮ではタケノコを食用とする．タケノコの出る時期はモウソウチクに続いて早い．地上30～40cmに伸びたものを採取．切り込みを入れて皮を剥ぎ，水で茹でたものを調理する．アクが少なく，モウソウチクのようにぬかを入れる必要はない．収穫直後のものは生でも食べられる．味はよく，煮物，汁物，天ぷら，中華風炒め物，炊き込みご飯等とする．水煮缶，塩漬け，ぬか漬け，みそ漬け等の加工品がある．姫皮も食用となる．

古くから薬用とされ，「神農本草経」（220頃）の中品に収載がある．葉を乾燥した「和淡竹葉」は，解熱，止渇，鎮咳に1日2gを煎服．煎汁を口内炎に外用．内皮を削った「竹茹」は，解熱に1日2～5gを煎服，喘息や肺炎等の呼吸器疾患に1日1～2gを服用．

竹炭は飲料水浄化，炊飯に，竹炭粉末は和菓子，パン，クッキー，麺類に使用．

ハチクの材はかたくて，縦割りしやすいので，茶筅や菓子の容器を作る．かっぽ酒にするには，ハチクの若竹が最も香りがよい．

チシマザサ
千島笹

■ 解　説

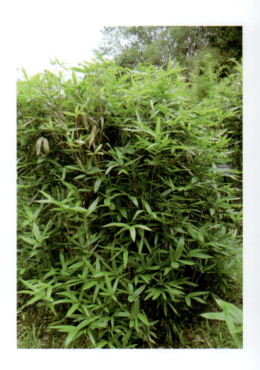

食薬区分(非医)リストより

名　　　称 ● チシマザサ
他　名　等 ● ネマガリタケ
部　位　等 ● 葉・幼茎
備　　　考 ● ―

基 原 植 物 ● チシマザサ　*Sasa kurilensis* (Rupr.) Makino et Shibata（イネ科：Gramineae）

形　　　態 ● 高さ1〜2m，時に矮小となる．基部は斜上し，節は隆起する．稈は無毛，よく分枝し折れにくい．葉は狭い楕円形で2〜4個ずつつき，長さ5〜20cm，幅1〜4cm，光沢があって無毛，莢は無毛．円錐花序は数花からなり，花茎の多くは退化葉よりわずかに長い．小穂は紫色，長さ15〜25mmで密に3〜5個の小花をつける．包穎は小形，2個．護穎は長さ7〜11mmで縁辺細．雄しべは6本．

学名の来歴 ● *Sasa*：日本語の「ササ」より；*kurilensis*：英語のKurile island（千島列島）より．

産　　　地 ● 北海道，本州(中部，北部)，千島，樺太，朝鮮半島に野生．

主要成分等 ● フラボン（クリレンシンA，B，トリシン4′-*O*-β-D-グルコピラノシド，トリシン5-*O*-β-D-グルコピラノシド）等．

■ 食経験

タケノコは古くから食用．北国では，チシマザサのタケノコを山菜の王者として珍重する．チシマザサの実も食用．ササの実は縄文時代から利用され，長野県曽利遺跡から出土したパン状の炭化物にササの実の混入があった．若葉も利用する．
タケノコの調理は地方によって特色があり，焼き筍が好まれる．鍋の具材，みそ汁，煮物，酢みそ和え，木の芽和え，薄切りの刺身，筍ご飯，天ぷら等．漬物類等多様．塩漬け，おから漬けにして保存．
ササ属は一般に防腐効果があり，古くから酒造りに利用．ちまきや団子，寿司等を包む．北海道では，タラコ，塩鮭等の樽詰には，上下にチシマザサの葉を入れる．
東北地方では，「熊笹葉」の名で胃病，糖尿病，高血圧，喘息，風邪の薬とする．

チシマルリソウ

virginia bluebells

■解 説

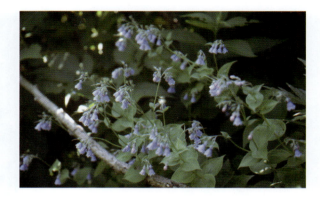

食薬区分(非医)リストより

名　　　称	●チシマルリソウ
他　名　等	●―
部　位　等	●全草
備　　　考	●―

基 原 植 物●チシマルリソウ　*Mertensia pterocarpa* (Turcz.) Tatew. et Ohwi（ムラサキ科：Boraginaceae）

形　　　態●全株粉白青色を帯びる．根出葉は卵形または卵状披針形で，長さ約3cmになり，先端が尖り基部が心臓形になる．葉が無毛で淡青緑色となって美しい．茎頂に有毛で総状花序がつき，青色の花をつける．

学名の来歴●*Mertensia*：ドイツの植物学者F. K. Mertensへの献名；*pterocarpa*：ptero（翼）＋carpa（果実）．

産　　　地●南千島原産，北海道．

主要成分等●成分の記録は見当たらない．

■食経験

食用及び薬用の記録は見当たらない．
近縁種 *M. maritima* の長い葉茎は，アラスカ先住民は煮熟してアザラシ脂と一緒に食用．また *M. cilata* は，煎薬として哺乳中の泌乳量を増やす効用があるという．

チャ
茶
tea

■ 解　説

食薬区分（非医）リストより

名　　　称	● チャ
他　名　等	● アッサムチャ／プーアルチャ／フジチャ／リョクチャ
部　位　等	● 茎・葉・葉の精油・花（蕾を含む）
備　　　考	● ─

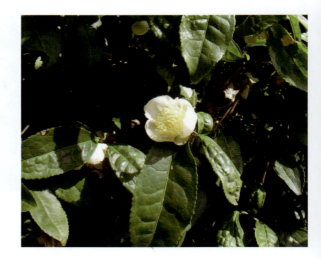

基 原 植 物 ● チャノキ　*Camellia sinensis* (Linne) Kuntze （ツバキ科：Theaceae）

形　　　態 ● 樹高1～6mの常緑低木，または高木状．単葉で互生し，葉身は長楕円形か楕円状披針形，または倒卵状披針形で先端は鋭先形となり，時にはわずかに鈍形を呈するものもある．基部は楔形で，葉縁には鋸歯があり，質は厚く，葉は革質を帯び，上面は深緑色を呈し，滑らかで光沢があり，無毛．下面は淡緑色の網状脈がある．幼時には下面に短い柔毛があり，葉柄は短く，少し扁平である．花は1～3個が腋生し，花柄を有し，わずかに下垂し，総包は2枚でがく片は深緑色で，5枚あり，宿存する．花弁は5枚で白く，わずかに香りがあり，円形から広い倒卵形を呈する．雄しべは多数あり，幾重もの輪をなし，中央に位置し，子房は上位となる．朔果は扁円三角形で暗褐色，木質化している．

学名の来歴 ● *Camellia*：チェコの植物学者G.J.Kamellに因む；*sinensis*：中国の．

産　　　地 ● 中国南部の山地が原産．日本では静岡県，鹿児島県，佐賀県，三重県等．中国では江蘇省，安徽省，浙江省等で広く栽培．

主要成分等 ● カテキン誘導体（カテキン，エピカテキン，エピガロカテキン，エピカテキンガレート，エピガロカテキンガレート，テアフラビン），トリテルペンサポニン（テアサポニンA_1～A_7, E_4～E_{43}, F_1～F_3, フォリアテアサポニンⅠ～Ⅴ，チャカサポニンⅠ～Ⅳ），アミノ酸（テアニン），塩基成分（カフェイン，テオブロミン，テオフィリン）等

■ 食経験

チャ葉の加工品は全世界的に広く普及し飲用に供される．中国前漢時代の「王褒の僮約」（AD59）に記載されているのが最古．唐代には全土で飲用．日本へは延暦24(805)年，僧永忠により伝播，その後僧栄西が宋から種子と喫茶法を伝え普及した．ヨーロッパへは1610年オランダ船により日本から伝播，その後イギリスがインド，セイロンで紅茶の開発に成功した．飲用茶は日本に多い非発酵性の緑茶，中国に多い半発酵性のウーロン茶，ヨーロッパに多い発酵性の紅茶に分類．その発酵の程度により白茶，黄茶，青茶，黒茶等種類は多岐にわたる．飲用のほか，茶葉は蒸して調理し食用，粉末はその香味を賞用し，菓子，麺等加工品に配合．
茶葉はカフェイン等含有，利尿，中枢神経刺激，抗酸化作用があり，中国では古くから強壮，利尿，去痰，健胃，抗毒剤とする．

チャービル

chervil

■解　説

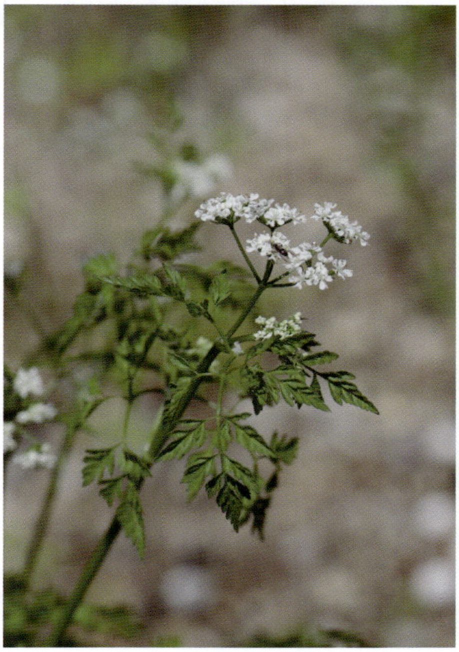

食薬区分（非医）リストより

名　　　称● チャービル
他　名　等● ―
部　位　等● 葉
備　　　考● ―

基 原 植 物● チャービル　*Anthriscus cerefolium* (Linne) Hoffm.（セリ科：Umbelliferae）

形　　　態● 草丈30～50cmの一年生草本．茎は中空でわずかに分枝．葉は3回羽状複葉で，小葉は深く切れ込む．花は複散形花序で，直径2.5～5cm，小花は白色．果実は長楕円形から卵形で，長さ1cm．

学名の来歴● *Anthriscus*：セリ科の植物のギリシャ名anthriskonから；*cerefolium*：ラテン語のcerei（蝋のような）＋folium（葉）．

産　　　地● ヨーロッパ南東部から西アジア原産，世界各地で広く栽培．

主要成分等● エストラゴール，1-アリル-2,4-ジメトキシベンゼン等．

■食経験

1世紀頃よりシリアで栽培される．生食または調理野菜として食用．古代ローマにおいて香味野菜，さらに現代ではその強壮作用でもてはやされている．香味はパセリとアニスの中間くらい，主としてフランス料理で多用．薬用としては利尿剤として利用される．北米，オセアニア，日本にも伝播している．

チャデブグレ

chá de bugre

■解 説

食薬区分(非医)リストより

名　　　　称●チャデブグレ
他　名　等●－
部　位　等●全草
備　　　　考●－

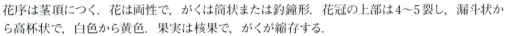

基 原 植 物● *Cordia salicifolia* Cham.（ムラサキ科：Boraginaceae）

形　　　　態●樹高8〜12mの常緑中高木．幹の直径は30〜40cm．葉は互生し，集散花序は茎頂につく．花は両性で，がくは筒状または釣鐘形．花冠の上部は4〜5裂し，漏斗状から高杯状で，白色から黄色．果実は核果で，がくが縮存する．

学名の来歴● *Cordia*：ドイツの医師，植物学者であるV. Cordusに因む；*salicifolia*：ラテン語のsalici（ヤナギ）＋folia（葉）に由来．

産　　　　地●ブラジル原産．

主要成分等●セスキテルペン（スパチュレノール）等．

注　　　　●食薬区分(非医)リストでは部位が全草となっているが，本植物は木本である．

■食経験

食用の記録は見当たらない．
葉の煎剤を駆風薬として使用．その他浄血，強心，抗リウマチ剤とする．果実の粘液は膠の代用．

チャボトケイソウ

apricot vine

■解 説

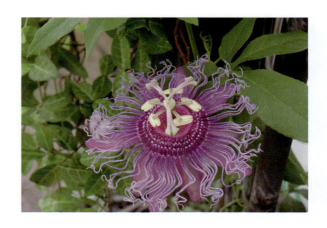

食薬区分(非医)リストより

名　称●	チャボトケイソウ
他名等●	―
部位等●	果実・根・葉・花
備　考●	―

基原植物● チャボトケイソウ *Passiflora incarnata* Linne（トケイソウ科：Passifloraceae）

形　態● 高さ5～6mに達する蔓性多年生草本．茎は無毛で，地下茎により繁茂する．葉は3深裂して，裂片には小鋸歯がある．花は直径5～7cm，花蓋は淡い碧色，副冠も同色で先が波状になり花弁と同長．果実は球形，直径6～8cm．花に芳香があり，果実は食用になる．

学名の来歴● *Passiflora*：ラテン語のpassio（情熱，キリストの受難）＋flora（花）；*incarnata*：肉色．

産　地● 北米のバージニア，フロリダ，テキサス州原産．

主要成分等● フラボン（オリエンチン，6,8-ジ-C-β-D-グルコピラノシル-3′,4′,5,7-テトラヒドロキシフラボン），アルカロイド（ハルモール，ハルマン，ハルマリン）等．

注　● アルカロイドを含有する．

■食経験

バージニア州の先住民は16世紀以前から栽培．果実は生食．ジュース，ジャム，マーマレードに加工．花は野菜として食べるほか，シロップとする．抽出物はアルコール飲料，非アルコール飲料，冷凍乳製品の香料．葉，新芽はサラダで生食．またはよく茹でて野菜として使用．

鎮痛，鎮静作用があり，葉，茎を神経性不安の鎮静剤とする．不眠や心臓の動悸に生薬0.5～2gを服用．または2.5gを煎服．不眠に茶を飲用．花とサンザシの混合物を胃けいれんに服用．根の煎液は皮膚，肝疾患，強壮に用いる．

近縁種クダモノトケイソウ *P. edulis* はブラジル南部原産．熱帯，亜熱帯各地で栽培．果実はパッションフルーツと呼ばれ，生食のほか，ジュース原料として重用．

チョウトウコウ
釣藤鉤
uncaria hook

■ 解　説

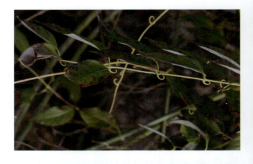

食薬区分(非医)リストより

名　　　称●	チョウトウコウ
他　名　等●	カギカズラ／コウトウ
部　位　等●	葉
備　　　考●	とげは「医」

基 原 植 物● カギカズラ　*Uncaria rhynchophylla* (Miq.) Miq.
　　　　　　　（アカネ科：Rubiaceae）

形　　　態● 高さ10mに達する蔓性木本．若い茎は四角形で，枝は水平に伸びる．腋生する側枝が変形して鉤状に曲がり，他の物に絡みつく．葉は長卵形，花期は7月．葉腋から出る長い柄上の頭状花序に白緑色の小さな花が多数つく．

学名の来歴● *Uncaria*：uncus(鉤の手になる)に由来；*rhynchophylla*：ギリシャ語の rhynchus(くちばし，鼻，突起物)＋phyllon(葉)，葉の部分が鉤状になっていることから．

産　　　地● 本州房総半島以西，四国，九州，中国南部．

主要成分等● トリテルペン(ウンカイン酸 A〜E，ウンカリゲニン A，B，D)，アルカロイド(リンコフィン，コリノキセニン-N-オキシド，リンコフィリン-N-オキシド，イソコリノキセリン-N-オキシド)等．

注　　　● チョウトウコウはカギカズラの生薬名である．アルカロイドを含有する．

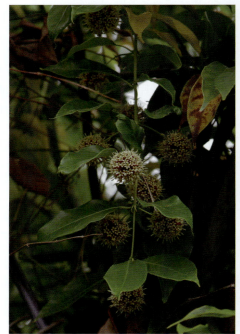

■ 食経験

食用の記録は見当たらない．
茎の鉤状の部分(釣藤鉤)を薬用とする．アルカロイドのリンコフィンを含有．鎮静，鎮痛，血圧降下作用があり，高血圧，脳卒中後遺症，小児のひきつけ，癇症，動脈硬化症の頭重，耳鳴り，更年期神経症に有効．4〜8gを煎じて服用．降圧作用のある成分が分解するので長時間煎じないこと．漢方の処方に多く配合．

チョウジ
丁字
clove

■ 解　説

食薬区分（非医）リストより
- 名　　称● チョウジ
- 他　名　等● クローブ／チョウコウ／チョウジ油
- 部　位　等● 花蕾・葉の精油
- 備　　考● ―

「クローブ」を参照

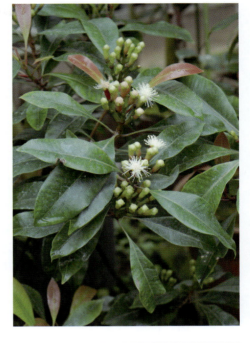

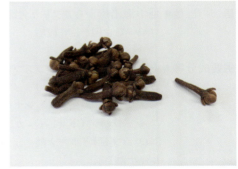

チョウジノキ

チョウセンアザミ

artichoke

■解 説

食薬区分(非医)リストより

名　　　　称●	チョウセンアザミ
他　名　等●	アーティチョーク
部　位　等●	茎・根・葉・頭花の総苞・花床
備　　　　考●	―

基 原 植 物● チョウセンアザミ　*Cynara scolymus* Linne（キク科：Compositae）

形　　　　態● 草丈50cm〜2mの多年生草本．葉は互生し，羽状に切り込んでいて棘がある．夏に，茎の先端にアザミに似た紫色の頭花をつける．総苞は革質で肥厚し，花床が多肉質になる．

学名の来歴● *Cynara*：ギリシャ語のcyno（犬）より；*scolymus*：美しい．

産　　　　地● 地中海沿岸からアフリカ北部まで分布し，ヨーロッパで食用として栽培．

主要成分等● セスキテルペン（シナラスコロシドA〜C，シナロピクリン，マキシモリド，グロスルフェイミン），フラボン（スコリモシド，シナロトリオシド），フェニルプロパノイド（1-*O*-カフェオイルキナ酸，3-*O*-カフェオイルキナ酸，3,5-ジ-*O*-カフェオイルキナ酸）等．

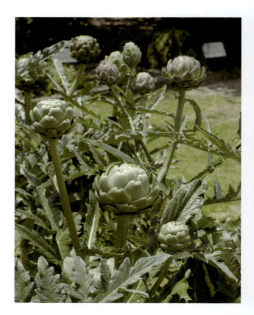

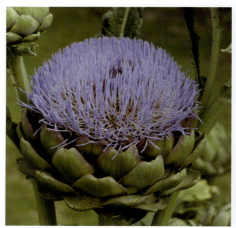

■食経験

つぼみを食用とする．古代ギリシャ・ローマ時代から利用．最初の栽培の記録は15世紀のイタリア．その後徐々に近隣諸国に伝播．フランスには王妃カトリーヌ・ド・メディチが婚礼の際に持参．米国は19世紀に導入．日本には江戸時代オランダから渡来．戦後は米軍のために栽培されたが，一般には普及せず，むしろ観賞用となった．
アーティチョークの発達しない小ぶりの紫のプロバンサンアーティチョークだけは生食できるが，他のアーティチョークはアクが強く，生は苦いので加熱が必要．茹でるか蒸すのが一般的．苞葉の根元の肉質部分と，アーティチョークを除いて残った花托を食す．食感はイモに類似．その他スープ，グラタン，サラダ，フライ，酢漬け等．イタリアの食前酒チナールはアーティチョークがベース．葉は茶として利用．
葉や花には利尿，強壮，胆汁分泌促進作用があり，動脈硬化，黄疸，食欲増進等に使用．

チョウマメ

butterfly pea

■解　説

食薬区分(非医)リストより

名　　称	●	チョウマメ
他名等	●	Clitoria ternatea
部位等	●	花
備　　考	●	—

基 原 植 物 ● チョウマメ　*Clitoria ternatea* Linne（マメ科：Leguminosae）

形　　態 ● 蔓性の多年生草本．茎には軟毛があり，小葉は5〜9個．がくは5裂し，花は単生する．花冠は青色で旗弁に模様が入る．果実は長さ10cmで黒褐色の種子を内蔵．

学名の来歴 ● *Clitoria*：花が女性の性器に似ていることによる；*ternatea*：3出．

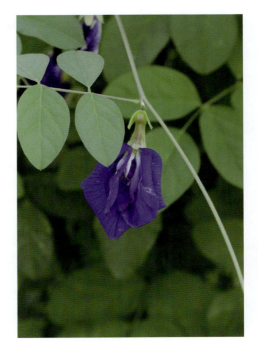

産　　地 ● インド，東南アジア原産，各地で栽培．日本には江戸時代に渡来．

主要成分等 ● アントシアニン（テルナチンA_1, A_2, B_1, B_2, C_1〜C_5, D_1〜D_3, プレテルナチンA_3, C_4），フラボン（ケンフェロール3-*O*-(2″-α-L-ラムノピラノシル-6″-*O*-マロニル)-*O*-β-D-グルコピラノシド，ケルセチン3-*O*-(2″-α-L-ラムノピラノシル-6″-*O*-マロニル)-*O*-β-D-グルコピラノシド）等．

■食経験

花はご飯や餅に青い色をつけるために用いる．葉は野菜として煮物にするほか，食品の青色染料とする．若い莢はサヤインゲン等と同様に野菜として利用．
根は有毒．峻下作用があり下剤とする．

チンピ
陳皮
Unshiu orange

■ 解　説

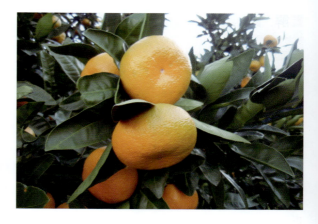

食薬区分(非医)リストより
名　　　称● チンピ
他　名　等● ウンシュウミカン
部　位　等● 果皮
備　　　考● ―

基原植物● ウンシュウミカン　*Citrus unshiu* (Swingle) Marcow.（ミカン科：Rutaceae）

形　　　態● 樹高3～5mの常緑低木または小高木．葉は互生で，葉柄は短く翼がある．長さ10cmの葉身は卵状楕円形で，葉先は尖り葉脚は広く楔形，鈍鋸歯縁で革質である．初夏に，直径約4cmの白い花を頂生または腋生し，芳香を放つ．液果は油状光沢があり，油胞点は大小甚だしく密にあり，浅凹点をなす．熟すと橙黄色になり，果皮は薄くて容易に剝離できる．

学名の来歴● *Citrus*：ギリシャ語名kitron（箱）に由来し，ラテン語で「レモンの木」の古名；*unshiu*：温州（中国・浙江省の地名）．

産　　　地● 鹿児島原産．現在多くの品種があり，温暖地で広く栽培．

主要成分等● 精油（*d*-リモネン，リナロール，テルペネオール），フラボノイド（ナリンギン，ヘスペリジン，ノビレチン），トリテルペン系苦味質（リモニン），アルカロイド（シネフリン），ペクチン，クエン酸，ビタミンC等．

注　　　● チンピはウンシュウミカンの完熟果皮を乾燥したものの生薬名である．

■ 食経験

ウンシュウミカンは，鹿児島県長島で，約500年前に偶発実生により発生．明治時代に柑橘栽培地帯全域に普及．果実は生食が主．加工品には果汁，濃縮果汁，シロップ漬け缶詰，冷凍果肉，ミカン酒等がある．
果皮を乾燥したものは香辛料として，七味唐辛子やソースの原料，鍋物，麺料理の薬味に利用．果皮の砂糖漬けは製菓原料．ウンシュウミカンのハチミツは，柑橘系の香りがあり，ハチミツの中では生産量が最も多い．
漢方では，完熟果皮を乾燥したものを陳皮と呼び，古いものほど珍重する．未熟果の皮を乾燥したものを青皮，幼果を乾燥したものを枳実という．「神農本草経」(220頃)に収載．
陳皮は芳香性健胃薬，駆風，去痰，鎮咳．枳実は便秘や血の巡りの改善に処方．民間では，乾燥した果皮を，風邪や食欲不振に煎じて服用．果実や種子の黒焼きは咳，痰，咽頭痛に，ミカンの葉は泌乳不足に効くという．
果皮は浴用剤．果皮や搾汁かすから，精油，色素，ヘスペリジン，ペクチン，糖蜜等を製造．

ツウダツボク
通脱木
rice paper plant

■ 解　説

食薬区分（非医）リストより

名　　　称	● ツウダツボク
他　名　等	● カミヤツデ
部　位　等	● 樹皮
備　　　考	● ―

基原植物 ● カミヤツデ　*Tetrapanax papyrifer* (Hook.) K. Koch（ウコギ科：Araliaceae）

形　　態 ● 樹高2～6mの常緑低木．日本で植栽すると落葉する．茎は分岐しない．葉は茎の上部に密に互生，葉柄があり，葉身は掌状で深裂し，長さ70cm，葉裏に白い綿毛がある．枝先に円錐花序を伸ばし，黄緑白色の小さな花を多数つける．

学名の来歴 ● *Tetrapanax*：tetra（4つの）＋panax（オタネニンジン）に由来；*papyrifer*：ラテン語で「紙のような」．

産　　地 ● 中国，台湾原産．

主要成分等 ● トリテルペンサポニン（グリコシド St-A，St-B，St-C_1，St-C_2，St-D_1，St-D_2，St-E_1，St-I_1，St-J_1，St-K_1，パピロシド LA～LD）等．

注　　　● ツウダツボクはカミヤツデの生薬名である．

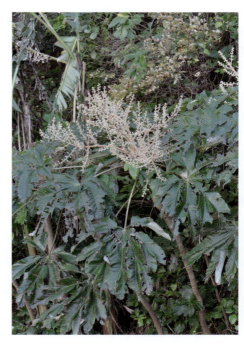

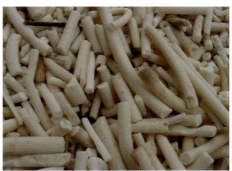

■ 食経験

日本の暖地で観賞用に栽培．髄で通草紙を作った．根は食用．幹の髄（通草）を利尿，淋病等に用いる．利尿，消炎，催乳，通経に1日量2.5～5gを煎じて服用．漢方処方に配合．

ツキミソウ油

fourwing evening primrose

■解 説

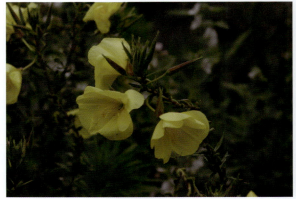
メマツヨイグサ

食薬区分(非医)リストより

名　　　称●ツキミソウ油
他　名　等●ツキミソウ
部　位　等●種子の油
備　　　考●―

「メマツヨイグサ」を参照

ツチアケビ
土通草

■解 説

食薬区分(非医)リストより

名　　　　称 ● ツチアケビ
他　名　等 ● ドツウソウ
部　位　等 ● 果実
備　　　　考 ● ―

基 原 植 物 ● ツチアケビ　*Galeola septentrionalis* Rchb. *f.*（ラン科：Orchidaceae）

形　　　　態 ● 草丈50〜100cmの多年生草本．腐生植物．根茎は肥厚し長い．茎は太く肉質で，上方で分岐し，褐色の短毛を密生する．葉は鱗片葉，三角形から三角状披針形で，長さ1〜1.5mm．花序はやや密に花をつける．花は直径2.5cm，黄褐色．がく片は狭長楕円形，花弁はがく片に似る．果実は肉質で，下垂し，狭長楕円形，長さ6〜8cm，赤色，種子は翼がある．

学名の来歴 ● *Galeola*：ラテン語のgalea（兜）より，その縮小形，花形からの連想；*septentrionalis*：ラテン語の「北部」，北部に分布することによる．

産　　　　地 ● 日本，中国，台湾．

主要成分等 ● リンゴ酸誘導体（1 [4-（β-D-グルコピラノシルオキシ）ベンジル]-2-イソプロピルリンゴ酸，ビス [4-（β-D-グルコピラノシルオキシ）ベンジル]-2-イソプロピルリンゴ酸）等．

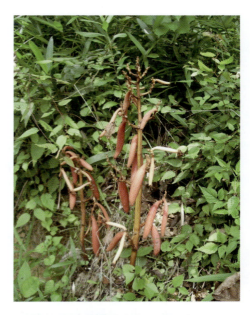

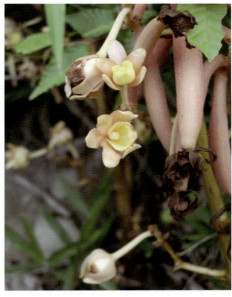

■食経験

果実で果実酒を作る．
日本独自の薬草．果実（土通草）は古くから強壮，強精，利尿に効果があるとされ，1日量10〜15gを煎じて服用．淋病には甘草とともに煎服．

ツノマタゴケ

oakmoss

■ 解　説

食薬区分(非医)リストより

名　　　称 ● ツノマタゴケ
他 名 等 ● オークモス
部 位 等 ● 樹枝状地衣
備　　　考 ● ―

基 原 植 物 ● ツノマタゴケ　*Evernia prunastri* (Linne) Ach.（サルオガセ科：Usneaceae）

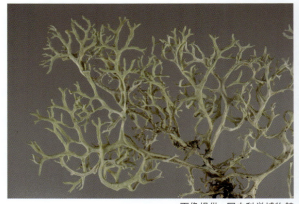

画像提供：国立科学博物館

形　　　態 ● 樹皮に着生．地衣体は樹枝状にほぼ同長二叉分枝し，扁平な紐状．明瞭な背腹性がある．上面は網状の脈があって淡黄緑色（乾くと緑白色），下面は白色を帯びる．主枝の幅は2〜3mm，はじめ直立または斜上し，成長とともに垂れ下がり，長さ2〜7cmになる．裂片の縁に円形の粉芽塊（ソラリア）を形成して細粉状の粉芽（ソレヂア）を持つ．稀に赤褐色の裸子器（アポテシア）をつける．和名は形状がシカの角に似ることによる．

学名の来歴 ● *Evernia*：ギリシャ語のeyernys（よく分枝した）より，体全体の形に由来する；*prunastri*：サクラに似たもの．

産　　　地 ● 北半球の温帯から寒帯に広く分布するが日本では稀．北海道の北見，石狩，釧路地方の一部に生育する．

主要成分等 ● 1,3-ベンゼンジオール誘導体（クロラトラノール，レカノリン，エベルミン酸，2'-*O*-メチルエバロミン酸，2-クロロ-3-メトキシ-5-メチルフェノール，2-クロロ-3,5-ジメトキシトルエン）等．

■ 食経験

古代エジプトや古くギリシャではパンに混ぜて食品とした．古代エジプトでパンの香りづけに使用，現代のエジプトやアラブでもスープの色づけと香りづけに利用．フランス，チェコ，ボスニア・ヘルツェゴビナ，イタリアでも食料にしている．

地衣体（通称オークモス）を集めて熟成させ抽出したエキスは，香粧料原料として保留性，拡散性に富み極めて広範囲に使用．免疫回復，線虫駆除作用を持つ．

ツバキ
椿
camellia

■ 解 説

食薬区分(非医)リストより

名　　　称	●ツバキ
他　名　等	●―
部　位　等	●種子・葉・花
備　　　考	●―

基 原 植 物 ● ヤブツバキ　*Camellia japonica* Linne
　　　　　　　（ツバキ科：Theaceae）

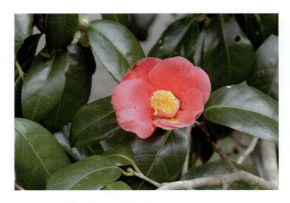

形　　態 ● 常緑中高木．葉は葉柄を持ち，厚くつやがあり小刻みの鋸歯を持ち，楕円形で先が尖る．冬から春にかけて，大きな赤や白の花を開く．朔果は球形で，熟すと割れて，中にかたい種皮を持つ種子を2～3個内蔵．

学名の来歴 ● *Camellia*：17世紀のチェコスロバキアの宣教師G. J. Kamellに因む；*japonica*：日本の．

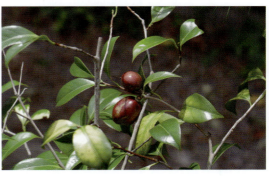

産　　地 ● 北海道を除く日本各地に自生，また，庭木として植栽．

主要成分等 ● トリテルペンサポニン（カメリオシドA～H，カメリアサポニンA_1，A_2，B_1，B_2，C_1，C_2），タンニン（カメリアタンニンC～G，カメリアニンD）等．

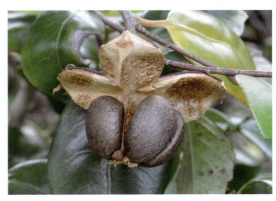

■ 食経験

種子から椿油を搾油する．古代日本では「海石榴油」と表記され，「続日本紀」(751)に記述がある．現代でも食用油として一般的に利用，また髪油としても古くから利用．椿花の蜜は甘く食用に供される．
葉2枚で餡餅の上下を包んだ餡菓子を「椿餅」または「つばい餅」と呼称．日本最古の餅菓子とされ「延喜式」(927)に記載がある．
民間療法で関節や筋を違えた時，1日量葉4～5枚に甘草2gを加え煎服．

ツボクサ
壺草
Asiatic pennywort

■ 解　説

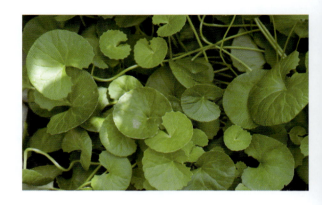

食薬区分(非医)リストより

名　　　称●	ツボクサ
他 名 等●	ゴツコーラ／セキセツソウ／レンセンソウ
部 位 等●	全草
備　　　考●	―

基 原 植 物● ツボクサ　*Centella asiatica* (Linne) Urb. (セリ科：Umbelliferae)

形　　　態● 多年生草本．茎は広く匍匐し円柱形，節から発根．葉は直立し，楕円形または腎形で直径2〜5cm，鋸歯がある．葉柄は長さ4〜20cmで細く，基部は広がって鞘状になる．花序は茎の節から1〜2個出て，花柄は短く，暗紫色を帯びた小花2〜5個からなる．小花柄はほとんどなく2個の膜質の総苞片がある．果実は長さ約3mm，扁円形で，無毛．分果には網目状の隆起がある．

学名の来歴● *Centella*：ラテン語のcentum（百）で「非常に多い」，茎を取り囲んでいるたくさんの貨幣状の葉に因む；*asiatica*：ラテン語で「アジア」．

産　　　地● 東南アジア，インド，アフリカ，東アジア，本州関東地方以西に分布．

主要成分等● トリテルペンサポニン（センテロシドA〜E，アジアテコシドA〜E，センテラサポニンA〜C），アセチレン誘導体（カジエノール）等．

■ 食経験

葉はサラダとして生食．野菜として扱い，蒸し飯，スープ，シチュー，カレーに入れる．タイでは葉を茶とする，夏には葉のジュースで飲み物を作る．バングラデシュ，タイ，スリランカでは葉野菜として販売．
全草（積雪草）には解毒，止血，利尿作用があり，風邪，泌尿器感染，黄疸，赤痢に8〜12gを煎じて服用．葉を揉んで傷，ただれに外用．インド，アフリカではハンセン病，インドでは知的機能向上に伝統的に利用．葉の抽出物は基礎化粧品，ハンドクリーム，シャンプー等に配合．

ツユクサ
露草
dayflower

■ 解 説

食薬区分（非医）リストより

名　　　称 ● ツユクサ
他 名 等 ● ―
部 位 等 ● 若芽
備　　　考 ● ―

基 原 植 物 ● ツユクサ　*Commelina communis* Linne（ツユクサ科：Commelinaceae）

形　　　態 ● 草丈10～50cmの一年生草本．葉は互生，卵状披針形で長さ5～7cm，並行脈が目立ち，先が尖り，基部は茎を抱く．夏，苞葉に包まれた青紫色，心臓形の2弁花を開く．

学名の来歴 ● *Commelina*：オランダにCommelinという植物学者が3名おり，そのうちの1名は著名ではなく，これが3弁花の内，1枚が不明瞭であることからつけられた；*communis*：普通の．

産　　　地 ● 日本各地に自生．

主要成分等 ● アントシアニン（コンメリニン，マロニルオウバニン，マロニル-*cis*-オウバニン），フラボン（フラボコンメリン），アルカロイド（モラノリン，1-メトキシカルボニル-β-カルボリン，1,5-デオキシ-1,5-イミノ-D-マンニトール）等．

注　　　　● アルカロイドを含有する．

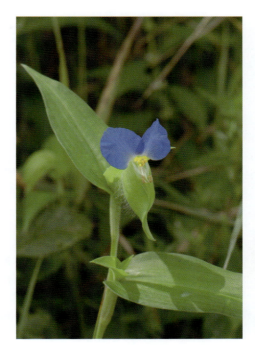

■ 食経験

中国や日本では若芽を食用に供す．やわらかい茎先，若葉を茹で水にさらしたのち和え物等，花をつけたまま天ぷらにもする．
葉，茎，全草を浴用（あせも，かぶれ等）または煎じて咽喉炎，扁桃腺炎等に処方．花の色素を菓子の色づけに使うこともある．民間では解熱に1回量4～6gを煎じ，3回を限度に服用．下痢止めには1日量10～15gを煎服．

ツリガネタケ
釣鐘茸
tinder fungus

■ 解　説

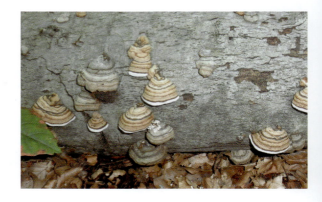

食薬区分(非医)リストより

名　　　称	●ツリガネダケ
他　名　等	●―
部　位　等	●子実体
備　　　考	●―

基原植物　●ツリガネタケ　*Fomes fomentarius* (Linne) Fr.（タマチョレイタケ科：Polyporaceae；旧多孔菌科 Polyporaceae）

形　　態　●大小2形があり，大形が基本形．傘は丸山形から馬蹄形，幅は5～30cm，厚さ3～25cm，表面はかたい殻皮で覆われ，灰白色から灰褐色，無毛，顕著な環紋と環溝がある．肉は茶褐色，強靭なフェルト質．殻皮はかたく厚さ1～2mm．傘の下面は灰白色，孔口は1mmに3個ほど．胞子は長楕円形で16～20×5～6μm．小形のものは馬蹄形，幅2～4cm，顕著な環紋と環溝があり，傘の縁は管孔面より伸び，くぼんだ管孔面を囲む．

学名の来歴　●*Fomes*：ギリシャ語のfoms(火口)より；*fomentarius*：火口を作る，火をつける時に使う意味．

産　　地　●日本各地，ヨーロッパ，北米，温帯から亜熱帯．

主要成分等　●ステロイド（フォルメンタロールA,B，エルゴスト-7-エン-3-オン，イソエルゴステロン），シクロヘプタノン誘導体（フェルメンタリオール，アンヒドロフェルメンタリオール，アンヒドロデヒドロフェルメンタリオール）等．

注　●食薬区分(非医)リストではツリガネダケとなっているが，正しい植物名はツリガネタケである．

■ 食経験

食用の記録は見当たらない．北半球に広く分布．日本では四国，長野，東北地方で見られる．中国ではサルノコシカケの仲間が利用され，その利用知識が日本に伝来．
傘の肉がフェルト繊維様であり，かつて脱脂綿として利用．ヒポクラテス（BC460～377）によると傷，止血，痔疾の治療に外用．薬用として中世には結核の治療，また古代インド医学では利尿剤，下剤，精神安定剤として，中国では喉頭ガン，胃ガン，子宮体ガンに処方．体の免疫力を高め，血液循環の向上，血糖値を調整し降圧剤に利用．

ツルドクダミ
何首烏
Chinese knotweed

■解 説

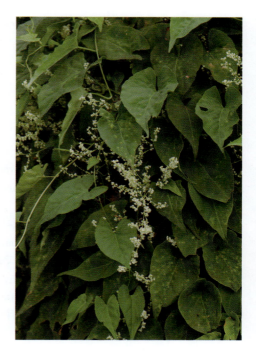

食薬区分(非医)リストより

名　　称	● ツルドクダミ
他名等	● ―
部位等	● 茎・葉
備　　考	● 塊根は「医」

基原植物 ● ツルドクダミ　*Polygonum multiflorum* Thunb.
(タデ科：Polygonaceae)

形　　態 ● 長さ1～3mに伸びる蔓性多年生草本．葉は互生，有柄，心臓形で先が尖る．秋に，茎の先端部に円錐花序をつけ，白い小花を多数開く．花後，3翼を持つ痩果を結ぶ．

学名の来歴 ● *Polygonum*：polys(多い)＋gonu(節)；*multiflorum*：multi(多くの)＋florum(花)．

産　　地 ● 中国原産で日本各地に帰化し野生化．

主要成分等 ● アンスラキノン誘導体(エモジン，クリソファノール)，スチルベン誘導体(ポリゴニシチンB，C)，ベンゾフラノン誘導体(6,7-ジヒドロキシリクスチリド)，フラボン(イソコリンボシド)，タンニン(3-ガロイルプロシアニジンB_1，3'-ガロイルプロシアニジンB_2)等．

■食経験

中国産で享保5(1720)年に長崎に渡来．乾燥した塊根は主として薬用に供されるが，若芽，若葉は天ぷら等，また塊根も食用に供される．
薬用としては緩下剤として利用．

ツルナ
蕃杏
New Zealand spinach

■ 解　説

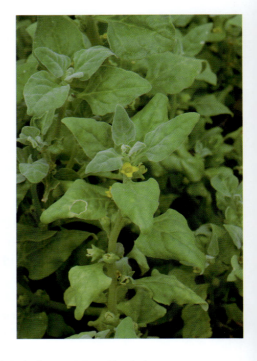

食薬区分(非医)リストより

名　　　　称●	ツルナ
他　名　等●	ハマジシャ／バンキョウ
部　位　等●	全草
備　　　　考●	―

基 原 植 物●ツルナ　*Tetragonia tetragonoides* (Pall.) O. Kuntze（ザクロソウ科：Aizoaceae）

形　　　態●草丈40〜60cmの多年生草本．葉は互生，卵状三角形で厚く，長さ2〜4cm，幅3〜4.5cm，扁平で全縁，多肉質で無毛であるが，粒状の微細な突起がある．花は腋生，1〜2個，花梗は短く，がく筒は長さ3〜4mm，花弁はない．堅果は6〜7mm，4〜5個の棘のある大形の突起がある．

学名の来歴●*Tetragonia*：ギリシャ語のtetra(4)＋gonia(膝，角)を意味し，果実の形に由来；*tetragonoides*：tetragoniaの語尾変化で，4つの角のあるもの．

産　　　地●アジア，オーストラリア，南米等の海岸．

主要成分等●セラミド(ソヤセレブロシドⅠ，Ⅱ)，ジテルペン(フィタール，6,10,14-トリメチル-2-メチレンペンタデカナール)，フェニルプロパノイド((E)-フェルラ酸メチルエステル，(Z)-フェルラ酸メチルエステル)等．

■ 食経験

新芽，葉，若い茎は野菜としてホウレンソウ同様，またはホウレンソウの代用として利用．舌触りはホウレンソウよりあらい．生食，あるいは蒸す，茹でる，油炒め，クリーム煮，キッシュ，グラタン等種々に調理．日本では茹でて和え物，浸し物，汁の具材とする．救荒植物として利用．

全草(蕃杏)は健胃，解毒，消腫薬として胃炎，腸炎，敗血症，腫れ物，目赤に用いる．胃炎，腸炎には1回量10〜15gを煎じて空腹時に服用．茎葉を生や煮て常食すると胃弱によいという．

ツルニンジン

bonnet bellflower

■ 解 説

食薬区分(非医)リストより

名　　　称●	ツルニンジン
他 名 等●	ジイソブ
部 位 等●	全草
備　　　考●	―

基 原 植 物●ツルニンジン　*Codonopsis lanceolata* (Sieb. et Zucc.) Trautv.
（キキョウ科：Campanulaceae）

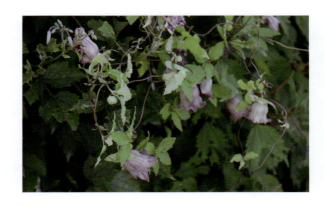

形　　　態●高さ1m以上の蔓性多年生草本．茎や根を切ると乳液が出る．葉は互生し，長さ3～12cm，幅1.3～5.5cmの長卵形，先が尖り，両面とも無毛．花は長さ2～4cm，直径2～3.5cm，花冠の先が浅く5裂し，花冠の基部に小さな5個の距がある．がくは先が深く5裂し，裂片は開出し，長さ1～3cm，幅0.5～1cm．朔果は直径1.6～3.5cm，種子が多数有，淡褐色，大きな翼があり，長さ約5mm．

学名の来歴●*Codonopsis*：ラテン語でcodon（鐘）＋opsis（似ている），花の形が釣鐘状であることに由来；*lanceolata*：ラテン語で「披針形」．

産　　　地●日本，朝鮮半島，中国，ロシア．

主要成分等●トリテルペンサポニン（ランセマシドA～G），フェノール成分（タングシェノシドⅠ，Ⅱ）等．

■ 食経験

太いゴボウ状の根を洗って切り，しばらく水にさらして，天ぷら，浸し物，煮物，つけ焼き，みそ漬け，粕漬け等とする．韓国ではサラダ，炭火焼．花はさっと茹で甘酢で食べる．蔓先，若葉は塩茹でしたのち，水にさらして和え物とする．
根を中国では解毒，催乳に用いる．サポニンとイヌリンを含む．去痰に乾燥した根，1回量5～8gを煎じて服用．茎，葉を切ると出る乳液は，切り傷に有効．オタネニンジン*Panax ginseng*の代用としたことがある．

ツルマンネングサ
蔓万年草
stringy stonecrop

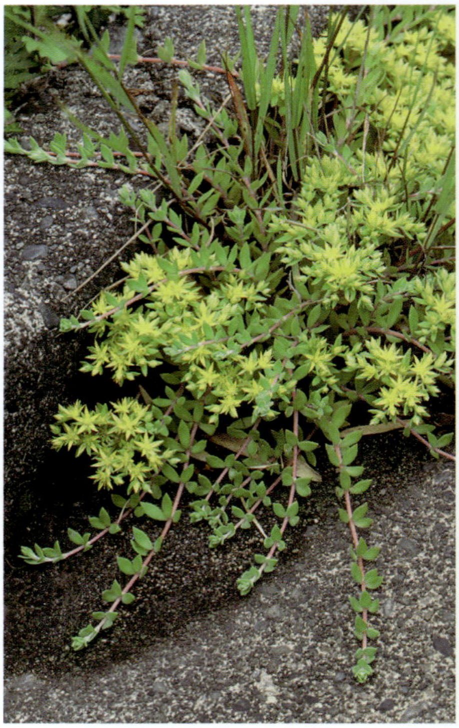

■ 解　説

食薬区分(非医)リストより

名　　　称●	ツルマンネングサ
他　名　等●	石指甲
部　位　等●	全草
備　　　考●	―

基 原 植 物● ツルマンネングサ　*Sedum sarmentosum* Bunge
　　　　　　　（ベンケイソウ科：Crassulaceae）

形　　　態● 高さ15～30cmの蔓性多年生草本．茎は紅色を帯び，長く匍匐する．葉は3枚輪生し，幅6～12mmの倒披針形，鋭頭，全縁．花は黄色，直径約1.5cm．葯は橙赤色．結実しない．

学名の来歴● *Sedum*：ラテン語で「座る」，地面に低く広がる姿から；*sarmentosum*：ラテン語の「蔓茎のある，匍匐茎を持つ」．

産　　　地● 中国，朝鮮半島，日本に帰化．

主要成分等● メガスチグマン（セズモシドA_1～A_6，A～D，E_1～E_3，G），トリテルペン（サルメントリン），フラボン（サルメノシドⅠ，Ⅳ）等．

■ 食経験

韓国では葉，若い茎を野菜として使う．花も葉とともに胡麻油，醤油で味つけてナムルとする．
全草（石指甲）には解熱，解毒，消腫の作用があり，咽頭炎，肝炎，やけど，蛇や虫の咬傷に使用する．腫れ物に15～30gを煎じて服用．やけど，毒蛇の咬傷に，新鮮な全草30～125gのつき汁を服用，または塗布．

ツルムラサキ
蔓紫
Indian spinach

■ **解 説**

食薬区分(非医)リストより
名　　称 ● ツルムラサキ
他 名 等 ● ―
部 位 等 ● 全草
備　　考 ● ―

基原植物 ● ツルムラサキ　*Basella rubra* Linne（ツルムラサキ科：Basellaceae）

形　　態 ● 蔓の長さ約2mの一年生草本．茎は緑色または赤紫色，葉は互生し，心臓形，長さ2〜17cm，幅1〜13cm．花は淡紅色または白色，果実は球形，紫色で1個の種子を内蔵．

学名の来歴 ● *Basella*：インドのMalabar地方での本植物の呼び名；*rubra*：ラテン語の「赤い」．

産　　地 ● 東南アジアから中国南部．各地で栽培．

主要成分等 ● トリテルペンサポニン（バセラサポニンA〜D，スピナコシドC，D），ベタレイン（ゴンフレニンⅡ，イソゴンフレニンⅡ）等．

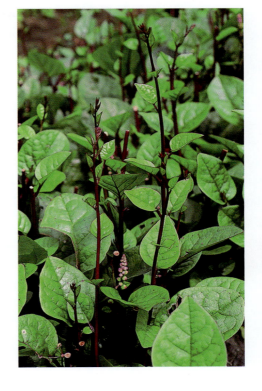

■ **食経験**

明治時代に渡来し，観賞用とした．葉，茎を熱帯域では野菜として利用．生でサラダとする．またホウレンソウと同様に茹でる，蒸す，炒める等野菜として調理．シチュー，スープ，カレーに加える．中国では肉と煮る．つぼみはスープに利用．葉は茶．果実は黒紫色に熟し，赤紫の果汁は寒天，ペストリー，菓子類等食品の染料．レモン果汁で色が濃くなる．
茎葉に清熱解毒，接骨，鎮痛作用があり，虫垂炎，細菌性下痢，便秘，膀胱炎に服用．骨折，打撲，外傷出血に外用．ジャワでは果汁を結膜炎に点眼，フィリピンでは根を発赤剤とする．果汁は染料．茎の粘液は製紙糊料．
ツルムラサキには茎の色が緑色と紫色のものがあり，緑色種*B. alba*は江戸初期渡来．

ティユール

European linden

■ 解　説

食薬区分(非医)リストより

名　　　称 ● ティユール
他　名　等 ● ―
部　位　等 ● 葉
備　　　考 ● ―

「ボダイジュ」を参照

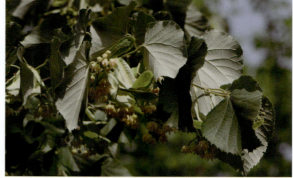

ナツボダイジュ

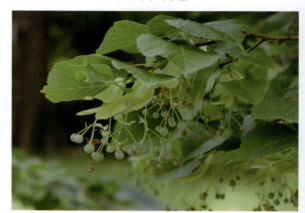

フユボダイジュ

テガタチドリ

fragrant orchid

■解 説

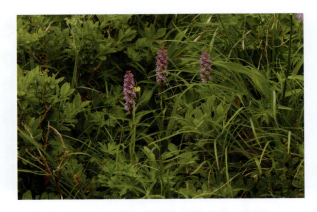

食薬区分(非医)リストより

名　　　称●	テガタチドリ
他 名 等●	チドリソウ／シュショウジン
部 位 等●	根
備　　　考●	―

基 原 植 物● テガタチドリ　*Gymnadenia conopsea* (Linne) R. Br.（ラン科：Orchidaceae）

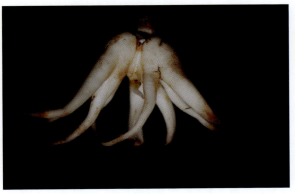

形　　　態● 草丈30～60cmの多年生草本．根が掌状．葉は茎の中間以下は互生し，4～6枚，広い線形，時に線状披針形，長さ10～20cm，幅1～2.5cm．鱗片葉は数枚，線状披針形．花序は密に多数花をつけ，長さ7～15cm，苞は広披針形，花は赤紫色，唇弁，四角状円形，長さ6～8mm，距は線形，長さ15～20mm．

学名の来歴● *Gymnadenia*：ギリシャ語でgymnos（裸）＋adenos（腺），この植物の花粉塊の粘着体が袋に入らず，裸になっていることに由来；*conopsea*：ラテン語のconopseum（蚊のような）に由来．

産　　　地● 日本，朝鮮半島，樺太，千島，中国，シベリア，ヨーロッパ．

主要成分等● ベンジルアルコール誘導体（ギムノシドⅠ～ⅩⅩ），スチルベン誘導体（ギムコノピンD，イソルニジニンⅠ，Ⅱ）等．

■食経験

塊茎にデンプン質を含み，精製したものは，同じくラン科の*Orchis latifolia*から得られるサレップ粉の代替として，アイスクリーム，菓子，飲料等の安定剤として利用．

デカルピス・ハミルトニー

swallow-root

■解 説

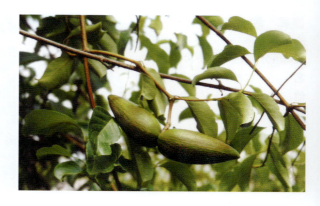

食薬区分(非医)リストより
名　　　称●デカルピス・ハミルトニー
他　名　等●―
部　位　等●根茎
備　　　考●―

基 原 植 物●*Decalepis hamiltonii* Wight et Arn.
　　　　　　（ガガイモ科：Asclepiadaceae）

形　　　態●蔓性低木．関節枝．葉は楕円形から倒卵形または球状，長さ6cm，幅4.5cm，先端は尖る．葉脚は楔形，葉柄は長さ1.5cm．集散花序は3分岐する．がく片は5個で卵形で長さ2mm，花冠は黄色で，筒部の長さ1mm，裂片は卵形．果実は円筒形から楕円形で，左右対称につき，乾燥時木質となる．卵形で長く白い絹毛のある多数の種子を内蔵．

学名の来歴●*Decalepis*：ギリシャ語のdeka-lepij（10のものが1個になっている意味，花の構造）に由来；*hamiltonii*：米国の自然科学者William Hamiltonに因む．

産　　　地●インド原産．

主要成分等●タンニン（デナルピン），ジテルペン（デカルポリン），芳香族カルボン酸（フェルラ酸，p-クマル酸，バニリン酸，クロロゲン酸）等．

■食経験

根はピクルスとして食用．
インド伝統医療に処方．根に強い芳香，食欲増進作用，冷却，血液浄化剤の効能がある．浸出液は創傷，皮膚疾患，子宮出血，消化不良，赤痢，咳，気管支喘息，熱，貧血，排尿障害，中毒，嘔吐，妊娠中等に処方．受精能を高める．

デビルズクロー

devil's claw

■ 解 説

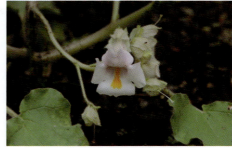
ツノゴマ

食薬区分(非医)リストより
名　　称● デビルズクロー
他名等● ―
部位等● 全草
備　　考● ―

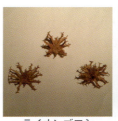
ライオンゴロシ

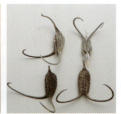
上：ツノゴマ
下：キバナツノゴマ

基原植物● ライオンゴロシ　*Harpagophytum procumbens* DC. ex Meisn.，ツノゴマ　*Proboscidea louisianica* (Mill.) Thell.，キバナツノゴマ *Ibicella lutea* (Lindl.) Van Eselt.（ゴマ科：Pedaliaceae）

形　　態●【ライオンゴロシ】匍匐性の多年生の多肉植物．葉は長卵形で長さ6.5cm，幅4cm．筒状花は紫色から桃色．果実は直径12cm，4個の鉤爪．
【ツノゴマ】草丈100cmの一年生草本．葉は心臓形で互生，粘液質状の毛がある．総状花序で，筒状花は淡桃色，直径約5cm．果実は釣り針状になる．
【キバナツノゴマ】ツノゴマに類似．花は黄色，釣鐘形．果実は長さ15cmで，先が角状に伸びる．

学名の来歴● *Harpagophytum*：ギリシャ語のharpagos（鉤）＋phyton（植物），果実の形状に因む；*procumbens*：伏臥した；*Proboscidea*：ラテン語proboscis（長い鼻状のもの）より；*louisianica*：米国ルイジアナ州の；*Ibicella*：ラテン語のibex（ヤギ）より，角状の果実の形状；*lutea*：ラテン語のlutea（黄金色の）．

産　　地●【ライオンゴロシ】アフリカ．【ツノゴマ】アメリカ，メキシコ．【キバナツノゴマ】南アメリカ．

主要成分等●【ライオンゴロシ】ジテルペン（12,13-ジヒドロキシ-8,11,13-キナトリエン-7-オン，8,11,13-トータラトリエン-12,13-ジオール，ハルパゴフィトムダイマー），イリドイド（ハルプロシド，ハルパゴシド，ハルプロクムビドA，B，パゴシド，プロクンボシド），フェニルエタノイド（アセトシド，2'-O-アセチルアセトシド）等．

■ 食経験

【ライオンゴロシ】食用の記録は見当たらない．アフリカ先住民は，乾燥した塊根を強壮，消化器疾患，関節炎に煎服．ヨーロッパでは20世紀初頭から，関節炎，リウマチ，頭痛，消化不良に服用．
【ツノゴマ】北米先住民パパゴ族は，種子を焙り，天日乾燥したものを調理して食用．また若芽，未熟果を食用に供す．
【キバナツノゴマ】ブラジルにおいて葉を塩漬けにして食用．

デュナリエラ

dunaliella

■ 解 説

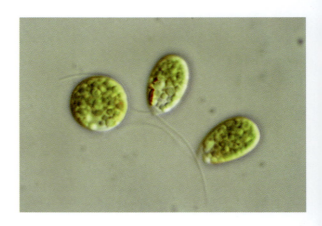

食薬区分(非医)リストより

名　　　　称 ● デュナリエラ
他　名　等 ● ドナリエラ／ドナリエラ油
部　位　等 ● 全藻・圧搾油
備　　　　考 ● ―

基 原 植 物 ● *Dunaliella* Teodoresco（ドナリエラ属）（緑色植物門，クラミドモナス目，ドナリエラ科：Dunaliellaceae），例として *Dunaliella salina* (Dunal) Teodoresco

形　　　　態 ● 2本の運動性鞭毛を有する単細胞緑藻．通常は直径8〜25μmの卵形であるが，伸縮自在の細胞膜を有するため形状は変化に富む．

学名の来歴 ● *Dunaliella*：藻類学者Dunalに因む；*salina*：柳のような．

産　　　　地 ● イスラエルのDead Sea，西オーストラリアのPink Lake，米国ユタ州のGreat Salt Lake等，15%以上の塩濃度の湖に生息，また砂漠地帯等で培養される．

主要成分等 ● カロテノイド（β-カロテン）等．

■ 食経験

食用としての記録は見当たらない．
β-カロテン抽出原料とされている．1986年から商業的生産が開始され，油脂，有機溶剤，超臨界二酸化炭素等を用いてβ-カロテンを抽出する．着色料，栄養強化剤として食品，サプリメント等に添加されている．

テングサ

agar

■解 説

食薬区分(非医)リストより

名　称	●テングサ
他　名　等	●カンテン
部　位　等	●全草
備　考	●—

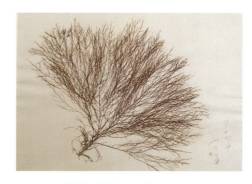

基原植物 ●マクサ　*Gelidium elegans* Kützingまたはその他同属植物（テングサ科：Gelidiaceae）

形　態 ●体は，頂端生長をし，円柱状または扁平で，羽状または不規則に分枝し，軟骨質で，一般に髄部に厚膜の仮根様細胞糸を持つ．小形の種は数cm程度，大形の種では30cmまでなる．嚢果は膨らみ，枝の上部に形成される．四分胞子嚢は，枝の先端に斑状に形成され，十字状か十字対生的に分裂する．海産．

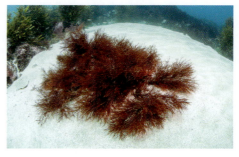

学名の来歴 ●*Gelidium*：ラテン語のgelidus（冷たい水の）より；*crinale*：ラテン語のcrinis（毛のある）より．

産　地 ●北海道西岸，本州，四国，九州，南西諸島．朝鮮半島．

主要成分等 ●多糖（スルホン化ガラクタン）等．

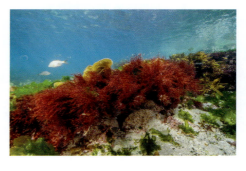

注 ●テングサはマクサ等，寒天の原料となる海藻の総称である．
食薬区分(非医)リストでは部位が全草となっているが，本植物は藻である．

■食経験

寒天の原料となる．この科の中で主なものはマクサとヒラクサで，一般にテングサと呼ばれる．食用の歴史は古く「倭名類聚抄」(938)には「凝海菜，大凝菜（コモルハ）」または「心太（ココロブト）」の名称で記載．「心太」は天平6(734)年に記録がある．ただ古い和名がないので，奈良朝以前に大陸からの伝来食と推測されている．当初寺院における供物として珍重されたが，江戸時代以降庶民の食用として普及．テングサを煮出したゲルを凍結乾燥したものを寒天と呼び，17世紀頃の発明とされている．
トコロテンとしての食用以外に，ゲル性能に着目して種々の寒天寄せ物料理，羊羹等の菓子材料に多用される．

テンジクオウ
天竺黄

■ 解 説

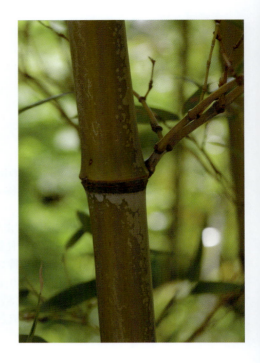

食薬区分(非医)リストより

名　　　　称 ●	テンジクオウ
他　名　等 ●	マダケ／青皮竹
部　位　等 ●	茎
備　　　　考 ●	―

基 原 植 物 ● マダケ　*Phyllostachys bambusoides* Sieb. et Zucc.（イネ科：Gramineae）

形　　　態 ● 地下茎は長く横に這い，稈は高さ約10mで直立し，直径約3～13cmの太い中空の円筒．表面には毛がなく滑らかで，鮮緑色または黄緑色．節には2本の主枝がつき，節間は約25～45cm．小枝の先端には5～6葉が掌状につく．葉は披針形で，長さ6～15cm．先端は鋭く尖り，基部は鈍形で表面は黄緑色，裏面は白色を帯びる．花穂は集合した円柱形で，多数の小花を開く．

学名の来歴 ● *Phyllostachys*：Phyllo（属）＋stachy（穂）より；*bambusoides*：竹に類似した．

産　　　地 ● 中国原産．東北以南の各地に野生化．中国では長江流域以南の各地．

主要成分等 ● 2,6-ジメトキシ-1,4-ベンゾキノン等．

注　　　　● テンジクオウはチクオウバチがマダケに寄生してマダケから分泌する樹液の生薬名である．

■ 食経験

テンジクオウ（樹液）を生じるマダケはタケノコを食用とする．奈良時代の長屋王家跡から「和銅6（713）年5月4日，竹子十把」と書かれた木簡が出土．正倉院文書にもたびたび記載があり，「倭名類聚抄」(938)には，「味は甘く，無毒，焼いて食べる」とあるのはマダケタケノコを指すと考えられる．

マダケのタケノコは，生を米のとぎ汁，またはぬか，トウガラシ等を入れて茹で，水にさらしてから調理する．単品もしくは煮物，炒め物，天ぷら等にする．干しタケノコは，米のとぎ汁で茹でた後に調理．マダケの皮は防腐作用があるので，握り飯，鯖寿司等，食物を包むのに利用．

薬用としてはけいれん，脳卒中予防等に用いる．マダケの葉を乾燥した「淡竹葉」には解熱，利尿作用があり，小便不利，歯肉炎等に煎服．

テンチャ
甜茶

■解 説

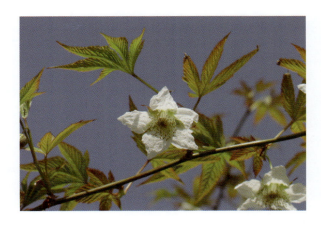

食薬区分(非医)リストより

名　　　称	●テンチャ
他　名　等	●タスイカ／タスイセキカヨウ
部　位　等	●葉
備　　　考	●―

基原植物　*Rubus suavissimus* S. K. Lee（バラ科：Rosaceae）

形　　態　●樹高2～3mの落葉低木．茎にはあらい棘と腺毛がある．葉は互生，淡緑色，掌状に深く切れ込み大きさ5～15cm，葉を噛むと甘い味がする．雌雄異株，花は白色で5片；がく片より長い．果実は球形である．

学名の来歴　●*Rubus*：ラテン語古名のruber（赤）より；*suavissimus*：ラテン語で「強い芳香があり非常に快い」．

産　　地　●アジア原産，中国南部の山地に自生．

主要成分等　●ジテルペン（13,16-ジヒドロキシ-19-カウラン酸13-*O*-β-D-グルコピラノシド，13-ヒドロキシ-16-カレン-19-カルボン酸13-*O*-β-D-グルコピラノシド），タンニン（ランベルチアニンC，D，ルブスアビンA，B）等．

■食経験

葉は紙質で非常に甘い．発酵，手揉み，乾燥して茶として煎服．味は甘く甜茶と呼ぶ．果実は熟すと朱色となり甘い．生食する．
テンチャ（甜葉懸鉤子）は甘み成分としてルブソシドを含有．鎮咳，去痰作用がある．咳嗽，糖尿病に用いる．テンチャとは中国茶の中でチャノキ*Camellia sinensis*以外の木の葉から作られた甘味茶の総称．本品以外にギュウハクトウ*Oldenlandia hedyotidea*，アマチャ*Hydrangea macrophylla*，タスイセキカヨウ*Lithocarpus polystachyus*等がある．

テンモンドウ
天門冬
Chinese asparagus

■ 解　説

食薬区分(非医)リストより

名　　　称 ● テンモンドウ
他　名　等 ● クサスギカズラ
部　位　等 ● 種子・葉・花
備　　　考 ● 根は「医」

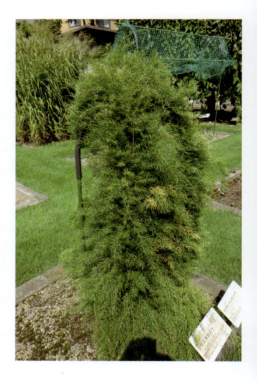

基 原 植 物 ● クサスギカズラ　*Asparagus cochinchinensis* (Lour.) Merr. (ユリ科：Liliaceae)

形　　　態 ● 雌雄異株で，半蔓性の常緑多年生草本．海岸崖地に生育する．葉は退化して鱗片状で，茎の節につく．地下には紡錘状の短い根茎があり，多数の根が叢生．根は，それぞれ肥大して直径2～3cm，長さが10～20cmの紡錘形の貯蔵根となり，地下茎で繁殖する．6月上旬に，淡黄白色の花を1～3個開く．果実は白色液果で，直径約7mm．

学名の来歴 ● *Asparagus*：a(甚だしく)＋sparassein(裂ける)，枝が分枝することから；*cochinchinensis*：cochin(インドシナ半島の)＋chinensis(中国の)に由来．

産　　　地 ● 中国，日本各地に自生．

主要成分等 ● ステロイドサポニン(アスパコキノシドA～D，ASP Ⅳ～Ⅶ)等．

注　　　　 ● テンモンドウはクサスギカズラの根茎の生薬名である．

■ 食経験

根はよく水さらしをしてから砂糖を加え煮て，食用に供す．
紡錘形の根を漢方で強壮，去痰薬とする．

トウガシ
冬瓜子
Chinese melon

■ 解　説

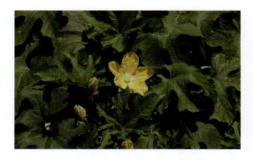

食薬区分(非医)リストより

名　　　称	● トウガシ
他 名 等	● トウガニン／トウガン／ハクガ
部 位 等	● 果実
備　　　考	● 種子は「医」

基 原 植 物 ● トウガン　*Benincasa hispida* (Thunb.) Cogn.
　　　　　　　（ウリ科：Cucurbitaceae）

形　　　態 ● 蔓性の一年生草本．茎は長く伸び，6mに達する．葉は丸く，浅く5つに裂け，細かい毛がある．花は黄色．果実は，長さ最大80cm，直径20～30cm．

学名の来歴 ● *Benincasa*：イタリアの貴族で植物愛好家のG. Benincasaに因む；*hispida*：ラテン語のhispidus（剛毛のある）より，植物に毛が多いことに由来．

産　　　地 ● インド，東南アジア原産，日本各地で栽培．

主要成分等 ● ステロイド（スチグマステロール，ダウコステロール，α-スピナステロール，β-シトステロール），トリテルペン（マルチフロレノール，イソマルチフロレノールアセテート，3α,29-ジシンナモイル-D:C-フリードオレナ-7,9(11)-ジエン）等．

注　　　　● トウガシはトウガンの成熟種子を乾燥したものの生薬名である．

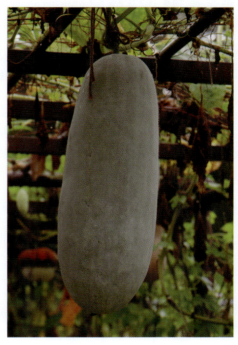

■ 食経験

日本には中国より渡来．奈良時代には市販されていた．正倉院文書（天平宝字2年）に冬瓜または鴨瓜の名で記載がある．ヨーロッパには16世紀に伝播したが普及していない．果実は淡白で独特の風味がある．煮物，汁物，あんかけ，炒め物，漬物，時に生食．マレーシアでは喉の渇きに生食．インドではカレーの材料．また甘いピクルス，プレザーブ，菓子を作る．若葉，花のつぼみは汁物とする．種子は焙るか油で炒めて食べる．種子（冬瓜子）には消炎，利尿，緩下等の作用があり，肺痛，腹痛，水腫，内臓膿瘍，吐血に用いる．腫れ物，浮腫に1日量3～12gを煎じて服用．煎液で痔を洗う．

トウガラシ
蕃椒
red pepper

■ 解　説

食薬区分(非医)リストより

名　　　称● トウガラシ
他　名　等● ―
部　位　等● 果実・果皮
備　　　考● ―

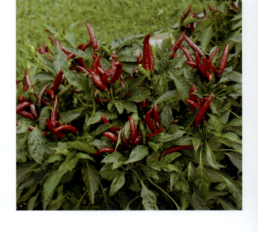

基 原 植 物● トウガラシ　*Capsicum annuum* Linne（ナス科：Solanaceae）

形　　　態● 草丈45〜75cmの一年生草本．葉は単葉で互生．葉身は卵状披針形，全縁，先端は尖り，基部は楔形，長さ5〜9.5cm，幅1.5〜2cm．葉柄は長さ1〜2cm．花は1〜3個が腋生，花冠は白色，がくは鐘形で，5個の裂片がある．雄しべは花冠の基部部分につく．葯は楕円形．雌しべは1本，子房は2室．果柄は3〜5cmで直立または下垂し，果実は赤色から橙黄色に熟す．扁平な円形，淡黄色の種子を多数内蔵．果実の形や大きさに変異が多く，長円錐形，円柱形または球形．

学名の来歴● *Capsicum*：ギリシャ語のcapsa（袋）より；*annuum*：「1年」に由来．

産　　　地● 南米アンデス山地に自生し，世界各地で栽培．

主要成分等● 辛味成分（カプサイシン，ジヒドロカプサイシン，ホモカプサイシン，ホモジヒドロカプサイシン），カロテノイド（α-クリプトキサンチン，β-クリプトキサンチン，カプサンチン，カプシアノシドA，カプソクロム，カプソルビン），ジテルペン（カプシアノシドⅡ，Ⅲ，Ⅵ，Ⅷ〜Ⅹ，ⅩⅢ〜ⅩⅦ）等．

■ 食経験

未熟果，若い葉はそのまま食用．完熟果は香辛料，着色料，薬用として利用．原産地ではBC5000頃の地層から栽培種が出土．ヨーロッパへの伝播はコロンブスの新大陸発見（1493）以降，日本への伝播は天文11（1542）年にポルトガル人により大友宗麟に献上された事例が初出．辛味種と甘味種に大別され，甘味種ピーマンの日本への伝来は明治以降．

辛味種の辛味成分カプサイシンは熱に強く全世界的に調理，調味料，香辛料として利用．カプサイシンの含有量により辛さの異なる多くの品種がある．さらに粉末，抽出物は加工食品材料．甘味種は生食，野菜として調理素材．

薬用としては，アトニー性消化不良に服用，アルコールエキスは神経痛，筋肉痛に処方．

トウキ
当帰

■解説

食薬区分（非医）リストより
名　　　称●トウキ
他　名　等●オニノダケ／カラトウキ
部　位　等●葉
備　　　考●根は「医」

基原植物●トウキ　*Angelica acutiloba* (Sieb. et Zucc.) Kitag.（セリ科：Umbelliferae）

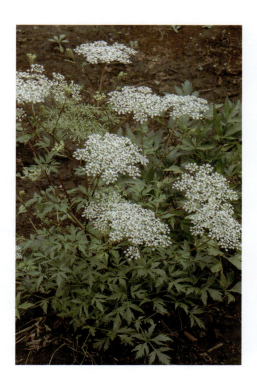

形　　　態●草丈40〜90cmの多年生草本．根茎は太く短く，多数の側根は肥厚する．茎は紫色を帯び，無毛．葉は互生し，1〜2回3出羽状複葉．小葉は2〜3深裂し，裂片は披針形で鋭い重鋸歯縁，葉面は濃緑色でつやがある．8〜10月に複散形花序を頂生し，多数の白色の小花を開く．懸果は長楕円形で，長さ5〜6.5mm．地上部，地下部ともに特異な香りがする．

学名の来歴●*Angelica*：angelus（天使）より，媚薬，解毒，強心剤として薬効があるといわれていることから，これらの薬効を天使の力にたとえたもの；*acutiloba*：鋭く尖った莢果．

産　　　地●岐阜県，富山県，青森県，北海道に野生，主として奈良県，和歌山県で栽培．

主要成分等●フタリド類（リグスチリド，ブチリデンフタリド，ブチルフタリド），ポリアセチレン類（ファルカリノール，ファルカリノロン），クマリン類（スコポレチン，ウンベリフェロン），バニリン酸，コリン等．

■食経験

食用には若葉のみ茹でて供す．一般的には薬用としては栽培にも供される．精油を含有し特有の香気がある．根は精油を含み，薬用として強壮，鎮痛，婦人病に処方．ビタミンとしてニコチン酸，ビタミンB_{12}を含み皮膚炎，神経障害等に有効．
近縁種には，アシタバ*A. keiskei*，ハマウド*A. japonica*，アマニュウ*A. edulis*等があり，いずれも食用．

トウキシ
冬葵子
Chinese mallow

■解　説

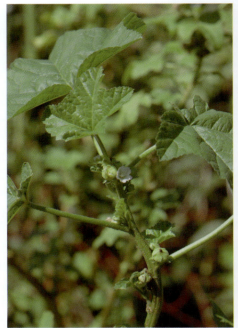

食薬区分(非医)リストより

名　　　称●	トウキシ
他　名　等●	フユアオイ
部　位　等●	種子・葉
備　　　考●	一

基 原 植 物● フユアオイ　*Malva verticillata* Linne（アオイ科：Malvaceae）

形　　　態● 草丈50〜100cmの一年生ないし二年生草本．全草有毛，茎は丸くて直立．葉は長い柄があり，互生，浅く掌状に切れ込み鋸歯がある．花は葉腋に数花かたまってつき，淡紅色，小苞は3片，宿存がくは5片，花弁は5枚，雄しべは10本．

学名の来歴● *Malva*：ラテン古名，ギリシャ語のmalache（やわらかくする）より，粘液に緩和剤の働きがあるため；*verticillata*：ラテン語のverticillaris（輪生の）より．

産　　　地● 中央アジア原産，中国で栽培．

主要成分等● ステロイドサポニン（ベルティシロシド），オリゴ糖（MVS-Ⅰ，Ⅱa，Ⅳa，Ⅵ，Ⅴ）等．

注　　　● トウキシはフユアオイの種子の生薬名である．

■食経験

古く中国では五菜の1つ．百菜の王といわれ野菜として珍重．日本でも奈良時代には食用とした（正倉院文書）．若葉，新芽を煮食，天ぷら，漬物，または炙って食べる．しかし現在はほとんど利用されていない．救荒植物として利用．

種子（冬葵子）には利尿，催乳，緩下作用があり，1日量約20gを煎じて服用．ただし現在の流通品は本品ではなくイチビの種子．

変種オカノリvar. *crispa*は野菜として栽培．葉はやわらかく茹でて食べるとぬめりがある．または乾燥後，炙って揉み，海苔に似た食べ方をする．

トウキンセンカ
金盞花
marigold

■ 解 説

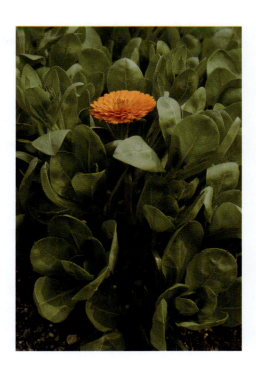

食薬区分(非医)リストより

名　　　称	● トウキンセンカ
他 名 等	● キンセンカ／マリーゴールド
部 位 等	● 花
備　　　考	● —

基 原 植 物 ● トウキンセンカ　*Calendula officinalis* Linne（キク科：Compositae）

形　　　態 ● 草丈15〜50cmの一年生または越年生草本．よく分枝し，全体が軟毛に覆われる．葉は互生し長倒卵形で先が尖り，基部は茎を抱く．3〜5月頃，分枝した枝先に淡黄色から濃橙黄色の頭花を開く．

学名の来歴 ● *Calendula*：1か月（花期が長く1か月に及ぶことから）；*officinalis*：薬用の．

産　　　地 ● ヨーロッパ原産，広く世界中で栽培．

主要成分等 ● トリテルペン（ヘリアントリオールB，C，F），トリテルペンサポニン（カレンドラサポニンA〜D，カレンズロシドA〜D），カロテノイド（フラボクローム，ムタトクローム），メガスチグマン（オフィシノシドA，B）等．

■ 食経験

地中海沿岸では，古くから食用，着色料，薬用とした．日本には嘉永年間(1848〜54)中国から渡来．中国では「救荒本草」(1406)に名がある．

若芽と葉，花弁は食用となる．生でサラダに利用．花弁には芳香と，ほろ苦い甘味，塩気がある．花弁はサフランの代用品として米料理，スープに使用．高価なサフランに対して「貧乏人のサフラン」の名がある．花を牛乳に入れて煮立てて色をつけ，クリーム，プディングとする．またお茶とする．浸出成分はチーズ，バター，ミルクデザート，ケーキの着色料．

欧米では乾燥した舌状花をカレンドラと呼び，生薬，流エキス，チンキとして，皮膚粘膜の炎症，外傷，軽いやけど，日焼け，口内粘膜の炎症，目薬に使用する．カレンドラはゴム質カレンドリンを含有．民間では駆風，健胃薬，駆虫薬とした．ハンドクリーム，ナイトクリームに使用．

花，葉，茎のオイルはタバコ，化粧品の香料．

トウチャ
藤茶

■ 解　説

食薬区分(非医)リストより

名　　称	●トウチャ
他　名　等	●茶葡萄／藤茶／Ampelopsis grossedentata／Ampelopsis cantoniensis var. grossedentata
部　位　等	●茎・葉
備　　考	●—

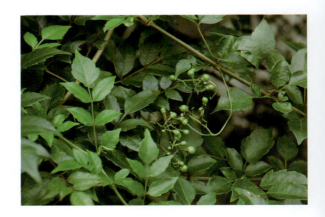

基原植物●*Ampelopsis grossedentata* (Hand.-Mazz.) W. T. Wang（ブドウ科：Vitaceae）

形　　態●蔓性多年生草本．茎は円形で，長い稜線があり，無毛．巻きひげは二叉する．葉は1〜2回羽状複葉で，下部の裂片は3小葉からなる．托葉は杖状，葉柄は1〜2cm，無毛．小葉は，卵形または卵状披針形あるいは楕円形，長さ2〜5cm，幅1〜2.5cm，無毛．側脈は3〜5対，葉縁は2〜5個の鋸歯が両側にある．花序は多出散房状で，葉の反対側につく．花梗は1.5〜3.5cm，無毛，花弁は卵形，長さ1.2〜1.7cm．果実は球形で，直径6〜10mm，中に2〜4個の種子を内蔵．

学名の来歴●*Ampelopsis*：ギリシャ語のampelos(葡萄)＋opsis(外観)，葡萄に似た；*grossedentata*：grosse(粗い)＋dentata(鋸歯)．

産　　地●中国．

主要成分等●トリテルペン(*O*-カフェオイルルタエビン，*O*-ガロイルルタエビン，ルタエビンアセテート)，フラボン(6,7-ジヒドロキシ-3′-メトキシ-4′,5′-メチレンジオキシフラボン，6,7-ジヒドロキシ-3′-メトキシ-4′,5′-メチレンジオキシフラボン 6-*O*-β-D-グルコピラノシド)等．

■ 食経験

葉と茎を緑茶とする．品質はよい．
この緑茶には抗酸化，肝保護，発汗，抗炎症等の作用があり，高血圧，咳，感冒，発熱，咽頭痛等に飲用．根及び全株は腰痛，リウマチ，夏風邪，骨髄炎等に煎服．腫瘍に外用．

トウチュウカソウ
冬虫夏草

■解 説

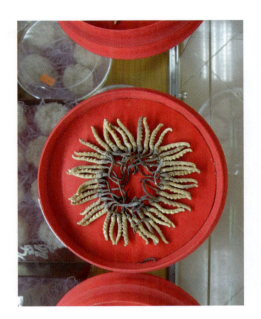

食薬区分(非医)リストより

名　　称●	トウチュウカソウ
他名等●	ホクチュウソウ
部位等●	子実体及びその寄主であるセミ類の幼虫を乾燥したもの
備　　考●	―

基原植物● *Ophiocordyceps sinensis* (Berk.) G. H. Sung, J. M. Sung, Hywel-Jones et Spatafora（ノムシタケ科：Cordycipitaceae；旧バッカクキン科：Clavicipitaceae）

形　　態● 棍棒形．地中にあるコウモリガの幼虫に寄生し，頭部に寄生する子嚢菌．高さ4～11cm．子実体は円柱形に膨らむ頭部と直径1.5～4mmの柄部からなる．頭部は褐色ではじめ中実だが後に中空となる．胞子果は半裸生型．

学名の来歴● *Ophiocordyceps*：ギリシャ語のophio（蛇）+cordy（棍棒）+cephalos（頭）の意，菌体の形からつけられた；*sinensis*：中国の．

産　　地● 中国．

主要成分等● 抗生物質（グリオクラジシリインA,B,11,11′-ジデオキシベルティシリイン），アルカロイド（コルディシニンA～E），ステロイドサポニン（エルゴステロール3-O-β-D-グルコピラノシド，22,23-ジヒドロエルゴステロール3-O-β-d-グルコピラノシド），多糖（1,3-β-D-グルカン）等．

注　　　● アルカロイドを含有する．

■食経験

古来中国では，菌核と子実体を蝉花または冬虫夏草と呼び，不老長寿の薬食として珍重．通常は高価な乾物として流通．毒性はなく，伝統的に水戻しをして鴨肉，鶏肉，豚肉，魚等とともに蒸し煮，煮込み，スープとして煮る調理が一般的．蝉花の記録は「証類本草」(1082)に初出，しかし冬中夏草は16世紀以前の本草書に記載が見当たらず，「本草綱目拾遺」(1785)に記載がみられる．
薬用としては，強壮の秘薬として重用され，鎮静，鎮咳剤等として，虚弱，インポテンツ，肺結核等に用いられる．ネパールでも薬用，アヘン中毒の解毒，回復期の患者用の強壮薬として使われている．

トウホクオウギ

astragalus

■解　説

食薬区分(非医)リストより
名　　　称● トウホクオウギ
他 名 等●―
部 位 等●花
備　　　考●―

「オウギ」を参照

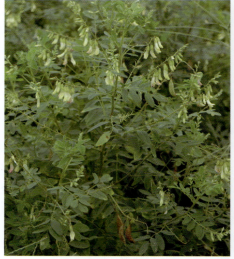
キバナオウギ

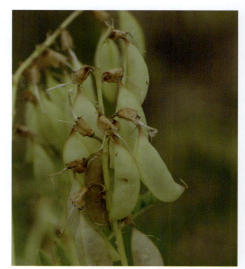
ナイモウオウギ

トウモロコシ
玉蜀黍
maize, corn

■ **解　説**

食薬区分(非医)リストより

名　　　称●	トウモロコシ
他　名　等●	トウキビ／トウモロコシ油／ナンバンキビ／Zea mays
部　位　等●	種子油・澱粉・花柱・柱頭
備　　　考●	―

基原植物● トウモロコシ　*Zea mays* Linne（イネ科：Gramineae）

形　　　態● 草丈1～3mの一年生草本．茎は直立，円柱形，有節．葉は互生で長い披針形，長さ50～60cm．6～9月，総状花序の雄性花を頂生．茎の所々に，穂状花序の雌性花をつける．雌性花の基に穂軸が伸び，多くの果実を結ぶ．

学名の来歴● *Zea*：イネ科植物に対するギリシャ古名；*mays*：南米名で「トウモロコシ」．

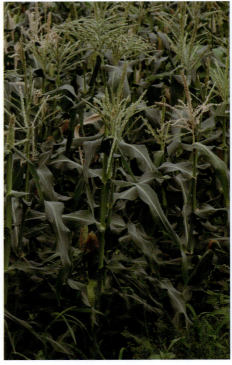

産　　　地● 熱帯アメリカ原産，全世界で栽培される．北米，中国，ブラジル等が世界の主産地．

主要成分等● セスキテルペン（ゼアレキシンA_1，A_2，B_1，B_2），カロテノイド（α-クリプトキサンチン），トリテルペン（シクロサドール），フラボン（メイシン，ルテオフォロール），インドール誘導体（ゼアノシドA～C），デンプン等．

■ **食経験**

考古学的にはメキシコで発掘された7000年前の野生トウモロコシの穂軸が最古．栽培は中南米でBC3000に，アンデス地域では遅くともBC1000には始まった．その後新大陸における唯一の穀類として発展し，マヤ，アステカ等の新大陸文明を支え，トウモロコシがヨーロッパに紹介される16世紀頃までには主だった品種のほとんどが開発されていた．

イベリア半島，地中海地方から東欧諸国，北アフリカへはスペイン経由，インド，東南アジア，中国へはポルトガル経由で伝播．日本へは天正7(1579)年にポルトガル人によって長崎にもたらされ，救荒植物として日常の米穀不足のときの補いとして各地で栽培された．ただし日本でトウモロコシ栽培が本格化するのは，明治初年に開拓使によって，北海道に米国の品種が導入されてから．利用形態は，未熟果の生食，完熟果の粒食，粉食，加工食品への適用等極めて多様．

ドオウレン
土黄連
celandine

■ 解　説

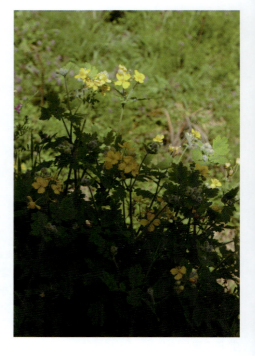

食薬区分(非医)リストより

名　　　称 ● ドオウレン
他　名　等 ● クサノオウ／ハックツサイ
部　位　等 ● 全草
備　　　考 ● —

基 原 植 物 ● クサノオウ　*Chelidonium majus* Linne（ケシ科：Papaveraceae）

形　　　態 ● 草丈50cmの多年生草本．茎は直立し，傷をつけると濃い橙黄色の乳液が出る．葉は互生し，1〜2回羽状に分裂．葉の裏は帯緑白色で，微毛を有す．花は黄色の4弁花で散形状，がくは2片，花弁は長さ1.2cm，雄しべが多く，雌しべは1本．果実は細長い円柱状，長さ3.5cmの長果柄を持つ．

学名の来歴 ● *Chelidonium*：ギリシャ語のchelidon（ツバメ），母ツバメがこの植物のサフラン色の汁で雛鳥の眼を洗い，視力を強めるといわれたことによる．Aristotelesの命名とされる；*majus*：巨大な，より大きい．

産　　　地 ● ユーラシア大陸，北米．

主要成分等 ● アルカロイド（ケラミジン，ケラミン，ケリドニン，イソケリドニン，ジヒドロコプチシン，スチロビン，サンギルビン，ジヒドロサンギナリン）等．

注　　　　● ドオウレンはクサノオウの全草の生薬名である．
　　　　　　アルカロイドを含有する．

■ 食経験

全草有毒．葉はよく茹で，よく水にさらして野菜として調理．救荒植物として利用．
中国では全草（白屈菜）を鎮痛，鎮咳，利尿，解毒に用いる．全草にケリドニンを含有．ケリドニンにはアヘンアルカロイド同様の鎮痛作用，知覚末梢神経麻痺作用があり，アヘンの代用とした．素人による服用は危険．民間で丹毒，湿疹，疥癬，たむし，疣等の皮膚疾患の外用薬とする．煎液，搾り汁，葉を漬けた焼酎等を使う．胃潰瘍，胃ガンの鎮痛薬硫酸ケリドニンの製造原料．

トーメンティル

tormentil

■解 説

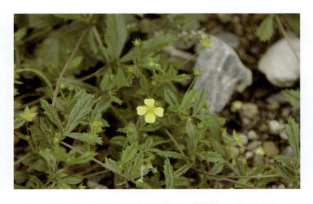

食薬区分(非医)リストより

名　　　称●	トーメンティル
他　名　等●	タチキジムシロ／チシエンコン
部　位　等●	根茎
備　　　考●	―

基原植物●*Potentilla tormentilla* Neck.（バラ科：Rosaceae）

形　　　態●草丈10〜30cmの多年生草本．根出葉は羽状複葉で，光沢があり，長い葉柄がある．茎上葉は小さく，3小葉で広卵形，葉縁には鋸歯がある．葉に似た托葉を持つ．花は黄色で直径7〜11mm，花梗は長い．花弁は4枚，長さ3〜6mm，雄しべは20〜25本．

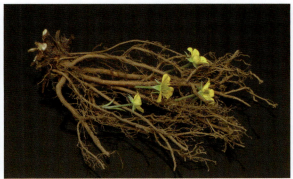

Bildagentur-online/Alamy Stock Photo

学名の来歴●*Potentilla*：ラテン語のpotens（強力）の縮小形；*tormentilla*：無分枝の．

産　　　地●ヨーロッパ，西アジア，北アフリカ．

主要成分等●トリテルペン（トメント酸，3,19-ジヒドロキシ-12-オレアネン-28-カルボン酸，2,3-ジヒドロキシ-12-ウルセン-28-カルボン酸，2,3,19-トリヒドロキシ-12-ウルセン-28-カルボン酸）等．

■食経験

根茎を長時間茹でてガム状にし，救荒植物として利用．抽出物をオランダ・ジンに使用する．
根茎には収れん，止血，消炎作用があり，激しい下痢に有効．大腸炎，潰瘍性大腸炎，赤痢，直腸出血に服用．チンキ剤を切り傷，日焼け，外用液を痔疾，凍傷，うがい薬に使用．粉末を止血剤とする．多量のタンニン（20%）を含み強い収れん性がある．服用には注意を要する．濃いものを局所的に使用すると傷になる．赤色染料．

トキンソウ

spreading sneeze weed

■解 説

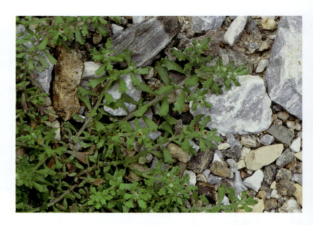

食薬区分(非医)リストより
名　　　称●トキンソウ
他　名　等●ガフショクソウ
部　位　等●全草
備　　　考●一

基 原 植 物●トキンソウ　*Centipeda minima* (Linne) A. Br. et Asch.（キク科：Compositae）

形　　　態●草丈約10cmの一年生草本．茎は地を這い，各部から発根する．葉は楕円形で長さ1〜2cm，先端部に鋸歯を持ち互生．夏，葉腋に多数の緑色の頭状花を開く．

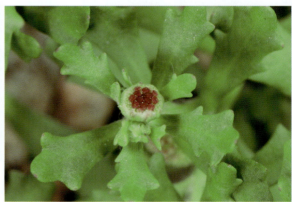

学名の来歴●*Centipeda*：centum（百）＋pes（足），全草がムカデの形に似ることから；*minima*：最少の．

産　　　地●日本各地，アジアの温帯，熱帯地域に広く自生．

主要成分等●セスキテルペン（ミニモリドA〜H，アミコリドC，D，ミニマオシドB）等．

■食経験

食用の記録は見当たらない．
開花期の全草を，中国では感冒，喘息，慢性鼻炎，下痢，腹痛，眼病，頭痛等に用いる．

トケイソウ
時計草
bluecrown passionflower

■ 解 説

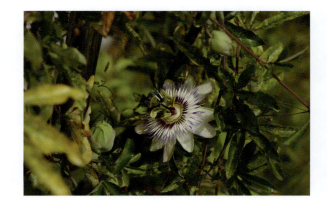

食薬区分(非医)リストより

名　　　　称●	トケイソウ
他　名　等●	パッションフラワー
部　位　等●	果実・茎・葉・花
備　　　　考●	―

基 原 植 物● トケイソウ　*Passiflora caerulea* Linne（トケイソウ科：Passifloraceae）

形　　　態● 蔓性多年生草本で，他に巻きついて4～5mに伸長する．短い葉柄を持ち，5深裂掌状葉で，小葉は楕円形で先端は丸く，革質で互生．夏に，時計に似た大形の花を開く．花柱が肥大し液果を結び，多数の種子を内蔵．果実は甘酸っぱい芳香を放つ．

学名の来歴● *Passiflora*：ラテン語のpassio（情熱，キリストの受難）＋flora（花），雌しべの柱頭を磔刑にされたキリストに，放射状の副花冠を後光にたとえた；*caerulea*：caelum（天空）の意で，花が太陽を向いて咲くことから．

産　　　地● ブラジル原産．世界中の亜熱帯，熱帯地域で広く栽培．

主要成分等● シアン誘導体（テトラフィリンBサルフェート）等．

■ 食経験

ヨーロッパには1699年伝播．日本は享保年間（1723）に導入．一般に観賞用として栽培．完熟果実の果肉は多汁で甘みがある．生食，あるいはジュースや飲み物を作る．未熟果実は茹でて調理．煮物，油炒め，ピクルスとする．花でシロップを作る．
ブラジルでは葉をアルコール中毒，頭痛，不眠，咳止め，駆虫に用いる．根は痛風，打ち身，さしこみに煎じて服用．
近縁種クダモノトケイソウ*P. edulis*はブラジル南部原産．果樹として栽培．果実はゼリー状で生食．ジュース，シャーベットの材料とする．チャボトケイソウ*P. incarnata*は，19世紀には不眠の治療薬とされた．

トショウ
杜松
juniper

■解　説

食薬区分(非医)リストより

名　　　称●トショウ
他　名　等●トショウジツ／ネズ
部　位　等●全草
備　　　考●—

「セイヨウネズ」を参照

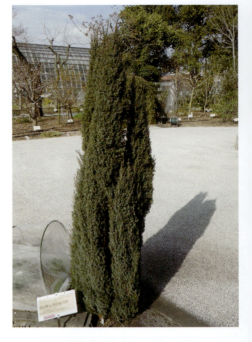

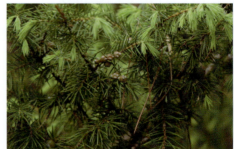

セイヨウネズ

トチノキ

Japanese horse-chestnut

■解 説

食薬区分(非医)リストより

名　　　称●トチノキ
他 名 等●―
部 位 等●種子・樹皮
備　　　考●セイヨウトチノキの種子は「医」

基原植物●トチノキ　Aesculus turbinata Blume（トチノキ科：Hippocastanaceae）

形　　　態●樹高25mの落葉高木．葉は対生，掌状複葉で長さ40〜50cm，葉柄は長さ10〜20cm，小葉は5〜7個で倒卵状長楕円形，辺縁には波状の鈍鋸歯がある．雌雄同株．大形の円錐花序が直立し，雄花と両性花をつける．花弁は4枚で長さ1〜2cm，白色から淡紅色．雄しべは長く伸びる．果実は倒卵球形，熟すと3裂する．種子は光沢のある赤褐色．

学名の来歴●Aesculus：ラテン語のaescare（食べる）に由来，果実が食用や家畜の飼料となるため；turbinata：倒円錐形の西洋ゴマ形をした．

産　　　地●日本全域に自生または植栽．

主要成分等●トリテルペン（12-オレアネン-3,16,21,22,24,28-ヘキソール，イソエシンⅥa〜Ⅷa，サニクラゲニンC），ラクトン誘導体（フラキシン）等．

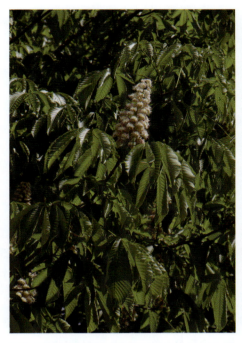

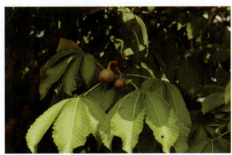

■食経験

種子を乾燥後，水に浸けて皮を剥き，砕いて流水にさらし，木灰で苦味をとって乾燥，粉末とする．少量の餅米を混ぜてトチ餅，米，雑穀に混ぜてトチ粥にする．山間部では冬，あるいは救荒植物として重要な食料であった．その他団子，煎餅，麺，トチみそを作る．縄文中期にはアク抜きができる様になり，種子を粉にして，粥，クッキーを作った．トチ餅としたのはコメが伝来した弥生時代以降である．葉は救荒時にはよく茹でて食用とする．また餅米等を包んで蒸すのに用いる．
花は蜜源．葉，樹皮，果実を薬用とする．葉は煎じて下痢止め，鎮咳，樹皮は煎じてじんま疹，痔の止血に服用．種子の煎液はやけど，湿疹に湿布．果肉は粉末にして水虫，しもやけに外用．
近縁種セイヨウトチノキA. hippocastanumの種子は救荒植物として利用．コーヒー代用．ウマの飼料．

トチュウ
杜仲
gutta-percha tree

■ 解　説

食薬区分(非医)リストより

名　　　称 ● トチュウ
他　名　等 ● ―
部　位　等 ● 果実・葉・葉柄・木部
備　　　考 ● 樹皮は「医」

基原植物 ● トチュウ　*Eucommia ulmoides* Oliv.（トチュウ科：Eucommiaceae）

形　　態 ● 樹高15mに達する落葉高木．雌雄異株．幹は直径40cmに達し，樹皮は褐色を帯た灰白色．葉は互生，有柄で長さ8〜15cmの長卵形で，先端が細く尖る．4月頃，若枝に小さな花を開き，夏に翼果を結ぶ．葉や葉柄を引っ張って切断すると，細く白い糸を引く．

学名の来歴 ● *Eucommia*：eu（美しい）＋commia（ゴム）；*ulmoides*：ulmus（ニレ）のような．

産　　地 ● 中国原産，中国，朝鮮半島，日本で栽培．

主要成分等 ● トリテルペン（ウルモイドール，ウルモイドールA），リグナン（セドルシン，アカントシドA，シトルシンB），イリドイド（ユーコミドール，ユーコミオール，ユコモシドA〜C，ウルモイドシドA〜D）等．

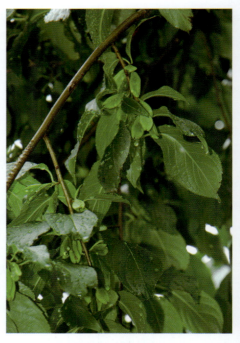

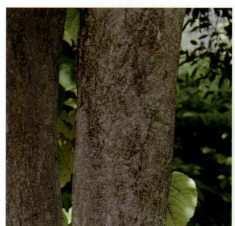

■ 食経験

大正時代に中国から日本に渡来．葉や樹皮にグッタペルカ様のゴム質2〜6.5％を含む．葉は杜仲茶として飲用．
樹皮は5〜10gを煎汁として強壮，強精，腰痛，関節炎，リウマチ等の鎮痛を目的として服用．また，漢方薬に配合される．

トックリイチゴ
覆盆子
Korean bramble

■ **解 説**

食薬区分(非医)リストより

名　　　称 ● トックリイチゴ
他　名　等 ● Rubus coreanus
部　位　等 ● 完熟偽果
備　　　考 ● ―

基 原 植 物 ● トックリイチゴ　*Rubus coreanus* Miq.
　　　　　　（バラ科：Rosaceae）

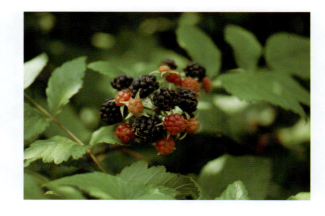

形　　　態 ● 樹高1～3mの落葉低木．茎と葉には棘がある．葉は互生し，羽状複葉，小葉は5または7個，葉柄は2～5cm，頂小葉は長さ1～2cm．枝から長さ2.5～5cmの散房花序を伸ばし，30個ほどの花をつける．小花柄は長さ5～10mm，花は直径7～10mm，がく片は卵形披針形で長さ4mm，幅3.5mm，花弁は暗桃色，倒卵形でがく片より長い．雄しべは多数．果実は直径5～8mmの集合核果で，暗赤色から暗紫色に熟す．

学名の来歴 ● *Rubus*：ラテン語の古名でruber(赤)より，果実の色に由来；*coreanus*：韓国産．

産　　　地 ● 中国，韓国，日本．

主要成分等 ● トリテルペン（コレアノゲニン，コレアノシドF_1，2,3,19-トリヒドロキシ-12-ウルセン-23,28-ジカルボン酸）等．

■ **食経験**

古代日本では覆盆子（イチゴ）と呼ばれた．「延喜式」(927)には覆盆子が御所内で栽培された記載がある．室町末期頃までは日常的に利用．果実を生食．リンゴ酸，酒石酸，糖を含有．
中国では根（倒生根）を喀血，鼻出血，月経不順，打ち身に使用．中国や韓国では未熟果実を強壮剤とする．

ドッグローズ

dog rose

■解 説

食薬区分(非医)リストより
名　　　称●ドッグローズ
他　名　等●―
部　位　等●果実・葉・花
備　　　考●―

「ローズヒップ」を参照

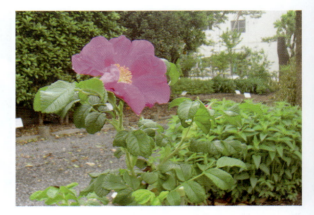

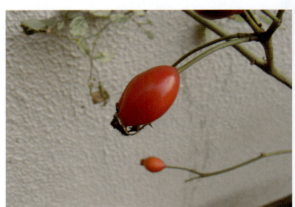

Rasa canina

トマト

tomato

■解 説

食薬区分（非医）リストより

名　称	●トマト
他名等	●―
部位等	●果実
備　考	●―

基原植物●トマト　*Lycopersicon esculentum* Mill.（ナス科：Solanaceae）

形　態●草丈1～1.5mの一年生草本．茎や葉に白色毛が密生．葉は互生し，10個以上の小葉に分かれ，長さ15～45cmの毛状複葉で，小葉は卵形で先が尖り，小刻みの鋸歯を持つ．初夏から夏にかけて，節間から花枝を伸ばし，数個の黄色の花を開く．果実は肥大し赤熟．

学名の来歴●*Lycopersicon*：lycos（狼）＋persicon（桃）；*esculentum*：食用になる．

産　地●南米原産，世界各地で栽培．

主要成分等●ステロイドアルカロイド（エスクレオシドA～D，B_5，リコペロシドA～C，F，G，トマチジン），カロチノイド（リコペン，リコフィルアポ-8′-リコペナール），ステロイドサポニン（トマトシドB），セスキテルペン（リシチン），シクロペンタノン誘導体（フィトプロスタン，フィトプロスタンD_1-Ⅱ，デヒドロフィトプロスタンJ_1-Ⅱ）等．

■食経験

果実を食用とし，現代では世界的に重要な食用植物の1つである．南米アンデス高原において栽培が開始されたと推定されるが，起源は明確ではない．栽培化は次第に北上しメキシコに達した．ヨーロッパへの伝播は，新大陸発見以降16世紀はじめにイタリアに導入．18世紀中頃になって食用とされる．「大和本草」(1709)に「唐柿」の名称で記述されている．食用としての栽培は明治初年以降．ただし広く消費されるようになったのは20世紀中頃からである．生食のほか，ジュース，ケチャップ，パウダー等に加工，広く料理食材，製菓品，嗜好品等多用途に利用．

トラガント

tragacanth

■ 解　説

食薬区分(非医)リストより

名　　　称 ● トラガント
他　名　等 ● Astragalus gummifer またはその同属植物（Leguminosae）の幹から得た分泌物
部　位　等 ● 樹脂
備　　　考 ● ―

基 原 植 物 ● トラガントノキ　Astragalus gummifer Labill.（マメ科：Leguminosae）

形　　　態 ● 高さ1m以下の傘状の低潅木．羽状複葉で中軸が棘状に伸び，小葉が落下した後に木化し，鋭い棘となって枝の下部に残る．黄色の蝶形花をつける．

学名の来歴 ● Astragalus：距骨の；gummifer：樹脂のある．

産　　　地 ● 中東の山岳地帯原産，イラク，イラン，シリア，トルコ等の乾燥した丘陵地帯に自生．

主要成分等 ● 多糖類，3′,7-ジヒドロキシ-2′,4′-ジメトキシイソフラバン等.

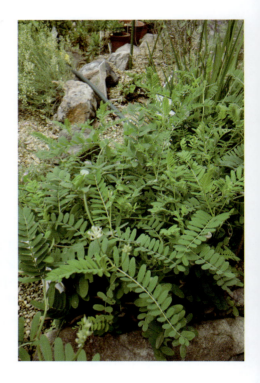

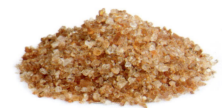

樹脂

©Prashant ZI-Fotolia

■ 食経験

樹液は古代ギリシャ時代から使用された最も古い乳化剤の1つ．樹皮の割れ目から滲出するゴム状の物質を乾燥して硬化したものを集める．芳香と甘味がある．粘着剤，乳化剤として利用してきた．救荒植物．インドでは女性が美容のために食べるという．

トラガントガムは本種以外に10種あまりの近縁植物からも採取する．その中の A. microcephalus, A. leioclados のガムは食用となる．がく，若芽，種子を食べる品種もある．

伝統的に咳や下痢に使用．トラガントガムは薬品や食品加工分野で乳化剤，懸濁剤，酸や熱に対する安定剤，粘着剤とする．食品ではアイスクリーム，ドレッシング，マヨネーズ，シロップ，チーズ，ゼリー，ソース，菓子，各種飲料，粉乳等に使用される．その他丸薬やトローチの粘結剤，クリームやリニメントの賦形剤，不溶性粉末の懸濁剤，油溶性ビタミン，カンキツ油，香料の乳化剤等広範囲に使用．

トロロアオイ
黄蜀葵

■ 解　説

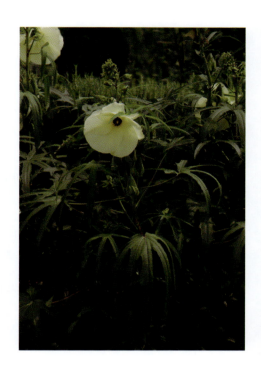

食薬区分(非医)リストより

名　　　称	● トロロアオイ
他 名 等	● Abelmoschus manihot
部 位 等	● 花
備　　　考	● ―

基 原 植 物 ● トロロアオイ　*Abelmoschus manihot* (Linne) Medik.（アオイ科：Malvaceae）

形　　　態 ● 草丈30〜100cmの一年生草本．茎は円柱状，全体が剛毛で覆われる．葉は互生，掌状で，長さ15〜30cm．先端は尖り，基部は深い心臓形，葉の上面は緑色，下面は淡緑色，両面とも毛に覆われる．花は両性花で腋生し，黄色．花冠は広く漏斗形．果実は長い円錐形で，表面に剛毛があり，長さは5〜15cm．球形の多数の黒色種子を内蔵．

学名の来歴 ● *Abelmoschus*：avel（イギリスの医師 Dr. Clarke Abel に因む）＋ moschus（麝香の香りのする）；*manihot*：トロロアオイ．

産　　　地 ● ヨーロッパ南部原産．広く世界で栽培．日本でも古くから栽培．

主要成分等 ● オリゴ糖（β-D-グルコノピラノシル-(1→3)-α-D-ガラクツロピラノシル-(1→2)-L-ラムノース），フラボン（フロラマノシドA，ゴシペチン 3′-*O*-β-D-グルコピラノース）等．

■ 食経験

茎葉の若くてやわらかい部分及び花は野菜として，若い果実も食用として供される．根を粉末にしたものを，豆腐，がんもどき等の増粘剤として使用．根粉末の主成分は，デンプン，繊維，タンパク質，アラバン，キシラン，グルコサンであり，粘稠性を示す主成分は，ポリラムノガラクチュロン酸とラムノースの重合体で，含有量は30%．
根（黄蜀葵根）は鎮咳，利尿，催乳，緩下剤として利用．1日量5〜10gを煎じ3回に分服．うがい薬，やけどに外用．
近縁種に若莢を食用とするオクラ *A. esculentus* がある．

ナガエカサ

Ali's walking stick

■ 解　説

食薬区分(非医)リストより

名　　　　称 ● ナガエカサ
他　名　等 ● トンカット・アリ
部　位　等 ● 根
備　　　　考 ● 一

基 原 植 物 ● *Eurycoma longifolia* Jack（ニガキ科：Simaroubaceae）

形　　　　態 ● 樹高15mの常緑樹．葉は互生，羽状複葉で長さ40cm，小葉は13～41個．雌雄異株．花は円錐花序で，花弁は5～6枚．小さい果実は濃緑赤色，長さ1～2cm，幅0.5～1cm．

学名の来歴 ● *Eurycoma*：ラテン語のeury（広い）＋ギリシャ語のcoma（髪の毛）；*longifolia*：longi（長い）＋folia（葉）．

産　　　　地 ● インドシナ半島，インドネシアに自生．

主要成分等 ● ジテルペン（ユリコラクトンA～C，E，ユリラクトンA，B，ユーコマオシド，ユリコマノール，パサクブミンC，D，11-デヒドロカイネアノン），トリテルペン（ユーリレン，ロンギレンエポキシド，ピシジノールA），アルカロイド（4,9-ジメトキシカンチン-6-オン，10-ヒドロキシ9-カンチン-6-オン）等．

注　　　　　● アルカロイドを含有する．

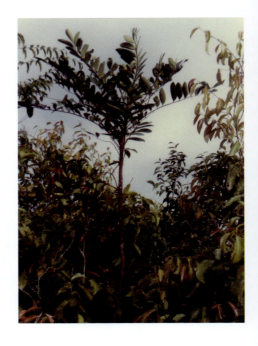

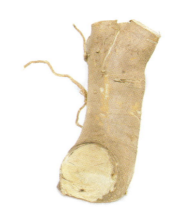

Jasni/Shutterstock

■ 食経験

食用の記録は見当たらない．樹皮や根は非常に苦い．
マレーシアでは解熱，マラリアに薬用．インドネシアでは根を強精強壮薬，熱病，下痢，浄血，口腔カンジダ症に処方．

ナギイカダ
梛筏
butcher's broom

■ **解　説**

食薬区分(非医)リストより
名　　称● ナギイカダ
他 名 等● ―
部 位 等● 根
備　　考● ―

基 原 植 物● ナギイカダ　*Ruscus aculeatus* Linne（ユリ科：Liliaceae）

形　　態● 高さ50〜120cmの雌雄異株の常緑小低木．葉は退化し，末端の茎が葉のように扁平になり，長さ1.5〜3.5cm，先は鋭い棘になる．この葉状茎の上に花が1個つく．花被片は長さ2mm，緑色で，中央部は紫色．果実は赤色球形で，直径0.5〜1cm．

学名の来歴● *Ruscus*：ラテン語の古い植物名に由来；
aculeatus：ラテン語の「棘のある」．

産　　地● 地中海沿岸原産，日本にも街路樹等に植栽される．

主要成分等● ステロイド（ネオルスコゲニン，サンセビエリゲニン，ルスコゲニン），ステロイドサポニン（ルコシド，スピラクレオシド，ルスシン，ルスコポンチコシドD，アクレオシドA，B）等．

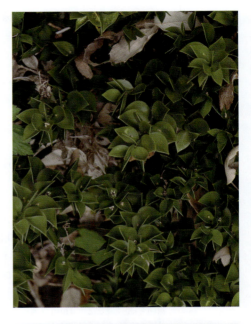

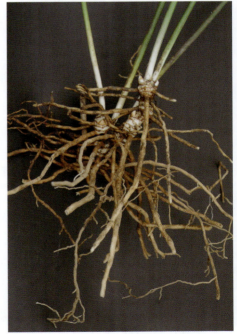

■ **食経験**

新芽を食用とするが極めて辛く苦い．野菜としてアスパラガス同様に調理する．シシリー島ではオリーブ油とレモンをかけて食べる．種子は焙煎してコーヒーの代用．
根茎を薬用とする．消炎と静脈血管収縮作用があり，静脈瘤，内痔核に服用．古代ギリシャの医師ディオスコリデス(AD100)は腎臓結石に使用した．高血圧の人の使用は控える．

ナズナ
薺
shepherd's purse

■解　説

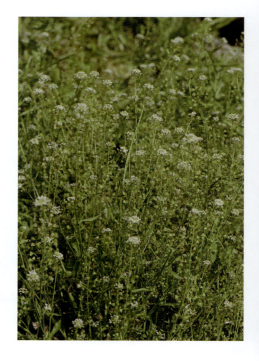

食薬区分(非医)リストより
名　　　　称●ナズナ
他　名　　等●ペンペングサ
部　位　　等●全草
備　　　　考●―

基 原 植 物●ナズナ　*Capsella bursa-pastoris* (Linne) Medik.
　　　　　　　（アブラナ科：Curciferae）

形　　　　態●草丈10～50cmの越年生草本．根生葉はロゼット状で，長さ1.5～10cm，幅0.2～2.5cmの楕円形から倒披針形，羽状に裂ける．茎葉は長さ1～5.5cm，幅1～1.5mm，葉面には軟毛と星状毛がある．花は直径約4mm，白色，花弁は倒卵形で，長さ2～4mm，幅1～1.5mm．雄しべ6本，雌しべ1本．果実（単角果）は長さ4～9mmの倒三角形，上部が凹み，2室に割れて種子を散布する．

学名の来歴●*Capsella*：ラテン語のcapsa（箱）の縮小形．果実の形（莢形で中に多数の小種子を内蔵）に由来；*bursa-pastoris*：ラテン語の「羊飼いの財布」，果実の形に類似．

産　　　　地●北半球の温帯に広く分布．

主要成分等●フラボン（スコリモシド，ルテオリン7-*O*-β-D-ガラクトピラノシド，3,3',4',5,7,8-ヘキサメトキシフラボン，3,4',7-トリヒドロキシフラボン）等．

■食経験

日本には古く渡来．「延喜式」(927)に記載がある．江戸時代には野菜としてかなり利用された．若葉は七草粥，浸し物，炊き込みご飯等．生食も可．種子は救荒植物として粥や団子に混ぜる．搾油したこともあった．根はきんぴら等と煮食．
未熟果をつけたままの全草を，民間では腹痛，子宮出血，高血圧，眼球充血等に使用．子宮出血には1日量10g，高血圧，便秘には1日量5～10gを煎じて3回に分服．煎汁で洗眼．

ナタネ油
菜種
rape seed

■解 説

食薬区分(非医)リストより

名　　　称●	ナタネ油
他　名　等●	ナタネ
部　位　等●	種子油
備　　　考●	―

基原植物● アブラナ　*Brassica rapa* Linne（アブラナ科：Curciferae）

形　　態● 草丈50〜150cmの越年生草本．葉は羽状中裂し，竪琴形で，頂裂片は大形で，長い側裂片を持ち，互生．やわらかくてしわがあり，淡緑色．葉の基部は茎を抱く．花は十字形で直径2cm，花弁は4枚で黄色，がく片が花時に開出する．果実は紡錘形で，長さ6cm，成熟すると開裂する．種子の色は黄褐色．

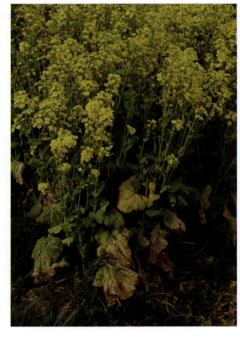

学名の来歴● *Brassica*：キャベツの古ラテン名，ケルト語でもキャベツのことをbresicという；*rapa*：「カブラ」のラテン名．

産　　地● 西アジアから北ヨーロッパ原産，世界で広く栽培．

主要成分等● ステロイド（シクロオイカレノール，ブラシカステロール，28-ホモブラシノライド），インドール誘導体（ラパレキシンA，B），脂肪酸（リノール酸，α-リノレイン酸，パルミチン酸）等．

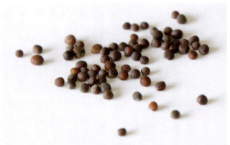

Clare Gainey/Alamy Stock Photo

■食経験

日本では弥生時代から利用．アブラナの葉は淡緑色でやわらかく，花，花蕾とともに煮食．浸し物，和え物，汁の具材，煮びたし等．花蕾は塩漬けとする．葉は青汁原料．日本では古くは野菜であったが，江戸時代から搾油．料理油としての適性は広く，サラダ油，フライ油，加工油脂製品の原料となる．薬用としては軟膏基剤，油性注射薬の溶剤．

ヨーロッパでは，中世からアブラナとキャベツ類の自交雑種セイヨウアブラナ*B. napus*を油糧作物として利用．明治時代に日本に導入され，アブラナに取って代わった．従来のナタネ油は過剰摂取で心臓障害をきたすエルカ酸を50％程度，粕は甲状腺障害をきたすグルコシノレートを含有．1970年代両者の含有量の少ない改良品種「カノーラ」が開発された．現在の食用ナタネ油は大部分がカノーラ油．現在アブラナはもっぱら野菜として流通．

ナツシロギク

feverfew

■ 解　説

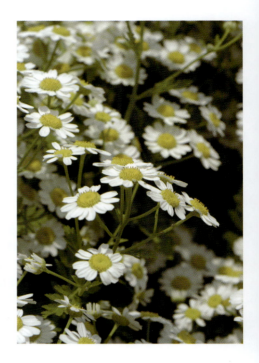

食薬区分(非医)リストより

名　　　称 ● ナツシロギク
他　名　等 ● フィーバーフュー
部　位　等 ● 全草
備　　　考 ● ―

基 原 植 物 ● ナツシロギク　*Tanacetum parthenium* (Linne) Sch. Bip.（キク科：Compositae）

形　　　態 ● 草丈40〜60cmの多年生草本．茎や葉には毛が生えており，全体に灰白色を帯びる．根生葉は2〜3回羽状に深く裂ける．茎葉は互生で長さ12cm，幅6cm，羽状複葉，葉縁には鋸歯がある．頭花は，外側に白色の舌状花と，中央部には黄色の筒状花をつける．果実は痩果，熟しても裂開しない．

学名の来歴 ● *Tanacetum*：ギリシャ語のathanasia（不死）で，古ラテン語のtanazitaになった；*parthenium*：パルテノン神殿から落下した労働者の命が，このハーブを用いて助かったことに由来．

産　　　地 ● バルカン半島，アナトリア半島，コーカサス地方が原産，世界各地で野生化．

主要成分等 ● セスキテルペン（クリザンテミンA，イソクリザンテミンB，タナパルチン-α-パーオキシド，イソエコタナパルトリド，セコタナパルテリドA），フラボン（センタウレイジン，ジャセイジン，ケルセチン7-*O*-β-D-グルクロノピラノシド）等．

■ 食経験

日本伝来は明治時代．強い芳香と苦味があり，料理，アルコール飲料の香辛料とする．乾燥花を茶，ワイン，焼き菓子に使用．
葉と頭花を伝統的に苦味健胃，強壮，鎮痙，鎮静，通経，利尿，緩下，駆虫に薬用とする．現在は片頭痛の予防に使用．
近縁種エゾヨモギギク*T. vulgare*は健胃，駆虫の民間薬．調味料．タンジーオイルの原料．

ナットウ
納豆

■解　説

食薬区分(非医)リストより

名　　　　称	●ナットウ
他　名　等	●ナットウ菌
部　位　等	●納豆菌の発酵ろ液
備　　　　考	●―

基原植物 ●ナットウ菌　*Bacillus subtilis* (natto)
（バチラセアエ科：Bacillaceae），
Bacillus subtilis（枯草菌）の変種．

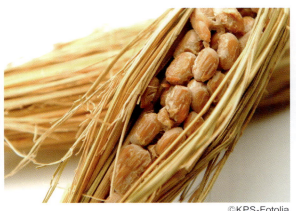
©KPS-Fotolia

形態・特性 ●グラム陽性，桿菌，内生胞子形成，運動性（周鞭毛），好気性．

学名の来歴 ●*Bacillus*：桿菌；*subtilis*：細長い．

分　　布 ●広く自然界に分布．土壌・枯草（稲ワラ等）・塵埃中等．

主要生成物等 ●納豆の粘質物（γ-ポリグルタミン酸，フラクタン），種々酵素類（アミラーゼ，プロテアーゼ，エラスターゼ，ヘミセルラーゼ，ナットウキナーゼ，カタラーゼ，レバンスクラーゼ）等．

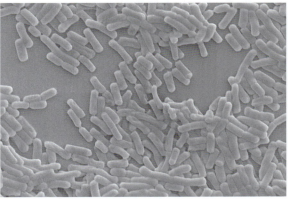
ナットウ菌

■食経験

　わが国の糸引納豆の起源は，歴史的に約1000年前に遡るといわれている．納豆は古来，稲ワラ等に付着した細菌の増殖を利用して発酵製造されてきた．1905年，納豆を作ることができる株が，枯草菌とは別の新種として沢村真によって*B. natto*と名づけられ，培養菌による納豆の製造が始まった．
　1980年頃から食品の生理機能の研究が盛んになり，健康食品と見なされ世間の関心が高まり，生産量も急速に伸びた．大豆を発酵させて作る納豆には，粘性があって糸を引く「糸引納豆」と，糸を引かない「塩辛納豆」の2種類がある．後者は納豆菌による発酵ではない．この糸引きの原因物質は，γ-ポリグルタミン酸とフラクタン（フルクトースの重合体）から構成されることが明らかになっている．糸引納豆の栄養価として最大の特徴はタンパク質が約16.5%と豊富なことで，遊離アミノ酸は発酵前に比べ顕著に増加する．蒸煮大豆に比べ，ビタミンB_2やKも増加する．さらに，納豆には納豆菌により血栓溶解作用のあるナットウキナーゼも生産される．

ナツミカン
夏柑
Japanese summer orange

■ 解　説

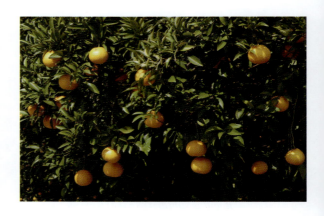

食薬区分(非医)リストより

名　　　称 ●	ナツミカン
他　名　等 ●	キジツ／キコク／トウヒ／Citrus natsudaidai
部　位　等 ●	果実・果皮・蕾
備　　　考 ●	—

基原植物 ● ナツミカン　*Citrus natsudaidai* Hayata（ミカン科：Rutaceae）

形　　　態 ● 樹高3〜5mの常緑樹．枝には棘がある．葉は互生し，卵状長楕円形，先端は尖る．花は頂生または腋生で，総状花序をなす．果実は扁球形で，400g前後．子房内壁が突起してできた砂じょうは，比較的厚いじょう嚢膜によって包まれている．1果当たり10〜14のじょう嚢からなっている．

学名の来歴 ● *Citrus*：ギリシャ語名kitron（箱）に由来し，ラテン語で「レモンの木」の古名；*natsudaidai*：ダイダイに由来．

産　　　地 ● 本州，四国，中国．

主要成分等 ● サイクリックペプチド（シトロシンⅡ，シクロナツダミンA），アルカロイド（シトロポンA，1,6-ジヒドロキシ-3,5-ジメトキシアクリドン，1-ヒドロキシ-3,5,6-トリヒドロキシアクリドン）等．

■ 食経験

日本へは，18世紀初頭，山口県青海島に漂着した果実が起源．夏に食べると美味しいことが判明した明治時代以降に栽培が盛んとなった．果実を生食．ゼリー，果汁，清涼飲料，缶詰，砂糖漬け（丸漬け）に加工．江戸時代は食酢代用とした．果皮はマーマレード，ジャム，砂糖漬けとする．未熟果はクエン酸，ミカン油の原料．

未熟果実，果皮を薬用とする．芳香性苦味健胃，駆風，香味薬として，消化不良，胃腸炎，二日酔いに未熟果実（枳実）3〜6gを煎服．浴用剤．突然変異で生じたアマナツがある．

ナツメヤシ

date palm

■ 解　説

食薬区分(非医)リストより

名　　　称 ● ナツメヤシ
他　名　等 ● ―
部　位　等 ● 果実・葉
備　　　考 ● ―

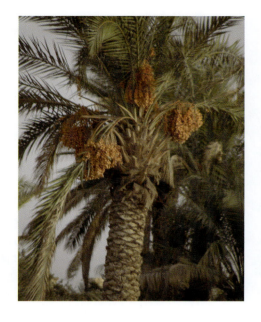

基原植物 ● ナツメヤシ　*Phoenix dactylifera* Linne（ヤシ科：Palmae）

形　　　態 ● 樹高15〜25mで雌雄異株．葉は羽状で長さ約3m，葉柄には棘があり，長さ30cm，幅2cmの小葉が150個ほどつく．果実は直径2〜3cm，長さ3〜7cmの楕円球形，色は赤から黄色．種子は長さ2〜2.5cm，厚さ6〜8mmで濃褐色．

学名の来歴 ● *Phoenix*：古代ギリシャ名のphoinix（フェニキア人）より，果実が朱紫色であり，フェニキア人が好んで用いた色であることから．ほかに「不死鳥，鳳凰」；*dactylifera*：ラテン語で「指状の」．

産　　　地 ● 熱帯アジア，北アフリカ，西南アジアのペルシャ湾沿岸が原産．熱帯地方で広く栽培．

主要成分等 ● ステロイド（エストロン，スチグマスタ-22-エン-3,6-ジオン，6-ヒドロキシスチグマスタ-4,22-ジエン-3-オン，エルゴスタ-4-エン-3-オン，エルゴステン-3,6-ジオン），シキミ酸誘導体（3-*O*-カフェオイルシキミ酸，4-*O*-カフェオイルシキミ酸，5-*O*-カフェオイルシキミ酸）等．

■ 食経験

メソポタミアにおいてBC3000頃から栽培が始まった．成熟果は糖分に富み乾果は干し柿様の呈味，中近東の遊牧民にとって貴重な携行食品である．生果，乾果ともに主食的な位置づけで食用に供される．果実はジャム，ゼリーに加工され，花軸を切って樹液を滲出採取したものから糖分の抽出並びにアルコール発酵させて酒として飲用する．
2月頃に咲く花もサラダ等で食用に供される．乾果の含有糖分量は60〜65%に達する．

ナナカマド

Japanese rowan

■ 解　説

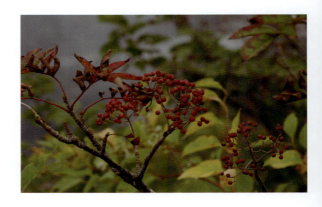

食薬区分(非医)リストより

名　　　称 ● ナナカマド
他　名　等 ● —
部　位　等 ● 種子・樹皮
備　　　考 ● —

基原植物 ● ナナカマド　*Sorbus commixta* Hedl.
　　　　　　（バラ科：Rosaceae）

形　　態 ● 樹高7〜10m，直径30cmに達する落葉高木．樹皮は帯灰黒褐色で，粗肌で浅く裂ける．一年生枝はやや太く，紫褐色で無毛である．葉は複葉で長さ10〜20cm，幅3〜5cmの葉柄をつけ9〜15個の小葉からなる．小葉は披針形から卵状の狭長楕円形で，先が尖り細かい鋸歯を基部までつけ，長さ3〜7cm，幅1〜2.5cmで紅葉する．花序は複散房状で直径5〜10cm，密に花をつける．花は白色で，直径6〜8mm，5個の花弁が平開する．果実はほぼ円形から楕円形．

学名の来歴 ● *Sorbus*：本植物のラテン古名に由来；*commixta*：混合した．

産　　地 ● 日本各地，朝鮮半島，サハリン，南千島．

主要成分等 ● トリテルペン（ルペオール，ルペノン，ウルソール酸，3-*O*-アセチルウルソール酸），カテキン誘導体（カテキン7-*O*-β-D-アピオフラノシド，カテキン7-*O*-β-D-キシロピラノシド）等．

■ 食経験

果実を生食．葉は救荒植物として利用．よく茹でて食用とする．樹皮にタンニン，果実にソルビトールを含む．下痢，膀胱疾患に樹皮を煎じて服用．果実は薬酒とする．
近縁種にヨーロッパナナカマド*S. aucuparia*がある．果実は大きく，プレザーブ，リキュールを作り，コーヒーの代用とする．葉と花は健康茶．

ナベナ

Japanese teasel

■解 説

食薬区分(非医)リストより

名　称	● ナベナ
他名等	● センゾクダン／ゾクダン／Dipsacus japonica／Dipsacus asperoides／Dipsacus asper
部位等	● 根
備　考	● 一

基原植物 ● ナベナ　*Dipsacus japonicus* Miq.（マツムシソウ科：Dipsacaceae）

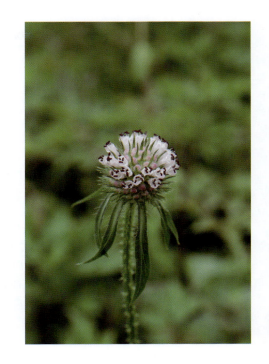

形　態 ● 草丈1m以上の越年生草本．茎に鋭い棘を多く持つ．葉は根生または対生し，基部はしばしば互いに合着する．葉身は全縁または歯牙縁か羽裂する．花は頂生の頭状花序について，総苞は棘を持つ．花色は青または藤色．果実は痩果である．

学名の来歴 ● *Dipsacus*：ギリシャ語のdipsa(渇く)に由来；*japonicus*：日本の．

産　地 ● 本州，四国，九州，中国，朝鮮半島に分布．

主要成分等 ● トリテルペンサポニン（ヤポンジサポニンE_1, E_2），イリドイド（スエロシド，ロガニン，ロガニン酸，カンテヨシド），モノテルペン（リナロール，ゲラニオール，1,8-シネオール，α-テルピネオール）等．

注 ● 食薬区分(非医)リストでは*Dipsacus joponica*とあるが，正しい学名は*Dipsacus japonicus*である．根にアルカロイドを含有する．

■食経験

葉は救荒植物として利用．茹でて食用とする．
薬用としては続断と呼び，強壮剤として血行促進，切り傷，骨折，肝腎や足腰の強化，流産の予防に用いる．1日量5〜10gを煎服．

ナンキョウ
南姜

■解説

食薬区分(非医)リストより

名　　　称 ● ナンキョウ
他　名　等 ● コウズク
部　位　等 ● 果実・根
備　　　考 ● ―

基 原 植 物 ● ナンキョウ　*Alpinia galanga* (Linne) Willd.
　　　　　　　（ショウガ科：Zingiberaceae）

形　　　態 ● 草丈は1.5〜2m．根茎は肥大して黄紅色で辛味が強い．葉は楕円状披針形で大きく花期は6〜7月頃．円錐花序を頂生し緑白色で芳香のある花を開く．朔果は長円形で直径7〜9mm．熟すと橙紅色となり，黒味を帯びた多数の種子を内蔵．

学名の来歴 ● *Alpinia*：イタリアの植物学者P. Alpiniに因む；*galanga*：ガジュツのアラビア名．

産　　　地 ● インド東部原産．インドからマレーシアの熱帯地域で広く栽培．帰化．中国に分布．

主要成分等 ● モノテルペン（p-メント-1-エン-3-オール），ジテルペン（ガラナールA，ガラノラクトン，8(17),12-ラブダジエン-15,16-ジアール），リグナン（ガランガナール，ガランガノールA〜C），フェニルプロパノイド（1′-アセトキシオイゲノールアセテート，コニフェニルジアセテート，1-ヒドロキシチャビコールアセテート，4-アセトキシシンナミルアルコール）等．

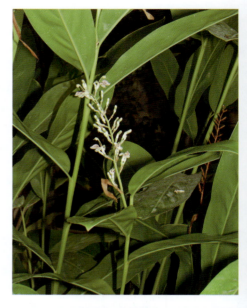

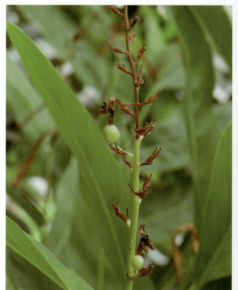

■食経験

根茎には芳香と辛味があり，カレー，スープ，魚，肉料理の香辛料，カレー粉の原料．花，つぼみは生食．スープ，パスタに加え，またピクルスに加工．果実は生食．若葉は生または蒸して食べる．根茎を芳香性健胃として胃痛，嘔吐，下痢，消化不良に，果実を腹痛，嘔吐，酒毒に用いる．根茎，果実1日量2〜4gを煎服．近縁種にリョウキョウ*A. officinarum*があり薬用，香料とする．

ナンサンソウ
南酸棗
Nepali hog plum

■解 説

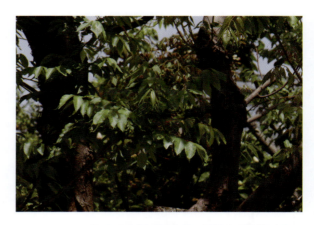

食薬区分(非医)リストより

名　　称●	ナンサンソウ
他名等●	ゴガンカジュヒ／チャンチンモドキ
部位等●	果核・果実・樹皮
備　　考●	―

基原植物● ナンサンソウ *Choerospondias axillaris* (Roxb.) B. L. Burtt et A. W. Hill（ウルシ科：Anacardiaceae）

形　　態● 樹高20m，雌雄異株の落葉高木．葉は奇数羽状複葉．5月頃，雄株の雄花は若い枝の下部から出る円錐花序に多数つき，雌株の雌花は葉腋に1個つく．いずれの花も暗紫褐色，がく片，花弁はそれぞれ5枚．雄花には10本の雄しべがあり花蜜を分泌し，暗紫色の花盤を囲む．果実は扁球形の石果で，長さ2.5cm．外果皮は黄色．

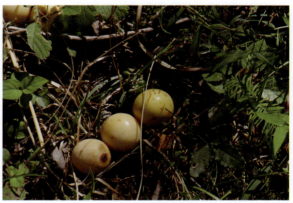

学名の来歴● *Choerospondias*：ギリシャ語のchoiras（頸部の腺）＋spondias（ウルシ科アムラノキ属）；*axillaris*：腋生．

産　　地● 中国南部，タイ，ヒマラヤに分布．日本の九州南部や天草諸島の山地に稀に見られる．

主要成分等● フラボン（ルチン，ケルセチン，コエロスポンジン，ルテオリン 3′-*O*-β-D-グルコピラノシド），チミジン誘導体（3′,5′-ビス-(4-クロロベンゾイル) チミジン）等．

■食経験

鹿児島県北西部，天草，中国南部，タイ，インド，ネパールに分布．果実は肉質．もちもちして食べにくく，美味ではない．しかし古くから利用されており，九州西部の縄文遺跡からは果実の核が出土している．中国では樹皮をやけどや湿疹に使用．果実も薬用とする．

ナンショウヤマイモ

■解　説

食薬区分(非医)リストより
名　　　称 ● ナンショウヤマイモ
他　名　等 ● 一
部　位　等 ● 根茎
備　　　考 ● 一

基原植物は明らかではない．

ナンヨウアブラギリ

Barbados nut

■解 説

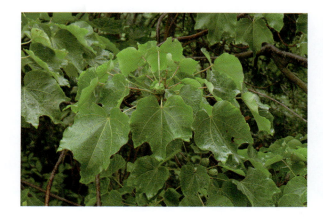

食薬区分(非医)リストより

名　　　称	●ナンヨウアブラギリ
他 名 等	●タイワンアブラギリ
部 位 等	●葉
備　　　考	●―

基 原 植 物●ナンヨウアブラギリ　*Jatropha curcas* Linne（トウダイグサ科：Euphorbiaceae）

形　　　態●樹高5mの落葉小高木．葉は円い広心臓形で，直径7.5～15cm，平滑で長柄があり，3～5浅裂する．花は小形で雌雄異株，やや房状集散花序をなし黄緑色の小さな花を多数つける．果実は長楕円形，長さ3～4.5cm．

学名の来歴●*Jatropha*：ギリシャ語のiaome（健康な）またはiatros（医者）＋trophe（食べ物），瀉下効果があることから；*curcas*：メキシコの土名．

産　　　地●熱帯アメリカ原産．

主要成分等●ジテルペン（ヤトロファファクターC_1～C_5，ヤトロファジケトン，ヤトロファロン，ヤトロファアルデヒドA～D，クルクソンA～D），シクロペプチド（クルカシリンA，B），フラボン（ヤトロフェノールI），リグナン（クルシン）等．

注　　　　●種子に有毒のクルシンを含有する．

■食経験

ポルトガル人によってアジア各地，西アフリカに伝播．熱帯地方で栽培あるいは野生で広く分布．マズラ島，ジャワ島では若葉を野菜として利用．煮てトウガラシ酢で食べ，汁物の具材とする．
種子は多量の油分（50％）を含み搾油する．古くから灯用，石鹸原料，工業油とした．毒性があるため食用にはならない．クルカス油と呼び，吐剤，下剤，皮膚病薬とする．葉は打撲傷の痛み，骨折に炙って貼るか，ついて塗布．乳白色の樹液は同じくクルシンを含み魚毒として使用．吹くと泡立つのでシャボン玉の液とする．樹皮は黒，暗青色の染料．家畜が食べないので柵とする．現在はバイオディーゼル燃料として注目．

ニオイスミレ

sweet violet

■解　説

食薬区分(非医)リストより

名　　　称●ニオイスミレ
他　名　等●―
部　位　等●全草
備　　　考●―

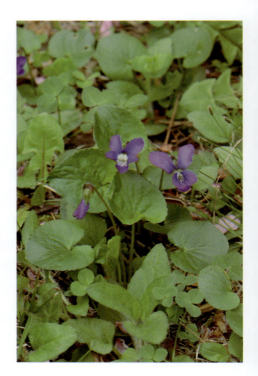

基原植物●ニオイスミレ　*Viola odorata* Linne（スミレ科：Violaceae）

形　　　態●草丈10～15cmの多年生草本．茎は匍匐し，葉は根生で，心臓形．花は左右相称の5弁花で，紫色．花弁は下側の1枚が大きい．大きい花弁の奥が隆起した距があり，ラッパ状を呈する．

学名の来歴●*Viola*：ラテン語の「甘い匂いの花」；
　　　　　　odorata：香りのよい．

産　　　地●西アジアからヨーロッパ，北アフリカの広い範囲に分布．

主要成分等●シクロペプチド（シクロビオラシン O_1～O_{36}，ボドペプチド M,N），フラボン（ルチン，ニコトチフロリン，イソビテキシン，ケンフェロール 6-C-β-D-グルコピラノシド），アルカン誘導体（2,4-ジメチルドデカン，3-ジメチルヘプタン，2,5-ヘプタジエン-1-オール，1-オクタデセン）等．

注　　　　●種子，根茎に神経毒のビオリンを含有する．

■食経験

古代ギリシャ・ローマ時代から栽培．日本には明治初期に伝来．花に強い甘い香りがある．花と葉を食用，全草を薬用とする．古代ギリシャではワインの香りづけに使用．中世のヨーロッパでは，料理用ハーブとして使用．生の花はデザートの飾り．砂糖漬けの花は菓子，花のシロップは飲料，シャーベットの材料．花の抽出物はリキュール，ボンボンやチョコレート等の菓子類に使用．生の葉はサラダやハーブティーとする．
全草を乾燥したものを咳止め，鎮静，浄血に煎じて服用．目の炎症，不眠，便秘にも効果がある．
近縁種のスミレサイシン *V. vaginata* の根は，滋養強壮にすり下ろして食べる．またスミレの根も食用とする場合があるので，誤食に注意が必要．花と葉の抽出物は石鹸，香粧品の香料．花の精油は高級香水原料．花は染料．

ニガウリ
苦瓜
bitter gourd

■解　説

食薬区分(非医)リストより

名　　　　称 ● ニガウリ
他　名　等 ● ツルレイシ／Momordica charantia
部　位　等 ● 果実・根・葉
備　　　　考 ● ―

基 原 植 物 ● ニガウリ　*Momordica charantia* Linne（ウリ科：Cucurbitaceae）

形　　　　態 ● 熱帯では多年生草本となるが，日本においては一年生の蔓植物．葉は掌状に5～9裂し，互生する．花は黄色で，雌雄同株．果実は長さ約15cmのずんぐり型で，50cm近い細長いものもある．果色は濃緑色から，黄色，白色のものまである．いぼも細く尖ったものから滑らかで太いものまで多様である．

学名の来歴 ● *Momordica*：ラテン語のmomordi（噛む）に由来，種子のギザギザが噛まれたような形をしていることから；*charantia*：東インド名．

産　　　　地 ● 東アジア，熱帯アジア，日本では南九州や沖縄で栽培．

主要成分等 ● トリテルペン（クグアシンA～E，G，H，J～M，ククルビタ-5,23-ジエン-3,7,25-トリオール），トリテルペンサポニン（クグアグリコシドA，B，D～H，カルビドシドI～VI，ゴーヤグリコシドa～o，モモルリコシドA～D，G，M，N，S～U）等

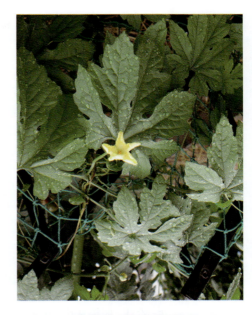

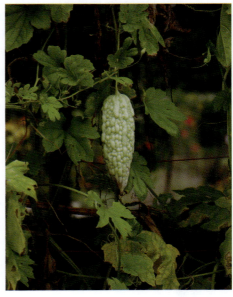

■食経験

熱帯アジアでは重要な果菜．日本には江戸初期に中国から伝来．南九州，南西諸島で食用とした．若葉，新芽は軽く茹で野菜として利用．未熟果は苦味が強い．生でサラダ，酢の物，和え物とし，漬物，ジュースとする．また肉や卵，豆腐との炒め物，揚げ物を作る．東南アジアではココナッツミルク煮や魚，海老との蒸し焼きとする．乾燥焙煎して茶．完熟果種子を包む赤い果肉は甘く食べられる．

果実（苦瓜），種子は解熱，解毒，下痢止め，充血による眼病に有効．1回6～10gを煎じて服用．根，茎，葉，花は皮膚病，下痢，胃痛，歯痛，喘息等に使用する．

ニクジュヨウ
肉蓯蓉
groundcone

■ 解　説

食薬区分(非医) リストより

名　　　　称 ● ニクジュヨウ
他　名　等 ● オニク／キムラタケ／ホンオニク／Cistanche salsa／Boschniakia rossica（＝Boschniakia glabra）
部　位　等 ● 肉質茎
備　　　　考 ● ―

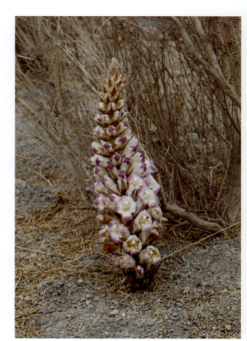

ホンオニク

基原植物 ● ホンオニク　*Cistanche salsa* (C. A. Mey.) Beck またはオニク *Boschniakia rossica* (Cham. et Schltdl.) B. Fedtsch.（ハマウツボ科：Orobanchaceae）

形　　　　態 ●【ホンオニク】草丈約30cm．茎の根元は直径4〜5cmほどに肥厚する．葉は退化して多数の鱗片状となり，屋根瓦状に配列し密生，上部ほどまばらになる．夏，茎の先に穂状花序をつけ，小さな唇形花を開く．朔果は球形．
【オニク】草丈15〜30cm．根茎は太い塊状．ミヤマハンノキに寄生する．葉は鱗片状で，狭三角形で密につく．花序は穂状．

学名の来歴 ● *Cistanche*：cista（箱）；*salsa*：ラテン語のsal（塩）が語源，塩分のある土地に生育することから；*Boschniakia*：ロシアの植物学者A. K. Boschniakiへの献名；*rossica*：ラテン語の「ロシア」．

産　　　　地 ● モンゴル，中国及び中央アジアからシベリア．

主要成分等 ● イリドイド（システニン，シスタクロリン，6-デオキシカタルポール），フェニルプロパノイド（サルシドA〜F），フェニルエタノイド（シスタノシドA〜H，エキナコシド）等．

注　　　　　 ● ニクジュヨウはホンオニクやオニク等の生薬名である．

■ 食経験

食用の記録は見当たらない．日本では本州中部や北海道の高山地帯に分布．ミヤマハンノキの根に寄生．日本で採取し，全草を乾燥したものを和肉蓯蓉と呼んで肉蓯蓉の代用として強壮，強精薬とする．1日量6〜10gを煎じて3回に分服．ホンオニクは，ギョリュウ科の*Reaumuria soongorica*や，アカザ科の*Kalidium*，*Anabasis*，*Atriplex*属植物に寄生．全草あるいは肉質茎を酒に浸して乾燥，あるいは塩漬けにしたものを肉蓯蓉，大芸または唐肉蓯蓉と呼んで強壮，強精薬とする．インポテンツ，不妊，便秘，膀胱出血に5〜8gを煎じて服用．「神農本草経」(220頃)の上品に収載．
ニクジュヨウとしては本種以外に*C. deserticola*，*C. ambigua*も使用．

ニクズク
肉豆蔻
nutmeg

■解 説

食薬区分（非医）リストより

名　　称●	ニクズク
他 名 等●	ナツメグ
部 位 等●	種子
備　　考●	―

基原植物● ニクズク　*Myristica fragrans* Houtt.
　　　　　　（ニクズク科：Myristicaceae）

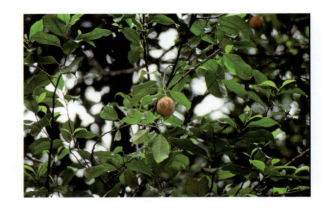

形　　態● 樹高10〜20mに達する雌雄異株の高木．葉は革質で長さ5〜10cm，先が尖った楕円形．花は花弁がなく，壺状で，雌株では1〜3個の雌花が，雄株では数個の雄花が下垂する．果実は直径5〜9cmの球形で，花後，数か月たつと割れて赤い仮種皮（肉豆蔻花）に包まれた種子が見られる．

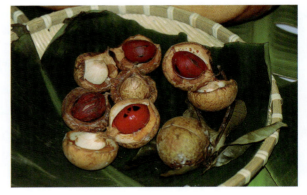

学名の来歴● *Myristica*：ラテン語の「ニクズク」；
　　　　　　fragrans：香気を放つ．

産　　地● モルッカ諸島，ジャワ島，スマトラ島，ペナン島．

主要成分等● ミリスチン，リグナン（フラグランシンA_2，C_2，D_2，フラグランソールA〜D，イソリカリンA，ビロロンジンB，デヒドロジイソオイゲノール）等．

注　　　● 含有成分ミリスチンが強力な幻覚作用，興奮作用を持つ．

■食経験

仮種皮に包まれた直径3cmほどの円形の種子．その仮種皮を除いた種子をナツメグ，仮種皮を乾燥したものはメースと呼び，古来スパイス並びに薬用として利用．古代ギリシャ・ローマ時代での食用の記録は見当たらないが，9世紀にナツメグ食用の記録がある．10世紀頃からインドネシア，マレーシア，東アフリカ等に生産地が拡散．日本では嘉永1（1848）年に長崎へ苗木がもたらされたが，その後の栽培については不明．
果肉は食用可能．スパイスとして上品な気品のある芳香を持ち，肉料理やソース類には欠かせない．仮種皮のメースはナツメグより高価で取引される．用途としてはナツメグと変わらない．
伝統医薬として鼓腸，消化不良等胃腸疾患の治療，寄生虫駆除剤としても利用．

ニシキギ

winged spindle tree

■解　説

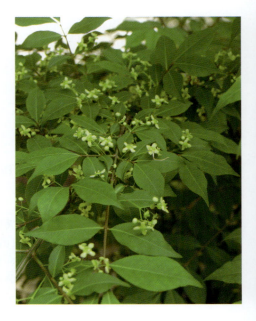

食薬区分(非医)リストより

名　　　称●	ニシキギ
他　名　等●	―
部　位　等●	全草
備　　　考●	―

基 原 植 物● ニシキギ　*Euonymus alatus* (Thunb.) Siebold
（ニシキギ科：Celastraceae）

形　　　態● 樹高1〜4mの落葉潅木．枝は緑色で後にコルク質の4翼を生ずる．葉は対生，葉柄は長さ1〜3mm，倒卵形から広倒披針形，膜質，長さ1.5〜7cm，幅1〜4cm，細かい鋸歯がある．花序は長さ2〜4cm，花は緑色，4弁，直径6mm．果実は楕円形で，仮種皮は赤色，種子は長さ4〜6mm．

学名の来歴● *Euonymus*：ギリシャ古名のeu（縁起のよい）＋onyma（名がある）から「縁起のよい名」；*alatus*：ラテン語の「翼のある」に由来．

産　　　地● 日本，中国．

主要成分等● セスキテルペン（アラトール，ユーオラリン，アラトリン），リグナン（シウシアトン），アルカロイド（アラツサミン，エボニン，ユーオニミン，ウイルホルジン，アラトシニン，アラタミン）等．

注　　　　● 食薬区分(非医)リストでは部位が全草となっているが，本植物は木本である．アルカイドを含有する．

■食経験

新芽，若葉は茹でて水にさらし和え物，みそ煮，つくだ煮等野菜として使用．果実は有毒．しかし食べられるとの記述もある．
翼状物のついた枝（鬼箭羽）を駆虫，鎮痛，通経，産後の止血に用いる．腹痛，月経不順に1日量15〜20gを煎じ3回に分服．日本では棘抜きに使用．果実を便秘，毛虱に用いる．子宮収縮作用があり妊婦の服用は禁止．

ニトベギク

tree marigold

■解 説

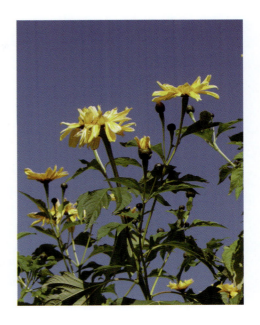

食薬区分（非医）リストより

名　　　称●	ニトベギク
他　名　等●	一
部　位　等●	全草
備　　　考●	一

基原植物● ニトベギク　*Tithonia diversifolia* (Hemsl.) A. Gray（キク科：Compositae）

形　　　態● 草丈2～3mの多年生草本．葉は長さ10～40cm，茎の下部の葉は卵形，先端は3～5裂．頭花は茎の先端に数個つく．花序柄が紡錘状に膨らむ．舌状花は20枚前後あり，頭花の直径は5～15cm．種子は4稜があり，長さ5mm．

学名の来歴● *Tithonia*：ギリシャ神話のAuroraに愛された若者Tithonusに由来；*diversifolia*：ラテン語のdiversi（異なった種類）＋folia（葉）．

産　　　地● メキシコ原産，中国の広西省から雲南省で栽培．

主要成分等● セスキテルペン（ダジチニンA～C，F～H，シクロダジチニンC，ジベルスフォリン，ジベルスフォリド），アンスラキノン誘導体（チトニアキノンA），脂肪酸アミド誘導体（チオニアミド，チオニアミドB）等．

■食経験

食用の記録は見当たらない．日本には明治末年渡来して観賞用に栽培．
マラリア等の熱病に服用．血腫や筋肉のけいれんに外用．花を創傷，打ち身に，葉の搾り汁，煎汁を消化管の不調，消炎等に処方．

乳酸菌

lactic acid bacteria

■解　説

食薬区分(非医)リストより
名　　　称●乳酸菌
他　名　等●Lactobacillus属／Streptococcus属
部　位　等●菌体
備　　　考●─

基 原 植 物●主に乳酸を産生し，消費したブドウ糖に対し50%以上の乳酸を産生する細菌類の総称．乳酸桿菌科（ラクトバチラセアエ科：Lactobacillaceae）と連鎖球菌科（ストレプトコッカセアエ科：Streptococcaceae)で構成される．乳酸桿菌としてラクトバチルス属（*Lactobacillus*），乳酸球菌としてストレプトコッカス属（*Streptococcus*），ロイコノストック属（*Leuconostoc*），ペディオコッカス属（*Pediococcus*）の4属が主要菌属．

形態・特性●グラム陽性，桿菌または球菌，カタラーゼ陰性，内生胞子非形成，運動性稀，通性嫌気性．

学名の来歴●Lactobacillaceae：lacto（乳または乳酸の）＋bacillaceae（桿菌科）；Streptococcaceae：strepto（連鎖球菌の）＋coccaceae（球菌科）．

分　　　布●動植物の活動場所全域，乳，動物の消化管系内部（口腔，ルーメン，腸管），腟内部，動物糞，花の蜜，樹液，植物体(葉，茎，花，果実，根)の堆積土等．

主要生成物等●炭素を含有する最終産物の50％以上が乳酸．バクテリオシン類（ナイシン等），デキストラン，過酸化水素，ダイアセチル等．

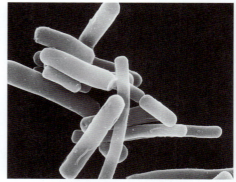

L. delbrueckii subsp. *bulgaricus*
画像提供：雪印メグミルク(株)

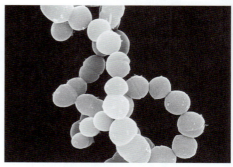

S. thermophilus
画像提供：雪印メグミルク(株)

■食経験

乳酸菌は，古代から乳利用の発酵食品に関与する微生物として乳食文化形成に重要な役割を担ってきた．BC1200年代のメソポタミア古文書にある「凝乳」という記述は，乳の乳酸発酵によるものと考えられる．一般的な発酵乳製造における主要乳酸菌には，乳酸桿菌のブルガリア菌*L. delbrueckii* subsp. *bulgaricus*と，乳酸球菌のサーモフィルス菌*S. thermophilus*があり通常混合して使用される．チーズ製造には*Lactococcus lactis* subsp. *lactis*と*Lactococcus lactis* subsp. *cremoris*の使用が一般的である．アジアの米食文化圏では，植物系の乳酸菌が関与する漬物類等の発酵食品が食用に供され，また典型的な水産物発酵食品として魚介類のなれずし等がある．
薬用として乳酸菌製剤を整腸剤，また乳糖不耐症軽減，抗腫瘍効果，高血圧抑制等の効果が認められている．

ニョテイ
女貞
Japanese privet

■ **解 説**

食薬区分(非医)リストより

名　　　称●	ニョテイ
他　名　等●	ジョテイシ／タマツバキ／トウネズミモチ／ネズミモチ／Ligustrum
部　位　等●	葉・種子・果実
備　　　考●	―

基 原 植 物● ネズミモチ　*Ligustrum japonicum* Thunb.または
トウネズミモチ　*Ligustrum lucidum* W.T. Aiton
（モクセイ科：Oleaceae）

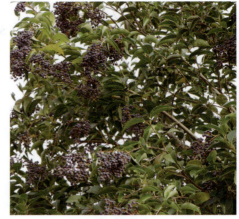

ネズミモチ

形　　　態●【ネズミモチ】樹高2～5mの常緑低木．茎は灰褐色，葉は対生，長さ4～8cm，楕円形から広卵状楕円形，表面にはつやがある．葉柄は長さ5～12mm，花序は円錐形で，枝先に出て長さ5～12cm，多数の花をつける．花は直径5～6mm，花冠は白で4裂，裂片は反り返る．雄しべは花冠より長い．果実は長さ8～10mm，楕円形で，はじめ緑，後に表面に粉を吹いて黒熟する．
【トウネズミモチ】樹高約12mの常緑小高木．果実は球状楕円形で，黒紫色に熟す．

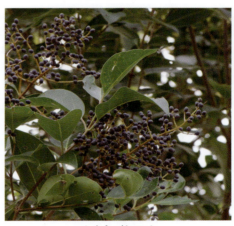

トウネズミモチ

学名の来歴● *Ligustrum*：「イボタノキ」の古代ラテン名より，物を縛る (ligo) 時，この木の枝を使ったことから，この名ができたといわれる；*japonicum*：日本の；*lucidum*：強い光沢のある．

産　　　地●【ネズミモチ】本州以南，【トウネズミモチ】台湾，中国．

主要成分等● イリドイド（ロイコセプチシドA，B，リグスタロシドA，ヌエゼニド，オレオヌエゼニド，ネオヌエゼニド），リグナン（アカントシドD）等．

注　　　　● ニョテイはネズミモチ，トウネズミモチの葉の生薬名である．

■ **食経験**

種子を焙煎しコーヒー代用品とする．また救荒植物として若葉を煮熟，水さらしをして苦味を去り調味して食用に供す．乾燥した果実200gを1.8Lの焼酎に6か月漬け，薬用酒として1日量30～60mL程度飲用．乾燥果実は粉末にしたものを1日量12～18g服用，強心，利尿，緩下，強壮，強精に処方．

ニラ
韮
Chinese chive

■ 解　説

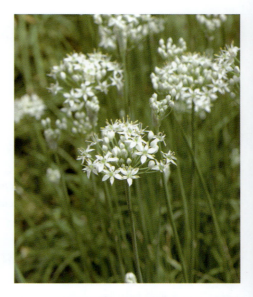

食薬区分(非医)リストより

名　　　　称	● ニラ
他　名　等	● キュウサイシ／コミラ／リーキ
部　位　等	● 種子
備　　　　考	● ―

基 原 植 物 ● ニラ　*Allium tuberosum* Rottl. ex Spreng.（ユリ科：Liliaceae）

形　　　　態 ● 草丈30～40cmの多年生草本．鱗茎は叢生，淡黄褐色の繊維に包まれる．葉は少数で線形，長さ30～40cm，幅は3～4mm，扁平でやわらかい．花は半球形の散形花序に咲き，20～40個の白色の花をつける．花弁は3枚，苞は3枚．雄しべは6本，子房は3室，種子は黒色．

学名の来歴 ● *Allium*：ラテン語の「ニンニク」の古名，alereまたはha-lium（匂い）；*tuberosum*：ラテン語の「凸凹した，瘤の多い」，根茎が塊茎状であることに由来．

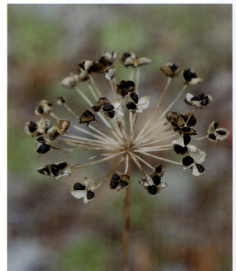

産　　　　地 ● 東アジア原産．日本，中国，フィリピン，インド，パキスタン，台湾に分布．

主要成分等 ● イオウ化合物（メチル-1-（メチルチオ）プロピルジサルファイド，2-メチル-1,3-オキセチアン，1-（メチルチオ）エチル-2-プロピルジサルファイド），ステロイドサポニン(ツベロシドA～U)等．

■ 食経験

中国では最も古い野菜の1つ．日本では900年頃から利用され「古事記」(712)に記載がある．食用とするのは東洋に限られる．特有の香りがあり，葉は豚肉，エビ，卵料理，餃子，炒め物，和え物，汁の具材．花は塩漬け，油に浸し調味料とする．軟化栽培の黄ニラは味，香りがまろやか．花ニラは若い花茎とつぼみを利用する．

種子（韮子）には強壮，強精，鎮痛作用があり，腰痛，頻尿に1回量30～40粒を砕き服用．茎葉に止血，解毒作用があり，吐血，血尿，去痰，下痢にすり下ろし生で服用または外用．ニラ粥は下痢によい．

ニレ
楡
elm

■ 解　説

食薬区分（非医）リストより

名　　　称 ● ニレ
他　名　等 ● 一
部　位　等 ● 根皮
備　　　考 ● 一

「アカニレ」参照

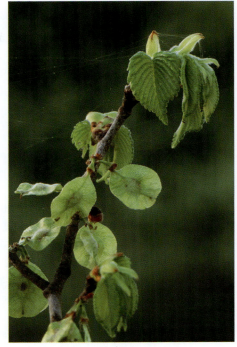

アカニレ

ニンジン
人参
carrot

■ 解 説

食薬区分(非医)リストより

名　　　称 ● ニンジン
他　名　等 ● ニンジン油
部　位　等 ● 根・根の圧搾油
備　　　考 ● ―

基 原 植 物 ● ニンジン　*Daucus carota* Linne（セリ科：Umbelliferae）

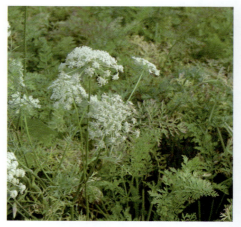

形　　　態 ● 一年生または二年生草本．胚軸と根が肥大伸長し，頂部から葉が叢生．葉は長い葉柄を持ち2〜3回羽状複葉．小葉は細く先が尖る．初夏，茎が60〜100cmに伸長し，茎端に複散形花序を形成し，白い小花を多数開く．秋に，楕円形で多くの棘を持つ果実を結ぶ．

学名の来歴 ● *Daucus*：ギリシャ語のdaiein(暖める)が，ラテン語になった時にニンジン属に転用；*carota*：「ニンジン」の古名．

産　　　地 ● 世界各地で栽培．

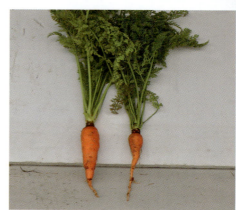

主要成分等 ● セスキテルペン(アコレノン，ベルガモテン，ダウセン，カロトール，ダウクカロトール，ダウクノール，ダウクシド)，フラノクマリン誘導体(ベルガモチン)，アセチレン誘導体(ファルカリンジオール，ファルカリノール，ファルカリノロン)，アントシアニン(シマニジン-3-ラチノシド，キャロットアントシアニン)，フェニルプロパノイド(ラセリン，2-エピラセリン，2-エピラセリンオキシド)，カロテノイド(β-カロチン)等．

■ 食経験

古代ギリシャ・ローマ時代には食用の記録は見当たらない．栽培種のニンジンはアフガニスタンから8〜10世紀頃食用としてヨーロッパに伝播．スペインのアンダルシア地方，次いで14世紀にフランス，オランダ，ドイツを経由，15世紀にイギリスに伝来．中国へは元の時代にイラン経由で伝播．「胡羅葡」と呼ぶ．日本への伝来は，江戸時代「多識編」(1612)に「胡羅葡」の記述．
洋種系と東洋系の2系統の品種に分かれ，日本では洋種五寸群の適応性が広く全国的に栽培されている．東洋系には鮮紅色で美しい金時群が関西を中心として栽培．ニンジンの赤色はリコピン並びにカロテンによる．料理法はサラダとしての生食からジュース，煮物等極めて広範囲にわたる．
利尿に種子5〜10gを煎じ3回分服．口内炎，扁桃炎に生葉1日量30gを煎じてうがい薬に使用．生葉を浴用剤とする．

ニンジンボク

Chinese chaste tree

■解説

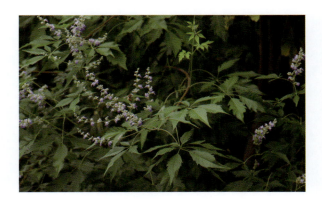

食薬区分(非医)リストより

名　　　称	● ニンジンボク
他　名　等	● タイワンニンジンボク
部　位　等	● 全草
備　　　考	● ―

基 原 植 物 ● ニンジンボク *Vitex cannabifolia* Sieb. et Zucc.（クマツヅラ科：Verbenaceae）

形　　態 ● 樹高1～3mの落葉低木．葉は掌状複葉，小葉は3～5個で広披針形，長さ4～10cm，中央の小葉が最も大きい．葉縁には鋸歯，葉腋に円錐花序をつけ，花は淡い紫色，花冠の下部は筒状，上部は唇形で5裂する．果実は球形，黒色．

学名の来歴 ● *Vitex*：ラテン語のvieo(結ぶ)で，この植物のしなやかな枝で篭を編むことに由来；*cannabifolia*：ラテン語のcannabi(アサ) + folia(葉)，アサの葉に似ていることに由来．

産　　地 ● 中国原産で庭園木として植栽．

主要成分等 ● イリドイド（ニシンダシド，イソニシンダシド），リグナン（ビテカナシドA，B），ジテルペン（ビテキシラクトン）等．

注　　　● 食薬区分(非医)リストでは部位が全草となっているが，本植物は木本である．

■食経験

薬用のため栽培．台湾，日本にも分布する．茎葉は香りづけにお茶に混ぜる．救荒植物として種子を水にさらして苦味を取り，粉にして麺とする．
根（牡荊根），果実，葉，茎汁を薬用とする．根には発汗作用があり，感冒，頭痛，マラリアに使用．去痰に根を炙り，滲出する液4～12gを服用．果実は鎮咳，去痰，鎮静，鎮痛．茎葉は駆虫，下痢止めに使用．感冒には果実5～8g，根8～12g，茎5～8gをそれぞれ煎服．

ニンニク
大蒜
garlic

■ 解　説

食薬区分(非医)リストより
名　　　　称	●ニンニク
他　名　等	●オオニンニク／ダイサン
部　位　等	●鱗茎
備　　　　考	●―

基原植物 ●ニンニク　*Allium sativum* Linne（ユリ科：Liliaceae）

形　　　態 ●草丈60〜100cmの多年生草本．鱗茎は肥大し，傷つけると強い特異臭を発す．茎は中空で直立する．葉は互生し，広線形で扁平．夏に茎頂部から散形花序を伸ばし，白紫色の花を開く．花に種子はできず，むかごを形成．

学名の来歴 ●*Allium*：ラテン語の「ニンニク」の古名，alereまたはha-lium（匂い）；*sativum*：栽培の．

産　　　地 ●世界各地で栽培．

主要成分等 ●イオウ化合物（アリシン，アリチアミン，アリイン，アジョシステイン，ガルリシン，アリルメチルトリサルファイド，アリルメチルペンタアサルファイド），セレブロシド（ソヤセレブロシドⅠ，Ⅱ，AS1-1，AS1-2，AS1-5），ステロイドサポニン（ボクフェロシドA_1，A_2，B_1，B_2，C_1，C_2，D_1，D_2）等．

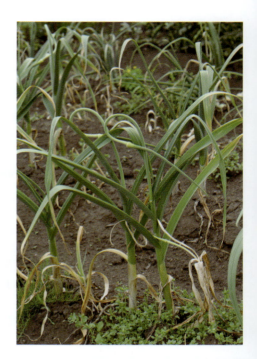
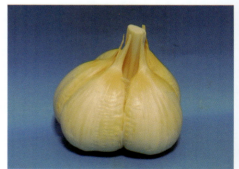

■ 食経験

強い辛味と独特の臭気があり，古くから香辛料，強壮剤，食用として利用．栽培は古く，エジプトでは王朝期以前ピラミッド建設時の労働者に支給．古代ローマでは兵士や奴隷に与えられた．やがてヨーロッパ全域に伝播．食欲増進剤，強壮剤，ペストの特効薬として重用．

中国，韓国，東南アジアでも古くから使用．中国では「爾雅」(BC200頃)に蒜の記載．日本へは10世紀以前に大陸から伝来，「本草和名」(915)に記述．「令義解」(833)では，禁忌の五辛に大蒜が挙げられている．ニンニク臭の主体はアリシン．韓国料理に使用する調味料ヤンニョム(薬念)の主原料で，1人当たりの消費量は世界一．

薬用として健胃，強壮，整腸，疲労回復に処方．コレラ菌に対する強い殺菌作用，赤痢菌，大腸菌，ブドウ球菌に対する抗菌作用がある．ビタミンB_1は，ニンニク成分と結合すると分解されずに吸収される．

ヌルデ

Japanese sumac

■解 説

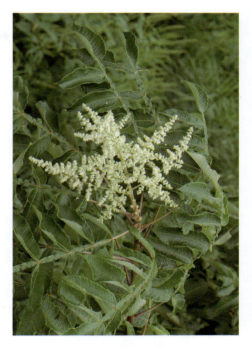

食薬区分(非医)リストより

名　　　称	● ヌルデ
他　名　等	● ゴバイシ／Rhus javanica
部　位　等	● 嚢状虫瘿
備　　　考	● －

基原植物 ● ヌルデ　*Rhus javanica* Linne（ウルシ科：Anacardiaceae）

形　　態 ● 樹高5〜6mの落葉低木．葉は奇数羽状複葉で枝先につき互生．3〜6対の先の尖った卵形の小葉をつけ，葉軸に翼を持つ．葉の裏には毛が密生．夏，円錐花序をつけ白い小花を密に開く．初秋に平らで小さな円形の核果をつける．清流近くの固体にはヌルデシロアブラムシが寄生して虫瘤(五倍子)をつける．

学名の来歴 ● *Rhus*：ギリシャ語のrhous（ウルシ）より；*javanica*：ジャワの．

産　　地 ● 中国，日本，韓国に広く自生．

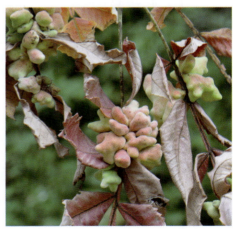

主要成分等 ● トリテルペン（セミアラクトン，セミアラクチン酸，ルスラクトン），リグナン（ピノレジノール-4-O-(3,6-ジフェルロイル)-β-D-グルコピラノシド），フラボン（アガチスフラボン，ケンフェロール 3-O-α-L-ラムノピラノシド，ケルセチン 3-O-α-L-ラムノピラノシド）等．

■食経験

若芽はそのまま天ぷら，茹でて和え物や浸し物として食用に供す．
葉軸にヌルデシロアブラムシの仔虫が寄生し虫瘤を形成，五倍子と呼称．五倍子に高分子重合ポリフェノールのタンニン含有，加水分解されて没食子酸やエラグ酸を生成．それらは薬用として利用．また成熟果には酸性リンゴ酸カルシウムの酸鹹味成分を含むので，腎炎患者用の無塩醤油の鹹味料として利用．腎炎患者に成熟果を煎じて飲ませる．また民間療法として粉末五倍子を腫痛，虫歯に処方，煎じて扁桃腺炎に処方する等．

ネギ
葱
Welsh onion

■ 解　説

食薬区分(非医)リストより

名　　　　称	● ネギ
他　名　等	● ソウジツ／ソウシ／*Allium fistulosum*
部　位　等	● 種子
備　　　　考	● ―

基原植物 ● ネギ　*Allium fistulosum* Linne（ユリ科：Liliaceae）

形　　　態 ● 草丈50〜80cmの二年生草本．鱗茎は少し肥大．太い茎から葉を出し，先は尖り，茎と葉が円筒状で白緑色で粘液を含み，茎の下部は鞘状に重なり合う．花茎は葉の間から出て，長さ50〜80cmで中空．花序は多数の花を密集し球形，小花は白緑色で，苞に包まれる．花被は6枚，雄しべは6本，雌しべは6本．種子は三角形で黒色．

学名の来歴 ● *Allium*：ラテン語の「ニンニク」の古名，alereまたはha-lium（匂い）；*fistulosum*：ラテン語の「筒状の，管状，穴のある」に由来．

産　　　地 ● 中国あるいはシベリア原産．日本全域，アジア，ヨーロッパ，北米に分布．

主要成分等 ● イオウ化合物（アリシン，6-エチル-4,5,7-トリチア-2,8-デカジエン，4-エチル-2,3,5-トリチアヘキサン），ステロイドサポニン（フィツロサポニンA〜F，フィツロシドA〜C）等．

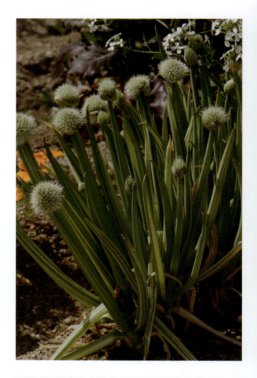

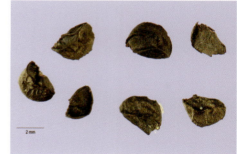

■ 食経験

中国では2200年前には既に栽培化．日本には中国から渡来して「日本書紀」(720)に記載がある．ヨーロッパには16世紀，北米には19世紀導入されたがあまり普及せず，利用しているのはアジア，特に日本である．日本料理には欠かせない野菜．葉ネギと，軟白化した根深ネギがある．みそ汁の具材，鍋物やすき焼きの具材，ソバ，うどん，納豆の薬味，ネギみそ，焼きネギ等とする．中国料理では炒め物に多用．ヨーロッパではポロネギ *A. porrum* の代用．

ネギには発汗，利尿作用がある．民間で風邪，不眠，健胃，整腸等に用いる．新鮮なネギの白い部分を刻み，生みそを入れ，熱い湯を注いで飲む．1回成人1〜2本．扁桃腺に温湿布．

ネバリミソハギ

Columbian waxweed

■解 説

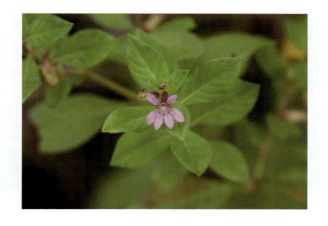

食薬区分(非医)リストより
名　　　称● ネバリミソハギ
他　名　等● セッテ・サングリアス
部　位　等● 全草
備　　　考● ー

基原植物● ネバリミソハギ　*Cuphea carthagenensis* (Jacq.) J. F. Macbr.
　　　　　　（ミソハギ科：Lythraceae）

形　　　態● 草丈約50cmの一年生草本．茎は分枝し，腺毛を有する．葉は対生し，楕円形から長楕円形で長さ2～5cm．両端は尖り，表面には短毛がありざらつく．花は葉腋に単生し，細長い壺形で6弁，紅色で長さ約5mm．

学名の来歴● *Cuphea*：ギリシャ語のkyphos(曲がる)に由来，がくが微妙に曲がっていることによる；*carthagenensis*：carthagene(南米のコロンビア)に由来．

産　　　地● 熱帯アメリカ原産．

主要成分等● フラボン(ケルセチン3-*O*-サルフェート)，脂肪酸(ラウリン酸，ミリスチン酸，リノレイン酸)等．

■食経験

食用の記録は見当たらない．
全草を薬用とする．浄血作用があり，梅毒，利尿，リウマチ，発汗，高血圧，解熱，切り傷に用いる．

ネムノキ
合歓木
silk tree

■ 解　説

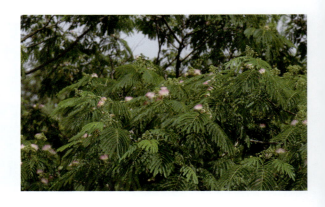

食薬区分(非医)リストより

名　　　　称 ● ネムノキ
他　名　等 ● ゴウカンヒ／ネムノハナ
部　位　等 ● 樹皮・花
備　　　　考 ● ―

基 原 植 物 ● ネムノキ　*Albizia julibrissin* Durazz.
　　　　　　　（マメ科：Leguminosae）

形　　　　態 ● 樹高6〜10mの中高木．葉は互生し，長さ20〜30cm，偶数羽状複葉，羽片は対生し10〜25対，羽片には36〜58個の小葉がつく．小葉は対生し，包丁形で，長さ10〜15mm，幅2.5〜4mm．花は枝の先に総状に10〜20花．花のがくは筒状で，長さ3mm，先端が5裂する．花弁は淡紅色で，短い毛があり，長さ約8mm，先端は等しい形に5裂する．雄しべは花弁より長い，花糸は長く2.5〜3.5cm，淡紅色で25〜30本．果実は袋果．

学名の来歴 ● *Albizia*：ヨーロッパにこの植物を紹介した，イタリアの貴族で自然学者F. D. Albizziに因む；*julibrissin*：本植物の東インド名．

産　　　　地 ● 日本．

主要成分等 ● トリテルペン（ジュリブロゲニンA，ジュニベロトリテルペノイダルラクトン），トリテルペンサポニン（ジュリブロシドA_1〜A_4，ジュニベロシドⅠ〜Ⅲ，ジュニベロシドJ_1〜J_9，J_{14}〜J_{16}，J_{25}〜J_{32}）等．

■ 食経験

若芽，若葉は茹でて食用．
乾燥樹皮は1日量10〜15gを煎汁とし，鎮痛，鎮静，強壮，利尿，駆虫等に処方，また打撲，腫れ物，リウマチ等は患部を煎汁で洗う，または湿布剤として処方．花も鎮静に処方．

ノアザミ
野薊
Japanese thistle

■ 解　説

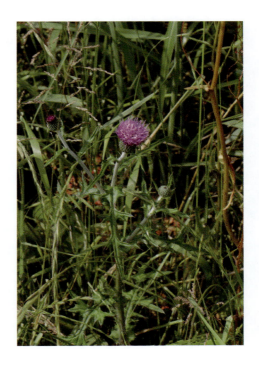

食薬区分(非医)リストより

名　　　称●	ノアザミ
他　名　等●	タイケイ Cirsium nipponense/Cirsium spicatum/Cirsium japonicum とその近縁種
部　位　等●	根
備　　　考●	―

基原植物● ノアザミ　*Cirsium japonicum* Fisch. ex DC.（キク科：Compositae）

形　　　態● 草丈50～100cmの多年生草本．基部のロゼット葉は花時にも存在する．葉は倒卵長楕円形，長さ15～30cm，羽状に中裂し，縁に棘がある．茎葉の基部は茎を抱く．頭花は茎頂に点頭．小花は筒状花のみで構成されており，直径4～5cm．花は紫色で，花冠は長さ18～23mm．総苞片は6～7列，よく粘る．

学名の来歴● *Cirsium*：ギリシャ語古名のcirsionが語源，cirsos(静脈腫)の症状に対して薬効を持つ植物があり，それにアザミが似ていることに由来；*japonicum*：日本の．

産　　　地● 本州，四国，九州，中国に分布．

主要成分等● フラボン(5,7-ジヒドロキシ-4′,6-ジメトキシフラボン，ヒスピズリン-7-O-ネオヘスペリオシド)，アセチレン誘導体(シリネオールA，B，D，E，G，H，9,10-エポキシ-16-ヘプタデセン-4,6-ジイン-8-オール)等．

■ 食経験

新芽，若い根生葉は少し苦味があるが，茹でて水にさらし，和え物，浸し物とする．根は塩漬け，みそ漬け，ゴボウの代用として煮物，きんぴら等に調理．

全草を薬用とする．開花時の根(大薊)を乾燥し，神経痛，利尿，健胃の民間薬とする．1日量6～10gを煎じて3回に分服．顔面白癬，陰嚢湿疹に葉の生汁を塗布．乳腺炎は葉のつき汁で冷湿布．虫刺され，熱湯やけどには根の生汁を塗布．

近縁種にモリアザミ *C. dipsacolepis* があり，日本西南部に分布．根は太く食用となる．菊ゴボウ，山ゴボウと呼ばれて栽培され，みそ漬けとする．

ノゲイトウ
青葙
silver cock's comb

■ 解　説

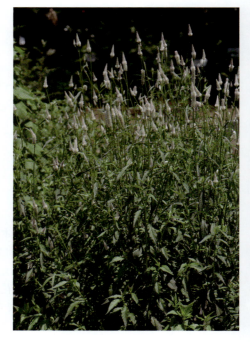

食薬区分(非医)リストより

名　　　称●	ノゲイトウ
他　名　等●	セイショウ
部　位　等●	種子
備　　　考●	―

基 原 植 物● ノゲイトウ　*Celosia argentea* Linne（ヒユ科：Amaranthaceae）

形　　　態● 草丈30〜100cmの一年生草本．茎は直立し，よく分枝する．葉は互生し，披針形から卵状披針形，先が尖り，基部は楔形．花序は先がピンク色，咲き終わった花序の下部は銀色になる．花被片は1脈があり5個，長さ約9mm，果時にも残る．小苞は花被片の1/2．雄しべ5本，葯は淡紅色．雌しべ1本．果実は幅約3mmの胞果，10個前後の種子が入り，熟すと帽子が取れるように横に裂開する．種子は扁平，長さ1.3〜1.5mm，光沢のある円形，黒色．

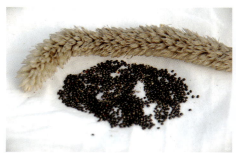

学名の来歴● *Celosia*：ギリシャ語のkeleos（燃やした）に由来，炎のような花序を指す；*argentea*：ラテン語の「銀白色の」に由来，花序がしぼむ時の花の色を表す．

産　　　地● インド等の亜熱帯原産，世界各地に帰化．

主要成分等● トリテルペンサポニン(セロシンC〜G)，シクロペプチド(セロゲナミドA，セロゲンチンA〜D，G，H，J，K，セロイジン)等．

■ 食経験

若芽，若葉はインドでは野菜として調理することがある．アフリカでは種子から油を搾り食用油とする．
種子（青葙子）には降圧作用，緑膿菌抑制作用があり，眼疾患，創傷，皮膚掻痒，高血圧等に用いる．1回量6〜10gを煎じて服用．
近縁種にケイトウ *C. cristata* がある．世界各地で若芽，葉を野菜，種子を穀物として利用する．中国では花序，種子を止血に用いる．

ノゲシ

sow thistle

■解説

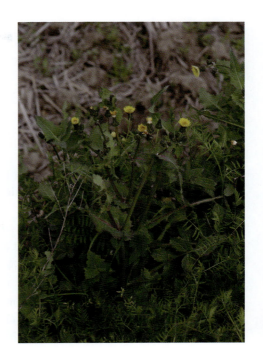

食薬区分(非医)リストより

名　　　称●ノゲシ
他　名　等●—
部　位　等●茎・葉・花
備　　　考●—

基原植物●ノゲシ　*Sonchus oleraceus* Linne（キク科：Compositae）

形　　　態●草丈50〜100cmの二年生草本．茎はやわらかく中に空洞があり，外面には多数の稜がある．下葉は長楕円形から広倒披針形で基部は有翼で，葉縁には不揃いの鋸歯がある．葉色は少し白っぽい緑で光沢はない．茎葉は不揃いの鋸歯があり，基部は三角状に張り出し茎を抱く．葉には棘があるが触っても痛くない．頭花は枝先に数個つく．直径約2cm，小花は舌状花のみで，黄色である．総苞は長さ1.2〜1.5cm．痩果は狭倒卵形，長さ2.5〜3mm，肋は粗渋，冠毛は長さ7〜8mm．

学名の来歴●*Sonchus*：ギリシャ語の「アザミ」等の古名；*oleraceus*：ラテン語の「野菜，食べ物」，畑で栽培するものに由来．

産　　　地●ヨーロッパ原産で世界各地で野生化．

主要成分等●セスキテルペン配糖体（ソンクシドA〜D，マクロクリニシドA）等．

■食経験

若芽，若葉は茹でて水にさらし野菜として調理．欧米ではスープ，フリッター，粥，日本では和え物，煮浸し，油炒めとする．ごく若い葉はサラダ等で生食．茎は皮を剥いて茹で，アスパラガス同様に調理．ヨーロッパでは根をスープ，シチューに使用．ニュージーランド先住民は切り口から出る乳液を咀嚼料とする．ノゲシはヨーロッパ，インド，ジャワ等各地で食用とするが，日本では救荒植物として利用．多年生のものは有毒との記述がある．
中国では全草を苦菜と呼び，解毒作用があるとして下痢，黄疸，痔疾，腫れ物，蛇の咬傷に使用．青汁原料．

ノコギリヤシ

saw palmetto

■ 解　説

食薬区分(非医)リストより

名　　　称●	ノコギリヤシ
他　名　等●	ノコギリパルメット
部　位　等●	果実
備　　　考●	一

基 原 植 物● ノコギリヤシ　*Serenoa repens* (W. Bartram) Small（ヤシ科：Palmae）

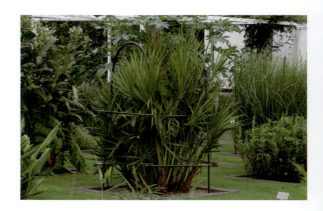

形　　　態● 樹高2〜4mの常緑樹．幹は不規則に伸び，葉は掌状で小葉は約20個，葉柄は細かく鋭い棘で覆われる．葉柄は無毛，葉は明るい緑から，銀白色．葉は長さ1〜2m，小葉は0.5〜1mになる．花は淡黄色で幅5mm，長さ60cmの密な円錐花序を形成する．果実は大きく赤黒い核果である．未熟な果実は苦い．

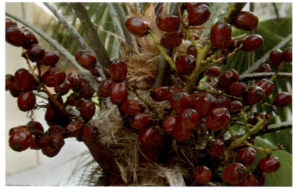

inga spence/Alamy Stock Photo

学名の来歴● *Serenoa*：米国の植物学者Sereno Watsonに因む；*repens*：ラテン語の「匍匐する，地を這って根を出す，蔓のような」．

産　　　地● 米国南西部固有種，大西洋岸平野からメキシコ湾岸低地に分布．

主要成分等● ステロイド（スチグマステロール，β-シトステロール），トリテルペン（シクロルテノール，ルペオール），グリセリド（グリセロール-1-デカノエート，グリセロール-1-テトラデカノエート）等．

■ 食経験

果実，種子を食用．フロリダ先住民の食料，初期のヨーロッパ移民は救荒植物として利用．果汁から炭酸飲料を作る．新芽も食用．
果実には去痰，鎮静，利尿作用があり，伝統的に前立腺肥大，風邪，咽頭炎，喘息，片頭痛，ガン等に使用．座薬は子宮，膣の強壮剤．果実の各種製品を栄養補助食品として内分泌，代謝促進，前立腺肥大に使用．

ノブドウ
野葡萄
Amur peppervine

■ 解　説

食薬区分（非医）リストより

名　　　称● ノブドウ
他　名　等● ―
部　位　等● 茎・根・葉・実
備　　　考● ―

基原植物● ノブドウ　*Ampelopsis brevipedunculata* (Maxim.) Trautv.（ブドウ科：Vitaceae）

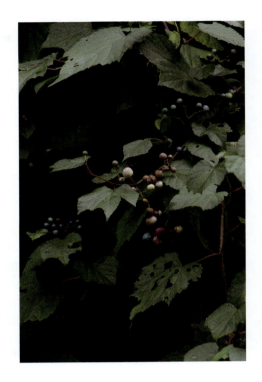

形　　態● 基部木質の蔓性多年生植物．茎は丸く，節は膨れる．葉は互生，掌状で分裂する．長さ3〜12cm，幅4〜10cm，基部開出する浅い心臓形，上縁は3裂，中裂片は三角上卵形，側裂片は小形，下面は淡緑色，無毛で裏の脈にまばらに毛が生える．花序は直径3〜6cm，花は淡緑色で多数，小形，直径3〜5mm．花弁は5枚，花盤は直立．果実は球形で，直径6〜8mm，淡白色，紫色を帯び，青色に変わる．種子は2個，球形で長さ4mm．

学名の来歴● *Ampelopsis*：ギリシャ語のampelos（葡萄）＋opsis（外観），葡萄に似た；*brevipedunculata*：brevis（短い）＋pedunculata（花柄）．

産　　地● 日本全域，朝鮮半島，中国東部，東北部，ウスリー地域，サハリン，北米に分布．

主要成分等● スチルベン誘導体（アンペロプシンA〜E，G，ピセイド）等．

■ 食経験

新芽はアクを入れて茹で，汁の具材，煮物，油炒めとする．果実は食べられるが不味．虫瘤となることが多く食用には向かない．
茎葉（蛇葡萄）と根を薬用とする．大腸桿菌，ブドウ球菌の抑制，利尿，止血作用がある．利尿，止血，慢性腎炎，肝炎に茎葉30〜65gを煎服．煎汁を外用．関節痛に根15〜30gの煎汁またはつき汁を服用．

バアソブ
婆蕎

■ **解　説**

食薬区分(非医)リストより
- 名　　　称 ● バアソブ
- 他　名　等 ● Codonopsis ussuriensis
- 部　位　等 ● 根
- 備　　　考 ● ―

基原植物 ● バアソブ　*Codonopsis ussuriensis*(Rupr. et Maxim.)Hemsl.（キキョウ科：Campanulaceae）

形　　　態 ● 高さ50～100cmの蔓性多年生草本．根は短く，塊状になる．茎は細く，下部に開出毛がある．側枝の葉は卵形で，鈍頭またはやや鋭頭，短柄とともに長さ2～4.5cm，幅1.2～2.5cm．両面に白色毛がある．花冠の内面の色は濃紫色，直径は約2cm，長さ2～2.5cm．がく裂片は長さ1～1.5cm，幅4～6mm．果実は朔果で，種子は黒い．

学名の来歴 ● *Codonopsis*：ギリシャ語のcodon（鐘）＋opsis（似る），釣鐘状の花の形より；*ussuriensis*：シベリアのウスリー地域．

産　　　地 ● 日本全土，朝鮮半島，中国東北部，ウスリー地域に分布．

主要成分等 ● トリテルペン（タラキセロール），フェニルプロパノイド（シリンギン，ウスリエシドⅠ，3-エトキシシリンギン）等．

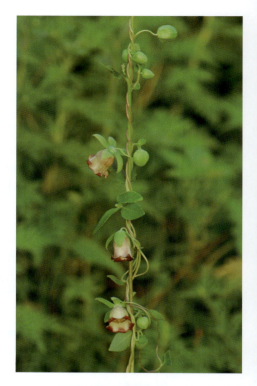

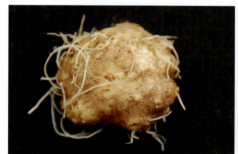

■ **食経験**

根は生で，または焼いて食べる．またはしばらく水にさらしてみそ漬け，粕漬け等に加工．蔓先，若葉は塩茹でし，水にさらして和え物等にする．花は軽く茹でて甘酢漬け．日本では救荒植物として利用．
近縁種にツルニンジン*C. lanceolata*がある．太い根を浸し物，煮物にする．中国では根を解毒，去痰，催乳に用いる．また山海螺と呼んで，オタネニンジン*Panax ginseng*の代用とした．

ハイゴショウ

wild betel

■解　説

食薬区分(非医)リストより

名　　称	●ハイゴショウ
他名等	●―
部位等	●果実
備　　考	●―

基原植物　● *Piper sarmentosum* Roxb.（コショウ科：Piperaceae）

形　　態　●長さ10mの常緑蔓性多年生植物．地面に沿う．雌雄異株．匍枝がある．匍匐性の茎の葉には光沢があり，葉柄は2〜5cm，細粉末状の毛がある．葉身は卵形，長さ7〜14cm，幅6〜13cm，膜質で，細かい腺毛がある．雄株の穂状花序は白く，長さ1.5〜3cm，幅2〜3mm，雌株の穂状花序は長さ2〜8cm，核果は直径2.5〜3mmでほぼ球形，4稜がある．

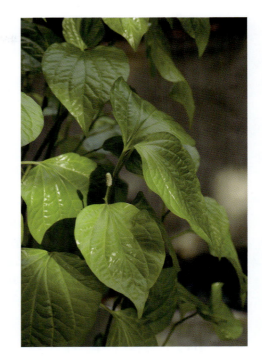

学名の来歴　● *Piper*：ギリシャ語のpeperi（やわらかくする，消化する）より；*sarmentosum*：長匍茎を持つ．

産　　地　●中国南部，マレーシア，インドシナ半島，インドネシアに分布．

主要成分等　●ピロリドン誘導体（チャプルピロリドA，B，ランカミド），ピロリジド誘導体（サルメンチン，サルメントシン，サルメンタシドA，B）等．

■食経験

熱帯アジアでは若い茎葉を野菜としてカレー，煮物，米料理に使用．若葉は生食．
中国では仮蒟（カク）と称して根，葉，果穂を薬用とする．冷えによる胃痛，リウマチ，産後の足の浮腫，マラリアに10〜20gを煎服．水虫，歯痛，打撲傷，外傷出血に外用．

パイナップル
鳳梨
pineapple

■ 解　説

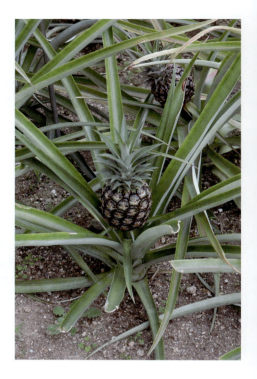

食薬区分(非医)リストより

名　　　称	●パイナップル
他　名　等	●パイナップル加工品
部　位　等	●果実
備　　　考	●パパインは「医」

基 原 植 物 ● *Ananas comosus* (Linne) Merill（パイナップル科：Bromeliaceae）

形　　　態 ● 多年生草本植物．地下部の塊茎は肥厚する．葉は地表から叢生して，繊維質で細くて長く1～2mに達する．葉縁は棘のあるものとないものがある．1本の茎が伸びて，茎頂に集合花を螺旋状に着生し，表面に小果を結ぶ．中央の花托が肥厚し多汁となり，食用として利用する．

学名の来歴 ● *Ananas*：パイナップルのブラジルの土名；
　　　　　　 comosus：長い束毛がある．

産　　　地 ● 中米からブラジル北部原産で，世界の熱帯から温帯地域に広く栽培．

主要成分等 ● フラボン（アナナフラボンA～D），フェニルプロパノイド（フェルロイルスペルミヂン，ジフェルロイリスペルミン，フェルロイルグリセロール，S-シナピルグルタチオン），アントシアニン（シアニジン 3,3′,5-O-トリ-β-D-グルコピラノシド）等．

■ 食経験

果肉には特有の甘い香りと酸味がある．完熟果を生食．主な加工品は缶詰とジュース．その他果実飲料，アイスクリーム，シャーベット，ソフトキャンディー，ケーキ，ジャム，ケチャップ，各種ソース，砂糖漬けの乾燥品にと広範囲に使用．生果はタンパク質分解酵素ブロメリンを含む．肉がやわらかくなるので，肉の煮込み料理に使用．パイナップルは追熟ができないため，栽培地で缶詰やジュース等の一次加工を行う．日本ではシロップ漬けの缶詰を利用することが多い．ゼリー，ケーキ，フルーツサラダ，酢豚，豚肉やハムのソテーのつけ合せ等に使用．またワイン，アルコール，ビネガーの原料とする．
原産地の熱帯アメリカでは，古くから広範囲で栽培．コロンブス第2次探検隊（1493）の発見後，急速に他の大陸に伝播．日本では天保1（1830）年，小笠原の父島に植えられたのが最初．明治以後は沖縄で多数の品種を導入試作．1892年，ハワイで缶詰加工開始．
未熟果には毒性があり峻下剤となる．少量で駆虫，利尿，堕胎作用．ブロメリンはジフテリア患者の喉頭部の偽膜除去のうがい薬に使用．多量摂取で口中を荒らし出血することがある．

ハイビスカス

roselle

■解 説

食薬区分（非医）リストより

名　　　　称●	ハイビスカス
他　名　等●	－
部　位　等●	果実・萼
備　　　　考●	－

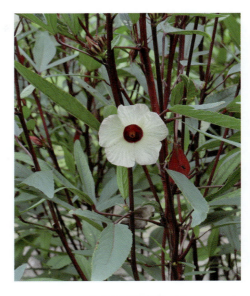

基 原 植 物● ロゼル　*Hibiscus sabdariffa* Linne（アオイ科：Malvaceae）

形　　　態● 高さ1〜2mの常緑低木．葉は心臓形で，短い葉柄をつけ，先が尖りあらい鋸歯を持つ．葉の表面は光沢がある．四季を通じて大形の赤，白，ピンク色の花を開く．花柱は長く伸びる．果実が熟すと総苞片は紅色となり，肥厚して肉質になり，酸性の汁に満たされる．

学名の来歴● *Hibiscus*：ゼニアオイ類につけられた古代ギリシャ名及びラテン名より；*sabdariffa*：トルコまたはジャマイカの現地名．

産　　　地● アフリカ原産，熱帯地方で広く栽培．

主要成分等● アルカロイド（ダフィニフィリン），アントシアニン（ヒビシトリン，ヒビシン，デルフィニジン3-サンビオシド），酒石酸，ヒドロキシコハク酸等．

注　　　　● ハイビスカスはロゼルの別名である．アルカロイドを含有する．

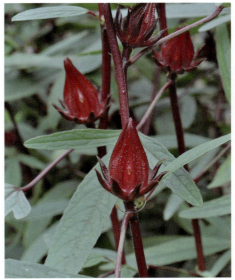

■食経験

ロゼルのがくは熟すと肥厚して肉質となる．酸味があり，ゼリー，ジャム，シロップ，清涼飲料，塩漬け．香味料としてカレー，チャツネ，ソースに加える．生食もする．米国では軽く発酵させてロゼル酒を製造．未熟果は野菜の代用．葉にはルバーブ様の香りがあり，若葉を生で，または料理して食べる．種子は粉末にして食用とし，焙ってスープやソースに使用．
乾燥させたがくは消化器，泌尿器系の強壮薬としてハーブティーとする．また他のハーブティーに着色，香味料として配合．ロゼルには食用と，繊維を利用するために改良された2変種がある．

パウダルコ

■解　説

食薬区分(非医)リストより
- 名　　　称 ● パウダルコ
- 他　名　等 ● アクアインカー／イペ
- 部　位　等 ● 樹皮・葉
- 備　　　考 ● ―

「インペティギノサ」を参照

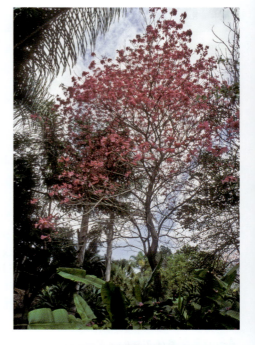

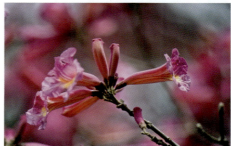

Tabebuia impetiginosa

バオバブ

baobab

■解 説

食薬区分（非医）リストより
名　　　　称● バオバブ
他　名　等● アフリカバオバブ
部　位　等● 果実
備　　　　考● 一

基 原 植 物● *Adansonia digitata* Linne（パンヤ科：Bombacaceae）

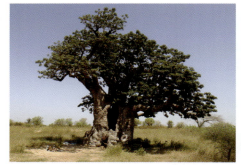
©GoLo-Fotolia

形　　　　態● 樹高約25mの落葉高木．幹周り28m，樹皮の厚さは5〜10cm，灰色がかった茶色で通常滑らか．葉は掌状複葉で，5〜7個の小葉．花は最大直径20cmと大きく，白色で下垂する．花弁が褐色になると不快なにおいがする．受粉はフルーツバットにより夜間行われる．果実は大きく卵形，長さ約12cm，黄褐色の毛で覆われる．種子は黒色，腎臓形．

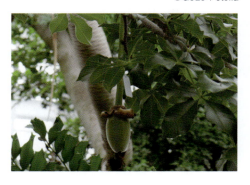

学名の来歴● *Adansonia*：フランスの自然学者Michel Adansonに因む；*digitata*：掌状の葉に鋸歯があることによる．

産　　　　地● 熱帯アフリカ原産，サバンナ地帯，コモロ諸島，インド，パキスタンに分布．

主要成分等● トリテルペン（3-*O*-アセチルバウレン-3-オール），フラボン（ケルセチン-3-*O*-β-D-キシロシド，3,3′,4′,7-テトラヒドロキシフラボン-7-*O*-β-L-ラムノピラシド，3,5,7-トリヒドロキシフラボン-5-*O*-[β-D-ガラクトピラノシル（1→4）-β-D-グルコピラノシド]）等．

■食経験

果肉，種子は食用，食欲増進の清涼飲料，調味料，食糧不足の際は粥等の流動食に利用．コーヒー豆の代用．粉末で香りづけやベーキングパウダーの代用とし，発酵させるとアーモンドの香りを持つ．種子から食用油を採取．花は生食，やわらかい根，発芽している種子の新芽も食される．カルシウムとビタミンが豊富な若葉・若菜は汁の具材，香味野菜，乾燥品（ハーブ）に利用．また粉末にしてスープやソース，シチューのとろみに利用．

インド伝統医療に葉，その浸出液は消炎，解熱，抗酸化，皮膚軟化，収れん，発汗，抗菌作用があり，去痰，利尿，胃腸，リウマチ，下痢，フィラリア症，腸内寄生虫，傷，喘息，目，耳に関わる疾病に処方．椰子糖とミルクと混ぜ性的不全，月経障害，過剰出血治療薬，水と混ぜて妊娠促進，流産防止に処方．樹皮は月経困難症，下痢，サソリ咬傷，咳，糖尿病，貧血，摂取毒物の解毒に，根は疲労回復に，果実，その飲料は解熱剤，下痢の軽減に処方．

ハカマウラボシ
骨砕補
oak-leaved fern

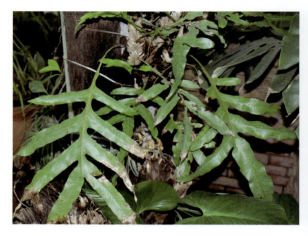

■ 解　説

食薬区分(非医)リストより
名　　　称●ハカマウラボシ
他　名　等●骨砕補
部　位　等●根茎
備　　　考●―

基 原 植 物●ハカマウラボシ　*Drynaria fortunei* (Kunze ex Mett.) J.Sm.（ウラボシ科：Polypodiaceae）

形　　　態●草丈20〜40cmの着生シダ植物．根茎は太く，直径約5cmになり，赤褐色の細長い鱗片が密生．2種類の葉を持ち，基部の泥除葉は長さ5〜8cmで幅広く，腐葉を蓄える．胞子葉は1回羽状複葉で深く切れ込み，長さ30〜50cm，胞子をつける．

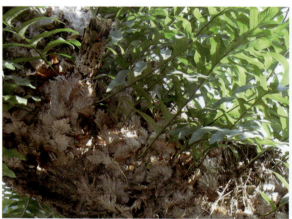

学名の来歴●*Drynaria*：ギリシャ語のdrys（カシワ）に由来；*fortunei*：アジアの植物採集家R. Fortuneに因む．

産　　　地●沖縄，浙江省，江西省，福建省，湖北省，台湾，ラオス，ベトナム．

主要成分等●フラボン(ババチニンA，ナリンギン，フォルツネリンC〜F)等．

■ 食経験

食用の記録は見当たらない．観賞用に栽培．
根茎（骨砕補）を接骨，うっ血，強壮，筋骨の疼痛，打撲傷，慢性下痢，歯痛等に用いる．8〜12gを煎じて服用．

バクガ

■解 説

食薬区分(非医)リストより

名　　　称● バクガ
他　名　等● ―
部　位　等● 発芽種子
備　　　考● ―

「オオムギ」を参照

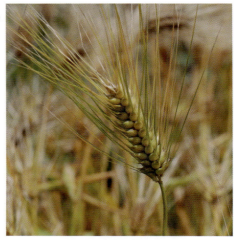

オオムギ

ハクチャ

■解 説

食薬区分(非医)リストより
名　　　称●ハクチャ
他　名　等●―
部　位　等●葉
備　　　考●―

「チャ」を参照

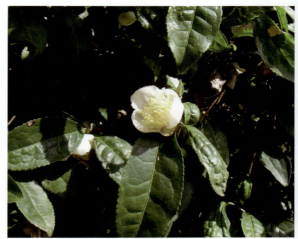
チャノキ

ハクトウスギ
白豆杉
white-berry yew

■ 解 説

食薬区分（非医）リストより

名　　称	● ハクトウスギ
他名等	● ウンナンコウトウスギ
部位等	● 心材
備　　考	● 樹皮・葉は「医」

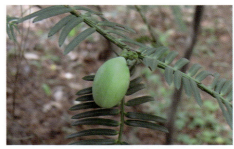

ハクトウスギ

基 原 植 物 ● ハクトウスギ　*Pseudotaxus chienii* (W. C. Cheng) W. C. Cheng またはウンナンコウトウスギ *Taxus yunnanensis* W. C. Cheng et L. K. Fu（イチイ科：Taxaceae）

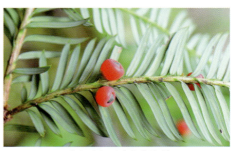

ウンナンコウトウスギ

形　　　態 ●【ハクトウスギ】樹高4mの常緑潅木，雌雄異株．葉は螺旋状に，または2列につき，線形で長さ2〜5cm，幅2〜3mm，上面暗緑色，下面白色の気孔帯が2線状につく．花は腋生，雄花は頭状で，雄しべが6〜14本．雌花の基部は仮種皮に囲まれ，数個の鱗片がある．種子は卵形．仮種皮は杯状，肉質，白色．【ウンナンコウトウスギ】樹高15〜30mの常緑高木．葉は螺旋形または不整に2列につき，線形から披針形，長さ3.5〜10cm，幅0.8〜1.5cm．質は厚く，革質，葉裏の気孔列は褐色から淡黄色．種子は楕円形，長さ1.5cm，仮種皮は杯状，肉質，赤色．

学名の来歴 ● *Pseudotaxus*：ラテン語のpseudo（偽り）＋taxus（イチイ属），「イチイに似ているが違う」；*chienii*：中国の分類学者 S. S. Chienii に因む；*Taxus*：ラテン語のtaxus（イチイ属）；*yunnanensis*：中国の地名「雲南」による．

産　　　地 ●【ハクトウスギ】中国（広東省，広西省，湖南省，江西省，浙江省）に自生．
【ウンナンコウトウスギ】中国雲南省に自生．

主要成分等 ●【ハクトウスギ】フェノール誘導体（5-ヒドロキシマルトール，プソイドタクスラクトン），トリテルペン（11,22-ホパンジオール）等．【ウンナンコウトウスギ】ジテルペン（タキソール，ジヒドロタキソール，タキサユンチンA〜J，タクスユナニンA〜Y，ホングドウシャンA〜C）等．

注　　　　●ウンナンコウトウスギは有毒成分タキサン誘導体を含有する．

■ 食経験

【ハクトウスギ】食用の記録は見当たらない．【ウンナンコウトウスギ】少数民族は熱水抽出物を飲用．イチイ科はジテルペン類を含有．中国では古くから，少数民族及び宮廷で，コウトウスギの材を糖尿病，ガン等の治療薬として使用．材の抽出物は血糖降下，肝保護，腫瘍細胞増殖抑制とアポトーシス誘導作用を有する．

ハクヒショウ
白皮松
lacebark pine

■ 解　説

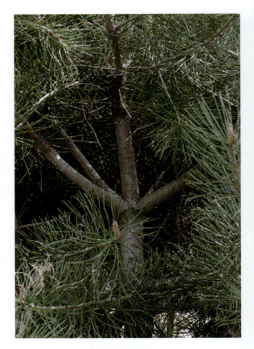

食薬区分(非医)リストより
名　　　称 ● ハクヒショウ
他　名　等 ● ハクショウトウ
部　位　等 ● 球果
備　　　考 ● ―

基 原 植 物 ● *Pinus bungeana* Zucc. ex Endl.（マツ科：Pinaceae）

形　　　態 ● 樹高30mに達する常緑高木の裸子植物．樹皮は剥げ落ちやすいため，つるつるしている．樹皮の表面は青みがかった白色．葉は対をなし披針形で長さ5～10cm．球果は10～15cmで，熟すと濃い茶色になる．

学名の来歴 ● *Pinus*：ケルト語のpin（山）より，山に生えることから；*bungeana*：中国の植物を研究した植物学者A. G. Bungeに因む．

産　　　地 ● 中国北西部原産，杭州，寧波，朝鮮半島等で栽培．

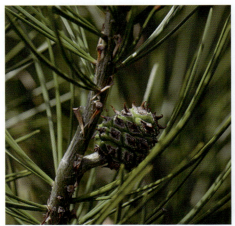

主要成分等 ● モノテルペン（α-ピネン，β-ピネン，リモネン，カンフェン），セスキテルペン（カリオフィレン），フラボン（ピノバンクシン，ストロボバンクシン，ストロボピニン），スチルベン誘導体（ピノシルビン）等．

■ 食経験

種子は食用．
球果を薬用とする．熟した球果の種を除き日干しにする．鎮咳，去痰，消炎作用があり，慢性気管支炎，喘息に煎じて服用．樹皮から松脂を採取，蒸留して「松香」とする．疥癬，腫れ物，かゆみに外用．軟膏，硬膏の基剤に用いる．

ハコベ
繁縷
chickweed

■解説

食薬区分(非医)リストより

名　　　称● ハコベ
他　名　等● ―
部　位　等● 全草
備　　　考● ―

基原植物● ハコベ　*Stellaria media* (Linne) Vill.
　　　　　　（ナデシコ科：Caryophyllaceae）

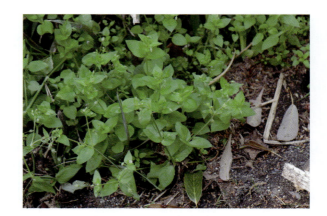

形　　態● 草丈約30cmの多年生草本．全草は小形で地面を這うように生える．茎はわずかに紫色でやわらかく，縦に1列の毛がある．多くの枝を出して茂る．葉は対生で長さ2～3cm，無毛の卵型で先が尖る．花期は3～9月と長く，茎の上方に直径5～7mmの白色で深裂する5弁花をつける．果実は熟すと先が6裂する短い朔果で，尖った突起を持つ種皮・種子を内蔵．

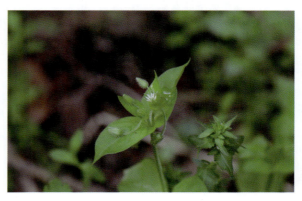

学名の来歴● *Stellaria*：stella(星)より；*media*：中間の．

産　　地● ユーラシア原産，有史以前に農耕とともに世界に広まる．

主要成分等● トリテルペンサポニン（ステラリンピンA），フラボン（6″-*O*-アセチルサポナリン），オリゴ糖（リクノース），大環状アルコール（メディアグリコール），長鎖アルキル誘導体（6,7-ジメチルヘプタコサン，5-アセトキシ-3-ドデテトラコンテン-1-オール）等．

■食経験

「本草和名」(915)に記載．春の七草の1つ．正月に七草粥を作る．若葉を塩茹でしてゴマ和え，お浸し，バター炒め，天ぷら，汁の具材等．生でも食べられるが青臭い．リンゴ等とサラダにする．古くはハコベの搾り汁に塩を加えて焼いた「はこべ塩」を歯磨き剤とした．全草を薬用とする．「名医別録」(200頃)の下品に収載．民間薬として産後の浄血，催乳に煎じて服用．虫垂炎，胃腸炎，浮腫に生の搾り汁や煎液を服用．また歯痛，打撲，腫れ物に葉や茎を蒸して温罨法する．

ハゴロモソウ
羽衣草
Siberian yarrow

■ 解　説

食薬区分(非医)リストより

名　　　称●ハゴロモソウ
他　名　等●―
部　位　等●全草
備　　　考●―

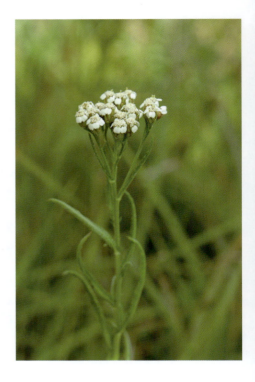

基 原 植 物●ノコギリソウ　*Achillea alpina* Linne（キク科：Compositae）

形　　　態●根茎は太く，横に這う．根葉は長い柄を持ち，葉は浅く7〜9裂して牙葉があり，両面にやわらかい毛がある．花は複散形状にまとまって咲く．花の直径は約3mm．花弁はない．

学名の来歴●*Achillea*：古代ギリシャの医師Achillesに因む，葉の表面に絹毛があるため；*alpina*：アルプスの．

産　　　地●ヨーロッパ全体，北米，グリーンランド，シベリア，中国中部等に分布．

主要成分等●アラバン，ガラクタン，オクタコサノール，ルペノール，ルチン，β-アミリン等．

　　注　　●ハゴロモソウはノコギリソウの別名である．

■ 食経験

主として薬用．全草を健胃，感冒，強壮，鎮痛等に使用．「倭名類聚抄」(938)に「和名女止」と記載，芳香油としても利用．
食用の記録は明確ではないが，近縁種セイヨウノコギリソウ*A. millefolium*はサラダとして食用，ジャコウノコギリソウ*A. moschata*は香りが強くヨーロッパではリキュールの香料として利用．

バシカン
馬歯莧
purslane

■解説

食薬区分(非医)リストより

名　　　称	●バシカン
他　名　等	●スベリヒユ
部　位　等	●全草
備　　　考	●―

基 原 植 物●スベリヒユ　*Portulaca oleracea* Linne（スベリヒユ科：Portulacaceae）

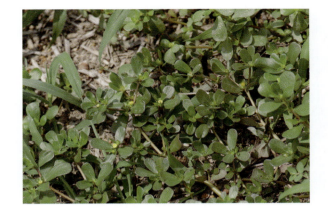

形　　　態●茎の長さ15〜30cmの一年生草本．地を這い，枝を伸ばす．茎は円柱状，紅紫色．葉は対生で紅紫色，多肉質でへら状，茎の先端に集まってつく．夏，茎の先端に黄色の小花を開く．蓋果には多数の種子を内蔵．

学名の来歴●*Portulaca*：入口；*oleracea*：食用の．

産　　　地●南米熱帯地方原産，日本各地の原野，全世界の熱帯から温帯にかけて分布．

主要成分等●アルカロイド（オレラセインA〜D，F，G），ホモフラボン（ポルツラカノンA〜C）等．

注　　　　●バシカンはスベリヒユの生薬名である．
　　　　　　アルカロイドを含有する．

■食経験

茎葉を食用，薬用，飼料とする．中国では「新修本草」(657)に馬歯莧の名で記載．日本には史前帰化．「倭名類聚抄」(938)に馬莧として初出．やわらかい茎葉を野菜として利用．酸味とぬめりがあり，独特の食感がある．日本では開花前の全草を茹でた後，和え物，煮物，みそ汁．あるいは天ぷら．救荒植物として乾燥貯蔵．ヨーロッパ，中東，インドでもよく利用され，フランスではサラダ，ピクルス，スープ．トルコではヨーグルト和え，サラダに加える．ヨーロッパでは栽培変種タチスベリヒユ *P. oleracea* var. *sativa* が育成され，種子も食用とすることがある．
全草に赤痢菌，大腸菌に対する抗菌作用，利尿作用がある．民間薬として細菌性の消化器疾患，利尿に煎服．膀胱炎には生汁を服用．ヨーロッパでは急性腸炎，虫垂炎，乳腺炎，痔疾に服用．

バショウ
芭蕉
Japanese fiber banana

■ 解　説

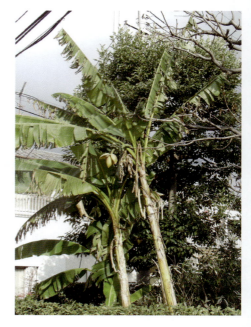

食薬区分(非医)リストより
名　　　称 ● バショウ
他　名　等 ● ―
部　位　等 ● 全草
備　　　考 ● ―

基原植物 ● バショウ　*Musa basjoo* Sieb. et Zucc.（バショウ科：Musaceae）

形　　態 ● 草丈2～3mの常緑多年生草本．根茎は葉鞘が重なり合って偽茎となる．葉は大形の楕円形，長さ1～1.5m，幅50cm，全縁．花序は大形で垂れ下がる．雌雄異花で，雌花は花序の下部につき，雄花は花序の上部につく．花冠は筒状唇状，帯黄白色．果実は長さ6cmでバナナ状である．

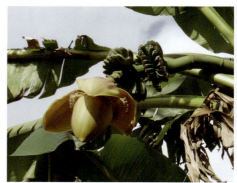

学名の来歴 ● *Musa*：この属の植物のアラビア語名で，ローマ皇帝Octavius Augustusの侍医Antonius Musaに因む；*basjoo*：漢名及び日本名の「バショウ」．

産　　地 ● 中国南部，東南アジア原産，本州中部地方以南に分布．

主要成分等 ● フェナンスレン誘導体（イレノロン，3,3′-ビスヒドロキシアニゴルホン），フラボン（ケルセチン，イソクエルシトリン，2′,3,4′-トリヒドロキシフラボン），低分子芳香族誘導体（没食子酸，カフェー酸メチル，3,4-ジヒドロベンズアルデヒド）等．

■ 食経験

花は蜜源．果実には黒いアズキより小粒の種子が多くつまり，食べるには不向き．
葉，根茎を解熱，利尿，解毒薬とする．葉を脚気，熱湯やけどに，根茎を黄疸，水腫，腸，丹毒に用いる．利尿に芭蕉葉1回量2～5g，解熱には芭蕉根1回量3～4gを煎じて服用．創傷の止血には生の葉汁を塗布．
近縁種タイワンバナナ*M. acuminata*は果物として利用する栽培バナナの原種．リュウキュウイトバショウ*M. balbisiana*は日本では偽茎から繊維を取り芭蕉布を織る．料理用バナナ品種の多くは両者の雑種に由来．

ハス
蓮
Indian lotus

■ 解　説

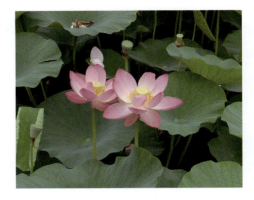

食薬区分(非医)リストより

名　　　　称	●ハス
他　名　等	●レンカ／レンコン／レンジツ／レンニク／レンヨウ
部　位　等	●雄しべ・果実・根茎・種子・葉・花柄・花蕾
備　　　　考	●―

基原植物 ●ハス　*Nelumbo nucifera* Gaertn.（スイレン科：Nymphaeaceae）

形　　態 ●水生の多年生草本．地下茎は肥大し，節を持ち，数本の気室を有する．各節から長い葉柄を水上に伸ばし，円形の大きな葉を展開．夏，花柄が伸びて大形の美しい花を開く．花後，蜂の巣状の果実を形成し，花托の上の孔に1個の種子を結ぶ．

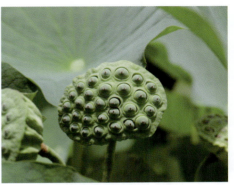

学名の来歴 ●*Nelumbo*：シンハラ語の「ハス」；*nucifera*：ラテン語の「堅果を有する」．

産　　地 ●インド原産，世界の温帯，亜熱帯地方で栽培．

主要成分等 ●アルカロイド（ヌシフェリン，プロヌシフェリン，デヒドロヌシフェリン，デヒドロロエミリン，デヒドロアノナイン，ネフェリン，アシミロビン，クリコリシン，ネルンボリンA，B），メガスチグマン（ボスシアリン，ボミフミオール，デヒドロボミホミオール，イカリシドB_2，アヌイノンD，グラスショッパーケトン），フラボン（ケルセチン，ケンフェロール，ルテオリン，タキシホリン）等．

注 ●アルカロイドを含有する．

■ 食経験

ハスはかなり古い時代に中国より渡来．観賞用，食用とした．縄文後期の遺跡から出土．「常陸風土記」，「肥前風土記」，天平宝字4(760)年の東寺写経所解案等に記載．「延喜式」(927)では，蓮子を菓子として河内の国から貢納．内膳司では葉，蓮子，蓮根を使用．食用主体の品種の導入は鎌倉時代以降．蓮根はデンプンを多量に含み，煮物，酢の物，揚げ物，きんぴら，五目寿司や五目飯の具材，すり下ろして作る蓮餅と幅広く使用．熊本名産に，蓮根の穴に辛子みそを詰めた辛子蓮根がある．特徴ある成分として，ムチン様の粘質物質を含有．葉も食用となり，若い巻葉を刻んで混ぜた蓮飯，米を種々の食材とともに葉で包んで蒸した中国の荷葉飯がある．種子は，未熟なものは甘く生食．完熟したものは煮物，炊き込み飯，菓子の材料．花托も食べられる．花は茶．ハスの成熟果実は「神農本草経」(220頃)の上品に記載．平滑筋弛緩，利尿，通経作用があり，強壮剤や通経剤とする．蓮根を生のまますり下ろした汁は，民間薬として，胃潰瘍，止血，咳止めに使用．

パセリ
和蘭芹
parsley

■ 解　説

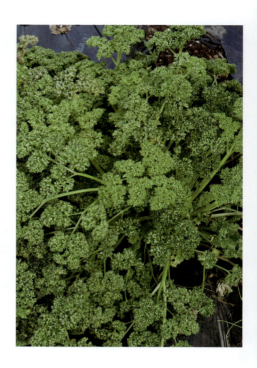

食薬区分(非医)リストより

名　　　称 ● パセリ
他　名　等 ● パセリ油
部　位　等 ● 種子油・根・葉
備　　　考 ● ―

基 原 植 物 ● パセリ　*Petroselinum crispum*（Mill.）Fuss（セリ科：Umbelliferae）

形　　　態 ● 草丈約30cmの二年生草本．葉は濃緑色で，葉の刻みが細かく密に盛り上がってつき，葉先は縮れている．茎葉に触れると特異の芳香を放つ．初夏に，散形花序に淡黄色の花を多数開く．花後，芳香のある分果をつける．

学名の来歴 ● *Petroselinum*：petros（石）＋ selinon（パセリ）；*crispum*：縮れた．

産　　　地 ● 世界各国で栽培．

主要成分等 ● フラボン（アピイン，6″-アセチルアピイン，6″-マロニルアピイン，ジオスミン），アセチレン誘導体（ファルカリンジオール），モノテルペン（1,2,3,4-ジエポキシp-メント-8-エン，1,4-エポキシ-p-メント-2,8-ジエン）等．

■ 食経験

BC300頃にギリシャ記録に平たい葉，縮れた葉の2種の品種があると記述され，既に普及していたと考えられる．北ヨーロッパへは13世紀，イギリスには15世紀の中頃，米国には17世紀に伝播．日本へは江戸時代にオランダから長崎を経由．「オランダゼリ」の名称で記述．しかし本格的に食用に供されるのは明治後半以降になる．パセリは極めて汎用性の高いハーブで，生葉そのまま，または葉を乾燥したパセリフレークとして，洋風料理の風味づけに利用．

全草にはビタミンA，B，C，ミネラルの鉄，カルシウム等を含有し，古代ギリシャ・ローマ時代には，伝統医薬として利尿，毒消し，通経剤に利用．

バターナット

butter nut

■解　説

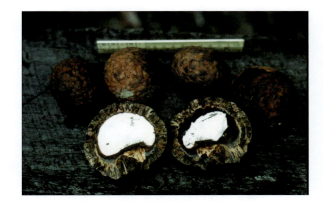

食薬区分(非医)リストより

名　　　称●バターナット
他　名　等●―
部　位　等●種子・種子油
備　　　考●―

基原植物●*Caryocar nuciferum* Linne（バターナット科：Caryocaraceae）

形　　　態●樹高35mの常緑高木．葉は対生し，3出複葉，小葉は長卵形，先端は鋭突頭，基部は円形．果実は直径10～15cmの石果，表面灰褐色，果皮は革質で赤褐色，いぼ状突起がある．内果皮は球状腎臓形，白色，油性で粘性がある．

学名の来歴●*Caryocar*：ギリシャ語のkaryon（ナッツ）＋kare（頭，頂点）；*nuciferum*：ラテン語のnucifera（堅果を有する）より．

産　　　地●中南米原産，熱帯アジアで栽培．

主要成分等●成分の記録は見当たらない．

■食経験

果実は大きく，中に鶏卵大の種子が4個ある．種子にはアーモンド様の香りがあり美味．生，または焙るか塩水で茹でて食べる．菓子原料とする．油の含有量は60％．搾油して食用油とする．肉や魚の調理，ベーカリー製品に使用．果肉は油分が多く野菜として調理．
樹皮を利尿，解熱剤として使用．

パタデバカ

cow's foot

■ 解　説

食薬区分(非医)リストより
名　　　称 ● パタデバカ
他　名　等 ● ウシノツメ
部　位　等 ● 葉
備　　　考 ● 一

基 原 植 物 ● *Bauhinia forficata* Link（マメ科：Leguminosae）

形　　　態 ● 樹高5〜9mの落葉低木．葉は長さ7〜10cm，袴状に上部が切れ込む．花は白色で，下垂する．果実は莢果で，長さ18〜36cm，褐色の種子がある．

学名の来歴 ● *Bauhinia*：スウェーデンのJ. & C. Bauhin兄弟の名に因む，葉の先が2つに割れていることを兄弟に見立て命名された；*forficata*：鋏形の．

産　　　地 ● ペルー，ブラジルの熱帯地域．

主要成分等 ● セスキテルペン（γ-エレメン，α-ブルネセン，β-ファルネセン，カリオフィレンオキシド），フラボン（ケンフェリトリン，3,7-ジ-O-α-L-ラムノピラノシルケルセチン）等．

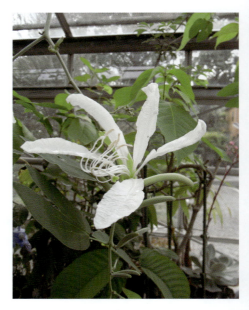
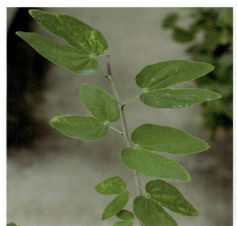

■ 食経験

食用の記録は見当たらない．
根，樹皮，葉を薬用とする．葉は糖尿病に煎剤として使用．根は駆虫，樹皮は気管支炎，咳止めに用いる．全体に肥満防止の効果があるという．

ハチミツ
蜂蜜
honey

■ 解　説

食薬区分（非医）リストより

名　　　　称	● ハチミツ
他　名　等	● ―
部　位　等	● トウヨウミツバチ等が巣に集めた甘味物
備　　　　考	● ―

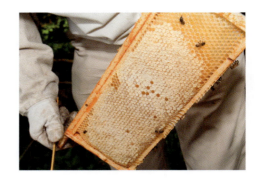

基 原 植 物 ● シロツメクサ *Trifolium repens* Linne, レンゲ *Astragalus sinicus* Linne（マメ科：Leguminosae），キイチゴ属 *Rubus*（バラ科：Rosaceae），シナノキ属 *Tilia*（シナノキ科：Tiliaceae）等，広い植物相の花．

形　　　態 ● セイヨウミツバチ *Apis mellifera* Linne またはトウヨウミツバチ *Apis cerana* Fabricius 等により巣に集められた糖分泌物．花の種類により色が異なり，ほぼ白色，淡黄色，または黄褐色等の濃厚なシロップ状液体．

産　　　地 ● 熱帯を除く全世界で広く採取．

主要成分等 ● ハチミツの約80％が糖質（フルクトース，グルコースが主成分で，ガラクトース，マルトース，スクロースを含む）等．

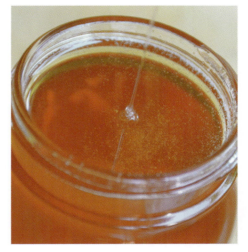

注　　　　 ● ハチミツの基原植物により微量成分は異なる．ツツジ科，キョウチクトウ科，ナス科，キンポウゲ科植物の蜜には毒成分を含むこともある．ボツリヌス菌の胞子を含むこともあるので，1歳以下の幼児には与えないようにする．

■ 食経験

セイヨウミツバチからのハチミツの利用を示す最古の資料は，スペインのアラニア洞窟に残されたハチミツを採集している新石器時代の彩色画である．その後もエジプトの遺跡，インドの遺跡等から紀元前よりハチミツの利用が裏づけられている．文字記録としてはプリニウスの「博物誌」(AD70頃)にハチミツに関する詳細な記述がある．日本におけるハチミツ利用はトウヨウミツバチからのものであったと推測されるが，その最初は中国大陸からの輸入であったらしい．養蜂によるハチミツの利用は，「延喜式」(927)に北は甲斐国，南は備後国から貢蜜の記録があり，奈良時代から国内養蜂があったことがわかる．

ハチミツの利用は，ほとんど甘味料として糖類と同様に単体でも加工品としても広く利用．さらに抗菌作用があるとされ，鎮咳剤の甘味料ほか，健康食品の配合剤として利用．

ハッカ
薄荷
mint

■ 解説

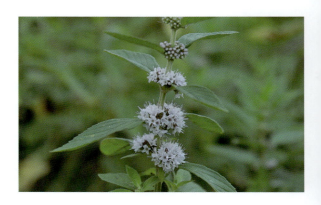

食薬区分(非医)リストより

名　　　称	●ハッカ
他　名　等	●―
部　位　等	●葉
備　　　考	●―

基原植物 ●ハッカ　*Mentha arvensis* Linne var. *piperascens* Malinv.（シソ科：Labiatae）

形　　態 ●草丈10〜80cmの多年生草本．茎は方形で，逆生の長い柔毛と腺点に覆われ，単葉が対生する．葉柄は長さ2〜15mmで，白色の短い柔毛が密生する．葉身は長卵形ないし楕円状披針形，長さ3〜7cm．先端は鋭先形，基部は広い楔形，周囲は鋭い細鋸歯状で，縁毛が密生し，上面は白色の短い柔毛，下面は柔毛と腺点に覆われる．夏，茎上部の葉腋に総状花序が段々につき多数の淡紅色の唇花を密につける．

学名の来歴 ●*Mentha*：ギリシャ神話の女神Menthaに由来；*arvensis*：野生の；*piperascens*：コショウ（pepper）のような．

産　　地 ●日本，中国に自生，また栽培．

主要成分等 ●モノテルペン（l-メントール，l-メントン），フェニルプロパノイド（ロスマリン酸，カフェー酸，クロロゲン酸）等．

注 ●メントールは特定のヒトにアレルギー反応を引き起こす可能性がある．

■ 食経験

日本では奈良時代からその存在を知られていて，「倭名類聚抄」(938)，に「和名波加」という記述があり，当時から特有の臭気の香辛料とし，認められていた．一方，眼薬の効用としても認識されていた．また江戸時代「農業全書」(1679)にも全草を陰干し，販売すると記載．

ハッカはメントールの含量が高く，乾燥葉に約1〜2%の精油を含み，その主成分はメントール（70〜90%）とメントン（10〜20%）である．

ハッカ属には多くの近縁種があり，食用として一般的に供されるハッカ類にセイヨウハッカ *M. piperita*，ミドリハッカ *M. spicata* 等が知られていて，生葉を刻んで肉料理，ソースに，カクテルやリキュールに，さらに抽出したメントールをチューインガムやキャンディー等の菓子，飲料，冷菓等の香料として使用．薬用として駆風薬，消毒薬，風邪，鎮咳等の局所麻酔薬やシロップ，軟膏等に広く使用．その他歯磨き剤，うがい薬，タバコ，石鹸，洗剤，乳液，ローション，香水等の香料．また伝統医薬として，健胃，興奮，消毒，局部麻酔，けいれん止め，さらに消化不良，吐き気，下痢，風邪，頭痛，歯痛，ひきつけの治療にも使用．

ハッカクレイシ
白鶴霊芝
snake jasmine

■ 解　説

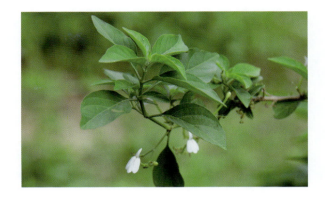

食薬区分(非医)リストより
名　　　称●ハッカクレイシ
他　名　等●―
部　位　等●全草
備　　　考●―

基 原 植 物●*Rhinacanthus nasutus*（Linne）Kurz
　　　　　　（キツネノマゴ科：Acanthaceae）

形　　　態●草丈1～2m．葉柄は0.5～1.5cm，葉は長楕円形から倒披針形で，長さ2～11cm，幅0.8～3cm，全縁で先端は尖る．花は集散花序で，白色唇形．果実は蒴果で，4個の種子を内蔵．

学名の来歴●*Rhinacanthus*：ギリシャ語のrhinos（鼻）＋akantha（棘）で，花冠の形または棘の性質を暗に示す；*nasutus*：長い鼻に由来．

産　　　地●インド，中国，インドシナ半島，フィリピン，熱帯アフリカに分布．

主要成分等●ナフトキノン誘導体（リナカンチンA～Q，カロテノイド（α-カロチン，β-カロチン，ルテイン，ビオラキサンチン，ネオキサンチン），クマリン誘導体（ウンベリフェロン）等．

■ 食経験

食用の記録は見当たらない．
根を含む全草を薬用とする．駆虫，消炎，抗皮膚真菌作用がある．インド，マレーシア，中国南部では民間で皮膚病に，タイでは抗ガン剤として使用．黄色染料．

ハックルベリー

huckleberry

■ 解　説

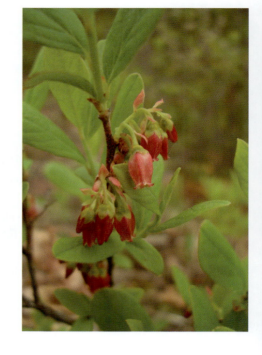

食薬区分(非医)リストより

名　　　　称	●ハックルベリー
他　名　等	●―
部　位　等	●果実・葉
備　　　　考	●―

基原植物●*Gaylussacia baccata* (Wangenh.) K. Koch（ツツジ科：Ericaceae）

形　　　態●高さ60〜160cmの常緑灌木．葉は卵円形で，長さ6cm，幅3cm．上面は緑色で，黄色の斑点がある．花冠は鐘状で，桃赤色．果実は液果で青色，熟すと黒色．

学名の来歴●*Gaylussacia*：フランスの化学者Gay-Lussacの名前に因む；*baccata*：ラテン語の「液果」．

産　　　地●北米東部．

主要成分等●スチルベン誘導体（カイルサシン）等．

■ 食経験

果実は香りが強く，甘みがあり，風味もよいが，種子が大きくかたいため栽培は一般化していない．生食のほか，乾果，ソース，ジャム，ゼリーを作り，パイ，パンケーキに入れ，ワインを作る．
北米先住民は根を鎮静剤，胃腸薬とする．北米東部原産の近縁数種も同様に利用するが，本品が最も味がよい．

ハッショウマメ
八升豆
velvet bean

■ 解　説

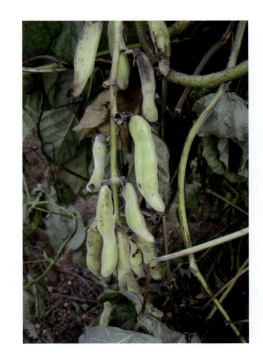

食薬区分（非医）リストより

名　　　称●	ハッショウマメ
他　名　等●	ビロウドマメ
部　位　等●	全草
備　　　考●	—

基原植物● ハッショウマメ　*Mucuna pruriens* (Linne) DC. var. *utilis* (Wall. ex Wight) Baker ex Burck（マメ科：Leguminosae）

形　　　態● 長さ15mに達する蔓性の一年生草本．葉は3出複葉，小葉は卵形から広卵形で有毛．長さ15〜32cmの円錐花序を伸ばし，長さ2.5〜3cm，暗紫色または白色の蝶形花を開く．果実は長さ10〜20cmの莢果でS字型，赤褐色の密毛がある．種子は楕円形で，長さ1〜2cm，幅0.8〜1.3cm．

学名の来歴● *Mucuna*：ブラジルの土名による；*pruriens*：ラテン語のprurio（かゆい）に由来；*utilis*：有用な．

産　　　地● アジア原産，熱帯，亜熱帯地方に広く分布．

主要成分等● アルカロイド（5-ヒドロキシトリプタミン，3-カルボキシ-6,7-ジヒドロキシ-1,2,3,4-テトラヒドロイソキノリン，1-メチル-3-カルボキシ-6,7-ジヒドロキシ-1,2,3,4-テトラヒドロイソキノリン，6-メトキシハルアン，イソハルミン），L-ドーパ等．

注　　　　● アルカロイドを含有する．

■ 食経験

若い莢，葉は野菜として調理．種子は豆として利用．乾燥種子はタンパク質を多量に含み（23%），みそ製造の原料．インドネシアでは発酵させ，ダイズで作るテンペに似た食品を作る．豆は有毒物質を含むため，種皮を除き，ひき割り，水によくさらし，十分に加熱する必要がある．
全草を腎障害，眼病に用いる．種子と根の粉末は白癬，パーキンソン病に有効．
原種のビロードマメ *M. pruriens* も同様に食用とする．莢の表面には剛毛があり，腸内寄生虫駆除に服用．刺激が強いので過剰摂取に注意．根は象皮病，全身水腫に外用．

ハトムギ
薏苡仁
Job's tears

■ 解　説

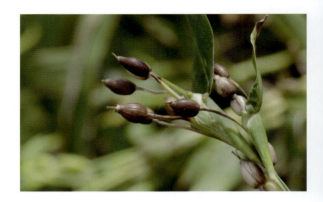

食薬区分(非医)リストより

名　　　称	●ハトムギ
他　名　等	●ジュズダマ／ヨクイニン／ヨクベイ
部　位　等	●種子・種子エキス・種子油・葉
備　　　考	●葉の場合は，ジュズダマ／ヨクイニン／ヨクベイは除く

基原植物●ハトムギ　*Coix lacryma-jobi* Linne var. *ma-yuen*（Rom.Caill.）Stapf（イネ科：Gramineae）

形　　態●草丈60～150cmの一年生草本．円柱状で，枝分かれし，多数の側枝をつける．単葉は互生する．葉は狭い披針形で，長さ約15～30cm，先端は尖り，基部は狭く茎を巻き込む葉鞘になり，小形の葉舌を持つ．葉の上面は緑色，下面は淡緑色，両面とも無毛．葉柄はほとんどない．花は単性花で，同一花序に雌花と雄花があり，雌花はかたい苞穎に包まれ3花あり，子房は上位，雌しべの柱頭は2裂し，緑色か淡紅色．雄花は苞穎の中央から抽出し，花序をなす．雄しべは3本．1花のみが結実し，穎果となる．穎果の表面は淡褐色で，縞模様がある．苞穎はややわらかく，爪で押すと凹む．形は紡錘形で，長さは5～15mm，直径4～10mm．

学名の来歴●*Coix*：ギリシャ語のKoix（シュロ）より；*lacryma-jobi*：ギリシャ語のlacryma（涙滴）＋jobi（旧約聖書中の人名）より；*ma-yuen*：ベトナムから本植物を中国へ持ち帰った人，馬援の中国音に因む．

産　　地●東南アジア原産，日本，中国，タイ，ベトナム，朝鮮半島等で栽培．

主要成分等●レオヌリシドA，コイキセノリド，コイクスピロラクタムA，B，C，コイクスラクタム等．

■ 食経験

中国へ1世紀頃ベトナムから伝播．日本での栽培開始は享保年間(1716～35)，当初はシコクムギと呼称．
東南アジアでは16世紀のトウモロコシ導入以前には重要な作物で，現在でもインドシナ半島，インドネシアでは常食に供す．わが国では食用より薬用として栽培利用され，またハトムギ粒を焙煎したものをハトムギ茶と呼称，煎汁は健胃，滋養，強壮のために飲用に供されている．
種実はデンプン50～79％，タンパク質16～19％，脂質10％程度を含有．精白し米と混合してまた製粉して団子，焙って粉にしてハトムギ煎餅等を作る．
種実は薏苡仁と呼称，利尿，鎮痛，利胆，駆虫の効果があり，いぼ取り，湿疹等にも効能があると考えられている．

ハナシュクシャ
花縮紗
ginger lily

■ 解　説

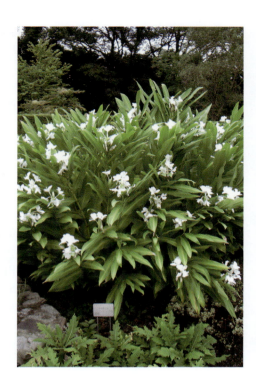

食薬区分（非医）リストより
名　　　称	● ハナシュクシャ
他　名　等	● キョウカ
部　位　等	● 花から得られた精油
備　　　考	● ―

基 原 植 物 ● ハナシュクシャ　*Hedychium coronarium* J. Koenig（ショウガ科：Zingiberaceae）

形　　　態 ● 草丈0.8～3mの多年生草本．葉は互生し，長楕円形で，長さ約80cm，幅約15cm，基部は鞘茎し，2列に並ぶ．花序は総状で，長さ12～24cm，芳香がある白色花を密につける．3枚の花弁のように見える仮雄しべをつける．

学名の来歴 ● *Hedychium*：ギリシャ語のhedys（美味）＋chion（雪），花が純白で甘い芳香があることに由来；*coronarium*：ラテン語のcoronarius（花冠の）に由来．

産　　　地 ● 東南アジア，インド原産，熱帯アジアに広く自生．

主要成分等 ● ジテルペン（コロナリンA～H，ヘデキラクトンA～C，コロナラクトシドⅠ，Ⅱ）等．

■ 食経験

日本渡来は江戸時代末期．若芽，花は食べられる．蒸すか軽く茹でてチリソースで食べる．根に含まれるデンプンでビスケット，ケーキを作り，乳児食にタピオカやジャガイモデンプンに混ぜて使用する．ハワイでは花の精油を香水とする．根茎は鎮痛剤．
近縁種にサンナ *H. spicatum* がある．ヒマラヤから中国南部に分布．根茎（山奈）には辛味と芳香があり，健胃剤に1日3～8gを煎服．料理にも使用する．

バナナ
甘蕉，実芭蕉
banana

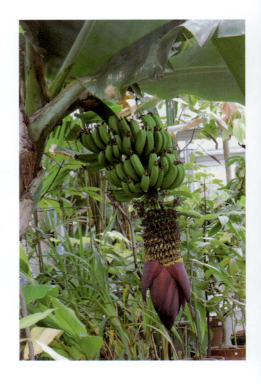

■ 解　説

食薬区分(非医)リストより

名　　　称● バナナ
他　名　等● Musa acuminate（Cavendish種）
部　位　等● 成熟した果実の果皮
備　　　考● ―

基 原 植 物● バナナ　*Musa* × *sapientum* Linne または *Musa acuminata* Colla（バショウ科：Musaceae）

形　　　態● 草丈3～7mの多年生草本．直立する厚い葉鞘に包まれている偽茎からなる．葉は長さ1.5～3m，幅40～60cmの長楕円形．長さ60～130cmの穂状花序は下垂する．包片は肉穂状で紫紅色，披針形または卵状披針形で，脱落する．開花期は夏から秋で，花弁は卵形，黄白色のがくがある．果序は7～8段ほどの果束からなる．液果は長楕円形，肉質．熟すと黄色になる．

学名の来歴● *Musa*：ローマ皇帝Octavius Augustusの侍医Antonius Musaに因む；*sapientum*：賢人の；*acuminata*：先が尖った．

産　　　地● 熱帯アジア原産，アジア，中南米，東～中央アフリカで栽培．

主要成分等● フェナンスレン誘導体（アニゴローチン，4′-ヒドロキシアニゴローチン，アンジオルホン，イソアンジオルホン），ムサリン，糖分，デンプン，タンパク質等．

注　　　● 食薬区分（非医）リストでは*Musa acuminate*となっているが，正しい学名は*Musa acuminata*である．
「バナナ」は，平成25年9月20日消食表第257号通知「アレルギー物質を含む食品に関する表示について」の別添1において可能な限り表示に努める「特定原材料に準ずるもの」に指定されている．

■ 食経験

バナナは人類最古の栽培作物の1つ．熱帯では重要な食用作物．初出の文献はBC5世紀のインド．生食のほか，サラダ，ジュース，フリッター，菓子やパンの材料，アルコール飲料等とする．加工品には乾燥バナナ，バナナチップ，ピューレ等がある．仮茎の芯(つぼみ様のbanana heart)は野菜として利用．葉で食べ物を包む．バナナには果物として利用する本種のほかに調理用バナナ品種がある．熟しても甘くならずかたい．生食には不向きで加熱調理する．

バナバ

pride-of-India

■解 説

食薬区分(非医)リストより

名　　　称	●バナバ
他 名 等	●オオバナサルスベリ
部 位 等	●全木
備　　　考	●―

基 原 植 物 ●オオバナサルスベリ　*Lagerstroemia speciosa* (Linne) Pers.（ミソハギ科：Lythraceae）

形　　　態 ●樹高10～20mの常緑高木．葉は卵状楕円形で，長さ8～15cm，幅3～7cm．小枝の先端に長さ20～40cmの円錐花序を伸ばし，長さ2～3.5cmの6花弁を持つ．白色から桃色の花を開く．緑色の果実は卵形で，がく片が宿存し，熟すと褐色となり，開裂する．

学名の来歴 ●*Lagerstroemia*：Linneの友人であるスウェーデンのMagnus von Lagerstroemに因む；*speciosa*：ラテン語のspeciosus（美しい，華やかな）に由来．

産　　　地 ●東南アジア原産，インドから東南アジア，オーストラリアの北部に分布．

主要成分等 ●トリテルペン（オレアノール酸，ウルソール酸，コロソリン酸），タンニン（エラジ酸，3-*O*-メチルエラジ酸，ラジェルスタニンA～C）等．

注　　　　●バナバはオオバナサルスベリの別名である．

■食経験

食用の記録は見当たらない．
根と葉には収れん，解毒作用があり，化膿したできものに9～15gを煎じて服用．または外用．中国南部では花や葉を産後の止血，湿疹，外傷の止血に用いる．インドやマレーシアでは樹皮を煎じて腹痛，下痢に服用．

ハナビシソウ
花菱草
California poppy

■ 解　説

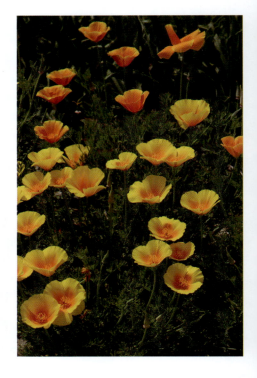

食薬区分(非医)リストより

名　　　称	●ハナビシソウ
他　名　等	●―
部　位　等	●全草
備　　　考	●―

基原植物 ●ハナビシソウ　*Eschscholzia californica* Cham.
（ケシ科：Papaveraceae）

形　　態 ●草丈60cmの一年生草本．葉は互生し，葉柄は長く，葉身は羽状複葉で，細かく分裂し，白色を帯びる．花径7〜10cm，花弁は扇形で通常4枚で，八重咲きもある．花色は，黄色，オレンジ色，朱色，サーモンピンク等がある．がく片は2枚で，開花後脱落する．雄しべは多数，雌しべは1本で，花柱は4つに裂ける．果実は線形の痩果．

学名の来歴 ●*Eschscholzia*：エストニアのJohann Freidrich Eschscholtzに因む；*californica*：カリフォルニアの．

産　　地 ●北米西部原産，世界各地で自生，また栽培．

主要成分等 ●アルカロイド（カリフォルニジン，カリアチン，マクラピン，クリルビン，セレリトリン，ケリスリン，ケリルチン，サンギナリン）等．

注　　　　●アルカロイドを含有する．

■ 食経験

日本には明治初期渡来して観賞用に栽培．北米カリフォルニアの先住民は，葉を茹でる，炙る等野菜として使う．先住民の一部(Luiseno)は花をチューインガムとともに咀嚼料とする．
ハナビシソウが含有するアルカロイドには鎮痛，鎮痙，催眠，軽い呼吸麻痺作用がある．根を含む全草，種子をマラリア，黄疸，皮膚病に使用．マリファナの代用としたこともあった．先住民は魚毒とする．

ハナビラタケ

cauliflower mushroom

■ 解　説

食薬区分(非医)リストより

名　　称 ●	ハナビラタケ
他 名 等 ●	―
部 位 等 ●	子実体
備　　考 ●	―

基 原 植 物 ● ハナビラタケ　*Sparassis crispa* (Wulf.) Fr.（ハナビラタケ科：Sparassidiaceae）

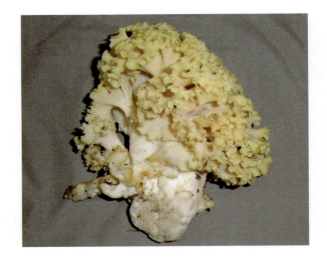

形　　　態 ● 子実体ははじめ歪んだ球状で，次第に個々のしわが伸長して花弁状の裂片となり，共通の基部で集合した塊状をなし，全体の直径10～30cmに達する．個々の裂片は薄く幅広い薄片状で，黄白色を呈する．肉は薄く，鮮時には弾力のある肉質であるが，乾くとかたい角質となり，傷つけても変色せず，味もにおいも温和で特徴的なものはない．
胞子を形成する子実層が裂片の両面に発達するが，水平に発達する場合には，地に面した側にのみ胞子が作られる．胞子紋は白色を呈する．子実体を構成する菌糸は無色．

学名の来歴 ● *Sparassis*：ラテン語の「きれぎれに裂けた」；*crispa*：縮れた，しわのある．

産　　　地 ● 日本，中国，北米，ヨーロッパ．

主要成分等 ● マレインイミド誘導体（マントロジンD），セスキテルペン（6,11-オイデスマンジオール，6,11-イソダウカンジオール），ラクトン誘導体（クリスパコリド）等．

■ 食経験

日本，中国，ヨーロッパ，北米では食用とする．花弁状の子実体は柔軟で，日本料理ではワカメの茎の部分を思わせる歯切れを生かし，軽く茹でたものを，ぬたや和え物，ピクルス，酢の物等にする．天ぷら，炒め物等にも使われる．
本種または東アジアの近縁種 *S. latifolia* は，すでに商業規模で栽培市販されている．

ハネセンナ

candle bush

■解 説

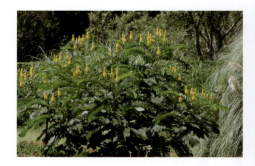

食薬区分(非医)リストより

名　　　称●	ハネセンナ
他　名　等●	―
部　位　等●	全草
備　　　考●	―

基原植物●ハネセンナ　*Cassia alata* Linne（マメ科：Leguminosae）

形　　　態●高さ1〜2mの常緑低木．葉は，偶数羽状複葉で，小葉は8〜20対，長楕円形で全縁．長さ20cmの総状花序は直立し，黄色5弁花を開く．莢果は，長さ10〜20cmの長楕円形，扁平で4稜を持つ．黒熟すると開裂．

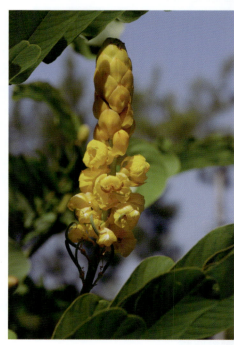

学名の来歴●*Cassia*：ギリシャ語のCinnamomum cassiaにつけられた古代名で，ヘブライ語のgasta（皮を剥く）の語源．後にマメ科の属名に転用された；*alata*：ラテン語のalatus（翼のある）．

産　　　地●熱帯アメリカ原産，熱帯地方で広く栽培．

主要成分等●アンスラキノン誘導体（アロエエモジン，アラロン，イソゲンチアニン，アラトナール，アラキノン），フェニルプロパノイド(2,4-ジヒドロキシケイヒ酸，2,5-ジヒドロキシケイヒ酸，カフェー酸)，セスキテルペン(β-カリオフィレン，ゲルマクレンD，α-セリネン，カリオフィレンオキシド），フラボン(ケルセチン，ケンフェロール，4',5,7-トリヒドロキシフラボン)等．

注　　　　●食薬区分(非医)リストでは部位が全草となっているが，本植物は木本である．下剤成分センノシドを含有するという情報がある．

■食経験

若い莢を蒸して，少量ならば生で食べる．種子はコーヒー，茶の代用．
ブラジルでは根の煎剤を下剤，月経不順，リウマチ，肝臓病，利尿，解熱に用いる．葉は浄血剤，センナの代用として利尿，解熱，発汗，粉末または新鮮なものを熱してヘルペス，潰瘍等に用いる．葉は抗菌性の物質を含有．中国では葉を駆虫，神経性皮膚炎，皮膚病に，インドネシアでは皮膚病に使用．

パパイヤ
番木瓜
papaya

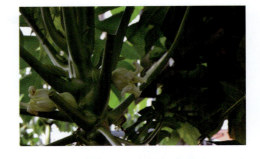

■ 解　説

食薬区分（非医）リストより

名　　　称	●パパイヤ
他　名　等	●チチウリ／モクカ
部　位　等	●種子・葉・花
備　　　考	●パパインは「医」

基原植物 ●パパイヤ　*Carica papaya* Linne（クワ科：Moraceae）

形　　態 ●樹高5〜10mになる雌雄異株の低木．幹は太くて分枝が少ない．長い葉柄を持った大きな手掌葉が，幹の先端に多数つく．雌株では，葉腋に花柄を持つ雌花を数個つける．雄株では，長い柄を持つ花序がつき，多数の雄花が開く．果実は徐々に大きくなり，長さ40cm，重さ数kgに達するものもある．果肉はやわらかく，多数の黒い種子を内蔵．

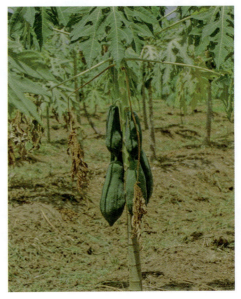

学名の来歴 ●*Carica*：イチジクの生産地として有名な小アジアのCarica地方に由来；*papaya*：カリブ海沿岸の地名に由来．

産　　地 ●熱帯各地．

主要成分等 ●アルカロイド（カルパイン，プソイドカルパイン，デヒドロカルパインⅠ，Ⅱ），カロテノイド（β-クリプトキサンチン），クマリン誘導体（アルチマリオール），長鎖脂肪酸（ヘキサデカン酸），パパイン等．

注　　　 ●葉や種子にアルカロイドを含有する．

■ 食経験

果実及び若葉が食用に供され，16世紀に熱帯アメリカからフィリピン経由で東インドに伝播，以後熱帯アフリカ，熱帯アジア地域に伝播した．現在では世界の熱帯・亜熱帯地域で広く栽培．日本への伝播は明治時代，沖縄，小笠原，鹿児島等で試作が行われ，現在では沖縄地方で果実の生産が行われている．台湾，フィリピン等からの輸入開始は1968年の果実類の貿易自由化以降．
若葉と幼果は野菜として，果実は果物として生食するほか，果実飲料，アイスクリーム，ジャム等多くの製菓材料として利用．未熟果の果汁には，タンパク分解酵素パパインを含有，ビールの清澄剤や肉類軟化剤に利用．精製パパインは，淡黄色，無臭の粉末で水溶性．植物性タンパク質分解酵素の中では安定でpH 3〜11，特に中性付近で最も安定．消化剤としても使用．

ハハコグサ
母子草
Jersey cutweed

■ 解　説

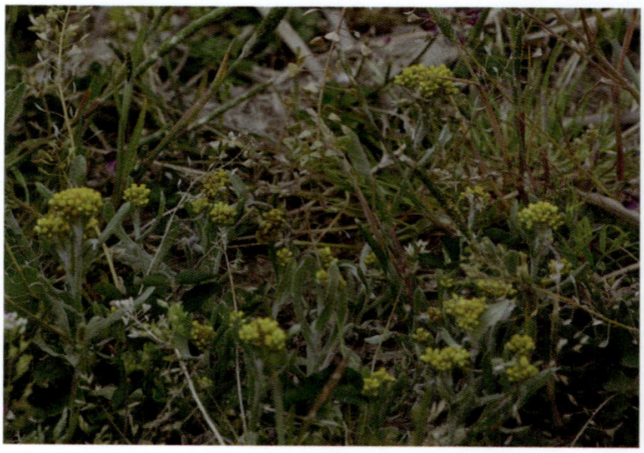

食薬区分(非医)リストより
名　　　称● ハハコグサ
他　名　等● オギョウ／ゴギョウ／ソキクソウ
部　位　等● 全草
備　　　考● —

基 原 植 物● ハハコグサ　*Gnaphalium affine* D. Don（キク科：Compositae）

形　　　態● 草丈14〜20cmの二年生草本．茎は下部でよく枝を分かつ．葉は細くて鈍頭，やわらかくて両面に密に綿毛がある．4月〜6月にかけ，枝の先に淡黄色の小さい花頭を密に散房状につける．総苞の長さは3mm，総苞片は3列で鮮黄色．

学名の来歴● *Gnaphalium*：ギリシャ古名gnaphallon（フェルト）に由来；*affine*：近縁．

産　　　地● 日本，中国，朝鮮半島．

主要成分等● フラボン（グナフィンA，B，アピゲニン3-*O*-β-D-グルコピラノシド，ケルセチン3-*O*-β-D-グルコピラノシド，イソラムネチン7-*O*-β-D-グルコピラノシド），カルコン誘導体（ヘリクリシン）等．

■ 食経験

春の七草の1つ．ゴギョウと呼んで，若い茎，葉を1月7日の七草粥に入れる．草餅（母子餅），草団子を作り，ご飯に炊き込む．また茹でて野菜として利用する．

全草（鼠麹草）を鎮咳，去痰，利尿に用いる．鎮咳には1日量10gを煎じて3回に分服．また1回量20gを火にくべて煙を吸引．扁桃炎には煎汁でうがい．急性腎炎に1日量5〜10gを煎じて服用．伝統的な漢方では使用しない．

ハブソウ

coffee senna

■解 説

食薬区分(非医)リストより

名　　　称● ハブソウ
他 名 等● 一
部 位 等● 全草
備　　　考● 一

基原植物● ハブソウ　*Cassia occidentalis* Linne（マメ科：Leguminosae）

形　　　態● 草丈0.6～2mの一年生草本．小葉は卵形から卵状長楕円形で，先端は鋭形．葉柄は長さ3～4cm，幼軸は長さ8.5～12cm．花序は頂生または腋生し，2～4個の花をつける．花弁は鮮黄色，長さ1.5cmで倒卵形をしている．豆果は扁柱形で長さ10～13cm，30～40個の種子がある．

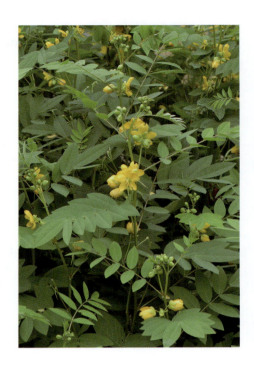

学名の来歴● *Cassia*：ケイヒの古名に由来；*occidentalis*：西方．

産　　　地● 南米原産，各地で栽培．日本では小笠原諸島，南西諸島に自生．

主要成分等● アントラセン2量体（アラロビノール，オシデンタロールⅠ，Ⅱ，シアメマニン，トロサニン），フラボン（カシアオシデンタリンA，B，C）等．

■食経験

江戸時代渡来して薬用に栽培．莢は生で食べられる．ジャワでは若い莢，葉を野菜として調理．葉は茶の代用となる．種子は焙ったものをハブ茶と呼んで茶，またはコーヒー代用．
葉（望江南），種子（望江南子）を薬用とする．緩下，胃炎，十二指腸潰瘍，産後の肥立ちの治療や予防に用いる．1日量10gを煎服．虫刺されには生葉の汁を塗布．
近縁種にエビスグサ *C. obtusifolia* がある．熱帯に広く分布．江戸時代に中国より渡来．種子（決明子）を緩下，整腸．民間では種子を焙じハブ茶と称して飲用．本来ハブ茶はハブソウの種子を用いるが，現在はほとんどがエビスグサの種子である．

ハマゼリ
浜芹

■解説

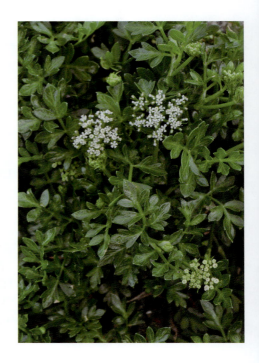

食薬区分(非医)リストより

名　　　称	●ハマゼリ
他　名　等	●―
部　位　等	●全草(果実を除く)
備　　　考	●―

基原植物　●ハマゼリ　*Cnidium japonicum* Miq.（セリ科：Umbelliferae）

形　　態　●草丈10～30cmの二年生草本．茎は株より枝を分け，多数の小枝を出して株状になる．葉は小さく単羽状複葉で質が厚い．花序は小さく，花柄は少なく，白色の花が咲く．果実は楕円状でつやがない．

学名の来歴●*Cnidium*：ギリシャ語のcinde（イラクサ）に由来；*japonicum*：日本の．

産　　地　●日本，朝鮮半島，中国北東部．

主要成分等●クロモン誘導体(シニジモシドA，B)，クマリン誘導体(シニジモールA～F)等．

■食経験

葉は茹でるか油で炒めて食べる．生で料理の添え物，サラダとする．
果実，全草には消炎作用があり，外陰部のかゆみに用いる．毛を除いた乾燥果実10～15gとミョウバン2～4gを煎じ，患部を洗浄．
近縁種のオカゼリ*C. monnieri*は果実を蛇床子と呼んで，女性の不妊，冷え性等に用いる．古来婦人病の要薬．古くはハマゼリの果実を蛇床子に代用した．センキュウ*C. officinale*には強壮，鎮痛作用があり，他の生薬と配合して婦人病，脳溢血，頭痛等に繁用．

ハマナス
浜梨
rugosa rose

■ 解　説

食薬区分(非医)リストより
名　　　称● ハマナス
他　名　等● ハマナシ
部　位　等● 果実・花
備　　　考● ―

基原植物● ハマナス　*Rosa rugosa* Thunb.（バラ科：Rosaceae）

形　　　態● 砂地に自生する高さ1～1.5mの落葉低木．枝には細い棘が密生．葉は互生で2～4対の小葉を持つ羽状複葉．小葉は長卵形で葉柄はなく，内側に巻き，葉脈が目立つ．夏に紅色の美しい5弁花を開く．秋，直径1.5～3cmの平らな球形の偽果を結ぶ．

学名の来歴● *Rosa*：ラテン語古名の「バラ」；*rugosa*：rugosus（縮んだ）．

産　　　地● 冷涼地の海岸地帯に自生．

主要成分等● タンニン（ルゴシンA，C，D，F，G），オウロン（ルガウロンA～C）等．

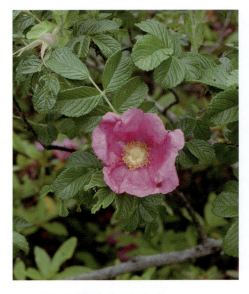

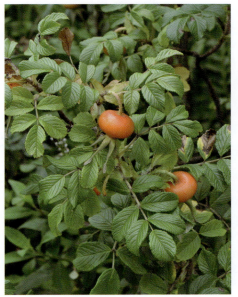

■ 食経験

「下学集」(1444)に記載．果実には酸味と弱い甘味があり，生食，あるいはジャム，菓子，羊羹に加工．果実はビタミンCを多量に含有．ホワイトリカーに漬けて果実酒とし，疲労回復に飲用する．花弁はサラダ，フラワーゼリー．つぼみは乾燥して茶．
新鮮な花には収れん作用，精油に胆汁分泌促進作用がある．月経過多や下痢には花弁を乾燥したものに熱湯を注ぎ，冷めないうちに服用．根，樹皮はタンニンを含み染料とする．花からローズ油を抽出．主成分はゲラニオール．矯味矯臭薬，香粧品の香料として使用．

ハマボウフウ
浜防風
beach silvertop

■ 解　説

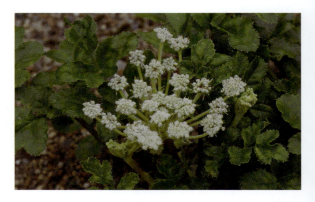

食薬区分(非医)リストより

名　　　称● ハマボウフウ
他　名　等● ―
部　位　等● 根・根茎・種子・若芽
備　　　考● ―

基 原 植 物● ハマボウフウ　*Glehnia littoralis* F. Schmidt ex Miq.（セリ科：Umbelliferae）

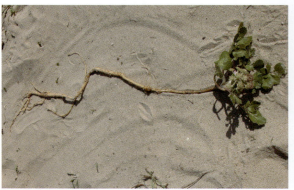

形　　　態● 海岸に自生する多年生草本．葉は1～2回3出複葉で，小葉は楕円形．葉の表面にはクチクラ層が発達し，肉厚でつやがある．花期以外は根生葉．根は地中深く伸びる．花期は5～7月で，南方ほど早い．花茎は立ち上がり，白色の毛が多い．肉質な白色の散形花序で，カリフラワーに似る．種子の側面には6～7本のひだがある．

学名の来歴● *Glehnia*：ロシアの植物研究家 Glehn に因む；*littoralis*：海浜性の．

産　　　地● カムチャツカ半島以南，日本では北海道から南西諸島．

主要成分等● クマリン誘導体(ウンベリフェロン，ベルガプテン，スコポレチン，キサントキシン)，ポリアセチレン(ファルカリンジオール，ファルカリノール)等．

■ 食経験

葉，茎を食用とする．独特の香気がある．「本草和名」(915)に記載がある．江戸時代から自生したものを使用．春，若芽を摘んで，刺身のつま，雑煮のあしらい，汁の吸い口，茹でて和え物，天ぷらと日本料理の高級食材として使用．八百屋の店先に並ぶので別名，八百屋防風．葉でリキュールを作る．根はみそ漬け．根にも芳香があり薬用とする．根，根茎を乾燥したものを浜防風と呼び，防風の代用とする．発汗，鎮痛，解熱剤として感冒に使用．漢方では防風の代りに各種処方に配合．屠蘇散の原料の1つ．根を煮出して湯冷め防止の浴用剤とする．

ハマメリス

American witch hazel

■解 説

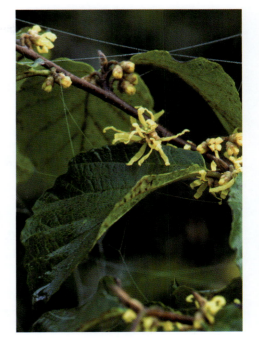

食薬区分(非医)リストより

名　　　称●	ハマメリス
他 名 等●	Hamamelis virginiana
部 位 等●	葉
備　　　考●	―

基原植物● アメリカマンサク　*Hamamelis virginiana* Linne
（マンサク科：Hamamelidaceae）

形　　態● 樹高5～10mの落葉中高木．葉は有柄，幅の広い卵形で，互生．花期は10～11月．花は数個が固まってつく．4枚の花弁とがくはともに黄色．雄しべは4本，雌しべは1本，果実は朔果．

学名の来歴● *Hamamelis*：hama（共に，同時に）+melon（果実）より，花と果実が同時につくことから；*virginiana*：北米・バージニア州の．

産　　地● 北米東部，カナダ，メキシコの山地．

主要成分等● タンニン（3-*O*-ガロイルプロデルフィニジンB，2',4-ジ-*O*-ガロイル-D-ハマメロピラノース，2',3,5-トリ-*O*-ガロイル-D-ハマメロピラノース）等．

注　　　● ハマメリスはアメリカマンサクの葉の生薬名である．

■食経験

米国先住民イロコイ族は，ハマメリスの葉を煎じてメープルシュガーで甘味をつけ，食事の時の茶とする．
多くの米国先住民たちは，ハマメリスの樹皮を浸した水で目の傷を洗浄する等，古くから薬用とし，入植者たちも使用した．日本には明治末期に渡来．
薬用部位は葉．葉はタンニン類を含有．ハマメリスタンニンには収れん性の止瀉，止血，消炎作用がある．ハマメリスの葉の煎剤または流エキスを細菌性下痢に服用．煎汁で打ち身，捻挫，皮膚炎，外傷を洗浄．また痔疾の座薬，湿疹の軟膏とする．精油はスキンクリーム，軟膏，スキンローションに使用．つぼみを水蒸気蒸留したハマメリス水は塗擦剤として使用．

バラ
薔薇
rose

■ 解　説

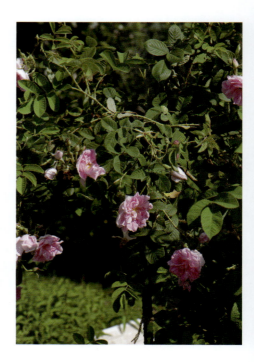

食薬区分(非医)リストより

名　　称	●バラ
他　名　等	●バラ科植物
部　位　等	●果実・葉・花
備　　考	●エイジツは「医」

基原植物●ダマスクバラ　*Rosa damascena* Mill.（バラ科：Rosaceae）

形　　態●高さ2〜3mの蔓性木本植物．葉や茎に棘がある．葉は1回奇数羽状複葉で，5小葉がある．花は桃色，花弁は多数，雄しべは少数．花弁に香気がある．

学名の来歴●*Rosa*：ラテン語古名の「バラ」；*damascena*：シリアの首都ダマスカス産の．

産　　地●原産は中国からミャンマー，現在は全世界で栽培．

主要成分等●精油成分（シトロネロール，ネロール，ファルネソール，リナロール，ゲラニオール，ファルネロール，フェネチルアルコール，オイゲノール，ジブチルフタレート）等．

■ 食経験

ダマスクローズの芳香はバラの中では最も強く，香油成分に富む．ローマ時代から主として香料用に栽培．
花は生のまま紅茶に，また砂糖漬け，ハチミツ漬けにして香りを楽しむ．花弁でジャムを作る．ヨーロッパでは以前はデザート類に多用．現在は名残で伝統的な菓子に使用．バラを水蒸気蒸留したローズ水は，そのまま薄めて，または紅茶，アルコール飲料に入れて飲用．インドや中東の料理では，肉料理やソース等にローズ水やバラの粉末を使用．アイスクリーム，トルコ求肥，ライスプディング等のデザート，ヨーグルト飲料ラッシーにバラの香りをつける．新芽は生で，または他の食材と米料理に使用．葉で食べ物に香りをつける．つぼみや果実は茶にする．精油は香料の代表格の1つ．高級な香水の原料．
皮膚収れん，抗炎症，抗菌，性的強化，鎮静作用があり，化粧品，アロマテラピーの分野で使用．

パラミツ

jackfruit

■ **解　説**

食薬区分（非医）リストより
名　　　称● パラミツ
他　名　等● ジャック
部　位　等● 果実・種子・葉・花
備　　　考● ―

基 原 植 物● パラミツ　*Artocarpus heterophyllus* Lam.（クワ科：Moraceae）

形　　　態● 樹高15mの高木で，幼葉は2～3裂する．葉の長さは10～20cmの全縁長卵形で，花序は円筒形で幹から生ずる．集合果は大きく，長楕円形で長さ30～50cm，はじめ緑黄色で，成熟すると黄褐色になる．

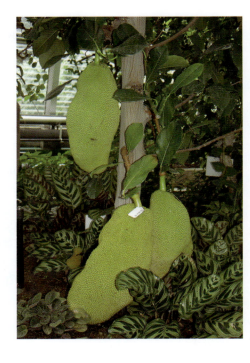

学名の来歴● *Artocarpus*：ギリシャ語のartos（パン）＋karpos（実）；*heterophyllus*：hetero（異形の）＋phyllus（葉）．

産　　　地● マレーシア，インド原産，熱帯各地で栽培．

主要成分等● プレニルフラボン（アルトカルビン，アルトニンA，B，J，K，ヘテロフィリン），プレニルカルコン（アルトニンC，D）等．

■ **食経験**

東南アジアに紀元前伝播．東南アジアでの生産，消費が最も多い．果肉は黄色．甘くパイナップル様の香りがある．熟果は生食のほか，プレザーブ，乾果，飲料，ワイン等に加工．未熟果，幼果は野菜として，揚げ物，煮物を作り，スープ，シチューに入れる．種子は栗に似た味で，焙ったり煮たりして食べ，カレー料理に入れる．粉末は菓子の原料とする．ジャワでは若い花房を寒天，シロップとともに食べる．
近縁種にパンノキ *A. communis* がある．オセアニアの島々では，種なし品種のデンプン質の多い果肉を主食とする．種あり品種の未熟果は野菜として利用．また熟果の種子も食用とする．

ハラン
葉蘭
cast-iron plant

■ 解　説

食薬区分(非医)リストより

名　　　称 ● バラン
他 名 等 ● ―
部 位 等 ● 葉
備　　　考 ● ―

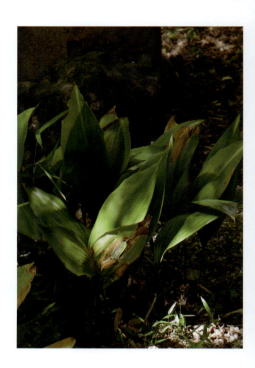

基 原 植 物 ● ハラン　*Aspidistra elatior* Blume（ユリ科：Liliaceae）

形　　　態 ● 葉柄10〜20cm，葉身30〜50cmの常緑多年生草本．葉は長楕円状披針形で先は尖り，長い葉柄の先につく．変種にはホシハラン（星斑入り），フイリハラン（白または黄白色の縞斑入り）がある．

学名の来歴 ● *Aspidistra*：aspidion（小楯）＋aster（星）；*elatior*：弾く．

産　　　地 ● 中国に自生，日本で栽培．

主要成分等 ● ステロイドサポニン（チモサポニンA，ネオアスピジスピリン，アスピドシドA，アスピドシチリン）等．

注　　　　● 食薬区分(非医)リストではバランとなっているが，正しい植物名はハランである．

■ 食経験

日本には古く渡来．葉を料理の添え物とする．
根茎（蜘蛛抱蛋）は中国の民間で利尿，強心，去痰，強壮の作用があるとされ，打撲，閉経，腹痛，頭痛，腰痛等に使用．利尿には掘り取った根茎をすり下ろし，布でこした汁1日量3〜5gを3回に分服．

ハルウコン
姜黄
wild turmeric

■ 解　説

食薬区分（非医）リストより

名　　称	● ハルウコン
他　名　等	● アロマティカ
部　位　等	● 根茎
備　　考	● －

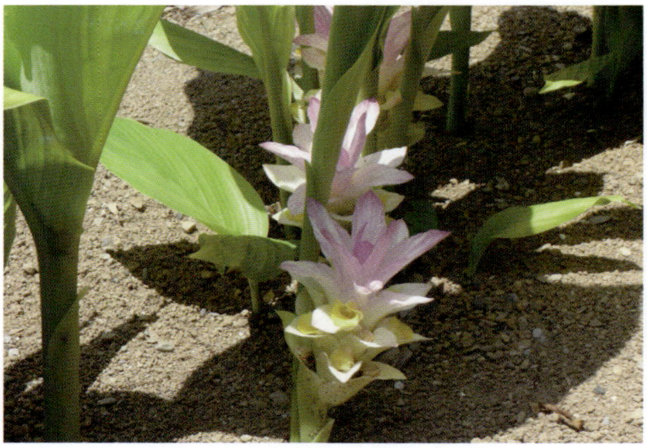

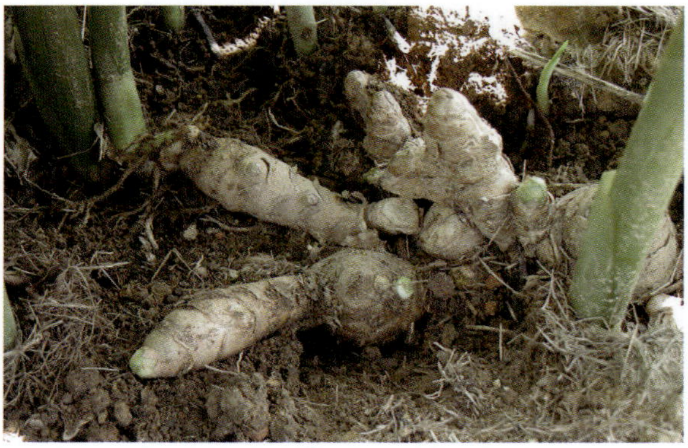

基原植物 ● ハルウコン *Curcuma aromatica* Salisb.（ショウガ科：Zingiberaceae）

形　　態 ● 草丈90～140cmの多年生草本．葉は長楕円形で鋭先頭，葉の裏にはビロード状の軟毛がある．1つの植物にたくさんの根茎がつき，その切り口は淡い黄色で，独特の香りがする．

学名の来歴 ● *Curcuma*：アラビア語kurcuma（黄色の）に由来；*aromatica*：芳香がある．

産　　地 ● インド原産，東南アジア，日本でも栽培．

主要成分等 ● セスキテルペン（ゲルマクロン，ゲルマクロン-4,5-エポキシド，クルジオン，クルクマジオール，クルクメノール），クルクミン等．

■ 食経験

日本への渡来は江戸時代．西南諸島に自生．根茎の粉末はターメリックの代用としてカレー粉に使用する．根茎（姜黄）は芳香性健胃剤として食欲不振，胸脇苦満，通経，補温，黄疸に粉末1日量1～3gを服用．黄色染料とする．
近縁種にウコン*C. longa*がある．根茎の粉末ターメリックはカレー粉の主原料．香辛料，食品着色料，利胆剤，芳香性健胃剤，黄色染料．

バレイショ
馬鈴薯
potato

■ 解　説

食薬区分(非医)リストより

名　　　　称●	バレイショ
他　名　等●	バレイショデンプン
部　位　等●	塊茎
備　　　　考●	－

基原植物●ジャガイモ　*Solanum tuberosum* Linne（ナス科：Solanaceae）

形　　　態●茎の高さ50～60cmの多年生草本．地下茎は横に這い，その先端は肥大し塊茎となる．葉は互生し，長い柄を持ち，羽状複葉で5～9個の小葉を持つ．茎の上部に花枝をつけ，白色または淡紫色の数個の花を開く．がくの先は5裂する．雄しべ5本，雌しべ1本をつけ，やくは黄色で直立する．

学名の来歴●*Solanum*：solamen（安静）より；*tuberosum*：塊茎状の．

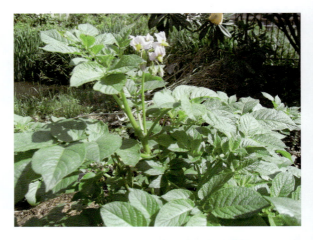

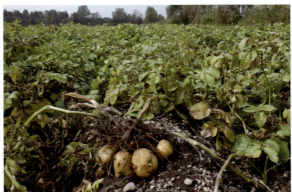

Arco Images GmbH/Alamy Stock Photo

産　　　地●南米アンデス高原原産，世界各国で栽培．

主要成分等●ステロイドアルカロイド（ソラニン，トマチン，トマチジン，ソラニジン），セスキテルペン（リシチン，ルビミン，リシチノール，ツベロノン），アミド誘導体（グロサミド），デンプン等．

■ 食経験

ペルーやチリの遺跡からジャガイモをかたどった土器が出土したことから，それ以前から食用に供されていたと考えられている．16世紀の新大陸発見に伴い，ヨーロッパに伝播．食用として本格的に栽培が始まるのは17世紀．日本へは，慶長3(1598)年にインドネシアのジャガトラ港（現ジャカルタ）から伝えられたという．救荒植物としての価値が認められ，冷涼な土地に栽培が広がった．

ソラニン等のアルカロイド系の有毒物質を含有しているため，中南米原産地周辺ではチューニョ（凍結乾燥様の加工により無害化したデンプン質）という加工品が食されている．用途としては青果用，加工食品用（ポテトチップス，フレンチフライ等），デンプン原料用に分かれる．20世紀に入ると，ジャガイモ原料の加工食品（冷凍フレンチフライ，インスタントマッシュポテト等）が食品産業において重要な分野を占めるようになった．

品種には粉質系のダンシャク，キタアカリ，粘質系のメークイン，エゾアカリ，熱による褐変現象が発生しにくいムサマル，ベニアカリ等がある．

パロアッスル

logwood

■解 説

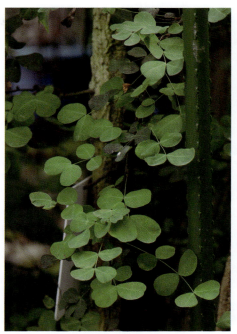

食薬区分(非医)リストより

名　　称	●パロアッスル
他　名　等	●―
部　位　等	●全草
備　　考	●―

基 原 植 物 ● アカミノキ　*Haematoxylum campechianum* Linne（マメ科：Leguminosae）

形　　　態 ● 樹高7～15mの中高木．幹の表面には縦溝がある．心材は暗赤褐色．葉は3～4対の小葉からなる毛状複葉で葉面はつやがあり，葉腋に棘を持つ．葉腋から房状の花を伸ばし，がく片は鮮赤色，花弁は黄色で芳香を放つ．花後，長さ4～6cmの莢がつき，1～3個の種子を内蔵．

学名の来歴 ● *Haematoxylum*：hemato（血）＋xylon（木），材は中心部が赤くなることより；*campechianum*：Campeche（原産地の1つであるメキシコ南東部にあるカンペチェ州の州都名）に由来．

産　　　地 ● メキシコ原産，中米から西インド諸島．

主要成分等 ● ヘマトキシリン等．

注　　　　● パロアッスルはアカミノキの別名である．
　　　　　　食薬区分(非医)リストでは部位が全草となっているが，本植物は木本である．

■食経験

食用の記録は見当たらない．古くから先住民マヤ族が染料とした．1525年スペイン人ヘルナン・コルデスのメキシコ征服時にこの樹木を発見．16世紀末からスペインに丸太のまま輸出したのでログウッドの名がある．現在でも染料となる木材の中では最も重要．日本には明治初年頃に輸入され，紫染め，黒染めの染料として重用．赤褐色の心材を2～4週間発酵させ，水で煮だして染料を抽出．成分としてヘマトキシリンを含有．ヘマトキシリンは無色であるが，光で赤褐色に変色．花には芳香があり，西インド諸島では最良のハチミツが取れ，重要な蜜源．
稀に収れん薬とする．

ハンゲショウ
半夏生
lizard's tail

■ 解　説

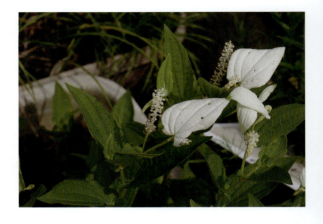

食薬区分(非医)リストより

名　　　称●	ハンゲショウ
他　名　等●	カタシログサ／三白草
部　位　等●	茎・葉
備　　　考●	―

基 原 植 物● ハンゲショウ　*Saururus chinensis* (Lour.) Baill.（ドクダミ科：Saururaceae）

形　　　態● 草丈80〜100cmの多年生草本．水辺に群生する．春に根茎から茎を立てる．葉は長い心臓形，茎葉ともに無毛で，独特の臭気がある．7月頃，茎の最上部の葉の基部の半分以上が白くなる．

学名の来歴● *Saururus*：sauros（トカゲ）＋oura（尾）に由来；*chinensis*：中国の．

産　　　地● 本州以南，朝鮮半島，中国に自生．

主要成分等● リグナン（マナサンチンA，B，サウセルネオールA〜C，サウルリン，ジヒドロカルパノン，サウチノン），ジテルペン（サウルフランA，B）等．

■ 食経験

食用の記録は見当たらない．
全草（三白草）に利尿，解毒，解熱作用があり，浮腫，脚気，黄疸，腫れ物に使用する．1日量10〜15gを煎じて服用．腫れ物は煎汁で洗浄．

ハンシレン
半枝蓮
barbed scullcap

■ 解 説

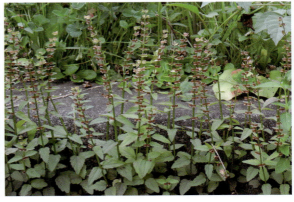

食薬区分(非医)リストより

名　　　称●	ハンシレン
他　名　等●	―
部　位　等●	全草
備　　　考●	―

基 原 植 物● *Scutellaria barbata* D. Don.（シソ科：Labiatae）

形　　　態● 草丈30〜50cmの二年生草本．葉は卵形披針形から三角形卵形で，長さ1.3〜3.2cm，幅0.5〜1cmで葉縁に鋸歯がある．茎頂に総状花序をつける．花冠は長さ0.9〜1.3cm，紫青色で，内部に毛がある．種子は卵形で長さ1mm.

学名の来歴● *Scutellaria*：scutella(杯)に由来；*barbata*：髯のある．

産　　　地● 中国，台湾，インド，東南アジア．

主要成分等● ジテルペン(バルバチンA，B，C，スクテバタD，E，F，スクテバルバチンF，G，H，Z)等．

■ 食経験

食用の記録は見当たらない．
全草(半枝蓮)は民間で，解熱，解毒，鎮痛，消炎，止血剤として打撲，肝炎，吐血，疼痛，ガン等に使用．解熱，解毒，鎮痛に1日量15〜30gを煎服．または生の全草30〜60gのつき汁を服用．止血，消炎には粉末を患部に塗布．妊婦の服用は注意との記述がある．

ハンダイカイ
胖大海
malva nut

■ 解　説

食薬区分(非医)リストより

名　　　称 ● ハンダイカイ
他　名　等 ● バクダイ
部　位　等 ● 果実・種子
備　　　考 ● ―

基原植物 ● *Sterculia lychnophora* Hance（アオキ科：Sterculiaceae）

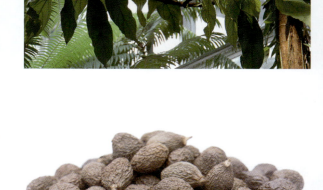

frank60/Shutterstock

形　　　態 ● 樹高18～25mの常緑高木．葉は互生し，3出複葉で，中裂するものと楕円形から楕円状披針形の単葉がある．単葉は長さ12～15cm，幅8～10cmで全縁．果実は円錐卵形で，直径8～15mm，緑黄色で，熟すと暗褐色．

学名の来歴 ● *Sterculia*：ラテン語のstercus（糞）より；*lychnophora*：ギリシャ語のlychnis（ランプ）＋phorus（支える）から，果実の形に由来．

産　　　地 ● 東南アジア熱帯地域に分布．

主要成分等 ● アルカロイド（ステルクリニンⅠ，Ⅱ）等．

注　　　　● アルカロイドを含有する．

■ 食経験

種子は水に浸すと約8倍に膨れ透明なゲルを作る．カンボジアでは砂糖や香料を加えて清涼飲料とする．中華料理の材料．日本では皮と種子を除き，果肉の水分を切って膾や刺身の添え物，酢の物，寒天寄せとする．祝儀にも用いる．

種子（胖大海）の水浸出液は，刺激によって腸の蠕動を促進させ，緩下作用を示す．消炎，鎮痛，緩下剤として咽頭痛，慢性咽頭炎，便秘に使用．1日量4.5～9gを煎じるか，茶に浸して服用．

ヒイラギメギ

Oregon grape

■解　説

食薬区分（非医）リストより

名　　称●ヒイラギメギ
他　名　等●オレゴンブドウ
部　位　等●全草
備　　考●―

基原植物●ヒイラギメギ　*Mahonia aquifolium* (Pursh) Nutt.（メギ科：Berberidaceae）

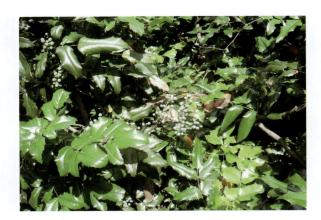

形　　態●高さ約1mの小低木．小葉は7〜9個あり，光沢のある暗緑色を呈し，卵状披針形，鋭歯牙縁．花序の長さは約10cmで直立し，黄色の花を4月頃につける．果実は8〜9月に熟して青くなり，白粉を帯びる．秋には紫を帯びて紅葉し，また，春の新葉も赤い．地下茎状に株を張り，グラウンドカバーとして利用されることもある．

学名の来歴●*Mahonia*：米国の植物学者 B. Mc. Mahon に因む；*aquifolium*：aqui（水生の）＋folium（葉）．

産　　地●北米西北部．

主要成分等●アルカロイド（オキシアカンチン，アルモリン，バルキスチン，オバメギン，アクイフォリン）等．

注　　　●食薬区分（非医）リストでは部位が全草となっているが，本植物は木本である．アルカロイドを含有する．

■食経験

酸味のある果実で，パイ，ゼリー，ジャム，飲み物（レモネードの様な飲料），菓子に利用．発酵すると口当たりのよいワインが醸造される．花も食用．

ヒイラギモチ
枸骨
Chinese holly

■ 解　説

食薬区分(非医)リストより

名　　　称 ● ヒイラギモチ
他　名　等 ● クコツ
部　位　等 ● 果実・樹皮・根・葉
備　　　考 ● ―

基 原 植 物 ● ヒイラギモチ　*Ilex cornuta* Lindl. et Paxt.（モチノキ科：Aquifoliaceae）

形　　　態 ● 常緑小高木．雌雄異株．葉は四角状長楕円形で，長さ3.5〜10cm，葉縁に棘がある．先端は三尖形．葉腋に多数の小さな黄緑色の花がつく．花弁は4枚，雄しべも4本．果実は直径1cmで赤熟する．

学名の来歴 ● *Ilex*：葉がカシワ属（ギリシャ語のIlex）の葉に似ていることに由来；*cornuta*：ラテン語のcornutus（角）の複数形で，棘のあることに由来．

産　　　地 ● 中国東北部，朝鮮半島に自生，各地で栽培．

主要成分等 ● トリテルペンサポニン(コルヌタシドA〜D，ゴウグシド1〜7)等．

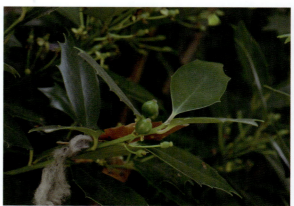

■ 食経験

食用の記録は見当たらない．
中医薬では，葉(枸骨葉)を結核，強精に，去風湿，養気血薬として肺労咳嗽，労傷出血，腰膝弱に用いられ，根(枸骨根)を腰痛，関節痛，清熱，去痰薬，赤眼，歯痛に，果実(枸骨子)を筋肉痛に用いる．葉は強心，避妊作用がある．樹皮(枸骨樹皮)も薬用として用いる．腰膝痿弱等には枸骨葉15g，枸骨根6〜15gを煎じて服用．

ヒカゲキセワタ

shady Jerusalem sageyacon

■解 説

食薬区分(非医)リストより

名　　　称 ● ヒカゲキセワタ
他　名　等 ● Phlomis umbrosa
部　位　等 ● 根
備　　　考 ● ―

基原植物 ● ヒカゲキセワタ　*Phlomis umbrosa* Turcz.（シソ科：Labiatae）

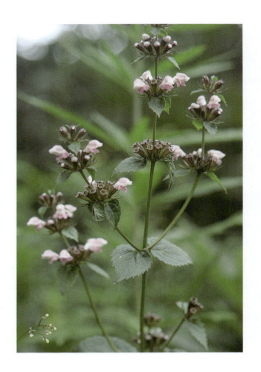

形　　　態 ● 草丈50～150cmの多年生草本．多く分枝する．根は肥厚し，肉質，長さ30cm，直径1cm．断面は方形，浅い溝がある．下向きの短い剛毛を蘇生する．上部の茎には星状短軟毛があり，茎の外面は赤色を帯びる．葉はやや円形，円卵形，卵上長楕円形，長さ5.2～12cm，幅2.5～12cm，先端は急鋭尖頭，基部は浅い心臓形から円形，辺縁に低鋸歯がある．上面は黄緑色で，軟毛と星状軟毛がある．下面は淡緑色で，上面と同様に有毛．葉柄は長さ1～12cm，花序は輪状で，4～8花がつく．花は唇形で，紫紅色，管状で長さ1cm，外面は星毛で覆われる．小堅果は無毛．

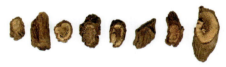

学名の来歴 ● *Phlomis*：ギリシャ語で，phlome（フロミス属の一種）またはmullein（モウズイカ属の一種）の植物名；umbrosa：日陰地を好む，蔭地性の．

産　　　地 ● 中国各地．

主要成分等 ● トリテルペン（フロミスヘキサオールA～D，フロミステトロールA～C，フロミシン，フロミソン），トリテルペンサポニン（フロミスウンブロシドA, B）等．

■食経験

食用の記録は見当たらない．中国に分布．主に山林の中，林のそばの草むらや川岸，山谷に生える．薬用では，全草，根に清熱・解毒作用があり，かさぶたの治癒，感冒，発熱，頭痛に利用．全草はアルコールエキス錠や顆粒剤として服用．民間では根を薬用にしている．

ヒカゲミズ

■ 解　説

食薬区分(非医)リストより

名　　　称● ヒカゲミズ
他　名　等● ―
部　位　等● 根
備　　　考● ―

基 原 植 物● ヒカゲミズ　*Parietaria micrantha* Ledeb.（イラクサ科：Urticaceae）

形　　　態● 草丈10〜40cmの一年生草本．茎は軟弱で，分枝し曲がった短毛が密生する．葉は互生し，卵形または卵心形で長さ1〜2cm，先は鈍形，同長の葉柄がある．直径約1.5cmの単性または両性花を葉腋につける．両性花と雄花は花被片4個，雌花は筒状．

学名の来歴● *Parietaria*：ラテン語のparies（壁），壁の割れ目の湿ったところに育つ植物；*micrantha*：ラテン語のmicr（小さい）＋anthus（花）から，小さい花に由来．

産　　　地● 中国東北部，朝鮮半島南部に自生．

主要成分等● 成分の記録は見当たらない．

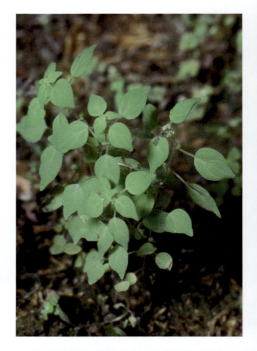

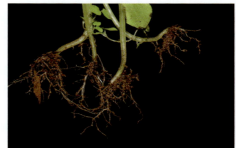

■ 食経験

食用の記録は見当たらない．
薬用では排膿作用，腫脹を治す作用がある．足底深部の膿腫，化膿したできもの，多発性膿腫に処方．

ヒジツ
榧実
Japanese nutmeg

■ 解　説

食薬区分(非医)リストより

名　　　称	● ヒジツ
他 名 等	● カヤ
部 位 等	● 果実
備　　　考	● －

基原植物 ● カヤノキ　*Torreya nucifera* (Linne) Sieb. et Zucc.（イチイ科：Taxaceae）

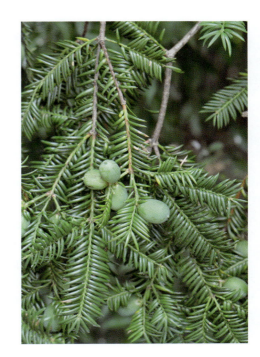

形　　態 ● 樹高30mの常緑高木．枝は無毛で赤褐色．葉は線形で長さ15〜25mm，幅2.2〜3mm，かたくほぼ無柄，先端は短棘，上面は深緑色で光沢があり，下面は淡緑色で細い淡黄色の2縦線がある．果実は楕円形で長さ2.5cm，紫色を帯びた緑色．

学名の来歴 ● *Torreya*：19世紀の米国の植物学者John Torreyに因む；*nucifera*：ラテン語のnux(堅果)より．

産　　地 ● 九州，沖縄，台湾，中国に自生，また栽培．

主要成分等 ● ジテルペン（18-ヒドロキシフェルギノール，18-オキソフェルギノール，カヤジオール），セスキテルペン（ヌシフェロール，ヌシフェラール，デンドラシン，トレヤール），フラボン（カヤフラボン，シアドピチン）等．

注　　　 ● ヒジツはカヤノキの果実の生薬名である．

■ 食経験

種子は生食可，食用油の採取，焙って食用，菓子に利用．
種子を薬用，十二指腸虫等の駆虫に使用．汗疱状白癬，たむし，脱肛，乳房湿疹に利用．外用には患部に食酢をあて葉汁を塗布．身体を温める作用あり，夜尿症治療，尿意頻数のある人の動脈硬化防止に榧子（ヒシ）を焼いて食べるか粉末にして1日3回，1回量0.3〜0.6g服用．十二指腸虫駆除には乾燥果実を粉末にして1日1回，3〜5g服用．変種チャボガヤ *T. nucifera* var. *radicans* は同様に種子を食用とし，本州日本海側に分布．

ヒシノミ
菱
water chestnut

■ 解 説

食薬区分(非医)リストより

名　　　称 ● ヒシノミ
他　名　等 ● ヒシ
部　位　等 ● 果実
備　　　考 ● ―

基 原 植 物 ● ヒシ　*Trapa japonica* Flerow（ヒシ科：Trapaceae）

形　　　態 ● 水生の一年生草本．長い茎が湖底から水面に達し，多数の葉が集まってつき，水面を覆う．葉は菱形三角形で，表面は光沢がある．夏に，葉間に柄のある白い花を開き，秋には菱形の牛の頭に似た果実をつける．

学名の来歴 ● *Trapa*：敵の騎兵隊を妨害するために用いたcalcitrappa（まきびし）の短縮形，形がヒシの実と似ていることから；*japonica*：日本の．

産　　　地 ● ユーラシア大陸に広く分布．

主要成分等 ● タンニン（トラパニンA，B，コムシインC，カンプトチンB，トラパイン）等．

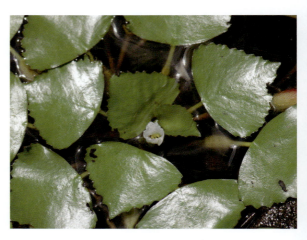
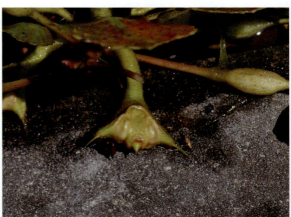

■ 食経験

種子を食用，薬用に供す．種子には淡泊な栗様の風味があり，ミズクリとも呼ぶ．先史時代から利用され，縄文後期の京都桑飼下遺跡から出土．「万葉集」(783)，「本草和名」(915)に記載がある．「延喜式」(927)では丹波国から貢納．古代においては重要な栄養源であった．未熟でまだ殻がやわらかいものは，そのまま殻を剥いて生食，成熟した果実は塩茹でして食用にすることが多い．殻を剥いてアク抜きをしたものは，炒め物，煮物等種々調理に供す．乾燥果実は粉にして団子，餅にする．葉や茎も野菜として利用．
薬用としては，民間的に健胃，解熱，強壮，解毒作用が認められている．
近縁種のトウビシ*T. bispinosa*，ヒメビシ*T. incisa*，オニビシ*T. natans*等は広くユーラシア大陸，アジアに分布，いずれも食用に供される．

ビジョザクラ

vervain

■解 説

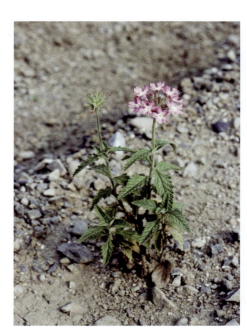

食薬区分(非医)リストより
名　　称● ビジョザクラ
他 名　等● 一
部 位　等● 全草
備　　考● 一

基 原 植 物● ビジョザクラ　*Verbena hybrida* Voss（クマツヅラ科：Verbenaceae）

形　　　態● 草丈30cmの一年生草本．茎は分枝し，匍匐状に茂る．葉は広披針形，長さ2～3cm，幅1～2cm，葉縁に鋸歯がある．茎頂に散房花序をつける．花冠は5裂し，高杯状で，花色は赤色，ピンク色，紫色，青色，黄色，白色等がある．

学名の来歴● *Verbena*：宗教の儀式や医薬として用いられた草本に対するラテン名verbenaより；*hybrida*：ラテン語で「交配」．

産　　　地● 北米．

主要成分等● アントシアニン（シアニジン-3,5-ビス（6-アセチルグルコシド），デルフィニジン-3,5-ビス（6-アセチルグルコシド），ペラルゴニジン-3,5-ビス（6-アセチルグルコシド））等．

■食経験

食用の記録は見当たらない．南米産の*V. chamaedryfolia*, *V. phlogiflora*, *V. incisa*, *V. tenera*等の種の交配から育成されたもの．
近縁種クマツヅラ*V. officinalis*の若葉は茹でて食用．茶葉の代用，花の抽出物はリキュールの香りづけに利用．

ヒソップ

hyssop

■解　説

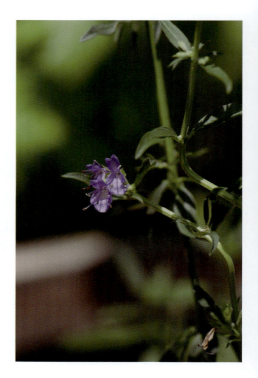

食薬区分(非医)リストより

名　　　　称	● ヒソップ
他　名　等	● ヤナギハッカ
部　位　等	● 全草
備　　　　考	● －

基 原 植 物 ● ヤナギハッカ　*Hyssopus officinalis* Linne（シソ科：Labiatae）

形　　　　態 ● 高さ約50cmの常緑低木．3～4cmの線形からやや細長い葉を対生する．夏に開花し，青色の筒状唇形が輪散状につく．

学名の来歴 ● *Hyssopus*：ヘブライ語のesob（聖なる草）より；*officinalis*：薬用の．

産　　　　地 ● 南ヨーロッパ原産，地中海沿岸で栽培．

主要成分等 ● モノテルペン（ピナノール，ピナノン，フォルミルミルテノール），リグナン（シリングレジノール 3-*O*-β-D-グルコピラノシド）等．

注　　　　　● ヒソップはヤナギハッカの生薬名である．
　　　　　　　食薬区分(非医)リストでは部位が全草となっているが，本植物は木本である．

■食経験

全草にタイム様の強いフレーバーを有し，紀元前から食用，薬用に利用．旧約聖書に「ヒソップをわが身に注げ，されば清められん」という章句の記述あり．香草として生食，または肉，魚等に混和し利用．脂肪の消化に効能ありということで，多脂肪の肉料理に有用．
精油は鎮咳，喘息，感冒，健胃，消化促進等への効用が伝承され，煎汁を服用，嗽用に使用，精油は化粧香料としても利用．

ヒナギク

lawn daisy

■解 説

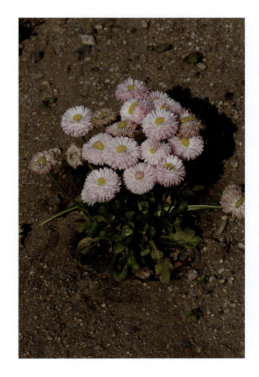

食薬区分(非医)リストより

名　　　　称●	ヒナギク
他　名　等●	エンメイギク
部　位　等●	全草
備　　　　考●	―

基 原 植 物● ヒナギク　*Bellis perennis* Linne（キク科：Compositae）

形　　　態● 草丈10〜20cmの一年生草本．葉は根生葉で，長さ約5cmのへら形で鋸歯があり，薄く毛がある．頭花は直径2〜10cmで，半八重または八重咲きがある．舌状花は赤色，白色，桃色があり，管状花は黄色．

学名の来歴● *Bellis*：ラテン語のbella（綺麗な）より；
　　　　　　perennis：ラテン語の「多年草」．

産　　　地● ヨーロッパ原産，北米，アジア，オセアニアに分布．

主要成分等● トリテルペンサポニン（ベリソシドA〜E，ペレニサポニンA〜F，ベリスサポニンBS1〜4，ペレニスシドI〜XII），アントシアニン（シアニジン3-*O*-β-D-グルクロピラノシル-(1→2)-β-D-グルコピラノシド）等．

■食経験

葉は香味野菜として食用．花はサラダで生食，つぼみはサンドイッチの具材，また，スープやサラダで食す．酢漬け，ケッパーの代用．
民間薬では，切り傷，内出血，血尿等，血管の損傷に処方．

ヒナゲシ
虞美人草
Corn poppy

■ 解　説

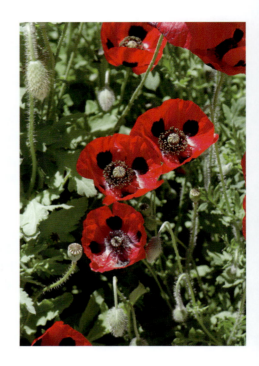

食薬区分(非医)リストより

名　　　称● ヒナゲシ
他　名　等● グビジンソウ／レイシュンカ
部　位　等● 花
備　　　考● ―

基 原 植 物● ヒナゲシ　*Papaver rhoeas* Linne（ケシ科：Papaveraceae）

形　　　態● 草丈30〜80cmの一年生または二年生草本．茎は直立，わずかに分枝する．葉は羽状に深く切れ込む．春，茎の先端に赤，白，桃色等の直径5〜7cmの花を開く．花弁の下に黒い斑が入ることが多い．朔果が肥大し，熟すと多数の小さな種子を内蔵．

学名の来歴● *Papaver*：粥；*rhoeas*：「ケシ」に由来．

産　　　地● ヨーロッパ原産．

主要成分等● アルカロイド（グラウカミン，グラウジン，パパベルルビンB，ノルサンギナリン，アドウルミラセイン，デヒドロエンメイン）等．

注　　　　● アルカロイドを含有する．

■ 食経験

種子を食用とする．古代ギリシャでは薬用とした．ディオスコリデスの「薬物誌」(100)に記載．日本には江戸前期に渡来．種子は焙ったり焼いたりすると香ばしい．パン，ケーキ，クッキーに振りかけて焼く．すり潰し，砂糖と混ぜてケーキやパイの詰め物にする等，主として製菓材料．日本では七味唐辛子の原料，金平糖の核とする．川魚の刺身にまぶす等料理にも利用する．インドでは，汁を濃厚にするためカレー料理に入れる．またチャツネを作る．種子は脂肪を50％近く含有．ケシ油にはアーモンド様の香りがあり，サラダドレッシングに使用．花芽が出る前の若葉は生，または調理して食べる．花弁から赤いシロップを作り，スープ，粥，ワインの色づけとする．
花には穏やかな鎮痛，鎮静，食欲増進作用があり，長年，ヨーロッパでは小児，高齢者の神経過敏，不眠，発作性の咳，喘息にシロップ剤を服用．赤い色素は薬品に使用．

ヒノキ
檜
hinoki cypress

■ 解　説

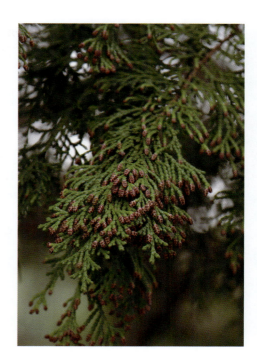

食薬区分(非医)リストより

名　　　称●	ヒノキ
他　名　等●	―
部　位　等●	枝・材・葉
備　　　考●	―

基原植物● ヒノキ　*Chamaecyparis obtusa* Siebold et Zucc.
　　　　　　（ヒノキ科：Cupressaceae）

形　　態● 樹高30〜40m，直径1〜2mに達する常緑高木．枝が互生で，平らになる．葉は小鱗片状で，枝や枝先に群生．4月頃，枝先に小さな雌雄異花をつける．枝の上に直径約1cmの木質の球果を多数結ぶ．

学名の来歴● *Chamaecyparis*：chamae（小さい）＋cyparis（イトスギ）；*obtusa*：丸みを帯びた．

産　　地● 日本各地．

主要成分等● リグナン（セサミン，サビニン，ヒノキニン，ジヒドロセサミン，ピペリトール，ヤテイン），セスキテルペン（ヒノキイン酸，クリプトメリジオール），モノテルペン（ヒノキチオール，β-チュヤプセン，α-ピネン，β-ピネン，カンフェン，2-カレン）等．

■ 食経験

食用の記録は見当たらない．日本固有種．ヒノキの名は，古代この木をすり合わせて発火したことに由来．「古事記」(712)，「日本書紀」(720)，万葉集(783)に多数記載．「延喜式」(927)では折櫃を貢納．水蒸気蒸留で枝葉からヒバ油，幹材，根株からヒノキ油を得る．
抗菌，防虫，鎮静，消臭，疲労回復作用がある．ヒバ油は香気が優れ，石鹸，浴用剤，芳香剤，調合香料，線香に使用．ヒノキ油は調合香料の保留剤，殺菌，殺虫剤．以前は尿路感染，淋病に使用．材には芳香があり，虫害，湿気に強い．麺棒，しゃもじ，まな板等を作る．

ヒバマタ

rock weed

■ 解　説

食薬区分(非医)リストより
名　　　称● ヒバマタ
他　名　等● ―
部　位　等● 全藻
備　　　考● ―

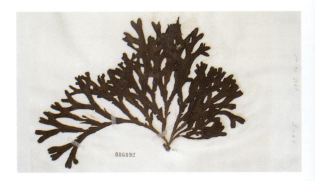

基原植物● ヒバマタ　*Fucus distichus* Linne subsp. *evanescens* (C. Agardh) Powell または *Fucus* Linne (ヒバマタ属)の種の総称(褐藻綱，ヒバマタ科Fucaceae)

形　　　態● ヒバマタ属は，扁平で，叉状に分枝し，中肋を持ち，体表面に毛巣が散在する．頂端生長を行う．盤状の付着器により，岩に固着する．一部の種は気胞を持つ．枝の先端部に生殖器巣を形成し，生卵器と造精器を形成する．生卵器では，8個の卵ができる．長さ10cmから50cmになる．海産．

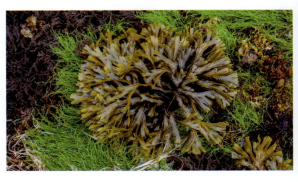

学名の来歴● *Fucus*：ラテン語のfucatus (染色された)より；*distichus*：di (2つの)＋chossti (2列の)；*evanescens*：消失する．

産　　　地● 広く世界に分布．

主要成分等● 多糖(フコイダン，アルギン酸)，フェノール誘導体(1,2,3,5-ベンゼンテトロール-2,5-ジサルフェート)等．

■ 食経験

ヒバマタ属には多数の種があるが，分布の中心は大西洋で，日本にはヒバマタだけが生育する．ヒバマタ目の藻類は細胞間物質としてアルギン酸やフコイダンを多量に含む．原藻は一般に食用とされず，しかし成育場がニシンの産卵場になっているので子持ち昆布として一部利用する．
近縁種 *F. vesiculosus* はヨーロッパ沿岸に広く生育，フランス，ポルトガルで食用とする．米国では，細く切って日干ししたものを「ブラダーラック茶」と称し，ハーブ茶として飲用．アラスカでは生食．アイルランドではアルギン酸の原藻．近縁種 *F. serratus* はフランス，*F. gardneri* はアラスカで食用とする．
アルギン酸は水溶性の食物繊維．アルギン酸ゼリーは加熱を必要とせず，耐熱性，耐凍結性がある．保水，ゲル化，乳化，増粘安定剤としてアイスクリーム，ゼリー，ジャム，ヨーグルト，麺類，フカヒレやイクラのコピー品等に使用．医薬品，化粧品分野にも広く利用．

ビフィズス菌

■ 解　説

食薬区分(非医)リストより

名　　　称 ● ビフィズス菌
他　名　等 ● Bifidobacterium 属
部　位　等 ● 菌体
備　　　考 ● ―

基原植物 ● ビフィドバクテリウム属　*Bifidobacterium*（ビフィドバクテリアセアエ科：Bifidobacteriaceae）

形態・特性 ● グラム陽性（時に異染性），多形性桿菌（棍棒状，湾曲状，分岐状，球菌状），非運動性，芽胞非形成，カタラーゼ陰性，偏性嫌気性．

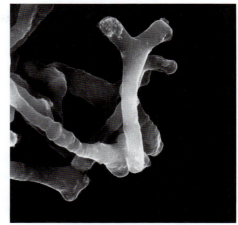

Bifidobacterium longum
画像提供：雪印メグミルク(株)

学名の来歴 ● *Bifidobacterium*：bifido（分岐した）＋ bacterium（桿菌）．

分　　　布 ● ヒト乳児，成人の糞便，膣，動物（ブタ，ニワトリ，ラット，ウシ等）の糞便．

主要生成物等 ● 糖を発酵して酢酸と乳酸を3：2の割合で産生．

■ 食経験

1899年，フランスのTissierにより母乳栄養児糞便から分離された（*Bacillus bifidus communis*）．以来，健康なヒト糞便菌叢中の主要な構成菌として，特に，母乳栄養児腸管内において優勢な微生物であることが知られている．1960年代に入ると，腸内定着菌として*Lactobacillus*よりもビフィズス菌が乳児から成人までの腸内細菌叢を構成する優勢な乳酸菌として重要であることが明らかとなり，近年，「ヒトの腸内菌叢を改善し，その健康に有益な作用をもたらす生きた微生物（プロバイオティクス）」の1つとして重要視されるようになった．1968年にドイツでビフィズス菌入り（*B. bifidum, L. acidophilus, Streptococcus thermophilus*の混合）の酸乳の製法が発表されたのを契機として，各国でビフィズス菌入りの製品が次々と開発された．

腸内細菌叢の改善効果とともに脂質改善，免疫賦活，発ガン抑制等その有用性から，日本でも1970年代後半からビフィズス菌を使用したヨーグルトが市販された．ビフィズス菌種としては*B. longum*や*B. breve*，*B. bifidum*等の使用が主となっている．また，乳酸菌整腸剤や健康サプリメントとして，便秘・下痢・腹部膨満感・鼓腸・腹痛等の治療または予防を目的にビフィズス菌にアシドフィルス菌やフェカーリス菌（*Enterococcus faecalis*）等を配合した生菌製剤も多い．

ヒマラヤニンジン

Himalayan ginseng

■解　説

食薬区分(非医)リストより

名　　　称　● ヒマラヤニンジン
他　名　等　● ―
部　位　等　● 根茎
備　　　考　● ―

基 原 植 物　● ヒマラヤニンジン　*Panax pseudoginseng* Wall. subsp. *himalaicus* H. Hara（ウコギ科：Araliaceae）

形　　　態　● 花序とともに草丈60〜80cm，直立，無毛．根茎は結節があり，横走，根は細い．葉は茎の中央部で輪生，5〜10cmの柄があり，掌状に5〜7個を複生し，頂小葉が最も大きい．長さ10〜30cm，幅2〜7cm，倒披針形から倒卵形．花は淡黄緑色，直径3mm．果実は球形で，直径4〜5mm，赤熟する．

学名の来歴　● *Panax*：ギリシャ語で「すべてを癒す」；*pseudoginseng*：ギリシャ語のpseudo（類似）＋ginseng（オタネニンジン），ニンジンに似ている；*himalaicus*：ヒマラヤ山脈の．

産　　　地　● ヒマラヤ原産．

主要成分等　● トリテルペンサポニン（ジンセノシドRb_1，プソイドギンセノシドRC_1，RI_1〜RI_2）等．

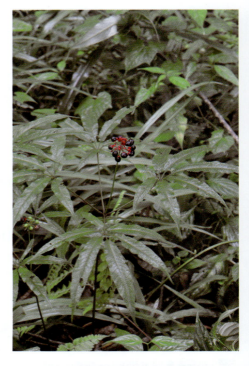

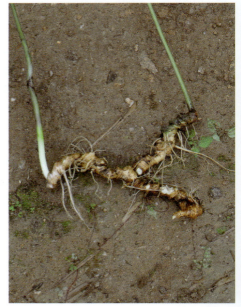

■食経験

食用の記録は見当たらない．
近縁種トチバニンジン *P. japonicus* の果実は去痰，解毒，健胃に処方される．

ヒマワリ
向日葵
sunflower

■ 解　説

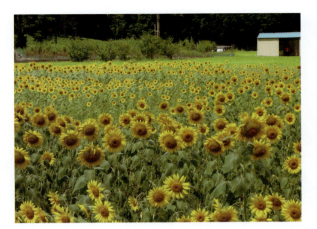

食薬区分（非医）リストより

名　　　称	● ヒマワリ
他　名　等	● ニチリンソウ／ヒグルマ／ヒマワリ油
部　位　等	● 種子・種子油・葉・花
備　　　考	● －

基 原 植 物 ● ヒマワリ　*Helianthus annuus* Linne
　　　　　　　（キク科：Compositae）

形　　　態 ● 草丈約2mの一年生草本．茎は単一または上部で分枝し，葉とともに短剛毛で覆われる．葉は大形で互生し，長い葉柄があり，葉身は心臓形で先は鋭く長さ10～30cm，葉縁にはあらい鋸歯がある．8～9月に，茎及び分枝の頂に大形の頭花を横向きにつける．茎はしっかりしていて，太陽の方向に向かっているように見える．頭花は通常8～30cm，大形のものは40～60cm．周辺には鮮黄色の舌状花をつけ，中央部には褐色または黄色の管状花が，平らな半球状に盛り上がって密集する．花後，多数の大きな痩果ができる．

学名の来歴 ● *Helianthus*：ギリシャ語のhelios（太陽）＋anthos（花）より；*annuus*：ラテン語の「一年生」．

産　　　地 ● 北米原産，アメリカ大陸，オーストラリアを主産地として，広く世界で栽培．

主要成分等 ● セスキテルペン（デヒドロコスタスラクトン，コスツノリド，ヘリビサボノールA，B，ヘリアンヌオールA～L，ヘリエスピロンA～C），メガスチグマン（アンヌイオノンA～H），トリトルペンサポニン（ヘリアントシド1～5，B，C），炭化水素誘導体（4,6-ヘネイコサンジオン，8,10-ヘントリアコンタンジオン，8,10-ヘプタコサンジオン）等．

■ 食経験

原産地北米の先住民は，先史時代から種子を食用に供していた．考古学的にはBC1500頃栽培開始とされ，BC500頃には栽培面積が拡大と推定．新大陸発見（15世紀）以降，ヨーロッパに渡り，以後順次東欧圏にも伝播．19世紀になって，ロシアで代表的油糧作物としての大形品種ロシアヒマワリが育成．油糧，飼料用品種として全世界で大量に栽培される．
種子には20～46％の脂質を含有．そのまま焙って食料，搾油原料または家禽飼料となる．ヒマワリ油の生産量は，ダイズ油に次いで多い．搾油粕は動物飼料として利用，含有のクロロゲン酸とタンパク質の重合物は消化吸収が悪く，飼料価値が低い．

ヒメウイキョウ
姫茴香
caraway

■ 解　説

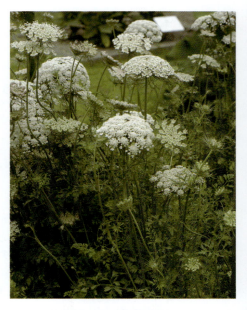

食薬区分（非医）リストより

名　　　称	● ヒメウイキョウ
他 名 等	● イノンド／キャラウェイ／ジラシ
部 位 等	● 果実・種子
備　　　考	● ―

基 原 植 物 ● ヒメウイキョウ　*Carum carvi* Linne（セリ科：Umbelliferae）

形　　　態 ● 草丈30〜60cmの一年生または二年生草本．葉は細かく裂ける糸状葉．夏に，散形花序に多数の白い小さな花を開く．果実は湾曲し，長さ3〜7mmで，甘く爽やかな芳香を放つ．

学名の来歴 ● *Carum*：キャラウェイの古代ラテン名carcumに由来；*carvi*：ヒメウイキョウ．

産　　　地 ● ヨーロッパ各地．

主要成分等 ● モノテルペン（リモネン，ゲラニオール，ミルセン，*p*-メンタン-1,2,9-トリオール，*p*-メンタン-1,2,8,9-テトロール）等．

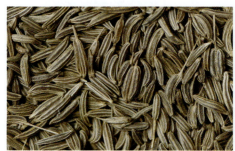

©Yuriy Korzhenevskyy-Fotolia

■ 食経験

果実をスパイスとする．ヨーロッパでの利用の歴史は古く，スイスの湖上生活遺跡（BC3500〜1000）から発見．古代エジプトの「エーベルス・パピルス」（BC1552）の医薬，遺体の防腐剤，調味料として記載が初出．古代ローマではキャラウェイシードをパンやケーキに入れて焼いた．ローマ軍がキャラウェイの根を糧秣としたためローマ帝国全体に普及．日本への導入は明治初年．

乾燥したキャラウェイシードには爽快な香り，甘味，かすかなほろ苦さがある．古くからライ麦のパンに丸ごと入れて焼いた．噛むと潰れて風味がよい．ケーキ，クッキー，ビスケットの風味づけには粉末を使用．チーズ料理にもよく合う．肉料理にも使用するが，特にマトンの矯臭に効果．家庭ではリンゴや洋なし等の果物を焼くか，シロップで煮る時に，またタマネギ，カブ，キャベツを茹でる時に使用する．ジャガイモ料理にもよく合う．そのままでも食べられるので甘酸っぱい料理に振りかけ，ドレッシングに混ぜる．特にドイツではザワークラウトに欠かせない．若葉にはパセリに似た香味があり，スープの具材やサラダ，カボチャ料理等にパセリ同様に使用．ニンジンによく似た根は若いうちに茹でて野菜として利用．キャラウェイの精油はアルコール飲料，非アルコール飲料，冷凍乳製品，キャンディー，焼き菓子，ゼリー，プディング，肉製品，ソース等広く使用．果実を鼓腸による消化不良，健胃，下痢，去痰に使用．精油は医薬品，歯磨き剤，うがい薬，石鹸，クリームや香水等の化粧の香料．

ヒメジョオン

eastern daisy fleabane

■解 説

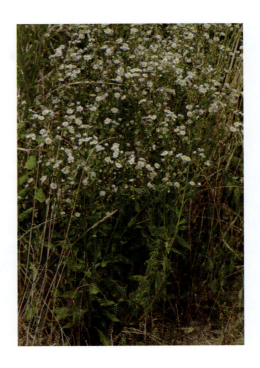

食薬区分(非医)リストより

名　　　称●	ヒメジョオン
他　名　等●	デイジー
部　位　等●	全草
備　　　考●	一

基 原 植 物● ヒメジョオン　*Erigeron annuus* (Linne) Pers.
　　　　　　　（キク科：Compositae）

形　　　態● 草丈50〜100cmの一年生草本．茎は中実，根生葉は卵形から卵状披針形，長さ4〜15cm，幅1.5〜3.0cmで花期にはなくなる．茎葉は狭卵形から披針形，葉縁には鋸歯があり，下面に疎毛がある．頭花は散房状，直径2cm，総苞に長毛がある．舌状花冠は白色から微紫紅色を帯び，線形，長さ7〜8mm，幅1mm．

学名の来歴● *Erigeron*：ギリシャ語のeri(早い)＋geron(老人)より，早く咲き，白い軟毛で覆われた花；*annuus*：ラテン語の「一年生」．

産　　　地● 北米原産．

主要成分等● フラボン（ケルセチン，アピゲニン7-*O*-β-D-グルコピラノシド，エリゲロンA，エリゲロフラボン），セスキテルペン（ゲルマクレンD，カリオフィレン），樹脂酸（エリゲリドA）等．

■食経験

日本へは明治維新前後に渡来，現在は野生化状態．若芽は茹でて浸し物，和え物として食用．北米では全草を結石の薬，利尿剤に使用．

ヒメツルニチニチソウ

lesser periwinkle

■解 説

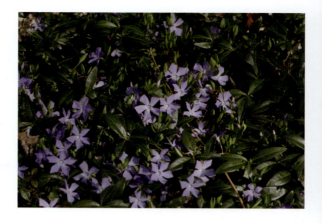

食薬区分(非医)リストより

名　　　称●	ヒメツルニチニチソウ
他 名 等●	―
部 位 等●	全草
備　　　考●	―

基 原 植 物●ヒメツルニチニチソウ　*Vinca minor* Linne（キョウチクトウ科：Apocynaceae）

形　　　態●草丈40cmの匍匐性の多年生草本．葉は常緑，対生，長さ2〜4.5cm，幅1〜2.5cm，深緑色で革質，全縁．花は単生，青紫色，直径2〜3cm，花冠は5裂．果実は長さ2.5cm，種子を多数内蔵．

学名の来歴●*Vinca*：ラテン語のvincire(結ぶ，巻きつく)が語源で，蔓性；*minor*：ラテン語の「小さい」．

産　　　地●ヨーロッパ原産，温帯地域に分布．

主要成分等●アルカロイド（クエルカミン，ビンクリスチン，ビンカミン，ビンカジン，1,2-デヒドロスピドロスペルミン，11-メトキシエブルナモニン，14-エピビンカミン）等．

　　注　　●アルカロイドを含有する．

■食経験

食用の記録は見当たらない．
ヨーロッパの配合薬草茶Herba Vincaeの原料植物で，民間薬として利用．頭痛，記憶障害等に用いられる．

ビャクズク
白豆蔻
round cardamom

■ 解　説

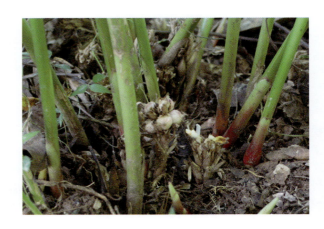

食薬区分(非医)リストより

名　　　称●	ビャクズク
他　名　等●	―
部　位　等●	果実
備　　　考●	―

基 原 植 物● ビャクズク　*Amomum compactum* Sol. ex Maton（ショウガ科：Zingiberaceae）

形　　　態● 草丈1〜1.5mの多年生常緑草本．根茎は淡黄色，茎や葉は揉むと芳香がある．葉は互生し披針形，長さ25〜50cm，幅4〜9cm，全縁．円筒状花序は根茎から直接でて，長さ5cm，幅2.5cm．花冠の唇弁は卵状楕円形，白色で黄色の斑がある．果実は直径1.5cm．

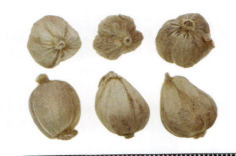

学名の来歴● *Amomum*：ギリシャ語のamomos（申し分ない，芳香のある）より；*compactum*：ラテン語のcompactus（稠密な，濃厚な，緻密な）より，果実に種子が緻密に入っていることに由来．

産　　　地● インドネシア原産，インドシナ半島に分布．

主要成分等● モノテルペン（カンファー，ボルネオール，1,8-シネオール，ミルセン），セスキテルペン（フムレン，カリオフィレン）等．

■ 食経験

辛味のある新葉は生食，加熱調理し食用．果実は甘く，テレピンの香りがありスパイスに利用，また，噛むと息に甘く清涼感をもたらす．品質は劣るが，種子はカルダモン *Elettaria cardamomum* の代用，ケーキに利用．果実を薬用，腹部不快を軽減，胃を温め消化促進作用がある．胃痛，腹部膨満，嘔吐，胃けいれん，消化不良に処方．

ヒョウタン
瓢箪
gourd

■ 解　説

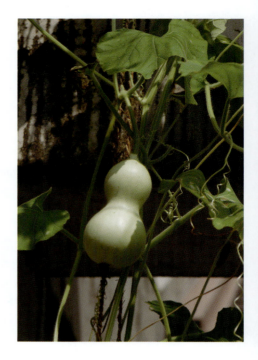

食薬区分（非医）リストより

名　　　称	● ヒョウタン
他　名　等	● ―
部　位　等	● 果肉・葉
備　　　考	● ―

基 原 植 物 ● ヒョウタン　*Lagenaria siceraria* (Molina) Standl. var. *siceraria*（ウリ科：Cucurbitaceae）

形　　　態 ● 匍匐茎の長さ約20mの蔓性一年生植物．茎には巻きひげがある．葉は互生で有柄，心臓形，時に浅裂し五角形をなし，長さ約15〜30cm．花冠は漏斗状円形で白色．日没前後に開花し翌朝しぼむ．果実は長円筒形から扁平，西洋ナシ形で，長さ60〜90cm．

学名の来歴 ● *Lagenaria*：ラテン語のlagenos（フラスコ，瓶）に由来；*siceraria*：ラテン語で「酩酊する」．

産　　　地 ● 北アフリカ原産，熱帯から温帯地域，中国，インドで栽培．

主要成分等 ● トリテルペン（22-デオキシククルビタシンD，22-デオキシイソククルビタシンD，ククルビタシンE），フラボン（6-c-β-D-グルコピラノシルアピゲニン）等．

注　　　　● ククルビタシンによる中毒情報がある．多量に服用すると下痢，嘔吐を起こすので注意が必要．

■ 食経験

果実は苦味が強く食用にならないものが多いが，苦味が少ない幼果は，蒸し煮，油揚，漬物，スープ，カレーに加える等，調理して利用．成熟した中果皮がかたくなった部分を利用して酒や水の液体容器に利用．栽培地では古くから液体容器，柄杓，椀等に利用されてきた．
近縁種ユウガオ*L. siceraria* var. *hispida*は苦味成分（ククルビタシン）の含有が少ない品種で食用．近縁種フクベ*L. siceraria* var. *depressa*はヒョウタンと同様苦くて食用に供されず，容器として利用される．

ヒヨドリジョウゴ
白英
lyreleaf nightshade

■解 説

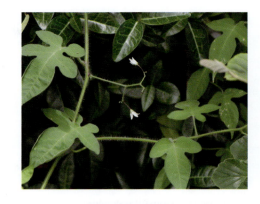

食薬区分(非医)リストより

名　　　称	●ヒヨドリジョウゴ
他 名 等	●ハクエイ／ハクモウトウ
部 位 等	●全草
備　　　考	●—

基 原 植 物 ●ヒヨドリジョウゴ　*Solanum lyratum* Thunb.（ナス科：Solanaceae）

形　　　　態 ●蔓性の多年生草本．軟毛を密生する．葉は長さ3〜10cm，幅2〜6cmの卵形で，茎の下部の葉は中または深裂片があり，上部の葉は全縁，基部心臓形も見られる．8〜10月にかけて，まばらな集散花序をつけ，花冠は白色，長さ7〜8mm，5深裂し，裂片は披針形で，内側の基部に各1対の緑色の斑点があり，開くと反巻する．長さ約3mmの葯は内方に孔開し，次第に縦裂する．液果は直径約7〜10mmで，赤色に熟す．

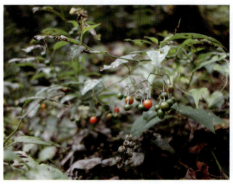

学名の来歴 ●*Solanum*：ラテン古語のsolamen（安静）に由来との説がある；*lyratum*：ラテン語のlysi（分かれた，弛んだ）の派生語lyratusに由来．

産　　　　地 ●北海道を除く日本，台湾，朝鮮半島，中国．

主要成分等 ●アルカロイド（ソラヌムアルカロイドSL-c，SL-d，ソラリラチンA，B），ステロイド（フロスト-5-エン-3,22,26-トリオール），セスキテルペン（リラトールA〜D），カテキン誘導体（リラチンA〜C）等．

注　　　　　●アルカロイドを含有する．

■食経験

若芽は茹で水にさらして食用．全草（白毛藤，白英）を薬用，解熱，解毒剤として水腫，関節痛に用いる．茎葉，奬果も薬用部位．民間療法で子どもの頭瘡，しもやけに使用．有毒アルカロイドにより頭痛，嘔吐，下痢，瞳孔散大の中毒症状を起こし，運動中枢，呼吸中枢の麻痺により死に至る．生薬は民間での服用は避ける．皮膚病には効果あり，疥癬，漆かぶれ等外用に用いるが，外傷等成分が血液中に入る場合は使用しない．白英5〜10gを煎じて煎液を患部に塗布．黒焼きに等量のゴマ油を加え練り塗布．全草を細かく刻み，食酢に漬け直接患部にあてるとヘルペスに効果がある．

ヒルガオ
昼顔
Japanese bindweed

■ 解　説

食薬区分(非医)リストより
名　　　称 ● ヒルガオ
他　名　等 ● ―
部　位　等 ● 全草
備　　　考 ● ―

基 原 植 物 ● ヒルガオ　*Calystegia japonica* Choisy（ヒルガオ科：Convolvulaceae）

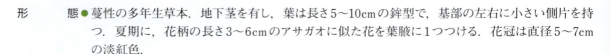

形　　　態 ● 蔓性の多年生草本．地下茎を有し，葉は長さ5～10cmの鉾型で，基部の左右に小さい側片を持つ．夏期に，花柄の長さ3～6cmのアサガオに似た花を葉腋に1つつける．花冠は直径5～7cmの淡紅色．

学名の来歴 ● *Calystegia*：ギリシャ語のcalyx（がく）＋stege（蓋），2枚の大きな包葉ががくを覆っていることに由来；*japonica*：日本の．

産　　　地 ● 日本，朝鮮半島，中国．

主要成分等 ● フラボン（トリホリン，ケンフェロール3-*O*-α-L-ラムンピラノシド，ケンフェロール3-*O*-β-D-グルコピラノシド，ケルセチン3,7-ジ-*O*-β-D-グルコピラノシド）等．

■ 食経験

茎，葉は漬物，若芽は香味野菜として，加熱処理して食用．根は茹でてさらして，また蒸して，ご飯に混ぜたり，粉末にし団子状にして食べる．食べ過ぎは避ける．
全草（旋花）を強壮薬として，膀胱炎，糖尿病（1日量10～20g），緩下，利尿（1日量5～10g），下剤（ヨーロッパで応用，1日量5～15g），急性腎炎等の浮腫に用いられる．全草を1日量10gを煎じ，粕を除き食間に3回に分けて服用．虫刺されに生の葉を揉みつける．

ビルベリー

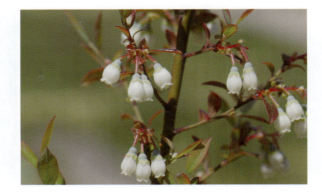

■ 解　説

食薬区分(非医)リストより
名　　　称 ● ビルベリー
他　名　等 ● 一
部　位　等 ● 果実・葉
備　　　考 ● 一

「セイヨウヒメスノキ」を参照

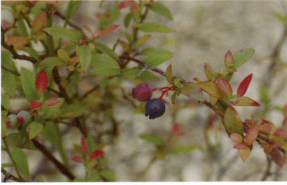

セイヨウヒメスノキ

ビルマネム

siris

■ 解 説

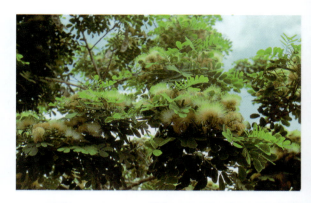

食薬区分(非医)リストより

名　　　　称	● ビルマネム
他　名　等	● Albizia lebbeck
部　位　等	● 樹皮
備　　　　考	● ―

基 原 植 物 ● ビルマネム　*Albizia lebbeck* (Linne) Benth.（マメ科：Leguminosae）

形　　　　態 ● 樹高18〜30m，直径0.5〜1mに達する常緑高木．長さ7.5〜15cmの葉は，1〜4組の羽を持つ2回羽状複葉で，各羽状葉は6〜18枚の子葉からなる．白い花は，長さ2.5〜3.8cmの多数の雄しべを持ち芳香がある．果実は長さ15〜30cm，幅2.5〜5.0cmの鞘形で，6〜12個の種子を持つ．

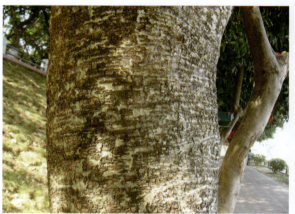

学名の来歴 ● *Albizia*：この属をヨーロッパに紹介した18世紀のイタリアの自然科学者 F. D. Albiziに因む；*lebbeck*：インドでの本植物の英語名．

産　　　　地 ● インド，東南アジア，ニューギニア，オーストラリア北部に自生，熱帯，亜熱帯各地で栽培．

主要成分等 ● トリテルペンサポニン（アルビジアサポニンA，B，C），フラボノール（ケルセチン-3-グリコシド）等．

■ 食経験

インドでは樹皮を発酵飲料(Basi)に使用．
インド伝統医療に処方．有毒果実と樹皮の抽出液は中絶に利用される．枝の樹皮，花，種子は抗菌，収れん，強心，抗細菌，抗アレルギー，抗真菌，強壮，消炎鎮痛，抗アナフィラキシー，抗精子形成，抗アンドロゲン，高コレステロール症，向精神薬，虫刺され，解熱，咳，アレルギー性疾患，鼻炎，白内障，浮腫，気管支喘息，皮膚疾患，口腔内疾患，湿疹，インフルエンザ，血中高コレステロール，おでき，下痢，中毒に効能がある．

ビロードモウズイカ

common mullein

■解 説

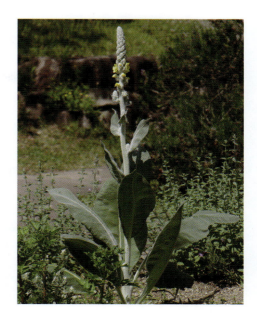

食薬区分(非医)リストより

名　　称	● ビロウドモウズイカ
他　名　等	● マレイン
部　位　等	● 茎・葉・花
備　　考	● ―

基原植物 ● ビロードモウズイカ　*Verbascum thapsus* Linne
　　　　　（ゴマノハグサ科：Scrophulariaceae）

形　　態 ● 草丈2mの二年生草本．全体に灰白色の星状毛を密生し，茎は直立する．根生葉は花時まで残り，長さ30cmになる．茎上の葉は無柄，基部は茎に沿って下方に流れ，翼をつける．総状花序は長さ50cmになり，花柄は短く，基部に1包葉．花冠は黄色，直径2〜2.5cm，外面に星状毛を密生，内面は無毛．雌しべ1本，雄しべ5本，3雄しべの花糸に白色の長毛を密生．朔果は球形，毛が密生，残存するがくに包まれる．種子は長さ0.7mm．

学名の来歴 ● *Verbascum*：verbascum（ヒゲのある）より，茎に毛があることから；*thapsus*：チュニジアにあった古代都市の名に因む．

産　　地 ● ヨーロッパ原産，世界各地で野生化．

主要成分等 ● イリドイド（アウクビン），トリテルペン（サイコゲニンA，セルシオゲニンB），フラボン（ベルバコシド），オリゴ糖（バルバスコース）等．

注　　　 ● 食薬区分（非医）リストではビロウドモウズイカとなっているが，正しい植物名はビロードモウズイカである．

■食経験

日本には明治初期，観賞用として渡来，帰化．乾燥した葉から香りのある苦めの茶葉が作られる．甘めの茶葉には新鮮な生の花や乾燥花を使用．花はリキュールの香りづけに使用．古代ギリシャ・ローマ時代から，多くのモウズイカ属の植物は，呼吸器疾患の治療に使用されてきた．ギリシャ神話にも登場する．綿が伝わる以前は，芯を牛脂，蜜蝋に浸してローソク，葉を覆う綿毛をランプの灯心とした．
葉，花，根を薬用とする．根は古いものは薬効がないので必要な時に採取．葉は粘液質を含む．葉と花の煎液は，粘液分泌を抑え，鎮咳，去痰作用があり，気管支疾患に飲用．葉を潰して皮膚疾患，創傷に湿布．花を浸したオリーブ油を打撲，関節症，痔疾，耳炎に塗布．乾燥した葉はタバコの代替品．花の浸出液は髪のリンス．葉は肌荒れのパックに利用．

ビワ
枇杷
loquat

■ 解　説

食薬区分(非医)リストより

名　　　称 ● ビワ
他　名　等 ● ―
部　位　等 ● 種子・樹皮・葉
備　　　考 ● ―

基 原 植 物 ● ビワ　*Eriobotrya japonica* (Thunb.) Lindl.（バラ科：Rosaceae）

形　　　態 ● 樹高約10mの常緑樹．幹は数本に分枝．葉は互生，長楕円形で先が尖る．短い葉柄を持ち，長さ20～30cm，幅3～5cm，表面は濃緑色でつやがある．裏面は浅い褐色で，全面を毛に覆われる．花は11～12月に開花し，初夏に鶏卵大の果実を結び，3～4個の種子を内蔵．

学名の来歴 ● *Eriobotrya*：果実が白い軟毛で覆われ，房になっていることから；*japonica*：日本の．

産　　　地 ● 日本及び中国等の暖地．

主要成分等 ● タンニン（シンコナリンⅡa，シンコナリンⅠc 9-*O*-β-D-グルコピラノシド），セスキテルペン（ロクアチホリンA，1,6,10-ファルネサトリエン-3-オールグリコシド），メガスチグマン（エリオヤポシドA）等．

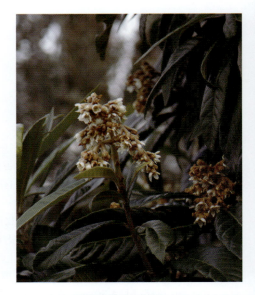

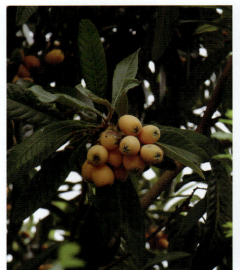

■ 食経験

果実を食用，葉を薬用とする．中国での栽培は古く，「広志」(6世紀)に記載．日本での初出は天平宝字4(760)年の正倉院文書．江戸末期までのビワは，小粒の丸ビワで，果物としての評価は低かった．中国から導入された大果品種から，茂木種や田中種等の優良品種を育成し，果樹として本格的に栽培．果実は果肉がやわらかく多汁で，生食．長距離輸送や長期保存には不向き．加工品として，缶詰，瓶詰，シロップ漬け，冷凍品，ジャム，ビワゼリー等の菓子，ビワ酒がある．種子は中国料理の杏仁の代用．江戸時代には，乾燥葉を煎じた枇杷葉湯と呼ぶ暑気払いの飲み物が人気を集めた．
漢方では枇杷葉を健胃，利尿，止渇，下痢止め，鎮咳に処方．民間ではあせも，湿疹を煎汁で洗う．

ビンロウジ
檳榔子
betel palm

■ 解　説

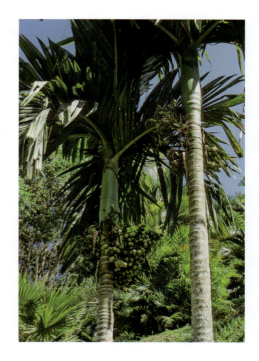

食薬区分(非医)リストより

名　　称	● ビンロウジ
他　名　等	● ビンロウ
部　位　等	● 種子
備　　考	● 果皮は「医」

基原植物 ● ビンロウ　*Areca catechu* Linne（ヤシ科：Palmae）

形　　態 ● 樹高10～20mの常緑高木．幹は直立し，葉の長さは1～2m，羽状複葉で，幹の頂端に叢生する．小葉は披針形で，先端は不規則に分裂し鋸歯状．花は円錐状の肉穂花序を形成し，基部付近に雌花を，上方に雄花を多数つける．果実は長さ5～6cm，直径2～2.5cmの卵円形から楕円形の堅果で，1個の種子を持つ．

学名の来歴 ● *Areca*：インド南西部の現地名areec(areek)より；*catechu*：インド東部の現地名．

産　　地 ● マレーシア原産，熱帯，亜熱帯地域で広く栽培．

主要成分等 ● アルカロイド（アレコリン，アレカイジン，グバシン，グバコリン），脂肪酸（ラウリン酸，ミリスチン酸，オレイン酸，パルミチン酸，ステアリン酸，カプリン酸），ステロール類（ジオスゲニン，クリプトゲニン，β-シトステロール）等．

注　　　 ● アルカロイドを含有する．

■ 食経験

東南アジアでは嗜好料，日本では薬用，染料として利用．東南アジアでは，未熟なビンロウの種子に貝殻を焼いた石灰を練ったものをまぶし，葉タバコ，カルダモン，アセンヤク，チョウジ等を添え，キンマ葉に包んで咀嚼嗜好料とする．檳榔とは，賓客に供する榔子の意．種子には石灰とともに煮たもの，乾燥品，燻煙品，食塩を混ぜたもの等各種の加工品がある．若芽は野菜．味はタケノコに似る．雄花は中国嶺南地方では茶．種子，果皮，果実を薬用とする．成熟種子（檳榔子）は陶弘景の「名医別録」(200頃)の中品に収載．健胃，条虫駆除薬，腸内異常発酵，消化機能低下に使用．果皮（大腹皮）は利尿，健胃，整腸薬．日本では正倉院「種々薬帳」(756)に記録．「檳榔子七百枚」とあり，種子の破片が現存．

フーディア・ゴードニー

hoodia

■ 解　説

食薬区分(非医)リストより

名　　　称 ● フーディア・ゴードニー
他　名　等 ● ―
部　位　等 ● 地上部
備　　　考 ● ―

基 原 植 物 ● *Hoodia gordonii* (Masson) Sweet ex Decne.（ガガイモ科：Asclepiadaceae）

形　　　態 ● 高さ約1mになる，棘のある多年生多肉植物．茎は多数に分枝する．茎の上部に花をつける．花は暗褐色から淡褐色で，直径7.5cm，腐った肉のにおいがあり，主にハエにより受粉される．果実は袋果で，長い紡錘形．ヤギの角のようにつく．

学名の来歴 ● *Hoodia*：アフリカの現地名のイホバの発音をラテン語読みしたもの，アフリカの多肉植物の仲間；*gordonii*：イギリスの植物学者G. Gordonに因む．

産　　　地 ● 南アフリカ，ナミビア等の乾燥地帯に自生．

主要成分等 ● ステロイドサポニン（フーデゴシドA～G，L～T，フーデスタロシドA，B），トリテルペン（フーデゴゲニンA）等．

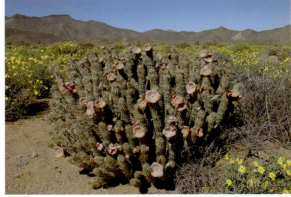
Colin Roy Owen/Alamy Stock Photo

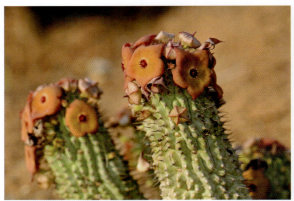
GFC Collection/Alamy Stock Photo

■ 食経験

食用の記録は見当たらない．
食欲，喉の渇きを抑制する作用がある．

フウトウカズラ
海風藤
kadsura pepper

■解　説

食薬区分(非医)リストより

名　　　称	●フウトウカズラ
他　名　等	●カイフウトウ
部　位　等	●茎
備　　　考	●―

基原植物●フウトウカズラ　*Piper kadsura* (Choisy) Ohwi
　　　　　（コショウ科：Piperaceae）

形　　態●蔓性の常緑木本．若い株の葉は心臓形で裏に毛を持ち，古い株の葉は卵形で毛はない．いずれもわずかに肉質である．枝は2つに分枝する．6～7月頃に，長さ3～8cmの黄色の穂状花序が，葉と対生して垂れ下がる．液果は3～4mmの球形で，冬を越すと赤くなり，コショウに類似するが辛味はない．全株に特異な香りがする．

学名の来歴●*Piper*：ギリシャ語のpeperi（やわらかくする，消化する）より；*kadsura*：「ビナンカズラ」の属名Kadsuraに由来．

産　　地●関東地方以西，台湾，中国南部，朝鮮半島南部の海岸付近．

主要成分等●シクロヘキセノン誘導体（カズレニンA～C，G～J，L，M，パイパカジンA～C），モノテルペン（α-ピネン，β-ピネン，リモネン）等．

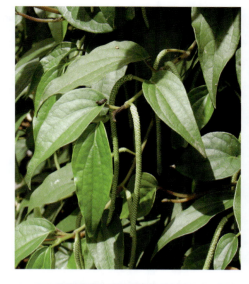
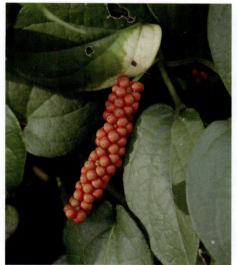

■食経験

果実はコショウと似ているが辛みはなく香辛料にならず，昔は本種をコショウと混同した．また，ホワイトリカーに漬けてリキュールを作る．
薬用部分は茎・葉（南藤，石南藤），生の茎を砕いて湯に投入する．沖縄では神経痛，打撲傷，蛇の咬傷，健胃，腰痛に処方，中国では茎を海風藤の名で関節炎，筋肉の麻痺，鎮痛，強壮剤，術後の痛み，リウマチ，腰痛等に用いる．伊豆地方の温泉では腰痛に効果あり，浴用剤に利用．中国では茎葉をナントウゴショウ*P. wallichii* var. *hupehense*の代用にする．葉には弱い揮発性の芳香があり，舌を刺激する．風邪，腰痛等に用いる．

プエラリアミリフィカ

■解 説

食薬区分(非医)リストより
名　　　称 ● プエラリアミリフィカ
他　名　等 ● ー
部　位　等 ● 貯蔵根
備　　　考 ● ー

「ガウクルア」を参照

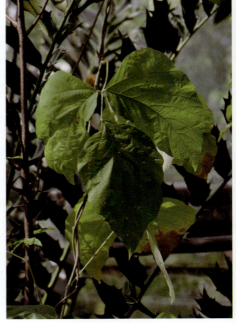

Pueraria mirifica

ブカトウ

■解 説

食薬区分(非医)リストより

名　　称●	ブカトウ
他名等●	一
部位等●	根・葉
備　　考●	一

「ギムネマ」を参照

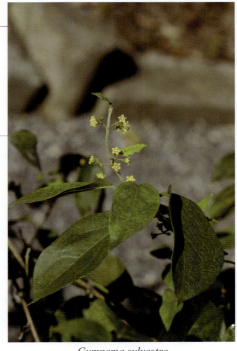

Gymnema sylvestre

フキタンポポ
款冬花
coltsfoot

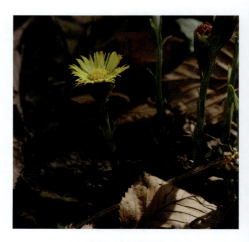

■ 解　説

食薬区分(非医)リストより
名　　　称● フキタンポポ
他　名　等● カントウヨウ／フキノトウ
部　位　等● 葉・幼若花茎
備　　　考● 花蕾は「医」

基 原 植 物● フキタンポポ　*Tussilago farfara* Linne（キク科：Compositae）

形　　　態● 草丈10〜50cmの多年生草本．長さ約10cmの心臓形の根生葉をつけ，小刻みの鋸歯を持つ．2〜3月に，茎頂部に黄色の頭花を単生．1頭花内に雄花と雌花が共存．

学名の来歴● *Tussilago*：tussis（咳）＋ago（駆逐する，奪い去る）より，葉を薬用に供することから；
　　　　　　farfara：フキタンポポ．

産　　　地● 原産は中国，シベリア，ヨーロッパ，現在は日本各地で野生化し，また栽培．

主要成分等● ピロリチジンアルカロイド（ツシラギン，イソツシラギン，ネオツシラギン），セスキテルペン（ツシラゴン，9-アンゲロイルオキシ4,10(14)-オプロパジエン-3-オン）等．

注　　　　● アルカロイドを含有する．

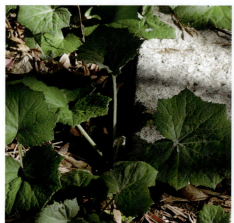

■ 食経験

若葉，若芽，花，つぼみはサラダで生食，スープの具材，香味野菜に利用．生・乾燥の葉，花ともに風味のある茶葉に利用．細い根茎はキャンディーに，花からワインが醸造される．葉の灰は塩の代用品．
薬用では広く呼吸器系の疾病に処方．漢方では頭花を鎮咳，去痰，喘息に処方．

フクベ
瓢

■解　説

食薬区分(非医)リストより

名　　　称● フクベ
他　名　等● ―
部　位　等● 果実・葉
備　　　考● ―

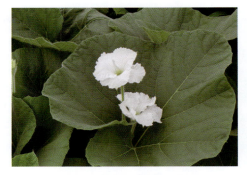

基原植物● フクベ　*Lagenaria siceraria* (Molina) Standl. var. *depressa* (Ser.) H.Hara,（ウリ科：Cucurbitaceae）

形　　態● 蔓性一年生草本．巻きひげは分枝し，よじのぼる．全株が軟毛に覆われている．葉は互生し，長さ1～4cmの心臓形もしくは腎臓形の卵形で3浅裂し，縁には短歯がある．夏期に，葉腋に単生する雄花の柄は葉柄より長く，雌花の柄は短い．がくは漏斗型で5裂し，柔毛に覆われている．5枚の花弁は，白色でほぼ円形．日没前後に開花し，翌朝しぼむ．果実は，扁平な球形，洋梨形または瓢箪形でややわらかく，淡緑色，大きさは数cm～1m．成熟するにつれて外皮はかたくなり，白くなる品種もある．白色の多数の種子は，倒卵状の長楕円形から軍配形．

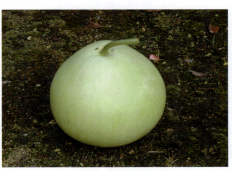

学名の来歴● *Lagenaria*：ラテン語のlagenos（瓶）からつけられた名で，実の形に由来；*siceraria*：無分枝の；*depressa*：扁平な，押し潰された．

産　　地● 北アフリカ原産．インドに伝わり，平安時代に中国を経て日本に伝播．

主要成分等● トリテルペン（ククルビタシンB，E，22-デオキソククルビタシンD，22-デオキソイソククルビタシンD，2,3-ジヒドロキシ-8-マルチフロレン29-カルボン酸メチルエステル，3-オキソ-7,9(11)-マルチフロラジエン-29-カルボン酸）等．

注　　　● ククルビタシンによる中毒情報がある．多量に服用すると下痢，嘔吐を起こすので注意が必要．

■食経験

食用の記録は見当たらない．ユウガオに似ているが果肉は苦くて食用にならない．
近縁種のヒョウタン*L. siceraria* var. *siceraria* と同様果実を容器に利用．もともと両者を一括して瓢と呼称していたが，胴がくびれているものをヒョウタン，くびれていないものをフクベと呼ぶ．

フジ
藤
Japanese wisteria

■ 解　説

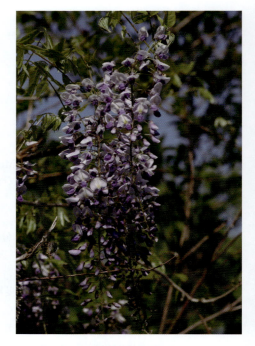

食薬区分(非医)リストより

名　　　称●	フジ
他　名　等●	―
部　位　等●	茎(フジコブ菌が寄生し生じた瘤以外)
備　　　考●	フジコブ菌が寄生し生じた瘤は「医」

基原植物● フジ　*Wisteria floribunda* (Willd.) DC.（マメ科：Leguminosae）

形　　態● 落葉性の蔓性木本．葉は光沢のある緑色，長さ10〜30cmの羽状複葉で，9〜13枚の小葉の長さは2〜6cmである．4月から5月にかけて，長さ10〜30cmの白，ピンク，紫，青色の下垂する総状花序をつけ，ブドウ様の香りを放つ．毒性のある茶色いビロード状の種子莢は5〜10cmで夏に成熟し，冬まで残っている．

学名の来歴● *Wisteria*：米国の解剖学者C. Wistarに因む；*floribunda*：花の多い．

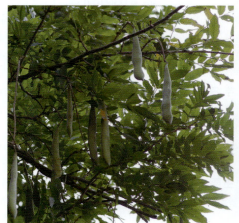

産　　地● 日本固有種．

主要成分等● フラボン（ドルシスフラボン，オノノシド，エピアフゼレシン，5-メトキシアフロモシン7-ヒドロキシ-4′,5,6-トリメトキシイソフラボン），アントシアニン（デルフィニジン3,5-ジ-O-β-D-グルコピラノシド）等．

■ 食経験

若葉，花は茹でて，種子は焙って食用．
植物体の配糖体ウィスタリンが有毒だが，少量は腹痛薬に利用．近年，薬理作用，効果の詳細は不明だが，樹皮にできる瘤部フジコブは薬用部位とし，民間でガンの薬とされる．脇臭（粉末をつける），蝮蛇咬傷，潰瘍，口内炎，歯肉炎，扁桃炎のうがい薬に利用．民間的に消炎，止瀉効果があるとされる．フジコブを1日量1〜3gを煎液でうがいをする．下痢止めには種子1日量1〜3gを煎じ3回に分けて服用．

ブシュカン
仏手柑
Buddha's hand

■ 解　説

食薬区分（非医）リストより

名　　　称	●ブシュカン
他　名　等	●コウエン／シトロン
部　位　等	●果実・花
備　　　考	●―

基原植物● ブシュカン　*Citrus medica* Linne var. *sarcodactylis* (Hoola van Nooten) Swingle（ミカン科：Rutaceae）

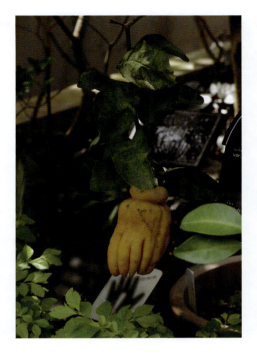

形　　態● 樹高3〜4mの常緑低木．枝に短くかたい棘がある．葉は互生で，長さ8〜15cm，幅3.5〜6.5cmの長楕円形または矩円形，先端は丸い鈍形，縁に鋸歯がある．円錐花序または腋生する花束になり，がくは杯状で，先端が5裂する．内面は白色，外面が淡紫色の花弁は5枚．外皮が鮮黄色の果実は，長さ10〜25cmの卵形で，頂端はこぶしのように分裂するか，指のように開き，乳状の突起がある．果肉と果汁はごく少なく，通常種子を持たない．

学名の来歴● *Citrus*：ギリシャ語名 kitron（箱）に由来し，ラテン語で「レモンの木」の古名；*medica*：薬用の；*sarcodactylis*：肉質で指状の．

産　　地● インド原産，インド北東部，中国南西部，日本に分布．

主要成分等● フラボン（ケルセチン 3,5-ジ-O-β-D-グルコピラノシド，3,5,6-トリヒドロキシ-3',4',7-トリメトキシフラボン，アトラントフラボン），クマリン誘導体（シトルメジンA，B，キノクマリン），シクロペプチド（シトルシンⅦ，Ⅷ）等．

■ 食経験

日本には中国から沖縄を経て江戸時代に伝播．果実を砂糖煮等，果皮から精油を採取．果実（仏手柑），花（仏手花）を薬用．果実のエキスに腸管運動抑制，鎮痙，心機能抑制，血圧降下等の作用あり，芳香性苦味健胃剤，駆風薬，去痰薬として，食欲不振，吐き気，咳止め，痰切，神経性胃炎に用いる．咳止めには果皮5gに砂糖，熱湯を加え熱いうちに服用．健胃には果皮4〜5g，ショウガ，砂糖を加え熱いうちに服用．

フタバムグラ
白花蛇舌草
snake-needle grass

■ 解　説

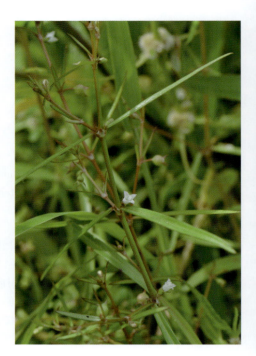

食薬区分（非医）リストより

名　　称	● フタバムグサ
他　名　等	● ハッカジャセツソウ
部　位　等	● 全草
備　　考	● ―

基原植物 ● フタバムグラ　*Oldenlandia diffusa* (Willd.) Roxb.（アカネ科：Rubiaceae）

形　　態 ● 草丈10～20cmの一年生草本．細い茎が根際から分枝し，根はよく匍匐する．葉は長披針形で，先が鋭く尖りざらつき，対生．秋，葉腋に4弁で漏斗状，帯淡紅紫の白色の花を1個開く．

学名の来歴 ● *Oldenlandia*：デンマークの植物学者H. B. Oldenlandに因む；*diffusa*：ラテン語のdiffusus（広がった）より，植物の生えている様子．

産　　地 ● 北海道を除く日本各地及び朝鮮半島，中国，熱帯アジアに広く自生．

主要成分等 ● イリドイド（オルデンランドシド），トリテルペン（オレアノール酸，ウルソール酸）等．

注　　　　● 食薬区分（非医）リストでは「フタバムグサ」，「ハッカジャセツソウ」となっているが，正しい植物名は「フタバムグラ」，「ビャッカジャゼツソウ」である．

■ 食経験

食用の記録は見当たらない．
中国では全草を薬用，解毒作用があり，咳，各種の炎症，下痢，黄疸，蛇の咬傷に用いられる．抗ガン作用もある．全草に急性リンパ球型，顆粒球型，単核細胞型，慢性顆粒球型の各腫瘍に抑制作用がある．煎剤は抗菌作用，消炎作用がある．解毒，利湿薬として肺熱，白花蛇舌草1日量30～60gを煎じて服用，または生葉をつき砕いた汁を服用，外用は生葉を患部に揉みつける．

フダンソウ
不断草
Swiss chard

■ 解　説

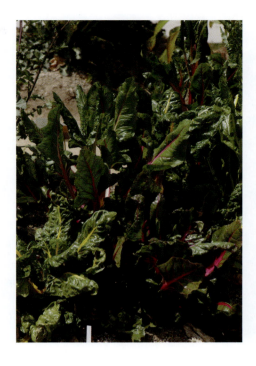

食薬区分（非医）リストより

名　　　称●	フダンソウ
他 名 等●	トウジシャ
部 位 等●	葉
備　　　考●	―

基原植物●　トウジシャ　*Beta vulgaris* Linne var. *cicla* Linne（アカザ科：Chenopodiaceae）

形　　　態●　草丈約1mの越年生草本．茎は直立し，多数分枝する．根生葉は大きな葉柄をつけ卵形，革質で先が鈍く尖り，基部は心臓形．葉は葉柄を持ち，長楕円形で先が鋭く尖り互生．初夏，円錐花序を形成し，まばらに小さな黄緑色花を開く．

学名の来歴●　*Beta*：ケルト語 tett（赤い）から；*vulgaris*：普通の；*cicla*：ciclus（シシリア島）より．

産　　　地●　南ヨーロッパ原産，中国，日本等で広く栽培．

主要成分等●　ベタレイン（ベタラミン酸，イソベタイン，ベタニン，プレベタニン），トリテルペンサポニン（ベタブルガロシドⅠ，Ⅱ，Ⅳ〜Ⅸ）等．

注　　　　●　フダンソウはトウジシャの別名である．

■ 食経験

日本には250年前（17世紀後半）に中国から導入した系統の基部が淡紅，明治以降に導入した系統の葉柄が紅色にならない洋種白茎がある．葉柄や中肋は浸し物，和え物，油炒め，煮食野菜，カブ等の漬物の色づけに利用，アスパラガスに準じて食用．葉身はホウレンソウの代用，各種料理，スープの具材，サラダとして生食．

ブッコ

buchu

■ 解　説

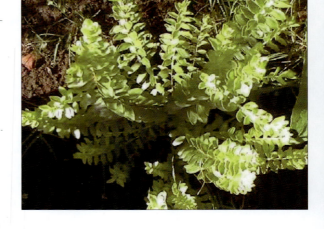

食薬区分(非医)リストより

名　　称●	ブッコ
他　名　等●	一
部　位　等●	葉
備　　考●	一

基原植物● ブッコノキ　*Barosma betulina* Bartl. et H.L. Wendl.（ミカン科：Rutaceae）

形　　態● 高さ約2mの常緑低木．香りが強い．
葉は対生で卵形，長さ約2cm．枝上部の葉腋に5弁の小さな白い花を開く．果実は5室に分かれ，熟すと上部から黒くて鎌形に曲がった種子がこぼれ落ちる．

学名の来歴● *Barosma*：baro（強い）＋osma（香り）より；*betulina*：カバノキの葉に似る．

産　　地● 南アフリカ原産，野生化しまた栽培．

主要成分等● モノテルペン（カンフェン，リモネン，シトロネロール，l-メントール，8-ヒドロキシ-p-メンタ-3-オン）等．

■ 食経験

葉には強い芳香がある．アフリカ各地では葉をブランデー，ワイン，飲料の風味づけ，利尿のための茶に利用．カシス酒製造時にカシス*Ribes nigrum*の香りを増強するために用いる．米国では食品加工分野で抽出物をメントールとともに飴，氷菓，焼き菓子，調味料等に使用．
葉を「ブッコ葉」と呼んで薬用とする．南アフリカ，コイコイ族の伝統的な治療薬．興奮，駆風，利尿剤として使用．18世紀末，イギリスに渡来．今日でも泌尿器系の殺菌剤，消炎剤として膀胱炎，尿道炎に使用．日本渡来は昭和初年．アフリカでは体に塗布する香料．

ブッシュティー

rooibos

■ 解　説

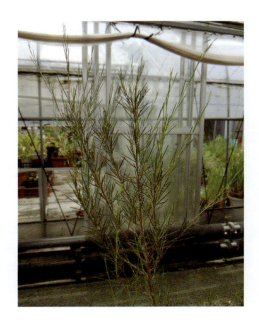

食薬区分（非医）リストより

名　　　称	● ブッシュティー
他　名　等	● ―
部　位　等	● 全草
備　　　考	● ―

基原植物 ● *Aspalathus linearis* (Burm. *f.*) R. Dahlgren（マメ科：Leguminosae）

形　　　態 ● 高さ約2mの落葉低木．幹は直立し，多数分枝する．若枝は赤色を帯びる．葉は緑色，長さ15～60mmで幅約1mmの針状葉．1か所から2～3本出て，先が鋭く尖り互生する．春から夏に，茎頂部に黄色豆花を開き，後に槍状の細い豆果を結ぶ．1～2個のかたい種子を内蔵．

学名の来歴 ● *Aspalathus*：アスパラガスの様な細い葉を持つ；*linearis*：線形の．

産　　　地 ● アフリカ南部に自生．

主要成分等 ● カルコン（アスパラリニン，アスパラチン），フラボン（オリエンチン，イソオリエンチン，ヘミホリン）等．

注　　　　● 食薬区分（非医）リストでは部位が全草となっているが，本植物は木本である．

■ 食経験

南アフリカ，シーダバーグ山脈一帯の紫外線が強く，朝夕の温度差が30℃に及ぶ乾燥した環境で生育．他地域での栽培は成功していない．
葉を発酵，乾燥させたルイボス茶は，カフェインを含まず，タンニン濃度は低く，抗酸化作用もあるという．ケープ地方の先住民は古くから飲用．1772年，スウェーデンの植物学者カール・ツンベルグが初めて記録．入植したオランダ移民も紅茶の代わりに飲用した．ルイボス茶はそのままで飲むが，南アフリカではミルクと砂糖を加えることもある．成分浸出液を清涼飲料，スープ，ソース，フルーツジュース，パンに，抽出液をアルコール飲料に使用．米国でカフェインフリー茶として販売されている．
消化管機能改善，鎮痙，抗アレルギー作用があり，湿疹，花粉症，小児喘息に服用．皮膚感染，ただれに外用．

ブッソウゲ
扶桑
Chinese hibiscus

■ 解　説

食薬区分(非医)リストより

名　　　称 ● フッソウゲ
他 名　等 ● ―
部 位　等 ● 花
備　　　考 ● ―

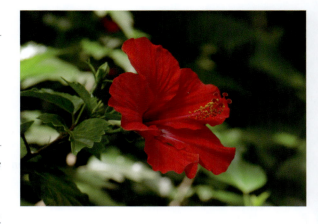

基 原 植 物 ● ブッソウゲ　*Hibiscus rosa-sinensis*
　　　　　　　Linne（アオイ科：Malvaceae）

形　　　態 ● 樹高2～5mの常緑小低木．葉は互生
　　　　　　し広卵形で長さ7～12cm，あらい鋸歯がめぐり先は尖る．葉腋から花柄を伸ばし，赤い大きな花を開く．交配種が多く，花色，花の大きさが異なる多くの種が見られる．

学名の来歴 ● *Hibiscus*：ゼニアオイ属の大きな植物につけられたラテン名；*rosa-sinensis*：中国のバラに似た．

産　　　地 ● 東インド原産，中国，世界で広く栽培．

主要成分等 ● アントシアニン(シアニジン3,5-ジ-*O*-β-D-グルコピラノシド)，フラボン(ケルセチン，ケンフェロール，アピゲニン，ケルセチン3,7-ジ-*O*-β-D-グルコピラノシド)，脂肪酸(9-デシノイン酸，8-ノノイン酸，2-ヒドロキシシステルクリン酸メチルエステル)等．

注　　　　● 食薬区分(非医)リストではフッソウゲとなっているが，正しい植物名はブッソウゲである．

■ 食経験

日本へは江戸時代初期に中国から，沖縄へはさらに古い時代に渡来．1814年には島津藩から江戸幕府へ琉球木槿の名で献上．花は生食，蒸し煮，ピクルスで食用．花をシソと同様に食用染料として，アルコール飲料，加工果物，寒天，野菜惣菜等の色づけに利用．若葉はホウレンソウのように食す．
薬用部位は葉と花(扶桑)．血圧降下作用があり，民間薬で耳下腺腫瘍，おできに効能あり．外用には乾燥した葉と花を細かく刻みアルコール浸出，患部に塗布．

ブドウ
葡萄
grape

■ 解 説

食薬区分(非医)リストより

名　称	● ブドウ
他名等	● ―
部位等	● 茎・種子・種皮・葉・花
備　考	● ―

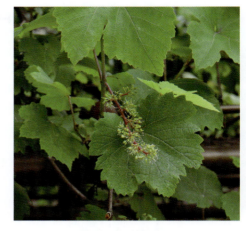

基原植物 ● *Vitis vinifera* Linne（ブドウ科：Vitaceae）

形　態 ● 蔓性の落葉木本．蔓は分枝する．長い柄を持つ葉は心臓形で，互生する．掌状に浅い切れ込みがあり，葉縁に鋸歯を持つ．表面は緑色，裏面は灰白色で，両面とも毛に覆われる．初夏，新しい枝の葉腋に，円錐花序を伸ばし，黄緑色の小さな花を多数つける．夏に果実が熟す．果実に数個の種子を内蔵．

学名の来歴 ● *Vitis*：蔓状に巻きつくことから，ラテン語のvieo（結ぶ）に由来；*vinifera*：ブドウ酒を作る意味．

産　地 ● コーカサス地方原産，世界各地で栽培．

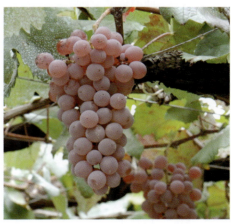

主要成分等 ● スチルベン誘導体（アンペロプシンC，D，ビニフェロールD，ダビジオールA，マッキン，イソホペアフェノール，リチアノールF，G，ビニフェレテルA，B），メガスチグマン（イカリシドB_2，B_8，ブルメノールCグルコシド，ミルシニオシドD），アントシアニン（ペツニン，ボルチシンA〜C）等．

■ 食経験

最も広く栽培されている果樹．果実は液果，甘味と酸味があり食用とする．栽培の起源はBC4000年代のエーゲ海沿岸の西アジア．ギリシャ，ローマ，さらに西ヨーロッパに伝播．新大陸導入は18世紀後半．中国への伝播は漢の武帝（BC141〜87）時代．日本での栽培は文治2（1186）年，山梨県勝沼町で発見された株の移植に始まる．伝播の過程でヨーロッパ群，アジア群に分化．ヨーロッパ群の生産量の約80％は醸造用．アジア群は大粒で生食用．ブドウ果汁，果汁濃縮液は清涼飲料，菓子類に広く使用．干しブドウはそのまま食べるほか，パンや菓子，ワインの材料とする．ギリシャ，インド，トルコでは新芽や若葉を野菜として利用．ブドウ種子油は料理に幅広く使用．
ブドウの果実は食欲減退，低血圧，不眠，冷え性に効果がある．赤ワインは興奮性飲料として衰弱や虚弱症に使用．根はリウマチ，小便不利．葉は水腫，目赤等に使用．

ブラッククミン
黒種草
love-in-a-mist

■解　説

食薬区分(非医)リストより

名　　称	● ブラッククミン
他名等	● ニゲラ
部位等	● 全草
備　　考	● ―

基原植物 ● クロタネソウ　*Nigella damascena* Linne（キンポウゲ科：Ranunculaceae）

形　　態 ● 草丈約50cmの一年生草本．葉は互生し3〜4回羽状で，小葉は細裂し裂片は糸状．夏，分枝した茎頂に淡青色の5弁花を開く．約2cmの果実には数本の稜があり，先端が開き黒い種子を多数内蔵．

学名の来歴 ● *Nigella*：黒い；*damascena*：ダマスカス産の．

産　　地 ● ヨーロッパ南部原産，世界中で広く栽培，日本でも栽培．

主要成分等 ● アミノ安息香酸誘導体（ダマセニン，ダマシニン），トリテルペンサポニン（ニゲロシドA〜D），14-ヒドロキシアプシジン酸等．

注　　　 ● ブラッククミンはクロタネソウの別名である．

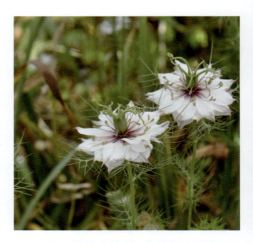

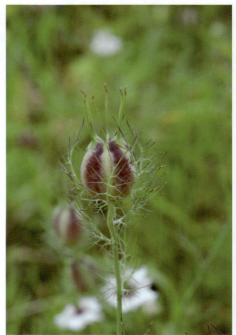

■食経験

日本へは江戸時代終わり頃渡来し分布．種子をスパイス，ペッパーの代用として利用．種子に含まれる精油には独特の芳香があり矯臭剤として使用．
民間的に利尿作用があり，利尿剤，腸カタル，肺疾患に用いる．利尿には種子を砕き乾燥したものを1回，0.5〜1g服用．使用する場合は用量に注意．

ブラックコホッシュ

black cohosh

■解 説

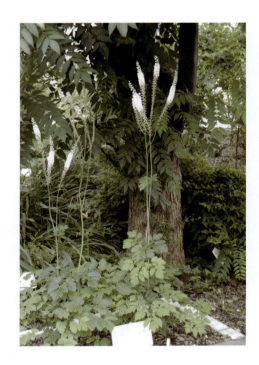

食薬区分(非医)リストより

名　　　称●	ブラックコホッシュ
他 名 等●	ラケモサ
部 位 等●	全草
備　　　考●	―

基原植物● *Cimicifuga racemosa* (Linne) Nutt.（キンポウゲ科：Ranunculaceae）

形　　　態● 草丈75～200cmの多年生草本．根茎が肥大し，茎は細く叢生する．大形の根生葉は3出羽状複葉で，小葉は長さ約15cm，楕円形であらい鋸歯に覆われ，先が尖る．夏に総状花序が伸び，多くの白色花を開く．袋状の果実を結ぶ．

学名の来歴● *Cimicifuga*：cimix（南京虫）＋fugere（逃げる）；*racemosa*：総状花序をつける．

産　　　地● 北米北東部，特にオンタリオ州からジョージア州に多く自生．

主要成分等● アルカロイド（アデニン，コリン，シチジン，シミプロニジン，N-ホルミルアルギニン，ノルコクラウリン，メニスペリン，アルクリプトピン）等．

注　　　● アルカロイドを含有する．

■食経験

食用の記録は見当たらない．

薬草として鎮痛薬，強壮薬の調合に用いられる．ヨーロッパの植物療法では，乾燥根40g相当のエタノール抽出物をエストロゲン様の作用，黄体ホルモン抑制効果があり，月経前の不快感，月経困難症，子宮けいれん等の月経不順に用いる．カプセル，錠剤，チンキ，液状精油，根をそのまま煎じて使う．伝統医薬では，咽頭炎，リウマチ，気管支炎，子宮疾患の治療．根と根茎の浸剤は血圧降下作用，解熱，抗炎症薬としてリウマチ，神経痛，月経不順，耳炎，発熱等に用いる．解熱には根茎1日量2gを煎じて服用，煎液は鎮痛の目的でも使用する．近縁種サラシナショウマ *C. simplex* の若葉は食用，日本，中国に分布．

ブラックジンジャー

Thai black ginger

■ 解　説

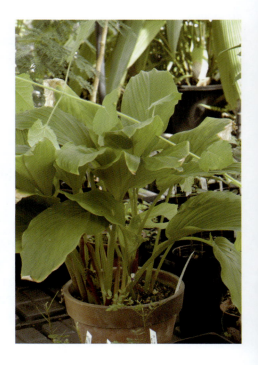

食薬区分(非医)リストより

名　　　称	●ブラックジンジャー
他　名　等	●Kaempferia parviflora
部　位　等	●根茎
備　　　考	●―

基原植物 ● *Kaempferia parviflora* Wall. ex Baker（ショウガ科：Zingiberaceae）

形　　態 ● 草丈10cmの多年生草本．根茎は横走し，長さ20cm，折面は黒紫色．葉は長さ6〜16cmの倒卵形で，先端は急鋭尖頭．花は茎の先端につき，直径は3〜4cm，花被片は白色で，唇弁は卵状楔形で先端は凹形である．中央部には紫色の斑点がある．

学名の来歴 ● *Kaempferia*：ドイツの医師Engelbert Kaempferに因む；*parviflora*：ラテン語のparviflorus（小形の花の）より．

産　　地 ● タイ．

主要成分等 ● フラボン（4′-ヒドロキシ-5,7-ジメトキシフラボン，5-ヒドロキシ-4′,7-ジメトキシフラボン，5-ヒドロキシ-3,4′,7-トリメトキシフラボン，3,4′,5,7-テトラメトキシフラボン），フェノール配糖体（ケンフェロシドA，C〜F）等．

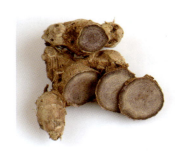

wasanajai/Shutterstock

■ 食経験

食用の記録は見当たらない．
薬用では，茎の搾り汁は甲状腺腫，嘔吐を伴う赤痢，下痢に用いられ，葉と根は毒虫等に咬まれた時に湿布剤として利用．

ブラックプラム

black plum

■解　説

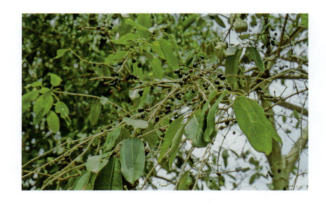

食薬区分(非医)リストより

名　　　　称●	ブラックプラム
他　名　等●	ポルトガルプラム／パープルプラム
部　位　等●	果実
備　　　　考●	―

基原植物● *Syzygium cumini* (Linne) Skeels（フトモモ科：Myrtaceae）

形　　　態●樹高12〜30mの常緑高木．幹は帯白色．葉は6〜12cmで狭卵形革質，全縁で先が丸い．葉腋から円錐花序を出し，淡白緑色花を開く．がく片は漏斗状で長さ4mm．直径1.5〜3.5cmの果実は帯紫色で，1個の種子を内蔵．

学名の来歴● *Syzygium*：(葉が)対になる；*cumini*：クミンの様な．

産　　　地●東南アジアの熱帯地域，ブラジル，オーストラリア北部で広く栽培．

主要成分等●リグナン（クミニレジノール，シジギレジノールA，B），フラボン（ケンフェロール，イソケルセチン，ミリセチン3-ロビノシド），3-ガロイル-β-D-グルコース等．

■食経験

果実をサラダとして生食，野菜，糖果，パイ，プディング，果実酒，ジャム，シャーベット，ゼリー，保存食品，酢に利用．
未熟果実や種子はインドネシアでは糖尿，疝痛に用いる．樹皮はタンニンを含み，渋みがあり，民間薬として利用．

ブラックベリー

shrubby blackberry

■解　説

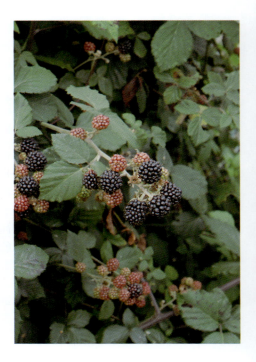

食薬区分(非医)リストより

名　　　称●	ブラックベリー
他　名　等●	―
部　位　等●	果実
備　　　考●	―

基 原 植 物●セイヨウヤブイチゴ　*Rubus fruticosus* Linne（バラ科：Rosaceae）

形　　　　態●高さ2～3mの落葉蔓性植物．葉は互生，3出または5出複葉で，卵形の小葉には鋸歯がある．淡い桃色の5弁花を開く．果実は黒く熟す．

学名の来歴●*Rubus*：赤い；*fruticosus*：ラテン語で「低木の，潅木の」．

産　　　　地●ヨーロッパから北米原産，世界で広く栽培．

主要成分等●タンニン（サンギイン H_6，プロシアニジン B_4，B_8），トリテルペン（ルビチン酸，ルビニン酸）等．

注　　　●ブラックベリーはセイヨウヤブイチゴの別名である．

■食経験

ヨーロッパでは有史以前から果実を食用とした．果実は生食するが，甘味が少ないため，大部分をジュース，ジャムに加工．またパイ等に入れる．あるいはジュースを発酵させてワイン，リキュールとする．古代から赤ワイン等食品の着色に利用．ヨーロッパでは乾燥葉をハーブティーとする．地上に出てきたばかりの新芽は生でサラダ．根はよく茹でて料理に使用．
葉，根，果実を薬用とする．下痢，赤痢，痔核，膀胱炎に服用．咽頭痛，口内潰瘍，歯肉炎のうがい薬．古代ギリシャでは痛風，ローマでは口中のただれ，胃腸炎に使用．ディオスコリデス「薬物誌」（AD100頃）に記述がある．

ブラックルート

culver's root

■解 説

食薬区分(非医)リストより

名　　称●	ブラックルート
他　名　等●	アメリカクガイソウ
部　位　等●	全草
備　　考●	―

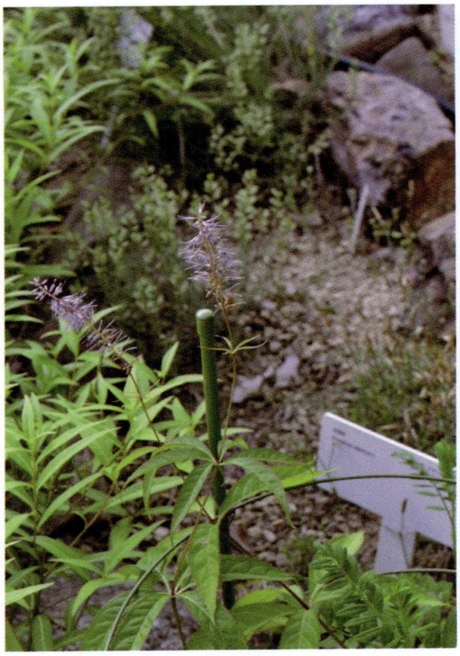

基原植物● *Veronicastrum virginicum* (Linne) Farw.（ゴマノハグサ科：Scrophulariaceae）

形　　態● 草丈50〜100cmの多年生草本．長楕円形で先が鋭く尖る葉が，4〜5枚輪生する．茎に5〜10cmの穂状の総状花序を伸ばし，淡紅紫色または白色花を多数開く．

学名の来歴● *Veronicastrum*：veronica（聖者の名）＋strum（瘤）；*virginicum*：米国バージニアの．

産　　地● 北米に広く自生，また庭園で栽培．

主要成分等● イリドイド（カタルポール，アジュゴール，オウクビン，カタルポール 6-O-(2,3-ジシンナモイル)-α-L-ラムノピラノシド）等．

■食経験

食用の記録は見当たらない．
北米先住民は伝統的に多くの部族でブラックルート，根，その煎液，浸出液を下剤，止瀉剤とする．その他鎮痙，鎮痛，制吐，解熱，発汗，強壮剤，腎臓結石，胆石，肺疾患，心疾患，胃腸炎に使用．一部の部族では疾病万能治療薬，または呪術医薬とした．有毒であり，殺菌作用があり，消毒剤として利用．

フランスカイガンショウ

maritime pine

■解 説

食薬区分(非医)リストより

名　　　称	● フランスカイガンショウ
他 名 等	● オニマツ／カイガンショウ
部 位 等	● 樹皮・樹皮エキス
備　　　考	● ―

基 原 植 物 ● *Pinus pinaster* Aiton (マツ科：Pinaceae)

形　　　態 ● 樹高40mに達する常緑高木．樹皮には深い縦縞がある．枝は赤褐色で無毛．葉は2本対で，長さ10〜25cmの針状．球果は卵形で長さ8〜22cm．種子は長さ7〜8mmで，約3cmの翼を有する．

学名の来歴 ● *Pinus*：松；*pinaster*：pin(松)＋aster(星)．

産　　　地 ● ヨーロッパ西南部から南イタリアに自生，また栽培．

主要成分等 ● ジテルペン(アビエチン酸，ネオアビエチン酸，ピマル酸，レボピマル酸)，モノテルペン(α-ピネン，リモネン)等．

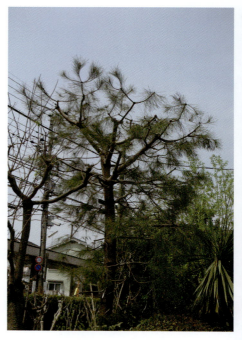

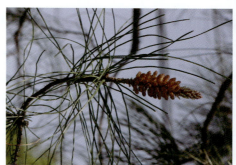

■食経験

食用の記録は見当たらない．
根株から樹脂を採取．生松脂を採取し蒸留し精油を除いた樹脂(松香)は疥癬，湿瘡，かゆみに外用で利用．軟膏，硬膏の基剤．樹脂は絆創膏の粘着付与剤として用いる．発泡剤として肋膜炎，他の内臓炎症に塗布．テレピン油は皮膚刺激，引血剤としてリウマチ，神経痛，疥癬に塗布．気管粘液の分泌抑制剤として水蒸気とともに吸入するとよい．リン中毒の解毒薬の効果．

プランタゴ・オバタ

blonde plantain

■解 説

食薬区分(非医)リストより

名　　称	●プランタゴ・オバタ
他　名　等	●サイリウム・ハスク
部　位　等	●種子・種皮
備　　考	●―

基原植物 ●*Plantago ovata* Forssk.（オオバコ科：Plantaginaceae）

形　　態 ●草丈約15cmの多年生草本．乾燥地帯に自生する．長い白色毛で覆われた葉は長披針形で，先が細く尖り，根際から叢生．花柄が長く伸びて穂状の花序をつけ，多数の小さな白色花を開く．熟した果実には小さな種子を多数内蔵．

学名の来歴 ●*Plantago*：planta（足跡）から；*ovata*：楕円形の．

産　　地 ●南アジア原産，地中海地域，ヨーロッパ南部，北米全般，北アフリカに分布．

主要成分等 ●アルカロイド（プランタゴニン），オリゴ糖（プランテオース）等．

注 ●サイリウム種皮によるアレルギー情報がある．

■食経験

種子外皮の粘質物をアイスクリーム等冷凍乳製品，チョコレート等の安定剤・増粘剤に利用．
外皮は通じ薬として，便秘薬（緩下剤），肛門の裂肛，痔疾，直腸術後の軟便が望ましい時，腸の炎症，食物繊維の必要時，下痢の補助治療に用いられる．生の葉は毒ツタ，虫刺されに局所的に適用，皮膚炎の広がり，かゆみの抑制．インドでは，その他利尿，腎臓障害等，中国では種子，全草の薬用用途は同様，種子は血尿，咳，高血圧，その他慢性病に使用．中国医薬で使用の種子は乾燥前に食塩水にさらされる．根，汁，葉，全草，種子はガン治療に利用．

ブリオニア

white bryony

■ 解　説

食薬区分(非医)リストより

名　　称●ブリオニア
他　名　等●―
部　位　等●全草
備　　考●―

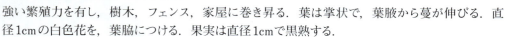

基原植物●*Bryonia alba* Linne（ウリ科：Cucurbitaceae）

形　　態●高さ約3mの蔓性草本．根は結節があり，黄白色の塊根．クズのように強い繁殖力を有し，樹木，フェンス，家屋に巻き昇る．葉は掌状で，葉腋から蔓が伸びる．直径1cmの白色花を，葉腋につける．果実は直径1cmで黒熟する．

学名の来歴●*Bryonia*：bryo（発芽する）より，塊茎から毎年成長することを指す；*alba*：白色の．

産　　地●地中海東部海岸原産．ヨーロッパからイラン北部に分布し，北米東北部に侵入雑草として拡散．

主要成分等●トリテルペン（ククルビタシンB，E，I，J，K，R，22-デオキソククルビトシドA，B），脂肪酸（アリンジン酸，オルコニ脂肪酸F）等．

注　　　●ククルビタシンを含有する．

■ 食経験

ヨーロッパやイランでは若芽を野菜として食用．
根を薬用とする．強い瀉下作用があり，主として痛みを伴うリウマチに服用．筋肉痛，関節痛，肋膜炎の発赤に外用．組織を刺激し末端血流を増加する．全草に抗ウイルス作用がある．以前は十二指腸潰瘍，喘息，気管支炎，肋膜炎，高血圧，関節炎に投与．

ブルーベリー

lowbush blueberry

■ 解　説

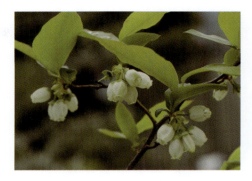

食薬区分(非医)リストより

名　　称	● ブルーベリー
他名等	● ―
部位等	● 果実
備　　考	● ―

基原植物 ● *Vaccinium angustifolium* Aiton（ツツジ科：Ericaceae）

形　態 ● 高さ30～50cmの落葉低木で，群落を形成する．葉は長さ2～15mm，幅4～30mmの倒卵形で，縁は滑らかで頂端は丸みを帯びた青緑色．春に，長さ4～6mmの壺型で赤みを帯びた白色の花をつける．がくは薄紫色．直径10～15mmの果実は，晩夏に青黒色に熟す．

学名の来歴 ● *Vaccinium*：雄牛；*angustifolium*：angusti（狭い）＋folium（葉）．

産　地 ● 北米原産，北半球の冷温帯から亜寒帯の岩礫地や湿地に分布，また広く栽培．

主要成分等 ● アントシアニジン，アントシアニジン2量体，3量体，4量体等．

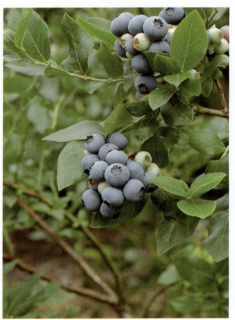

■ 食経験

ブルーベリーには多くの品種があり，先住民が古くから利用．19世紀末から栽培，開発が始まり，目覚ましい発展を遂げた．産業上重要なものはローブッシュ・ブルーベリー，ハイブッシュ・ブルーベリー，ラビットアイ・ブルーベリーの三種．日本導入は1953年以降．ローブッシュ・ブルーベリーの果実は他の二種より小粒．甘みが強くかすかなハチミツ臭がある．ハイブッシュ・ブルーベリーより1か月早く熟れる．果実全体が青色になってから収穫．甘み，酸味が適度にあり，生食．ジャム，ゼリーを作り，冷凍，缶詰とする．ヨーグルト，アイスクリーム，洋菓子の原料．花は蜜源．香りのよい琥珀色のハチミツが得られる．先住民は果実をペミカンに使用．花は新鮮なものを食用，またジャムに加工．
乳幼児の疝痛，血液浄化，流産後に葉を煎じて服用．

プルット

Kaffir lime

■解　説

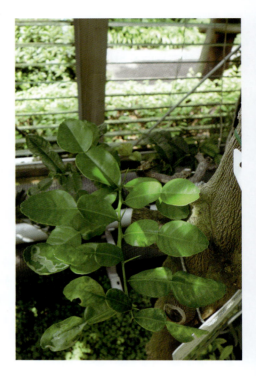

食薬区分(非医)リストより

名　　　称●	プルット
他　名　等●	－
部　位　等●	葉
備　　　考●	－

基 原 植 物●コブミカン　*Citrus hystrix* DC.（ミカン科：Rutaceae）

形　　　態●樹高5〜10mの常緑低木．枝に棘を持つ．葉は楕円形で先が尖り対生で，触ると芳香を放つ．葉柄部分の翼が広く，達磨状を呈す．梢に芳香を放つ白色花を開く．直径約4cmの凸凹した果実を結ぶ．

学名の来歴●*Citrus*：ギリシャ語名kitron（箱）に由来し，ラテン語で「レモンの木」の古名；*hystrix*：ヤマアラシのような棘が多い．

産　　　地●インドネシア，マレーシア原産，熱帯アジアで広く栽培．

主要成分等●モノテルペン（シトロネラール，シトロネロール，ネロール，リモネン），フラノクマリン誘導体（シトルソシドB〜D），アクリドン誘導体（シトラミン）等．

注　　　　●プルットはコブミカンの別名である．

■食経験

果実はグレープフルーツのように大きく，かたく苦味のない果肉，水分は少ない．素手で食べやすく，フルーツサラダで生食．また加工品，ジュース，ジャム，マーマレード，キャンディー，果皮の砂糖漬け，魚や肉の臭み消しの薬味，香りづけ，飲料に利用．果実から抽出したリキュールは良質なブランデーに利用．香りのよい花水は菓子等の食品の香りづけ，花は茶葉に利用．
薬用に利用．洗髪や，ヒルに咬まれた治療に用いる．頭痛，関節痛には葉のペーストを貼り，未熟果実は喉痛に用いられ，果実は出産後のボディパウダーとして使用．

ブンタン
文旦
pomelo

■ 解　説

食薬区分(非医)リストより

名　　　称	● ブンタン
他　名　等	● ザボン／ボンタン
部　位　等	● 果実・種子
備　　　考	● 一

基原植物 ● ブンタン　*Citrus grandis* (Linne) Osbeck（ミカン科：Rutaceae）

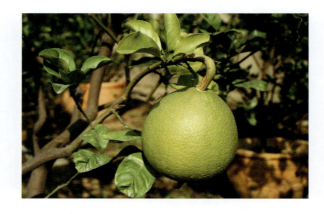

形　　態 ● 常緑木本で，樹姿は円形をなし，枝は長大で疎生する．葉は一般に大きく鋸歯があり，葉柄に大きな翼葉がある．花は大形で総状花序につく．花弁は4～5個．果実はミカン属の中では最大で，1～2kgに達するものも少なくない．果形は栽培品種によって扁球形，球形及び倒卵形と様々である．果皮は厚く，内部は柔軟で白色または淡紅色．果肉は淡黄色ないし淡紅色．

学名の来歴 ● *Citrus*：ギリシャ語名kitron(箱)に由来し，ラテン語で「レモンの木」の古名；*grandis*：大きい．

産　　地 ● インドアッサム地方原産，九州，高知県，台湾，中国，東南アジアに分布．

主要成分等 ● アクリドン誘導体（アクリゲニンA，ブンタンビスミン，シトビスミンA，B，C，E，シトロポンA，B），クマリン誘導体(シトルブンチン，ホニウジシン，プメロキノン)等．

■ 食経験

日本には江戸時代に果実で持ち込まれ，明治以降，台湾，中国南部から穂木で導入．日本への導入は安土桃山から江戸時代初期と推定．果実は生食，デザートの具材，砂糖漬け，リキュールに，果皮は砂糖漬け，キャンディーに利用．

ペグアセンヤク
阿仙薬
pegu catechu

■ 解　説

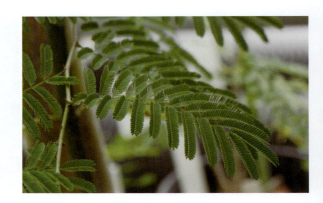

食薬区分（非医）リストより
名　　　称 ● ペグアセンヤク
他　名　等 ● ―
部　位　等 ● 心材の水性エキス
備　　　考 ● ―

基原植物 ● アセンヤクノキ　*Acacia catechu* (Linne *f.*) Willd.（マメ科：Leguminosae）

形　　態 ● 小高木で，枝には棘がある．2回羽状複葉で羽片は10〜20対，小葉は30〜50対．黄色の花を開く．果実は褐色で長さ10〜20cm．

学名の来歴 ● *Acacia*：棘；*catechu*：マレーの現地語名．

産　　地 ● インドからタイにかけて分布．マレーシア，スマトラ，ミャンマーのペグ地域．

主要成分等 ● カテキン誘導体（カテキン，ホモイソカテキン，エピカテキン，エントエピメスキトール），アミド誘導体（オキザリルアルビチン）等．

注　　　 ● ペグアセンヤクはアセンヤクノキの心材の水性樹脂である．

■ 食経験

ペグアセンヤクノキ本体の食用の記録は見当たらない．心材から水溶性の黒色のゴム質樹脂を採取する．ヨーロッパでの最初の記録は1514年．17世紀になってから染料，薬用とした．日本では江戸時代に染料として重用．心材を細かく刻み，水に入れて煮出し，濃縮，乾燥しペグアセンヤクとする．褐色染料，皮鞣料として利用．タンニン酸を除いた淡色のものは薬用，咀嚼料とする．ミャンマー，タイ，インド等ではビンロウジの種子やペテルの葉とともに咀嚼する．
タンニンによる抗菌作用，止瀉作用があり，健胃収れん剤，止瀉薬，止血剤，うがい薬，口中清涼剤として用いる．樹内の割れ目にリュウノウに似た結晶を生じることがあり，インドではこれを薬用として珍重．樹体から滲み出る淡黄色のゴム質の樹液を，糊としてアラビアゴム同様に使用．品質はアラビアゴムに勝るといわれる．アカネ科のガンビールノキ *Uncaria gambir* からもガンビールアセンヤクが得られ，同様に使用する．

ヘチマ
糸瓜
sponge gourd

■ 解　説

食薬区分（非医）リストより

名　　称	●ヘチマ
他　名　等	●シカラク
部　位　等	●果実・果実繊維・茎・葉
備　　考	●一

基原植物●ヘチマ　*Luffa cylindrica* (Linne) M. Roem.（ウリ科：Cucurbitaceae）

形　　態●蔓性一年生草本．葉は濃緑色で掌状，窒素不足になると切れ込みが深くなる．花は黄色，雄花は長さ15～20cmの花柄に15～20個生じ，下部から開花する．雌花は大形で基部に棒状の子房がある．果実は円筒形で，太さや長さは品種によって異なり30～200cmに達するものもある．

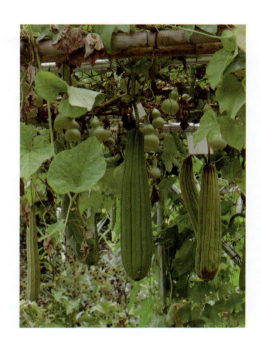

学名の来歴●*Luffa*：ヘチマのアラビア語名に由来；*cylindrica*：円筒形．

産　　地●インド，アラビア原産．熱帯，温帯の各地，日本．

主要成分等●トリテルペンサポニン（ルシオシドA～Q）等．

■ 食経験

日本へは1600年代に渡来，静岡，九州，南西諸島に分布．温帯から熱帯まで広く栽培．沖縄では果実を食用．若い果実はあんかけ，汁の具材，野菜，漬物，煮物．花・つぼみは酢の物に，若芽（蔓），種皮，種油も食用として利用．

茎からの液，ヘチマ水は薬用として鎮咳，利尿の効果がある．中医薬では，若い果実，霜で枯れた果実を熱病，咳，痰に用いる．果皮（糸瓜皮），花（糸瓜花），成熟果実の繊維（糸瓜絡），根（糸瓜根），茎（糸瓜藤），種子（糸瓜子）を薬用．果実には魚毒性，殺虫性がある．ヘチマ水は皮膚軟化作用があり化粧料に利用するほか，夏バテ防止，虚弱体質，アレルギー，喘息予防，去痰作用（ヘチマ水で含嗽，または1/2～1/5に煮詰めて砂糖を加え飲用）があり，鎮咳には生の果実を輪切りにし，煮汁を服用．中国では16世紀から医薬品として使用，血液の循環，体のエネルギーの流れを促進．抗炎症効果，熱病の解毒効果，リウマチ，関節炎痛，筋肉痛，胸部痛，無月経，泌乳不足治療に用いる．焼いて灰にしたものを顔，目周辺の帯状疱疹に塗布して治療．粉末のもの，抽出物は抗炎症作用，伝統的な解毒作用がある．海綿体は皮膚の死んだ組織を除き刺激を与えるため，洗顔用たわし等皮膚の治療製品として使用．

ベニコウジ
紅麹

■ 解 説

食薬区分(非医)リストより

名　　　　称 ● ベニコウジ
他　名　等 ● ―
部　位　等 ● 麹米
備　　　　考 ● ―

基 原 植 物 ● ベニコウジ　*Monascus anka* 及び *Monascus purpureus* (モナスカセアエ科：Monascaceae)

形態・特性 ● 菌糸は分岐し，横壁を備え，先端に球形または楕円形の子嚢を作る．熟すと次第に膨れ，その下部から生じる菌糸で包まれた閉子嚢殻が形成され，内部に多数の球形胞子を作る．芽胞子の大きさはまちまちで，菌糸の頂端から単生するか連鎖状に分生し，最初は白色で次第に紅色となる．

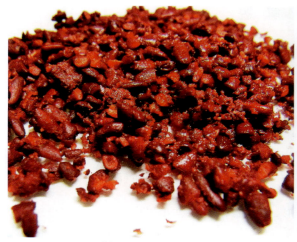

Monascus purpureus

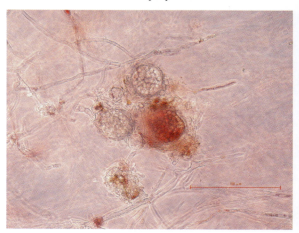

Monascus purpureus

学名の来歴 ● *Monascus*：mono（単一の）＋ascus（子嚢）；*anka*：中国のベニコウジをこう呼んでいたため，それに起因すると考えられる；*purpureus*：紫斑．

分　　　　布 ● 土壌．

主要生成物等 ● 赤色色素(モナスコルブリン，ルブロプンクタチン)，赤紫色色素(モナスコルブラミン，ルブロプンクタミン)，黄色色素(モナシン，アンカフラビン)等．

■ 食経験

ベニコウジカビは，毒性のない鮮やかな赤色系色素を産生することから，中国で古くから紅酒や紅乳腐，肉類漬け込み等の食品の製造に利用される．これらの食品は，ベニコウジカビ由来の酵素作用により，独特のフレーバーとチーズ様物性が形成される．この紅乳腐を沖縄の気候・風土・食習慣や嗜好に合うように改良したものが豆腐ようである．また，菌体内生成の色素は，紅色天然色素としてハム，ソーセージ，蒲鉾等に使用されているほか，紅麹をアルコールとともに醪に加え，撹拌後圧搾濾過した紅色の原酒に普通清酒をブレンドした赤い清酒が，1970年頃新潟県で発売された．口紅，染料，そして医薬としては近縁種の *M. ruber* がコレステロール合成阻害物質モナコリンを産生し，高コレステロール治療薬としての用途がある．

ベニバナ
紅花
safflower

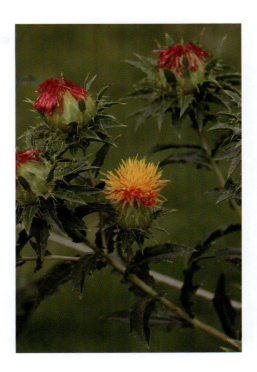

■ 解　説

食薬区分(非医)リストより

名　　　称	●ベニバナ
他　名　等	●コウカ／サフラワー／ベニバナ油／Carthamus tinctorius
部　位　等	●管状花・種子油・種子
備　　　考	●―

基原植物●ベニバナ　*Carthamus tinctorius* Linne（キク科：Compositae）

形　　　態●草丈1mの越年生草本．茎は直立し，上の方で分枝する．葉は互生，広披針形で先端は尖り，基部は円形で茎を抱く．葉縁には，鋭い鋸歯がある．葉面は濃緑色で質はかたい．枝先に管状の頭状花をつけ，はじめ鮮黄色でその後に赤くなる．総苞片は，外側のものほど大きな棘がある．

学名の来歴●*Carthamus*：ヘブライ語で「染める」；*tinctorius*：染色用の．

産　　　地●エジプト原産，中国，日本(山形)．

主要成分等●ベニバナ色素(サフロールイエローA，B，カルタミン，カルトルミン，サクロキノシドA～C，サフロミンA～C)，フェノール誘導体(カルタモシドB_1～B_6)等．

■ 食経験

最も古い栽培植物の1つ．古くから，南ヨーロッパ，中近東，インド，中国で紅色素の原料とした．現在は染料の需要は減少して主に油料作物として栽培．日本には推古天皇の時代に渡来．「延喜式」(927)では紅花の貢納を規定．江戸時代には餅花から紅色素を抽出して染料，食紅，口紅とした．

ヨーロッパでは，花をサフランの代替品として米料理，スープ，菓子，パンに使用．日本では，菓子や蒲鉾等を染色．黄色素は清涼飲料，冷菓，菓子類，麺類，漬物等，広範囲に使用する．若い茎葉は煮て野菜として利用．インドでは種子を焙って食べ，フライ種子をチャツネに使用．

種子油の採取は古代エジプト時代から行われたが，食用油としての利用は近代になってから．植物油中最も多量のリノール酸を含む．しかし1957年にオレイン酸を主成分とする変種が発見され，食用油はハイリノールタイプからハイオレイックタイプに移行している．

花を通経，浄血薬として，婦人病，冷え性，更年期障害等に使用．紅色素は絹の染色，化粧品，黄色素は木綿の染色に使用する．

ベニバナボロギク

redflower ragleaf

■ 解　説

食薬区分(非医)リストより
名　　　称 ● ベニバナボロギク
他　名　等 ● ナンヨウギク
部　位　等 ● 全草
備　　　考 ● ―

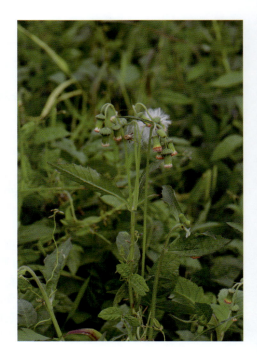

基 原 植 物 ● ベニバナボロギク　*Crassocephalum crepidioides* (Benth.) S. Moore（キク科：Compositae）

形　　　態 ● 草丈約70cmの一年生草本．茎は直立し，上部で分枝する．上部は縮れた毛を有しているが，下部はほとんど無毛である．葉は互生し，有柄，倒卵状長楕円形，羽状中裂または歯牙縁で，薄い両葉面には毛を散生する．花期は8〜10月．枝先に総状についた頭花は下垂して咲く．小花はすべて両性の管状花で下部が白色，先端が赤色である．総苞の長さは9〜10mm，幅は7mm程度．

学名の来歴 ● *Crassocephalum*：ラテン語のcrossus（太い）＋cephalum（頭状花序）から，「大きい頭状花序の植物」；*crepidioides*：ギリシャ古名のcrepis（長靴）＋ギリシャ語でoides（類似した）．

産　　　地 ● アフリカ原産，東南アジア，中国，日本．

主要成分等 ● イソクマリン誘導体（7-ブチル-3,4-ジヒドロ-6,8-ジヒドロキシ-3-(3-ペンテニル)-イソクマリン，7-ブチル-3,4-ジヒドロ-6,8-ジヒドロキシ-3-ペンチルイソクマリン）等．

■ 食経験

1950年頃日本（沖縄）へ伝播，最初に北九州で発見．全草は野菜として，若葉，新芽は香味野菜，揚げ物等の料理に利用．葉は葉肉があり，薄紫色で粘質性があり，ナッツのような香りを持つ．ハワイや沖縄ではポピュラーな野菜．タイでは根をチリソースで食し，また，魚のカレーに利用．台湾では若苗を食用．
全草は利尿，感冒による熱，乳腺炎，腸炎，消化不良に効能あり．15〜31gを煎じて服用，外用はつき潰し患部に塗布．

ペピーノ

melon pear

■ 解　説

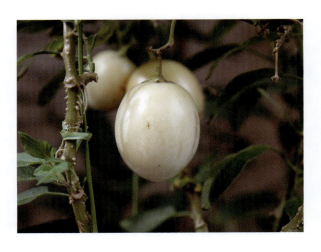

食薬区分(非医)リストより

名　　称●	ペピーノ
他　名　等●	メロンペア／Solanum muricatum
部　位　等●	果実
備　　考●	―

基原植物● *Solanum muricatum* Aiton (ナス科：Solanaceae)

形　　態● 高さ約1mの常緑低木．小さな棘を持つ．葉は楕円形で互生する．花は，ナスの花に似た薄い紫色の花弁があり，中心にオレンジ色の雄しべを有する．房状に10花程度をつけ，そのうち1～3個が結実する．果実は8～13cmのクリーム色の卵形液果で，果皮の紫色の縦縞は熟すと薄くなる．

学名の来歴● *Solanum*：solamen(安静)に由来；*muricatum*：ラテン語で「ざらざら，粗い」．

産　　地● エクアドル原産．古代よりアンデス山脈で栽培され，南米諸国，ニュージーランド，トルコ等で栽培．

主要成分等● アスコルビン酸，ショ糖，グルコース，フルクトース，クエン酸，リンゴ酸，キナ酸等．

■ 食経験

果実を生食．果肉は厚く，ウリやスイカのような甘味があり，口当たりは滑らかで，追熟すると強い芳香を放つ．果肉はそのまま，あるいは砂糖をかけて，または他の果物と盛り合わせ，生クリームをかけて食べる．ジュース，デザート，コールドミートや魚料理のつけ合わせとする．冷凍，乾燥品がある．中央には，ゼリー状の綿に包まれた種子があるが，やわらかくそのまま食べられる．南米では未熟なものを野菜として利用．

ヘラオオバコ

buckhorn plantain

■ 解　説

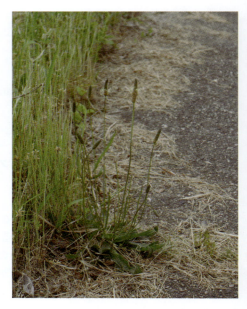

食薬区分（非医）リストより

名　　　称	●ヘラオオバコ
他 名 等	●―
部 位 等	●全草
備　　　考	●―

基原植物　●ヘラオオバコ　*Plantago lanceolata* Linne（オオバコ科：Plantaginaceae）

形　　態　●草丈30〜60cmの一年生草本．葉は鋭頭または漸尖頭の披針形で花茎に沿って直立し，長さ10〜20cm，幅1.5〜3cm，基部は次第に狭まって葉柄となる．6〜7月頃開花し，花茎は高さ40〜60cmとなり，5個の溝がつく．花は密に多数つき，苞は薄く乾膜質，がくは膜質でともに透明で長さは等しい．花柱は長さ10cmあり，雄しべとともに花冠から突き出し目立つ．

学名の来歴　●*Plantago*：ラテン語のplanta（足跡）に由来；*lanceolata*：披針形．

産　　地　●ヨーロッパ原産，北米，アジアに分布．

主要成分等　●イリドイド（カタルポール，アウクビン），フェニルエタノイド（ランセトシド，イソアセトシド）等．

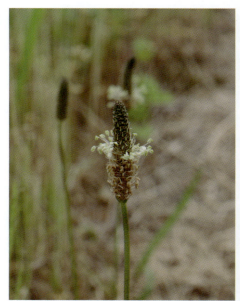

■ 食経験

日本へは江戸時代末期に導入．若葉をオオバコ *P. asiatica* と同様に食用．苦味があり，繊維質を取り除く手間がかかる．種子はサゴ椰子デンプンのように利用．
薬用部位は全草（車前草），種子（車前子）．赤痢，痰，咳，胃腸部潰瘍，月経過多，鼻出血，耳痛，黄疸に用いる．全草は1日量10〜15g，種子は1日量5〜10gを煎じ食後に服用．

ヘリクリサム・イタリカム

curry plant

■ 解　説

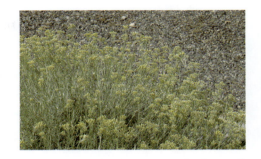

食薬区分(非医)リストより

名　　　称●	ヘリクリサム・イタリカム
他　名　等●	カレープラント
部　位　等●	全草
備　　　考●	―

基 原 植 物● *Helichrysum italicum* (Roth) G. Don (キク科：Compositae)

形　　　態● 草丈60～100cmの多年生草本．茎は銀灰色の産毛に覆われ木質．葉は楕円形，長さ2～3cmで粘着性がある．頭状花序は黄色で，種子は微細である．葉茎に強いカレー臭がある．

学名の来歴● *Helichrysum*：ギリシャ語のhelios（太陽）＋chrysos（金色）に因む；*italicum*：ラテン語で「イタリア」．

産　　　地● 地中海地域東部の原産．

主要成分等● ピロン誘導体（アレノール，アルザノール，ヘリアルザノールヘリピロン，イタリピロン，イタリジピロン，ミクロピロン），キナ酸誘導体（1,4-ジ-O-カフェオイルキナ酸），セスキテルペン（6,11-エポキシアコレン）等．

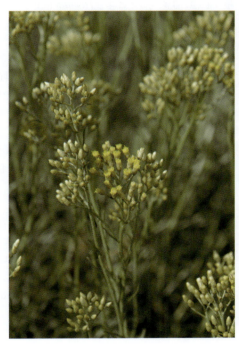

■ 食経験

精油，エキスをフレーバーとしてアルコール飲料，非アルコール飲料，冷凍乳製品，キャンディー，焼き菓子，ゼリー，プディングに利用．使用部位は生花，花の先端部分でエキスを溶媒抽出により，精油は花先端より水蒸気蒸留で調整．
種子のフラボノイドは胆汁分泌を増加させ，ケルトリンは肝臓の解毒作用，抗炎症作用を持つ．エキス，精油は揮発保留剤，芳香成分として用いられる．また含有のフラボノイドの紫外線吸収性を利用し，日焼け前後に有効とされ香粧品に用いられる．伝統医薬として，去痰，鎮咳剤，催胆薬，利尿剤，抗炎症薬，抗アレルギー薬に用いる．適応症状として慢性気管支炎，喘息，百日咳，乾癬，やけど，リウマチ，頭痛，扁桃痛，アレルギー，肝臓病があり，通常，煎液，あるいはエキスで使用．

ヘルニアリアソウ

rupturewort

■解 説

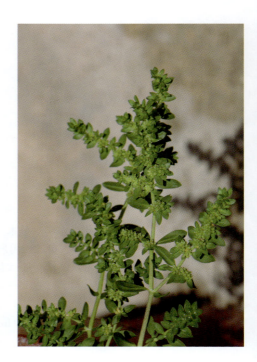

食薬区分(非医)リストより
名　　　称●ヘルニアリアソウ
他　名　等●―
部　位　等●全草
備　　　考●―

基原植物●コゴメビユ　*Herniaria glabra* Linne（ナデシコ科：Caryophyllaceae）

形　　　態●草丈5〜35cmの一年生草本．葉は楕円形から倒卵形，長さ1.6〜3.1cm，幅0.9cm．花は白色で直径0.7〜1.5cm，がく片と花弁は同じ長さ，雄しべは5本．

学名の来歴●*Herniaria*：ラテン語のhernia（ヘルニア，脱腸）より；*glabra*：ラテン語の「無毛」．

産　　　地●北米やヨーロッパに自生．

主要成分等●トリテルペンサポニン（グラブロシドB，C，ヘルニアリアサポニン1〜7），フラボン（ナルシソシド，イソラムネチン 3-*O*-ルチノグルコシド）等．

注　　　●ヘルニアリアソウはコゴメビユの別名である．

■食経験

食用の記録は見当たらない．
利尿剤，下剤として利用．

ベルノキ

■解 説

食薬区分(非医)リストより
名　　　称●ベルノキ
他　名　等●―
部　位　等●成熟果実
備　　　考●―

「インドカラタチ」を参照

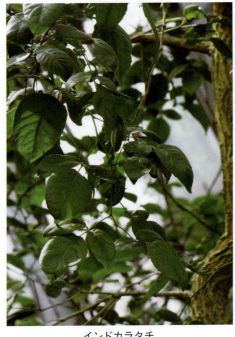

インドカラタチ

ヘンズ
扁豆
hyacinth bean

■ 解　説

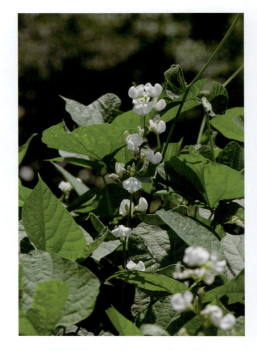

食薬区分(非医)リストより

名　　　称● ヘンズ
他　名　等● フジマメ
部　位　等● 種子・種皮・根・葉・花・つる
備　　　考● 一

基　原　植　物● フジマメ　*Dolichos lablab* Linne（マメ科：Leguminosae）

形　　　態● 熱帯では多年生であるが，温帯では一年生草本として栽培される．蔓性で生育旺盛なため，支柱によっては3～4mにもなる．葉は互生，小葉は大きな三角状広卵形で，長さ5～7cm，全縁，先は尖る．花は長い総状花序に2～4個の花がつき，長さ1～3cm，夏から秋に咲く．花色は，他のマメ類にはない紫紅色で美しい．白色花もある．豆果は長さ3～6cm，幅2cm，鎌形になり先が尖る．莢は花色と似た色になる．

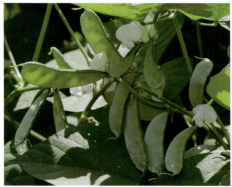

学名の来歴● *Dolichos*：ラテン語の「長い」に由来；*lablab*：アラビア語のlablab（ツタ，フジマメ）に由来．

産　　　地● 熱帯アジア及び熱帯アフリカ原産，世界各地で栽培．

主要成分等● ステロイド（ドリコリド，ホモドリコリド），トリテルペンサポニン（ラブラドシドA～F，ラブラブサポニンI）等．

注　　　● ヘンズはフジマメの生薬名である．

■ 食経験

日本へは江戸時代初期に渡来，インゲン豆として知られる．種子，若果実，莢を食用，茹でてみそ和え，パスタ等の加工品に利用．
中医薬で白色の種子の粉を腫れ物に塗布，葉の汁は吐瀉止めの薬用に利用．白花品の種子を扁豆と呼び，種子（白扁豆）は健胃，解毒薬として脾胃虚弱，下痢，嘔吐，こしけ，浮腫に用い，悪瘡には外用，種皮（扁豆衣），花（扁豆花），葉（扁豆葉），蔓（扁豆藤），根（扁豆根）は薬用部位，葉は家畜飼料に利用．

ヘンルーダ

rue

■解説

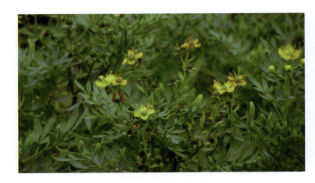

食薬区分(非医)リストより

名　　　称	● ヘンルーダ
他　名　等	● ―
部　位　等	● 種子
備　　　考	● ―

基原植物 ● ヘンルーダ　*Ruta graveolens* Linne
　　　　　（ミカン科：Rutaceae）

形　　態 ● 草丈50～100cmの多年生草本．葉は青灰色から黄緑色で互生し，2回羽状複葉で，芳香がある．枝先に集散花序を伸ばし，4～5弁の黄色花を多数開く．朔果は4～5室に分かれ，小形で褐色の種子を内蔵．

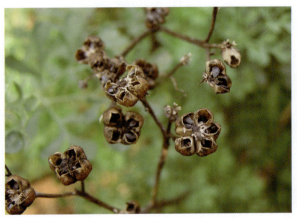

学名の来歴 ● *Ruta*：ruta（苦い）より，この植物の葉が苦いことによる；*graveolens*：ラテン語で「香りの強い」．

産　　地 ● 地中海沿岸地方原産，世界で広く栽培．

主要成分等 ● アルカロイド（フロホリン，グラベリフェロン，グラベオリン，ハラクリドン，ルタグラビン，ルタリドン），クマリン誘導体（キサントトキシン，スベレノン，ルタリン，イソルタリン），アンスラキノン誘導体（ジギトエモジン），フラボン（ルチン）等．

注　　　　● アルカロイドを含有する．

■食経験

強い香りのある植物．葉は古くからサラダまたは茶の代替物として，またはソース，肉料理，飲料等に添加する香草として利用．
ルチンを2％含むほか，多種のアルカロイドを含有，伝統医薬として通経，腸の抗けいれん，子宮刺激，止血，駆虫等に処方．
葉，枝から水蒸気蒸留により得られる精油（ルーオイル）はアルコール飲料，非アルコール飲料，製菓品，アイスクリーム等に，最大0.001％以下配合される．ただし強い刺激性を有し，直接皮膚へ塗布した場合刺激，紅斑，水疱を生じ，服用によって胃痛，嘔吐，意識混濁の症例が記録されている．またオイルは洗剤，香水等の香粧品に最大0.15％程度の配合で利用．

ボウシュウボク

lemon verbena

■解 説

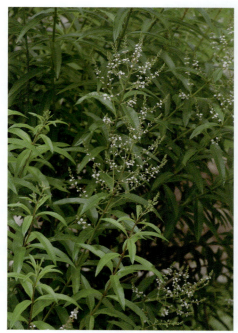

食薬区分(非医)リストより
名　　　　称●ボウシュウボク
他　名　等●コウスイボク／レモンバーベナ
部　位　等●葉
備　　　　考●―

基 原 植 物●レモンバーベナ　*Aloysia citriodora* Palau（クマツヅラ科：Verbenaceae）

形　　　態●樹高3mの耐寒性落葉低木．茎は四角形，葉は披針形で，長さ10cm，幅2cm．全縁または鋸歯縁，輪生し，短柄がありレモンの香りがする．長さ約12cmの円錐花序を出し，長さ6mmの小さな花を多数つける．花色は白色または淡紫色．晩夏から秋に開花する．

学名の来歴●*Aloysia*：パルマ家の皇女Maria Luisaの愛称Aloysiaに因む；*citriodora*：citri(柑橘)＋odora(香)．

産　　　地●アルゼンチン，チリ，ペルー原産，インド，スペイン，南仏，アルジェリアに分布．

主要成分等●モノテルペン（α-テルピネオール，α-テルピネン，1,8-シネオール，ネラール，ゲラニオール，ゲラニアール，リモネン，ミルセン），セスキテルペン(カロフィレン，カリオフィレンオキシド，α-コパエン)等．

注　　　　●ボウシュウボクはレモンバーベナの別名である．

■食経験

葉を茶葉の代用．レモンの様な芳香があり，クリーム，デザート，フルーツサラダ，ゼリー等の香りづけに利用．
薬用には葉を健胃，鎮痙，強壮，消化薬として使用．煎剤，浸剤，チンキ剤，水蒸気蒸留して精油を得て使用する．

ホウセンカ
鳳仙花
garden balsam

■ 解　説

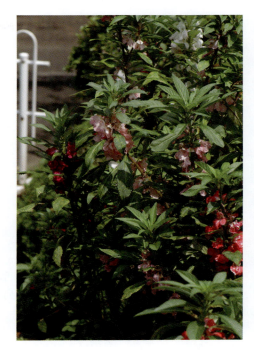

食薬区分（非医）リストより

名　　　称●	ホウセンカ
他　名　等●	一
部　位　等●	全草(種子を除く)
備　　　考●	種子は「医」

基 原 植 物● ホウセンカ　*Impatiens balsamina* Linne（ツリフネソウ科：Balsaminaceae）

形　　　態● 草丈20～75cmの一年生草本．葉は卵状披針形，長さ2.5～9cm，幅1～2.5cm，葉縁に棘がある．花は赤色，桃色，白色，直径2.5～5cm．果実は紡錘形で，成熟すると裂開して，ばねのように種子を弾き飛ばす．

学名の来歴● *Impatiens*：不忍耐，触れるとすぐに弾ける；*balsamina*：balsameus(バルサムのような)．

産　　　地● インド原産，アジアで広く栽培．

主要成分等● トリテルペン (ホセンコールA，B)，トリテルペンサポニン (ホーセンコシドA～M)，ナフタレン誘導体 (バルサミノンA，B，インパチエノール，ジフチオコール)，クマリン誘導体 (4,4′-ビイソフラキシジン) 等．

■ 食経験

インドで種子及び葉は食用にするとの記述がある．魚骨が喉に刺さった時に，種子を噛んで飲めば抜けるので「ホネヌキ」という異名がある．
中国では，全草を痛み止め，打ち身，腫れ物等に処方．種子には子宮の収縮を促す作用があり，避妊に効果がある．

ホークウィード

mouse-ear hawkweed

■ 解　説

食薬区分(非医)リストより

名　　　称 ● ホークウィード
他　名　等 ● ミヤマコウゾウリナ
部　位　等 ● 全草
備　　　考 ● ―

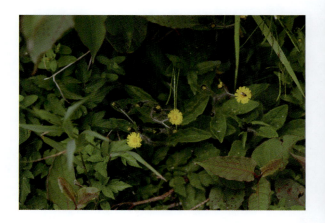

基 原 植 物 ● ミヤマコウゾリナ　*Hieracium pilosella* Linne（キク科：Compositae）

形　　　態 ● 草丈10〜45cmの多年生草本．植物全体に開出した褐色の長毛及び白色の圧毛がある．根出葉は倒披針形，長さ5〜10cm，幅1〜2.5cmで両面に腺状毛がある．茎葉は互生し，やや小形．茎先に直径1.5〜2cmの舌状花で黄色の頭花2〜12個を上向きにつける．総苞は広い筒形で黒色を帯びる．総苞片は2列．痩果は円柱形で長さ3mm，幅0.8mm．冠毛は褐色で長さ5〜6mm．

学名の来歴 ● *Hieracium*：ギリシャ語のhieraxhie（鷹）より；*pilosella*：ラテン語のpilosus（軟毛で覆われる）より．

産　　　地 ● ヨーロッパ山地，日本及び中国の高山帯．

主要成分等 ● フラボン（ヒエラシン，ルテオリン，アピゲニン，ルテオリン7-*O*-β-D-グルコピラノシド，イソエチン7-*O*-β-D-グルコピラノシド），クマリン誘導体（ウンベリフェロン，シキミン）等．

注　　　　 ● 食薬区分（非医）リストではミヤマコウゾウリナとなっているが，正しい植物名はミヤマコウゾリナである．
　　　　　　 ホークウィードはミヤマゴウゾリナの別名である．

■ 食経験

食用の記録は見当たらない．
ヨーロッパでは民間薬として気管支炎，下痢，熱病，寄生虫の駆除に利用．

ボケ
木瓜
Japanese quince

■解 説

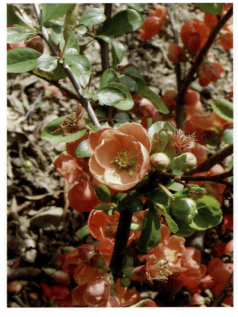

食薬区分(非医)リストより

名　　　称●	ボケ
他　名　等●	一
部　位　等●	果実
備　　　考●	一

基原植物● ボケ　*Chaenomeles speciosa* (Sweet) Nakai（バラ科：Rosaceae）

形　　　態● 高さ1〜2mの落葉低木．よく分枝し，枝は斜上し二年生枝は平滑である．小枝は棘となる．葉は長楕円形から楕円形で，鋭鋸歯縁，通常鋭頭．托葉は腎臓形で幅1〜2cm，縁に歯牙がある．開花は3〜4月，葉に先立ち短枝の腋に数花つき，雄性花と雌性花がある．花は直径2.5〜3.5cm，色は淡紅，緋紅，白と紅のまだら，白色等がある．がく裂片は直立し縁毛がある．果実は4〜7cmで頭尾はともにくぼんだ楕円形である．

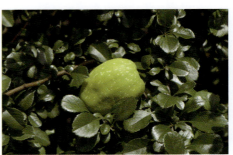

学名の来歴● *Chaenomeles*：ラテン語のchiano（開ける）+ melon（リンゴ）に由来；*speciosa*：美しい．

産　　　地● 中国原産，日本全般に分布．

主要成分等● トリテルペン（オレアノール酸，ウルソール酸，マスリン酸，スペシオサパーオキシド），フェニルプロパノイド（ケイヒ酸，カフェー酸，*p*-クマル酸，クロロゲン酸），フラボン（スペクポリフェノールA），ステロイド（ダウコステロール，β-シトステロール）等．

■食経験

平安時代に渡来．果実は酒石酸，リンゴ酸を含み，香りがよい．果実を加熱調理，下茹でし，種子を除き潰してハチミツ，ショウガと混ぜる等して飲料，砂糖煮，果実酒，ゼリー，保存食品，パイの香りづけに利用．薬用として果実（木瓜）は消化器系，筋肉疼痛に用いる．ボケ酒は疲労回復，湯に入れ不眠症，低血圧症，冷え性に効能．また筋肉けいれんに処方．薬酒用には黄熟する前に収穫し，輪切りにして35度の焼酎1.8Lに800g入れ，1年位冷暗所に放置，1回量20mLを1日2〜3回飲用．暑気あたりには完熟した果実の乾燥したもの5〜10gを煎じ1日3回服用．

ホコウエイコン

■解 説

食薬区分(非医)リストより
名　　　称●ホコウエイコン
他　名　等●タンポポ
部　位　等●根・根茎
備　　　考●―

「セイヨウタンポポ」を参照

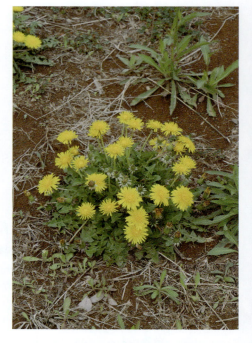

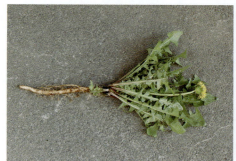

セイヨウタンポポ

ホコツシ
補骨脂
Malaysian scurfpea

■解　説

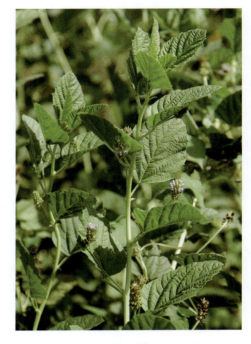

食薬区分(非医)リストより

名　　　称●	ホコツシ
他　名　等●	オランダビユ
部　位　等●	果実
備　　　考●	―

基原植物●オランダビユ　*Psoralea corylifolia* Linne（マメ科：Leguminosae）

形　　態●草丈40〜50cmの一年生草本で，全株特異な臭気を放つ．地域によっては木本化することもある．かたい直立茎に三角状卵形，長さ4〜10cmであらい鋸歯をも持つ単葉が互生．7〜8月葉脈から総状花序を伸ばし，小さな淡紫色の花を多数開く．

学名の来歴●*Psoralea*：いぼのある；*corylifolia*：coryli（ハシバミ属のCorylus）＋folius（葉のような），ハシバミの葉に似ていることより．

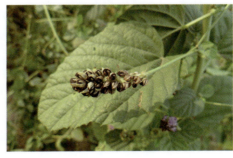

産　　地●インドからインドネシアに至る東南アジア原産，アジアに広く自生し，また栽培．

主要成分等●カルコン（バクカルコン，ババクロメン，イソババクロメン，ババカルコン，ネオババカルコン），イソフラボン（ババクメスタンA，B，コリリン，コリリジン，コリナール，ババジン，ネオババイソフラボン，コリリニン），モノテルペン（バクチオール，12-ヒドロキシイソバクチオール，プソラコリリフォールA〜F，ビスバクチオールA〜C）等．

注　　　●ホコツシはオランダビユの生薬名である．

■食経験

種子はインド，アラビアで食用に供す．種子からエタノール抽出したホコツシ抽出物は，主成分バクチオールで，「日持ち向上剤」として漬物，液体たれ，麺つゆ等の保存性向上を目的として添加．
薬用としてインドでは種子を強壮に効果ありとし，インポテンツ，頻尿，足腰の冷え等に処方．

ボスウェリア・セラータ

salai guggal

■ 解　説

食薬区分(非医)リストより
名　　　称 ● ボスウェリア・セラータ
他　名　等 ● インド乳香／Boswellia serrata
部　位　等 ● 樹脂
備　　　考 ● その他のボスウェリア属の全木は「医」

基 原 植 物 ● *Boswellia serrata* Roxb.（カンラン科：Burseraceae）

形　　　態 ● 樹高9～15mの落葉性中高木．樹皮は薄く，灰緑色．葉は互生で，無托葉，羽状複葉で，長さ20～45cm，小葉は17～31cmで対生し，羽状複葉の最下部の葉が最も小さく，無柄．葉縁には鋸歯あり．花は白色で総状花序，長さ10～20cm．花弁は5～7枚で，直立する．果実は三角状で長さ1.3cm．

学名の来歴 ● *Boswellia*：イギリスのエジンバラ植物園の園長 James Boswell に因む；*serrata*：ラテン語で「鋸歯のある」．

産　　　地 ● インド，紅海沿岸地方，アフリカ北東部に分布．

主要成分等 ● トリテルペン（ボスウエリン酸，アセチル-β-ボスウエリン酸，11-ケト-β-ボスウエリン酸，12-ウルセン-3,24-ジオール，24-ノル-3,9(11),12-オレアナトリエン），モノテルペン（ボルネオール，ミルセン，リモネン，β-ピネン，*p*-シメン）等．

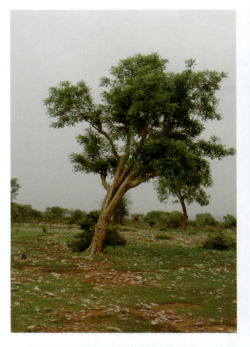

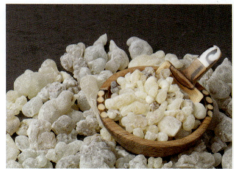

樹脂
©jbphotographyIt-Fotolia

■ 食経験

花，種子を食用，樹脂はガムの原料に利用．乳香オイルは，アルコール飲料，非アルコール飲料，冷凍乳製品，キャンディー，焼き菓子，ゼリー，プディング，畜肉製品に利用．
エキスは抗炎症効果，抗関節炎効果があり薬用に，伝統医薬として，乳香はミイラにする材料として使用，また刺激薬，呼吸器消毒薬，利尿剤，通経薬，梅毒，リウマチ，月経痛，丘疹，疼痛，腫瘍，ガン，喘息，喉痛，腹部痛，胃の不調，神経不良等の症状に用いる．乳香オイルとエキスはクリーム，ローション，フレグランス材料として用いる．

ボダイジュ
菩提樹
common linden

■解　説

食薬区分(非医)リストより

名　　　　称●	ボダイジュ
他　名　等●	ナツボダイジュ／フユボダイジュ／ボダイジュミツ
部　位　等●	果実・花・花の蜜
備　　　　考●	―

基 原 植 物● セイヨウシナノキ　*Tilia* × *europaea* Linne (= *Tilia* × *vulgaris* Hayne)（シナノキ科：Tiliaceae）

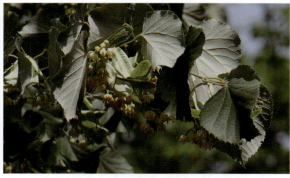

ナツボダイジュ

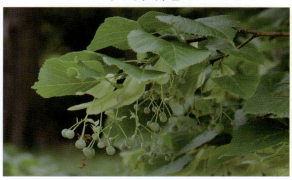

フユボダイジュ

形　　　態● 樹高15〜20mに達する落葉高木．ナツボダイジュ*T. platyphyllos*とフユボダイジュ*T. cordata*の雑種．小枝には密に細かい毛がある．卵形の葉が互生．葉は長さ7〜12cm，基部は心臓形で，先端にいくにつれて細くなる．葉の裏面にも細かい毛が密生する．初夏に，淡黄色の香りのよい花を密に開く．核果は球形で7〜8mm，基部は五角形で毛に覆われる．

学名の来歴● *Tilia*：ボダイジュの古ラテン名ptilon（翼）より；*europaea*：ヨーロッパの．

産　　　地● ヨーロッパに広く分布．

主要成分等● ノナナール，デカナール，イソプレノイド1,8-ヒドロオキシ-*p*-メンタ-1,3-ジエン-7-ナール，3-(4-メトオキシフェニル)-プロパナール等．

注　　　　● ボダイジュはセイヨウシナノキの別名である．

■食経験

花に芳香があり．葉とともに飲用茶，料理に使用．樹液の糖分を濃縮してシロップとし，紅茶等に使用する．花からは大量のハチミツが採れ，個性的な甘味と持続する香りがあり，コーヒーやミントティー，ハッカ味のアイスドリンク，クリームチーズ，チョコレート菓子等に使用．花と苞はリキュールの香りづけに利用．花と苞の粉末はクッキーの材料やクリームに混ぜて使用．花と苞を乾燥したものをリンデンフラワーティー，木部の白木質をリンデンウッドティーと呼んで飲用に供す．葉や花の抽出物は香気成分としてファルネゾールを含有．
薬用として花を発汗，鎮痙，鎮静薬または浴用剤として利用．果実は止血に，樹皮を煎じてやけど・創傷に服用あるいは外用薬とする．

ボタン
牡丹
tree peony

■ 解　説

食薬区分(非医)リストより

名　　　称●ボタン
他　名　等●―
部　位　等●葉・花
備　　　考●根皮は「医」

基原植物●ボタン　*Paeonia suffruticosa* Andrews（ボタン科：Paeoniaceae）

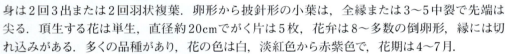

形　　　態●高さ50～180cmの落葉低木．直立する幹は分枝する．互生する葉の葉身は2回3出または2回羽状複葉．卵形から披針形の小葉は，全縁または3～5中裂で先端は尖る．頂生する花は単生，直径約20cmでがく片は5枚，花弁は8～多数の倒卵形，縁には切れ込みがある．多くの品種があり，花の色は白，淡紅色から赤紫色で，花期は4～7月．

学名の来歴●*Paeonia*：ラテン語のPaeon（ギリシャ神話の医師）に因む；*suffruticosa*：ラテン語のsub（下に，次いで，やや）＋frutex（潅木，茂み）．

産　　　地●中国西北部原産，中国，日本で栽培．

主要成分等●モノテルペン（ペオニフロリン，ムダンピオシドA～J，スフルチコシドA～E，ペオニジンA，オキシペオニダニン，ベンゾイルペオニフロリン），スチルベン誘導体（スフルチイコソールA～C，グネチンH）等．

■ 食経験

空海が薬用として大同1(806)年に唐から日本に持ち帰ったといわれる．「本草和名」(915)に記載．「延喜式」(927)では伊勢国，備前国等から貢納．平安時代には宮廷や寺院で観賞用として栽培．江戸時代に一般に普及．花弁は茹でて甘味をつけ茶菓子，調理して食用とする．
根皮は「神農本草経」(220頃)の中品に収載．鎮痛，鎮痙，駆瘀血薬として血行障害に起因する婦人科疾患，月経困難，頭痛，腹痛等に応用．

ボタンボウフウ

■解 説

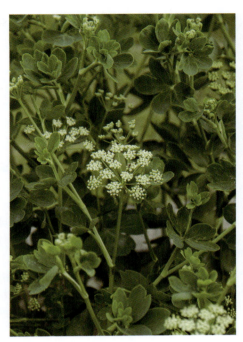

食薬区分(非医)リストより

|名　　称● ボタンボウフウ
|他名等● Peucedanum japonicum
|部位等● 茎・葉・根・根茎
|備　　考● ―

基原植物● ボタンボウフウ　*Peucedanum japonicum* Thunb.
　　　　　（セリ科：Umbelliferae）

形　　態● 草丈60～100cmの多年生草本．茎は分枝．葉は1～3回3出複葉，小葉は倒卵形，無毛で白色を帯びた緑色．花序は複散形で枝の先端につき，直径4～10cmで，白色の小花をつける．果実は楕円形で長さ4～6mm，表面には短毛がある．

学名の来歴● *Peucedanum*：ギリシャ語のpeuce(マツ)＋danos(低い)，香りがマツの木に似て小さい植物であることより；*japonicum*：ラテン語で「日本の」．

産　　地● 日本(石川県，関東以西)，中国，台湾，朝鮮半島，フィリピン等の海岸に自生．

主要成分等● クマリン誘導体(ポイヤポニシン，ポイヤポニシド，ポイヤポニシノールA，B，ビスナチン，ポイセダラクトン)，メガスチグマン(アウストロシドB)等．

■食経験

江戸時代に，根はオタネニンジン*Panax ginseng*の代用とされた．若葉は茹でて食用．沖縄では長命草として食用．
葉，根は民間では鎮咳，鎮静，利尿，強壮作用があり，感冒，咳止め，滋養強壮に用い，根を煎じて服用，若葉は煮食する．台湾ではインフルエンザ治療，インドネシアでは膀胱，腸の疾患治療に用いる．

ホップ

hop

■ 解　説

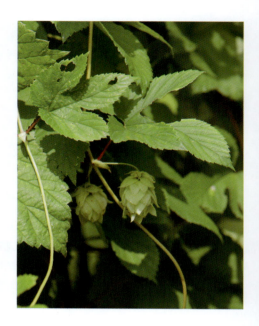

食薬区分(非医)リストより

名　　　称 ● ホップ
他 名　等 ● ヒシュカ
部 位　等 ● 球果
備　　　考 ● ―

基 原 植 物 ● ホップ　*Humulus lupulus* Linne（クワ科：Moraceae）

形　　　態 ● 雌雄異株の蔓性植物．葉は卵形で，3中裂する．夏に，単性花をつける．雄花は円錐花序に，数個の黄色の小花をつける．雌花は淡い緑褐色で，多数まとまって長楕円形の毬状をなす長さ2cm，直径1.5cmの穂状を作る．花被が松かさのように層状に重なる鱗葉からなる．鱗葉は5〜10mmで，極めて薄く，脱落しやすい．内部の基部に粉末状の腺点（ホップ腺）を多数つける．直径0.1〜0.2mmで，花被は膜状で薄く，もろく，砕けやすい．中央には黄色い腺点が密集する．

学名の来歴 ● *Humulus*：ラテン語のhumus（土，地面）より；*lupulus*：狼，他の植物にまといついては枯死させてしまうことに由来．

産　　　地 ● コーカサス地方原産，フランス，ドイツ，北米等で広く栽培．

主要成分等 ● フロログルシノール誘導体（フムロン，ルプロン，コフルルポン，コルポックスa，フムルピン酸，ルプロンA〜F），セスキテルペン（α-カジネン，フムレン，フムレンエポキシドⅡ，セリネン，2,6,9-フムラトリエン-6,7-エピスルフィド），カルコン（キサントフモールC，D，G，H，5'-プレニルキサントフモール）等．

■ 食経験

BC6世紀，原産地付近で，野生のホップをビールに使用した．7〜8世紀からドイツで栽培が始まり，14〜15世紀には，ホップだけを使用したビールが主流となった．受粉するとホップ腺の芳香が失われるため栽培は雌株のみ．日本は1876年に雌株を導入．ホップはビールに苦味や特有の香味を加え，タンパク質を沈殿させて濁りを押さえ，泡立ちをよくし腐敗を防ぐ．若い芽はアスパラガスの代用．ホップの若葉，つぼみは救荒植物として茹でて食べる．オイルはソース，キャンディー，焼き菓子，アルコール飲料，その他の飲料の香料．果穂に着生する野生の酵母をパンの発酵に使用．
ホップ腺，果穂には，健胃作用，鎮静，利尿作用があり，消化不良，不眠，不安に服用．ホップは寝つきをよくする枕，浴用剤，染料として利用．ホップオイルはタバコの香料．抽出物は香料，香粧品の原料．

ホホバ

jojoba

■解 説

食薬区分(非医)リストより

名　　　　称●ホホバ
他　名　等●―
部　位　等●種子・種子油
備　　　　考●―

基原植物●*Simmondsia californica* Nutt.（シモンジア科：Simmondsiaceae）

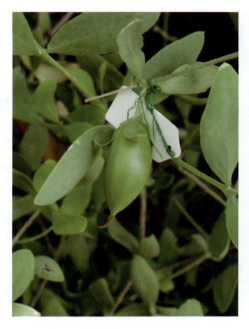

形　　　態●樹高1～3m常緑低木，雌雄異株．幹は直立し，よく分枝する．葉は柄のない小形の長卵形で対生，毛に覆われ粉白色．雄花も雌花も花弁はなく，淡黄色．雌花は単独で，雄花は多く集まり頭状花序を形成．果実には1個の種子を内蔵．

学名の来歴●*Simmondsia*：イギリスの植物学者T. W. Simmondsに因む；*californica*：カリフォルニアの．

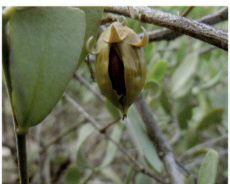

産　　　地●メキシコ北部から米国西南部のソノラ砂漠．

主要成分等●長鎖アルコール（ドコセノール，テトラコセノール），長鎖脂肪酸（ドコセン酸，オレイン酸），シアン誘導体（シモンドシン）等．

注　　　　●種子にシアン誘導体を含有する．

■食経験

完熟種子に50％程度のワックス様脂肪を含有，脂肪組成が鯨油に似ていて代替として栽培，食用に供される．種子からの搾油・溶媒抽出によりホホバ油が得られ，インドでは種子を生食，焙って食用またはコーヒーの代用品として飲用に供す．また北メキシコ及び南カリフォルニアでは，ローストした種子をコーヒー類似の飲料にする．

ポリポディウム・レウコトモス

■解　説

食薬区分(非医)リストより

名　　　称●ポリポディウム・レウコトモス
他　名　等●Polypodium leucotomos
部　位　等●葉・茎
備　　　考●ー

基 原 植 物●*Polypodium leucotomos* (Linne) J. Sm.（ウラボシ科：Polypodiaceae）

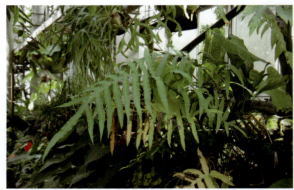

画像提供：国立科学博物館

形　　　態●半常緑性のシダ植物．根茎は匍匐し，緑色からやや白みを帯びた緑色で，直径8〜15mm，金褐色の鱗片で覆われる．葉は羽状複葉，長さ30〜130cm，幅10〜50cm，羽片は35個．上面は明るい緑色から淡緑色，下面の中脈に沿って，胞子嚢がつく．

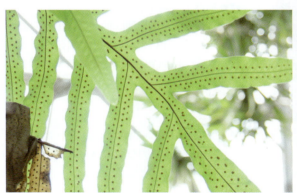

画像提供：国立科学博物館

学名の来歴●*Polypodium*：ギリシャ語のpolys（多）＋pous（足）に由来し，多数分岐した根茎があるシダ植物を指す；*leucotomos*：ギリシャ語のleukos（白い）＋tomos（部分）に由来し，根茎が白色に見えることより．

産　　　地●中南米原産．

主要成分等●トリテルペン（ドリオクラソール，フェルン-9(11)-エン），シアン誘導体（ビシアニン）等．

注　　　　●シアン誘導体を含有する．

■食経験

食用及び薬用の記録は見当たらない．

ボルド

boldo

■ 解　説

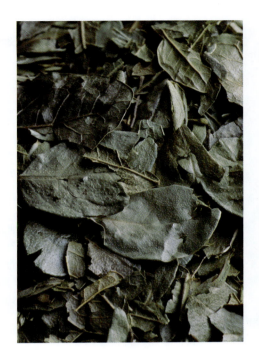

食薬区分(非医)リストより

名　　　称●	ボルド
他　名　等●	―
部　位　等●	葉
備　　　考●	―

基 原 植 物● *Peumus boldus* Molina（モニミア科：Monimiaceae）

形　　　態● 樹高約6mの常緑中木．雌雄異株．ごく短い柄を持つ葉は，長卵形で対生，長さ約6cm，革質．表面に多数の腺毛があり，くっきりした葉脈を持つ．折ると強い芳香がある．8～9月，葉腋に総状花序を伸ばし，5弁の淡紅色花数個がまとまって開く．先端の尖った果実が2～3個まとまって黒熟し，それぞれ1個の種子を内蔵．

学名の来歴● *Peumus*：チリでの土名をラテン語形にしたもの；*boldus*：鱗茎．

産　　　地● チリの山岳地帯原産，南米，南ヨーロッパで栽培．

主要成分等● セスキテルペン（アスカリドール），アルカロイド（デヒドロボルジン），フラノン誘導体（ポイムソリドA），フラボン（ポイモシド，ポイムソリドA）等．

注　　　　● アルカロイドを含有する．

■ 食経験

ヨーロッパでの使用は，1689年のチリで行われたフランス人による調査以後．日本には大正時代初期に渡来．葉にはレモンの様な芳香がある．南米ではハーブティー，あるいはスパイスとしてベイリーフ同様の使い方をする．小さな黄色の果実は甘く芳香があり生食．葉のエキスはアルコール飲料にのみ使用．葉は民間で膀胱炎，慢性肝炎，消化不良，淋病，痛風，腸内寄生虫駆除等に使用．チリのアローカナ族は伝統的に強壮薬とした．米国，ヨーロッパでは胆石症に効果があるとされる．葉を水蒸気蒸留した精油は甘く爽やかで，薬用及び石鹸，香水の原料．樹皮は染料．

ボロホ

bolojo

■ 解　説

食薬区分(非医)リストより

名　　称 ● ボロホ
他　名　等 ● ―
部　位　等 ● 果実・果皮・種子
備　　考 ● ―

基 原 植 物 ● *Borojoa patinoi* Cuatrec.（アカネ科：Rubiaceae）

形　　態 ● 樹高2～5mの常緑低木．雌雄異株．樹皮は灰褐色，分岐は2～3個．葉は対生し，有柄，広卵形から広楕円形，最大葉は長さ36cm，幅17cm，暗緑色．果実は球形，直径7～12cm，緑色で，熟すと褐色，90～600個の種子を内蔵．

学名の来歴 ● *Borojoa*：Borojóはboro（頭）＋ne-jo（果実），頭の形をした果実；*patinoi*：コロンビアの植物学者Victor Manuel Patiñoがこの植物を発見したので，命名された．

産　　地 ● 南米北西部原産，中南米で栽培．

主要成分等 ● ビタミンC等．

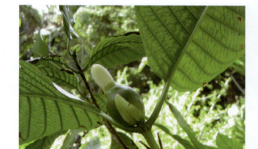

■ 食経験

果実は甘くて美味，ジャム，ゼリー，カクテル，アイスクリーム等に利用．コロンビア，パナマで珍重，高価で取引される．

ホワイトセージ

white sage

■解 説

食薬区分(非医)リストより

名　　　　称●ホワイトセージ
他　名　等●―
部　位　等●葉
備　　　　考●―

基原植物●*Salvia apiana* Jeps.（シソ科：Labiatae）

形　　　　態●草丈1.3～1.5mの常緑多年生草本．茎の色は灰色がかった白色．葉は対生，長楕円形から広披針形，白緑色で，擦ると強い香りのする油と樹脂が出る．花梗は1～1.3cm，花冠は白から淡紫色，雄しべが上に飛び出し，雌しべは右下または左下に出る．

学名の来歴●*Salvia*：ラテン語で「救う」，古くから薬用として使われていることから；*apiana*：ラテン語で「ミツバチに好かれる」，花粉の媒介のハチとの関係を示している．

産　　　　地●米国北西部・カリフォルニアに分布．

主要成分等●モノテルペン(1,8-シネオール，α-ピネン，β-ピネン)，ジテルペン（サルビン，16-ヒドロキシカルノシン酸，6,7-ジデヒドロセンペルビロール，16-ヒドロキシ-6,7-ジデヒドロフェルギノール）等．

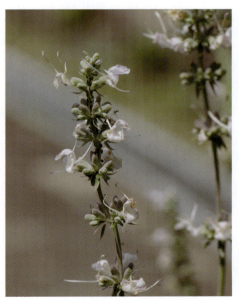

■食経験

種子はスパイス，自然食品として流通．一昼夜水に浸し，水，フルーツジュースに加えた飲料，また粉末状で粥，乾燥シリアルとして食す．葉・若茎は香辛料，加熱調理で食用．葉のついた茎，熟した枝先は皮を剝き生食．薬用部位は葉，種子，根．燻した葉は風邪に処方．また，室内の乾燥を防ぐ．外用では，葉を砕いて水を加え，シャンプー，染料，整髪に利用．種子は目の洗浄，葉は月経中の不快を軽減．葉の浸出液を強壮剤，鎮咳，血流に，葉の煎薬を風邪，漆かぶれに処方．

マアザミ

■解　説

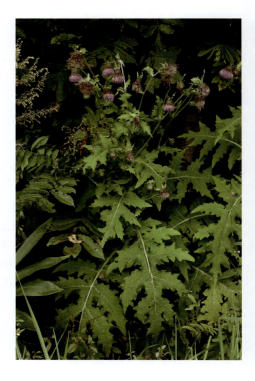

食薬区分(非医)リストより

名　　　称 ● マアザミ
他　名　等 ● ―
部　位　等 ● 葉
備　　　考 ● ―

基 原 植 物 ● サワアザミ　*Cirsium yezoense* (Maxim.) Makino
　　　　　　　（キク科：Compositae）

形　　　態 ● 草丈1〜3mの多年生草本．茎にはくも毛が生え，根葉は花時にあり，楕円形で大きく，長さ30〜60cm，幅約30cm，羽状に分裂し，裂片は約5対，上面は粉緑色で，粉状の短毛があり，下面は無毛．茎葉は広楕円形から披針状楕円形，基部は苞茎しない．葉腋から花茎を伸ばす．頭花は茎頂に点頭．苞葉がある．総苞は扁球形，直径4〜4.5cm，小花は筒状花のみ．花の色は淡紫紅色．花冠は長さ18〜21mm．総苞片は6〜7列．

学名の来歴 ● *Cirsium*：cirsos（静脈腫）の症状に対して薬効を持つcirsionという植物があり，その植物にアザミが似ていることに由来；*yezoense*：北海道に自生する．

産　　　地 ● 北海道南部から本州の東北・北陸地方に分布．

主要成分等 ● カリオフィレンオキシド，クシノール，ペンタデカノール酸，ミリスチン酸，パルミチン酸等．

　注　　　　● マアザミはサワアザミの別名である．

■食経験

若芽，根を食用，北海道でアイヌ族が食用とした．

マーシュ

European corn-salad

■解 説

食薬区分(非医)リストより

名　　　　称●マーシュ
他　名　等●―
部　位　等●全草
備　　　　考●―

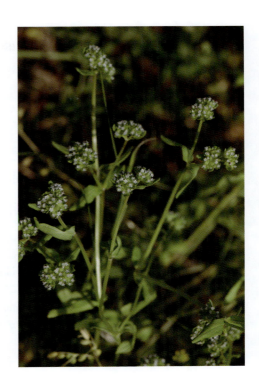

基原植物●ノヂシャ　*Valerianella locusta* (Linne) Laterr.
　　　　　　（オミナエシ科：Valerianaceae）

形　　　　態●草丈10～30cmの一年生ないし二年生草本．茎は2分枝し，4稜形で白毛がある．葉は対生し，やわらかく，長さ1.5～9.5cm，幅0.5～3cm，へら形から卵形．上部の葉は苞茎し，無柄，鋸歯がある．花は集散花序で，花柄は二叉分枝して球形となる．花は 10～20個．花柄の基部には鋸歯のある苞葉が2個つく．花は直径1.5～2.5mmの淡青色の筒形花，先が5裂．裂片は長さ約1mm，先が円い．花筒は長さ約2mm，中に長毛があり，中間に雄しべ3本．葯は白色．子房は下位，緑色，3室．果実は長さ1.8～3mm．

学名の来歴●*Valerianella*：Valeriana(属名)の縮小形；*locusta*：ラテン語で「イナゴが好む」．

産　　　　地●ヨーロッパ原産，ユーラシア大陸で栽培．北米，日本全般に分布．

主要成分等●アルキル誘導体（ドデカン，トリデカン，ヘキサデカン，オクタデカン，2-ヘキセン1-オール，ヘキサノール，オクタノール，ネロール），アルデヒド誘導体（オクタナール，ヘキサナール，デカナール，2,4,6-ノナトリエナール，シトロネラール）等．

注　　　　●マーシュはノヂシャの別名である．

■食経験

国内では明治時代にサラダ用に栽培されたが，現在はほとんど見られない．家庭菜園用に種子が販売されている．ヨーロッパでは18世紀初めから食用．全草，特に葉は繊細，マイルド，香りよくサラダで生食．ポテトサラダ，スープ，野菜のピューレ，オムレツ等に利用．花，花柄とも食用．

マイタケ
舞茸
hen of the woods

■解説

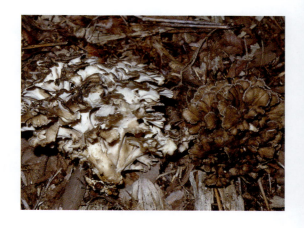

食薬区分(非医)リストより

名　　　　称	●マイタケ
他　名　等	●シロマイタケ
部　位　等	●子実体
備　　　　考	●―

基 原 植 物●マイタケ　*Grifola frondosa* (Dicks.) Gray（ツガサルノコシカケ科：Fomitopsidiaceae；旧多孔菌科 Polyporaceae）

形　　　態●子実体は塊を形成し，しばしば直径50cm以上に成長する．子実体の形状は太い柄から何回にもわたって分枝し，その先端にへら状の小形の傘をつける「マイタケ型」と呼ばれるタイプである．傘は直径2〜7cm，厚さ2〜5mm．表面は淡黒褐色，灰色から茶褐色，放射状の繊維紋がある．裏は白色で，多数の細かい穴がある．

学名の来歴●*Grifola*：イタリア語のglifore（キノコの俗称）より；*frondosa*：葉状の．

産　　　地●北半球の暖温帯から温帯北部にかけて分布．

主要成分等●1,3-ベンゼンジオール誘導体（オルシノールアルデヒド），ステロイド（5,6-エポキシエルゴスタ-8(14), 22-ジエン-3,7-ジオール，エルゴスタ-8 (14),22-ジエン-3,5,6,7-テトロール，エルゴスタ-8,22-ジエン-3,5,6,7-テトロール），セラミド（*N*-(2-ヒドロキシドコサノイル)-2 アミノ-1,3,4-オクタデカントリオール，*N*- (2-ヒドロキシトリコサノイル)-2 アミノ-1,3,4-オクタデカントリオール，*N*- (2-ヒドロキシヘキサコノイル)-2 アミノ-1,3,4-オクタデカントリオール）等．

注　　　　●国立健康・栄養研究所の「健康食品」の安全性・有効性情報に，「血糖値に影響を与える作用がある」との報告と，「低血圧のリスクがある人，あるいは降圧薬を服用している場合は注意が必要」としている．加熱は必須で，生食により食中毒を起こす場合がある．

■食経験

子実体は歯切れよく，美味で食用に重用される．「枚茸」として「食物下帳」(763)に記述がある．日本の東北地方に産し，広く食用，欧米でも美味の食材として利用され，炒め物，鍋料理，天ぷら等いろいろな調理法で食されている．ただし，マイタケプロテアーゼというタンパク質分解酵素を多く含むので，調理の際この酵素を熱で不活性化させる必要がある．

古来深山に生育し入手しがたい菌として珍重され，栽培化への試みは古くからあったが，1970年代に実用化，1980年代に生産統計に記録，市場で容易に入手できるようになった．

マイテン

mayten

■解　説

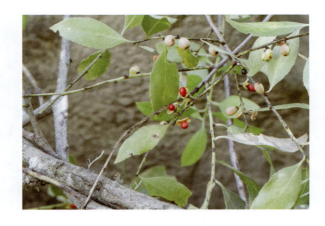

食薬区分（非医）リストより

名　　称●	マイテン
他 名 等●	－
部 位 等●	全草
備　　考●	－

基原植物●*Maytenus boaria* Molina（ニシキギ科：Celastraceae）

形　　態●樹高約15mの常緑高木．幹は直径80cm，樹冠は丸い．樹皮は裂け目があり，灰色．葉は卵形から披針形，長さ1〜6cm，幅0.4〜2cm，革質で先端は尖り，基部は楔形，葉縁には鋸歯がある．上面は暗緑色，下面は淡緑色，托葉は線形から披針形．花は葉腋につく．がく片は長さ0.8〜1.2mm，幅2mm．花弁は5枚で白色，楕円形から倒卵形，長さ1.8〜3mm，幅1.2〜2mm．雄花は子房が退化，雌花は子房が卵形．果実は楕円形で長さ5〜7mm，肉質．

学名の来歴●*Maytenus*：チリのマプチェ族の植物名に由来；*boaria*：ウシ，牛が食べる植物の葉に似ていることに由来．

産　　地●南米，ブラジル，アルゼンチン，チリに分布．森林中に自生．

主要成分等●セスキテルペン（ボアリオール，ボアリオシド，ユーマイテニン，ユーマイテノール，アセトキシユーマイテノール），トリテルペン（プリスチメリン）等．

注　　　●食薬区分（非医）リストでは部位が全草となっているが，本植物は木本である．

■食経験

種子から採油して食用油として利用．
薬用として葉，種子．葉は解熱，駆風薬に処方．1日量20gを煎じて，湯飲み茶碗1杯4回に分け服用．皮膚病に煎薬を塗布．下剤には種子15gを煎じて服用．

マカ

Peruvian ginseng

■解 説

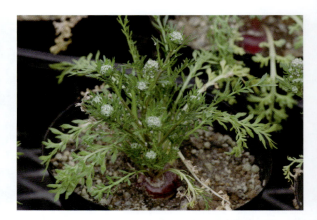

食薬区分(非医)リストより
名　　　　称●マカ
他　名　　等●マカマカ
部　位　　等●根
備　　　　考●―

基原植物●マカ　*Lepidium meyenii* Walp.（アブラナ科：Curciferae）

形　　　　態●草丈12～20cmの多年生草本．根は肥厚し，カブのような形態をしている．根生葉はロゼット様で羽状複葉．花序は総状で花は自家受粉する．果実は4～5mmで，赤灰色の種子は2個，卵形，長さ2～2.5mm．

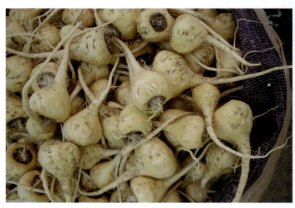

学名の来歴●*Lepidium*：ギリシャ語のlepidion（小さな鱗片）より，実の形に由来；*meyenii*：ドイツの分類学者E. H. F. Meyerに因む．

産　　　　地●ペルーのアンデス山地原産，ボリビア，チリ，ペルー等で栽培．

主要成分等●アルカロイド（レピリジンA，B，マカリジン），アミド誘導体（マカミドA，*N*-ベンジル-9-オキソ-12,15-オクタデカジエナミド，*N*-ベンジル-9-オキソ-12-オクタデセナミド）等．

注　　　　●アルカロイドを含有する．

■食経験

根を野菜として食用，加熱調理，乾燥保存して利用．
薬用では催淫作用，貧血，結核，更年期障害，不妊治療に効能，低繁殖率を抑え，生殖能力を持たせる．

マキバクサギ
大青葉
glory bower

■解　説

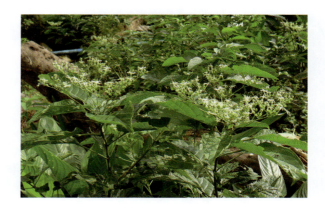

食薬区分(非医)リストより

名　　　称●	マキバクサギ
他　名　等●	タイセイヨウ／ロヘンソウ
部　位　等●	枝・葉
備　　　考●	―

基原植物● マキバクサギ　*Clerodendrum cyrtophyllum* Turcz.（クマツヅラ科：Verbenaceae）

形　　態● 樹高1～10mの落葉低木．葉柄は18cm，葉は楕円状披針形，楕円形または卵形楕円形で長さ6～20cm，幅3～9cm，全縁に円みを帯びた鋸歯があり，上面は無毛かわずかに毛があり，下面に腺毛がある．花序は散房，長さ7～16cm，幅8～25cm，苞葉は線形で長さ3～7mm．完全花，虫媒花．花は芳香があり，がくは黄褐色でカップ状，長さ3～4mm，外面には蜜腺毛がある．花冠は白色で長さ1cm，子房は球形で，結実時のがくは赤色，液果は青紫色で直径5～10mm．

学名の来歴● *Clerodendrum*：ギリシャ語のcleros（運命）＋dendros（樹木）；*cyrtophyllum*：cyrto（曲がった，盛り上がった）＋phyllum（ラテン語の葉）．

産　　地● 中国，朝鮮半島，マレーシア，ベトナム．

主要成分等● ポルフィリン誘導体（ヒドロキシフェオフィチンa，ヒドロキシフェオフォルビドa），ステロイド（3-スチグマスタ-5,22-ジエン-7-オン，スチグマスタ-5,22,25-トリエン-7-オン-3-オール）等．

■食経験

食用の記録は見当たらない．
近縁種クサギ*C. trichotomum*の若葉は塩茹でし，水にさらして食用．*C. serratum*の幼茎，花序を東南アジア，マレーシアでは生食または副菜として食用．
薬用では根（大青根）に清熱解熱，涼血，止血作用がある．流行性感冒，流行性耳下腺炎，急性伝染性肝炎，細菌性下痢，酒皶鼻，尿路感染に処方．

マコモ
真菰
Manchurian wild rice

■ 解　説

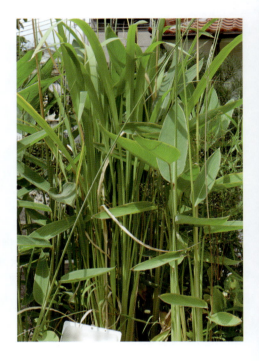

食薬区分（非医）リストより

名　　称 ● マコモ
他 名 等 ● ―
部 位 等 ● 葉
備　　考 ● ―

基原植物 ● マコモ　*Zizania latifolia* (Griseb.) Turcz. ex Stapf（イネ科：Gramineae）

形　　態 ● 草丈1〜2.5mの多年生草本．茎（稈）は節があり，太さ約1cmになり，直立し，基部の節から発根する．茎は黒穂菌の寄生により太くなることがある．葉鞘は節間より長い．葉舌は白く，長さ1〜1.5cmと大きい三角状．葉は長さ50〜90cm，幅1.5〜3.5cm．円錐花序は長さ30〜50cm，幅10〜15cm．花序の上部に淡緑色の雌の小穂，下部にやや赤みを帯びた雄の小穂をつける．小穂は1個の小花．雌小穂は長さ1.5〜2.5cm，護穎の芒の長さ1.5〜3cm，雄小穂は長さ0.8〜1.5cm，護穎の芒の長さ2〜8mm，葯は長さ5〜8mm．果実は長さ約1cmで細長い．

学名の来歴 ● *Zizania*：ギリシャ名のzizanion（麦畑の雑草名）に由来；*latifolia*：lati（広い）＋folia（葉）．

産　　地 ● 東アジア，東シベリア，中国，日本全般，熱帯，亜熱帯に広く分布．

主要成分等 ● ステロイド（スチグマスタン-3,6-ジオン-3-ジメチルアセタール），アルカロイド（マコモチノドリン），フラボン（トリシン）等．

■ 食経験

地上茎（マコモ筍）を缶詰，冷凍食品，油炒め，煮物に利用，若茎，若葉，つぼみも食用，種子は米のように利用．日本に分布するマコモは菌が寄生せず肥大が悪い．肉質に黒色の胞子が生じ食用とならず飼料として利用．日本への導入は南西諸島に12〜13世紀の交易時代．
根（菰根），果実（菰米）は中医薬として消化不良，止渇，心臓病，利尿に用いられる．食用適期を過ぎたものを黒焼きにして漢方薬に使用．

マチコ

matico

■解 説

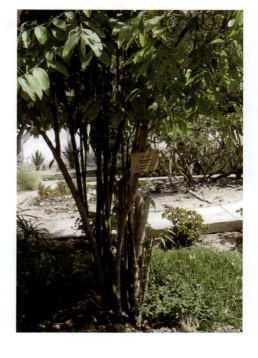

食薬区分(非医)リストより

名　　　称●	マチコ
他 名 等●	－
部 位 等●	茎・葉
備　　　考●	－

基 原 植 物● *Piper angustifolium* Lam.（コショウ科：Piperaceae）

形　　　態● 樹高6〜7mの常緑小高木．幹は直立する．葉は長さ15〜20cmの槍形．ひも状の白から淡い黄色の穂状花序をつけ，多数の微小な花を開く．花後すぐに，黒い種子を含んだ多数の小さな核果になる．

学名の来歴● *Piper*：ラテン語のpiper（コショウ）より；*angustifolium*：angusti（狭い）＋folium（葉）．

産　　　地● 熱帯アメリカ，メキシコ，カリブ海地域原産．熱帯アジア，ポリネシア，フロリダ，ハワイ，プエルトリコで栽培．

主要成分等● フラボン（クリシン，ピノセンブリン，イソビテキシン，4'-*O*-メトキシイソビテキシン），プレニル安息香酸誘導体（4-メトキシ-3,5-ビスイソペンテニル安息香酸，3-ゲラニル-4-ヒドロキシ安息香酸）等．

■食経験

果実は香辛料として使用．ココアに風味をつけ，ナガコショウ*P. longum*の代用とする．
アンデス地方で古くから先住民が創傷や泌尿器の消毒薬とした．19世紀には，ヨーロッパからの移民も利用し，いくつかの南米の薬局方に収載．葉には芳香性刺激，利尿，収れん作用があり，消化性潰瘍，下痢等の各種消化器疾患，消化器出血，泌尿器出血に使用．興奮，強壮剤ともする．煎汁は傷，虫刺され，皮膚の炎症，口内洗浄に外用．葉は揮発油（カンファー，ボルネオール，アズレン），タンニン，粘液質，樹脂を含む．水蒸気蒸留でマチコ油を得る．

マツ
松
pine

■ 解　説

食薬区分(非医)リストより

|名　　　　称 ● マツ
|他　名　等 ● カイショウシ／ショウボクヒ／マツノミ／マツバ／マツヤニ
|部　位　等 ● 殻・殻皮・種子・樹脂・葉・樹皮
|備　　　　考 ● ―

基 原 植 物 ● *Pinus laricio* Poir. またはその他近縁植物（マツ科：Pinaceae）

形　　　　態 ● 樹高45mに達する常緑針葉樹．輪生体の幹に長枝と短枝を持ち，長枝の先に球果をつける．球果は，木質化したかたい多数の鱗片葉が螺旋状に集まった構造で，内側に種子が収まる．短枝の先に針葉が束生し，束生した2本の葉は向き合ってつく．各針葉には樹脂道がある．

学名の来歴 ● *Pinus*：ラテン語の古語picnis（滲出する樹脂）に由来；*laricio*：カラマツ．

産　　　　地 ● イタリア南部シチリア島エトナ山及びコルシカ島，スペイン，フランス，ギリシャ南部．その他近縁種は，ユーラシア及び北米大陸のほぼ全域に自生．

主要成分等 ● モノテルペン(α-ピネン，β-ピネン)，ジテルペン(アビエチン酸)等．

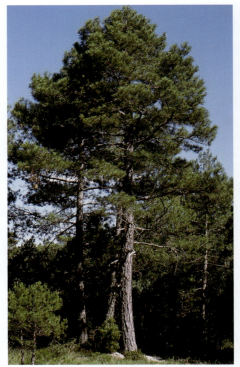

Pinus laricio

■ 食経験

ヨーロッパクロマツ，その他のマツ属から松脂（テレペンチナ）を採取．苦味と強い芳香がある．薬用またはテレピン油やロジンの原料となる．テレピン油はアルコール飲料，菓子類，畜肉製品等，多くの加工食品の香料．ロジンはアルコール飲料に利用．ロジンから製造するエステルガムは風船ガムの皮膜を作るためにチューインガムに添加．

松脂は古くから薬用とされ「神農本草経」(220頃)の上品に「松脂」の名で収載．硬膏等の基剤．テレピン油は，疥癬，リウマチ，神経痛等に外用．気管粘液の分泌抑制のために吸入．ロジンは「松香」とも呼ばれ，皮膚刺激作用があり，吸い出し薬や貼り薬の原料．

マツ属の中にはチョウセンゴヨウ *P. koraiensis*，イタリアカサマツ *P. pinea* 等，比較的大形の種子を産する品種があり，ナッツとして利用．生食，または焙る，揚げる等加熱して食べ，料理，製菓の材料とする．ヒマラヤ地域の *P. roxburghii* の樹皮から滲出するマナは食料となる．松葉は茶．松葉や若い松カサはリキュール類の原料．日本に分布するアカマツ *P. densiflora*，クロマツ *P. thunbergii* の内皮は飢饉時に食用とした．松葉を水蒸気蒸留した松葉油は加工食品の香料．

マツタケ
松茸
pine mushroom

■ 解 説

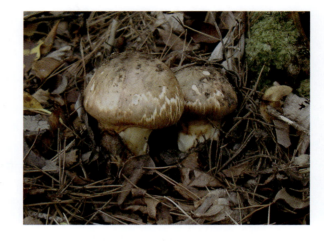

食薬区分（非医）リストより

名　　　称●	マツタケ
他 名 等●	―
部 位 等●	子実体
備　　　考●	―

基 原 植 物●マツタケ　*Tricholoma matsutake* (S. Ito & S. Imai) Singer（キシメジ科：Tricholomataceae）

形　　　態●傘は直径8〜10cm，稀に30cm．はじめは球形，後にまんじゅう形から平らに開く．表面は淡褐色から濃褐色の繊維状鱗片に覆われ，古くなると黒褐色となる．しばしば放射状に裂けて白い内部の肉質を現す．幼時には縁が内側に巻き，柄の上部の綿毛状の被膜とつながっている．肉は厚く白色で緻密，特有の香りがする．ひだは白色で密生し，柄に湾生する．柄は長さ10〜20cm，直径1.5〜3cm，上下同じ太さ，中実，つばより上は白色粉状，下は傘と同色の繊維状鱗片に覆われる．胞子は広楕円形で，長さ6.5〜7.5μm，幅4.5〜6.5μm．
主にアカマツ林に発生するが，ツガ，コメツガ，アカエゾマツ，ハイマツ林にも発生．

学名の来歴● *Tricholoma*：ギリシャ語でtrix（毛）＋oma（縁）の合成語；*matsutake*：和名に由来．

産　　　地●日本，朝鮮半島，中国，ブータン，北ヨーロッパ，北米等．

主要成分等●ステロイド（5,9-エピジオキシエルゴスタ-7,22-ジエン-3,6-ジオール，5,6-エポキシエルゴスタ-8,14,22-トリエン-3,7-ジオール，エルゴスタ-7,22-ジエン-3,5,6,9,14-ペントール），長鎖脂肪酸（10-ヒドロキシ-8,12-オクタデカジエン酸），香り成分（マツタケオール）等．

■ 食経験

古来日本の代表的なキノコとして食用に供されてきた．古い記録では「播磨国風土記」(714)に松原から美味なキノコを採取という記事があり，「万葉集」(783)にも記載がある．また「梁塵秘抄」(1180頃)にも松茸，平茸，滑薄（エノキダケ）等の記事があるので，古代より連綿と賞味されてきた歴史がある．
マツタケはずんぐりと太く，あまり傘が開いていないものが良質．特有の香りがあり，肉は繊維質で歯切れがよい．炊き込みご飯，焼きマツタケ，土瓶蒸し等，日本の初秋を象徴する食材である．
近縁種にオウシュウマツタケ *T. caligatumu*，マツタケモドキ *T. robustum*，ニセマツタケ（別名サマツタケ）*T. fulvocastaneum* 等があり，東アジア以外にヨーロッパ，北米等に分布，香味はマツタケに劣るがいずれも食用に供される．

マテ

mate

■解　説

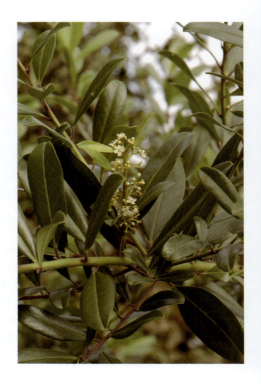

食薬区分(非医)リストより

名　　　称●マテ
他　名　等●―
部　位　等●葉
備　　　考●―

基原植物●マテ　*Ilex paraguariensis* A. St.-Hil.（モチノキ科：Aquifoliaceae）

形　　　態●樹高6〜15mの常緑中高木．葉は短い葉柄を持ち，厚くて長さ4〜8cm，倒卵形または長楕円形で，浅い鋸歯を持ち互生．葉腋に集散花序をつけ，小さな緑色花を開く．球形の石果が赤褐色に熟す．

学名の来歴●*Ilex*：「セイヨウヒイラギ」の古代ラテン名；*paraguariensis*：パラグアイの．

産　　　地●パラグアイ，ブラジルの低緯度に自生，また栽培．

主要成分等●カフェイン，タンニン，樹脂等．

■食経験

葉を茶とする．南米，パラナ川流域の自生地を中心とした地域でインカ時代から飲用．1000年前のアンコンの遺跡から出土．先住民グアラニー族はマテを通貨とした．マテ茶には芳香と軽い苦みがある．茶，コーヒー，ココアに次ぐ嗜好品．葉を収穫後，直火で酵素を失活させ加熱乾燥，1年寝かせて熟成，粉砕したグリーンマテ，グリーンマテを焙煎したローストマテ，新芽のマテ，成長した葉，茎，小枝のマテ等各種ある．小さなヒョウタンに7分ぐらい茶を入れ，湯(水)を注いで十分に浸出させ，金属製のストロー(ポンパ)で飲む．数人の時は回し飲みをする．レモン，砂糖，ミルクを入れる場合もある．
南米の先住民(特にグアラニー族)は薬用とした．神経系の刺激，穏やかな鎮痛，利尿作用があり，頭痛，神経痛，リウマチ，疲労，鬱病，糖尿病に使用．飲用すると食欲が落ちるという．樹皮は紫色染料．

マヨラナ

sweet marjoram

■ 解　説

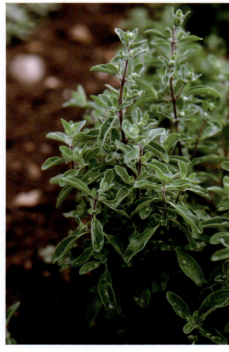

食薬区分(非医)リストより

名　　　称	● マヨラナ
他　名　等	● ハナハッカ／マジョラム
部　位　等	● 葉
備　　　考	● ―

基 原 植 物 ● *Majorana hortensis* Moench（シソ科：Labiatae）

形　　　態 ● 草丈30〜50cmの多年生草本．茎は方形．葉は楕円形で，綿毛をかぶり対生．6〜8月に，円錐花序に白ないし淡紫色の唇花を開く．全株に特有の芳香がある．

学名の来歴 ● *Majorana*：ラテン語のmajor（大きい）に由来；*hortensis*；庭の．

産　　　地 ● 地中海沿岸，アラビア原産，世界各地で栽培．

主要成分等 ● フラボン（マヨナリン，$3',5,7$-トリヒドロキシ-$4'$-メトキシフラボン 7-O-β-D-グルコピラノシド），トリテルペン（3-ヒドロキシ-12-ウルセン-28-カルボン酸）等．

■ 食経験

ヨーロッパで最も使用されるハーブの1つ．古代エジプトでは，ミイラの保存に使用．古代ギリシャでは薬剤，香水，化粧品とした．ヒポクラテス（BC460〜377）の記述がある．古代ローマでは肉料理のソースに使用．日本には明治初年に渡来．オレガノに似ているが，より繊細な甘い香りとほろ苦さを持ち，ヨーロッパ料理では，野菜，魚，肉料理と広範囲に使用．肉や内臓類の消臭によく，豆，トマト料理とも相性がよい．生の葉はサラダ，卵，チーズ料理，ハーブバター等に使用．単独よりもタイム，セージ，オレガノ等と一緒に使うと香りが生きる．乾燥したものを，シロップ，シチュー，ソース類，ソーセージ，レバー，マトン等に用いる．マジョラムの香りには鎮静，催眠効果があり，ハーブティーとして飲用．精油はミートソース，缶詰，酢の風味づけに用いる．ヨーロッパでは民間薬として去痰，利胆，健胃，駆風に服用．粉末を創傷や歯痛に外用．神経痛，筋肉痛のための浴用剤とする．新鮮な花芽はウールの染料．精油は香粧品の香料．

マリアアザミ

milk thistle

■ 解 説

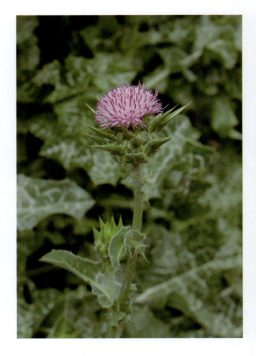

食薬区分(非医)リストより

名　　　　称	●マリアアザミ
他　名　等	●オオアザミ
部　位　等	●全草
備　　　　考	●—

基 原 植 物 ●オオアザミ　*Silybum marianum* (Linne) Gaertn.
（キク科：Compositae）

形　　　態 ●草丈1〜2mの二年生草本．葉は大きく，波打ち，長楕円状披針形で互生し，鋭く長い棘を密生する．葉面に乳白色の斑点を持つ．夏，茎頂部に鋭い棘に覆われた苞を伸ばし，大きな紅紫色の頭花を開く．

学名の来歴 ●*Silybum*：ラテン語で「アザミのような」；
marianum：聖母マリア．

産　　　地 ●南ヨーロッパ，北アフリカ，アジアで広く栽培．

主要成分等 ●トリテルペン（シリミンA，B，マリアニン），トリテルペンサポニン（マリアノシドA，B），フラボン（シリアンドリンA，B，イソシリビンC，D，イソクリスチン，ミリクリスチン，シリジアニン）等．

注　　　　●マリアアザミはオオアザミの別名である．

■ 食経験

観賞用，薬用とした．日本への渡来は寛永年間（1624〜44）．新芽や葉はサラダ，茎は皮を剥いて野菜として使用．根は一晩水にさらして苦味を抜いて使う．花托も食用とする．果実はハーブティー，または焙ってコーヒーの代用．
果実を薬用とする．伝統的には肝機能の改善に使用した．初出はプリニウス「博物誌」（AD100頃）．成熟果実の主成分シリマリンには肝防御，抗酸化作用があり，各種肝疾患に使用．

マルバハッカ

horehound

■解 説

食薬区分(非医)リストより

名　　　称 ● マルバハッカ
他　名　等 ● ニガハッカ
部　位　等 ● 全草
備　　　考 ● ―

基 原 植 物 ● ニガハッカ　*Marrubium vulgare* Linne（シソ科：Labiatae）

形　　　態 ● 草丈約45cmの多年生草本．茎は方形，下部で分枝する．葉は上部ほど小さく，広楕円形で，灰緑色を呈し表面が波立ち対生．葉裏は軟毛で覆われる．6～8月，葉腋に穂状花序を伸ばし白く小さな唇花を密に開く．果実が熟し，鉤を持つ1個の種子を内蔵．

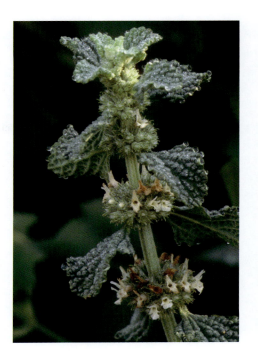

学名の来歴 ● *Marrubium*：ヘブライ語のmarrob（苦い）より；*vulgare*：普通の．

産　　　地 ● ヨーロッパ，北アフリカ，アジアに広く自生．

主要成分等 ● モノテルペン（マルビン酸），ジテルペン（マルベリノール，マルビン，9,13,15,16-ジエポキシ-14-ラブデン19,6-オリド），フラボン（ラダネイン，ルテオリン7-ラクテート，アピゲニン7-ラクテート），アルカロイド（アキレイン）等．

注　　　　● マルバハッカはニガハッカの別名である．

■食経験

全草にヨモギのような芳香と苦味がある．
古代から胸部疾患に使用．ギリシャの医師ディオスコリデスの「薬物誌」(AD100頃)に肺結核，喘息の治療薬として記述．葉をトニック，リキュール，ビールの製造に使用．咳止めキャンディー，ハチミツや砂糖を使ったシロップ，砂糖菓子等．また全草を乾燥させハーブティーとする．ヨーロッパでは咳や風邪に飲用．ハチミツにも鎮咳作用がある．エキスは食品分野で，アルコール飲料，非アルコール飲料，氷菓，菓子類，キャンディーに使用．
伝統的に鎮咳，去痰，苦味強壮薬として，咽頭炎，風邪，呼吸器疾患，食欲不振に使用．不整脈正常化，利尿，発汗作用がある．

マルベリー

■解 説

食薬区分(非医)リストより
名　　　称 ● マルベリー
他　名　等 ● ―
部　位　等 ● 小梢・葉
備　　　考 ● ―

「クワ」を参照

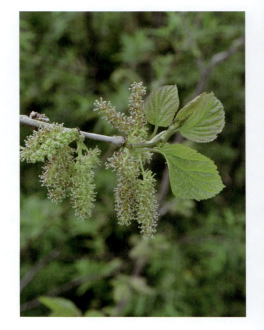

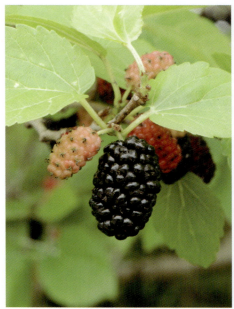

マグワ

マンゴー
芒果
mango

■ 解　説

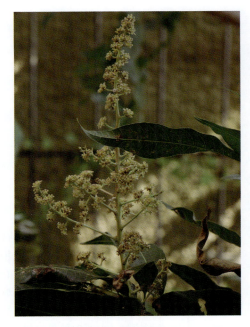

食薬区分(非医)リストより

名　　称●	マンゴー
他　名　等●	一
部　位　等●	果実・葉
備　　考●	一

基原植物● マンゴー　*Mangifera indica* Linne（ウルシ科：Anacardiaceae）

形　　態● 樹高40m以上に達する常緑高木．葉は短い葉柄を持ち楕円形，枝の先端に淡黄緑色の複総状花序を多数つける．果実は広卵形で，長さ3〜25cm，幅1.5〜15cm．果皮は緑色から黄色，桃紅色．果肉は黄色から橙紅色で多汁．1つの扁平な繊維質な種子を内蔵．

学名の来歴● *Mangifera*：果実のヒンドゥー名mango＋ラテン語のfera(担う)に由来；*indica*：インドの．

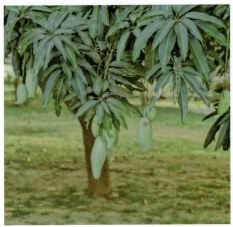

産　　地● インド，インドシナ半島．

主要成分等● トリテルペン（アンボリン酸，アンボニン酸，シクロアルタン-29-オール，27-ヒドロキシアンギフェロール酸），セスキテルペン（15,5-ファルネサノリド，7(14)-ファルネセン-9,12-ジオール），キサントン誘導体（1,7-ジヒドロキシキサントン）等．

注　　　 ● マンゴーはウルシ科で，かぶれを起こすことがある．

■ 食経験

果樹としては最も古い歴史を持つ．インドでの栽培は4000年以上前から．神話にも登場．アレクサンダー大王の東征でヨーロッパに知られた．アフリカ導入は10世紀頃．18世紀に米国．日本導入は明治中期．
黄色の果肉はねっとりと甘く，松脂様の芳香がある．生食する．サラダ，デザート，バーベキューに添えるマンゴーソース等にするほか，ジュース，ジャム，乾果，缶詰がある．未熟果はピクルス，チャツネ，ソースの酸味，潰してサラダとする．種子は粉末として主食の材料とする．ジャワでは若い葉を野菜として食べ，タイでは葉を生で利用する．花も食用とする．
薬用として，種子は駆虫，下痢止め，痔疾に，樹皮はリウマチに使用．

マンゴージンジャー

mango ginger

■ 解 説

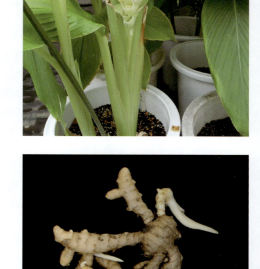

食薬区分(非医)リストより

名　　　　称	● マンゴージンジャー
他　名　等	● Curcuma amada
部　位　等	● 根茎
備　　　　考	● ―

基 原 植 物 ● *Curcuma amada* Roxb.（ショウガ科：Zingiberaceae）

形　　　　態 ● 多年生草本．根茎は淡黄色で長さ5～10cm，直径2～5cm，節があり，仮軸分枝し，マンゴー臭と強い刺激臭がある．葉は根茎から2列互生し，5，6対の葉がある．葉柄は葉鞘となり，巻き重なる．葉は長く，楕円形から披針形で，先が尖る．花茎は根茎から直接出て，穂状花序を形成し，上部の苞葉は桃色，下部は緑色で，中央部に黄色の花がつく．

学名の来歴 ● *Curcuma*：アラビア語のkurkum（黄色）に由来，根茎に黄色色素を含むことから；*amada*：ラテン語のamarus（辛い）に由来．

産　　　　地 ● インド，インドシナ半島で栽培．

主要成分等 ● セスキテルペン（2,5,11-ビサボラトリエン，1,3,5,10-ビサボラテトラエン-9-オン），ビフェニルアルカン誘導体（アマランジオール，アマラノイン酸A, B），長鎖アルデヒド（アマドアルデヒド），大環状誘導体（アマダヌレン）等．

■ 食経験

根茎をピクルス等の風味づけに利用．
インド伝統医療に処方．根茎は胃腸障害，駆風，解熱，催淫，便秘，鼓腸，冷却，かゆみ，疥癬，皮膚疾患，炎症，気管支炎，喘息，去痰，しゃっくり，打撲傷，捻挫，胆汁症に処方．また収れん作用があり，下痢，慢性的炎症，尿道炎症，慢性淋病に有効．ペースト状で皮膚疾患に塗布．

マンゴスチン

mangosteen

■解 説

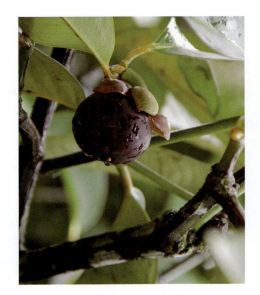

食薬区分(非医)リストより

名　　称　●	マンゴスチン
他　名　等　●	Garcinia mangostana
部　位　等　●	果皮
備　　考　●	―

基 原 植 物 ● マンゴスチン　*Garcinia mangostana* Linne（オトギリソウ科：Hypericaceae）

形　　　　態 ● 樹高7～25mの常緑高木．樹冠は円形または円錐形．葉は対生，卵形ないし長円形で長さ8～15cm，厚く革質でやや光沢がある．花は直径2.5～5cm，雄花または両性花．両性花は若い短枝の先端に1または2個つく．がくと花弁は4枚，肉厚でわずかに黄色を帯びた赤色から淡桃色．雄しべは多数．雌しべは1本，柱頭は4～8裂する．果実は直径4～8cmの球形で，表面は滑らか，肉厚のがくが宿存し，反対側に柱頭の跡が残る．果皮は厚く，ややかたく，暗赤紫色．果肉は仮種皮である．柱頭の数と同じに分離し，房のような形をして白色で，房に1個の種子がある．通常1個だけが発芽力がある．

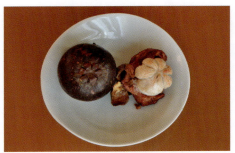

学名の来歴 ● *Garcinia*：フランスの医師で植物学者のL. Garcinに因む；*mangostana*：マレーの植物名でマレー語とインドネシア語のmanggisに由来．

産　　　　地 ● 東南アジア原産，東南アジアから南アジア，中南米で栽培．

主要成分等 ● キサントン誘導体（カラバキサントン，マンゴスタノール，マンゴスチノンC，クラトキシキサントン，ガルシマンゴキサントンB，ガルシノンA～D，マンゴステノンA～C）等．

■食経験

果実を食用とする．トロピカルフルーツの女王といわれる．皮を剥き生食．ほどよい酸味，甘みがあり，ねっとりしたアイスクリームのような食感で，芳香があり美味．大部分は生で消費．風味は変化しやすく輸送に耐えない．冷凍品はシャーベット状になったところで食べる．砂糖煮，ゼリー，缶詰とするが，時に米と調理．タイには葉と豚肉の煮込みがある．同属には果実が食用になるものが多い．
果皮はタンニンを含有．収れん剤，下痢止め，去痰剤とする．果実のシロップは慢性下痢に服用．

マンダリン

tangerine, mandarin

■ 解　説

食薬区分(非医)リストより

名　　　称●	マンダリン
他　名　等●	―
部　位　等●	果実
備　　　考●	―

基 原 植 物● *Citrus reticulata* Blanco（ミカン科：Rutaceae）

形　　　　態● 樹高3〜5mの常緑低木．葉は互生で葉柄を持ち，長楕円形で先端が尖り，基部は鈍形．初夏，葉腋に芳香を放つ白い花を開く．秋に，小形で扁球形の果実が紅橙色に熟す．

学名の来歴● *Citrus*：ギリシャ語名kitron(箱)に由来し，ラテン語で「レモンの木」の古名；*reticulata*：網状の．

産　　　　地● インドのアッサム地方原産で，交雑を繰り返しながら世界各地に伝播した．アメリカ大陸，イタリア，ギリシャ等で広く栽培．

主要成分等● フラボン（4',5,7-トリメトキシフラボン，5,7,8-トリメトキシフラボン，3',5,7-トリヒドロキシ-4',6,8-トリメトキシフラボン），カロテノイド（レティキュラタキサンチン，β-クリプトキサンチン），リモノイド（カラミン，シトリオリドA，イソシクロカラミン，レトロカラミン）等．

■ 食経験

日本名温州みかん．400〜500年前鹿児島県長島に伝来した柑橘種子より原生した日本独自の柑橘とされ，主として生食，加工品として果汁，菓子原料，果皮を香辛料等に利用．
近縁種にキシュウミカン *C. kinokuni*，ダイダイ *C. aurantium*，ユズ *C. junos*，タチバナ *C. tachibana* があり，すべて食用に供される．
薬用としては品種により果実または果皮乾燥物を陳皮，橙皮，枳実等と呼び，広範囲の症状に処方される．

ミソハギ

purple loosestrife

■ 解　説

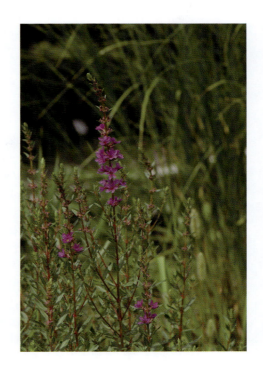

食薬区分（非医）リストより
名　　　称● ミソハギ
他　名　等● ―
部　位　等● 全草
備　　　考● ―

基 原 植 物● ミソハギ　*Lythrum anceps* (Koehne) Makino（ミソハギ科：Lythraceae）

形　　　態● 湿地に自生する多年生草本．根茎を持ち，直立する茎は4稜性．葉は対生で細長い．夏期に，先端部の葉腋に，6弁の紅紫色の小さな花を，輪生状に多数つける．

学名の来歴● *Lythrum*：lytron（血），ギリシャ時代の医師 Dioscorides によって，エゾミソハギ*L. salicaria* に対してつけられた名．この種の花が血のように紅いことから；*anceps*：茎に両翼のある．

産　　　地● 日本全般，朝鮮半島，中国東北部に分布．

主要成分等● アルカロイド（リトラミン，リトラシン，リトラニジン，リトラシンI～VIII，リトランセピンII，III，リトラニシンI，デアセチルリトラミン）等．

　注　　　● アルカロイドを含有する．

■ 食経験

若葉を茹でて水にさらし，油，塩で調味，煮食，汁の具材として利用．アイヌ族が食用として摂取．薬用部位は全草（千屈菜），民間療法として急性腸炎に煎じて服用（1日量20～40g），便血，淋病，水銀中毒によるただれ，鼠咬傷（煎液で洗浄）に用いられる．強力な止血，収れん作用，細菌性赤痢に効力，大腸桿菌，チフス菌，赤桿菌に抑制作用があり，収れん性止瀉，止血，解熱，下痢，潰瘍に用いる．千屈菜1日量6～12gを煎じ，食前30分3回に分け服用．止血は粉末を適量，患部に塗布．

ミチヤナギ

knotgrass

■ 解　説

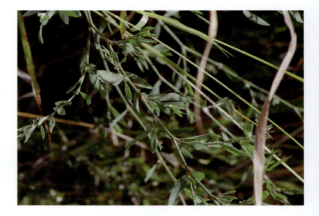

食薬区分(非医)リストより

名　　　称	● ミチヤナギ
他　名　等	● 一
部　位　等	● 全草
備　　　考	● 一

基 原 植 物 ● ミチヤナギ　*Polygonum aviculare* Linne（タデ科：Polygonaceae）

形　　　態 ● 草丈10〜40cmの一年生草本．茎は細い縦筋が目立ち，途中で分岐する．葉は互生，長楕円形から線状披針形で，葉柄は短い．托葉は茎を抱き，葉柄とつながる．花は葉腋につく．がくにあたる花被は緑色で，長さ3mm，縁が白色か紅色になる．深く5裂するが大きく開かない．花には1本の雌しべと，6〜8本の雄しべがある．果実は3稜形．

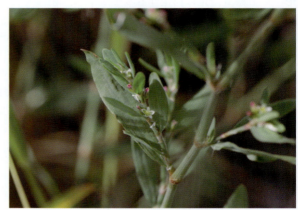

学名の来歴 ● *Polygonum*：ギリシャ語のpoly（多い）＋gonu（膝，節），根茎に多くの節があることに由来；*aviculare*：ラテン語のavicularis（小鳥の，鳥の好む）より．

産　　　地 ● 北半球の温帯から亜熱帯．

主要成分等 ● ナフトキノン誘導体（6-メトキシプルンバギン），アンスラキノン誘導体（エモジン），リグナン（アビクリン），フラボン（リクイリチン，アビクラリン，ケルセチン 3-*O*-β-D-グルコピラノシド，4′-*O*-アンゲロイルグルコルテオリン）等．

■ 食経験

種子は食用，粉末に挽きパンケーキ，クッキー等に利用．葉，若葉は茶葉の代用，全草は香味野菜，煮野菜として食用．
薬用では，全草，茎葉（萹蓄）を黄疸，蟯虫，回虫等の駆虫薬，利尿剤として処方．降圧，止血，抗菌，収れん作用がある．毒虫，虫刺されには生茎葉汁を塗布．あせも等浴用剤に利用．1日量5〜15gを煎じて空腹時2〜3回に分けて服用．

ミモザアカシア

silver wattle

■ 解　説

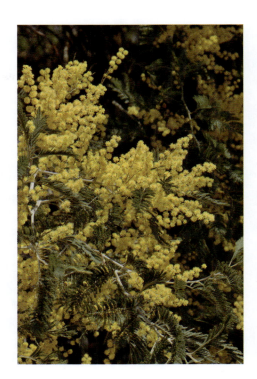

食薬区分(非医)リストより

名　　　称●	ミモザアカシア
他　名　等●	—
部　位　等●	全草
備　　　考●	—

基原植物●*Acacia dealbata* Link（マメ科：Leguminosae）

形　　態●樹高30mに達する常緑高木．葉は羽状複葉で，長さ約5mmの小葉が30〜40対つき，約3cmの羽片が10〜20対つく．総状花序で濃黄色の頭花が20〜30個つき，芳香を放つ．豆果は扁平で，長さ7〜10cm，幅約1cm．樹液はガムとして利用される．

学名の来歴●*Acacia*：本属中のエジプト種に対する古いギリシャ名，akazo（鋭い）またはakantha（棘）で，鋭い棘を持つものが多いため；*dealbata*：ラテン語で「白くなった，漂白された」．

産　　地●オーストラリア南東部，タスマニア原産，各地で植栽．

主要成分等●トリテルペン（ルペオールシンナメート，20(29)-ルペン-3-オール3-*O*-*p*-クマレート），カルコン誘導体（フロルジンカルコン，2,4,4′,6テトラヒドロキシカルコン2′-*O*-β-D-キシロピラノシド），フラボン（ミリセチン3-*O*-β-D-グルコピラノシド）等．

注　　　●食薬区分(非医)リストでは部位が全草となっているが，本植物は木本である．

■ 食経験

日本には明治初年に渡来，関東以西に分布．オーストラリア先住民は樹皮（樹脂）を食用とした．樹脂をアラビアゴム（乳化剤等）に代用．

ミヤコグサ
都草
bird's-foot trefoil

■ 解　説

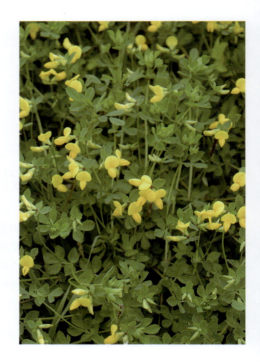

食薬区分(非医)リストより

名　　称	● ミヤコグサ
他　名　等	● ―
部　位　等	● 全草
備　　考	● ―

基 原 植 物 ● ミヤコグサ　*Lotus corniculatus* Linne var. *japonicus* Regel（マメ科：Leguminosae）

形　　　態 ● 草丈10～20cmの多年生草本．根元で分枝し，這い登る．葉は羽状複葉で，小葉は5個，全縁．上方3個は葉軸の頂端に集まり，下方の2個は葉軸の基部にあって，托葉はない．小葉は倒卵形，長さ7～15mm，葉軸は長さ2～10mm．葉は白っぽい緑色．花は鮮黄色で，長い花茎の先に1～3個まとまってつき，放射状に外を向く．がくは筒状で，がく片の長さの半分以上裂ける．果実は豆果で，細長い円柱形．熟すと2裂して，黒色の種子を出す．

学名の来歴 ● *Lotus*：ギリシャ古語の植物名でいろいろの意味があったが，Linneによりクローバー状のこの植物に限定された，「ミヤコグサ属」；*corniculatus*：角のある，小角状の；*japonicus*：日本の．

産　　　地 ● 日本全般，朝鮮半島，中国，台湾，ヒマラヤに分布．

主要成分等 ● フラボン（フィゼチン，セドフロリゲニン，ゴシペチン3-*O*-β-D-ガラクトピラノシド，3′,4′,7-トリヒドロキシ-3,5,8-トリメトキシフラボン），アントシアニン（オウバニン）等．

■ 食経験

若芽は生食，花は蜜源．
中国では根，全草を疲労回復に用いる．

ミント
薄荷
mint

■ 解　説

食薬区分(非医)リストより

名　　　　称●	ミント
他　名　等●	―
部　位　等●	葉
備　　　　考●	―

基 原 植 物● セイヨウハッカ　*Mentha piperita* Linne（シソ科：Labiatae）

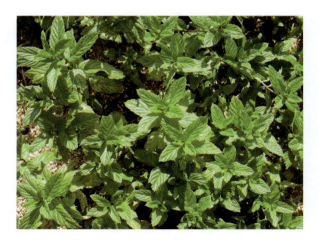

形　　　態● 全草に芳香がある多年生草本．茎は四角で30〜90cmになり，繁殖は主として地下茎により，匍匐し，分枝する．葉は対生，披針形から卵形披針形で，全縁に鋭い鋸歯を有する．夏から秋に，枝端に円錐状の穂状花穂を形成し，淡紫色から白色の輪生する花を段階状につける．
【ペパーミント系】ペパーミント *Mentha × piperita*　和名コショウハッカ，セイヨウハッカ．原産地ヨーロッパ大陸．ニホンハッカもこれに属する．
【スペアミント系】*M. spicata*　和名ミドリハッカ，オランダハッカ，チリメンハッカ．

学名の来歴● *Mentha*：地獄の女王Proserpineによりハッカに変えられたギリシャ神話の女神Menthaに由来；*piperita*：コショウのような．

産　　　地● ヨーロッパ全般，オーストラリア，南アフリカ，北半球温帯地域に分布．世界各地で野生化．

主要成分等● ペパーミント系はメントールが主成分，スペアミント系はカルボン，リモネンを多く含む．その他の共通成分は，アラントイン，2-アミノ-2,6-ジデオキシガラクトース，コリナンテイジナリン，シネロースB，クリソファノール，ヘマンタミン，メジカルピン，ウルソール酸，p-シメン，α-ピネン，アルカロイド（ソラソジン，タベルソニン），ゲニステイン，トリメチルアルシン等．

注　　　　● ミントはセイヨウハッカの別名である．

■ 食経験

全草はサラダとして生食，香辛料に利用，精油は芳香を利用し飲み物，茶，ゼリー，ソース等の香りづけに生・乾燥とともに利用．
【ペパーミント系】芳香性のある葉は広くソース，ゼリー，フルーツサラダに利用．生・乾燥葉は茶葉に利用，精油はアイスクリーム，キャンディー，ガム，アルコール飲料等香りづけに利用．
【スペアミント系】ユーラシア大陸で栽培，葉，花ともに香りづけ，つけ合わせとして，サラダ，ソース，スープ，フルーツジュース，野菜料理，デザート等に利用．生・乾燥葉は茶葉に利用，精油はアイスクリーム，キャンディー，清涼飲料の香りづけに利用．

ムイラプアマ

muira puama

■解 説

食薬区分(非医)リストより

名　　　　称● ムイラプアマ
他　名　等● 一
部　位　等● 根以外
備　　　　考● 根は「医」

基 原 植 物● *Ptychopetalum olacoides* Benth. または *Liriosma ovata* Miers（ボロボロノキ科：Olacaceae）

形　　　　態●【*P. olacoides*】樹高約5mの常緑木本．根はかたく繊維質，内部は淡褐色で，皮は薄く，内部は木質．根にはわずかに香りがあり，味は辛さと酸味がある．葉柄は短く，葉は長楕円形で，長さ9cm，幅6cm，先端は鋭角，葉縁に微鋸歯がある．総状花序は4～6個の小さい白い花をつける．
【*L. ovata*】樹高約5mの常緑木本．根は強くかたく，繊維性，薄い皮と広い木部，弱い芳香と鼻を刺すような香りがある．葉は短い葉柄があり，長さ9cm，幅6cmで，上面は明るい緑色，下面は暗褐色．花序は短い梗があり，垂直する総状花序で，花は4～6個つく．

学名の来歴● *Ptychopetalum*：アマゾン地域の現地語で「力の木」；*olacoides*：卵形の；*Liriosma*：ギリシャ語のleirion（ユリ）＋osme（香り）；*ovata*：卵形の．

産　　　　地● ブラジル熱帯林．

主要成分等●【*P. olacoides*】ジテルペン（プチコリドⅠ～Ⅳ，7,20-ジヒドロキシアノネン，7-ヒドロキシコラベノール，プチコナール）等．【*L. ovata*】トリテルペン（3-エイコサノイルオキシルペン，3-ドデカコサノイルオキシルペン），メガスチグマン（3,6-ジヒドロキシメガスチグメン-9-オン 3-O-β-D-アラビノピラノシル-(1→6)-β-D-グルコピラノシド）等．

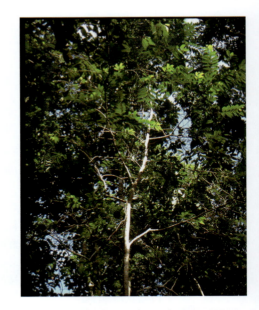

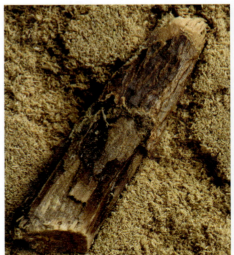

Ptychopetalum olacoides

■食経験

茎・葉，根はブラジルでは昔から食欲促進剤として使用．自然食品の愛好家の間でポピュラーになっている．樹皮，根皮はムイラプアマという生薬．流エキスとして強壮剤．神経衰弱の治療に処方．

ムカンシ
無患子
Chinese soapberry

■解　説

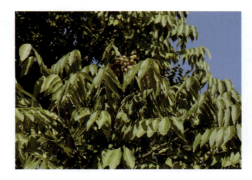

食薬区分(非医)リストより
名　　　称●ムカンシ
他　名　等●ムクロジ
部　位　等●果肉
備　　　考●—

基 原 植 物●ムクロジ　*Sapindus mukorossi* Gaertn.（ムクロジ科：Sapindaceae）

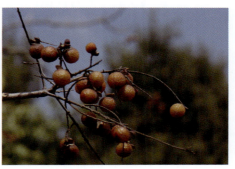

形　　　態●樹高15mの落葉高木．葉は互生で硬質，大形，羽状複葉，小葉は全縁の広披針形で，基部は左右の形が不等．初夏に，枝の先に大きな円錐花序をつけ，無柄で淡黄緑色の小花を多数つける．花序の軸や枝には細毛がある．花弁は4〜5枚．果実は直径2cmの淡黄色球形で，成熟すると黄褐色に変わり，果皮は透明になり，中に1個の楕円形でかたくて黒い種子が見えるようになる．

学名の来歴●*Sapindus*：ラテン語のSapo（石けん）＋indicus（インドの），果皮にサポニンを含み，インドで古くから洗濯用に用いていたことに由来；*mukorossi*：和名のムクロジに由来．

産　　　地●日本の関東以西，済州島，中国，台湾，インドネシア，ヒマラヤ，インドに分布．

主要成分等●セスキテルペン（ムクロジオシドI_a，I_b，II_a，II_b），トリテルペンサポニン（ムクロジサポニンG，X，Y_1，Y_2，サピンムサポニンK，L，N，サピンドシドC，D），フラボン（イソロリホリン，ビオロビン，ルチン），メガスチグマン（ロゼオシド，マカラジオシドD），リグナン（セコイソラリシレジノール，セコイソラリシレジノール9-*O*-β-D-グルコピラノシド）等．

注　　　●ムカンシはムクロジの種子の生薬名である．

■食経験

果実は乾燥させ，粉末を団子状にして食用．種子は砕き，茹でて添加する甘いインディアンミルク飲料や，デザートに利用，インドではムカンシをカルダモンの種子の漂白に用い，スパイスの色，香りともに改良されたとの記録がある．薬用では，果肉（仮種皮）は去痰剤の製造原料，浴用剤，洗髪剤，捕魚用に利用．生薬名は延命皮．果実には溶血，呼吸麻痺作用がある．強壮，止血，去痰薬，花は充血，止痛薬に用い，煎じた液で目を洗浄すると効果がある．気管支炎，去痰には1日量3〜5gを煎じ半量ずつ服用．

ムラサキセンブリ

■ 解　説

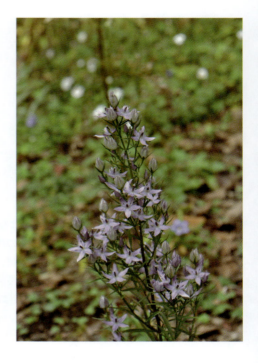

食薬区分(非医)リストより

名　　　称	● ムラサキセンブリ
他 名 等	● ―
部 位 等	● 全草
備　　　考	● ―

基 原 植 物 ● ムラサキセンブリ　*Swertia pseudochinensis* H. Hara（リンドウ科：Gentianaceae）

形　　　態 ● 草丈65cmに達する二年生草本．茎は紫色を帯びる．根生葉は倒披針形．茎葉は線状の披針形で全縁．8～10月頃に，茎頂や葉腋に円錐花序を出し，淡い紫色の合弁花をつける．花冠は深く5つに裂け，濃紫色の脈があり，縁に隆起する細点がある．蒴果は披針形で，2片に開裂する．種子はやや球形である．

学名の来歴 ● *Swertia*：オランダの植物学者E. Swertに因む；*pseudochinensis*：pseudo（偽り）＋chinensis（中国の），chinensis種に似た別種．

産　　　地 ● 日本の関東以西，朝鮮半島，中国，アムール地方，東アジアに分布．

主要成分等 ● イリドイド（スウエルチアマリン，スエロシド，アマロゲニン，アマロスエルチン，ゲンチオピクロシド），キサントン誘導体（プソイドノリン，ベルジホリン，メチルスエチアニン，スエルチアフリン）等．

■ 食経験

食用の記録は見当たらない．
全草をセンブリと同様に苦味健胃剤として用いる．センブリ属を薬用に用いるのは日本，中国，インド，チベットだけである．
S. chirata のエキスは苦味剤として飲料に利用，時にゲンチアナの代用品として利用．

ムラサキフトモモ

■ 解　説

食薬区分（非医）リストより
名　　　称 ● ムラサキフトモモ
他　名　等 ● ジャンブル／Syzygium cumini
部　位　等 ● 種子
備　　　考 ● ―

「ブラックプラム」を参照

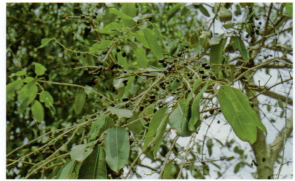

Syzygium cumini

メグサハッカ

pennyroyal

■ 解　説

食薬区分(非医)リストより

名　　　称	● メグサハッカ
他　名　等	● ―
部　位　等	● 葉
備　　　考	● ―

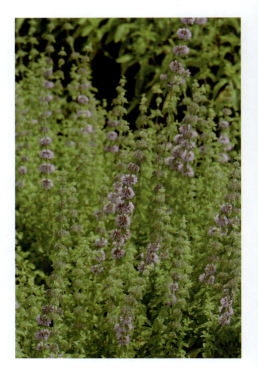

基原植物 ● メグサハッカ　*Mentha pulegium* Linne（シソ科：Labiatae）

形　　態 ● 草丈10～80cmの多年生草本．茎は方形で，逆生の長い柔毛と腺点に覆われる．葉柄は長さ2～15mmで，葉身は長卵形ないし楕円状披針形，長さ3～7cmの単葉が対生する．輪散花序は頂生する．がくは鐘形で，花冠は二唇形，紫色，淡紅色または白色．長さ3～5mm．雄しべは4本で，子房は4深裂し，花柱は花冠の筒外まで伸びだし，柱頭は2分岐する．小堅果は長さ1mmで，宿存するがく筒にある．

学名の来歴 ● *Mentha*：ギリシャ神話の女神Menthaに由来；*pulegium*：ラテン語のpulex（ノミ，ノミのような）に由来．

産　　地 ● 地中海地方で栽培．

主要成分等 ● モノテルペン（イソメントール，イソプレゴール），小環状誘導体（3-メチルシクロヘキサノール，2,4,4-トリメチルシクロペンタノン）等．

■ 食経験

ペパーミントよりさらに強い清涼感があり，リキュールの香りづけ，ブラックプディング，ソーセージに使用．水蒸気蒸留で精油を得る．主成分プレゴンはメントールの原料．ハーブティーとするがプレゴンを含むので妊娠中，または妊娠を望む時には注意．ギリシャのプリニウス「博物誌」(AD100頃)は「バラよりよい薬草で，悪い水をきれいにする」，ディオスコリデス「薬物誌」(AD100頃)は「月経や陣痛を来す」と記述．
ヨーロッパでは，古くから乾燥させてノミ除け，衣類や食料貯蔵庫の防虫剤，航海中の水の消毒剤として利用．防虫剤（特にノミ）．オーデコロン，トイレタリー製品，石鹸，洗浄剤の香料．地上部を消化不良，腹痛，発熱，月経困難に服用．皮膚炎，虫除けに外用．

メグスリノキ

Nikko maple

■解　説

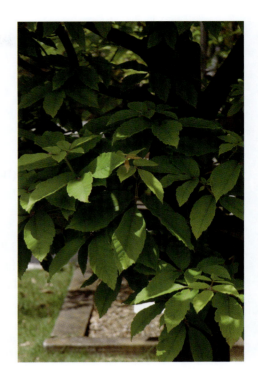

食薬区分(非医)リストより

名　　　　称●	メグスリノキ
他　名　等●	―
部　位　等●	枝・樹皮・葉
備　　　　考●	―

基 原 植 物● メグスリノキ　*Acer nikoense* (Miq.) Maxim.（カエデ科：Acerceae）

形　　　態● 樹高10～15mの落葉中高木．葉は3出複葉で対生．小葉は楕円形で先が尖り，鈍鋸歯がまばらにつく．葉柄は褐色の毛に覆われる．初夏，枝先の葉腋に3個の白色花を開く．秋，長さ3～4cmの翼を持つ果実を結ぶ．

学名の来歴● *Acer*：裂ける，葉の切れ込みから；*nikoense*：日光(地名)の．

産　　　地● 日本特産で宮城県以南，四国，九州に自生，また栽培．

主要成分等● フェニルエタノイド(アセロゲニンC～E，I～L，アセロシドI，III～IX)等．

■食経験

食用の記録は見当たらない．
葉・樹皮・小枝の煎汁を目の洗浄に使用．タンニンに消炎，収れん，制菌作用がある．民間療法で結膜下出血，突き眼に煎液で温湿布，急性結膜炎，春季カタル，ものもらい，眼瞼緑炎は洗眼，冷湿布．民間で目薬として使用，樹皮3～5gを煎じて洗眼．外用にするほか，肝臓疾患にも効果がある．1日量15～20gを煎じて服用．

メシマコブ
桑黄

■ 解 説

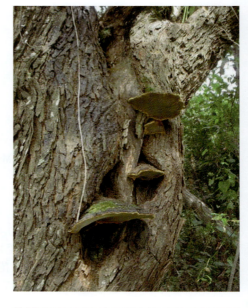

食薬区分(非医)リストより
名　　　　称● メシマコブ
他　名　等● ―
部　位　等● 子実体・菌糸体
備　　　　考● ―

基 原 植 物● メシマコブ　*Phellinus linteus* (Berk. et Curt.) Aoshima（タバコウロコタケ科：Hymenochaetaceae）

形　　　　態● 無茎の木質多孔菌．子実体は馬蹄形で不規則な凹凸があり，幅は30cm以下，表面は黒褐色で多数の裂け目がある．肉は淡黄褐色，木質でかたい．

学名の来歴● *Phellinus*：コルクのような；*linteus*：ラテン語で「亜麻色(黄色みのある薄い褐色)」．

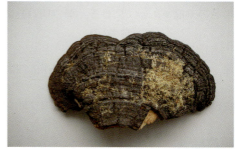

産　　　　地● 日本，中国，韓国．

主要成分等● セスキテルペン（フェリリンA～C，フェリノン），ピロン誘導体(イノスカビンE，メシマコブノールA，B，フェリスタチン)，フラン誘導体(2,5-フランジメタノール，フェリヌスフランA)，ステロイド(エルゴスタ-7,22-ジエン-2,3,9-トリオール)，インドール誘導体(7-ヒドロキシ-1*H*-インドール-3-カルボン酸，7-メトキシ-1*H*-インドール-3-カルボン酸)等．

■ 食経験

食用の記録は見当たらない．
「本草綱目啓蒙」(1806)では，クワに寄生するものを桑黄と呼び，メシマコブとされている．止汗，通経，こしけに薬用として使用．中国の「本草綱目」(1590)にも桑黄として記述．その効用として，血尿，渋り腹，陰茎痛，脱肛，下血，月経不順，過労，リンパ腫，子宮不正出血，排尿異常，鼻血，黒いシミ，胃痛，下痢，抗腫瘍等に薬効ありと記されている．培養ガン細胞の増殖が阻止された報告がある．

メナモミ
豨薟

■ 解　説

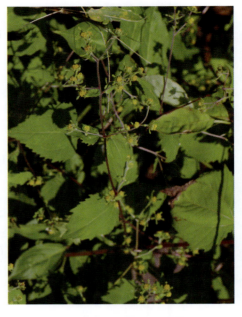

食薬区分（非医）リストより

名　　　　称● メナモミ
他　名　等● キケン／キレンソウ／ツクシメナモミ／
　　　　　　 Siegesbeckia pubescens／*Siegesbeckia orientalis*
部　位　等● 茎・葉
備　　　考● ―

基原植物● メナモミ　*Sigesbeckia pubescens* (Makino) Makino（キク科：Compositae）

形　　　態● 草丈約1mの多年生草本．茎は直立する．葉は，短い葉柄をつけ，卵形で先が尖り，縁に鋸歯があり，対生する．葉や茎は毛に覆われる．秋，葉腋から花柄を伸ばし，黄色の頭花を開く．

学名の来歴● *Sigesbeckia*：ロシアの植物学者J. G. Siegesbeckに因む；*pubescens*：細い軟毛のある．

産　　　地● 日本各地，朝鮮半島，中国に広く自生．

主要成分等● ジテルペン（ジーゲスベッキ酸，17-ヒドロキシ-18-アセトキシカウレン酸，ジーゲスベッキオール，ジーゲスベッキオシド，キレノール，プベシドA～E）等．

注　　　　● 食薬区分（非医）リストにある属名*Siegesbeckia*は*Sigesbeckia*の異綴とされている．

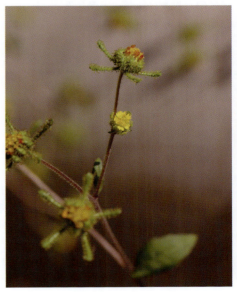

■ 食経験

若葉，茎は茹でて苦味を取り煮野菜，油炒め等加熱調理で食用．
中医薬では全草を筋骨疼痛，急性肝炎，解毒に用い，全草の水浸液に降圧作用，鎮痛，鎮咳，解熱，消炎作用がある．悪瘡，腫毒，中風，風邪，リウマチ，動脈硬化の予防に用いられる．ハチ，毒虫の刺し傷に外用する．1日量5～15gを煎じ3回に分けて服用，刺し傷には生の葉汁を患部に塗布．

メボウキ

sweet basil

■解　説

食薬区分(非医)リストより
名　　称●メボウキ
他　名　等●アルファバーカ／バジリコ／バジル
部　位　等●全草
備　　考●―

基原植物●メボウキ　*Ocimum basilicum* Linne（シソ科：Labiatae）

形　　態●草丈40～50cmの一年生草本．葉は対生で卵状披針形，波状の切れ込みを持ち，全体が毛で覆われる．夏に，茎の先に花穂をつけ，紫白色の唇形の小花をまばらにつける．植物全体，強い芳香を放つ．

学名の来歴●*Ocimum*：ラテン語で「バジル」を指す；*basilicum*：bacilaris（基部にある）より．

産　　地●ヨーロッパを中心として世界各地で栽培．

主要成分等●モノテルペン（ジュボシメン1，2，リナロール，フェンコン，2,6-ジメチル-2,5,7-オクタトリエン-4-オン），トリテルペン（オショモール，バジロール），ステロイドサポニン（バジリモシド）等．

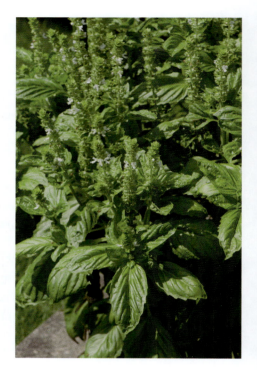

■食経験

約4000年前に熱帯アジアからエジプトに伝播，以後ローマ，地中海沿岸のヨーロッパ南部に広がった．イギリスには16世紀，米国には17世紀に伝播する．日本へは江戸時代に伝来という説があるが年代は明確ではない．
葉にリナロール，メチルチャビコール，オイゲノール，シネオール等の香気成分を含有，甘く強い香りがあり，トマトとよく合うので，地中海沿岸地域の料理に広く使用．江戸時代には，その種子が目のゴミをぬぐい「かすみ目」に効用があるといわれ，メボウキという名称がつけられた．

メマツヨイグサ

evening primrose

■解　説

食薬区分(非医)リストより

名　　　　　称●	メマツヨイグサ
他　名　等●	オオマツヨイグサ／マツヨイグサ
部　位　等●	全草
備　　　　　考●	―

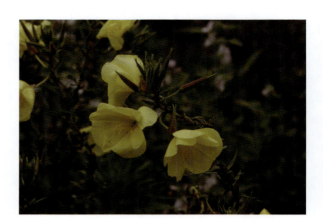

基 原 植 物● メマツヨイグサ　*Oenothera biennis* Linne（アカバナ科：Onagraceae）

形　　　　態● 草丈30～150cmの二年生草本．茎には腺毛と基部の膨らんだ開出毛がある．葉は明るい緑色，脈は緑白色で赤味を帯び，ほぼ無柄．根生葉は長さ10～30cm，幅1～4cmの狭楕円形から倒披針形，鋸歯縁．茎葉は長さ4～18cm，幅1～3cm．がく片は長さ7～17mm．花弁は長さ8～20mm，黄色，しぼむと橙色になる．葯は長さ3.5～6mm，黄色．果実は長さ2～4cm，2室．種子は長さ1.1～1.8mm．

学名の来歴● *Oenothera*：アカバナ属の一種に対して，ギリシャの哲学者で植物学者のTheophrastosが用いた名，語源はoinos（酒）＋ther（野獣），根にブドウ酒様の香気があり，野獣が好むためといわれる；*biennis*：二年生．

産　　　　地● 北米原産，各地に帰化．

主要成分等● タンニン（オエノセインA），トリテルペン（オエノセラノステロールA，B），脂肪酸（γ-リノレイン酸，18-ヒドロキシ-21-ペンタコセン酸）等．

注　　　　● メマツヨイグサの種子油をツキミソウ油と呼ぶ．

■食経験

日本には明治中・後期頃に渡来．根茎を煮食，ピクルスとして，葉は野菜として，根はジャガイモのように茹でて食し，若芽はサラダで生食．種子は食用，香料に利用．果実は脂肪酸を利用．種子から採取した種子油を食用．米国先住民は，葉，若枝，根，種子を食用とした．
イギリスでは油をアトピー性湿疹，乳腺炎，月経前症候群の治療に処方．種子油のカプセルはダイエットにおいて必須脂肪酸を摂取する補助食に使用．全草の浸剤を収れん薬，鎮静薬，喘息の咳の抗けいれん，胃腸の不調，百日咳，吹き出物，皮膚疾患，打撲傷に処方．傷の治癒を早めるハップ剤，膏薬として鎮痛薬に用いる．日本産の種は薬用には用いない．ヨーロッパでは生の全草，種子，根を鎮痙薬，栄養剤，緩和薬，収れん薬，抗血液凝固薬に用いる．

メラレウカ

tea tree

■ 解　説

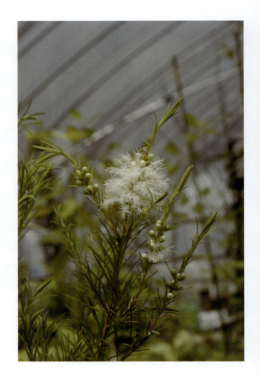

食薬区分(非医)リストより

名　　　　称	● メラレウカ
他　名　等	● ティートリー油
部　位　等	● 精油
備　　　　考	● ―

基 原 植 物 ● *Melaleuca alternifolia* Cheel（フトモモ科：Myrtaceae）

形　　　　態 ● 樹高12～30mに達する常緑高木．樹皮は厚く白く薄く剥がれやすい．枝は細長く垂下性．葉は互生し長楕円形で，最多7本の縦脈があり，長さ5～15cm．全縁で革質．穂状花序はブラシ様で長さ5～15cm，花は黄白色，長い花糸がある．

学名の来歴 ● *Melaleuca*：mela（黒い）＋leuca（白い），幹が黒く枝が白いことより；*alternifolia*：alterni（交互の）＋folia（葉）．

産　　　　地 ● 熱帯アジアからオーストラリア北部にかけて広く分布，また植栽．

主要成分等 ● モノテルペン（1,8-シネオール，p-メント-1-エン-4-オール，p-メント-1-エン-5-オール，テルピネン-4-オール），セスキテルペン（レデン），トリテルペン（ベツリン，ベツリン酸，メラロイシン酸，アジュノリン酸），フラボン（ケルセチン，ケンフェロール），没食子酸等．

■ 食経験

オーストラリアでは，芳香のある葉を茶として利用するため，ティートリーと呼ぶ．オーストラリア先住民は，感染症や皮膚疾患にも使用した．イギリスのジェームス・クックの二度目の航海(1772～1775)の探検記に，ティートリーについての記述がある．

1925年メラレウカの葉の精油にフェノールの13倍の防腐，殺菌効果があることが発表されて以来，合成殺菌剤が登場するまで，殺菌剤としてオーストラリアやイギリス等で使用した．第2次世界大戦中はオーストラリア兵の常備薬であった．水蒸気蒸留による精油はメラレウカ油，一般にはティートリー油と呼ばれる．抗菌力があり，殺菌消毒剤，エアーフレッシュナー，石鹸，歯磨き剤，アロマテラピー用オイル等多数の製品がある．

近縁種カユプテ *M. leucadendra* の精油は，シネオールを主成分とし樟脳に似た香りがある．ヨーロッパでは，17世紀から，薬用，香料とした．非アルコール飲料，冷菓，焼き菓子，肉製品，調味料等の香料として使う．以前はメラレウカもその原料植物の1つであった．

メリッサ

lemon balm

■解 説

食薬区分(非医)リストより

名　　　　称● メリッサ
他　名　等● コウスイハッカ／セイヨヤマハッカ／レモンバーム
部　位　等● 葉
備　　　　考● ―

基 原 植 物● メリッサ　*Melissa officinalis* Linne（シソ科：Labiatae）

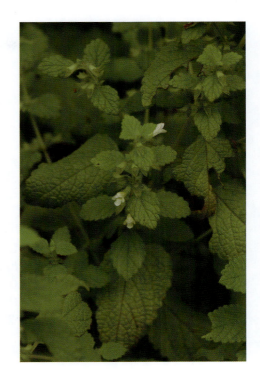

形　　　　態● 草丈50～60cmの多年生草本．茎は方形で直立．葉は対生で，上面有毛，時に白く見え，下面の脈は突出する．長さ4cm，幅約3cmの長卵形で先端は鈍く尖り，切れ込みの浅い多くの鋸歯に縁取られる．秋，枝先に穂を出し，淡いピンク色の唇花を数個，数段つける．円形の細かい果実をつける．全体にレモンに似た香りを放つ．

学名の来歴● *Melissa*：峰；*officinalis*：薬用の．

産　　　　地● ヨーロッパ各地に広く栽培．

主要成分等● モノテルペン（イソシトラール，3,7-ジメチル-1,6-オクタジエン-3-オール），トリテルペン（2,3,23,29-テトラヒドロキシ-12-エン-28-カルボン酸3,23-ジサルフェート，2,3,19,23-テトラヒドロキシ-12-エン-28-カルボン酸3,23-ジサルフェート），フェニルプロパノイド（メリトリン酸A，B）等．

注　　　　　● 食薬区分(非医)リストではセイヨヤマハッカとなっているが，正しい植物名はセイヨウヤマハッカである．

■食経験

地中海沿岸地方では2000年以上前から栽培．古代ギリシャでは蜜源植物として重用．葉は擦ると強いレモンの香りがする．古くから薬用として利用．生または乾燥した葉を魚，鶏肉料理，卵料理，サラダ等に酸味なしでレモンの香りを付加するために用いる．その他アイスティー，ババロア，リキュール，バター，タラゴンビネガーにも使用する．疲労回復，老化防止にハーブティーとして飲用．開花時の葉を水蒸気蒸留して精油を得る．精油，抽出物はベルモット，各種飲料，アイスクリーム，キャンディー，焼き菓子等に使用．ヨーロッパでは消化不良，憂鬱，頭痛，喘息，下痢，月経痛に使用する．葉は浴用剤．精油は香水に用いる．

メロン

melon

■ 解　説

食薬区分(非医)リストより

名　　　称● メロン
他　名　等● －
部　位　等● 果実
備　　　考● －

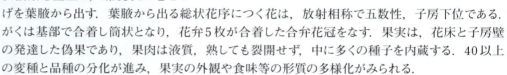

基 原 植 物● メロン　*Cucumis melo* Linne（ウリ科：Cucurbitaceae）

形　　　態● 蔓性一年生草本．単葉，まれに掌状複葉を互生し，螺旋状の巻きひげを葉腋から出す．葉腋から出る総状花序につく花は，放射相称で五数性，子房下位である．がくは基部で合着し筒状となり，花弁5枚が合着した合弁花冠をなす．果実は，花床と子房壁の発達した偽果であり，果肉は液質，熟しても裂開せず，中に多くの種子を内蔵する．40以上の変種と品種の分化が進み，果実の外観や食味等の形質の多様化がみられる．

学名の来歴● *Cucumis*：「壺型の容器」を語源とするウリのラテン語古名より；*melo*：「リンゴ」より転じてメロン，ウリ．

産　　　地● 北アフリカや中近東原産，世界各地で栽培．

主要成分等● フラボン（メロシドa，I，L），アルキル誘導体（6-ノネナール，3-ノネン-1-オール，3-ノネン-1-オールアセテート），トリテルペン（2,16,20,23,26-ペンタヒドロキシククルビタ5,24-ジエン-3,11-ジオン，2,7,16,20,25-ペンタヒドロキシ-5,23-ジエン-3,11,22-トリエン）等．

■ 食経験

古代エジプト時代からナイルの峡谷等で栽培．中世以降，中東を経て南欧に導入され，多くの品種が生まれて，ヨーロッパ各地に普及．日本には，露地メロンが米国から明治初期に渡来．温室メロンは1925年にイギリスから導入．メロンにはネットメロン*C. melo* var. *reticulatus*，カンタロープ*C. melo* var. *cantalupensis*，ウインターメロン*C. melo* var. *inodorus*の3変種がある．これら相互間，またはマクワウリとの交雑品種を含めてメロンと総称する．ネットメロンの果肉はやわらかく汁気が多い．熟すと麝香の香りがする．カンタロープの果皮は厚いが，甘く多汁で芳香は強い．ウインターメロンは香気に乏しいが，果肉がかたく数か月の保存が利く．果実は常温で追熟してから，冷やして生食．熟すと甘く口当たりは滑らか．追熟しすぎるとアルコール臭と発酵による炭酸ガスのため味が落ちる．生ハムや燻製の魚，フレッシュチーズと合わせてオードブルとする．食後には最高のデザートとなる．アイスクリーム，シャーベット，ジュース，プレザーブ，砂糖漬け，冷凍品に加工．小形の未熟果は塩漬け，砂糖漬け，粕漬け，ピクルスとする．食用となる種子もあり，乾燥品，ロースト，塩漬け等がある．高濃縮果汁に調合フレーバーを加えて食品香料とする．

メンジツ油
綿
cotton

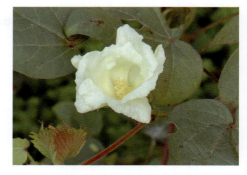

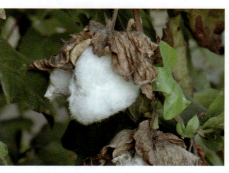

■ 解　説

食薬区分（非医）リストより

名　　　称 ● メンジツ油
他　名　等 ● ワタ
部　位　等 ● 種子油
備　　　考 ● 一

基原植物 ● ワタ　*Gossypium hirsutum* Linne または *Gossypium arboreum* Linne（アオイ科：Malvaceae）

形　　態 ●【*G. hirsutum*】草丈約1.5mの一年生草本．全体に細かい毛があり，茎は直立し，まばらに分枝する．葉には長い葉柄があり，その基部に托葉がつく．掌状で3～5に中裂，裂片は尖り，互生する．秋に，葉腋に柄のある直径約9cmの黄白色花を開き，後に淡紫色となる．朔果は熟すと3片に裂開し，白い綿毛を持った種子が現れる．
【*G. arboretum*】草丈3mに達する多年生草本．葉は掌状で3～5深裂．花は黄から紅紫色で，中心部は暗色．

学名の来歴 ● *Gossypium*：gossum（腫れ物）より；*hirsutum*：粗毛のある，多毛の；*arboreum*：高木の．

産　　地 ●【*G. hirsutum*】北米原産．【*G. arboreum*】東アジア原産．いずれも世界各地で栽培．インド，中国，アメリカ大陸等が世界の主産地．

主要成分等 ● セスキテルペン（ゴシポール，デオキシヘミゴシポール，ゴシルビロン，ビサボレンオキシド，ベロガモテン，ラシニレンC，δ-カジネン），セスキテルペンとモノテルペンの2量体（ヘリオシドH_1～H_4），トコフェロール等．

■ 食経験

ワタはBC2500～1500のモヘンジョ・ダロの遺跡から綿布が発見，紀元前から木綿の利用があったと推測される．日本では8世紀桓武天皇の時代に初めてワタを栽培したとされている．20世紀になり綿実に脂質16～23%を含有，重要な油糧作物として利用され始める．1900年に米国で圧搾抽出併用法により脱臭綿実油（ウエッソンオイル）が発売．綿実油にはリノール酸50%を含み優れたリノール酸供給源となる．精製綿実油は，透明，淡黄色，かすかな甘い香りがあり，液体油として良質なサラダ油，天ぷら油等調理用油脂として広く普及．水素添加した硬化油は，ショートニングやマーガリンの原料としても利用．綿実油粕にはゴシポール（gossypol）と呼ばれる有毒な色素成分が残存．ゴシポールを除去または無毒化した油粕は飼料として利用．

モクテンリョウ
木天蓼
silver vine

■ 解 説

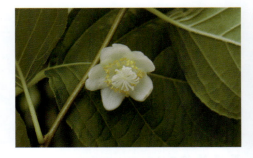

食薬区分（非医）リストより
- 名　　　　称 ● モクテンリョウ
- 他　名　等 ● マタタビ
- 部　位　等 ● 果実・虫癭
- 備　　　　考 ● ―

基原植物 ● マタタビ　*Actinidia polygama*（Siebold et Zucc.）Maxim.（マタタビ科：Actinidiaceae）

形　　態 ● 蔓性木本．互生する葉は広卵形から楕円形で，細かい鋸歯があり，葉面はざらつく．雄株と両性株があり，6～7月の花期に葉の上半部は白くなる．特有の香りを持つ約2.5cmの花は白色で，多数の黄色い雄しべと，花柱が放射状に分かれた雌しべがあり，その形状と夏季に咲くことから「ナツウメ」と称される．10月中旬に，長さ約3cmの先端が細い楕円形の果実がつくが，タマバエ科の昆虫が寄生し凸凹状の虫瘤を作る．

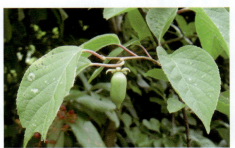

学名の来歴 ● *Actinidia*：ギリシャ語のAktis（放射線）に由来；*polygama*：完全花と単性花とが混在する．

産　　地 ● 日本，東アジアの沢沿いに広く分布．

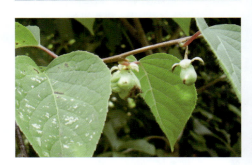

主要成分等 ● イリドイド（アクチニジアラクトン，イソアクチニジアラクトン，アクチニドール，マタタビエーテル，マタタビオール，ネオマタタビオール，イソネオマタタビオール）等．

注 ● モクテンリョウはマタタビの虫瘤の生薬名である．

■ 食経験

果実を食用，薬用とする．日本各地に自生し，縄文時代から食用とした．青森亀ヶ岡遺跡から出土．「本草和名」（915）に「和名和多々比」として初出．果実は食べると辛みがある．生食するか，乾燥して食べる．未熟果は塩漬け，またさっと茹でて酢みそ和えとする．完熟果，虫瘤果は焼酎に漬ける．若葉は生食，天ぷら，煮浸しとし，また煎って茶に混ぜる．初夏，太くやわらかい蔓は塩茹でし，和え物とする．強い癖があるのでみそ味がよい．救荒植物として利用．

果実にマタタビミタマバエが寄生して虫瘤を作ることがある．虫瘤となった果実を熱湯につけて幼虫を殺した後，日干ししたものを木天蓼と呼び，薬酒，煎剤として，神経痛等の鎮痛，強壮，冷え性に服用．正常な果実に薬効はない．マタタビはネコ科の動物が異常に好み，酔ったような状態になることで知られている．

モッカ
花梨
Chinese quince

■ 解　説

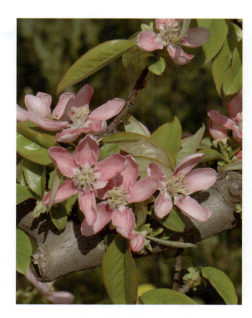

食薬区分(非医)リストより

名　　　称	● モッカ
他　名　等	● カリン
部　位　等	● 偽果
備　　　考	● ー

基原植物 ● カリン　*Chaenomeles sinensis* (Thouin) Koehne（バラ科：Rosaceae）

形　態 ● 樹高約8mの落葉高木．樹皮は緑褐色．葉は互生し短い葉柄をつけ，楕円形で先が尖る．4月頃，淡紅色の5花弁花を枝先に1個開く．楕円形で長さ約10cmの果実を結び，黄熟し芳香を放ち，中に多くの種子を内蔵．

学名の来歴 ● *Chaenomeles*：chaino（開ける）＋melon（リンゴ）より，リンゴに似て熟すと裂け目ができるため；*sinensis*：中国の．

産　地 ● 中国原産で日本，中国，韓国，北米，フランス等で広く栽培．

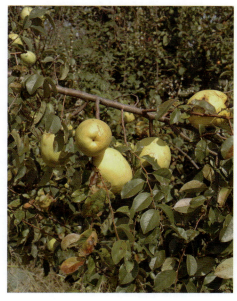

主要成分等 ● フラボン（アビクラリン，チャエノモン，ケンフェロール7-*O*-β-D-グルコピラノシド，ゲニステイン7-*O*-β-D-グルコピラノシド），リグナン（アビクリン，リオニレジノール2a-*O*-α-L-ラムノピラノシド，リオニレジノール2a-*O*-β-D-グルコピラノシド），トリテルペン（ベツリン，ベツリン酸，3-*O*-カフェオイルベツリン，コロソリン酸，トルメチン酸）等．

注 ● モッカはカリンの生薬名である．

■ 食経験

果肉を食用に供するが，かたく生食に不適，ジャム，浸漬シロップ等に利用．熟果は芳香を放つ．中国では2000年前から果実を薬用として去痰，下痢等に服用．日本への伝播は江戸時代頃とされているが不明．ただ「和漢三才図会」(1712)に「酸味があり酒に浸漬する．煮汁は去痰」という記載があり，江戸中期以前には利用されていた．

モッショクシ
没食子
Aleppo gall

■ 解 説

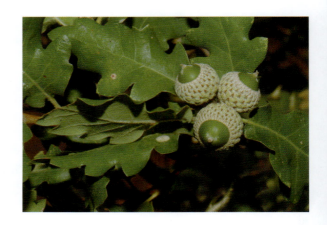

食薬区分(非医)リストより
名　　　　称● モッショクシ
他　名　等● ガラエ
部　位　等● 虫瘿
備　　　　考● ―

基 原 植 物● *Quercus infectoria* Oliv.（ブナ科：Fagaceae）

形　　　態● 落葉高木．葉は，柄を持ち楕円形で互生し，全縁にあらい鋸歯を持つ．春，若枝に穂状の花柄を伸ばし，小さな黄色花を多数開き下垂．秋，長楕円形の堅果を結ぶ．新芽にインクフシバチが寄生し，葉の間に産卵し虫瘤(没食子)を作る．

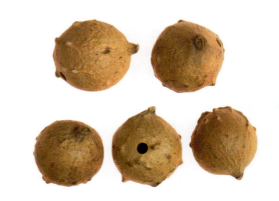

学名の来歴● *Quercus*：quer（良質の）＋cuez（木材）；*infectoria*：染料の．

産　　　地● イラン，ギリシャ，地中海沿岸に広く自生．

主要成分等● タンニン(ケルコシド，カスアリクチン，2-*O*-ジガロイル-1,3,4,6-テトラ-*O*-ガロイ-β-D-グルコピラノース，4-*O*-ジガロイル-1,2,3,6-テトラ-*O*-ガロイ-β-D-グルコピラノース)等．

注　　　　● モッショクシは虫瘤の生薬名である．

■ 食経験

食用の記録は見当たらない．
薬用部位は虫瘿（没食子），その成分のタンニン酸が一種の乾燥した被膜となり，局部を被覆する作用がある．服用により胃粘膜の収れん，消炎，止血，殺菌，制酵，解毒作用がある．現在は薬用とせず，タンニン酸製造原料とする．その他なめし皮剤，媒染剤，インク原料等に用いる．インドから輸入される生薬のマジャカネ，虫瘿を利用．

モミジヒルガオ

coastal morning glory

■解　説

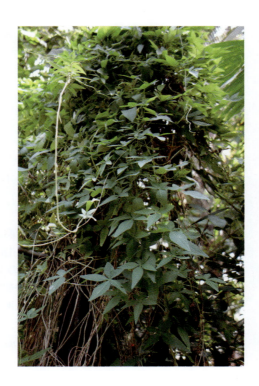

食薬区分(非医)リストより

名　　　　称	●モミジヒルガオ
他　名　等	●五爪竜
部　位　等	●全草
備　　　　考	●―

基 原 植 物 ●モミジヒルガオ　*Ipomoea cairica* (Linne) Sweet
　　　　　　　（ヒルガオ科：Convolvulaceae）

形　　　　態●蔓性の常緑多年生草本．葉は5～7深裂し掌状葉，葉の裂片は長楕円形で，鋸歯はなく先端が細く尖る．熱帯地方では，通年葉腋から花柄を伸ばし，直径約7cmの大形の淡青色花を開く．ほとんど結実しない．

学名の来歴●*Ipomoea*：ips（イモ虫）＋homoios（似た）；
　　　　　　cairica：ラテン語のcairica（エジプトのカイロ）より．

産　　　　地●北アフリカ原産，熱帯アジア，台湾，ハワイ，日本では南西諸島に分布．

主要成分等●リグナン（トラケロゲニン，ノルトラケロゲニン，アルクチゲニン）等．

■食経験

塊茎，茎を食用．ハワイでは救荒植物として利用．
薬用では全草とも外傷に使われ，種子は便秘薬，下剤，血液浄化剤，利尿剤，駆虫薬に，葉は解熱，発疹，胃腸薬に処方．

モモ
桃
peach

■解 説

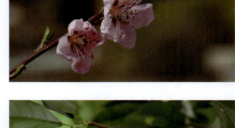

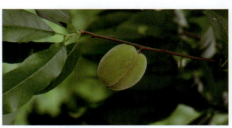

食薬区分(非医)リストより

名　　　　称● モモ
他　名　　等● ―
部　位　　等● 葉・花
備　　　　考● 種子(トウニン)は「医」

基原植物● モモ　*Prunus persica* (Linne) Batsch (バラ科：Rosaceae)

形　　　　態● 樹高約3～5mの落葉低木．葉は互生で短い葉柄を持ち，披針形で長さ8～15cm，先端は尖る．春，5弁で白から淡紅色の美しい花を開く．初夏，毛に覆われた球形の核果は肥大し，熟して橙赤色を呈し，中に不規則な縦溝を有する1個の長楕円形種子を内蔵．

学名の来歴● *Prunus*：ラテン語の「モモ」；*persica*：ペルシャの．

産　　　　地● 中国西北部黄河上流域地方原産，現在は果木として広く栽培．

主要成分等● カロテノイド(クリプトフラビン，クリプトキサンチンオキシド，ムタトキサンチン)，ジテルペン(ジベレリンA_{32}，A_{69}，A_{70}，A_{86})，フラボン(マルチフロリンA，B，マルチノシドA)，シアン誘導体(アミグダリン酸，ペルシカシド)，オリゴ糖(アカシアビウロニン酸)等．

注　　　　●「モモ」は，平成25年9月20日消食表第257号通知「アレルギー物質を含む食品に関する表示について」の別添1において可能な限り表示に努める「特定原材料に準ずるもの」に指定されている．シアン誘導体を含有する．

■食経験

中国ではBC1000頃の文献に記述があり，日本への渡来は奈良時代の初頭(700年代)とされる．モモが食用果実として栽培され取引の対象になった記録は，「写経司解」(739)に「桃子六斗二升　価銭三十八文」なる記述があり，古墳時代後期には栽培株の渡来があったと推測．上代遺跡から桃核の出土例が多い．中国ではモモが子孫繁栄の象徴，魔除けの呪術的な効能があると信じられ，日本でも3月3日の上巳の節句とモモが結びつけられた．果樹として本格的な栽培が始まるのは江戸時代から．当時まだ小形でかたい桃であったが，1874年にフランスから大果モモとネクタリンが，翌年中国から上海水蜜と天津水蜜等の新品種が導入され，その中で天津水蜜が普及した．現代では生食用に果肉が白色で果汁が多い白桃系．加工用(缶詰)には果肉が黄色で身崩れしにくい黄桃系が多く利用．モモの樹枝より採取する樹脂を増粘安定剤として使用する．
薬用では，種子(桃仁)に血行をよくする効能あり，婦人病に処方．葉(桃葉)は駆虫，頭痛，下痢，湿疹に，花(桃花)は便通，利尿に，枝(桃枝)は胸痛や腹痛に効能ありとする．

モモタマナ

Indian almond

■解 説

食薬区分(非医)リストより

名　　　称 ● モモタマナ
他　名　等 ● ―
部　位　等 ● 樹皮・実
備　　　考 ● ―

基原植物 ● モモタマナ　*Terminalia catappa* Linne（シクンシ科：Combretaceae）

形　　　態 ● 樹高35mに達する落葉高木．葉は長さ15〜25cmで幅10〜14cm，倒卵形で革質，枝先に数枚つく．乾期には淡紅色となり落葉．直径1cmの白から白緑色花を開く．果実は長さ5〜7cmで幅3〜5.5cm，最初緑色で赤熟し，1個の種子を内蔵．

学名の来歴 ● *Terminalia*：terminus（限界）より；*catappa*：「モモタマナ」のマレーにおける現地語．

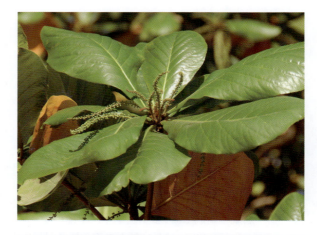

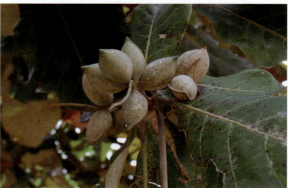

産　　　地 ● マレー半島原産，アジア全般，ポリネシア，日本では南西諸島，小笠原諸島等，熱帯，亜熱帯の海岸に分布．

主要成分等 ● タンニン（カタッパニンA，テルフラビンA，B，フラボガロン酸，テルガラギン，テルカタイン）等．

■食経験

胚・種子を焙って食用．種子はアーモンドの様な香りを持ちそのまま，またはローストし食用．刻んでクッキーやパンに混合，キャンディー，スープやシチューに利用．日干しの種子から癖のない黄色い半乾精油を採取，アーモンドの油分の様な悪臭がなく食用油で利用．果実はやわらかく，薄い層の部分を食用．酸味は低く果汁豊富でフレッシュである．
果実はタンニンを含有し黒色染料に用い，マレーシア地域では歯を染めるのに使用．

モリアザミ

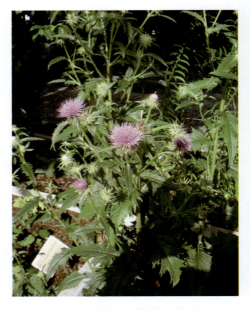

■解　説

食薬区分(非医)リストより

名　　　称 ● モリアザミ
他　名　等 ● ヤマゴボウ／Cirsium dipsacolepis
部　位　等 ● 根
備　　　考 ● Phytolacca esculentaの根は「医」

基 原 植 物 ● モリアザミ　*Cirsium dipsacolepis* (Maxim.) Matsum.（キク科：Compositae）

形　　　態 ● 草丈約1mの多年生草本．下部の葉には，長さ15〜20cmの長い柄がある．葉は羽状に中裂し，上部ほど切れ込みが深く，縁に鋭い棘がある．9〜10月頃，花茎を伸ばし，赤紫色の花を上向きに開く．総苞片が開出して棘状になる．

学名の来歴 ● *Cirsium*：静脈瘤（に効果のある）；*dipsacolepis*：dipsacus（ラシャカキグサ）に似た鉤が多い．

産　　　地 ● 本州，四国，九州に自生．

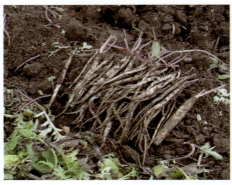

主要成分等 ● セスキテルペン（シペレノール，シペレニルアセテート，シペレナール），アルキル誘導体（ドデカン，トリデカン，ペンタデカン，ヘキサデカン，ヘプタデカン，エイコサン，7-オクテナール，2,8-ノナジエナール，2,9-デカジエナール，2,4,10-ウンデカトリエナール）等．

注　　　　● 食薬区分（非医）リストの*Phytolacca esculenta*はヤマゴボウ科のヤマゴボウで，根は医である（本種とは別の植物）．類似しているヨウシュヤマゴボウ*Phytolacca americana*の根はフィトラッカトキシンが含有され，有毒である．

■食経験

江戸時代末期から栽培．根は漬物，みそ漬け，塩漬け，野菜としてすき焼き等で食す．歯切れがよく，におい，風味も独特．成分の多糖類イヌリンが水に溶けやすいので，すばやく水洗いし刻んで日干しする．地域によりモリアザミの根を三瓶ゴボウ，白山ゴボウ，菊ゴボウと呼ぶ．若苗も食用．
薬用部位は葉，根．乾燥根を1日量5gを服用．

モリシマアカシア

black wattle

■ 解　説

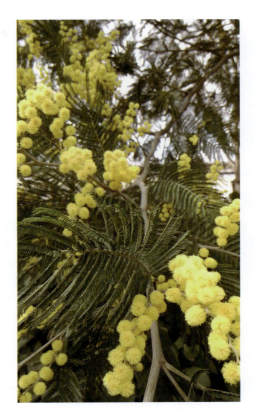

食薬区分(非医)リストより

名　　　称●	モリシマアカシア
他　名　等●	Acacia mearnsii
部　位　等●	樹皮
備　　　考●	―

基原植物●モリシマアカシア　*Acacia mearnsii* De Wild.（マメ科：Leguminosae）

形　　態●樹高5〜20mの常緑木本．葉は2回羽状複葉，羽片は細い楕円形で革質，対生する．枝先に花柄を伸ばし，散形状の淡黄白色花を多数開く．果実は垂れ下がり，5〜7個の種子を内蔵．直径約2mmの種子は楕円形で黒色．

学名の来歴●*Acacia*：acantha（棘）から；*mearnsii*：米国の植物学者E. A. Mearnに因む．

産　　地●オーストラリア南東部原産，アフリカ南部に帰化し広く繁殖．

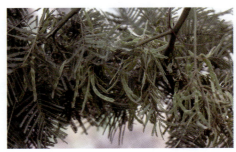

主要成分等●タンニン（ロビニチニドール，ロビネチニドール-($4α→8$)-ガロカテキン，ロビネチニドール-($4α→8$)-カテキン，ロビネチニドール-($4α→8$)-ガロカテキン-($6→4β$)-ロビネチニドール，フィゼチンドール-($4β→6$)-フィゼチンドール-$4β$-オール），フラボン（ロビネチン，メアルンシトリン）等．

■ 食経験

食用の記録は見当たらない．日本へは緑化木として導入．
オーストラリア原産の近縁種*A. podalyriaefolia*は花，莢，花芽等を食用に供す．
薬用では健胃，収れん作用があり，樹皮の煎薬は収れん剤，下痢剤に処方．

モロヘイヤ

Jew's mallow

■解　説

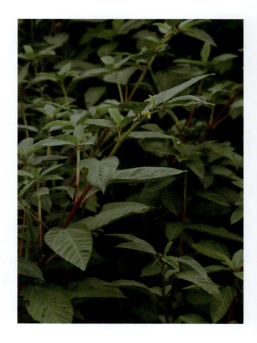

食薬区分（非医）リストより

名　　　称●モロヘイヤ
他　名　等●タイワンツナソ
部　位　等●葉
備　　　考●―

基　原　植　物●タイワンツナソ　*Corchorus olitorius* Linne（シナノキ科：Tiliaceae）

形　　　態●草丈約2mの一年生草本．葉は互生で長卵形，短い葉柄を持ち，基部にごく小さな一対の小葉を配し，先が尖り短い鋸歯が並ぶ．葉面は葉脈が目立ち，葉裏は短い毛に覆われる．夏に5弁の黄色花を開き，円筒形で長さ5～10cmの朔果を結び，暗緑青色の種子がある．

学名の来歴●*Corchorus*：cores（下す）＋core（瞳孔の）；*olitorius*：野菜畑の．

産　　　地●エジプト，中近東，熱帯アジア．

主要成分等●カルデノリド（コルコロシドA，B，コロドシド，ジギトキシゲニン，ボイビノシド，コルコルシドA，B，コルコルソシドA～F），メガスチグマン（コルコイオクシドA～C），脂肪酸（コルコリ脂肪酸A～D）等．

注　　　●モロヘイヤはタイワンツナソの別名である．
種子に強心配糖体を含有する．

■食経験

葉，若芽を野菜とし，茎からは繊維を取る．北アフリカ，中東では古代から常食．日本では1970～80年代にエジプトから導入．モロヘイヤとは王様の野菜の意．モロヘイヤはカロチン，ビタミンB_1，B_2，C，Ca，Feの含有量が野菜の中ではずば抜けて高い．香りと味に癖がなく，刻むと粘りが出る．常用地域ではタマネギ，鶏肉とともにスープとする．エジプト料理には欠かせない．生食でき，葉，若い果実，根をサラダ，また茹でて食べる．日本では，天ぷら，炒め物，茹でて酢物，お浸し，葉を刻んでとろろ，乾燥して振りかけや茶に加工．茎の繊維はツナソ*C. capsularis*と同様にジュートの原料．南京袋を作りコメ，ムギ等の梱包に使う．中国では強壮作用があるとして，葉，種子を薬用とする．日本では滋養強壮に，乾燥葉を茶代わりに飲用．

ヤーコン

yacon

■解 説

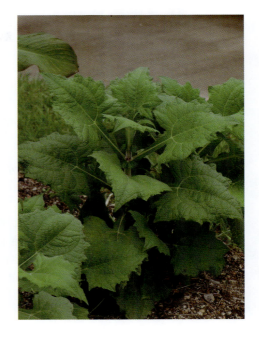

食薬区分(非医)リストより

名　　　　称●ヤーコン
他　名　　等●アンデスポテト
部　位　　等●塊根・茎・葉
備　　　　考●―

基 原 植 物●ヤーコン　*Smallanthus sonchifolius* (Poepp. et Endl.) H. Rob.（キク科：Compositae）

形　　　　態●草丈1.5～2mの多年生草本．葉は対生で長さ20～30cm，幅15～25cmで心臓形，翼のある長い葉柄を持ち，先は尖りあらい鋸歯を持つ．葉や茎は毛に覆われ，ざらつく．秋に花茎を伸ばし，黄色の頭状花を開く．根が肥大し塊根となる．

学名の来歴●*Smallanthus*：米国の植物学者John Kunkel Smallに因む；*sonchifolius*：sonchus（ハチジョウナのような）＋folius（葉）．

産　　　　地●中南米アンデス高原原産，世界各地で栽培．

主要成分等●セスキテルペン（ロンギピリンアセテート，ポリマチンB，エンヒドリン，ソンキホリン），ジテルペン（スマジテルペン酸A～F，スマランタジテルペン酸B，D），リグナン（サマランリグナンB，クスノキニン），メガスチグマン（ソンキフォロール）等．

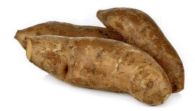

©yodaswaj/Fotolia

■食経験

日本にはニュージーランド経由で1985年に伝播，栄養補助食品として各地で栽培．塊根を食用とし，茎葉はハーブ茶に利用．
整腸，血糖値降下，コレステロール低下，血圧降下等の作用がある．

ヤエヤマアオキ

noni

■ 解　説

食薬区分(非医)リストより

名　　称	● ヤエヤマアオキ
他名等	● インディアンマルベリー／ノニ
部位等	● 果実・種子・葉
備　　考	● －

基原植物 ● ヤエヤマアオキ　*Morinda citrifolia* Linne（アカネ科：Rubiaceae）

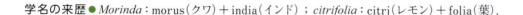

形　　態 ● 樹高8～10mの常緑小高木．樹皮は淡灰褐色で平滑．葉は長さ15～25cm，革質で広楕円形，大きい托葉を持ち対生．枝先から頭状花序を伸ばし，直径1.5～2cmの白色5弁花を開く．楕円形の集合果は熟すと黄色または白色となり落下，独特のにおいを発す．

学名の来歴 ● *Morinda*：morus（クワ）＋india（インド）；*citrifolia*：citri（レモン）＋folia（葉）．

産　　地 ● 沖縄からアジア及びポリネシアで自生及び栽培．

主要成分等 ● リグナン（アメリカノールA，アメリカニンA，D，アメリカン酸，モリンドリン），イリドイド（ボレリアゲニン，シトリフォリニンA，シトリフォシド，シトリフォリノシド），アンスラキノン誘導体(1,2-ジヒドロキシアンスラキノン，2-エトキシ-1-ヒドロキシアンスラキノン，5,6-ジヒドロキシルシジン)，ナフタレン誘導体（ノニンA～C），脂肪酸配糖体（ノニオシドA，B，D～I，K～N）等．

■ 食経験

花序，若葉は薬味に，果実は生食，加熱調理で食用，甘味飲料に利用．未熟果実はカレー等の具材．タイでは消化薬に利用，パパイヤの代用としてサラダで食用．熟果は砂糖等加え飲料．果汁はドレッシング，ソース，マリネ（漬け汁）の材料に利用．若葉，若枝はプロテインを含み，生食，または蒸し料理，カレーの具材，魚料理の包む葉として利用．種子は種類によりローストして食用．
根・果実・若葉は民間薬として利用．インドネシアでは果実をマラリア，高血圧，糖尿病に利用．インドや東南アジアでは成葉は食物を包む目的で栽培．

ヤクシマアジサイ

■解 説

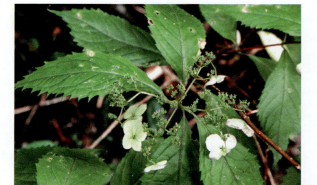

食薬区分(非医)リストより

名　　　　称	● ヤクシマアジサイ
他　名　等	● ドジョウザン／ロウレンシュウキュウ
部　位　等	● 根・葉
備　　　　考	● ―

基 原 植 物 ● ヤクシマアジサイ　*Hydrangea grosseserrata* Engl.（ユキノシタ科：Saxifragaceae）

形　　　態 ● 高さ約1mの落葉低木．幹がよく分枝し，若枝は赤褐色で毛に覆われる．葉は柄を持ち革質，長さ10～15cm，長楕円形で先が長く尖る．葉の上半分の縁にはあらい鋸歯がある．初夏，枝先に集散花序を伸ばし，直径3～6cmの黄白色で縁に鋸歯を持つ修飾花を開く．

学名の来歴 ● *Hydrangea*：hydro（水）＋ angeion（容器）；*grosseserrata*：grosse（粗い）＋ serrata（歯）．

産　　　地 ● 屋久島から徳之島．

主要成分等 ● フェブリフジン等．

注　　　　 ● アジサイや類縁種（*Hydrangea* 属植物）にはシアン配糖体や嘔吐性アルカロイド，フェブリフジンの存在が確認されているので取り扱いには注意を要する．

■食経験

食用及び薬用の記録は見当たらない．

ヤグルマギク

cornflower

■ 解　説

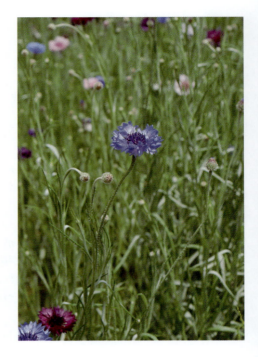

食薬区分(非医)リストより
名　　　称● ヤグルマギク
他　名　等● ―
部　位　等● 花
備　　　考● ―

基 原 植 物● ヤグルマギク　*Centaurea cyanus* Linne（キク科：Compositae）

形　　　態● 草丈は30～100cm．茎は直立し，よく分枝する．茎の下部の葉は倒卵状披針形で，羽状に中裂または深裂する．上部の葉は線状披針形で，全縁または多少鋸歯縁となり互生する．茎葉は白色の綿毛に覆われ，灰白色を呈する．頭花は開花径が4～5cmぐらいで枝端に単生する．辺花の花冠はより大きく発達し，先が不規則に裂けている．花色は普通青藍色であるが，改良され紅，桃，白色等変化に富んでいる．

学名の来歴● *Centaurea*：古代ギリシャの植物名centaurieに由来；*cyanus*：暗い藍色．

産　　　地● 地中海沿岸地方から小アジア原産，広く栽培．

主要成分等● アントシアニン（センタウロシアニン，シソニン），フラボン（グラベオビオシドA），アルカロイド（モスカミン，セントシアミン）等．

注　　　　● アルカロイドを含有する．

■ 食経験

古くから地中海沿岸に分布し，日本へは明治中期に導入．花はサラダの飾り等に生食，野菜同様に食用．青色色素を砂糖，ゼリーの着色に利用．
薬用には葉を潰して鎮痛，痛みの緩和剤に処方．

ヤグルマハッカ

horsemint

■ 解 説

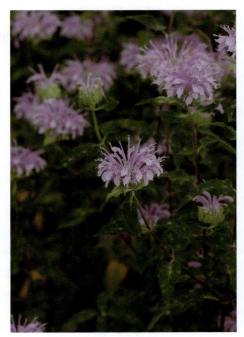

食薬区分(非医)リストより

名　　　　称 ●	ヤグルマハッカ
他　名　等 ●	ホースミント
部　位　等 ●	葉
備　　　　考 ●	―

基原植物 ● ヤグルマハッカ　*Mentha longifolia* Linne（シソ科：Labiatae）

形　　態 ● 草丈20～40cmの多年生草本．葉は対生で葉脈が目立ち，葉柄がなく長三角形で先が尖る．葉の表面は灰色の短綿毛が密生し，裏面は灰白色の長軟毛に覆われる．茎は方形で先端から，また葉腋から多くの花柄を出し，穂状花序に淡紫色の唇形の小花を密生する．

学名の来歴 ● *Mentha*：地獄の女王からハッカに変えられたギリシャ神話の女神Menthaに由来；*longifolia*：longe（長い）＋folia（葉）．

産　　地 ● 地中海沿岸原産，ヨーロッパ各地で広く栽培．

主要成分等 ● モノテルペン（ロンギフォン），ステロイドサポニン（ロンギシドA，B），フラボン（ロンギチン，イソチモニン，ヘスペリジン），セラミド（ロンギホアミドA，B，ロンギホシドA，B）等．

■ 食経験

古くから北米先住民が食用，薬用とした．スペインの医師，ニコラス・デ・モナルデスによる米国での最も古い薬物誌「Joyful news out of the new found world」(1577)に記述がある．茎葉にレモンとオレンジのような強い芳香がある．先住民はヤグルマハッカで飲み物を作り，葉を肉とともに煮て食べる．防腐作用があるので肉の保存に利用する．葉は肉，豆料理の香辛料として利用．細かく刻んでクリーム，ヨーグルトに混ぜ，鶏料理，サラダに利用．香りが強いので少量使う．花はパンチやサラダの飾り．若い葉や芽はハーブティー．通常は単味で使用するが，紅茶とブレンドしてもよい．花は蜜源．

北米先住民が薬用とした歴史は長い．発汗，消化機能促進作用があり，風邪，頭痛，咽頭炎，上気道炎，消化不良に服用．皮膚の発疹に外用．精油は香料．以前は防腐剤カルバクロールの製造原料．

ヤシ
椰子
coconut palm

■ 解 説

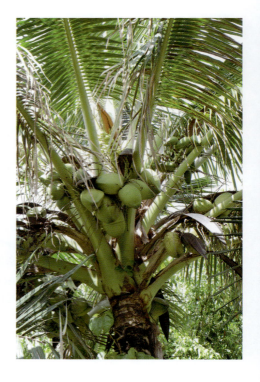

食薬区分(非医)リストより
名　　　　称● ヤシ
他　名　　等● ココヤシ／ヤシ油
部　位　　等● 種子油・樹皮・葉・花
備　　　　考● ―

基 原 植 物● ココヤシ　*Cocos nucifera* Linne（ヤシ科：Arecaceae）

形　　　　態● 樹高約30mの常緑高木．幹はやや斜めに伸び，途中で屈曲．葉は長さ5m，羽状複葉で，基部から先端まで細長い小葉を両側につける．雌雄同株で円錐花序を伸ばし，先端は雄花，基部に雌花をつける．果実は緑色で，熟すと長さ約30cm，先端が尖った楕円形．外側は丈夫な繊維を含む厚い層となり，かたい殻に包まれ，内側に大きな種子があり，甘い果汁を満たす．

学名の来歴● *Cocos*：coco（猿）より，果実の核に3個の凹み（発芽孔）があり，猿の顔に似ていることから；*nucifera*：堅果を持っていることより．

産　　　　地● ポリネシアから熱帯アジア原産と考えられ，世界の熱帯各地で栽培．

主要成分等● トリテルペン（シクロポドメニルアセテート，イソスキイミワリノン），ペプチド（Cn-AFO，Cn-AMP），尿素誘導体（カルバニリド），カイネチン-9-リボシド等．

■ 食経験

インドでは3000年前に渡来していたという．果実はその成熟過程で種々に利用され，半熟果は液状の胚乳液ココナッツジュースと，内果皮に接したゼラチン状の脂肪層からなる．ココナッツジュースは飲用に，脂肪層はそのまま食用に供される．成熟果では脂肪層が硬化し，これを削り搾ったココナッツミルクは，熱帯地域の調味料として広く利用．ココヤシは重要な油糧植物．成熟果の脂肪層を集めて乾燥したコプラから抽出したココナッツ油は，マーガリン原料，揚げ油等広く利用．精製した油は，典型的なラウリン系油脂で，不飽和脂肪酸含量が少なく融点が高い．若い花房はやわらかくそのまま生食に供され，花房の切り口から浸出する甘い樹液はそのまま飲用，または煮詰めてヤシ糖，アルコール発酵させてヤシ酒，さらに蒸留してアラックを作る．ヤシ酒を酢酸発酵したヤシ酢もある．精製ヤシ油が市販されたのは，1905年豚脂の代用としてマーガリン原料としての使用がヨーロッパで広まったことによる．日本で食用として国内に普及したのは1951年以降．
薬用としては軟膏基剤に使用．

ヤシャビシャク

■解 説

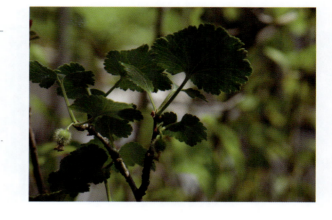

食薬区分(非医)リストより

名　　　称●ヤシャビシャク
他　名　等●―
部　位　等●実
備　　　考●―

基 原 植 物●ヤシャビシャク　*Ribes ambiguum* Maxim.（ユキノシタ科：Saxifragaceae）

形　　　態●葉は枝先に集まり有柄，葉身は腎臓形で3〜5浅裂し短毛がある．花は両性で1〜2個が枝先につく．がくは淡緑白色．花柄に2個の小苞があり，子房に棘状の腺毛がある．花柱は分裂しない．果実は緑色の広楕円形で長い腺毛がある．

学名の来歴●*Ribes*：デンマーク語のribs（赤色のスグリ）に因む；*ambiguum*：曖昧な．

産　　　地●中国，本州，四国，九州に自生．

主要成分等●成分の記録は見当たらない．

■食経験

果実を食用，酸味がある．

ヤチダモ

Manchurian ash

■ 解　説

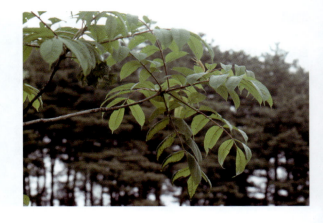

食薬区分(非医)リストより

名　　称	●ヤチダモ
他　名　等	●―
部　位　等	●葉
備　　考	●―

基原植物 ●ヤチダモ　*Fraxinus mandshurica* Rupr.（モクセイ科：Oleaceae）

形　　態 ●山間の湿地に生える落葉高木．雌雄異株．相対する葉柄の基部は膨らんでいても互いに接することはなく，小葉の着点付近には，茶褐色の綿毛が塊状に密生する．小葉は7～10個，花序の基部に葉はない．

学名の来歴 ●*Fraxinus*：セイヨウトネリコ(モクセイ科)のラテン古名に由来；*mandshurica*：満州．

産　　地 ●北海道，本州，朝鮮半島．

主要成分等 ●クマリン誘導体（エスクレチン，マンズシュリン，フラキシチン，イソフラキセチン，フラキシノール），フェニルエタノイド（カルセラロシドA，B），リグナン（フラキシレジノール，シリンガレジノール）等．

■ 食経験

食用及び薬用の記録は見当たらない．

ヤナギ

■解 説

食薬区分(非医)リストより

名　　　称●ヤナギ
他　名　等●―
部　位　等●全木
備　　　考●―

「セイヨウシロヤナギ」を参照

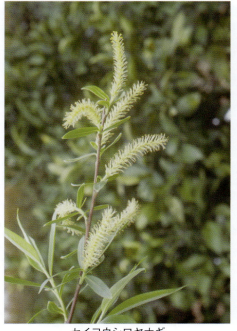

セイヨウシロヤナギ

ヤナギラン

fireweed

■ 解 説

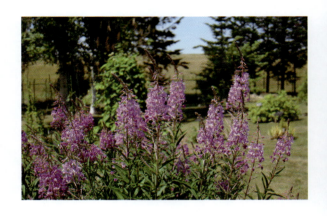

食薬区分(非医)リストより
名　　　称 ● ヤナギラン
他　名　等 ● ファイアウィード
部　位　等 ● 葉
備　　　考 ● ―

基 原 植 物 ● ヤナギラン　*Chamaenerion angustifolium* (Linne) Scop.（アカバナ科：Onagraceae）

形　　　態 ● 草丈50〜150cmの多年生草本．葉はヤナギの葉に似て長披針形，長さ5〜15cm．花序は長さ10〜30cm．花は紅紫色，時に白色，直径約3cm．雄性先熟性を示し，雄しべがしおれた後に花柱が伸びて柱頭が開く．雌雄異熟の現象が最初に知られた例として有名な植物．

学名の来歴 ● *Chamaenerion*：chamai(矮小)＋nerion(キョウチクトウ)から，花はキョウチクトウに似るが小形である；*angustifolium*：angusti(狭い)＋folium(葉)．

産　　　地 ● 北半球北部全域，ユーラシア大陸，北海道，本州中部以北に分布．

主要成分等 ● トリテルペン（オレアノール酸，ウルソール酸，マスリン酸，コロソリン酸），ガロタンニン（チャマエネリン酸）等．

■ 食経験

亜高山帯，高山帯の開けた草地，森林の伐採跡地に群生．葉は生食，または茹でて食用．ロシアでは茶として飲用．若茎はアスパラガスの代用．花柄はサラダとして生食，スープ，シチューに加えて利用．

ヤハズツノマタ

Irish moss

■解 説

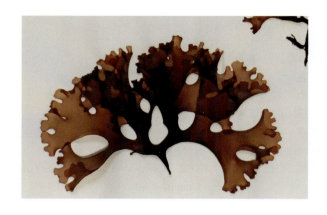

食薬区分(非医)リストより

名　　　称 ● ヤハズツノマタ
他　名　等 ● アイリッシュモス
部　位　等 ● 全藻
備　　　考 ● ―

基 原 植 物　*Chondrus crispus* Stackhouse（紅色植物門，スギノリ目，スギノリ科：Gigartinaceae）

形　　　態 ● 藻体は，盤上の付着部から複数発出し，扁平で，二叉分枝し，扇状に広がり，長さ15cmまでなる．色は，暗赤色から赤色であるが，生育環境により，黄色っぽくなることもある．嚢果は体表面に散在する．

学名の来歴 ● *Chondrus*：ラテン語のchondroid（かたい舌状のもの）より；*crispus*：ラテン語の「縮れた」．

産　　　地 ● アイルランド，北米．

主要成分等 ● 多糖(カラギーナン)等．

■食経験

スギノリ科の海藻は日本では糊料の原料として，また欧米ではアイリッシュモスと呼び，増粘安定剤のカラギーナンの原料として全世界的に食品添加物として利用．千葉県銚子付近では，近縁種コトジツノマタ*C. elatus*から「海藻こんにゃく」というトコロテン様の食品を作るという．
カラギーナンの食品添加物としての主な機能は，ゲル化，乳化，安定化，懸濁，沈殿防止等で，食品の粘弾性や濃厚感を付与する目的に利用．医薬・香粧品にも同様の目的で利用．薬効として血中コレステロール濃度低下，抗凝血性，血圧降下，免疫抑制作用等を示す．

ヤブタバコ
天名精

■ 解　説

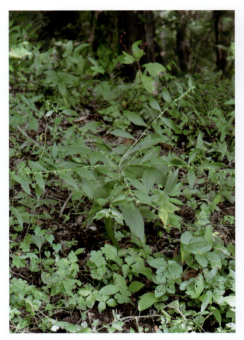

食薬区分(非医)リストより

名　　　称	● ヤブタバコ
他　名　等	● Carpesium abrotanoides
部　位　等	● 茎・根・葉・果実
備　　　考	● ―

基原植物 ● ヤブタバコ　*Carpesium abrotanoides* Linne（キク科：Compositae）

形　　態 ● 草丈50〜100cmの一年生草本から越年生草本．しばしば放射状に横枝を広げる．葉は互生，タバコの葉に似て表面にしわがあり，縁に鋸歯がある．花は9〜11月にかけ，黄色の頭花が下向きにつく．果実は独特の臭気があり細長く，先は細くなって粘りがあり，よく衣服等につく．

学名の来歴 ● *Carpesium*：ギリシャ語のcarpesion（麦藁）に由来；*abrotanoides*：キク科の*Artemisia abrotanum*のような．

産　　地 ● 日本全般，中国中南部，ヒマラヤ，朝鮮半島に分布．

主要成分等 ● セスキテルペン（カルペシアラクトン，カラブロン，カラブロラクトンA，B，グラニン）等．

■ 食経験

若芽，若葉は湯がき，水にさらして食用．温野菜として利用．
全草及び茎葉を天名精と呼び，中医薬では去痰，止血，解毒，利尿に用いる．果実は鶴虱と呼び，腸内寄生虫駆除剤に用いる．全草に精油，イヌリン，果実，種子にはカルペシアラクトン，カラブロン等の成分が含まれ，解熱，降圧作用，中枢神経に作用し麻痺させ，興奮のち抑制する作用がある．果実，茎葉は駆虫薬として回虫，蟯虫類の駆除に煎剤で用いられる．民間では茎葉をやけど，打撲傷等に外用する．やけどに全草の粉末とゴマ油少量を加えかために練り，軟膏状で患部に塗布．または全草の煎液で打撲傷の腫れを洗う．

ヤマウルシ
山漆

■解 説

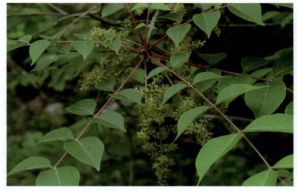

食薬区分（非医）リストより

名　　　称●ヤマウルシ
他　名　等●―
部　位　等●若芽
備　　　考●―

基 原 植 物●ヤマウルシ　*Rhus trichocarpa* Miq.
　　　　　　（ウルシ科：Anacardiaceae）

形　　　態●落葉小高木．葉軸は赤褐色で奇数羽状複葉，小葉は11〜17個．花は果実に黄褐色の剛毛が密生する．

学名の来歴●*Rhus*：ギリシャの古名rhous（ウルシ）に由来；*trichocarpa*：tricho（毛）＋carpa（果実）に由来．

産　　　地●南千島より日本全般，中国，朝鮮半島に分布，各地の山野に自生．

主要成分等●ガロタンニン，没食子酸．エラグ酸，β-シトステロールグルコシド等．

注　　　　●激しいかぶれを起こすことがある．

■食経験

若芽は茹でて食用．
薬用部位は根皮，果肉の脂肪質（木蝋）．民間的に根皮は止血，消炎，解毒作用があるとされ，止血，浮腫に用いられる．果肉は木蝋の製造原料，工業的に作られた木蝋は蜜蝋の代用として軟膏基剤，ロウソク，ポマードの原料に使用．止血，浮腫，解毒に根皮1日量20〜30gを煎じ3回に分けて服用．

ヤマノイモ属

yam

■ 解　説

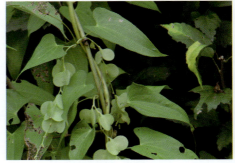

ヤマノイモ

食薬区分(非医)リストより

名　　　　称	● ヤマノイモ属
他　名　等	● ―
部　位　等	● 根茎
備　　　　考	● ―

基原植物 ● ヤマノイモ　*Dioscorea japonica* Thunb. または ナガイモ　*Dioscorea batatas* Decne.（ヤマノイモ科：Dioscoreaceae）

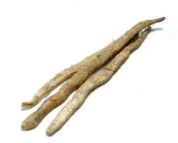

ヤマノイモ

©cocone/Fotolia

形　　態 ● ヤマノイモ属は蔓性植物で，地下に根茎または塊根がある．葉は互生または対生で幅広い．花は単性，雌雄異株，雄花の雄しべは6個，雌花の子房は3室，果実は蒴果．国内ではヤマノイモとナガイモが食用の代表種である．【ヤマノイモ】多肉根は円柱形で長く直下する．茎は伸長し分枝．葉は主に対生，長柄あり，長楕円状狭三角形で基部は心臓形，先端は長鋭尖頭，長さ5〜10cm，幅2〜5cm，緑色，無毛．穂状花序は葉腋に1〜3個，雌花序は下垂し疎に数花つける．雄花序は直立し，やや疎に多数花をつける．花はともに白色，小形．蒴果は横広楕円形．種子は周縁に翼がある．【ナガイモ】根茎は短い．1根は肥大し，円柱形で直下または様々な形状．茎は紫色を帯びる．葉は三角形から三角状卵形．葉柄と脈は帯紫色．蒴果は倒卵円形．

学名の来歴 ● *Dioscorea*：1世紀のギリシャの自然科学者A.D.Dioscoridesに因む；*japonica*：日本産の；*batatas*：イモの南米土語から．

産　　地 ● ヤマノイモ属は世界に600種．ヤマノイモ及びナガイモは日本，中国，朝鮮半島．

主要成分等 ● ウルシオール，ステロイドサポニン(コレアヤポニンA，B)等．

注　　　　● 「ヤマイモ」は，平成25年9月20日消食表第257号通知「アレルギー物質を含む食品に関する表示について」の別添1において可能な限り表示に努める「特定原材料に準ずるもの」に指定されている．

■ 食経験

ヤマノイモの日本への伝来時期は明らかではないが，古文書に「ヤマツイモ」と記述され，紀元前の穀類より古くかつイモ類でも最古と推測されている．ナガイモの伝来はそれより遅く中世頃と推測されるが，江戸時代にはすでに広く食用．いずれも生食，時にはアク抜きの必要あり．種々の調理により東南アジアで広く食用．蔓に生じるムカゴも食用．近縁種ダイショ*D. alata*も太平洋諸島で栽培・食用．ナガイモの塊根は山薬と呼ばれ薬用．

ヤマハハコ

western pearly everlasting

■ 解　説

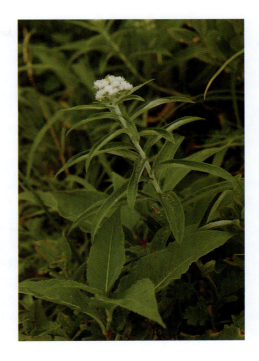

食薬区分(非医)リストより

名　　　称●ヤマハハコ
他　名　等●—
部　位　等●若芽
備　　　考●—

基 原 植 物●ヤマハハコ　*Anaphalis margaritacea* (Linne) Benth. et Hook. *f.*（キク科：Compositae）

形　　　態●草丈50〜60cmの多年生草本．雌雄異株．日当たりのよい砂や石の多い土地に生え，地下茎で増え，しばしば群生する．葉は線状披針形から狭長楕円形．白い花を密散総状につけ，8〜9月に咲く．総苞は直径1cm，総苞片は6列，外片は短く中片は長楕円形，上部は白色で光沢がある．

学名の来歴●*Anaphalis*：ギリシャ語のgnaphalium（ハハコグサ）に由来；*margaritacea*：真珠状．

産　　　地●日本では本州，北海道，千島，サハリン，カムチャッカ，中国，東南アジア北部，ヒマラヤ，北米全般に分布．

主要成分等●フラボン（アピゲニン，ケルセチン，グナファリンA，ティリルシド，スピラエイン，5,7-ジヒドロキシ-6,8-ジメトキシフラボノール），トリテルペン（ウルソール酸，ボロノール酸，3-*O*-アセチルウルソール酸）等．

■ 食経験

若芽をアクで茹で，よく洗い食用．
全草を鎮咳，去痰，腹痛，発汗，解熱，下痢，できものに用いる．全草20〜40gを煎じて服用．外用には粉末を塗布．

ヤマハマナス

Amur rose

■ 解　説

食薬区分(非医)リストより

名　　　　称 ● ヤマハマナス
他　名　等 ● シバイカ
部　位　等 ● 果実
備　　　　考 ● ―

基 原 植 物 ● ヤマハマナス　*Rosa davurica* Pall.
　　　　　　　（バラ科：Rosaceae）

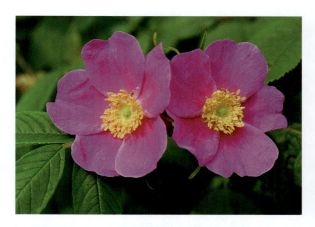

形　　　　態 ● 高さ1〜2mの落葉潅木．茎は叢生し分枝が多く，枝は無毛，紫褐色で棘がある．葉は互生，奇数羽状複葉，長さ6〜11cm．葉軸には小棘を散生．小葉は3〜4対で長楕円形，長さ2〜5cm，鋭頭から円頭．基部は円形，鋭鋸歯縁．裏面は淡緑色．托葉は葉柄に合生．花は直径3〜4cm，枝の先に1〜4個つく．花柄は8〜20mm．球形の花托筒の縁にがく片，花弁，雄しべがつく．がく片は5個，披針形，長さ2.5〜3cm．花弁は5枚，薄紅色，倒心形．雄しべ，雌しべはともに多数．果実は球形，直径約1cm，赤褐色に熟する．

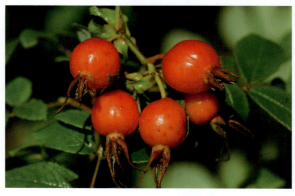

学名の来歴 ● *Rosa*：バラに対するラテン古名．ギリシャ語のrhodon（バラ），ケルト語のrhodd（赤色）に由来；*davurica*：シベリアのダフリア地方．

産　　　　地 ● 北海道，本州中部の高地，東アジア北部．

主要成分等 ● タンニン（ダブリシン D_1，D_2，M_1，T_1）等．

■ 食経験

果実，花弁は生食用に供す．また果実はアルコール浸漬により果実酒に加工，花は蜜源．

ヤマブキ
山吹
Japanese rose

■ **解　説**

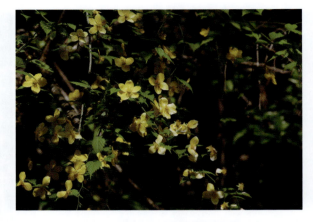

食薬区分(非医)リストより

名　　称●	ヤマブキ
他 名 等●	―
部 位 等●	実
備　　考●	―

基 原 植 物● ヤマブキ　*Kerria japonica* (Linne) DC. (バラ科：Rosaceae)

形　　　態● 高さ1～2mの落葉低木で，地下から伸びる2年目の茎に多くの花枝ができ，2～3枚ずつ葉をつけた先に，花を1個つける．新しい茎は緑色だが3～4年たつと褐色になって枯れる．外見はキイチゴに似ているが棘がなく，花は黄色で，果実は1～4個の痩果で，かたくて汁液がない．

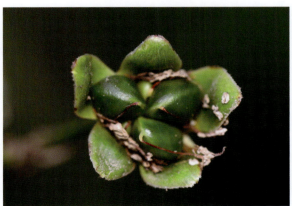

学名の来歴● *Kerria*：イギリスの植物学者J. B. Kerへの献名；*japonica*：日本の．

産　　　地● 日本，中国，ヨーロッパ，北米全般に分布．西日本の低地では石灰岩地帯に多い．

主要成分等● リグナン(ケリノール，カリノール)，フラボン(リナリイン，イソリナリイン，ペクトリナリン)等．

■ **食経験**

若葉は救荒植物として利用．
中国では花，葉が薬用にされ，消化不良，咳，水腫，関節炎に用いられる．

ヤマブシタケ
山伏茸
bearded tooth

■ 解 説

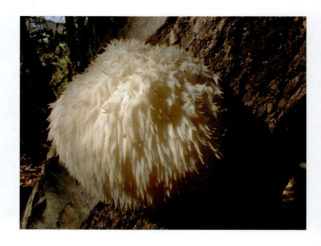

食薬区分(非医)リストより

名　　　称●	ヤマブシタケ
他　名　等●	―
部　位　等●	子実体
備　　　考●	―

基原植物●ヤマブシタケ　*Hericium erinaceus* (Bull.) Pers.（サンゴハリタケ科：Hericiaceae）

形　　態●子実体は傘や柄を形成せず，歪んだ球塊状をなし，直径も高さも8〜25cmになる．子実体の上半部は内部に大小の空隙を有する塊状．下半部は太く長い針状突起の集合体．全体がほぼ白色であるが次第にクリーム色を呈し，老熟すれば淡黄褐色を帯びる．個々の針状突起は長さ1〜6cm，基部の太さ1〜2mm，やわらかいが比較的丈夫．
胞子紋は白色を呈し，胞子は類球形で無色かつ薄壁，ヨウ素溶液で淡灰色〜暗青灰色に染まる（アミロイド性）．わずかに粗面，内部にしばしば1個の油滴を含む．担子器はこん棒状をなし，4個の胞子を生じる．担子器の間には，しばしばグレオシスチジア（粘嚢状体：油滴状の内容物を含み，顕微鏡下で輝いて見える）が混在．菌糸の隔壁部にはしばしばかすがい連結を有する．

学名の来歴●*Hericium*：ラテン語のhericus（ハリネズミ）より；*erinaceus*：ハリネズミ．

産　　地●日本，中国，ヨーロッパ，北米をはじめ，広く北半球温帯以北に分布．

主要成分等●1,2-ホルミルベンゼン誘導体（ヘリセナールA〜C），γ-ピロン誘導体（エリナピロンC），トリテルペンサポニン（ヘリシウムサポニンS_4）等．

■ 食経験

若い子実体は日本，中国，ヨーロッパで食用．食感は海鮮類に似ていて，ロブスター様の甘味を持つ．スープ等の汁物の具材として味を含ませて用いることが多い．外観からシシガシラ，ハリセンボン等の異名あり，中国では東北地方の深山で産出，白毛の猿の頭に似ているので猴頭と呼ばれる．四大山海の珍味の1つとされ，宮廷料理用の食材として珍重された．非常に油を吸いやすいため，油炒めの際は注意が必要である．
薬用としては消化不良，胃潰瘍，神経衰弱に効果がある．

ヤマブドウ
山葡萄
crimson glory wine

■ 解　説

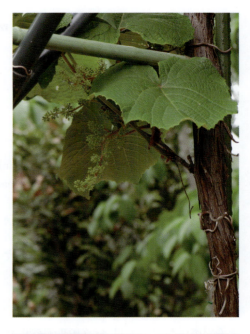

食薬区分（非医）リストより

名　　　称●ヤマブドウ
他　名　等●―
部　位　等●葉・実
備　　　考●―

基原植物●ヤマブドウ　*Vitis coignetiae* Pulliat ex Planch.
　　　　　（ブドウ科：Vitaceae）

形　　態●落葉蔓性低木．茎の髄は褐色，若い枝や葉にはくも毛がある．蔓性の茎には，葉に対生する巻きひげがある．葉は互生，五角状の心円形，長さ10〜30cm，裏面には褐色の綿毛が密生する．円錐花序は葉に対生し長さ15〜20cm，花柄に黄緑色の小花が多数着花する．がくは輪形で，花弁5枚，雄しべ5本，雌しべ1本．雌雄異株，果実は球形で，黒紫色．甘酸っぱい．

学名の来歴●*Vitis*：ラテン語のvita（生命）に由来；
　　　　　　coignetiae：種を日本から持ち帰ったフランスのCoignet夫妻に因む．

産　　地●日本全般，サハリン，南千島，朝鮮半島，中国に分布．

主要成分等●スチルベンポリマー（ビチシンA，B，D，E）等．

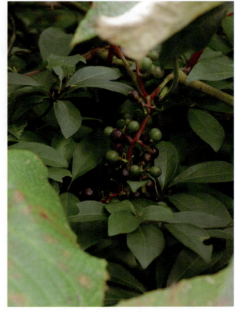

■ 食経験

日本におけるブドウ酒の起源は，鎌倉時代初期に甲州でヤマブドウを醸造したもの．果実は生食で食用，果汁でブドウ酒を醸造，清涼飲料，ブドウ酒の着色，ジャムに利用．若芽，若茎は茹でて食用とし，葉はタバコの代用．
薬用部位は根皮，フラボノイドの利尿作用，酒石酸の利尿，瀉下作用，有機酸は清涼剤として効果がある．できものには根皮を擦って粉末にして塗布．

ヤマモモ
楊梅
Chinese bayberry

■ 解　説

食薬区分（非医）リストより

名　　　　称	● ヤマモモ
他　名　等	● ヨウバイヒ／Myrica rubra
部　位　等	● 樹皮
備　　　　考	● ―

基 原 植 物 ● ヤマモモ　*Myrica rubra* (Lour.) Siebold et Zucc.（ヤマモモ科：Myricaceae）

形　　　態 ● 樹高約15mになる高木．幹から多くの枝を分枝．葉は互生，葉柄を持ち，長楕円形で先がわずかに尖る．4月頃，褐色で小さな花を開く．6月頃，表面に小さな突起を持つ球形の核果を結ぶ．中に1個の種子を内蔵．

学名の来歴 ● *Myrica*：ギリシャ語myrizein（芳香）より；*rubra*：赤い．

産　　　地 ● 本州中部以南から沖縄，朝鮮半島，中国，台湾，フィリピンに自生，庭木，果樹として植栽．

主要成分等 ● ビフェニルヘプタノイド（ミルボール，ミリカノール，ミリカノン，ルバノール，ルバノミン，ミリカノール5-O-β-D-グルコピラノシド），タンニン（ロディシン，3'-ガロイルプロデルフィニジンB_2），フラボン（ミリカチン，ミリセチン），トリテルペン（11-ヒドロキシフリーラノン）等．

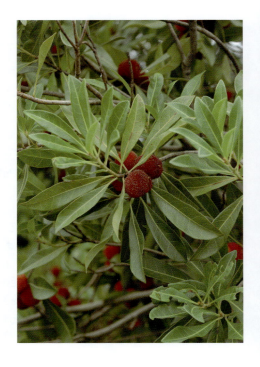

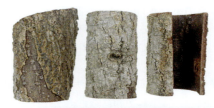

■ 食経験

中国では，別名楊梅として「食糧本草」(713～739)に記載．日本でも縄文時代遺跡から食物残渣として出土．「出雲国風土記」(733)に記載，正倉院文書にはヤマモモ15把を40文で購入した天平宝字4 (760)年の文書がある．果実は甘酸っぱく生食するが，熟した後の腐敗が早く店頭に出ることは少ない．ジャム，ゼリー，塩漬け，砂糖漬け，ヤマモモ酒，酢，シロップ煮の缶詰等に加工．シロップ煮は飲み物，ケーキ・デザートの飾りにする．変種に白色のシロヤマモモ *M. rubra* var. *alba* がある．
薬用として日本では民間で楊梅皮を下痢止め，収れん，解毒，打撲，駆虫に使用．下痢止めには1日3gを煎じて2～3回に分けて服用．樹皮は乾燥して染料．

ユウガオ
夕顔
calabash

■解説

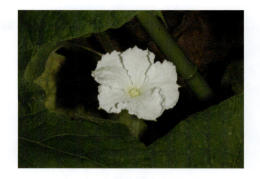

食薬区分(非医)リストより

名　　　称	●ユウガオ
他　名　等	●コシ
部　位　等	●果肉・葉・若芽
備　　　考	●—

基原植物 ●ユウガオ　*Lagenaria siceraria* (Molina) Standl. var. *hispida* (Thunb.) H. Hara（ウリ科：Cucurbitaceae）

形　　態 ●匍匐茎の長さ20mの蔓性一年生植物．茎は巻きひげにより他物に絡みつく．葉は互生有柄で，心臓形，時に浅裂し五角形をなし，長さ約15～30cm，浅く掌状に裂ける．花の花冠は漏斗状円形，白色で，日没前後に開花し翌朝しぼむ．果実は長円筒形から扁平，西洋ナシ形で，長さ60～90cm.

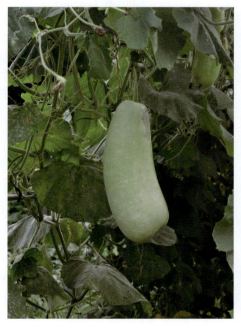

学名の来歴 ●*Lagenaria*：ラテン語のlagenos（フラスコ瓶）に由来；*siceraria*：ラテン語の「酩酊する」；*hispida*：ラテン語のhispidus（剛毛で覆われた）より．

産　　地 ●北アフリカ原産，世界で広く栽培．

主要成分等 ●トリテルペン（ククルビタシンE，27-デオキシククルビタシンD，22-デオキシイソククルビタシンD）等．

注　　　 ●ククルビタシンによる中毒情報がある．多量に服用すると下痢，嘔吐を起こすので注意が必要．

■食経験

ユウガオ属は最も古い栽培植物の1つ．メキシコではBC7000～3000に遺跡で出土．日本では縄文，弥生時代の遺跡から出土しているが，現在のユウガオ栽培品種に近いものは天文年間（1532～55）に中国から渡来，初めて滋賀，兵庫で栽培される．果肉をカンピョウとして食用．葉，若芽は香味野菜，果肉は煮物，ピクルスで食用．フリッター，スープ，カレーの具材，西アフリカでは種子をメロンスープに入れて食用．種子より豆腐の様な固形物が作られる．種子より食用油を採取．

薬用部位は，果実は壺蘆，種子は壺蘆子，瓠子子．民間的に利尿，清熱，止瀉の効果あり．水腫，口渇，小便不利，腫れ物，結石に用いられている．種子は歯痛に用いる．生のユウガオ60～250gを煎じ服用．

ユーカリ

eucalyptus

■解 説

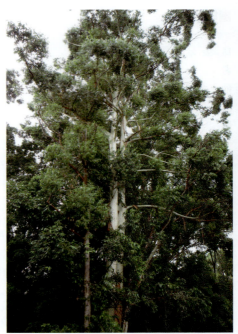

食薬区分(非医)リストより

名　　　称●	ユーカリ
他　名　等●	ユーカリノキ／ユーカリ油
部　位　等●	葉・精油
備　　　考●	—

基 原 植 物●ユーカリノキ　*Eucalyptus globulus* Labill.（フトモモ科：Myrtaceae）

形　　　態●樹高約30mの常緑高木．茎は灰褐色，葉は，幼枝では楕円形で無柄，薄質，対生，成枝では鎌形，長さ15～30cm，幅2～3cm，葉面は粉をふき灰緑色，有柄，革質，互生する．花は葉腋に単生，果実は壺形，蒴果．

学名の来歴●*Eucalyptus*：eu（美しい）＋calyptus（覆われる）より，花蕾は脱落性の苞に包まれることから；*globulus*：ラテン語のglobosa（まるい，球形の）より．

産　　　地●オーストラリア原産，世界各地で栽培．

主要成分等●テルペン誘導体（ユーカリプタールA～C，ユーグロバール I a_1, I a_2, I b, I c, II a～II c, IV a, IV b, V, VII, マクロカルパールB～E, G～J, L～O）等．

■食経験

葉から抽出した精油（ユーカリ油）には，テルペン類を含有し特有の香気を有する．葉をハーブ茶として，精油をアルコール飲料，非アルコール飲料，キャンディー，焼き菓子，乳製品等のフレーバーとして用いる．精油は風邪，咳止めのシロップやドロップ剤，吸入用薬剤，軟膏，歯磨き剤等に広く利用．さらに石鹸，洗剤，クリーム，ローション，香水等の香気成分として広く使用．また含有されるポリフェノール化合物による酸化防止効果を目的として利用する場合，近縁種 *E. alba* の方がタンニンの含有量が多い．

ユキチャ
雪茶
whiteworm lichen

■ 解　説

食薬区分(非医)リストより

名　　称 ● ユキチャ
他 名 等 ● ムシゴケ
部 位 等 ● 全草
備　　考 ● ―

基原植物 ● ムシゴケ　*Thamnolia vermicularis* (Sw.) Ach. ex Schaer（センニンゴケ科：Icmadophilaceae）

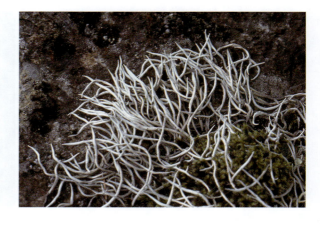

形　　態 ● 不完全地衣．葉状体直立または傾状．地衣体は長さ30〜45mm，幅0.8〜1.2mm，白色，管状で多少屈曲する．先端は尖り，根はない．共生藻は緑藻．

学名の来歴 ● *Thamnolia*：ギリシャ語のthamnos(低木の)に由来；*vermicularis*：ラテン語のvermiculus(ウジムシまたは幼虫)より，形態が回虫のようであることより．

産　　地 ● 日本では本州北部，中国四川省，雲南省の高山に分布．

主要成分等 ● 芳香族カルボン酸誘導体（タムノリアデプシドA，B，タムノリン酸A），長鎖アルキルフェノール（タムノリン）等．

注　　　 ● ユキチャはムシゴケの生薬名である．

■ 食経験

全草を食用．日本の月山地方で稀に食用．
雪茶という生薬名で清熱，鎮静に用いる．

ユズ
柚子
yuzu

■ 解　説

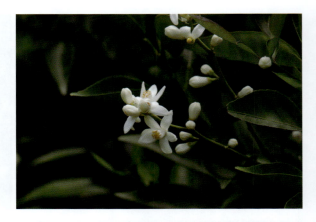

食薬区分(非医)リストより
名　　　称● ユズ
他　名　等● トウシ
部　位　等● 果実・種子
備　　　考● 一

基 原 植 物● ユズ　*Citrus junos* Siebold ex Tanaka（ミカン科：Rutaceae）

形　　　態● 樹高3〜4mの常緑低木．枝は緑色で，まばらに棘がある．葉は，葉柄に翼があり，長卵形で先は尖り，中央の葉脈は明瞭．互生する．葉腋に白い5弁花をつける．果実は凸凹した緑色で球状，熟すと黄色くなる．果皮には芳香があり，果肉には強い酸味がある．

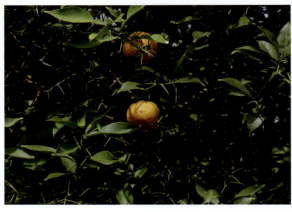

学名の来歴● *Citrus*：ギリシャ語名kitron（箱）に由来し，ラテン語で「レモンの木」の古名；*junos*：ユノス＝ユズの日本名による．

産　　　地● 中国の中央及び西域，揚子江上流が原産．日本では，東北地方以南で広く栽培．

主要成分等● モノテルペン（6-ヒドロキシ-2,6-ジメチル-2,7-オクタジエン-4-オン），セスキテルペン（ビシクロゲルマクレン，ゲルマクレンB），クマリン誘導体（ジュノサミン），長鎖アルキル誘導体（ユズオール，ユズノン），アルカロイド（ジユノシジン）等．

■ 食経験

日本の代表的調味かんきつ類．果実，花を食用に供す．果実は扁球形，黄色で芳香あり，果肉は柔軟多汁．酸味が強く約6％の酸（大部分はクエン酸）を含有，糖分は2〜3％．中国長江上流が原産，日本へは韓国経由で渡来したといわれる．縄文・弥生遺跡から植物遺骸（橘）が出土せず，文字記録には「柚」の字が明記されるので，古墳・奈良時代の伝来ではないかと推測される．
果皮は吸い口，天盛り，柚子みそに，果汁は酸味料として醤油に添加または和菓子の風味づけに利用，果実をくりぬいて種々の食品を詰めて「柚釜」または「ゆべし」とする．花は芳香があり吸い物に利用．
冬季にユズを浴槽に入れユズ湯にする．ひび，あかぎれを癒し，風邪を引かないと伝えられ，冬至に入浴する民俗伝承がある．

ユズリハ
楪

■解 説

食薬区分(非医)リストより

名　　称	●ユズリハ
他　名　等	●コウジョウボク
部　位　等	●全草
備　　考	●―

基原植物 ●ユズリハ　*Daphniphyllum macropodum* Miq.
　　　　　（トウダイグサ科：Euphorbiaceae）

形　　態 ●樹高約10mの常緑高木．枝は太く，葉は枝先に叢生する．葉柄は長さ4〜6cm，帯赤色．葉身は狭長楕円形から倒狭長楕円形で長さ15〜20cm，幅4〜7cm，深緑色，下面は帯粉白色，平滑，全縁，質は厚く，16〜19対の側脈がある．花は腋生する．総状花序は長さ4〜8cm，花は緑黄色，小梗がある．雄花は約10本の雄しべがある．雌花の子房は広卵形，長さ2mm，基部に約10本の仮雄しべがあり，花柱は2本．果実は楕円形，暗青色，長さ1cm．

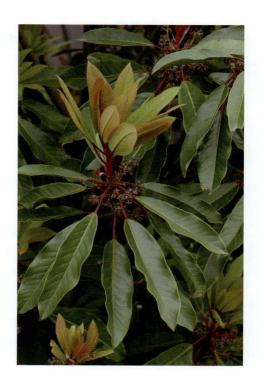

学名の来歴 ●*Daphniphyllum*：ラテン語のdaphne（月桂樹の古名）＋phyllon（葉）．葉形が月桂樹に似ていることによる；*macropodum*：ラテン語のmacros（長い）＋podion（足），子房の柄が熟すると伸びる．

産　　地 ●日本の本州中南部から南西諸島，朝鮮半島，中国，台湾に分布．

主要成分等 ●アルカロイド（ダフマクリン，ダフマクロポジン，ダフマクロポドシジンA，B，ユズリミンA，B，ダフマクロミンA〜J，ダフニラクトンA，B，マクロポジユミンH，J，K）等．

注　　　 ●食薬区分(非医)リストでは部位が全草となっているが，本植物は木本である．アルカロイドを含有する．

■食経験

若葉，若芽は茹でて食用．
薬用部位は樹皮，葉．民間療法で葉や樹皮を煎じて下剤，利尿，できもの，駆虫薬に用いる．去痰，虫下しは煎じて（1日量2〜3g）服用．外用では交譲木を刻み10gを煎じ，煎液で患部を洗う．できもの，去痰，駆虫には1日量2〜3gを煎じ3回に分けて服用．また，喘息には葉を陰干し，粉末にし，白湯で服用．

ユッカ

yucca

■ 解 説

食薬区分(非医)リストより
- 名　　　称 ● ユッカ
- 他　名　等 ● キミガヨラン
- 部　位　等 ● 根
- 備　　　考 ● ―

基 原 植 物 ● キミガヨラン　*Yucca filamentosa* Linne（リュウゼツラン科：Agavaceae）

形　　　態 ● 極めて短い幹を持つ常緑低木．葉は剣形濃緑色で，縁に白い糸がつき，根出葉状に立ち上がる．夏に，高さ1〜1.5mの円錐花序が伸び，多数のチューリップ形の白色の花が垂れて咲く．

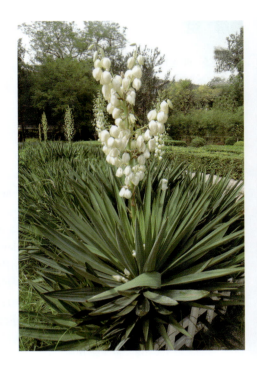

学名の来歴 ● *Yucca*：先住民の言葉に由来するが，本来はキャッサバと呼ばれる全く別の植物を指す言葉；*filamentosa*：糸状の．

産　　　地 ● 米国南部原産で広く栽培．

主要成分等 ● ステロイドサポニン（ユッコシドB，E，プロトユッコシドC，E）等．

注　　　　● ユッカはキミガヨランの別名である．

■ 食経験

中米で垂れ下がる白色の花が食用に供される．果実は大きく肉厚で食用．花はサラダのつけ合わせに利用．中米，メキシコ，米国南西部では重要な食用野菜で，多くの場合カリフラワーのように，サラダとして生食，茹でて，スープに入れたり，衣をつけて揚げて食用に供す．

薬用では皮膚疾患に根を塗布，煎薬で用いる．エニシダ，アマランスとともに伝統儀式用の薬剤料に利用．根を砕き鎮痛剤に用い，浸出液は糖尿病，鎮静剤，催眠剤に処方．

ユリ
百合
lily

■解 説

食薬区分(非医)リストより

名　　　称●	ユリ
他　名　等●	オニユリ／ビャクゴウ
部　位　等●	花・鱗茎
備　　　考●	―

基 原 植 物● オニユリ　*Lilium lancifolium* Thunb. または
　　　　　　　ヤマユリ　*Lilium auratum* Lindl. (ユリ科：Liliaceae)

形　　　態● 草丈1～2mの多年生草本．鱗茎を有する．葉は互生し，披針形で先端はゆるく尖る．6～8月に，茎の先端に漏斗状で，花被片は6枚．
【オニユリ】橙赤色で内側に濃色の斑点がある．雌雄同花．結実しない．
【ヤマユリ】内側に赤い斑点を持つ大きな白色の花を開く．朔果を結び，扁平な種子を多数内蔵．

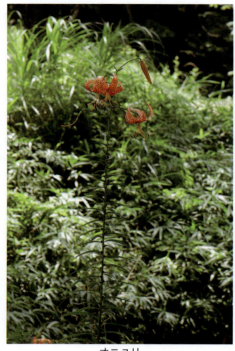
オニユリ

学名の来歴● *Lilium*：「ユリ」に由来； *lancifolium*：lanci (細長い，楕円形の) ＋folium (葉)； *auratum*：橙黄色の．

産　　　地●【オニユリ】日本，中国，朝鮮半島．【ヤマユリ】近畿以北に自生．

主要成分等●【ヤマユリ】ステロイドサポニン (テヌイホリシドA，B)，フェニルプロパノイド (レガロシドA，D，G～I，1-フェルロイルグリセロール，1-*O-p*-クマロイルグリセロール，1,3-ジフェルロイルグリセロール)，フラボン (ナルシソシド) 等．

■食経験

東アジア地域では，球根に苦味のない品種が食用に供される．オニユリ，ヤマユリ，コオニユリ *L. leichtlini*，ハカタユリ，タケシマユリ等が食用適の品種．日本では生鱗茎を，中国では茹でて乾燥したものを食用に供す．ユリの花についての記録は「古事記」(712)，「日本書紀」(720)，「倭名類聚抄」(938)等に現れるが，食用としての記録は不明で「延喜式」(927)にも記録されていない．料理書にユリ根の記載が出現するのは「料理網目調味抄」(1730)が初出．茶碗蒸，甘煮，含め煮等に利用．
薬用としては，漢方では鱗茎を熱病後の回復，鎮咳，去痰，浮腫，利尿，できものの解毒等に効能があり，また葉，花，種子等全草も薬用として利用．ギリシャでは婦人病，ドイツではお産が軽くなる，スロバキアでは陣痛が軽くなるという効能がある．漢方の一例「百合固金湯」ではユリ4gの煎汁を1日量として咽喉頭炎，気管支炎，扁桃炎等に処方．

ヨウシュカンボク

European cranberry bush

■ 解　説

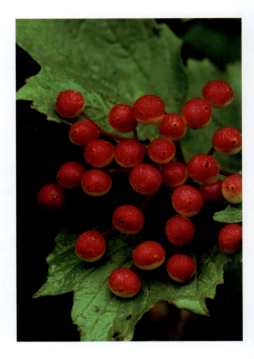

食薬区分(非医)リストより

名　　　称●	ヨウシュカンボク
他名等●	―
部位等●	全草
備　　　考●	―

基原植物●ヨウシュカンボク　*Viburnum opulus* Linne（スイカズラ科：Caprifoliaceae）

形　　態●樹高7mの落葉小高木．葉は対生で倒広卵形，3中裂，長さと幅は6〜10cm，基部は浅い心臓形，3脈あり，葉柄は長さ3〜4cm，葉の下面には白い毛がある．散形花序は平坦で，幅6〜12cm，多数の小花をつけ，周辺には中性花をつける．葯は濃紫色．果実は球形で直径8〜10mm，赤熟．

学名の来歴●*Viburnum*：スイカズラ科の植物に対する古代ラテン名vieo（曲げる，編む）に由来し，長く曲げやすい枝の性質を示す；*opulus*：ラテン語で「カンボク」．

産　　地●ヨーロッパ，北西アフリカ，中央アジア．

主要成分等●イリドイド（オプルスイリドイドⅡ，Ⅲ，Ⅳ）等．

注　　　●食薬区分(非医)リストでは部位が全草となっているが，本植物は木本である．

■ 食経験

日本には大正年間に渡来．赤い実をジャム，ソース，ワインに利用．ノルウェー，スウェーデンではハチミツと一緒に食用．

ヨウテイ
羊蹄
dock

■ 解　説

食薬区分(非医)リストより

名　　　称 ●	ヨウテイ
他　名　等 ●	ギシギシ／ナカバギシギシ
部　位　等 ●	根
備　　　考 ●	―

基原植物 ● ギシギシ　*Rumex japonicus* Houtt.（タデ科：Polygonaceae）

形　　態 ● 草丈1mの多年生草本．水分の多い地に自生する．根は大きく黄色．葉は長い葉柄を持ち，長楕円形で葉脈が目立ち，基部は楔形から円形を呈す．夏に，茎の上部が分枝し，総状花序をつけ黄緑色花を多数開き，熟して褐色の果実を結ぶ．

学名の来歴 ● *Rumex*：槍；*japonicus*：日本の．

産　　地 ● 日本全土，中国，韓国等に自生．

主要成分等 ● アンスロン誘導体（メルジャポシドA〜E），ナフタレン誘導体（2-アセチル-2,3-エポキシ1,2,3,4-テトラヒドロ-3-メチル-1,4,8-ナフタレントリオール）等．

注　　　● 食薬区分(非医)リストではナカバギシギシとなっているが，正しい植物名はナガバギシギシである．ヨウテイはギシギシの生薬名である．

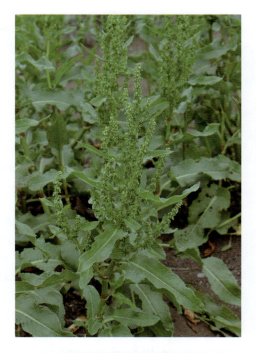

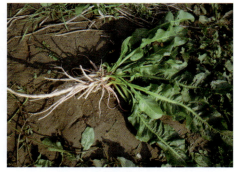

ギシギシ

■ 食経験

「救荒本草」(1406)に若芽をアク抜きして調味し食用，またはカテ飯にして食用にすると記述．葉に酸味はなく，根は大黄の代用として緩下剤として利用．新鮮なものは粉に挽いて疥癬等の皮膚病に用いる．

ヨーロッパソクズ

dwarf elder

■解　説

食薬区分(非医)リストより

名　　　称	●ヨーロッパソクズ
他　名　等	●—
部　位　等	●全草
備　　　考	●—

基 原 植 物●ヨーロッパソクズ　*Sambucus ebulus* Linne（スイカズラ科：Caprifoliaceae）

形　　　態●草丈1〜2mの多年生草本．葉は有柄，羽状複葉，長さ30cm，小葉は5〜9個，広披針形から狭卵形で，長さ5〜17cm，幅2〜6cm．集散花序は直径10〜15cmで，花は白色．果実は黒色の球形で，直径5〜6mm．

学名の来歴●*Sambucus*：ギリシャ語のsambuce（古代の楽器）に由来，たくさんの茎を林立した様子がこの楽器に似ている；*ebulus*：ギリシャ語とラテン語の「ソクズ」の植物名に由来．

産　　　地●小アジア，西アジア，ヨーロッパ全般，北アフリカに分布．

主要成分等●イリドイド（エブロシド，イソスベロシド，2′-デオキシパンテロシド，6′-O-アピオシルエブロシド）等．

■食経験

葉は茶葉の代用，果実はワイン醸造に利用．
薬用では地上部，葉，根は消炎作用，抗侵害受容作用，細胞毒性作用，抗ガン作用がある．根には発汗，利尿作用，過激下痢作用があり，浮腫，肝臓・腎臓障害に用いる．葉には消炎作用，胆汁分泌促進作用（利胆薬），発汗，利尿作用，防虫効果，去痰効果があり，便秘，腫れ物，打撲傷に用いる．

ヨカンシ
庵摩勒
Indian gooseberry

■解 説

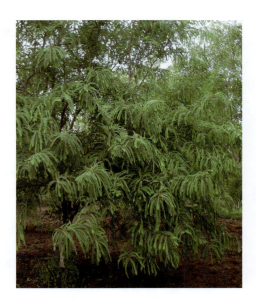

食薬区分(非医)リストより

名　　　称	● ヨカンシ
他　名　等	● アンマロク／ユカン
部　位　等	● 果実・樹皮・根・葉
備　　　考	● ―

基 原 植 物 ● ユカン　*Phyllanthus emblica* Linne（トウダイグサ科：Euphorbiaceae）

形　　　態 ● 樹高5～18mの落葉中高木．葉をつける小枝は長さ10～20cm，葉は単葉，長楕円形，長さ2.5cm，2縦列互生で羽状複葉様になる．花は雌雄同株で，葉腋に黄緑色の小花をつける．果実は球形の液果で，光沢があり，直径1.3～2cm，黄緑色，6隔壁があり，それぞれに1個の種子を内蔵．

学名の来歴 ● *Phyllanthus*：phyllon（葉）＋anthos（花），この属の花が葉状に広がった枝につく；*emblica*：サンスクリット語のamalakaの英語名embelicaに由来．

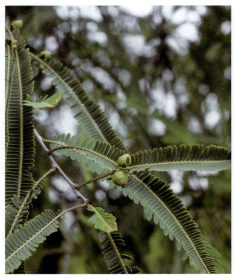

産　　　地 ● インド原産，マレーシア地域，中国南部，台湾，ハワイに分布．

主要成分等 ● タンニン（アムライン酸，2-*O*-ガロイルムシン酸，プトランジバインA，フィランツニン，フィラネンビリンA，C～F），スピロケタール誘導体（フィラメンブリシンA～F，フィラメンブリン酸）等．

注　　　　● ヨカンシはユカンの生薬名である．

■食経験

果実は熟果で生食，酸味や酢の調味料，酢漬け，ゼリーに利用，梅干しの代用にする．種子も食用．果実を庵摩勒と称し，便秘，胆石症，鎮咳，去痰，解毒の効果があるとし，感冒の発熱，咳嗽，喉の痛み，ジフテリア，頻熱の喉の渇きの治療に用いられる．6～12gを煎じて服用，外用はつき汁を塗布．根，葉，樹皮，虫瘤もそれぞれ薬用．

ヨモギ
艾
Japanese mugwort

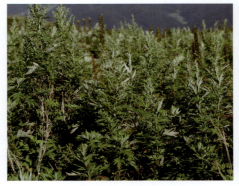

■ 解　説

食薬区分(非医)リストより

名　　　称	● ヨモギ
他　名　等	● ガイヨウ／モグサ
部　位　等	● 枝先・葉
備　　　考	● ―

基 原 植 物 ● ヨモギ　*Artemisia princeps* Pamp.（キク科：Compositae）

形　　　態 ● 草丈60〜120cmの多年生草本．根茎は匍匐する．葉は対生し，縮毛がある．上部の葉にはくも毛がある．中葉は仮托葉があり，楕円形，長さ6〜12cm，幅4〜8cm，羽深裂から羽中裂，裂片は2〜4対，上面緑色，下面には密毛があり，白色．上葉は小形になり，羽状中裂，複総状花序についた葉は線形．頭花は多数で，長さ2.5〜3.5mm，幅1.5mm，総苞は鐘形，総苞片は長楕円形で4列．痩果は長さ1.5mm．

学名の来歴 ● *Artemisia*：ギリシャ神話の女神Artemis（Diana）に由来，ヨモギの古名で，婦人病に効くことから；*princeps*：ラテン語で「貴公子のような，最上」．

産　　　地 ● 日本の本州，四国，九州，南西諸島，小笠原諸島，朝鮮半島に分布．

主要成分等 ● モノテルペン（ボルネオール，カンファー，1,8-シネオール），セスキテルペン（カリオフィレン，β-フムレン，α-ヒマチュレン，カルラオリドA，B）等．

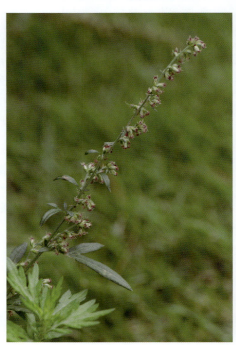

■ 食経験

若芽は茹でてアク抜きし，草餅，団子，茹でて和え物，浸し物，天ぷら，ヨモギ飯，つくだ煮，ヨモギ茶，加熱処理後乾燥して利用．
薬用部位の葉は艾葉．漢方では他の生薬と配合し，収れん性止血薬として子宮出血，月経調節，腹痛，胃痛に用いる．単独では抗菌，止痢の働きがある．民間では生葉を揉んで葉汁を虫刺され，切り傷に塗布，乾燥した葉を浴用，喘息にはタバコのように吸う．葉の毛から灸のもぐさを作る．吐血，下痢，鎮痛等に煎じて服用．乾燥葉，1日量5〜20gを煎じ3回に分けて服用．急性胃腸炎による嘔吐，下痢には，葉5gを煎じて服用．

ヨモギギク

tansy

■解　説

食薬区分(非医)リストより

名　　　称	● ヨモギギク
他 名 等	● タンジー
部 位 等	● 全草
備　　　考	● ―

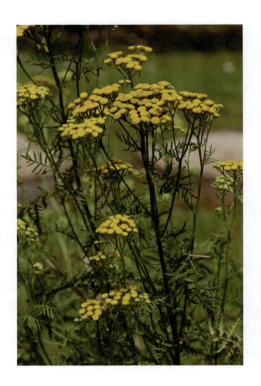

基原植物 ● ヨモギギク　*Tanacetum vulgare* Linne（キク科：Compositae）

形　　態 ● 草丈50〜150cmの多年生草本．茎は頑丈で，根元は赤みを帯び，表面は滑らかで直立．葉は羽状複葉で鋸歯を持ち，裂片が7〜8組に分かれ，長さ10〜15cm．茎の先端部が分枝し，夏，放射状に密集したボタン状の黄色花を複数個開く．

学名の来歴 ● *Tanacetum*：不死；*vulgare*：普通の．

産　　地 ● ヨーロッパからアジアの涼冷地に自生，ユーラシア大陸で栽培．

主要成分等 ● セスキテルペン（クリスポリド，3-エピアメホリン，アメキシホリン，タナセチン，タブリン，タツリジンB，タナセトールA，B，タナブルガロールタバノン，ブルガロリド）等．

■食経験

若葉は芳香性があり，サラダで生食．ケーキ，プディング，魚料理に利用．また，葉の搾り汁はオムレツや料理の香りづけに利用．昔からイースター時にハーブとして食す．花も特殊な香りを持ち食用，飾りつけに利用．葉と花芽は苦いレモン風味の茶に利用．ラム肉の香辛料としてはミントよりも早くから利用され，卵料理に欠かせないフレーバーとして15世紀のレシピに登場．また16〜17世紀頃から「タンジー」という用語は卵料理を指すというほど関係が深かった．エキスは食用フレーバーに利用，苦味がある．
薬用としては民間医薬として駆虫，健胃に用いられる．

ライガン
雷丸
blackfellows' bread

■ 解　説

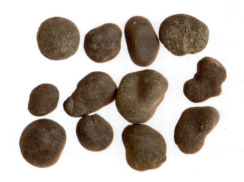

食薬区分（非医）リストより

名　　　称 ●	ライガン
他　名　等 ●	チクリョウ／モクレンシ／ライシ／ライジツ
部　位　等 ●	乾燥した菌核
備　　　考 ●	―

基 原 植 物 ● ライガン　*Omphalia lapidescens* Schroeter（タコウキン科（多孔菌科）：Polyporaceae）

形　　　態 ● 菌核は直径1～2cm，不正の塊状，表面は暗黒色，内部は灰白色．質はかたくて重い．竹類の根茎に寄生する．

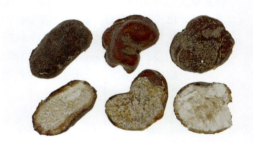

学名の来歴 ● *Omphalia*：ギリシャ語の onphal（へそ）に由来；*lapidescens*：ラテン語の lapide（石）より．

産　　　地 ● 中国揚子江流域以南．

主要成分等 ● ステロイド（エルゴステロール，スチグマステロール，β-シトステロール），トリテルペン（オレアノール酸，フリーデリン，チルカロール），多糖（β-1,3-D-グルカン）等．

■ 食経験

食用の記録は見当たらない．
中国では菌核を雷丸と称し薬用にする．「神農本草経」(220頃)の下品で，三虫（回虫，蟯虫，寸白虫）を殺し，毒気，胃中の熱を逐う薬として腸内の条虫，回虫の駆除に用いた．
明代の「本草綱目」(1590)には，「この物は土中に生じ，葉がない．虫を殺し，邪を逐うこと雷のたまのようなものだ」とある．寄生虫の駆除に用いる．配合処方に雷丸丹がある．

ライフクシ
大根
Japanese radish

■解 説

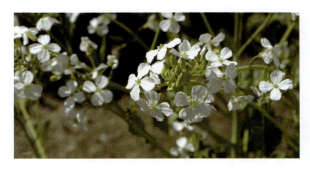

食薬区分(非医)リストより

名　　　称	● ライフクシ
他　名　等	● ダイコン
部　位　等	● 種子
備　　　考	● ―

基 原 植 物　● ダイコン　*Raphanus sativus* Linne
　　　　　　　（アブラナ科：Cruciferae）

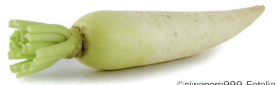

形　　　態 ● 草丈50〜100cmの越年生草本．根生葉は羽状で深裂し，長さ30cm以上で多くの毛に覆われる．花は春，開花し，4枚の白色花弁は長さ約1cmで，くちばし状の突起のある細長い果実をつけ，中に約1mmの多数の黒色種子を内蔵．多肉根は品種により異なるが，直径5〜10cmで長さ20〜40cm．

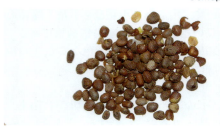

学名の来歴 ● *Raphanus*：ラテン語の「大根」；*sativus*：栽培の．

産　　　地 ● 原種は中国から渡来，日本では古くから各地で栽培．

主要成分等 ● イオウ化合物（ビオチン，ブラシチン，S-カルボキシメチルシステイン，ヘキシルグルコシノレート，ラファヌシド，ラファヌサミド，1-イソシアネートヘキサン），ジテルペン（ジベレリンA_{111}〜A_{116}），フラビリウム誘導体（シアニジン，ペラルゴニジン，ルブロブラッシン，フラビスレッドアントシアニン7）等．

注　　　　● ライフクシはダイコンの種子の生薬名である．

■食経験

栽培の歴史は古く，エジプトでのピラミッド建設時（BC2700〜2200）に，労働者がタマネギ，ニンニク，ハツカダイコンを食べていたとの碑文がある．古代ギリシャ・ローマでも栽培され，神への供物とした．中国では「爾雅」（BC200頃）にダイコンの記載がある．「日本書紀」（720）で仁徳天皇が歌に詠んだのが，最も古い記録．
みそ汁の具材や，おでん，ふろふき，ブリ大根，肉類との煮込み等にする．大根おろし，なます，サラダ等，生で食べることも多い．辛味大根はソバ等の薬味．沢庵漬けをはじめとして，多くの漬物がある．また切干大根，凍み大根等の加工品を作る．地上部も野菜として利用，干葉を炒め煮や菜飯にする．
漢方では，種子の干したものを莱菔子と呼び，胆汁分泌促進，痰切りの目的で処方．根は風邪，打ち身，二日酔いに用いる．民間では，風邪や咳におろし汁に水飴やショウガを入れて服用．乾燥葉は浴用剤．

ライムギ
黒麦
rye

■ 解　説

食薬区分(非医)リストより

名　　　称	●ライムギ
他　名　等	●―
部　位　等	●茎・葉
備　　　考	●―

基 原 植 物 ●ライムギ　*Secale cereale* Linne（イネ科：Gramineae）

形　　　態 ●草丈1.5〜1.8mの一年生あるいは二年生草本．根がよく発達し，葉は扁平で線形，葉の莢は縁辺相重なり，筒状になる．花穂は密に小穂をつけて，円筒形．小穂は2小花，護穎の先端に長い芒がある．他家受精植物である．果実は穎果，緑褐色または紫色なので，クロムギとも呼ばれる．

学名の来歴 ●*Secale*：ラテン語のseco（切る）に由来，家畜の飼料にする際，切断することから；*cereale*：ラテン語で「穀類」．

産　　　地 ●小アジア原産，ロシア，ヨーロッパ，北米で栽培．

主要成分等 ●ステロイド（セカステロン，セカステロール，2,3-ジエピセカステロール），インダン誘導体（セカロシドA），ベンゾキサゾール誘導体（コイキソール），デンプン等．

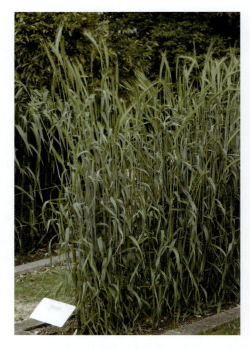

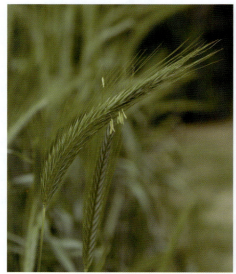

■ 食経験

日本へは明治初期にヨーロッパから導入され長野，山形，北海道に分布．BC3000〜BC2500に栽培化．子実，穀粒は製粉し食用，パン（黒パン），麺類，菓子類の原料，コーヒーの代用．麦芽を黒ビール，ウイスキー醸造，ウォッカの原料に利用．
茎葉を青刈飼料．

ラカンカ
羅漢果

■解 説

食薬区分(非医)リストより

名　　　称●ラカンカ
他　名　等●―
部　位　等●果実
備　　　考●―

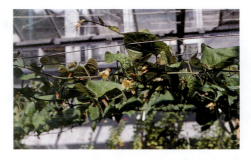

基 原 植 物●*Momordica grosvenorii* Swingle（ウリ科：Cucurbitaceae）

形　　　態●高さ2〜5mの蔓性多年生草本．赤色の茎は，多くの毛に覆われる．葉は10〜16cm，互生で心臓形，基部は切れ込み先端は尖る．6〜8月頃，葉腋に濃橙色の単性花を開き，秋に帯紫褐色の果実を結ぶ．多くの種子を内蔵．

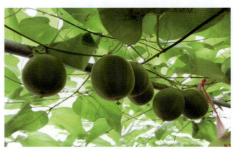

学名の来歴●*Momordica*：噛む，種子が噛み合うように内蔵されるため；*grosvenorii*：目立つ葉脈．

産　　　地●中国江西省，広東省，広西省に分布し栽培され，また，東南アジアでも栽培．

主要成分等●トリテルペン（モグロール），トリテルペンサポニン（モグロシドⅠA_1，ⅡA_1，ⅡA_2，ⅢA_1，ⅢA_2，Ⅳ，Ⅵa）等．

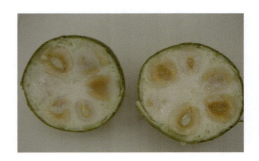

■食経験

東アジアで果実を食用，薬用に利用．8〜10日間追熟させ乾燥．黒砂糖様の甘味があり，やわらかな芳香がある．近年は新甘味料として使用されるようになった．広西チワン族自治区桂林の特産品で，中国清朝嘉慶年間（1796〜1826），医師羅漢が薬効を発見したのでラカンカと呼ばれると伝承．19世紀以降一般に知られるようになった．初出は蕭歩丹「嶺南採薬録」(1932)．

甘味成分モグロシドⅤ（約1%）はショ糖の300倍，モグロシドⅣ，Ⅵはショ糖の125倍の甘みを持つ．腸から吸収されない．原産地ではラカンカ生果を煎じて茶とする．果実を水またはアルコールで抽出したラカンカ抽出物は，糖尿病食等に甘味料として利用．

日本では鎮咳効果に着目しのど飴に使用．その他薬用として鎮咳，解熱薬として感冒，百日咳，気管支炎，咽頭痛等に利用．また緩下剤として熱性の便秘に利用．1日量10〜15gを煎じて服用する．

ラスグラブラ

smooth sumac

■ 解　説

食薬区分(非医)リストより

名　　　称 ● ラスグラブラ
他　名　等 ● ―
部　位　等 ● 根皮
備　　　考 ● ―

基 原 植 物 ● *Rhus glabra* Linne（ウルシ科：Anacardiaceae）

形　　　態 ● 樹高約6mの落葉低木．雌雄異株．葉は互生で約30cmの羽状複葉．小葉は長さ5〜10cm，長楕円形で11〜31個，葉縁には重鋸歯がある．長さ4〜10cmの円錐花序に，多数の花をつける．花は直径3mm．果実は暗赤色．

学名の来歴 ● *Rhus*：ギリシャの古名rhous（ウルシ）をラテン語化したもの；*glabra*：glabrusはラテン語で「つるつるした，毛のない，無毛の」．

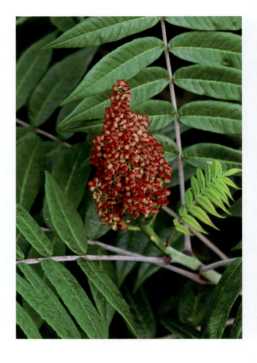

産　　　地 ● 北米原産，アリゾナ，フロリダ，メキシコに分布．

主要成分等 ● フラボン（3,3',4',7-テトラヒドロキシフラボン），安息香酸誘導体（3,4,5-トリヒドロキシ安息香酸メチルエステル，3,5-ジヒドロキシ-4-メトキシ安息香酸）等．

■ 食経験

葉はタバコの代用，果実は食用，酸味のある温・冷飲料に利用．皮を剝いた若枝，根は生食．
薬用では，果実は嘔吐，夜尿症，下剤に，樹皮の煎薬・浸出液は日焼けに塗布，婦人科系疾患に処方．根は鎮痛・鎮静作用があり口腔内炎，痛み，また根皮は水疱や疱疹を熟させる発赤剤に利用，耳痛，痔疾に処方．根の煎薬・浸出液は赤痢等の下痢，喘息等の呼吸器系疾患，風邪，喉痛，病弱者への食欲増進，排尿時の痛みに利用．つぼみ・花の煎薬・浸出液は小児の歯・口腔内洗浄，目の洗浄に利用．葉や乾燥した枝葉の浸出液は保湿作用があり，結核，皮膚炎に有効．若芽は変質性炎に用いる．枝，種子の煎薬は皮膚のかゆみ，手足の冷え，寒気，敏感肌，淋病，出産時に用いられる．種子の乳状液は鎮静作用があり，心臓疾患，胸苦しさに有効．解毒には植物を湿布，痛み部分を浸出液で洗浄，散布粉をあて外用．

ラズベリー

raspberry

■解 説

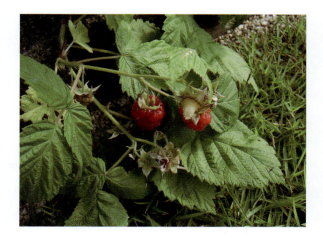

食薬区分(非医)リストより
名　　　称●ラズベリー
他　名　等●―
部　位　等●果実・葉
備　　　考●―

基原植物●セイヨウイチゴ　*Rubus idaeus* Linne
　　　　　（バラ科：Rosaceae）

形　　態●高さ1.5～2.5mの落葉濯木．葉は互生で5～7個の小葉からなり，縁に不揃いの鋸歯．側小葉は長楕円形で先が尖り，頂小葉は少し大形卵形で長さ5～7cm．初夏，葉腋に数個まとまって5弁の白い花を開く．小核果が集まり球形となり赤熟．

学名の来歴●*Rubus*：ruber（赤）から；*idaeus*：クレタ島のIda山より．

産　　地●野生種はヨーロッパ，北米，シベリア，サハリン等に広く分布．栽培種は温帯地域で広く栽培．

主要成分等●タンニン（サングインH6，1,2,6-トリ-*O*-ガロイルグルコース，プロシアニジンB_4，B_8），脂肪酸（アジピン酸，ヒドロソルビン酸）等．

注　　　●ラズベリーはセイヨウイチゴの英名である．

■食経験

日本では「延喜式」(927)に野生種を栽培した記述があり，平安末期から室町末期にわたり「覆盆子」の名前で食用に供された．野生種と近縁種の交雑により栽培雑種ラズベリーが育成．ほとんどすべての栽培変種が食用に供される．生食のほか，生果としてヨーグルトやアイスクリームに加えたり，焼き菓子に添加，ジャム，ジュース，シロップ，缶詰等幅広く利用．

ラッカセイ
落花生
peanut

■ 解　説

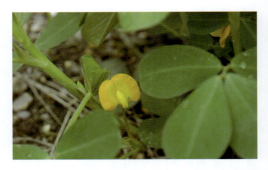

食薬区分(非医)リストより

名　　　称	● ラッカセイ
他　名　等	● ナンキンマメ
部　位　等	● 種子
備　　　考	● ―

基 原 植 物 ● ナンキンマメ　*Arachis hypogaea* Linne（マメ科：Leguminosae）

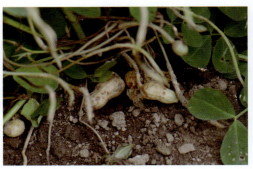

形　　　態 ● 草丈約30〜70cmの一年生草本．根には多くの根瘤があり，茎は匍匐茎もしくは直立茎．葉は偶数羽状の複葉で互生する．小葉は4枚で，楕円形または倒卵形であり，長さ2.5〜5.5cm，幅1.4〜3cm．葉柄は長さ2〜5cm，托葉は葉柄の基部と合わさっている．黄色花．胚珠は受精後，子房柄が地下に伸びて豆果となる．豆果は1〜5cmの長楕円形で，種子間はくびれて狭くなっている．

学名の来歴 ● *Arachis*：「蜘蛛状」より；*hypogaea*：「地下」に由来．

産　　　地 ● 原産地は南米中央部，アルゼンチンからボリビアの高地．主な生産国は中国，アメリカ大陸で，日本国内でも栽培．

主要成分等 ● スチルベン誘導体（アラキジン1,3′-デオキシアラキジン1），イソフラボン（5,7-ジヒドロキシイソフラボン，5,7-ジメトキシイソフラボン），メガスチグマン（アラキシドA），ポリテルペン誘導体（グリシノプレノール7〜10），プテロカルパン（アラカルテン1,2），アミノ酸（2-アミノブタン酸）等．

注　　　　 ●「ラッカセイ」は，平成25年9月20日消食表第257号通知「アレルギー物質を含む食品に関する表示について」の別添1において表示が義務づけられている「特定原材料」に指定されている．

■ 食経験

種子を食用とする．原産地では古くから食用とされ，ペルーのリマ郊外の遺跡（BC850頃）から出土．16世紀に西アフリカ経由でスペインから南ヨーロッパ，南アフリカに伝播．中国には明代（14〜17世紀），日本には宝永年間（1706〜7）に中国から伝来．栽培は明治以後．殻付きまたは殻を剝いたものを煎る．ピーナッツペースト，菓子類等に加工．その他塩茹で，発酵食品，豆腐，野菜のピーナッツ和え，鶏肉との炒め物等に調理．ピーナッツは脂質を40〜50%含有．ピーナッツ油は香りがよく，サラダ油，ショートニングとしてパン，菓子類に使用．落花生モヤシや若葉は野菜として利用．薬用としては生の種子を空咳，脚気，泌乳不足に服用．

ラフマ
羅布麻
dogbane

■ 解　説

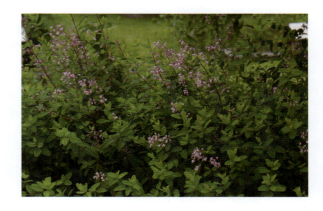

食薬区分(非医)リストより

名　　　称 ● ラフマ
他　名　等 ● コウマ
部　位　等 ● 全草
備　　　考 ● ―

基 原 植 物 ● バシクルモン　*Apocynum venetum* Linne（キョウチクトウ科：Apocynaceae）

形　　　態 ● 草丈40～80cmの多年生草本．茎は分岐し，赤味があり，茎の内皮には強靭な繊維が含まれ，折れ難い．主軸の葉は互生し，枝の葉は対生する．長楕円状卵形から長楕円形，円頭から鈍頭で先端が凸形に尖る．基部広楔形，短柄，長さ2～5cm，幅7～15mm，辺縁にかたい突起が疎生．花序は円錐状，頂生，苞は薄い膜質，早落する．がくは5深裂し，少し細毛がある．裂片は約2mm．花冠は帯紫赤色，長さ6～7.5mm，中部まで5裂，裂片は楕円形．両面に細毛突起がある．

学名の来歴 ● *Apocynum*：ギリシャ語のapo(離れた)＋cyno(犬)，有毒な乳液を出し犬が死ぬため；*venetum*：イタリアのVeneto(ベネト州)に因む．

産　　　地 ● 日本，中国からインド，パキスタン，南西アジア，ヨーロッパ南部，北アフリカに分布．

主要成分等 ● ステロイド（バシコシドA～D，バシクロシド，セロストロファントシド），メガスチグマン（アポシノシドⅠ，Ⅱ），フラバン3-オール誘導体(アポシニンA～D)等．

注　　　　● ラフマはバシクルモンの全草の生薬名である．

■ 食経験

食用の記録は見当たらない．
薬用には，全草（羅布麻）が降圧，強心，利尿剤として，心臓疾患，高血圧，神経衰弱，肝炎による脇腹の腫れ，腎炎による浮腫に用いられる．感冒にも有効．高血圧症にはラフマ葉3～6gに熱湯を注ぎ，茶剤として飲用．水腫にはラフマ根1日量12～15gを煎じて2回に分けて服用．

ラベンサラ

clove nutmeg

■解 説

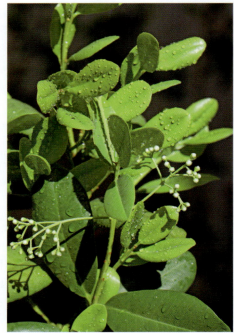

©Unclesam-Fotolia

食薬区分(非医)リストより
名　　　　称●ラベンサラ
他　名　等●―
部　位　等●葉
備　　　　考●―

基 原 植 物●*Ravensara aromatica* J. F. Gmel.（クスノキ科：Lauraceae）

形　　　　態●樹高約30mの常緑広葉高木．枝は無毛，若芽は軟毛が密生，葉は楕円形から倒卵形で，長さ6～11cm，幅3～6cm，基部は楔形，先端は円頭，全縁，上面は濃緑色で光沢があり，下面には腺点があり，革質．葉柄は無毛で，長さ9～14cm．花序は長さ3.5～9cmで，花は黄緑色，直径は4～5mm．果実は液果．

学名の来歴●*Ravensara*：マダガスカル語のravina（葉）＋tsara((身体に)よい)；*aromatica*：芳香がある．

産　　　　地●マダガスカルに自生．

主要成分等●モノテルペン(1,8-シネオール，α-テルピネオール，サビネン，チャビコール，リモネン)等．

■食経験

果実，種子は香辛料に，樹皮はラム酒醸造に利用．

ラベンダー

lavender

■解 説

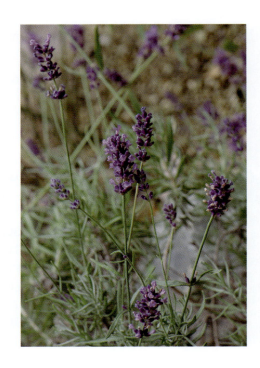

食薬区分(非医)リストより

名　　　称● ラベンダー
他　名　等● ―
部　位　等● 花
備　　　考● ―

基 原 植 物● ラベンダー　*Lavandula angustifolia* Mill.（シソ科：Labiatae）

形　　　態● 草丈30～130cmの半木本性植物．葉は対生で，濃い緑色，長さ3～5cmの狭披針形．特異な芳香を放つ．紫色の穂状花序を頂生し，多数の唇形花を開く．果実は痩果で4個．

学名の来歴● *Lavandula*：洗う；*angustifolia*：angusti（狭い）＋ folia（葉）．

産　　　地● 地中海からアルプス地方原産，世界中で広く栽培．

主要成分等● モノテルペン（リモネン，シトラール，カンファー），フェニルプロパノイド（オイゲノール，ネペトイジンB），ジャスモン酸12-*O*-β-D-グルコピラノシドブチルエステル等．

■食経験

日本へは文化年間（1804～18）に記載があり，ヨーロッパから伝来し，現在では北海道，長野県等で栽培．葉はハーブ茶として配合，またウサギ肉の煮込みに利用されることがある．花はジャムに加工され，エリザベス1世女王が好んだことで知られている．
ラベンダーの花部より精油を得る．リナロールのほか，約100種の香気成分を含有し，食品への適用はアルコール飲料，非アルコール飲料，冷菓，キャンディー等の製菓品に添加．花を濃厚な糖液に浸漬・乾燥してラベンダー花の砂糖漬けを作る．16世紀にヨーロッパで蒸留酒が作られ始め，ラベンダー花も蒸留酒に浸漬された．
医薬品としては精油を軟膏，クリーム，化粧水，ジェル等の賦香剤として，また石鹸，洗剤，クリーム，香水等に広く利用．

ランブータン

rambutan

■ 解 説

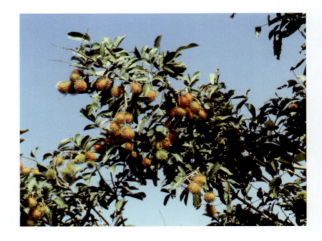

食薬区分(非医)リストより

名　　　称	● ランブータン
他　名　等	● ―
部　位　等	● 果実
備　　　考	● ―

基原植物 ● ランブータン　*Nephelium lappaceum* Linne（ムクロジ科：Sapindaceae）

形　　態 ● 樹高10m以上の常緑高木．30mに達することもある．羽状複葉は長さ45cmで互生．小葉は2〜3対で長さ6〜18cm，幅3〜8cmの長楕円形で，下面は短い毛に覆われている．葉腋に円錐花序を伸ばし，淡黄緑色の小花を開く．楕円状球形の果実は，長いやわらかな棘状の毛が密生し，紅熟する．果肉は半透明白色で汁が多く，味は酸味のある甘さである．種子は小形で，果肉と離れやすい．

学名の来歴 ● *Nephelium*：「ゴボウ」の古代名，ゴボウの頭花に似ることより；*lappaceum*：鉤状の軟毛がある．

産　　地 ● 東南アジア地域一帯で古くから栽培されるが，起源は明らかではない．

主要成分等 ● モノテルペン（ラパセオリドA，B），トリテルペンサポニン（ヘデラゲニン 3-*O*-[3-*O*-アセチル-α,L-アラビノピラノシル-(1→3)]-[α-L-ラムノピラノシル-(1→2)]-α-L-アラビノピラノシド），ビタミンC 等．

■ 食経験

果実を食用に供す．外皮を剥くと1個の種子を包む白色半透明，肉質の果肉（仮種皮）があり，甘味・酸味のバランスが取れていて美味．生食用のほか，ジャム，ゼリー，缶詰に加工．
葉，樹皮，根等は民間薬として利用．果実の外皮は口腔炎，赤痢等に用いられる．

リュウガン
竜眼
longan

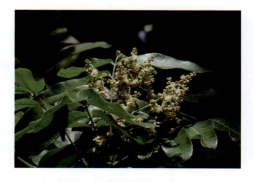

■ 解　説

食薬区分(非医)リストより
名　　　称● リュウガン
他　名　等● ―
部　位　等● 果肉・仮種皮・花
備　　　考● ―

基原植物● リュウガン　*Euphoria longana* Lam.（ムクロジ科：Sapindaceae）

形　　態● 樹高10m以上に達する常緑高木．若い枝は褐色の柔毛に覆われている．葉は偶数羽状複葉で互生し，2～5対の革質の小葉は楕円形から卵形披針形．春期に円錐状花序に直径4～5mmの黄白色の花をつける．7～9月に直径1.5～3cmの核果が熟し，黄褐色になる．仮種皮は透明な白色で多肉質である．種子は，直径7～10mmの黒褐色で，1個内蔵．

学名の来歴● *Euphoria*：eu（よい）＋phoria（もたらす）；*longana*：中国語の「竜眼」に由来．

産　　地● インド南西部から中国南部に分布し，また栽培される．日本では大隅半島で結実する．

主要成分等● タンニン（ロルラジン，フィランタミンD），セラミド（ロンガセレブロシドⅠ，Ⅱ，モモルセレブロシドⅠ）等．

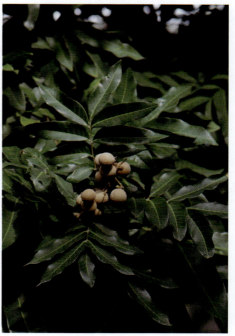

■ 食経験

歴史的には「後漢書」南匈奴伝に記載があり，2000年前より栽培化されたと推測される．日本への伝来時期は明らかではないが，17世紀に薩摩藩でリュウガンを植栽したという記録があり，また竜眼の揚げ物については江戸時代発刊の「料理早指南」(1822)に記載．
生果，乾果ともに種子を包んだ果肉（仮種皮）を食用．生果は乳白色でブドウよりかたい食感と特有の風味がある．砂糖漬け，缶詰等に利用．
乾果は「竜眼肉」と称し漢方薬として重用．竜眼肉及び果皮は強壮，花は濁尿，葉は感冒，種子（竜眼核）は止血，根はフィラリアに処方．

リュウキド
劉奇奴
diverse wormwood

■ 解　説

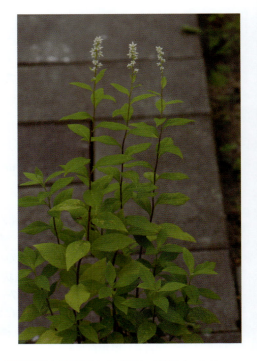

食薬区分(非医)リストより

名　　　称 ● リュウキド
他　名　等 ● －
部　位　等 ● 全草
備　　　考 ● －

基原植物 ● *Artemisia anomala* S. Moore（キク科：Compositae）

形　　態 ● 草丈80〜150cmの多年生草本．葉は紙質，上面は緑色から淡緑色，はじめ毛があり，後に無毛，下面は黄緑色，綿毛があるが後に落ちる．下部の葉は卵形あるいは長卵形で，不規則に裂けて，鋸歯があり，基部は円形から鈍形．中央部の葉は，卵形から卵状披針形で，長さ9〜12cm，幅2.5〜4cm，先端は鋭尖頭，辺縁に鋸歯がある．葉柄は長さ2〜4mm．上部の葉は小形で，無柄．茎の上部に穂状に頭花序をつける．頭花序は長円形から卵形，直径2〜2.5mm，総がく片は3〜4列，半膜花柱は長く，先端が2裂し，抽苔．両性花6〜8個，花冠は管状，花柱は花冠と同長，痩果は倒卵形から長円状倒卵形．

学名の来歴 ● *Artemisia*：ギリシャ神話の女神Artemis (Diana) に因んでつけられたヨモギの古名；*anomala*：変則の，異常の．

産　　地 ● 中国，ベトナムに分布．

主要成分等 ● セスキテルペン（アルタノマダイマーA〜F，アルタマリドA〜D，アナマラクトンA〜C），プロスタノイド（アナマロンA〜C）等．

■ 食経験

食用の記録は見当たらない．
花をつけた全草（劉奇奴）を薬用．打ち身，通経，産後の瘀血，腹痛に用いられる．中国では口渇，伝染性肝炎，やけど，血尿，血便，下痢に有効とされる．胸腹脹痛，瘀血には1日量5〜10gを煎じて服用．打撲傷，出血には粉末を患部に塗布．

リュウキュウアイ
琉球藍
Assam indigo

■ 解　説

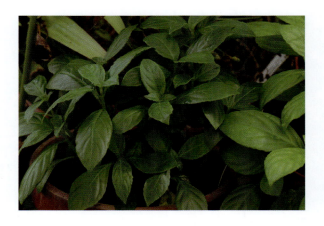

食薬区分(非医)リストより
名　　　称●リュウキュウアイ
他　名　等●―
部　位　等●枝・葉
備　　　考●―

基原植物●リュウキュウアイ　*Strobilanthes cusia* (Nees) Kuntze（キツネノマゴ科：Acanthaceae）

形　　　態●草丈30〜70cmの多年生草本，乾くと黒緑色．葉は，倒卵長楕円形から卵状長楕円形．葉柄は1〜2cm，葉身は7〜18cm，幅3〜6cm，急鋭頭，基部は次第に細まる．上面には不鮮明な結晶列がある．花は枝頂に穂状花序に咲き，無梗，苞は葉状，がく片は長さ1〜1.4mm，花冠は長さ4.5〜5.5cm，淡紫色．

学名の来歴●*Strobilanthes*：ギリシャ語のstrobilos（球果）＋anthos（花），松かさのように球果状をなす花序に基づく；*cusia*：不明．

産　　　地●インド，インドシナ半島，中国南部，台湾，ミャンマー北部，日本では鹿児島県，南西諸島に分布．

主要成分等●インドール誘導体（ストロラントシドA〜C，セファランドールC，β-D-グルコピラノシルインジルビン），フェニルエタノイド（ジオノシドD，アセルシド，マリチノシド，イソマリチノシド），クマリン誘導体（ストロビランテスA）等．

■ 食経験

食用の記録は見当たらない．
乾燥藍（青黛）は中医薬では解熱，解毒，吐血，丹毒，蛇の咬傷，各種の炎症，扁桃炎に利用．沖縄では水虫，皮膚病，虫除けに利用．藍・染料の原料．

リュウノウ
竜脳
Borneo camphor

■ 解　説

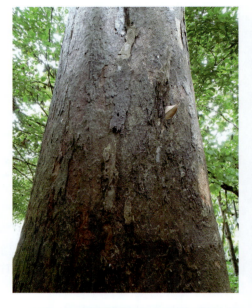

食薬区分(非医)リストより

名　　　称 ●	リュウノウ
他　名　等 ●	Dryobalanops aromatica
部　位　等 ●	樹皮
備　　　考 ●	―

基原植物 ● *Dryobalanops aromatica* C. F. Gaertn.（フタバガキ科：Dipterocarpaceae）

形　　態 ● 樹高65〜75mの常緑高木．幹は直径1〜3mに達し，板根が発達する．樹皮は赤褐色から褐色，葉は単葉で，互生，托葉がある．平行脈があり革質で，上面は光沢がある．花は中形，花弁は5枚，長円形，白色で芳香がある．雄しべは30本．果実に大形の翼が5本ある．

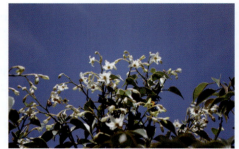

学名の来歴 ● *Dryobalanops*：ギリシャ語のdry（カシ）＋balanos（カシの実）；*aromatica*：香りのよい．

産　　地 ● マレー半島，スマトラ，ボルネオの熱帯降雨林に分布．

主要成分等 ● トリテルペン（ドリヨバラノール，ドリヨバラノン，カプロール，カピロン，ダンマロール酸，アルヒトール酸），スチルベン誘導体（アンペロプシンA，E，マレイシアノールA）等．

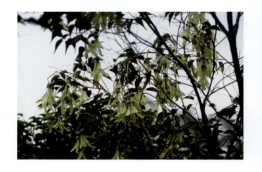

■ 食経験

スマトラで果実の甘味部分を食用．
材より水蒸気蒸留で結晶竜脳を採取．中国，ヨーロッパではてんかん，頭痛，内臓痛，眼痛，歯痛に用いられる．中医薬では竜脳と樟脳を混合して薬用，神経刺激，止痛効果があり神経痛，各種の炎症に使用．脳出血，痔疾，やけど等に用いられる．中枢麻痺作用が強く，興奮作用は弱く，激しいけいれんを起こさず意識を消失させる．心臓には麻痺作用がある．漢方では高貴薬とされる．

リョウショウカ
凌霄花
Chinese trumpet creeper

■ 解　説

食薬区分（非医）リストより

名　　称	● リョウショウカ
他 名 等	● ノウゼンカズラ
部 位 等	● 花
備　　考	● ―

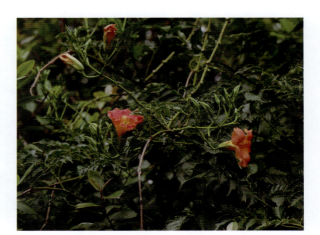

基 原 植 物 ● ノウゼンカズラ　*Campsis grandiflora* (Thunb.) K. Schum.（ノウゼンカズラ科：Bignoniaceae）

形　　態 ● 蔓性の落葉樹．葉は奇数羽状複葉．茎の先に房状花序をつける．夏から秋に，橙から赤色の花をつけ，花冠はラッパ型で，先が5片に裂けて開く．

学名の来歴 ● *Campsis*：ギリシャ語の「曲がる」に由来，雄しべの形より；*grandiflora*：grandi（大きな）＋ flora（花）．

産　　地 ● 中国原産，日本，ヨーロッパ，北米等温暖地域に分布．

主要成分等 ● イリドイド（カンプシノール，カキノール，1-*O*-メチルカキノール，7-*p*-クマロイルカキネシド I），シクロヘキサン誘導体（カンプシオン，カンプシケタリン）等．

注　　　 ● リョウショウカはノウゼンカズラの花を乾燥した生薬名である．

■ 食経験

食用の記録は見当たらない．日本には9世紀平安時代に渡来．
花の凌霄花を利尿，通経に用いる．根，茎も似た目的で使用．花を月経異常，子宮出血，打撲傷に，茎葉を利尿，湿疹，じんま疹，通経に用いる．花は2〜4gを煎じて服用，茎葉は5〜10g，根は4〜6gを煎じて服用．

リョクトウ
緑豆
mung bean

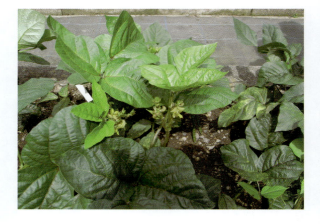

■ 解　説

食薬区分(非医)リストより

名　　　称● リョクトウ
他　名　等● ブンドウ
部　位　等● 種子・花
備　　　考● ―

基 原 植 物● ヤエナリ　*Vigna radiata* (Linne) R. Wilczek（マメ科：Leguminosae）

形　　　態● 蔓性一年生草本．葉は3出複葉．托葉がある．花梗があり，花は淡黄色．莢果は細く，長さ5～10cm，短い毛で覆われ，黄褐色から黒色，中に15個の種子がある．種子は長球形で，長さが4～5mm，幅が3～4mm，緑色から黄色，へそは線形で仮種皮は発達しない．種皮は濃い褐色で，網目状の内果皮の跡がみられる．

学名の来歴● *Vigna*：17世紀のイタリアの自然科学者Dominico Vignaに因む；*radiata*：ラテン語のradiatus（放射状の，射出状の）より．

産　　　地● インド原産，東アジア，南アジア，アフリカ，南米，オーストラリア．

主要成分等● アミノ酸（S-システィノコハク酸，N-グルタモイルアスパラギン酸，N-γ-グルタミルイソロイシン），シクロペプチド（ビグナチン酸A，B），イミダゾール等．

注　　　● リョクトウはヤエナリの種子である．

■ 食経験

日本へは中国から伝播し17世紀頃から栽培記録があるが，実際は古く縄文時代の豆が出土している．豆と豆モヤシを食用，デンプンは春雨の原料，粉子と小麦粉を混ぜたチャパティ等．
中国，インド，日本では種子(緑豆)を暑気あたり，喉の渇き，解熱，解毒に用いる．

リンゴ酢
林檎
apple

■ 解　説

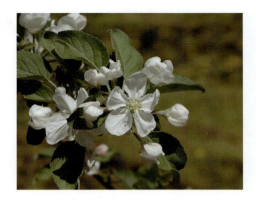

食薬区分（非医）リストより

名　　　称 ● リンゴ酢
他　名　等 ● リンゴ
部　位　等 ● 汁液発酵の食用酢
備　　　考 ● ―

基原植物 ● リンゴ　*Malus pumila* Mill.（バラ科：Rosaceae）

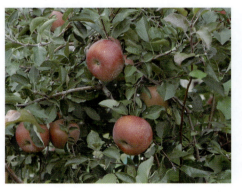

形　　態 ● 樹高約10mの落葉小高木．葉は互生，長卵形で長さ7〜12cm，葉柄は2〜3cm，浅い鋸歯を有す．春，枝先に数個の淡紅白色5弁花を開く．秋，果実が直径約10cmの球形に肥大し，赤や黄色に熟す．

学名の来歴 ● *Malus*：ギリシャ語のmalon（リンゴ）より；*pumila*：pumilus（小さい）．

産　　地 ● ヨーロッパ原産，全世界の温帯地域で栽培．

主要成分等 ● タンニン（シンナマタニンA_2，アレカタンニンA_2，シンナムタンニンⅡ），脂肪酸（20-ヒドロキシエイコサン酸，26-ヒドロキシヘキサコサン酸）等．

注　　　● リンゴ酢の原料である「リンゴ」は，平成25年9月20日消食表第257号通知「アレルギー物質を含む食品に関する表示について」の別添1において可能な限り表示に努める「特定原材料に準ずるもの」に指定されている．

■ 食経験

栽培果実種としては最も古い歴史を持ち，地球上南北半球で最も広範囲に栽培されている植物．栽培の起源は明らかでなく有史以前からと考えられ，考古学的には石器時代（BC6000）のスイス湖棲民族遺跡から炭化果実が発掘されている．文字記録としては，ギリシャ神話，ホーマーの「オデュッセイア」（BC600頃）等の記述が最古．野生種はクラブアップル（crabapple）と呼ばれる小形，酸味の強い品種で，それから全世界的に7000〜8000種の栽培種が創出．

日本への伝播は明らかではないが「倭名類聚抄」（938）に「林檎」が記載されているので，平安時代には中国経由で伝播していたと推測されるが，食用に供されたかどうかは不明．ヨーロッパ系リンゴの伝来は江戸時代文久年間（1861〜64）になってからだが，広く食用に供されるようになったのは1872年の開拓使らによる米国からの苗木の導入以降である．果実は生食のほか，あらゆる加工品に適している．生ジュースのほかアルコール飲料の醸造原料にも利用．材は食品スモークの燻煙として利用される．

ルイボス

■解　説

食薬区分(非医)リストより

名　　　称 ● ルイボス
他　名　等 ● ―
部　位　等 ● 葉
備　　　考 ● ―

「ブッシュティー」を参照

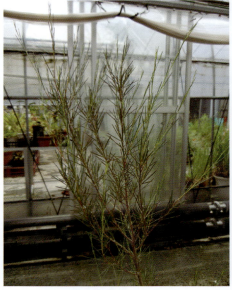

Aspalathus linearis

ルリヂシャ
瑠璃苣
borage

■ 解　説

食薬区分(非医)リストより

名　　　称● ルリジシャ
他　名　等● ボラゴソウ／ボレイジ
部　位　等● 葉・花
備　　　考● ―

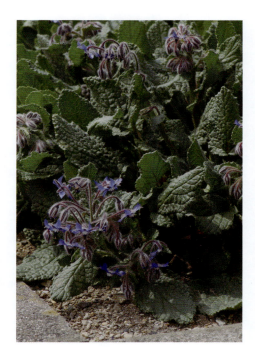

基原植物● ルリヂシャ　*Borago officinalis* Linne（ムラサキ科：Boraginaceae）

形　　　態● 草丈50〜100cmの一年生草本．茎と葉は剛毛に覆われ，ざらつく．上部の葉は小形で長楕円形，下部は大形で倒卵形．青灰色から黄緑色で互生する．花は星型の5弁花，青紫色で，下向きに咲く．

学名の来歴● *Borago*：burra（毛の多い衣服）より，毛の多い葉を指す；*officinalis*：薬用の．

産　　　地● 地中海沿岸地方原産，ヨーロッパ各地で広く栽培．

主要成分等● トリテルペン（ドデカノイルボラゴテルペノール），長鎖アルキル誘導体（ノナコシルオクタノエート，ヒドロキシノネルステアレート），ピロリチジンアルカロイド（テシニン-4′-グルコシド）等．

注　　　● 食薬区分(非医)リストではルリジシャとなっているが，正しい植物名はルリヂシャである．アルカロイドを含有する．

■ 食経験

香味野菜としてチシャ（レタス）に似た葉をサラダまたは加熱調理で食用．乾燥茎は香りのよい清涼飲料に入れて利用．日本には明治中期に紹介されたが普及していない．ヨーロッパでは，ギリシャ・ローマ時代からキュウリの様な香気を持つ葉茎が活力剤と考えられ，薬用植物として花，葉，茎がシロップ漬け保存食品や茶葉に利用．青色の花はサラダ，キャンディー，飾りつけ，花冠は酢の色づけに利用．香りがよく蜜源植物として利用．種子は栄養価の高い油脂を採取，サラダ，ドレッシングや料理に混ぜて利用．稀に補助食品として利用．多肉の葉柄は下茹で，加熱調理で食用．根もサラダとして食す．

ルリハコベ
瑠璃繁縷
blue pimpernel

■ **解　説**

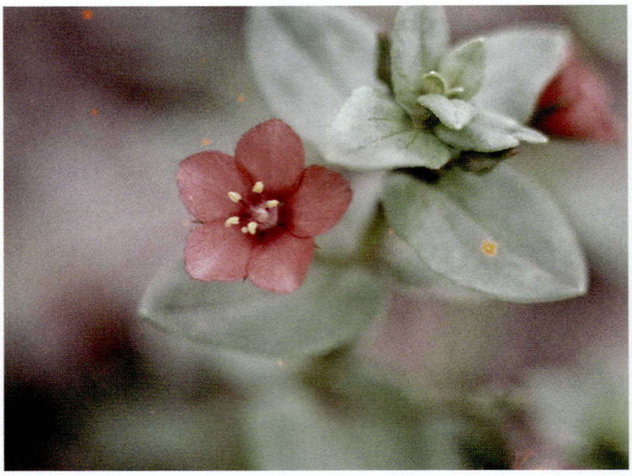

食薬区分(非医)リストより

名　　　　称 ● ルリハコベ
他　名　等 ● 一
部　位　等 ● 全草
備　　　　考 ● 一

基 原 植 物 ● ルリハコベ　*Anagallis arvensis* Linne（サクラソウ科：Primulaceae）

形　　　　態 ● 草丈10～20cmの一年生草本．茎は分枝し，斜上する．葉は対生，卵形で，長さ8～28mm，上面は淡緑色で，下面に黒点があり無毛．花は葉腋から長さ2～3cmの花柄を伸ばし，直径14mm，花冠は青色，橙色，赤色で，裂片の縁に腺毛がある．

学名の来歴 ● *Anagallis*；ギリシャ語の古名ana(再び)＋agallein(楽しむ)，曇りには花を閉じ，陽が照ると再び開く習性によるもの；*arvensis*：原野や畑地に生える．

産　　　　地 ● ユーラシア大陸原産，日本では紀伊半島，四国，九州，伊豆七島，琉球諸島等に分布．

主要成分等 ● トリテルペン（アナガリゲニンA，B），トリテルペンサポニン（アルベニンI～IV，アナガリシンA～D，アナガロサポニンI～IX），等．

■ **食経験**

アジアの一部で全草を野菜として食用．
ヨーロッパではかつて有用な薬用植物．中国では薬用，毒蛇，狂犬の咬傷に用いる．

ルリヒエンソウ
瑠璃飛燕草
forking larkspur

■ 解 説

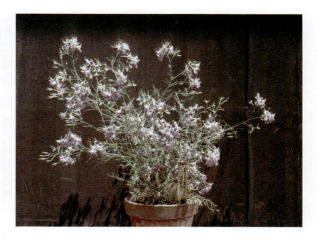

食薬区分(非医)リストより

名　　　　称	●ルリヒエンソウ
他　名　等	●ラークスパー
部　位　等	●全草
備　　　　考	●―

基原植物 ●ルリヒエンソウ　*Consolida regalis* Gray（キンポウゲ科：Ranunculaceae）

形　　態 ●草丈30〜80cmの一年生草本．茎は直立，先端は分岐，有毛，葉は互生．花序は散房花序で，花は5〜8個，完全花．がく片は5枚で，濃青色，紫色上弁は距状突起があり，長さ15〜18mm，雄しべは8〜10本．

学名の来歴 ●*Consolida*：ラテン語のconsocies（散房状）；*regalis*：王者．

産　　地 ●西アジア，ヨーロッパに分布．

主要成分等 ●アルカロイド（コレパニン，パニクリン，パニクラチン，レガリン），オクタデカン酸，ヘキサデカン酸等．

注 ●アルカロイドを含有する．

■ 食経験

食用の記録は見当たらない．
根を虚弱体質，合併症，眼の疾病に処方という記録がある．

レイシ
霊芝
lingzhi mushroom

■ 解　説

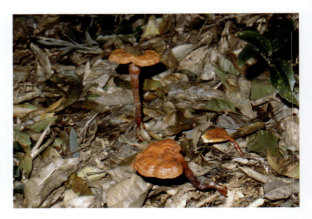

食薬区分(非医)リストより

名　　　称	● レイシ＜霊芝＞
他　名　等	● マンネンタケ／ロッカクレイシ
部　位　等	● 子実体(胞子を含む)
備　　　考	● ―

基原植物 ● マンネンタケ　*Ganoderma lucidum* (Curtis) P. Karst.（マンネンタケ科：Ganodermataceae）

形　　態 ● 高さ3〜15cm，傘は腎臓形で直径5〜13cm，はじめ黄白色で成長とともに赤褐色，紫褐色に変わり，うるし状の光沢がある．裏面は白色か淡褐色．柄は傘とほぼ直角につき，通常は傘の直径より長く，わずかに湾曲，傘とほぼ同色で光沢がある．

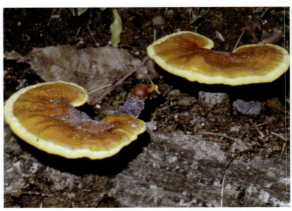

学名の来歴 ● *Ganoderma*：ギリシャ語のGanum（つや）＋derma（皮），傘の表につやがあることから；*lucidum*：ラテン語で「強い光沢のある」．

産　　地 ● 日本，中国，韓国．アジア，ヨーロッパ，米国，アフリカに広く分布，また培養．

主要成分等 ● トリテルペン（ルシデリオール，ルシズモールA,B，ルシデニン酸A,C,E,G〜J,K〜M，ルシドンA〜C，ガノデリン酸A, B, F, G, J, Ja, Jb, K, M, Mb, Mc, R, X），ステロイド（カルデマシドB〜D）等．

注 ● レイシはマンネンタケの生薬名である．

■ 食経験

食用の記録は見当たらない．
中国では古来不老長寿の瑞祥菌として珍重され，「神農本草経」(220頃)の上品に白芝，赤芝，青芝，黄芝，紫芝，黒芝の6種の霊芝を記載，また「抱朴子」(317)には「仙人になるための薬」として記述．日本でも中国の影響で古くから万年茸と呼ばれ薬用として珍重．
薬用としては滋養強壮，鎮静，不眠症，頭痛，消化器疾患，病後の回復，慢性気管支炎に利用され，配合処方として煎薬または霊芝丸等，多様に処方．免疫増強作用や制ガン性等の作用について多面的な研究が行われている．

レイシ
荔枝
lychee

■ 解　説

食薬区分(非医)リストより

名　　　称 ● レイシ＜荔枝＞
他　名　等 ● レイシカク／枝核
部　位　等 ● 果実・種子
備　　　考 ● ―

基原植物 ● レイシ　*Litchi chinensis* Sonn.（ムクロジ科：Sapindaceae）

形　　　態 ● 樹高10m以上になる常緑性木本．樹皮は灰黒色で，枝は赤褐色である．羽状複葉が互生し，2～4対の小葉は長さ6～12cm，幅2.5～4cmの披針形で，革質の淡緑色．2～3月，枝先に円錐花序を伸ばし，黄緑から緑白色の多数の小さな花をつける．果実は6～7月に結実し，直径約3cmの球形．果皮は革質，瘤状突起が多数あり，熟すと赤色になる．果肉は多肉質で白色半透明．黒色の種子を内蔵．

学名の来歴 ● *Litchi*：「レイシ」の中国名；*chinensis*：中国の．

産　　　地 ● 中国南部，ベトナム，ミャンマーに自生．中国，東南アジア一帯，日本の南九州，南西諸島で栽培されている．

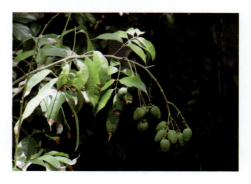

主要成分等 ● セスキテルペン（リチオシドA～D），フラボン（タキシフォリン4′-*O*-β-D-グルコピラノシド，タマリキセチン3-*O*-ルチノシド，ケンフェロール7-*O*-ヘスペリオシド），カルコン（2,4-ジヒドロキシフロリジン）等．

■ 食経験

果実に1個ある黒色種子の周りの仮種皮が可食部で，ゼリー状，多汁，甘酸味のバランスよく香気もよい．生食のほか，缶詰，乾果に加工．香辛料，ピクルス，シロップ漬け缶詰，ジャム，ソース，フルーツサラダ，アイスクリーム，シャーベット，ワイン醸造に利用．乾燥果実は燻した香りを持つ．乾燥茶葉を再びその搾り汁に漬け，乾燥させ香り高い茶葉に調製．香りのよいハチミツは中国，アジア等で貴重とされる．中国では古来より，南方の珍果として珍重され，中国料理のデザートとして詩歌にも歌われた．

レオヌルスソウ

motherwort

■解　説

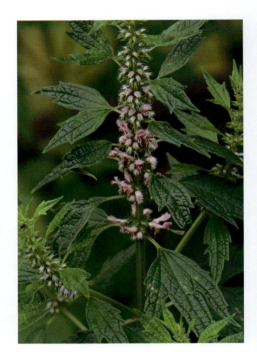

食薬区分(非医)リストより

名　　　　称●	レオヌルスソウ
他 名 等●	―
部 位 等●	全草
備　　　　考●	―

基 原 植 物● ヨウシュメハジキ　*Leonurus cardiaca* Linne
　　　　　　　（シソ科：Labiatae）

形　　　態● 草丈50〜150cmの越年生草本．茎は方形で，葉とともに毛に覆われる．下部の葉は長い柄を持ち，3深裂の掌状葉で，多くの鋸歯があり対生．茎上部には小形の5深裂の掌状葉がつく．夏，茎上部の葉腋に数個の淡紅紫唇花がまとまって開く．熟した果実には，1個の種子を内蔵．

学名の来歴● *Leonurus*：leon（ライオン）＋oura（尾），花序がライオンの尾に似ることから；*cardiaca*：心臓の．

産　　　地● ヨーロッパ原産，ドナウ河流域，地中海沿岸，アジア，北米に分布．

主要成分等● イリドイド（アジュゴール，アジュゴシド），ジテルペン（レオカルジン，9,13,15,16-ジエポキシ-15-エトキシ-7-ヒドロキシラブダノン，19-ヒドロキシガレオプシン）等．

注　　　　● レオヌルスソウはヨウシュメハジキの別名である．

■食経験

花頂は生，乾燥とともにビール，エール，スタウトビール等の香りづけ，スープ（豆のスープ），煎じて茶に利用．古代ギリシャ人が妊婦の不安症治療より薬用とし，全草に鎮静，月経促進，強心作用があり，婦人科系疾患に使用．北米では薬草として導入され野生化，婦人薬として虚弱体質，ヒステリー，生殖器官の強壮に用いられる．ドナウ河流域では緑色の染料源．

レモン
檸檬
lemon

■ 解 説

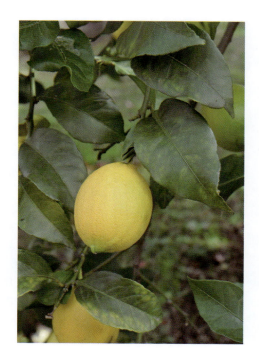

食薬区分(非医)リストより

名　　称	● レモン
他名等	● ―
部位等	● 葉
備　　考	● 乾燥物を茶として煎じる場合または熱水抽出物の残渣に限る

基原植物 ● レモン　*Citrus limon* (Linne) Osbeck（ミカン科：Rutaceae）

形　　　態 ● 樹高約3mの常緑低木．枝には棘がある．葉には厚みがあり菱形または楕円形で，縁は鋸歯状．紫色のつぼみをつけ，白ないしピンク色で強い香りのする5花弁の花を咲かせる．果実は紡錘形で，先端に乳頭と呼ばれる突起がある．最初は緑色をしているが，熟すと黄色になる．

学名の来歴 ● *Citrus*：ギリシャ語名kitron(箱)に由来，ラテン語で「レモンの木」の古名；*limon*：レモン．

産　　　地 ● インド北部(ヒマラヤ)原産，世界の温帯地域で広く栽培．

主要成分等 ● フラボン（エリオシトリン，アトラントフラボン，ピラカントシド，6,8-ジ-C-β-D-グルコピラノシルアピゲニン，リモシトリン 3-O-β-D-グルコピラノシド），リモノイド（オーバクノン酸，オーバクノン酸メチルエステル），フェニルプロパノイド（シトルシンA,B,D～F），クマリン誘導体（スコポレチン，ビャクアンゲリシン，アビプリン）等．

■ 食経験

中国へは宋の時代に伝播されたが栽培されなかった．アラブ人より北アフリカを経てヨーロッパに，13世紀までにイタリアへ伝播し，主にシシリー島で栽培，産業化される．1493年にアメリカ大陸へ伝わりカリフォルニア周辺で栽培．地中海沿岸，米国，アルゼンチンが主産国．日本へは1873年に伝播，本州，九州，沖縄，瀬戸内海の島で生産され，近年は輸入レモンに使用される防かび剤の発ガン性問題で国産レモンに関心が高まる．

古くは航海，遠征時のビタミンCの補給源に用い，果汁に含まれるクエン酸には殺菌効果があるので肉，魚に搾りかけて利用．食酢の代用．生ジュース，レモネード，清涼飲料に利用．また種々の飲料に添加され風味づけ，菓子，キャンディー，リキュール，パイ，ケーキ等の香りづけに用いる．皮は菓子，マーマレードの原料や紅茶に利用．葉は乾燥させ茶葉に混ぜて香りづけに利用．かつてはクエン酸の製造原料にされた．その他ペクチン，レモン精油等加工品として利用．

黄色い外皮，レモン精油は他の薬剤と合わせ，駆風薬，興奮剤，健胃薬に用いる．レモンパック，レモン風呂等美容・健康面に，また香水にも利用．種子からの採油は石鹸に利用．

レモングラス

lemon grass

■ 解　説

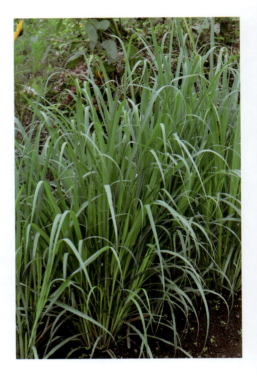

食薬区分（非医）リストより

名　　称●	レモングラス
他　名　等●	レモンソウ
部　位　等●	茎・葉
備　　考●	－

基原植物● レモングラス　*Cymbopogon citratus* (DC.) Stapf
　　　　　　（イネ科：Gramineae）

形　　態● 草丈1〜2mの多年生草本．茎は叢生する．葉は狭い線形で互生し，葉鞘は黄色を帯びた白色，または紫色を帯びた白色．花序はボート形の苞葉に包まれ，2個の小花序よりなる．葉及び根茎はレモン様の香りを放つ．

学名の来歴● *Cymbopogon*：ギリシャ語の「容器のくぼみ，杯」；*citratus*：「レモンの香り」に由来．

産　　地● マレーシア原産，インド，東南アジアに広く栽培．

主要成分等● モノテルペン（シトラール，リモネン，リナロール，シトロネラール），セスキテルペン（β-カリオフィレン，2,10-ビサボラジエン-1-オン），ジテルペン（α-カンフォレン），トリテルペン（シンボポゴノール），フラボン（オリエンチン，スベルチアジャポニン，6-*C*-フコシルルテオリン）等．

■ 食経験

全草はレモン様の芳香を発する．茎葉から抽出される精油（レモングラス油）にシトラールを50〜80％含有．熱帯・亜熱帯アジア地域で，生葉または乾燥葉のいずれも香草としてカレーやスープの香りづけに利用．乾燥葉の粉末より，生葉を細かく刻んだり，すり潰した方が芳香が強い．タイを代表するエビのスープ「トム・ヤム・クン」には欠かせない香草．魚や鶏の料理に使用すると臭みを取る効果がある．
薬用としては中国で全草，根茎を利用．頭痛，胃痛，関節痛等に，またインドネシアでは葉を月経不順，食欲不振等に用いる．

レモンタイム

lemon thyme

■解　説

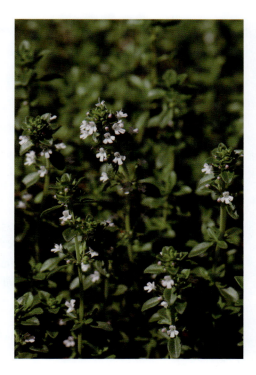

食薬区分(非医)リストより
名　　称●レモンタイム
他　名　等●―
部　位　等●葉
備　　考●―

基 原 植 物●レモンタイム　*Thymus serpyllum* Linne subsp. *citriodorum* Pers.（シソ科：Labiatae）

形　　態●高さ10～30cmで半耐寒性の常緑低木．葉は革質，卵形で葉柄はなく，先が穏やかに尖り対生．夏に茎の先端から花茎を伸ばし，穂状花序に淡紅紫色の小さな唇花を多数開く．茎葉を触るとレモン様の香りを放つ．

学名の来歴●*Thymus*：煙；*serpyllum*：イブキジャコウソウのような；*citriodorum*：レモンの香りのする．

産　　地●ヨーロッパ原産，各地で栽培．

主要成分等●モノテルペン（チモール，ミルセン，カルバクロール），セスキテルペン（ジンギベレン，1,3,10-ビサボラトリエン，ゲルマクレン，ネロリドール），フラボン（ロイフォリンB，スクテラレイン7-*O*-スシラビオシド），長鎖アルキル誘導体（30-ヒドロキシ-4-トリアコンタノン，33-オキソペンタトリアコンタン酸）等．

■食経験

葉を調理用ハーブとして，魚，卵料理，クリーム系ソース，甘味デザートに利用．乾燥花は浸して茶に利用．また，抽出した油はベネディクティンというリキュールの香りづけに用いる．
薬用として健胃，駆風，去痰等の作用を持つ．

レモンマートル

lemon myrtle

■ 解　説

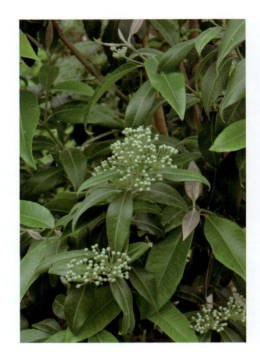

食薬区分(非医)リストより

名　　　　称	●レモンマートル
他　名　等	●―
部　位　等	●葉
備　　　　考	●―

基原植物　●*Backhousia citriodora* F. Muell.（フトモモ科：Myrtaceae）

形　　　態　●樹高20mの常緑高木．葉は対生し，長さ5〜12cm，幅1.5〜2.5cm，光沢のある緑色で全縁．花は乳白色で，直径5〜7mm，夏から秋にかけて枝先に多数まとまって開花する．がくは花弁が落ちた後も宿存する．

学名の来歴　●*Backhousia*：イギリスの植物学者James Backhouseに因む；*citriodora*：ラテン語の「レモンの香り」．

産　　　地　●オーストラリア，南ヨーロッパから北アフリカにかけての地中海沿岸に分布．

主要成分等　●モノテルペン(シトラール，シトロネラ，3,7-ジメチル-6-オクテナール)等．

■ 食経験

南欧，南アフリカにも紹介され，中国，東南アジアでは精油採取用に栽培される．生，乾燥葉がハーブ，香辛料として粉末で市場に流通．葉よりレモン様のフレーバーが抽出され，クッキー，パンケーキ，菓子，揚げ物，魚肉料理，ドレッシング等の風味づけ，酸味として利用．葉は年間を通して採取でき，乾燥葉は香りや風味がより強くなる．

薬用には粉末状で強力な抗真菌剤，抗菌剤に利用．

レンギョウ
連翹
forsythia

■ 解　説

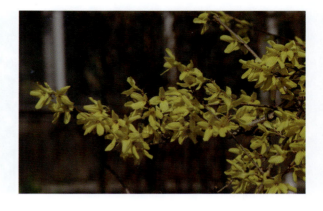

食薬区分（非医）リストより

名　　称	●レンギョウ
他　名　等	●連翹
部　位　等	●葉
備　　考	●果実は「医」

基原植物●レンギョウ　*Forsythia suspensa* (Thunb.) Vahl（モクセイ科：Oleaceae）

形　　態●雌雄異株の落葉小低木．葉は対生で，長さ4〜8cm，幅3〜5cmの先端が尖った卵形．黄色い花は芽腋に単生し，早春に葉に先立って開く．果実は蒴果で，長さ1.5cmの卵形，先端が尖り，かたい果皮に粒状の皮目が散在する．種子は長さ7mmで狭い翼があり，鋭く尖ってかたい．日本ではほとんどが雄株のため，果実をつけない．

学名の来歴●*Forsythia*：イギリスの園芸家W. A. Forsythiaに因む；*suspensa*：枝が垂れる．

産　　地●中国原産．日本各地の庭や公園に植栽されている．

主要成分等●シクロヘキサン誘導体（レンギョシドA〜C，フォルシテンシドA），フェニルエタノイド（フォルシテシドA，E，F，H，J），リグナン（ピノレジノール，フォルシテニン），トリテルペン（オレアノール酸，ウレソール酸，ベツリン酸），フラボン（ルチン，クエルシトリン）等．

■ 食経験

日本へは17世紀もしくはそれ以前に伝来したと考えられる．若葉を茹でて救荒植物として利用．果実を連翹と呼び，根とともに薬用とする．煎剤として炎症，じんま疹，鼻炎，湿疹等の解毒に用いる．

レンゲソウ

Chinese milk vetch

■ 解　説

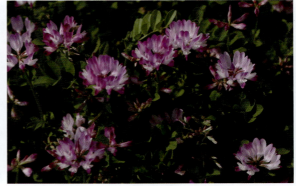

食薬区分(非医)リストより

名　　　　称 ● レンゲソウ
他　名　等 ● ―
部　位　等 ● 地上部
備　　　　考 ● ―

基 原 植 物 ● レンゲソウ　*Astragalus sinicus* Linne
　　　　　　　（マメ科：Leguminosae）

形　　　態 ● 草丈10～20cmの越年生草本．分岐した茎が伸びるとともに匍匐する．葉は奇数複葉で互生．小葉は卵形で葉柄はなく対生．春，葉腋から花茎を伸ばし，紅紫色の花を放射状に開く．果実には2～3個の鎌形の種子を内蔵．

学名の来歴 ● *Astragalus*：距骨；*sinicus*：中国の．

産　　　地 ● 中国原産，台湾，中国より伝播し日本全般に分布．

主要成分等 ● トリテルペンサポニン（ソヤサポニンⅠ～Ⅳ，ソヤサポゲノールB 3-*O*-β-D-グルコピラノシド），アントシアニン（ペチュニジン3-ジグルコシド，イリシアニン），アミノ酸（2-アミノ3-ヒドロキシブタンジカルボン酸），クメスタン（クメストロール）等．

■ 食経験

若芽は茹でたり揚げ物で食用，花は蜜源．
種子は紫雲英子，全草は紅花菜と称し薬用とする．下痢止め，解熱，止血，清熱，解毒，咳嗽，喉の痛み，外傷出血，眼部疾患に用いる．乾燥した全草を1日量5～10gを煎じて服用．外用には生の葉を搾り塗布．牧草，肥料作物．養蜂の蜜源．

レンセンソウ
連銭草
ground ivy

■ 解　説

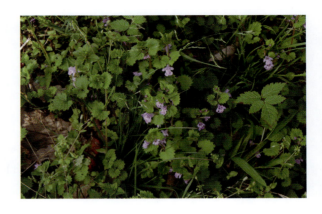

食薬区分(非医)リストより

名　　　称	● レンセンソウ
他　名　等	● カキドオシ
部　位　等	● 全草
備　　　考	● ―

基原植物 ● カキドオシ　*Glechoma hederacea* Linne subsp. *grandis* (A. Gray) H. Hara（シソ科：Labiatae）

形　　　態 ● 草丈10〜20cmの多年生草本．茎が直立し，後に倒伏し長く伸びる．葉は対生で長い葉柄を持ち，逆心臓形であらい波状の鋸歯が並ぶ．初夏，葉腋から唇花を開く．茎葉に触ると特異なにおいがする．

学名の来歴 ● *Glechoma*：ハッカの一種につけられた古名；*hederacea*：キヅタに似た；*grandis*：大きい．

産　　　地 ● 中国，台湾，朝鮮半島，シベリアから東アジア，ウスリー地域，アムール地方，北海道から九州に分布．

主要成分等 ● モノテルペン（メントール，メントン，リモネン，α-ピネン，β-ピネン），セスキテルペン（グレコマノリド，グレコマフラン），トリテルペン（2,3-ジヒドロキシ-12-ウルセン-28-カルボン酸），フェニルプロパノイド（ロスマリン酸メチルエステル，ロスマリン酸エチルエステル，3″-O-メチルロスマリン酸）等．

注　　　　● レンセンソウはカキドオシの生薬名である．

■ 食経験

若芽は茹で，水にさらして食用．茶葉の代用，保存食品に利用．
薬用には全草の連銭草を，解毒，黄疸，下血に用いる．民間では解熱，利尿，小児疳症に用い，疳取草とも称す．茎・葉には精油，タンニン，苦味物質を含む．中医薬として全草を胆汁分泌促進，血糖降下，利尿，鎮咳，消炎解毒，黄疸，肝炎，膀胱結石，腎炎，マラリア等に用いる．生葉に消炎効果があり，民間療法ではたむし，水虫等に生葉を何回か擦り込んで使用．湿疹，あせもには浴用剤として用いる．糖尿病には1日量15gを煎じて3回に分け服用，長期間連用する．子どもの疳の虫には1日量6〜10gを煎じ，食間に数回分服．

レンリソウ
連理草
vetchling

■ 解　説

食薬区分(非医)リストより

名　　　　称● レンリソウ
他　名　等● ―
部　位　等● 豆果・若芽
備　　　　考● ―

基原植物● レンリソウ　*Lathyrus quinquenervius* (Miq.) Litv.（マメ科：Leguminosae）

形　　　　態● 草丈30～50cmの多年生草本．1～3対の小葉を持つ羽状複葉で互生．小葉は披針形で，葉柄はなく先は尖り，葉先は巻きひげとなる．初夏，葉腋から花茎を伸ばし，数個の紅紫色の豆状花を開く．

学名の来歴● *Lathyrus*：la（非常に）＋thyros（刺激的な）；*quinquenervius*：quinque（5つの）＋nervius（脈状になった）．

産　　　　地● 東南アジア，朝鮮半島，中国，シベリア，北米，本州，九州等，温帯地域に分布．ユーラシア大陸で栽培．

主要成分等● フラボン（ケンフェロール）等．

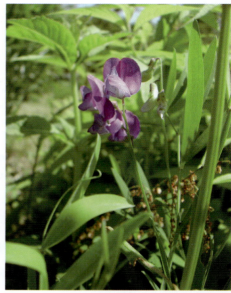

画像提供：国立科学博物館

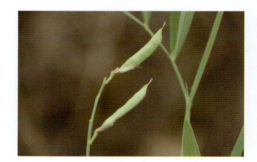

■ 食経験

若芽，若葉，若枝，茎，つぼみ，豆果，種子は煮野菜等で食用．生葉，乾燥葉とも薬草茶葉に利用．イギリスではビールの香りづけや品質向上に利用．
薬用として解熱，解毒作用を持つ．

ローズヒップ

rosehip

■解 説

食薬区分(非医)リストより
名　　　称 ● ローズヒップ
他　名　等 ● ―
部　位　等 ● 果実・果皮・茎・花
備　　　考 ● ―

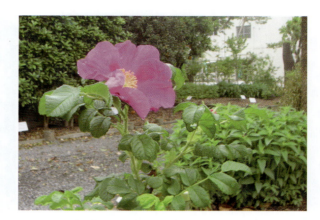

基原植物 ● *Rosa canina* Linne（バラ科：Rosaceae）

形　　態 ● 樹高1～5mの常緑低木．茎は細かく鋭い棘で覆われる．葉は奇数羽状複葉で互生し，小葉は5～7個で，楕円形で先が尖り，細かい鋸歯がめぐり内側に反り返る．花は直径4～6cm，白色から桃色．花弁は5枚．卵形の梨状果は直径1.5～2cmで橙赤色．

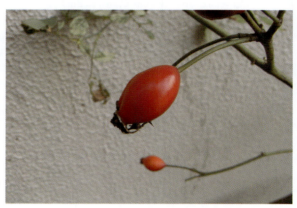

学名の来歴 ● *Rosa*：ケルト語のrhodd（赤色）に由来；*canina*：ラテン語で「犬」．

産　　地 ● ヨーロッパ，北アフリカ，西アジアに自生．

主要成分等 ● ビタミンC，タンニン（テリマグラシンⅡ，カスアリクチン，1,2,6-*O*-トリガロイル-β-D-グルコピラノース）等．

■食経験

高濃度のビタミンCを含み，果実は砂糖漬け，ジャム，ゼリー，シロップに加工．各種ソース，ワイン，リキュール，ハーブティー等に加え，混合茶の香りづけとする．ヨーロッパでは中世に果実の砂糖漬けを盛んに賞味した．花はサラダに入れ生食，砂糖漬け，プレザーブに加工，香料として酢，ハチミツ，ブランデーに加える．葉は茶の代用．
果実は古くから強壮剤とする．風邪，インフルエンザ，壊血病，下痢に服用．咳止めシロップ，乳児の栄養剤，薬の香味調整料．

ローズマリー

rosemary

■解　説

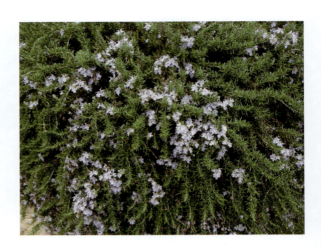

食薬区分(非医)リストより

名　　　称●	ローズマリー
他 名 等●	マンネンロウ
部 位 等●	葉
備　　　考●	―

基 原 植 物● マンネンロウ　*Rosmarinus officinalis* Linne（シソ科：Labiatae）

形　　　態● 高さ50〜100cmで，時に2m以上に達する常緑低木．基部からよく分枝する．葉は対生して長さ2〜4cm，肉質で両縁が内曲して棒状を呈する．上面は濃緑色，裏面は綿毛で覆われ白色を呈する．開花期は四季に及び，花色は淡紫色，濃紫色，白色があり，枝端の葉腋に輪生する．

学名の来歴● *Rosmarinus*：ros（露）＋marinus（海の）；*officinalis*：薬用の．

産　　　地● 地中海原産，世界で広く栽培．

主要成分等● ジテルペン（ロスマリシン，ロスマノール，ロスマジアール，ホルミノン，カモソール，クロロスマリジオン，ロスミン酸），フラボン（ネピトリエン，ユーパフォリン4′-*O*-β-D-グルコピラノシド，5-ヒドロキシ-4′,7-ジメトキシフラボン），ロスマリン酸等．

注　　　　● ローズマリーはマンネンロウの生薬名である．

■食経験

薬用植物として古くから使用．古代エジプトの墓からも発見．古代ギリシャでは，記憶力増進のため花の輪をかぶったという．ローマでは入浴に使用．ディオスコリデス（100頃）やプリニウス（100頃）による薬効の記述がある．イギリスには1世紀にローマから導入．ヨーロッパでは薬草として栽培，14世紀ペスト大流行の際一般に普及，家事・料理にも広く利用されるようになった．1370年頃に花をアルコールで浸出した最初の香水（ハンガリーウォーター）が創出．中世には，塩漬肉の香りづけに使用．16〜17世紀のイギリスの料理書には，ローズマリー使用のレシピが多く残されている．また疫病の予防に床に撒かれ，フランスでは20世紀初めまで病院の燻蒸に使用．日本には文政年間（1818〜30）にオランダから渡来．「重訂本草綱目啓蒙」（1847）には，和名マンルソウ，マンネンロウとして記載．

精油は花，葉，小枝を蒸留して得る．ローズマリー油は抗菌作用，油脂に対する抗酸化作用を有する．全草に鎮静・鎮痛効果があるロスマリシンを含有．健胃，駆風，鎮静，鎮痙薬として，胃けいれん，頭痛，停経等に処方．

ローマカミツレ

Roman chamomile

■解 説

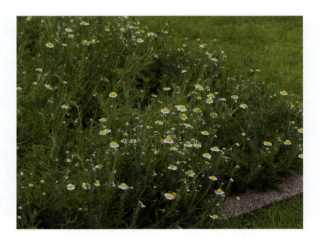

食薬区分(非医)リストより

名　　　称● ローマカミツレ
他　名　等● ―
部　位　等● 頭状花
備　　　考● ―

基原植物● ローマカミツレ　*Chamaemelum nobile* (Linne) All.（キク科：Compositae）

形　　　態● 草丈15～30cmの多年生草本．2回羽状複葉で互生し，小葉は切れ込みが深く先端が尖る．茎葉全体が灰緑色の毛に覆われる．夏，茎の先端部から花茎を伸ばし，黄色の管状花の周りに白い花弁が開いて頭状花をなす．頭状花は強い芳香を放つ．

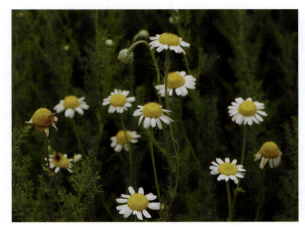

学名の来歴● *Chamaemelum*：カモミール；*nobile*：高貴な．

産　　　地● ヨーロッパ原産，世界で広く栽培．

主要成分等● モノテルペン（α-ピネン，β-ピネン，1,8-シネオール，テルピネン-4-オール），セスキテルペン（カマズレン，α-ビサボレン，α-ビサボロール），フラボン（チャマエメロシド）等．

■食経験

日本へは明治初年に薬用植物として輸入．全草，花は精油の採取，リキュールの香りづけに利用，茶の代用．精油・エキスは飲料，冷凍乳製品，菓子，キャンディー，ゼリー，ハーブティー等の香料に使用．頭花はビールの苦みづけ．
頭花を乾燥し健胃薬，強壮薬，鎮痛薬，抗リウマチ薬，感冒薬として用いる．また，抗炎症作用，鎮痙作用，傷の回復促進，抗菌作用も認められている．外用では，殺菌性軟膏，乳首のひび用のジェルに用いる，歯茎の痛み，皮膚粘膜炎症，傷の回復．精油は駆風，抗けいれん，強壮薬に用いる．2～3gの花をアルコールで抽出し，チンキ剤として1日3回服用し，胃腸のけいれん，炎症，消化性潰瘍，下痢，軽い不眠に用いる．エキスは浴用剤，染毛剤，シャンプー，洗口剤，化粧品処方に使用．精油は洗剤，クリーム，ローション，香水に使用，脱臭効果，殺菌，殺真菌作用，皮膚代謝促進作用がある．

ロベージ

lovage

■ 解　説

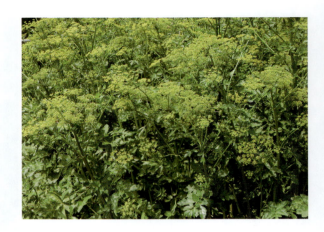

食薬区分(非医)リストより

名　　　称 ●	ロベージ
他　名　等 ●	レビスチクム
部　位　等 ●	全草
備　　　考 ●	―

基原植物 ● *Levisticum officinale* W. D. J. Koch
　　　　　　（セリ科：Umbelliferae）

形　　態 ● 草丈1.8〜2.5mの二年生草本．根生葉はロゼット状を呈し，少数の茎葉は無毛で，3回羽状複葉で長さ70cmに達する．小葉の縁には鋸歯がある．直径10〜15cmの散形花序を伸ばし，直径2〜3mmの緑黄色の小花を開く．果実は長さ4〜7mmの双懸果である．

学名の来歴 ● *Levisticum*：Ligusticum（イタリア北部の州Liguriaより）の転訛；*officinale*：薬用の．

産　　地 ● ヨーロッパ南東部及びアジア南西部，イラン，アフガニスタンに分布．

主要成分等 ● ベンゾフラン誘導体（レビストリドA，B，3-ブチル-1(3*H*)-イソベンゾフラノン），アセチレン誘導体（ファルカリンジオール）等．

■ 食経験

セロリに似た芳香を持つが，香りは弱くかつ甘い．ローマ時代から香辛料として，果実，種子，根，茎，葉をスープ，サラダ，リキュール，菓子等に利用．
中国では欧当帰と呼ばれ，当帰の代用とし，月経不順，胃腸の冷え等に用いる．

ワイルドチェリー

wild cherry

■解 説

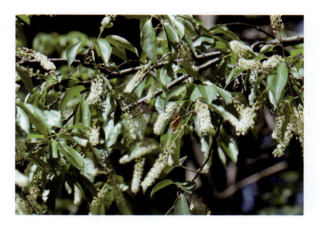

食薬区分(非医)リストより

名　　　称	● ワイルドチェリー
他　名　等	● ワイルドブラックチェリー
部　位　等	● 樹皮
備　　　考	● ―

基原植物 ● *Prunus serotina* Ehrh.（バラ科：Rosaceae）

形　　態 ● 樹高約30mに達する落葉高木．葉は長方形の槍形で長さ6～15cm，先端は尖り，葉縁には鋸歯がある．上面は緑色で，光沢がある．長さ12～18cmの総状花序は下垂し，小さな白色花を開く．果実は直径1cmで，暗赤色に熟す．小枝と葉は傷つけるとアーモンド臭がする．

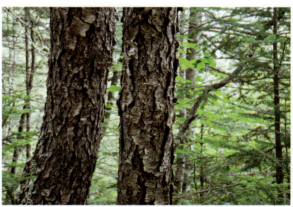

Erin Paul Donovan/Alamy Stock Photo

学名の来歴 ● *Prunus*：ラテン語のplum（スモモ）に対するラテン古名；*serotina*：serotinus（遅れて咲く，晩生の，秋咲きの）より．

産　　地 ● 北米南部原産，北米中東部，イギリスに分布．

主要成分等 ● トリテルペン（ウルソール酸，2,3-ジヒドロキシ-12-ウルセン-28-カルボン酸，ウルス-12-エン-28-アール-3-β-オール，ウルソール酸メチルエステル），クマリン誘導体（スコポレチン）等．

注　　　 ● 樹皮，葉のエキスは青酸配糖体を含有する．

■食経験

果実はジャム，リキュールの香りづけ，アルコール飲料，エキスは非アルコール飲料，冷凍乳製品，キャンディー，焼き菓子，ゼリー，プディング，加工果物に使用．樹皮，葉は茶の原料に利用．
薬用としては，収れん，鎮静，咳止めの効果を持ち，咳止めシロップ，気管支炎薬に用いる．伝統医薬でも下痢，風邪，咳，肺疾患，その他ガンの治療に煎液で使用されてきた．

ワイルドレタス

wild lettuce

■解 説

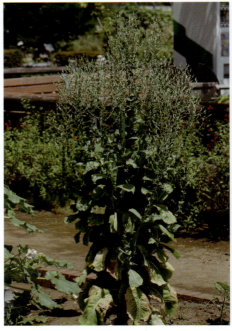

食薬区分(非医)リストより

名　　　　称●ワイルドレタス
他　名　等●ワイルドカナダレタス
部　位　等●茎・葉
備　　　　考●―

基 原 植 物● *Lactuca virosa* Linne（キク科：Compositae）

形　　　　態●草丈60〜180cmの二年生草本．茎と葉は紫色を帯びる．葉は淡青緑色で，卵形または楕円形で長さ15〜20cm．葉脈や基底部に下向きの棘を持つ．花は黄色，舌状花のみで，頭花を構成する．痩果は暗紫色で，先端には毛がない．根，葉，茎を傷つけると，白色の乳液を出す．

学名の来歴● *Lactuca*：*Lactuca sativa*（チシャ）の古名，葉や茎からlac（乳）を出すことより；*virosa*：ラテン語のvirosus（有毒の）に由来．

産　　　　地●ヨーロッパ，地中海原産，中央・南ヨーロッパ，アフリカ北部に分布．

主要成分等●セスキテルペン（ラクツシン，ラクツピクリン，8-デオキシラクツシン），トリテルペン（タラキサステロール，ラクツセロン）等．

■食経験

食用の記録は見当たらない．
全草から得られる乳液（ラクツカリウム）に，ラクツカリン等の呼吸中枢に作用する成分を含み薬用．少量で鎮静，鎮咳，抗カフェイン，催眠作用あり，加えて去痰，鎮痛，利尿等に処方．

ワサビダイコン

horseradish

■ 解　説

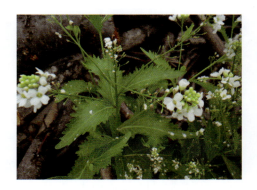

食薬区分(非医)リストより

名　　　称● ワサビダイコン
他　名　等● ―
部　位　等● 根
備　　　考● ―

基 原 植 物● セイヨウワサビ　*Armoracia rusticana* P. Gaertn., B. Mey. et Scherb.（アブラナ科：Brassicaceae）

形　　　態● 草丈30〜50cmの多年生草本．葉は長さ約70cmの長楕円形で，葉先は尖り上部は羽状に切れ込み，ロゼット状で車状につく．春から夏にかけて総状花序を出し，白色の十字花をつける．根は白色で辛味が強い．

学名の来歴● *Armoracia*：「ホースラディッシュ」のラテン語の古名；*rusticana*：野に生えた，田舎の，素朴な．

産　　　地● 東ヨーロッパ原産，広く温帯地方で栽培．

主要成分等● 辛味成分（アリルイソチオシアネート，ブチルイソチオシアネート，3-フェニルプロピルイソチオシアネート），フラボン（ルストシド，ケルセチン 3-O-β-D-グルコピラノシル-(1→2)-β-D-ガラクトピラノシド）等．

注　　　　● ワサビダイコンはセイヨウワサビの別名である．

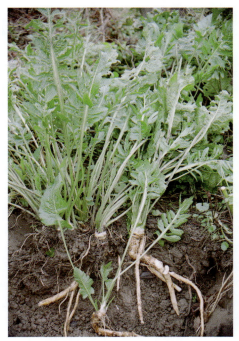

■ 食経験

日本へは明治初年導入．全草，特に根に辛味と芳香があり，生で香辛料として利用．辛味の主成分はワサビと同じシニグリン．酵素ミロシナーゼにより分解．アリルイソチオシアネートとなり辛味を生じる．
日本では主としてワサビの代用とするが，風味は劣る．乾燥粉末としたものを着色して練りワサビ，粉ワサビの原料とする．洋風料理では，根をすり下ろし，ローストビーフ，ステーキに添える．また生クリーム，マヨネーズベースのソースに混ぜて魚，鶏料理に使用．ピクルスや漬物に加工．若葉はサラダ，サンドイッチ，鯖の燻製の添えものに使用．
刺激性が強いアリルイソチオシアネートは，食欲増進，鎮痛，去痰，利尿，発赤，浄血剤に利用．

ワレモコウ
地楡
great burnet

■ 解　説

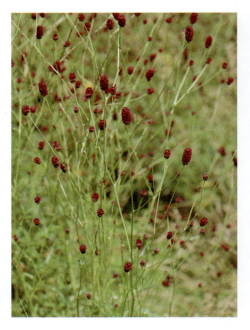

食薬区分(非医)リストより

名　　　称	● ワレモコウ
他　名　等	● チユ／Sanguisorba officinalis
部　位　等	● 根・根茎
備　　　考	● ―

基 原 植 物 ● ワレモコウ　*Sanguisorba officinalis* Linne（バラ科：Rosaceae）

形　　　態 ● 草丈30〜100cmの多年生草本．根茎は横に伸び，肥厚する．茎は直立し，よく分枝する．根生葉は有柄．奇数羽状複葉で，小葉は長さ2〜6cm，幅1〜2.5cmで，5〜11対．茎葉は小形で無柄．茎頂に長さ1〜2cmの花序をつける．花の色は暗紅紫色．花被片4枚，雄しべ4本．

学名の来歴 ● *Sanguisorba*：ラテン語のsanguineus（赤い血）より，「血液を救う」の意味で，ワレモコウが古くから婦人の薬として利用されてきたことに由来；*officinalis*：薬用の．

産　　　地 ● 温帯各地に広く自生．

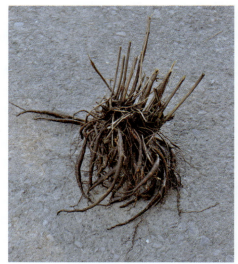

主要成分等 ● トリテルペン（サンギジオゲニンC〜E），トリテルペンサポニン（チユグリコシドII，サンギジオシドA〜C，サンギソルビンB，E），タンニン（サンギインH$_2$，H$_3$，H$_6$〜H$_{11}$，ガンビリインA$_1$，B$_3$）等．

■ 食経験

幼葉，花芽は下茹でして油揚げ，炒めてスープの具材に，または塩漬けし保存食品とする．ドイツでは戦争中に茶の代用として利用．若葉，花のつぼみはサラダとして生食．葉は茶葉の代用，薬草ビールに利用．種子は酢の調整に使用．若枝は他の野菜とともに香味野菜として利用．
薬用としては抗菌作用を示し，やけどに著効，また止血にも効力あり，5〜10gを煎じ吐血，喀血，血便等に利用．

参考文献一覧

- 青葉高「日本の野菜」八坂書房（1993）
- 浅川勝・西尾敏彦（編）「近代日本農業技術年表」農山漁村文化協会（2000）
- 朝比奈泰彦「正倉院薬物」植物文献刊行会（1955）
- 新崎盛敏「原色新海藻検索図鑑」北隆館（2002）
- アンドリュー・シェバリエ「世界薬用植物百科事典」誠文堂新光社（2000）
- 猪飼一穂ほか「金医大誌」31（2006）
- 伊沢凡人「原色版日本薬用植物事典」誠文堂新光社（1980）
- 伊澤一男「薬草カラー大事典」主婦の友社（1998）
- 伊藤圭介「錦窠菌譜」近世歴史資料研究会（編）「近世植物・動物・鉱物図譜集成　第16巻」科学書院（2011）
- 今関六也・本郷次雄「原色日本新菌類図鑑Ⅱ」保育社オンデマンド版（2013）
- 今田節子「海藻の食文化」成山堂書店（2003）
- 岩佐俊吉「図説熱帯の果樹」養賢堂（2001）
- 岩佐俊吉「熱帯の野菜」養賢堂（1980）
- 上原敬二「樹木大図説」有明書房（1985）
- 上村六郎「上村六郎染色著作集」思文閣出版（1980）
- 園芸学会編「園芸学用語集・作物名編」養賢堂（2005）
- 大井次三郎「日本植物誌」至文堂（1953）
- 大阪あべの辻調理師専門学校（監修）「料理材料大図鑑 Marche」講談社（1995）
- 大槻真一郎（編）「ヒポクラテス全集」エンタープライズ（1997）
- 大野正夫「有用海藻誌」内田老鶴圃（2004）
- 大場秀章「植物分類表」アボック社（2011）
- 岡田哲「コムギ粉の食文化史」朝倉書店（1993）
- 岡田稔（監修）「新訂原色牧野和漢薬草大図鑑」北隆館（2002）
- 小川真（編著）「見る・採る・食べるきのこカラー図鑑」講談社（1987）
- 奥田治「香料科学総覧」廣川書店（1980）
- 奥田拓道（監修）「健康・栄養食品事典」東洋医学舎（2004）
- 小野蘭山「本草綱目啓蒙」平凡社（1991）
- 貝原益軒「大和本草」（1709）
- 梶浦一郎「日本果物史年表」養賢堂（2008）
- 葛洪「抱朴子内篇」平凡社（1990）
- 門田重利「和漢医薬学雑誌」20（supplement）（2006）
- 刈米達夫・木村康一（監修）「廣川薬用植物大辞典」廣川書店（1993）
- 川上行蔵・西村元三朗（監修）「日本料理由来事典」同朋舎出版（1990）
- 木内幹「納豆の科学—最新情報による総合的考察—」建帛社（2008）
- 北川勲・吉川雅之（編）「食品薬学ハンドブック」講談社（2005）
- 北野佐久子「基本ハーブの事典」東京堂出版（2005）
- 木村陽二郎「図説草木辞苑」柏書房（1990）
- 木村陽二郎「図説花と樹の大事典」柏書房（1996）
- 京都大学文学部国語学国文学研究室（編）「諸本集成倭名類聚抄」臨川書店（1993）
- 国崎直道・佐野征男「食品多糖類」幸書房（2001）
- 黒板勝美「国史大系・延喜式」吉川弘文館（1974）
- 黒板勝美「国史大系・日本書紀　前編」吉川弘文館（1974）
- 黒板勝美「国史大系・日本書紀　後編」吉川弘文館（1980）
- 黒板勝美「国史大系・令義解」吉川弘文館（1976）
- 皇典講究所・全国神職会（校訂）「延喜式」臨川書店（1992）
- 河野友美「新・食品事典」真珠書院（1991）
- 小崎道雄「応用微生物学」建帛社（2000）
- 小林彰夫・斉藤洋（監訳）「天然食品・薬品・香粧品の事典」朝倉書店（1999）
- 駒形和男（監修）「食品工業利用微生物データブック」東京化学同人（1994）
- 衣川堅二郎・小川真「きのこハンドブック」朝倉書店（2004）
- 近藤典生（監修）「マメ科資源植物便覧」内田老鶴圃（1989）
- 坂本寧男「ムギの民族博物誌」学会出版センター（1996）
- 桜井美代子・江原絢子「和歌形式の食物本草書の系譜に関する一考察，第3報」東京家政学院大学紀要第34号，東京家政学院大学（1994）
- 佐藤洋一郎「イネの歴史」京都大学学術出版会（2012）
- ジェームズ・A.デューク「世界有用マメ科植物ハンドブック」雑豆輸入基金協会（1986）
- 部関月「日本山海名産図会」（1799）
- 柴田桂太（編）「資源植物事典」北隆館（2001）
- 柴田承二（監修）「図説正倉院薬物」中央公論新社（2000）
- 清水大典「原色冬虫夏草図鑑」誠文堂新光社（1994）
- 上海科学技術出版社・小学館（編）「中薬大辞典」小学館（1985）
- ジュリア・ローレス「ティートリー油」フレグランスジャーナル社（1998）
- 蕭培根「中国本草図録」中央公論社（1992）
- 食品製造・流通データ集編集委員会（編）「食品製造・流通データ集」産業調査会事典出版センター（1998）
- 食品総合研究所（編）「食品大百科事典」朝倉書店（2001）
- 杉田浩一ほか「日本食品大事典」医歯薬出版（2003）
- 関根真隆「奈良朝食生活の研究」吉川弘文館（1989）
- 武政三男「スパイス百科事典」三二書房（1981）
- 田中次郎「日本の海藻」平凡社（2013）
- 田村功（訳）「世界ビール大百科」大修館書店（1997）
- 段成式「酉陽雑俎」平凡社（1982）
- 陳宗懋（編）「中国茶叶大辞典」中国軽工業出版社（2000）

- 塚本洋太郎（総監修）「園芸植物大事典コンパクト版」小学館（1994）
- デニ・バウン「ハーブ大百科」誠文堂新光社（1997）
- 寺沢実「シラカンバ樹液の飲料化」平成6年度科学研究費補助金試験研究（B）（2）成果研究報告書（1995）
- 寺島良安・和漢三才図会刊行委員会（編）「和漢三才図会」東京美術（1976）
- 栃倉辰六郎ほか（監修）「発酵ハンドブック」共立出版（2001）
- 富田仁「舶来事物起原事典」名著普及会（1989）
- 豊国秀夫（編）「植物学ラテン語辞典」至文堂（1987）
- 中尾佐助「中尾佐助著作集」北海道大学図書刊行会（2005）
- 中尾佐助「料理の起原」日本放送出版協会（1999）
- 長尾精一「小麦の化学」朝倉書店（2003）
- 長友大「ソバの科学」新潮社（1984）
- 中野定雄ほか（訳）「プリニウスの博物誌」雄山閣出版（1989）
- 中山時子（監修）「中国食文化事典」角川書店（1988）
- 並木満夫・小林貞作「ゴマの科学」朝倉書店（1989）
- 難波恒雄「天山山脈薬草紀行」平凡社（2001）
- 難波恒雄「和漢薬百科図鑑」保育社（1993）
- 難波恒雄「和漢薬の事典」朝倉書店（2002）
- 西山松之助ほか「たべもの日本史総覧」新人物往来社（1994）
- 日本菌学会（編）「菌類の事典」朝倉書店（2013）
- 日本香料協会（編）「香りの総合事典」朝倉書店（1998）
- 日本香料協会（編）「香りの百科」朝倉書店（1989）
- 日本香料協会（編）「食べ物・香り百科事典」朝倉書店（2006）
- 日本香料工業会（編）「食品香料」食品化学新聞社（1990）
- 日本食品工業学会（編）「新版・食品工業総合事典」光琳（1993）
- 乳酸菌研究集談会（編）「乳酸菌の科学と技術」学会出版センター（2003）
- 農林省熱帯農業研究センター（編）「熱帯の有用作物」農林統計協会（1976）
- 農林水産省熱帯農業研究センター（編）「熱帯の野菜」（1980）
- バーバラ・サンティッチほか「世界の食用植物文化図鑑」柊風舎（2010）
- 芳賀登・石川寛子（監修）「全集日本の食文化」雄山閣出版（1999）
- 橋本郁三「食べられる野生植物大事典」柏書房（2007）
- 橋本梧郎「ブラジル産薬用植物事典」アボック社（1996）
- 橋本梧郎「ブラジル植物記」帝国書院（1962）
- 橋本梧郎「ブラジルの果実」農林統計協会（1978）
- 橋本梧郎「ブラジルの薬用植物研究誌」研成社（2000）
- 早川幸男ほか「コタラヒム」（食品新素材有効利用技術シリーズ）No.18，菓子総合技術センター（2005）
- ピーター・ロバーツ・シェリー・エヴァンズ（斉藤隆央訳）「原色・原寸世界きのこ大図鑑」東洋書林（2012）
- 人見必大「本朝食鑑」平凡社（1976）
- 平井圭一ほか「金医大誌」30，（2005）
- 平井信二「木の大百科」朝倉書店（1996）
- 広瀬弘幸・山岸高旺（編）「日本淡水藻図鑑」内田老鶴圃（1997）
- 藤田哲「食用油脂」幸書房（2000）
- ポール・フィールドハウス（和仁皓明訳）「食と栄養の文化人類学」中央法規出版（1991）
- 星川清親ほか「食用植物図説」女子栄養大学出版部（1979）
- 堀田満（代表）「世界有用植物事典」平凡社（1996）
- マーガレット・B.フリーマン「西洋中世ハーブ事典」八坂書房（2009）
- 牧野富太郎「原色牧野日本植物図鑑」北隆館（2000）
- マグロンヌ・トゥーサン＝サマ「世界食物百科」原書房（1998）
- 正宗敦夫（編）「日本古典全集・本草和名」日本古典全集刊行会（1926）
- 松浦いね・たばこ総合研究センター（編）「世界嗜好品百科」山愛書院（2004）
- 松江重頼「毛吹草」岩波書店（2000）
- 水野瑞夫「日本薬草全集」新日本法規出版（1997）
- 光岡知足「腸内細菌学」朝倉書店（1990）
- 宮下章「海藻」法政大学出版部（1974）
- 村上孝夫（監修）「中国有用植物図鑑」廣川書店（1991）
- 村上英也「麹学」日本醸造協会（2000）
- 室井綽「竹」法政大学出版局（1975）
- 文部科学省科学技術・学術審議会資源調査分科会「日本食品標準成分表2010」国立印刷局（2010）
- 文部省（編）「学術用語集　植物学編　増訂版」丸善（1990）
- 山口勝己（編）「微細藻類の利用」恒星社厚生閣（1992）
- 山田憲太郎「香料の歴史」紀伊国屋書店（1994）
- 山田憲太郎「南海香薬譜」法政大学出版局（1982）
- 山田卓三「野草大百科」北隆館（2002）
- 山田信夫「海藻利用の化学」成山堂書店（2001）
- 山本紀夫「ジャガイモとインカ帝国」東京大学出版会（2004）
- 吉井始子（編）「江戸時代料理本集成」臨川書店（1981）
- 吉積智司「甘味の系譜とその科学」光琳社（1986）
- 李時珍「新注校定国訳本草綱目木部」春陽堂書店（1977）
- 渡辺誠「縄文時代の植物食」雄山閣出版（1984）
- 「FFIレポート　アラビアガム」FFIジャーナル編集委員会，Vol.210，No.1（2005）
- 「FFIレポート　カロテノイド色素製剤」FFIジャーナル編集委員会，Vol.212，No.7（2007）
- 「朝日百科　植物の世界」朝日新聞社（1997）

参考文献一覧

- 「朝日百科 世界の食べ物」朝日新聞社（1984）
- 「エッセンシャルオイル総覧2007」フレグレンスジャーナル社（2006）
- 「かんきつ，果樹園芸大百科」農山漁村文化協会（2000）
- 「食品添加物便覧」食品と科学社（2002）
- 「世界大百科事典」平凡社（2007）
- 「大日本百科事典」小学館（1978）
- 「天然物便覧」食品と科学社（2005）
- 「南米薬用植物ガイドブック」南米薬用ハーブ普及会（2001）
- 「日本大百科全書」小学館（1994）
- 「日本の食生活全集・聞き書アイヌの食事」農山漁村文化協会（1992）
- 「ビワ，果樹園芸大百科」農山漁村文化協会（2000）
- 「プランタ」No.58（1998年9月号）研成社
- A. Davidson "The Oxford Companion to Food", Oxford University Press (1999)
- Benedetti S., Scoglio S., Canestrari F "Antioxidant properties of a novel phycocyanin extract from the blue-green alga Aphanizomenon Flos Aquae" Life Sciences, Vol.7, pp.2353-2362 (2004)
- D. E. Moerman "Native American Foods Plants", Timber Press (1998)
- D. E. Moerman "Native American Ethnobotany", Timber Press (2010)
- H. W. Ockerman "Food Science Sourcebook", Van Nostrand Reinhold (1991)
- Ian Hemphill "The spice and herb bible", R. Rose (2006)
- J. B. Harborne "Chemical Dictionary of Economic Plants" Wiley (2001)
- J. C. Th. Uphofv "Dictionary of Economic Plants", Verlag von J. Cramer (1968) J. Trager "The Food Chronology", Henry Holt & Co. (1995)
- Jill Norman "herb & spices" Dorling Kindersley Limited (2002)
- Jules Janick, Robert E. Paull "The encyclopedia of fruit & nuts", CABI North American Office (2008)
- Julia Frances Morton "Atlas of Medicinal Plants of Middle America: Bahamas to Yucatan", Charles C Thomas Pub Ltd. (1981)
- K. F. Kiple et al. "The Cambridge World History of Food", Cambridge Univ. Press (2000)
- Keio University "Hiyoshi Review of Nature Science" No. 42, 30, Keio University (2007)
- Lesley Bremness "Herbs", Dorling Kindersley Inc. (2002)
- Lyle Susanna "Fruit & nuts", Timber Press (2006)
- M.T. Sanford "Producing Pollen" U. of Florida IFAS Extension, ENY118 (2003)
- P. Dillon "GIN", Justin, Charles & Co. (2003)
- Sarah Garland "The Complete Book of Herbs & Spices", Frances Lincoln Publishers Limited (1997)
- Stephen Facciola "Cornucopia II: A Source Book of Edible Plants", Kampong Pub. (1998)
- T. K. Lim "Edible Medical and Non-Medical Plants Vol. 11" Springer (2016)
- T. Tanaka "Tanaka's Cyclopedia of Edible Plants of the World", Keigaku Publihsing (1976)
- Umberto Quattrocchi "CRC World Dictionary of Medicinal and Poisonous Plants", CRC Press (2012)
- Umberto Quattrocchi "CRC World Dictionary of Plant Names", CRC Press (1999)
- V. L. Komalov "Flora of The U. S. S. R." B. I. A. S. of the USSR (1971)
- W.T.Stearn "Botanical Latin 4th" David & Charles (1992)
- Atoll Research Bulletin No.361, p58
- Dictionary of Natural Products
- Duke's phytochemical and ethnobotanical database
- "Herbs of Commerce second Edition" American Herbal Products Association (2000)
- Native American Ethnology Database
- NCBI Database
- PubMed
- Pubmed. & Mabinlin - Wikipedia
- SciFinder
- "The Royal Botanic Gardens" Kew and Missouri Botanical Garden

索 引

- ●**学名索引**
  基原植物に掲載された学名についてアルファベット順に配列した．また，食経験等に記述した近縁種等の学名も含めて配列した．
- ●**和名索引**
  基原植物に掲載された植物和名について五十音順に配列した．また，食薬区分（非医）リストに掲載された生薬名，他名等も含めて配列した．
- ●**科名索引**
  本書に掲載した基原植物について科名ごとに分類し，科名の五十音順に配列した．なお，本書では新エングラー分類体系による科名を採用した．

学名索引

A

Abelmoschus esculentus	537
Abelmoschus manihot	537
Abrus fruticulosus	257
Abrus precatorius	257
Abutilon theophrasti	061
Acacia catechu	029・674
Acacia dealbata	723
Acacia mearnsii	747
Acacia podalyriaefolia	747
Acacia senegal	044
Acanthopanax giraldii	277
Acanthopanax sciadophylloides	277
Acanthopanax sieboldianus	089・106
Acanthopanax spinosus	089
Acer nikoense	731
Achillea alpina	586
Achillea millefolium	420・586
Achillea moschata	586
Acorus gramineus	429
Actinidia arguta	321
Actinidia chinensis	321
Actinidia polygama	321・740
Adansonia digitata	579
Adenophora triphylla var. *japonica*	360
Aegle marmelos	081
Aesculus hippocastanum	414・531
Aesculus turbinata	531
Agaricus bisporus	015・424
Agaricus campestris	015
Agaricus subrufescens	015
Agaricus subrutilescens	015
Agathis robusta	292
Agave americana	007
Agave sisalana	007
Agave tequilana	007
Ageratum conyzoides	155
Agrimonia eupatoria	407
Agrimonia pilosa	221
Ajuga decumbens	210
Ajuga decumbens var. *typica*	210
Akebia quinata	018
Albizia julibrissin	568
Albizia lebbeck	644
Allium bakeri	145
Allium fistulosum	566
Allium porrum	566
Allium sativum	564
Allium schoenoprasum	021
Allium schoenoprasum var. *foliosum*	021
Allium tuberosum	560
Allium victorialis var. *platyphyllum*	206
Alnus glutinosa	120
Alnus japonica	431
Aloe arborescens	049・192
Aloe ferox	049
Aloe perryi	049
Aloe vera	049
Aloysia citriodora	686
Alpinia formosana	264
Alpinia galanga	548
Alpinia officinarum	548
Alpinia speciosa	264
Althaea officinalis	047
Althaea rosea	469
Amaranthus caudatus	266
Amaranthus hybridus	395
Amaranthus tricolor subsp. *mangostanus*	266
Amomum cardamomum	370
Amomum compactum	639
Ampelopsis brevipedunculata	573
Ampelopsis cantoniensis var. *grossedentata*	522
Ampelopsis grossedentata	522
Ampelopsis japonica	147
Anagallis arvensis	802
Ananas comosus	576
Anaphalis margaritacea	763
Andrographis paniculata	342・439
Angelica acutiloba	519

Angelica archangelica	050
Angelica edulis	519
Angelica japonica	519
Angelica keiskei	024・050・519
Angelica pubescens	343
Annona muricata	240
Anoectochilus formosanus	218
Antennaria dioica	107
Antennaria parvifolia	107
Antennaria rosea	107
Anthriscus cerefolium	487
Anthyllis vulneraria	052
Antrodia camphorata	053
Aphanizomenon	033
Aphanizomenon flos-aquae	033
Apios americana	042
Apios fortunei	042
Apium graveolens	436
Apium graveolens var. *secalinum*	436
Apocynum venetum	789
Arachis hypogaea	788
Aralia chinensis	350
Aralia cordata	095
Aralia elata	477
Arctium lappa	294
Arctostaphylos uva-ursi	283
Areca catechu	647
Armoracia rusticana	821
Artemisia	448
Artemisia absinthium	227
Artemisia anomala	794
Artemisia dracunculus	105
Artemisia princeps	780
Artocarpus communis	613
Artocarpus heterophyllus	613
Aspalathus linearis	659
Asparagus cochinchinensis	516
Asparagus racemosus	362
Asperula odorata	244
Aspidistra elatior	614
Astilbe thunbergii	009
Astilbe thunbergii var. *congesta*	009
Astragalus complanatus	357
Astragalus gummifer	357・536
Astragalus leioclados	536
Astragalus membranaceus	118
Astragalus microcephalus	536
Astragalus sinicus	160・357・593・812
Auricularia auricula-judae	191
Auricularia polytricha	191
Avena fatua	168
Avena sativa	115
Averrhoa bilimbi	302
Averrhoa carambola	302

B

Baccharis trimera	172
Bacillus bifidus communis	633
Bacillus natto	543
Bacillus subtilis	543
Bacillus subtilis (natto)	543
Backhousia citriodora	810
Bacopa monnieri	135
Barosma betulina	658
Basella alba	507
Basella rubra	507
Bauhinia forficata	592
Bellis perennis	629
Benincasa hispida	517
Berberis vulgaris	426
Berchemia racemosa	236
Beta vulgaris	315
Beta vulgaris var. *cicla*	657
Betula pendula	347
Betula platyphylla var. *japonica*	375
Bidens biternata	288
Bidens pilosa	288
Bidens tripartita	463
Bifidobacterium	633
Bifidobacterium bifidum	633
Bifidobacterium breve	633
Bifidobacterium longum	633
Bletilla striata	376
Blumea balsamifera	464
Boesenbergia pandurata	239
Borago officinalis	801
Borassus flabellifer	094
Borojoa patinoi	700
Boschniakia globra	554
Boschniakia rossica	554
Boswellia serrata	692
Brassica juncea	247
Brassica napus	541

Brassica nigra	247
Brassica oleracea	260
Brassica oleracea var. *acephala*	260
Brassica oleracea var. *botrytis*	260
Brassica oleracea var. *capitata*	260
Brassica oleracea var. *gemmifera*	260
Brassica oleracea var. *gongylodes*	260
Brassica rapa	541
Bryonia alba	670
Bupleurum falcatum	308
Butyrospermum parkii	336

C

Clerodendrum trichotomum	707
Calendula officinalis	521
Calluna vulgaris	209
Calystegia japonica	642
Camellia japonica	499
Camellia sinensis	486 · 515
Campsis grandiflora	797
Camptotheca acuminata	184
Canarium album	183
Candida utilis	276
Cannabis sativa	019
Capparis masaikai	156
Capsella bursa-pastoris	540
Capsicum annuum	518
Carica papaya	605
Carpesium abrotanoides	760
Carthamus tinctorius	677
Carum carvi	636
Carya cathayensis	323
Carya illinoensis	323
Carya tomentosa	323
Caryocar nuciferum	591
Cassia acutifolia	444
Cassia alata	604
Cassia angustifolia	444
Cassia nomame	334
Cassia obtusifolia	111 · 334 · 607
Cassia occidentalis	334 · 607
Cassia siamea	466
Celosia argentea	570
Celosia cristata	570
Centaurea cyanus	752
Centaurium minus	442
Centella asiatica	500
Centipeda minima	528
Ceratonia siliqua	064
Cetraria islandica	003
Chaenomeles japonica	229
Chaenomeles japonica f. *alba*	229
Chaenomeles sinensis	741
Chaenomeles speciosa	689
Chamaecyparis obtusa	631
Chamaemelum nobile	163 · 817
Chamaenerion angustifolium	758
Chelidonium majus	526
Chenopodium album var. *centrorubrum*	008
Chenopodium ambrosioides	046
Chenopodium quinoa	197
Chimaphila japonica	099
Chimaphila umbellata	099
Chlorella	253
Chlorella vulgaris	253
Choerospondias axillaris	549
Chondrus crispus	759
Chondrus elatus	759
Chrysanthemum cinerariefolium	013
Chrysanthemum coccineum	013
Chrysanthemum morifolium	189
Cichorium intybus	190
Cimicifuga racemosa	663
Cimicifuga simplex	009 · 663
Cinnamomum camphora	232
Cinnamomum cassia	259
Cinnamomum okinawense	259
Cinnamomum sintoc	381
Cinnamomum verum	259
Cirsium dipsacolepis	569 · 746
Cirsium japonicum	569
Cirsium nipponense	569
Cirsium spicatum	569
Cirsium yezoense	702
Cissus verticillata	079
Cistanche ambigua	286 · 554
Cistanche deserticola	286 · 554
Cistanche salsa	286 · 554
Cistanche tubulosa	177
Citrus aurantium	460 · 720
Citrus grandis	245 · 673
Citrus hystrix	672
Citrus junos	720 · 772

Citrus kinokuni	720
Citrus limon	807
Citrus medica var. *sarcodactylis*	655
Citrus natsudaidai	544
Citrus paradisi	245
Citrus reticulata	720
Citrus sinensis	142
Citrus tachibana	471・720
Citrus tangerina	400
Citrus unshiu	494
Clematis chinensis	074
Clerodendrum cyrtophyllum	707
Clerodendrum serratum	707
Clitoria ternatea	493
Cnicus benedictus	198
Cnidium chuanxiong	437
Cnidium japonicum	608
Cnidium monnieri	608
Cnidium officinale	437・608
Cocos nucifera	754
Codonopsis lanceolata	505・574
Codonopsis ussuriensis	574
Coffea arabica	279
Coffea liberica	279
Coffea robusta	279
Coix lacryma-jobi var. *ma-yuen*	598
Cola acuminata	280
Cola nitida	280
Coleus forskohlii	171
Combretum micranthum	267
Commelina communis	501
Commiphora molmol	165
Commiphora mukul	165
Commiphora myrrha	165
Conandron ramondioides	075
Consolida regalis	803
Copaifera langsdorffii	291
Copaifera officinalis	290
Coptis chinensis	124
Coptis japonica	124
Coptis trifolia	124
Corchorus capsularis	748
Corchorus olitorius	748
Cordia salicifolia	488
Coriandrum sativum	287
Cornus officinalis	329
Corydalis bungeana	230
Corydalis turtschaninovii f. *yanhusuo*	230
Crassocephalum crepidioides	678
Crassula argentea	113
Crassula portulacea	270
Crataegus cuneata	325
Crataegus laevigata	409
Crataegus monogyna	409
Crataegus oxyacantha	409
Crataegus pinnatifida var. *major*	325
Cremastra appendiculata	309
Crocus sativus	316
Cucumis melo	738
Cucumis melo var. *cantalupensis*	738
Cucumis melo var. *inodorus*	738
Cucumis melo var. *reticulatus*	738
Cucurbita maxima	161
Cucurbita moschata	161
Cuminum cyminum	238
Cuphea carthagenensis	567
Curculigo orchioides	445
Curcuma amada	718
Curcuma aromatica	090・615
Curcuma longa	090・615
Curcuma zedoaria	152
Cyclocarya paliurus	397
Cymbopogon citratus	808
Cynara scolymus	492
Cynomorium coccineum	132
Cyperus microiria	166

D

Daemonorops draco	211
Dalbergia odorifera	273
Daphniphyllum macropodum	773
Daucus carota	562
Decalepis hamiltonii	510
Dichroa febrifuga	023・080
Dioscorea alata	096・762
Dioscorea batatas	335・438・762
Dioscorea bulbifera	123
Dioscorea bulbifera f. *spontanea*	123
Dioscorea japonica	335・438・762
Dioscorea nipponica	438
Diospyros kaki	148
Dipsacus asper	547
Dipsacus asperoides	547

Dipsacus japonicus 547
Dolichos lablab 684
Draba nemorosa var. *hebecarpa* 066
Drynaria fortunei 580
Dryobalanops aromatica .... 232・796
Dunaliella salina 512

E

Echinacea purpurea 104
Echinodorus macrophyllus 356
Eclipta alba 465
Eisenia bicyclis 045
Elettaria cardamomum .... 370・639
Eleusine coracana 342
Eleutherococcus senticosus 106
Elsholtzia ciliata 272
Elymus repens 352
Embelia ribes 116
Engelhardia chrysolepis 271
Enterococcus faecalis 633
Epiphyllum oxypetalum 262
Equisetum arvense 386
Erigeron annuus 637
Erigeron breviscapus 481
Eriobotrya japonica 646
Erythrina crista-galli 143
Erythrina variegata 143
Eschscholzia californica 602
Eucalyptus globulus 770
Eucommia ulmoides 532
Eugenia uniflora 472
Euonymus alatus 556
Euphoria longana 793
Euphrasia officinalis 284
Euryale ferox 138
Eurycoma longifolia 538
Evernia prunastri 498

F

Fagopyrum esculentum 451
Fagopyrum tataricum 473
Ferula assa-foetida 016
Ficus carica 060
Ficus elastica 298
Ficus pumila .... 125・462

Ficus pumila var. *awkeotsang* 002
Ficus religiosa 083
Filipendula ulmaria 416
Firmiana simplex 005
Flammulina velutipes 110
Foeniculum vulgare 087
Fomes fomentarius .... 293・502
Fomitopsis pinicola 293
Fordia cauliflora 153
Forsythia suspensa 811
Fortunella japonica var. *margarita* 213
Fragaria vesca 108
Fraxinus excelsior 415
Fraxinus japonica .... 006・415
Fraxinus lanuginosa 006
Fraxinus mandshurica 756
Fraxinus rhychophylla 006
Fucus distichus subsp. *evanescens* 632
Fucus gardneri 632
Fucus serratus 632
Fucus vesiculosus 632

G

Galega officinalis 174
Galeola septentrionalis 497
Ganoderma applanatum 293
Ganoderma lucidum 804
Garcinia cambogia 173
Garcinia mangostana 719
Gardenia augusta 327
Gardenia jasminoides 327
Gaylussacia baccata 596
Gelidium elegans 513
Gentiana lutea 268
Gentianella alborosea 112
Geum japonicum 456
Ginkgo biloba 063
Glechoma hederacea subsp. *grandis* 813
Gleditsia japonica 307
Glehnia littoralis 610
Glycine max 458
Glycyrrhiza glabra 180
Glycyrrhiza uralensis 180
Gnaphalium affine 606
Gossypium arboreum 739
Gossypium hirsutum 739

Grifola frondosa	704
Guaiacum officinale	226
Gymnadenia conopsea	509
Gymnema sylvestre	201
Gynostemma pentaphyllum	038

H

Haematoxylum campechianum	617
Hamamelis virginiana	611
Harpagophytum procumbens	511
Hedychium coronarium	599
Hedychium spicatum	599
Helianthus annuus	635
Helianthus tuberosus	188
Helichrysum italicum	681
Hemerocallis fulva	216
Hemerocallis fulva var. *longituba*	216
Hericium erinaceus	766
Herniaria glabra	682
Hevea brasiliensis	298
Hibiscus rosa-sinensis	660
Hibiscus sabdariffa	577
Hieracium pilosella	688
Hippophae rhamnoides	306
Hoodia gordonii	648
Hordeum vulgare	129
Houttuynia cordata	366
Hovenia dulcis	187
Humulus lupulus	696
Hydrangea grosseserrata	751
Hydrangea macrophylla	515
Hydrangea macrophylla f. *otaksa*	023
Hydrangea macrophylla var. *thunbergii*	023・037
Hymenaea courbaril	363
Hypericum erectum	134
Hypericum patulum	215
Hypericum perforatum	215・405
Hyptis suaveolens	364
Hyssopus officinalis	628

I

Ibicella lutea	511
Ilex aquifolium	422
Ilex cornutaet	622
Ilex latifolia	478
Ilex paraguariensis	712
Illicium religiosum	453
Illicium verum	453
Impatiens balsamina	687
Inonotus obliquus	159
Ipomoea aquatica	139
Ipomoea cairica	743
Irvingia gabonensis	034
Isatis indigotica	372
Isodon japonicus	117
Isodon kameba	117
Isodon shikokianus	117
Isodon trichocarpus	117
Ixeris dentata	076
Ixeris stolonifera	076

J

Jasminum officinale	361
Jasminum officinale var. *grandiflorum*	361
Jatropha curcas	551
Juglans nigra	248
Juglans regia	248
Juglans regia var. *orientis*	150
Juncus effusus	054
Juncus serratus	054
Juniperus communis	419

K

Kaempferia galanga	333
Kaempferia parviflora	664
Kerria japonica	765
Kochia scoparia	353

L

Lactobacillus	558・633
Lactobacillus acidophilus	025・633
Lactobacillus bulgaricus	025
Lactobacillus delbrueckii subsp. *bulgaricus*	025・558
Lactococcus lactis subsp. *cremoris*	558
Lactococcus lactis subsp. *lactis*	558
Lactuca virosa	820
Lagenaria siceraria var. *depressa*	640・653
Lagenaria siceraria var. *hispida*	640・769
Lagenaria siceraria var. *siceraria*	640・653

Lagerstroemia speciosa ⋯⋯⋯⋯⋯⋯ 601
Laminaria japonica ⋯⋯⋯⋯⋯⋯ 304
Lamium album ⋯⋯⋯⋯⋯⋯ 136
Lamium album var. *barbatum* ⋯⋯⋯⋯⋯⋯ 136
Lathyrus quinquenervius ⋯⋯⋯⋯⋯⋯ 814
Laurus nobilis ⋯⋯⋯⋯⋯⋯ 263
Lavandula angustifolia ⋯⋯⋯⋯⋯⋯ 791
Lawsonia inermis ⋯⋯⋯⋯⋯⋯ 341
Ledum groenlandicum ⋯⋯⋯⋯⋯⋯ 242
Ledum palustre ⋯⋯⋯⋯⋯⋯ 242
Lentinula edodes ⋯⋯⋯⋯⋯⋯ 337
Leontopodium alpinum ⋯⋯⋯⋯⋯⋯ 103
Leonurus cardiaca ⋯⋯⋯⋯⋯⋯ 806
Lepidium meyenii ⋯⋯⋯⋯⋯⋯ 706
Leucaena leucocephala ⋯⋯⋯⋯⋯⋯ 219
Leuconostoc ⋯⋯⋯⋯⋯⋯ 558
Levisticum officinale ⋯⋯⋯⋯⋯⋯ 818
Ligustrum japonicum ⋯⋯⋯⋯⋯⋯ 559
Ligustrum lucidum ⋯⋯⋯⋯⋯⋯ 559
Ligustrum purpurascens ⋯⋯⋯⋯⋯⋯ 340
Lilium auratum ⋯⋯⋯⋯⋯⋯ 775
Lilium lancifolium ⋯⋯⋯⋯⋯⋯ 775
Lilium leichtlini ⋯⋯⋯⋯⋯⋯ 775
Limonium wrightii var. *luteum* ⋯⋯⋯⋯⋯⋯ 057
Lindera strychnifolia ⋯⋯⋯⋯⋯⋯ 100
Lindera umbellata ⋯⋯⋯⋯⋯⋯ 091
Linum usitatissimum ⋯⋯⋯⋯⋯⋯ 036
Liquidambar formosana ⋯⋯⋯⋯⋯⋯ 450
Liquidambar orientalis ⋯⋯⋯⋯⋯⋯ 450
Liquidambar styraciflua ⋯⋯⋯⋯⋯⋯ 450
Liriosma ovata ⋯⋯⋯⋯⋯⋯ 726
Litchi chinensis ⋯⋯⋯⋯⋯⋯ 805
Lithocarpus polystachyus ⋯⋯⋯⋯⋯⋯ 515
Lonicera japonica ⋯⋯⋯⋯⋯⋯ 214
Lophatherum gracile ⋯⋯⋯⋯⋯⋯ 480
Lotus corniculatus var. *japonicus* ⋯⋯⋯⋯⋯⋯ 724
Ludwigia octovalvis var. *sessiliflora* ⋯⋯⋯⋯⋯⋯ 193
Luffa cylindrica ⋯⋯⋯⋯⋯⋯ 675
Lycium chinense ⋯⋯⋯⋯⋯⋯ 228
Lycopersicon esculentum ⋯⋯⋯⋯⋯⋯ 535
Lycopodium clavatum ⋯⋯⋯⋯⋯⋯ 380
Lycopodium serratum ⋯⋯⋯⋯⋯⋯ 441
Lygodium japonicum ⋯⋯⋯⋯⋯⋯ 157
Lygodium pedatum ⋯⋯⋯⋯⋯⋯ 157
Lygodium pepo ⋯⋯⋯⋯⋯⋯ 161
Lygodium scandens ⋯⋯⋯⋯⋯⋯ 157
Lysimachia christinae ⋯⋯⋯⋯⋯⋯ 217
Lysimachia japonica ⋯⋯⋯⋯⋯⋯ 289
Lythrum anceps ⋯⋯⋯⋯⋯⋯ 721

M

Macrocystis pyrifera ⋯⋯⋯⋯⋯⋯ 265
Mahonia aquifolium ⋯⋯⋯⋯⋯⋯ 621
Majorana hortensis ⋯⋯⋯⋯⋯⋯ 713
Mallotus japonicus ⋯⋯⋯⋯⋯⋯ 014
Malpighia glabra ⋯⋯⋯⋯⋯⋯ 028
Malus pumila ⋯⋯⋯⋯⋯⋯ 799
Malva sylvestris ⋯⋯⋯⋯⋯⋯ 092
Malva verticillata ⋯⋯⋯⋯⋯⋯ 520
Malva verticillata var. *crispa* ⋯⋯⋯⋯⋯⋯ 520
Mangifera indica ⋯⋯⋯⋯⋯⋯ 717
Manihot dulcis ⋯⋯⋯⋯⋯⋯ 202
Manihot esculenta ⋯⋯⋯⋯⋯⋯ 202
Manihot utilissima ⋯⋯⋯⋯⋯⋯ 202
Marrubium vulgare ⋯⋯⋯⋯⋯⋯ 715
Matricaria chamomilla ⋯⋯⋯⋯⋯⋯ 163
Maytenus boaria ⋯⋯⋯⋯⋯⋯ 705
Medicago sativa ⋯⋯⋯⋯⋯⋯ 048
Melaleuca alternifolia ⋯⋯⋯⋯⋯⋯ 736
Melaleuca leucadendra ⋯⋯⋯⋯⋯⋯ 736
Melastoma dodecandrum ⋯⋯⋯⋯⋯⋯ 344
Melia azedarach ⋯⋯⋯⋯⋯⋯ 443
Melilotus officinalis ⋯⋯⋯⋯⋯⋯ 403
Melissa officinalis ⋯⋯⋯⋯⋯⋯ 737
Mentha arvensis var. *piperascens* ⋯⋯⋯⋯⋯⋯ 594
Mentha longifolia ⋯⋯⋯⋯⋯⋯ 753
Mentha piperita ⋯⋯⋯⋯⋯⋯ 421・594・725
Mentha pulegium ⋯⋯⋯⋯⋯⋯ 730
Mentha rotundifolia ⋯⋯⋯⋯⋯⋯ 031
Mentha spicata ⋯⋯⋯⋯⋯⋯ 594
Mentha spicata var. *crispa* ⋯⋯⋯⋯⋯⋯ 391
Meristotheca papulose ⋯⋯⋯⋯⋯⋯ 274
Mertensia cilata ⋯⋯⋯⋯⋯⋯ 485
Mertensia maritima ⋯⋯⋯⋯⋯⋯ 485
Mertensia pterocarpa ⋯⋯⋯⋯⋯⋯ 485
Mesona chinensis ⋯⋯⋯⋯⋯⋯ 440
Metroxylon sagu ⋯⋯⋯⋯⋯⋯ 313
Mikania glomerata ⋯⋯⋯⋯⋯⋯ 224
Mikania scandens ⋯⋯⋯⋯⋯⋯ 224
Momordica charantia ⋯⋯⋯⋯⋯⋯ 553
Momordica grosvenorii ⋯⋯⋯⋯⋯⋯ 785
Monascus purpureus ⋯⋯⋯⋯⋯⋯ 676
Monascus anka ⋯⋯⋯⋯⋯⋯ 676

Monascus ruber	676
Morinda citrifolia	750
Morus alba	254
Mosla chinensis	428
Mucuna pruriens	597
Mucuna pruriens var. *utilis*	597
Musa acuminata	588・600
Musa balbisiana	588
Musa basjoo	588
Musa × sapientum	600
Myrcia multiflora	182
Myrciaria floribunda	164
Myrciaria dubia	164
Myrica cerifera	379
Myrica rubra	768
Myrica rubra var. *alba*	768
Myristica fragrans	555

N

Nelumbo nucifera	589
Nepeta cataria	068
Nephelium lappaceum	792
Nerium indicum	207
Nigella damascena	662
Nuphar japonicum	275
Nyctanthes arbor-tristis	084

O

Ocimum basilicum	482・734
Oenothera biennis	735
Oldenlandia diffusa	656
Oldenlandia hedyotidea	205・515
Olea europaea	141
Omphalia lapidescens	782
Onopordum acanthium	128
Operculina turpethum	139
Ophiocordyceps sinensis	523
Opuntia ficus-indica	093
Orchis latifolia	309・509
Orchis morio	309
Orobanche coerulescens	448
Orthosiphon aristatus	237
Oryza sativa	070
Osmanthus fragrans var. *aurantiacus*	222
Osmanthus fragrans var. *fragrans*	222

P

Paeonia lactiflora	359
Paeonia suffruticosa	694
Palaquium oblongifolium	233
Panax ginseng	041・133・328・505・574・695
Panax japonicus	634
Panax notoginseng	328
Panax pseudoginseng subsp. *himalaicus*	634
Panax quinquefolius	041
Pandanus tectorius	354
Papaver rhoeas	630
Papaver somniferum	261
Parietaria micrantha	624
Parthenocissus tricuspidata	038
Passiflora caerulea	529
Passiflora edulis	489・529
Passiflora incarnata	489・529
Patrinia scabiosifolia	140
Patrinia villosa	140
Paullinia cupana	170
Pediococcus	558
Penthorum chinense	468
Perilla frutescens var. *acuta* f. *viridis*	345
Perilla frutescens var. *crispa*	345
Persea americana	035
Petroselinum crispum	590
Peucedanum japonicum	695
Peucedanum ostruthium	086
Peumus boldus	699
Pfaffia glomerata	392
Pfaffia iresinoides	392
Pfaffia jubata	392
Pfaffia paniculata	392
Pfaffia pulverulenta	392
Phallus indusiatus	196
Pharbitis nil	020
Phaseolus vulgaris	078
Phellinus linteus	732
Phellodendron amurense	122
Phlomis umbrosa	623
Phoenix dactylifera	545
Phragmites australis	022
Phyllanthus acidus	194
Phyllanthus emblica	194・296・779
Phyllanthus niruri	194
Phyllanthus niruri var. *amarus*	194

Phyllanthus urinaria	296	*Polygonum tinctorium*	474
Phyllospadix iwatensis	144	*Polypodium leucotomos*	698
Phyllospadix scouleri	144	*Poncirus trifoliata*	169
Phyllostachys bambusoides	514	*Pongamia pinnata*	252
Phyllostachys heterocycla	467	*Porphyra yezoensis*	274
Phyllostachys nigra var. *henonis*	483	*Portulaca oleracea*	587
Physalis pruinosa	374	*Portulaca oleracea* var. *sativa*	587
Phytolacca americana	746	*Potentilla tormentilla*	527
Picrorhiza kurrooa	278	*Pouteria obovata*	011
Picrorhiza scrophulariaeflora	278	*Premna odorata*	043
Pimpinella anisum	032	*Primula officinalis*	408
Pinus bungeana	584	*Primula sieboldii*	311
Pinus densiflora	710	*Prinsepia uniflora*	383
Pinus koraiensis	710	*Proboscidea louisianica*	511
Pinus laricio	710	*Prunus armeniaca*	178
Pinus pinaster	668	*Prunus avium*	425
Pinus pinea	710	*Prunus domestica*	412
Pinus roxburghii	710	*Prunus grayana*	102
Pinus strobus	389	*Prunus japonica*	055
Pinus succinifera	292	*Prunus mume*	098
Pinus thunbergii	710	*Prunus padus*	102
Piper angustifolium	709	*Prunus persica*	744
Piper betle	220	*Prunus serotina*	819
Piper kadsura	649	*Pseudostellaria heterophylla*	457
Piper longum	082・285・365・709	*Pseudotaxus chienii*	583
Piper nigrum	285	*Psidium guajava*	225
Piper retrofractum	082・365	*Psoralea corylifolia*	691
Piper sarmentosum	575	*Pterocarpus indicus*	348
Piper wallichii var. *hupehense*	649	*Ptychopetalum olacoides*	726
Plantago asiatica	126・680	*Pueraria lobata*	231・461
Plantago lanceolata	404・680	*Pueraria lobota*	146
Plantago major	404	*Pueraria mirifica*	146
Plantago ovata	669	*Pueraria montana*	461
Plantago psyllium	404	*Punica granatum*	312
Platycodon grandiflorus	186	*Pyrola japonica*	062
Pleurotus	016	*Pyropia tenera*	274
Pleurotus cornucopiae	476	*Pyrrosia grandisimus*	427
Pleurotus cornucopiae var. *citrinopileatus*	476	*Pyrrosia hastata*	427
Pleurotus eryngii	016	*Pyrrosia lingua*	427
Pleurotus eryngii subsp. *tuoliensis*	016	*Pyrrosia pelislosus*	427
Pleurotus ostreatus	476		
Polygonatum falcatum	121		
Polygonatum odoratum	056		

Q

Quercus infectoria	742
Quercus salicina	101
Quisqualis indica	339

Polygonatum odoratum var. *pluriflorum*	056
Polygonum aviculare	722
Polygonum cuspidatum	058
Polygonum multiflorum	503

R

Ranunculus japonicus	097
Raphanus sativus	783
Ravensara aromatica	790
Reaumuria soongorica	554
Rheum coreanum	373・454
Rheum officinale	373・454
Rheum palmatum	454
Rheum rhaponticum	373・454
Rhinacanthus nasutus	595
Rhodiola rosea	077
Rhus glabra	786
Rhus javanica	565
Rhus trichocarpa	761
Rhus typhina	393
Ribes ambiguum	755
Ribes nigrum	151・658
Ribes sinanense	387
Rosa canina	815
Rosa damascena	612
Rosa davurica	764
Rosa hirtula	331
Rosa roxburghii	377
Rosa roxhunghii	377
Rosa rugosa	609
Rosmarinus officinalis	816
Rubia tinctorum	401
Rubus	160・593
Rubus coreanus	533
Rubus fruticosus	406・666
Rubus idaeus	787
Rubus palmatus var. *coptophyllus*	185
Rubus suavissimus	515
Rudbeckia laciniata	127
Rumex acetosa	200・384
Rumex japonicus	777
Rumex nepalensis var. *andreaeanus*	200
Ruscus aculeatus	539
Ruta graveolens	685

S

Saccharomyces cerevisiae	276
Saccharomyces rouxii	276
Saccharum officinarum	179
Salacia chinensis	320
Salacia oblonga	319
Salacia reticulata	318
Salicornia europaea	030
Salix alba	411
Salsola komarovii	131
Salvia apiana	701
Salvia hispanica	482
Salvia miltiorrhiza	479
Salvia officinalis	137・322
Salvia sclarea	137
Sambucus ebulus	778
Sambucus nigra	417
Sambucus racemosa subsp. *sieboldiana*	432
Sanguisorba officinalis	822
Santalum album	443
Sapindus mukorossi	727
Saponaria officinalis	317
Sarcandra glabra	447
Sargentodoxa cuneata	455
Sasa kurilensis	484
Sasa veitchii Rehder	234
Sassafras albidum	314
Satureja hortensis	195
Satureja montana	195
Saururus chinensis	618
Saussurea eriocephala	433
Saussurea involucrata	433
Saussurea laniceps	433
Saussurea medusa	433
Saussurea tridactyla	433
Sciadopitys verticillata	292
Scirpus fluviatilis	088
Scoparia dulcis	398
Scutellaria baicalensis	119・385
Scutellaria barbata	619
Scutellaria lateriflora	385
Secale cereale	784
Sedum aizoon var. *aizoon*	212
Sedum aizoon var. *floribundum*	212
Sedum kamtschaticum	212
Sedum sarmentosum	506
Senecio integrifolium var. *spathulatus*	130
Senecio integrifolius subsp. *fauriei*	130
Senecio scandens	446
Serenoa repens	572
Sesamum indicum	295
Sigesbeckia orientalis	733

Sigesbeckia pubescens	733	*Taraxacum officinale*	413
Silybum marianum	714	*Taraxacum platycarpum*	181
Simmondsia californica	697	*Taxus baccata*	059
Sinapis alba	247	*Taxus cuspidata*	059
Sisymbrium officinale	149	*Taxus cuspidata* var. *nana*	059
Smallanthus sonchifolius	749	*Taxus yunnanensis*	583
Smilax china	324・338	*Terminalia bellerica*	399
Smilax glabra	324	*Terminalia catappa*	745
Smilax riparia	338	*Terminalia chebula*	362・399
Solanum dulcamara	396	*Tetragonia tetragonoides*	504
Solanum dulcamara var. *lyratum*	396	*Tetrapanax papyrifer*	495
Solanum lyratum	641	*Thamnolia vermicularis*	771
Solanum muricatum	679	*Thuja orientalis*	449
Solanum nigrum	069	*Thujopsis dolabrata*	027
Solanum paniculatum	367	*Thujopsis dolobrata* var. *hondae*	027
Solanum tuberosum	616	*Thymus quinquecostatus*	071・435
Solidago virgaurea	017	*Thymus serpyllum*	435
Sonchus oleraceus	571	*Thymus serpyllum* subsp. *citriodorum*	809
Sophora japonica	114	*Thymus vulgaris*	071・435・470
Sorbus aucuparia	546	*Tilia*	160・593
Sorbus commixta	546	*Tilia* × *europaea*	410・693
Sparassis crispa	603	*Tilia japonica*	351
Sparassis latifolia	603	*Tilia miqueliana*	083
Spartium junceum	109	*Tilia* × *vulgaris*	410・693
Spatholobus suberectus	256	*Tinospora crispa*	072
Spirulina	390	*Tithonia diversifolia*	557
Stellaria alsine var. *undulata*	358	*Torreya nucifera*	625
Stellaria media	585	*Torreya nucifera* var. *radicans*	625
Sterculia lychnophora	620	*Trachelospermum asiaticum*	462
Stevia rebaudiana	388	*Trachelospermum jasminoides*	462
Streptococcus	558	*Trachelospermum officinalis*	469
Streptococcus thermophilus	025・558・633	*Trachycarpus fortunei*	368
Strobilanthes cusia	795	*Trametes versicolor*	176
Styrax benzoin	051	*Trapa bispinosa*	626
Swertia chirata	728	*Trapa incisa*	626
Swertia japonica	278	*Trapa japonica*	626
Swertia pseudochinensis	728	*Trapa natans*	626
Symphytum officinale	305	*Tremella fuciformis*	282・378
Syzygium aromaticum	246	*Tremella mesenterica*	282
Syzygium cumini	665	*Trichilia catigua*	154
		Tricholoma caligatumu	711
T		*Tricholoma fulvocastaneum*	711
		Tricholoma matsutake	711
Tabebuia impetiginosa	085	*Tricholoma robustum*	711
Tamarix chinensis	208	*Trichosanthes bracteata*	175
Tanacetum parthenium	542	*Trichosanthes kirilowii*	175
Tanacetum vulgare	542・781	*Trichosanthes kirilowii* var. *japonica*	175

Trichosanthes palmata	175
Trifolium pratense	010
Trifolium repens	010・160・593
Trigonella foenum-graecum	303
Triticum aestivum	297
Triticum compactum	297
Triticum durum	297
Tropaeolum majus	223
Tulipa edulis	039
Tulipa latifolia	039
Tussilago farfara	652
Typha latifolia	162

U

Ulmus rubra	012
Uncaria gambir	029
Uncaria gambir	674
Uncaria rhynchophylla	490
Uncaria tomentosa	203
Uraria lagopodioides	301
Urtica dioica	402

V

Vaccinium angustifolium	671
Vaccinium macrocarpon	241
Vaccinium myrtillus	423
Vaccinium uliginosum	251
Vaccinium vitis-idaea	283
Valeriana fauriei	158
Valerianella locusta	703
Vallisneria denseserrulata	430
Vallisneria natans	430
Verbascum thapsus	645
Verbena chamaedryfolia	627
Verbena hybrida	627
Verbena incisa	627
Verbena officinalis	235・627
Verbena phlogiflora	627
Verbena tenera	627
Veronica didyma var. *lilacina*	067
Veronica miqueliana	255
Veronica persica	067
Veronicastrum virginicum	667
Viburnum opulus	776
Vicia angustifolia	167
Vicia angustifolia var. *segetalis*	167
Vicia sativa	167
Vigna angulariset	026
Vigna radiata	798
Vinca minor	638
Viola canadensis	349
Viola mandshurica	394
Viola odorata	349・552
Viola pedata	349
Viola sororia	349
Viola tricolor	326
Viola vaginata	552
Viola yedoensis	349
Vitex agnus-castus	418
Vitex cannabifolia	563
Vitis coignetiae	767
Vitis vinifera	661

W

Wisteria floribunda	654

Y

Yucca filamentosa	774

Z

Zanthoxylum americanum	040
Zanthoxylum bungeanum	040・346
Zanthoxylum piperitum	040・065・330・346
Zanthoxylum piperitum f. *inerme*	065・346
Zanthoxylum schinifolium	065
Zea mays	525
Zingiber officinale	330・369
Zizania latifolia	708
Zizyphus jujuba var. *inermis*	332・459
Zizyphus jujuba var. *spinosa*	332
Zostera marina	144

和名索引

ア

アーティチョーク	492
アイ	474
アイギョクシ	002
アイスランド苔	003
アイスランドモス	003
アイゾーン	212
アイブライト	004
アイリッシュモス	759
アオギリ	005
アオダモ	006
アオノリュウゼツラン	007
アガーベ	007
アカガウクルア	146
アカザ	008
アカショウマ	009
アカツメクサ	010
アカテツ	011
アカニレ	012
アカバナムシヨケギク	013
アカマツ	710
アカミノキ	617
アカメガシワ	014
アガリクス	015
アガリクス・ブラゼイ	015
阿魏	016
アギタケ（阿魏茸）	016
アキノキリンソウ	017
アクアインカー	578
アグリモニア	407
アグリモニー	407
アケビ	018
アサ	019
アサガオ	020
アサクサノリ	274
アサクラザンショウ	065
アサツキ	021
アシ	022
アジサイ	023
アシタバ	024・050・519
アシドフィルス菌	025・633
アズキ	026
アスナロ	027
アセロラ	028
アセンヤク	029
アセンヤクノキ	674
アダン	354
アッケシソウ	030
アッサムチャ	486
アップルミント	031
アニール・トレバドール	079
アニス	032
アファニゾメノン	033
アブラナ	541
アフリカバオバブ	579
アフリカマンゴノキ	034
アボカド	035
アポン	034
アマ	036
アマシ	036
アマダイダイ	142
アマチャ	023・037・515
アマチャヅル	038
アマドコロ	056
アマナ	039
アマニ油	036
アマニュウ	519
アマニン	036
アマモ	144
アマランサス・ハイブリダス	395
アメリカクガイソウ	667
アメリカザンショウ	040
アメリカスミレサイシン	349
アメリカニンジン	041
アメリカホドイモ	042
アメリカマンサク	611
アラガオ	043
アラキクラゲ	191
アラビアコーヒー	279

和名	ページ
アラビアゴム	044
アラビアゴムノキ	044
アラメ	045
アララギ	059
アリタソウ	046
アルガロバ	064
アルテア	047
アルファバーカ	734
アルファルファ	048
アレキサンドリアセンナ	444
アロエ	049
アロエベラ	049
アロマティカ	615
アンズ	178
アンゼリカ	050
アンソクコウノキ	051
アンティリス・ブルネラリア	052
アンデスポテト	749
アントロディア　カンフォラタ	053
アンマロク	779

イ

和名	ページ
イ	054
イグサ	054
イクリニン	055
イザヨイバラ	377
イシャイラズ	049
イズイ	056
イソツツジ	242
イソボウキ	353
イソマツ	057
イタドリ	058
イタリアカサマツ	710
イタリアニンジンボク	418
イチイ	059
イチジク	060
イチビ	061
イチャクソウ	062
イチョウ	063
イナゴマメ	064
イヌザンショウ	065
イヌナズナ	066
イヌノフグリ	067
イヌハッカ	068
イヌホオズキ	069
イネ	070・269・299・300

和名	ページ
イノンド	636
イブキジャコウソウ	071・435
イペ	578
イボツヅラフジ	072
イラクサ属	073
イレイセン	074
イワタバコ	075
イワニガナ	076
イワベンケイ	077
インゲンマメ	078
インスリーナ	079
インディアンデイト	173
インディアンマルベリー	750
インドアマチャ	080
インドカラタチ	081
インドゴムノキ	298
インドシタン	348
インドナガコショウ	082
インド乳香	692
インドボダイジュ	083
インドヤコウボク	084
インペティギノサ	085
インペラトリア	086

ウ

和名	ページ
ウイキョウ	087
ウインターメロン	738
ウキヤガラ	088
ウコギ	089・106
ウコン	090・615
ウコンイソマツ	057
ウシノツメ	592
ウショウ	091
ウスベニアオイ	092
ウチワサボテン	093
ウチワドコロ	438
ウチワヤシ	094
ウッドラフ	244
ウド	095
ウバイ	098
ウベ	096
ウマゴヤシ	048
ウマノアシガタ	097
ウメ	098
ウメガサソウ	099
ウヤク	100

ウラジロガシ	101	オオアザミ	714
ウラルカンゾウ	180	オオイタビ	125・462
ウルチカソウ	073	オオイナゴマメ	363
ウワウルシ	283	オオイヌノフグリ	067
ウワミズザクラ	102	オオウメガサソウ	099
ウンシュウミカン	494	オオカラスウリ	175
ウンナンコウトウスギ	583	オオカラスノエンドウ	167
		オークモス	498
		オオサンザシ	325
エ		オートムギ	115
エーデルワイス	103	オオニンニク	564
エキナケア	104	オオバアサクサノリ	274
エゴマ	345	オオバコ	126・680
エストラゴン	105	オオバナサルスベリ	601
エゾウコギ	106	オオバフジボグサ	301
エゾチチコグサ	107	オオハンゴンソウ	127
エゾウワミズザクラ	102	オオヒレアザミ	128
エゾノチチコグサ	107	オオベニミカン	400
エゾヘビイチゴ	108	オオマツヨイグサ	735
エゾヨモギギク	542	オオミサンザシ	325
エニシダ	109	オオムギ	129
エノキタケ	110	オカオグルマ	130
エビスグサ	111・334・607	オカゼリ	608
エリカ	209	オカノリ	520
エリシマム	149	オカヒジキ	131
エリンギ	016	オギョウ	606
エルカンプーレ	112	オクラ	537
エルダー	417	オシャクシタケ	132
エンゴサク	230	オシャグジタケ	132
エンシショウ	113	オタネニンジン	041・133・328・505・574・695
エンジュ	114	オトギリソウ	134
エンバク	115	オトコエシ	140
エンベリア	116	オトメアゼナ	135
エンメイギク	629	オドリコソウ	136
エンメイソウ	117	オニオオバコ	404
		オニク	554
オ		オニサルビア	137
オウギ	118	オニノダケ	519
オウゴン	119	オニバス	138
オウシュウトネリコ	415	オニビシ	626
オウシュウハンノキ	120	オニマツ	668
オウシュウマツタケ	711	オニユリ	775
オウセイ	121	オペルクリナ・タルペタム	139
オウバク	122	オボノ	034
オウヤクシ	123	オミナエシ	140
オウレン	124	オランダドリアン	240
		オランダハッカ	391

オランダビユ	691
オランダミツバ	436
オリーブ	141
オリーブノキ	141
オリーブ油	141
オレイフ	141
オレゴンブドウ	621
オレンジ	142
オレンジピール	142

カ

ガーデンアンゼリカ	050
カイガンショウ	668
カイコウズ	143
カイショウシ	710
カイソウ〈海草〉	144
ガイハク	145
カイフウトウ	649
カイヨウ	114
ガイヨウ	780
ガウクルア	146
カガミグサ	147
カキ	148
カギカズラ	490
カキジマコンブ	304
カキドオシ	813
カキネガラシ	149
カシグルミ	150
カシス	658
ガジュツ	152
カシュトウ	153
カタシログサ	618
カツアバ	154
ガツガラコンブ	304
カッコウアザミ	155
カッパリス・マサイカイ	156
カナダスミレ	349
カニクサ	157
カノコソウ	158
カバノアナタケ	159
ガフショクソウ	528
カフン	160
カホクザンショウ	040・346
カボチャ	161
ガマ	162
カミツレ	163

カミヤツデ	495
カムカム	164
ガムグクル	165
ガムググル	165
カメバヒキオコシ	117
カモミール	163
カヤ	625
カヤツリグサ	166
カヤノキ	625
カユプテ	736
ガラエ	742
カラシナ	247
カラスノエンドウ	167
カラスムギ	168
カラタチ	169
カラトウキ	519
ガラナ	170
カリウスフォレスコリー	171
カリン	741
カルケ	172
カルケージャ	172
カルケッハ	172
ガルシニアカンボジア	173
カルダモン	370・639
カレープラント	681
ガレガソウ	174
カロニン	175
カワラケツメイ	334
カワラタケ	176
カンカトウ	153
カンカニクジュヨウ	177
カンキョウ	369
カンキョウニン	178
カンコウソウ	468
カンショ	179
カンゾウ	180
カンタロープ	738
カンテン	513
カントウタンポポ	181
カントウヨウ	652
カントンニンジン	041
ガンビール	029
ガンビールノキ	029・674
カンブイ	182
カンフル	371
カンラン	183
カンレンソウ	465

カンレンボク	184	キュラソーアロエ	049

キ

キイチゴ	185	キョウオウ	090
キイチゴ属	160・593	キョウカ	599
キカラスウリ	175	ギョウジャニンニク	206
キキョウ	186	キョウチクトウ	207
キク	189	キョウバク	451
キグ	187	ギョクチク	056
キクイモ	188	ギョリュウ	208
キクカ	189	ギョリュウモドキ	209
キクニガナ	190	キランソウ	210
キクバオウレン	124	キリンケツ	211
キクラゲ	191	キリンケツヤシ	211
キケン	733	キリンソウ	212
キコク	169・460・544	キレンソウ	733
ギシギシ	777	キンカン	213
キジツ	460・544	キンギンカ	214
キジュ	184	ギンゴウカン	219
キシュウミカン	720	キンシバイ	215
キダチアロエ	049・192	キンシンサイ	216
キダチキンバイ	193	キンセンカ	521
キダチコミカンソウ	194	キンセンソウ	217
キダチハッカ	195	キンセンレン	218
キッソウコン	158	ギンナン	063
キヌガサタケ	196	ギンネム	219
キノア	197	キンバイザサ	445
キハダ	122	キンポウゲ	097
キバナアザミ	198	キンマ	220
キバナイソマツ	057	キンミズヒキ	221
キバナオウギ	118	キンモクセイ	222
キバナシュスラン	199・218	ギンモクセイ	222
キバナツノゴマ	511	キンレンカ	223
キブネダイオウ	200		
キミガヨラン	774		

ク

ギムネマ	201	グアコ	224
キムラタケ	554	グアバ	225
キャッサバ	202	グアヤクノキ	226
キャッツクロー	203	クガイ	227
キャベツ	260	クコ	228
キャラウェイ	636	クコシ	228
キャラボク	059	クコツ	622
キャロブ	064	クコヨウ	228
キュウサイシ	560	クサギ	707
キュウセツチャ	204	草珊瑚	447
ギュウハクトウ	205・515	クサスギカズラ	516
		クサノオウ	526
		クサボケ	229

和名	ページ
クジチョウ	230
クズ	146・231・461
クスノキ	232
クソウ	430
クダモノケイソウ	489・529
クチナシ	327
グッタペルカ	233
グッタペルカノキ	233
クテイチャ	478
グビジンソウ	630
クマザサ	234
クマタケラン	264
クマツヅラ	235・627
クマヤナギ	236
クミスクチン	237
クミン	238
クラチャイ	239
グラビオラ	240
クラブ小麦	297
グラミニス	352
クラリーセージ	137
クランベリー	241
グリーンランドイソツツジ	242
グルテン	243
クルマバソウ	244
グレープフルーツ	245
クレン	443
クローブ	246・491
クロガラシ	247
クログルミ	248
クロスグリ	151・249
クロタネソウ	662
クロバナヒキオコシ	117
クロフサスグリ	151
黒米	250
クロマツ	710
クロマメノキ	251
クロモジ	091
クロヨナ	252
クロレラ	253
クワ	254
クワガタソウ	255
クンチ	239

ケ

和名	ページ
ケイ	259
ケイケットウ	256
ケイコツソウ	257
ケイシ	258
ケイトウ	570
ケイヒ	259
ケープアロエ	049
ケール	260
ケシ	261
ゲッカビジン	262
ゲッケイジュ	263
ゲッケイヨウ	263
ケツジツ	138
ゲットウ（月桃）	264
ケツメイシ	111
ケツメイヨウ	111
ケナシサルトリイバラ	324
ケルプ	265
ケン	266
ゲンゲ	357
ケンケレバ	267
ゲンチアナ	268
ケンポナシ	187
玄米胚芽	269

コ

和名	ページ
コウエン	655
コウカ	677
コウガイモ	430
コウカガンショウ	270
ゴウカンヒ	568
コウキ	271
コウケイテン	077
コウコウ	273
コウコウダン	273
コウコラン	038
コウシャジクソウ	010
コウジュ	272
コウジョウボク	773
コウシンコウ	273
コウスイハッカ	737
コウスイボク	686
コウズク	548
コウソウ	274
コウトウ	490
酵母	276
コウホネ	275

コウマ	789		コブミカン	672
コウモウゴカ（紅毛五加）	277		ゴボウ	294
コウヤマキ	292		ゴマ	295
コウライニンジン	133		ゴマ油	295
コエンドロ	287		コミカンソウ	296
コオウレン	278		コミラ	560
コオニユリ	775		コムギ	243・297
コーヒーノキ	279		ゴムノキ	298
コーラ	280		コメデンプン	299
コーラノキ	280		コメヌカ	300
コールラビ	260		コモンヴィッチ	167
ゴカ	281		コラ	280
コガネキクラゲ	282		ゴラカ	173
コガネニカワタケ	282		コラシ	280
コガネバナ	119・385		コラノキ	280
コガネヤナギ	119		コリアンダー	287
ゴガンカジュヒ	549		コリビ	301
ゴギョウ	606		ゴレンシ	302
コクダイズ	458		コロハ	303
コクチナシ	327		コンブ	265
コクワ	321		コンブ	304
コケモモ	283		コンフリー	305
コゴメグサ	284		コンブレツム	267
コゴメビユ	682			
ココヤシ	754		## サ	
コシ	769			
コシアブラ	277		サーサップ	240
コショウ	285		サージ	306
コシロノセンダングサ	288		サーモフィルス菌	025・558
コジン	286		サイカチ	307
コズイシ	287		サイコ	308
コセンダングサ	288		サイザルアサ	007
五爪竜	743		サイハイラン	309
コタラヒム	318		サイリウム・ハスク	669
コタラヒムブツ	318		サキシマボタンヅル	074
ゴツコーラ	500		サキョウ	310
骨砕補	580		サクラソウ	311
コトジツノマタ	759		サクリュウカ	306
コナスビ	289		ザクロ	312
コニワザクラ	055		サゴヤシ	313
コノテガシワ	449		ササクサ	480
コパイーバ・オフィシナリス	290		サッサフラス	314
コパイーバ・ラングスドルフィ	291		サッサフラスノキ	314
ゴバイシ	565		サトウキビ	179
コハク	292		サトウダイコン	315
コバノトネリコ	006		サネブトナツメ	332
コフキサルノコシカケ	293		サフラワー	677

和名	ページ
サフラン	316
サボリー	195
ザボン	673
サボンソウ	317
サマツタケ	711
サヨウ	132
ザラエノハラタケ	015
サラシア・オブロンガ	319
サラシア・キネンシス	320
サラシア・レティキュラータ	318
サラシナショウマ	009・663
サルサ	338
サルトリイバラ	324・338
サルナシ	321
サルノコシカケ	176
サルビア	322
サワアザミ	702
サンカクトウ	323
サンキライ	324
サンザシ	325
サンシキスミレ	326・349
サンジコ	039
サンシシ	327
サンシチニンジン	328
サンシュユ	329
サンショウ	040・065・330・346
サンショウバラ	331
サンセキリュウ	312
サンソウニン	332
サントリソウ	198
サンナ	333・599
三白草	618
サンペンズ	334
サンヤク	335

シ

和名	ページ
シア	336
シアーバターノキ	336
シアノキ	336
ジイソブ	505
シイタケ	337
シオデ	338
枝核	805
シカラク	675
シキミ	453
シクンシ	339
シケイジョテイ	340
シコウカ	341
シゴカ	106
ジゴクノカマノフタ	210
シコクビエ	342
シシウド	343
ジシバリ	076
ジジン	344
シセンサンショウ	346
シソ	345
シソ油	345
シダレカンバ	347
シタン	348
ジチョウ	349
シトロン	655
シナカラスウリ	175
シナサルナシ	321
シナタラノキ	350
シナニッケイ	259
シナノキ	351
シナノキ属	160・593
シナボタンヅル	074
シノダケ	514
シバイカ	764
シバムギ	352
ジビジビ	393
ジフ	353
シベリアニンジン	106
シマタコノキ	354
シマトウガラシ	355
シメジ	476
ジャイアントケルプ	265
シャエンシ	357
ジャガイモ	616
ジャクゼツソウ	358
シャクヤク	359
ジャコウノコギリソウ	586
射出胞子酵母	276
シャジン	360
ジャスミン	361
シャゼンシ	126
シャゼンソウ	126
シャゼンヨウ	126
シャタバリ	362
ジャック	613
ジャトバ	363
ジャビャクシ	364

シャペウデコウロ	356		スイカズラ	214
ジャワナガコショウ	082・365		スイチョウコウ	193
シャンピニオン	424		スイバ	200・384
ジャンブル	729		スイヨウバイ	456
ジュウニヒトエ	210		スガモ	144
ジュウヤク	366		スカルキャップ	385
シュショウジン	509		スギナ	386
ジュズダマ	598		スグリ	387
ジュゼツ	293		スコッツヘザー	209
腫節風	447		スサビノリ	274
ジュルベーバ	367		スターアニス	453
シュロ	368		ステビア	388
ショウカ	023		ストレプトコッカス属	558
ショウガ	369		ストローブ	389
ショウキョウ	369		ストローブマツ	389
ジョウザンアジサイ	023		スピルリナ	390
ショウズク	370		スペアミント	391
ショウノウ	371		スペインカンゾウ	180
ショウボクヒ	710		スベリヒユ	587
ショウヨウダイオウ	454		スマ	392
ショウラン	372		スマック	393
ショウレンギョウ	134		スミレ	394
食用ダイオウ	373・454		スミレサイシン	552
ショクヨウホオズキ（食用ホオズキ）	374		スリッパリーエルム	012
ジョテイシ	559		スリナムチェリー	472
シラカンバ	375		スリムアマランス	395
シラクチヅル	321		ズルカマラ	396
ジラシ	636			
シラン	376		**セ**	
シリ	377		セイショウ	570
シロガラシ	247		セイセンリュウ	397
シロキクラゲ	282・378		セイタカカナビキソウ	398
シロコヤマモモ	379		セイタカミロバラン	399
シロツメクサ	010・160・593		セイヒ	400
シロトウアズキ	257		青皮竹	514
シロノタモギタケモドキ	476		セイヨウアカネ	401
シロバナムショケギク	013		セイヨウアブラナ	541
シロマイタケ	704		セイヨウイチイ	059
シロヤマモモ	768		セイヨウイチゴ	787
シンキンソウ	380		セイヨウイラクサ	402
シントククスノキ	381		セイヨウエビラハギ	403
			セイヨウオオバコ	404
ス			セイヨウオトギリソウ	215・405
スイートオレンジ	382		セイヨウカノコソウ	158
スイートキャッサバ	202		セイヨウカボチャ	161
ズイカク	383		セイヨウキイチゴ	406

和名	ページ
セイヨウキンミズヒキ	407
セイヨウグルミ	150
セイヨウサクラソウ	408
セイヨウサンザシ	409
セイヨウシナノキ	410・693
セイヨウシロヤナギ	411
セイヨウジン	041
セイヨウスモモ	412
セイヨウセキショウモ	430
セイヨウタンポポ	413
セイヨウトチノキ	414・531
セイヨウトネリコ	415
セイヨウナツユキソウ	416
セイヨウニワトコ	417
セイヨウニンジン	041
セイヨウニンジンボク	418
セイヨウネズ	419
セイヨウノコギリソウ	420・586
セイヨウハッカ	421・594・725
セイヨウヒイラギ	422
セイヨウヒメスノキ	423
セイヨウビャクシン	419
セイヨウマツタケ	424
セイヨウミザクラ	425
セイヨウメギ	426
セイヨウヤブイチゴ	406・666
セイヨウヤマハッカ	737
セイヨウワサビ	821
セイロンニッケイ	259
セージ	137・322
セキイ	427
セキコウジュ	428
石指甲	506
セキショウ	429
セキショウズ	026
セキショウモ	430
セキセツソウ	500
セキヨウ	431
セキリュウ	312
セキレン	270
セッコツボク	432
セッテ・サングリアス	567
セツレンカ	433
ゼニアオイ	092・434
セルピウムソウ	435
セルリー	436
セロリ	436
センカクソウ	221
センキュウ	437・608
センザンリュウ	438
センシンレン	342・439
センソウ	440
センソウトウ	441
センゾクダン	547
センタウリウムソウ	442
センダン	443
センダングサ	288
セントジョンズワート	405
センナ	444
センニンコク	266
センブリ	278
センボウ	445
センリコウ	446
センリョウ	204・447

ソ

和名	ページ
ソウカクシ	307
ソウシ	566
ソウジツ	566
ソウジュヨウ	448
ソウジン	254
ソウボク	350
ソウヨウ	254
ソキクソウ	606
ゾクダン	547
ソクハクヨウ	449
ソケイ	361
ソゴウコウ	450
ソコトラアロエ	049
ソバ	451
ソバミツ	451
ソヨウゴカ	281
ソロバンノキ	431

タ

和名	ページ
ターミナリア・ベリリカ	452
ダイウイキョウ	453
ダイオウ	373・454
タイキンギク	446
タイケイ	569
タイゲイ	286
ダイケットウ	455

ダイコン	783
ダイコンソウ	456
ダイサン	564
タイシジン	457
ダイショ	096・762
ダイズ	458
ダイズオウケン	458
ダイズ油	458
タイセイ	372
タイセイヨウ	707
タイソウ	459
ダイダイ	460・720
タイム	071・470
タイワンアブラギリ	551
タイワンクズ	461
タイワンツナソ	748
タイワンテイカカズラ	462
タイワンニンジンボク	563
タイワンバナナ	588
タウコギ	463
タカクマヒキオコシ	117
タカサゴギク	464
タカサブロウ	465
タガヤサン	466
タケノコ	467
竹節草	447
タケ類	467
タコノアシ	468
タスイカ	515
タスイセキカヨウ	515
タチアオイ	469
タチキジムシロ	527
タチジャコウソウ	071・435・470
タチスベリヒユ	587
タチバナ	471・720
タチバナアデク	472
ダッタンソバ	473
タデアイ	474
タピオカ	202
タヒボ	475
タベブイア	475
ダマスクバラ	612
タマツバキ	559
タマリンド	173
タモギタケ	476
タラゴン	105
タラノキ	477
タラヨウ	478
タンジー	781
タンジン	479
タンチク	483
タンチクヨウ	480
タンテイヒホウ	481
タンポポ	690

チ

チア	482
チクマハッカ	068
チクリョウ	782
チクレキ	483
チコリー	190
チシエンコン	527
チシマザサ	484
チシマルリソウ	485
チジミコンブ	304
チチウリ	605
チドリソウ	509
チャ	486
チャービル	487
チャイブ	021
チャデブグレ	488
チャノキ	486・515
茶葡萄	522
チャボガヤ	625
チャボトケイソウ	489・529
チャンチンモドキ	549
チユ	822
チョウコウ	491
チョウコウイクリ	055
チョウジ	491
チョウジノキ	246
チョウジ油	491
チョウショウ	091
チョウセンアザミ	492
チョウセンゴヨウ	710
チョウセンダイオウ	373・454
チョウセンニンジン	133
チョウトウコウ	490
チョウマメ	493
チンネベリセンナ	444
チンピ	494

ツ

ツウダツボク	495
ツガサルノコシカケ	293
ツキミソウ	496
ツキミソウ油	496
ツクシ	386
ツクシメナモミ	733
ツクリタケ	015・424
ツタ	038
ツチアケビ	497
ツナソ	748
ツノゴマ	511
ツノマタゴケ	498
ツバキ	499
ツボクサ	500
ツユクサ	501
ツリガネタケ	293・502
ツリガネニンジン	360
ツルゲンゲ	357
ツルコケモモ	241
ツルシノブ	157
ツルドクダミ	503
ツルナ	504
ツルニンジン	505・574
ツルマンネングサ	506
ツルムラサキ	507
ツルレイシ	553

テ

ティートリー油	736
テイカカズラ	462
ティカナッツ	034
デイゴ	143
デイジー	637
テイムス・セルピウム	435
ティユール	508
テガタチドリ	509
デカルピス・ハミルトニー	510
テキラリュウゼツ	007
テツトウボク	466
デビルズクロー	511
デュナリエラ	512
デュラム小麦	297
テングサ	274・513
テンジクオウ	514
デンシチニンジン	328
テンダイウヤク	100
テンチャ	515
テンモンドウ	516

ト

トウアズキ	257
トウガシ	517
トウガニン	517
トウガラシ	518
トウガン	517
トウキ	519
トウキシ	520
トウキビ	525
トウキンセンカ	521
トウゲシバ	441
トウサイカチ	307
トウサンサイシン	481
トウシ	772
トウジシャ	657
トウシンソウ	054
トウチャ（藤茶）	522
トウチュウカソウ	523
トウネズミモチ	559
トウヒ	460・544
トウビシ	626
トウホクオウギ	524
トウモロコシ	525
トウモロコシ油	525
ドオウレン	526
トーメンティル	527
ドカンゾウ	153
トキワセンダン	443
トキンソウ	528
ドクダミ	366
ドケイガイ	046
トケイソウ	529
トゲバンレイシ	240
トケンラン	309
トサカノリ	274
トショウ	530
ドジョウザン	751
トショウジツ	530
トチノキ	531
トチバニンジン	634
トチュウ	532

ドツウソウ	497	ナンショウヤマイモ	550
トックリイチゴ	533	ナントウゴショウ	649
ドッグローズ	534	ナンバンキビ	525
ドナリエラ	512	ナンヨウアブラギリ	551
ドナリエラ油	512	ナンヨウギク	678
トネリコ	006・415		
トマト	535	**ニ**	
トラガント	357・536	ニオイイガクサ	364
トラガントノキ	536	ニオイスミレ	349・552
トリアシショウマ	009	ニガウリ	553
トリアシスミレ	349	ニガカシュウ	123
トルラ酵母	276	ニガナ	076
トロロアオイ	537	ニガハッカ	715
ドンカ	262	ニガヨモギ	227
トンカット・アリ	538	ニクジュヨウ	554
トンブリ	353	ニクズク	555
		ニゲラ	662
ナ		ニシキギ	556
ナイモウオウギ	118	二条オオムギ	129
ナガイモ	335・438・762	ニセマツタケ	711
ナガエカサ	538	ニセモリノカサ	015
ナガコショウ	285・709	ニチリンソウ	635
ナガコンブ	304	ニッケイ	259
ナカバギシギシ	777	ニトベギク	557
ナガバノゴレンシ	302	乳酸菌	558
ナギイカダ	539	ニョテイ	559
ナギナタコウジュ	272	ニラ	560
ナズナ	540	ニレ	561
ナタネ	541	ニワウメ	055
ナタネ油	541	ニワトコ	432
夏サボリー	195	ニンジン	562
ナツシロギク	542	ニンジンボク	563
ナットウ	543	ニンジン油	562
ナットウ菌	543	ニンドウ	214
ナツボダイジュ	693	ニンニク	564
ナツミカン	544		
ナツメ	332・459	**ヌ**	
ナツメグ	555	ヌルデ	565
ナツメヤシ	545		
ナナカマド	546	**ネ**	
ナベナ	547	ネギ	566
ナルコユリ	121	ネコノヒゲ	237
ナンガニン	161	根ショウガ	330
ナンキョウ	548	ネズ	530
ナンキンマメ	788		
ナンサンソウ	549		

和名	ページ
ネズミモチ	559
ネットメロン	738
ネットル	073
ネパールサンモ	200
ネバリミソハギ	567
ネマガリタケ	484
ネムノキ	568
ネムノハナ	568

ノ

和名	ページ
ノアザミ	569
ノウゼンカズラ	797
ノウゼンハレン	223
ノカンゾウ	216
ノゲイトウ	570
ノゲシ	571
ノコギリソウ	586
ノコギリパルメット	572
ノコギリヤシ	572
ノジスミレ	349
ノヂシャ	703
ノニ	750
ノビル	145
ノブドウ	573
ノミノフスマ	358

ハ

和名	ページ
バアソブ	574
ハチク	514
パープルコーンフラワー	104
パープルプラム	665
バーベナ	235
バイキセイ	293
ハイゴショウ	575
ハイショウ	140
パイナップル	576
ハイビスカス	577
パウダルコ	578
バオバブ	579
ハカマウラボシ	580
ハクエイ	641
ハクカ	063
ハクガ	517
バクガ	129・581
ハクカヒ	347
ハクショウトウ	584
バクダイ	620
ハクチャ	582
ハクトウギ	583
ハクヒショウ	584
ハクボクジ	378
ハクモウトウ	641
バコパモニエラ	135
ハコベ	585
ハゴロモカンラン	260
ハゴロモソウ	586
バシカン	587
バシクルモン	789
バショウ	588
バジリコ	734
バジル	482・734
ハス	589
パセリ	590
パセリ油	590
バターナット	591
パタデバカ	592
ハチク	483
ハチセンカ	023
ハチミツ	593
ハッカ	594
ハッカクレイシ	595
ハッカジャセツソウ	656
ハックツサイ	526
ハックルベリー	596
ハッショウマメ	597
パッションフラワー	529
パッソーラ	172
ハトムギ	598
ハナザクロ	312
ハナシュクシャ	599
バナナ	600
バナバ	601
ハナハッカ	713
ハナビシソウ	602
ハナビラタケ	603
ハネセンナ	604
ハノキ	431
パパイヤ	605
ハハコグサ	606
バビンロウ	156
パフィア	392
ハブソウ	334・607

ハベンソウ	235	ヒジツ	625
ハマウツボ	448	ヒシノミ	626
ハマウド	519	ヒシュカ	696
ハマジシャ	504	ビジョザクラ	627
ハマゼリ	608	ヒソップ	628
ハマナシ	609	ビターキャッサバ	202
ハマナス	609	ヒッコリー	323
ハマボウフウ	610	ヒトツバ	427
ハマメリス	611	ヒナギク	629
バラ	612	ヒナゲシ	630
パラゴムノキ	298	ヒノキ	631
ハラタケ	015	ヒノキアスナロ	027
パラミツ	613	ヒハツ	082・365
ハラン	614	ヒバマタ	632
ハルウコン	615	ヒバマタ属	632
ハルコガネバナ	329	ビフィズス菌	633
バルバドスサクラ	028	ビフィドバクテリウム属	633
パルミラヤシ	094	ヒペリクムソウ	405
バレイショ	616	ヒマラヤニンジン	634
バレイショデンプン	616	ヒマワリ	635
パロアッスル	617	ヒマワリ油	635
バンウコン	333	ヒメウイキョウ	636
バンカ	225	ヒメガマ	162
バンキョウ	504	ヒメジョオン	637
ハンゲショウ	618	ヒメスイバ	384
パン小麦	297	ヒメツルニチニチソウ	638
バンザクロ	225	ヒメビシ	626
ハンシレン	619	ヒメマツタケ	015
バンジロウ	225	ビャクゴウ	775
バンセキリュウ	225	ビャクズク	370・639
ハンダイカイ	620	ビャクダン	443
ハンノキ	431	ヒユ	266
パンノキ	613	ヒョウタン	640・653
		ヒヨドリジョウゴ	641
ヒ		ヒラタケ	476
		ヒラタケ属	016
ビート	315	ヒルガオ	642
ヒイラギメギ	621	ビルベリー	643
ヒイラギモチ	622	ビルマネム	644
ビール酵母	276	ヒレハリソウ	305
ヒカゲキセワタ	623	ビロウドマメ	597
ヒカゲノカズラ	380	ビロードアオイ	047・469
ヒカゲミズ	624	ビロードマメ	597
ヒキオコシ	117	ビロードモウズイカ	645
ヒグルマ	635	ヒロハアマナ	039
ヒゴロモソウ	137	ビワ	646
ヒシ	626	ピンピネラ	032

ビンロウ	647	プルイノサ	374
ビンロウジ	647	ブルーベリー	671
		プルーン	412
フ		ブルガリア菌	025・558
ファイアウィード	758	プルット	672
フィーバーフュー	542	プルプレア	104
フィクスインディカ	093	ブロッコリー	260
フィランツス	296	プロバンサンアーティチョーク	492
フウ	450	ブンタン	245・673
プーアルチャ	486	ブンドウ	798
フウセンヒルガオ	139		
フーディア・ゴードニー	648	**ヘ**	
フウトウカズラ	649	ベイリーフ	263
フェカーリス菌	633	ベールフルーツ	081
プエラリアミリフィカ	650	ペカン	323
フェンネル	087	ペグアセンヤク	674
ブカトウ	651	ヘチマ	675
フキタンポポ	652	ヘッジマスタード	149
フキノトウ	652	ペディオコッカス属	558
フクベ	640・653	ペドラ・ウマ・カア	182
フジ	654	ペドラ・ウメカ	182
フジチャ	486	ベニクスノキタケ	053
フジマメ	078・684	ベニコウジ	676
ブシュカン	655	ベニバナ	677
フタバムグラ	656	ベニバナセンブリ	442
フダンソウ	657	ベニバナボロギク	678
ブッコ	658	ベニバナ油	677
ブッコノキ	658	ペパーミント	421
ブッシュティー	659	ペピーノ	679
ブッシュマンゴー	034	ペポカボチャ	161
ブッソウゲ	660	ヘラオオバコ	404・680
ブドウ	661	ヘリクリサム・イタリカム	681
フユアオイ	520	ペルシャグルミ	150・248
冬サボリー	195	ヘルニアリアソウ	682
フユボダイジュ	693	ベルノキ	683
ブラジルチェリー	472	ヘンカクボク	383
ブラジルニンジン	392	ベンガルカラタチ	081
ブラッククミン	662	ヘンズ	684
ブラックコホッシュ	663	ヘンナ	341
ブラックジンジャー	664	ペンペングサ	540
ブラックプラム	665	ヘンルーダ	685
ブラックベリー	666		
ブラックルート	667	**ホ**	
フランスカイガンショウ	668	ホウキギ	353
プランタゴ・オバタ	669	ボウシュウボク	686
ブリオニア	670		

基原植物事典　855

ホウセンカ	687	マダケ	467・514
ホークウィード	688	マタタビ	321・740
ホースミント	753	マチク	467
ホクチュウソウ	523	マチコ	709
ボケ	689	マツ	710
ホコウエイコン	690	マッシュルーム	015
ホコツシ	691	マツタケ	711
ボスウェリア・セラータ	692	マツタケモドキ	711
ホソバタイセイ	372	マツノミ	710
ホソバノキリンソウ	212	マツバ	710
ホソメコンブ	304	マツヤニ	710
ボダイジュ	083・693	マツヨイグサ	735
ボダイジュミツ	693	マテ	712
ボタン	694	マニオク	202
ボタンボウフウ	695	マビンロウ	156
ホップ	696	マヨラナ	713
ホドイモ	042	マラカスムギ	115
ホナガアオゲイトウ	395	マリアアザミ	714
ホホバ	697	マリーゴールド	521
ボラゴソウ	801	マルバダイオウ	373
ポリポディウム・レウコトモス	698	マルバデイゴ	143
ボルド	699	マルバハッカ	715
ポルトガルプラム	665	マルベリー	716
ボレイジ	801	マレイン	645
ポロネギ	566	マロー	434
ボロホ	700	マンゴー	717
ホワイトウイロー	411	マンゴージンジャー	718
ホワイトセージ	701	マンゴスチン	719
ホンオニク	554	マンシュウウコギ	281
ホンカンゾウ	216	マンダリン	720
ボンタン	673	マンネンタケ	804
		マンネンロウ	816

マ

マアザミ	702		
マーシュ	703		
マーシュマロウ	047		
マイタケ	704		
マイテン	705		
マカ	706		
マカマカ	706		
マキバクサギ	707		
マクサ	513		
マグワ	254		
マコモ	708		
マコンブ	304		
マジョラム	713		

ミ

ミシマサイコ	308
ミズブキ	138
ミソハギ	721
ミチヤナギ	722
ミツイシコンブ	304
ミツバオウレン	124
ミドリハッカ	391・594
ミモザアカシア	723
ミヤコグサ	724
ミヤマコウゾウリナ	688
ミヤマコウゾリナ	688
ミルナ	131

ミロバラン	362・399	モモタマナ	745
ミント	725	モリアザミ	569・746
		モリシマアカシア	747
		モロヘイヤ	748
		モンケイ	386

ム

ムイラプアマ	726
ムカシ	727
ムクロジ	727
ムシゴケ	771
無胞子酵母	276
ムラサキウマゴヤシ	048
ムラサキセンブリ	728
ムラサキツメクサ	010
ムラサキバレンギク	104
ムラサキフトモモ	729

ヤ

ヤーコン	749
ヤエナリ	798
ヤエヤマアオキ	750
ヤエンムギ	168
ヤカンゾウ	398
ヤクシマアジサイ	751
ヤクヨウダイオウ	454
ヤグルマギク	752
ヤグルマハッカ	753
ヤシ	754
ヤシャビシャク	755
ヤシ油	754
ヤチダモ	756
ヤナギ	757
ヤナギタデ	474
ヤナギハッカ	628
ヤナギラン	758
ヤハズエンドウ	167
ヤハズツノマタ	759
ヤブカンゾウ	216
ヤブタバコ	760
ヤブツバキ	499
ヤマイモコン	335
ヤマウコギ	089
ヤマウルシ	761
ヤマゴボウ	746
ヤマノイモ	335・438・762
ヤマハハコ	763
ヤマハマナス	764
ヤマブキ	765
ヤマブシタケ	766
ヤマブドウ	767
ヤマモモ	768
ヤマユリ	775
ヤロー	420

メ

メキャベツ	260
メグサハッカ	730
メグスリノキ	731
メシマコブ	732
メナモミ	733
メボウキ	734
メマツヨイグサ	735
メラレウカ	736
メリッサ	737
メリロート	403
メロン	738
メロンペア	679
メンジツ油	739

モ

モウソウチク	467
モエン	304
モクカ	605
モグサ	780
モクツウ	018
モクテンリョウ	740
モクレンシ	782
モッカ	741
モッショクシ	742
モツヤク	165
モミジバフウ	450
モミジヒルガオ	743
モモ	744

ユ

ユウガオ	640・769

ユーカリ	770	ラブラドールティー	242
ユーカリノキ	770	ラベンサラ	790
ユーカリ油	770	ラベンダー	791
ユウシカ	347	ラムノイデス	306
有胞子酵母	276	ランブータン	792

リ

リーキ	560
リコライス	180
リシリコンブ	304
リュウガソウ	221
リュウガン	793
リュウキ	069
リュウキド	794
リュウキュウアイ	795
リュウキュウイトバショウ	588
リュウノウ	796
リュウノウジュ	232
リョウキョウ	548
リョウショウカ	797
リョウフンソウ	440
リョクチャ	486
リョクトウ	798
リンゴ	799
リンゴ酢	799
リンサンゴカ	281

ユカン	194・779
ユキチャ	771
ユズ	720・772
ユズリハ	773
ユソウボク	226
ユッカ	774
ユリ	775

ヨ

ヨウシュカンボク	776
ヨウシュメハジキ	806
ヨウシュヤマゴボウ	746
ヨウテイ	777
ヨウバイヒ	768
ヨーロッパソクズ	778
ヨーロッパナナカマド	546
ヨカンシ	779
ヨクイニン	598
ヨクベイ	598
ヨシ	022
ヨモギ	780
ヨモギギク	781

ル

ルイボス	800
ルバーブ	454
ルリヂシャ	801
ルリハコベ	802
ルリヒエンソウ	803

レ

レイシ（霊芝）	804
レイシ（荔枝）	805
レイシカク	805
レイシュンカ	630
レオヌルスソウ	806
レッド・クローバー	010
レビスチクム	818
レモン	807
レモングラス	808

ラ

ラークスパー	803
ライオンゴロシ	511
ライガン	782
ライシ	782
ライジツ	782
ライフクシ	783
ライムギ	784
ラウンドリーミント	031
ラカンカ	785
ラクトバチルス属	558
ラケモサ	663
ラスグラブラ	786
ラズベリー	787
ラッカセイ	788
ラッキョウ	145
ラフマ	789

レモンソウ	808	ローレル	263
レモンタイム	809	六条オオムギ	129
レモンバーベナ	686	ロクテイソウ	062
レモンバーム	737	ロゼル	577
レモンマートル	810	ロッカクレイシ	804
レンカ	589	ロベージ	818
レンギョウ（連翹）	811	ロヘンソウ	707
レンゲ	160・593		
レンゲソウ	812		
レンコン	589	**ワ**	
レンジツ	589	ワームウッド	227
レンセンソウ	500・813	ワイルドカナダレタス	820
レンニク	589	ワイルドキャベツ	260
レンヨウ	589	ワイルドチェリー	819
レンリソウ	814	ワイルドブラックチェリー	819
		ワイルドマンゴー	034
ロ		ワイルドレタス	820
ロイコノストック属	558	ワカメ	265
ロウレンシュウキュウ	751	ワサビダイコン	821
ローズヒップ	815	ワタ	739
ローズマリー	816	ワダソウ	457
ローマカミツレ	817	ワレモコウ	822
ローマン・カモミール	163	ワレリア	158

科名索引

ア

アオイ科：Malvaceae
- イチビ ... 061
- ウスベニアオイ ... 092
- タチアオイ ... 469
- トロロアオイ ... 537
- ビロードアオイ ... 047
- ブッソウゲ ... 660
- フユアオイ ... 520
- ロゼル ... 577
- ワタ ... 739

アオキ科：Sterculiaceae
- *Sterculia lychnophora* ... 620

アオギリ科：Sterculiaceae
- アオギリ ... 005
- コーラノキ ... 280

アカザ科：Chenopodiaceae
- アカザ ... 008
- アッケシソウ ... 030
- アリタソウ ... 046
- オカヒジキ ... 131
- キノア ... 197
- トウジシャ ... 657
- ビート ... 315
- ホウキギ ... 353

アカテツ科：Sapotaceae
- アカテツ ... 011
- グッタペルカノキ ... 233
- シアノキ ... 336

アカネ科：Rubiaceae
- *Borojoa patinoi* ... 700
- *Uncaria tomentosa* ... 203
- カギカズラ ... 490
- ガンビールノキ ... 029・674
- ギュウハクトウ ... 205
- クチナシ ... 327
- クルマバソウ ... 244
- コーヒーノキ ... 279
- セイヨウアカネ ... 401
- フタバムグラ ... 656
- ヤエヤマアオキ ... 750

アカバナ科：Onagraceae
- キダチキンバイ ... 193
- メマツヨイグサ ... 735
- ヤナギラン ... 758

アケビ科：Lardizabalaceae
- *Sargentodoxa cuneata* ... 455
- アケビ ... 018

アサ科：Cannabaceae
- アサ ... 019

アダン科：Pandanaceae
- アダン ... 354

アブラナ科：Cruciferae
- アブラナ ... 541
- イヌナズナ ... 066
- カキネガラシ ... 149
- クロガラシ ... 247
- セイヨウワサビ ... 821
- ダイコン ... 783
- ナズナ ... 540
- ハゴロモカンラン ... 260
- ホソバタイセイ ... 372
- マカ ... 706

アマ科：Linaceae
- アマ ... 036

アヤメ科：Iridaceae
- サフラン ... 316

イ

イグサ科：Juncaceae
- イグサ ... 054

イソマツ科：Plumbaginaceae
- キバナイソマツ ... 057

イチイ科：Taxaceae
- イチイ ... 059
- ウンナンコウトウスギ ... 583
- カヤノキ ... 625
- ハクトウスギ ... 583

イチヤクソウ科：Pyrolaceae
  イチヤクソウ ……………………………………… 062
  オオウメガサソウ ………………………………… 099
イチョウ科：Ginkgoaceae
  イチョウ …………………………………………… 063
イネ科：Gramineae
  アシ ………………………………………………… 022
  イネ ………………………………………………… 070
  エンバク …………………………………………… 115
  オオムギ …………………………………………… 129
  カラスムギ ………………………………………… 168
  クマザサ …………………………………………… 234
  コムギ ……………………………………………… 297
  ササクサ …………………………………………… 480
  サトウキビ ………………………………………… 179
  シコクビエ ………………………………………… 342
  シバムギ …………………………………………… 352
  チシマザサ ………………………………………… 484
  トウモロコシ ……………………………………… 525
  ハチク ……………………………………………… 483
  ハトムギ …………………………………………… 598
  マコモ ……………………………………………… 708
  マダケ ……………………………………………… 514
  モウソウチク ……………………………………… 467
  ライムギ …………………………………………… 784
  レモングラス ……………………………………… 808
イラクサ科：Urticaceae
  セイヨウイラクサ ………………………………… 402
  ヒカゲミズ ………………………………………… 624
イワタバコ科：Gesneraceae
  イワタバコ ………………………………………… 075

ウ

ウコギ科：Araliaceae
  Acanthopanax giraldii ………………………… 277
  アメリカニンジン ………………………………… 041
  ウコギ ……………………………………………… 089
  ウド ………………………………………………… 095
  エゾウコギ ………………………………………… 106
  オタネニンジン …………………………………… 133
  カミヤツデ ………………………………………… 495
  サンシチニンジン ………………………………… 328
  シナタラノキ ……………………………………… 350
  タラノキ …………………………………………… 477
  ヒマラヤニンジン ………………………………… 634
ウシケノリ科：Bangiaceae
  アサクサノリ ……………………………………… 274
ウマノアシガタ科：Ranunculaceae
  ウマノアシガタ …………………………………… 097
ウメノキゴケ科：Parmeliaceae
  アイスランドモス ………………………………… 003
ウラボシ科：Polypodiaceae
  Polypodium leucotomos ……………………… 698
  ハカマウラボシ …………………………………… 580
  ヒトツバ …………………………………………… 427
ウリ科：Cucurbitaceae
  Bryonia alba …………………………………… 670
  Momordica grosvenorii ……………………… 785
  アマチャヅル ……………………………………… 038
  キカラスウリ ……………………………………… 175
  セイヨウカボチャ ………………………………… 161
  トウガン …………………………………………… 517
  ニガウリ …………………………………………… 553
  ヒョウタン ………………………………………… 640
  フクベ ……………………………………………… 653
  ヘチマ ……………………………………………… 675
  メロン ……………………………………………… 738
  ユウガオ …………………………………………… 769
ウルシ科：Anacardiaceae
  Rhus glabra …………………………………… 786
  Rhus typhina …………………………………… 393
  ナンサンソウ ……………………………………… 549
  ヌルデ ……………………………………………… 565
  マンゴー …………………………………………… 717
  ヤマウルシ ………………………………………… 761

エ

エゴノキ科：Styracaceae
  アンソクコウノキ ………………………………… 051

オ

オオバコ科：Plantaginaceae
  Plantago major ………………………………… 404
  Plantago ovata ………………………………… 669
  オオバコ …………………………………………… 126
  ヘラオオバコ ……………………………………… 680
オトギリソウ科：Hypericaceae
  Garcinia cambogia …………………………… 173
  オトギリソウ ……………………………………… 134
  キンシバイ ………………………………………… 215
  セイヨウオトギリソウ …………………………… 405

マンゴスチン	719

オミナエシ科：Valerianaceae

オミナエシ	140
カノコソウ	158
ノヂシャ	703

オモダカ科：Alismataceae

Echinodorus macrophyllus	356

カ

カエデ科：Acerceae

メグスリノキ	731

ガガイモ科：Asclepiadaceae

Decalepis hamiltonii	510
Gymnema sylvestre	201
Hoodia gordonii	648

カキノキ科：Ebenaceae

カキ	148

カタバミ科：Oxalidaceae

ゴレンシ	302

カバノキ科：Betulaceae

シダレカンバ	347
シラカンバ	375
ハンノキ	431

ガマ科：Typhaceae

ガマ	162

カヤツリグサ科：Cyperaceae

ウキヤガラ	088
カヤツリグサ	166

カンラン科：Burseraceae

Boswellia serrata	692
ガムグクル	165
カンラン	183

キ

キキョウ科：Campanulaceae

キキョウ	186
ツリガネニンジン	360
ツルニンジン	505
バアソブ	574

キク科：Compositae

Artemisia anomala	794
Artemisia dracunculus	105
Erigeron breviscapus	481
Helichrysum italicum	681
Lactuca virosa	820
Mikania glomerata	224
Saussurea involucrata	433
アカバナムシヨケギク	013
アキノキリンソウ	017
エーデルワイス	103
エゾノチチコグサ	107
オオアザミ	714
オオハンゴンソウ	127
オオヒレアザミ	128
オカオグルマ	130
カッコウアザミ	155
カミツレ	163
カルケッハ	172
カントウタンポポ	181
キク	189
キクイモ	188
キクニガナ	190
コセンダングサ	288
ゴボウ	294
サワアザミ	702
サントリソウ	198
ジシバリ	076
ステビア	388
セイヨウタンポポ	413
セイヨウノコギリソウ	420
タイキンギク	446
タウコギ	463
タカサゴギク	464
タカサブロウ	465
チョウセンアザミ	492
トウキンセンカ	521
トキンソウ	528
ナツシロギク	542
ニガヨモギ	227
ニトベギク	557
ノアザミ	569
ノゲシ	571
ハハコグサ	606
ヒナギク	629
ヒマワリ	635
ヒメジョオン	637
フキタンポポ	652
ベニバナ	677
ベニバナボロギク	678
ミヤマコウゾリナ	688
ムラサキバレンギク	104
メナモミ	733

モリアザミ	746
ヤーコン	749
ヤグルマギク	752
ヤブタバコ	760
ヤマハハコ	763
ヨモギ	780
ヨモギギク	781
ローマカミツレ	817

キクラゲ科：Auriculariaceae

キクラゲ	191

キシメジ科：Tricholomataceae

マツタケ	711

キツネノマゴ科：Acanthaceae

Andrographis paniculata	439
Rhinacanthus nasutus	595
リュウキュウアイ	795

キノモリウム科：Cynomoriaceae

オシャグジタケ	132

キョウチクトウ科：Apocynaceae

キョウチクトウ	207
タイワンテイカカズラ	462
バシクルモン	789
ヒメツルニチニチソウ	638

ギョリュウ科：Tamaricaceae

ギョリュウ	208

キントラノオ科：Malpighiaceae

アセロラ	028

キンポウゲ科：Ranunculaceae

Cimicifuga racemosa	663
オウレン	124
クロタネソウ	662
サキシマボタンヅル	074
サラシナショウマ	009
ルリヒエンソウ	803

ク

クスノキ科：Lauraceae

Ravensara aromatica	790
アボカド	035
クスノキ	232
クロモジ	091
ゲッケイジュ	263
サッサフラス	314
シナニッケイ	259
シントククスノキ	381
テンダイウヤク	100

クマツヅラ科：Verbenaceae

Premna odorata	043
クマツヅラ	235
セイヨウニンジンボク	418
ニンジンボク	563
ビジョザクラ	627
マキバクサギ	707
レモンバーベナ	686

グミ科：Elaeagnaceae

サージ	306

クリプトコッカセアエ科：Cryptococcaceae

無胞子酵母	276

クルミ科：Juglandaceae

Carya cathayensis	323
Cyclocarya paliurus	397
Engelhardia chrysolepis	271
クログルミ	248
セイヨウグルミ	150

クロウメモドキ科：Rhamnaceae

クマヤナギ	236
ケンポナシ	187
サネブトナツメ	332
ナツメ	459

クロレラ科：Chlorellaceae

Chlorella vulgaris	253

クワ科：Moraceae

アイギョクシ	002
イチジク	060
インドゴムノキ	298
インドボダイジュ	083
オオイタビ	125
パパイヤ	605
パラミツ	613
ホップ	696
マグワ	254

ケ

ケシ科：Papaveraceae

Corydalis bungeana	230
クサノオウ	526
ケシ	261
ハナビシソウ	602
ヒナゲシ	630

コ

コウヤマキ科：Sciadopityaceae
 コウヤマキ ･･････････････････････････････ 292
コショウ科：Piperaceae
 Piper angustifolium ･･･････････････････････ 709
 Piper sarmentosum ･･･････････････････････ 575
 キンマ ･･･････････････････････････････････ 220
 コショウ ･････････････････････････････････ 285
 ジャワナガコショウ ･･･････････････････････ 365
 ヒハツ ･･･････････････････････････････････ 082
 フウトウカズラ ･･･････････････････････････ 649
ゴマ科：Pedaliaceae
 キバナツノゴマ ･･･････････････････････････ 511
 ゴマ ･････････････････････････････････････ 295
 ツノゴマ ･････････････････････････････････ 511
 ライオンゴロシ ･･･････････････････････････ 511
ゴマノハグサ科：Scrophulariaceae
 Euphrasia officinalis ････････････････････････ 284
 Scoparia dulcis ･････････････････････････････ 398
 Veronicastrum virginicum ･････････････････ 667
 オオイヌノフグリ ･････････････････････････ 067
 オトメアゼナ ･････････････････････････････ 135
 クワガタソウ ･････････････････････････････ 255
 コオウレン ･･･････････････････････････････ 278
 ビロードモウズイカ ･･･････････････････････ 645
コンブ科：Laminariaceae
 Laminariaceae ･････････････････････････････ 304
 アラメ ･･･････････････････････････････････ 045
 ジャイアントケルプ ･･･････････････････････ 265
 マコンブ ･････････････････････････････････ 304

サ

サクラソウ科：Primulaceae
 Primula officinalis ･････････････････････････ 408
 キンセンソウ ･････････････････････････････ 217
 コナスビ ･････････････････････････････････ 289
 サクラソウ ･･･････････････････････････････ 311
 ルリハコベ ･･･････････････････････････････ 802
ザクロ科：Punicaceae
 ザクロ ･･･････････････････････････････････ 312
ザクロソウ科：Aizoaceae
 ツルナ ･･･････････････････････････････････ 504
サッカロミセタエ科：Saccharomycetaceae
 有胞子酵母 ･･･････････････････････････････ 276
サトイモ科：Araceae
 セキショウ ･･･････････････････････････････ 429
サボテン科：Cactaceae
 ウチワサボテン ･･･････････････････････････ 093
 ゲッカビジン ･････････････････････････････ 262
サルオガセ科：Usneaceae
 ツノマタゴケ ･････････････････････････････ 498
サルナシ科：Actinidiaceae
 サルナシ ･････････････････････････････････ 321
サンゴハリタケ科：Hericiaceae
 ヤマブシタケ ･････････････････････････････ 766

シ

シキミ科：Illiciaceae
 ダイウイキョウ ･･･････････････････････････ 453
シクンシ科：Combretaceae
 Combretum micranthum ･･････････････････ 267
 シクンシ ･････････････････････････････････ 339
 セイタカミロバラン ･･･････････････････････ 399
 モモタマナ ･･･････････････････････････････ 745
シソ科：Labiatae
 Coleus forskohlii ･･･････････････････････････ 171
 Majorana hortensis ･････････････････････････ 713
 Mesona chinensis ･･････････････････････････ 440
 Salvia apiana ･････････････････････････････ 701
 Salvia hispanica ･･･････････････････････････ 482
 Scutellaria barbata ･････････････････････････ 619
 Scutellaria lateriflora ･･･････････････････････ 385
 Thymus serpyllum ･････････････････････････ 435
 アップルミント ･･･････････････････････････ 031
 イヌハッカ ･･･････････････････････････････ 068
 イブキジャコウソウ ･･･････････････････････ 071
 オドリコソウ ･････････････････････････････ 136
 カキドオシ ･･･････････････････････････････ 813
 キダチハッカ ･････････････････････････････ 195
 キランソウ ･･･････････････････････････････ 210
 コガネバナ ･･･････････････････････････････ 119
 シソ ･････････････････････････････････････ 345
 スペアミント ･････････････････････････････ 391
 セイヨウハッカ ･･･････････････････ 421・725
 セージ ･･･････････････････････････････････ 322
 セキコウジュ ･････････････････････････････ 428
 タチジャコウソウ ･････････････････････････ 470
 タンジン ･････････････････････････････････ 479
 ナギナタコウジュ ･････････････････････････ 272
 ニオイイガクサ ･･･････････････････････････ 364
 ニガハッカ ･･･････････････････････････････ 715

ネコノヒゲ	237
ハッカ	594
ヒカゲキセワタ	623
ヒキオコシ	117
ヒゴロモソウ	137
マンネンロウ	816
メグサハッカ	730
メボウキ	734
メリッサ	737
ヤグルマハッカ	753
ヤナギハッカ	628
ヨウシュメハジキ	806
ラベンダー	791
レモンタイム	809

シナノキ科：Tiliaceae
シナノキ	351
シナノキ属	160・593
セイヨウシナノキ	410・693
タイワンツナソ	748

シモンジア科：Simmondsiaceae
| *Simmondsia californica* | 697 |

ショウガ科：Zingiberaceae
Boesenbergia pandurata	239
Curcuma amada	718
Kaempferia parviflora	664
ウコン	090
ガジュツ	152
カルダモン	370
ゲットウ	264
ショウガ	369
ナンキョウ	548
ハナシュクシャ	599
ハルウコン	615
バンウコン	333
ビャクズク	639

シロキクラゲ科：Tremellaceae
| コガネニカワタケ | 282 |
| シロキクラゲ | 378 |

ス

スイカズラ科：Caprifoliaceae
スイカズラ	214
セイヨウニワトコ	417
ニワトコ	432
ヨウシュカンボク	776
ヨーロッパソクズ	778

スイレン科：Nymphaeaceae
オニバス	138
コウホネ	275
ハス	589

スギノリ科：Gigartinaceae
| *Chondrus crispus* | 759 |

スッポンタケ科：Phallaceae
| キヌガサタケ | 196 |

ストレプトコッカセアエ科：Streptococcaceae
| 乳酸菌 | 558 |

スピルリナ科：spirulinaceae
| スピルリナ属 | 390 |

スベリヒユ科：Portulacaceae
| スベリヒユ | 587 |

スポロボロミセタセアエ科：Sporobolomycetaceae
| 射出胞子酵母 | 276 |

スミレ科：Violaceae
サンシキスミレ	326
スミレ	394
ニオイスミレ	552
ノジスミレ	349

セ

セリ科：Umbelliferae
Levisticum officinale	818
Peucedanum ostruthium	086
アシタバ	024
アニス	032
アンゼリカ	050
ウイキョウ	087
クミン	238
コエンドロ	287
シシウド	343
セロリ	436
センキュウ	437
チャービル	487
ツボクサ	500
トウキ	519
ニンジン	562
パセリ	590
ハマゼリ	608
ハマボウフウ	610
ヒメウイキョウ	636
ボタンボウフウ	695
ミシマサイコ	308

センダン科：Meliaceae

Trichilia catigua ……………………… 154
センダン ……………………… 443
センニンゴケ科：Icmadophilaceae
ムシゴケ ……………………… 771
センリョウ科：Chloranthaceae
センリョウ ……………………… 447

タ

タコウキン科：Polyporaceae
ライガン ……………………… 782
タコノアシ科：Penthoraceae
タコノアシ ……………………… 468
タデ科：Polygonaceae
アイ ……………………… 474
イタドリ ……………………… 058
ギシギシ ……………………… 777
キブネダイオウ ……………………… 200
ショウヨウダイオウ ……………………… 454
スイバ ……………………… 384
ソバ ……………………… 451
ダッタンソバ ……………………… 473
チョウセンダイオウ ……………………… 454
ツルドクダミ ……………………… 503
マルバダイオウ ……………………… 373
ミチヤナギ ……………………… 722
ヤクヨウダイオウ ……………………… 454
タバコウロコタケ科：Hymenochaetaceae
カバノアナタケ ……………………… 159
メシマコブ ……………………… 732
タマチョレイタケ科：Polyporaceae
カワラタケ ……………………… 176
ツリガネタケ ……………………… 502
ベニクスノキタケ ……………………… 053
タマバリタケ科：Physalacriaceae
エノキタケ ……………………… 110

ツ

ツガサルノコシカケ科：Fomitopsidiaceae
マイタケ ……………………… 704
ツキヨタケ科：Omphalotaceae
シイタケ ……………………… 337
ツツジ科：Ericaceae
Gaylussacia baccata ……………………… 596
Vaccinium angustifolium ……………………… 671
Vaccinium macrocarpon ……………………… 241
ギョリュウモドキ ……………………… 209
グリーンランドイソツツジ ……………………… 242
クロマメノキ ……………………… 251
コケモモ ……………………… 283
セイヨウヒメスノキ ……………………… 423
ツヅラフジ科：Menispermaceae
イボツヅラフジ ……………………… 072
ツバキ科：Theaceae
チャノキ ……………………… 486
ヤブツバキ ……………………… 499
ツユクサ科：Commelinaceae
ツユクサ ……………………… 501
ツリフネソウ科：Balsaminaceae
ホウセンカ ……………………… 687
ツルムラサキ科：Basellaceae
ツルムラサキ ……………………… 507

テ

テングサ科：Gelidiaceae
テングサ ……………………… 274
マクサ ……………………… 513

ト

トウダイグサ科：Euphorbiaceae
アカメガシワ ……………………… 014
キダチコミカンソウ ……………………… 194
キャッサバ ……………………… 202
コミカンソウ ……………………… 296
ナンヨウアブラギリ ……………………… 551
ユカン ……………………… 779
ユズリハ ……………………… 773
トクサ科：Equisetaceae
スギナ ……………………… 386
ドクダミ科：Saururaceae
ドクダミ ……………………… 366
ハンゲショウ ……………………… 618
トケイソウ科：Passifloraceae
チャボトケイソウ ……………………… 489
トケイソウ ……………………… 529
トチカガミ科：Hydrocharitaceae
セキショウモ ……………………… 430
トチノキ科：Hippocastanaceae
セイヨウトチノキ ……………………… 414
トチノキ ……………………… 531
トチュウ科：Eucommiaceae

トチュウ ········· 532
ドナリエラ科：Dunaliellaceae
　Dunaliella salina ········· 512

ナ

ナス科：Solanaceae
　Solanum dulcamara ········· 396
　Solanum muricatum ········· 679
　Solanum paniculatum ········· 367
　イヌホオズキ ········· 069
　クコ ········· 228
　ジャガイモ ········· 616
　ショクヨウホオズキ ········· 374
　トウガラシ ········· 518
　トマト ········· 535
　ヒヨドリジョウゴ ········· 641
ナデシコ科：Caryophyllaceae
　コゴメビユ ········· 682
　サボンソウ ········· 317
　ノミノフスマ ········· 358
　ハコベ ········· 585
　ワダソウ ········· 457
ナンヨウスギ科：Araucariaceae
　Agathis robusta ········· 292

ニ

ニガキ科：Simaroubaceae
　Eurycoma longifolia ········· 538
　アフリカマンゴノキ ········· 034
ニクズク科：Myristicaceae
　ニクズク ········· 555
ニシキギ科：Celastraceae
　Maytenus boaria ········· 705
　Salacia chinensis ········· 320
　Salacia oblonga ········· 319
　Salacia reticulata ········· 318
　ニシキギ ········· 556
ニレ科：Ulmaceae
　アカニレ ········· 012

ヌ

ヌマミズキ科：Nyssaceae
　キジュ ········· 184

ネ

ネンジュモ科：Nostocaceae
　Aphanizomenon flos-aquae ········· 033

ノ

ノウゼンカズラ科：Bignoniaceae
　Tabebuia impetiginosa ········· 085
　ノウゼンカズラ ········· 797
ノウゼンハレン科：Tropaeolaceae
　ノウゼンハレン ········· 223
ノボタン科：Melastomataceae
　Melastoma dodecandrum ········· 344
ノムシタケ科：Cordycipitaceae
　Ophiocordyceps sinensis ········· 523

ハ

パイナップル科：Bromeliaceae
　Ananas comosus ········· 576
バショウ科：Musaceae
　Musa acuminata ········· 600
　バショウ ········· 588
　バナナ ········· 600
バターナット科：Caryocaraceae
　Caryocar nuciferum ········· 591
バチラセアエ科：Bacillaceae
　枯草菌 ········· 543
　ナットウ菌 ········· 543
ハナビラタケ科：Sparassidiaceae
　ハナビラタケ ········· 603
ハマウツボ科：Orobanchaceae
　Cistanche ambigua ········· 286
　Orobanche coerulescens ········· 448
　オニク ········· 554
　カンカニクジュヨウ ········· 177
　ホンオニク ········· 554
ハマビシ科：Zygophyllaceae
　ユソウボク ········· 226
バラ科：Rosaceae
　Potentilla tormentilla ········· 527
　Prunus serotina ········· 819
　Rosa canina ········· 815
　Rubus suavissimus ········· 515
　アンズ ········· 178
　イザヨイバラ ········· 377

ウメ	098
ウワミズザクラ	102
エゾヘビイチゴ	108
オオミサンザシ	325
カリン	741
キイチゴ	185
キイチゴ属	160・593
キンミズヒキ	221
クサボケ	229
サンザシ	325
サンショウバラ	331
セイヨウイチゴ	787
セイヨウキイチゴ	406
セイヨウキンミズヒキ	407
セイヨウサンザシ	409
セイヨウスモモ	412
セイヨウナツユキソウ	416
セイヨウミザクラ	425
セイヨウヤブイチゴ	666
ダイコンソウ	456
ダマスクバラ	612
トックリイチゴ	533
ナナカマド	546
ニワウメ	055
ノコギリソウ	586
ハマナス	609
ビワ	646
ヘンカクボク	383
ボケ	689
モモ	744
ヤマハマナス	764
ヤマブキ	765
リンゴ	799
ワレモコウ	822

ハラタケ科：Agaricaceae

ツクリタケ	424
ニセモリノカサ	015

ハンノキ科：Betulaceae

オウシュウハンノキ	120

パンヤ科：Bombacaceae

Adansonia digitata	579

バンレイシ科：Annonaceae

トゲバンレイシ	240

ヒ

ヒカゲノカズラ科：Lycopodiaceae

トウゲシバ	441
ヒカゲノカズラ	380

ヒガンバナ科：Amaryllidaceae

キンバイザサ	445

ヒシ科：Trapaceae

ヒシ	626

ヒノキ科：Cupressaceae

アスナロ	027
コノテガシワ	449
セイヨウネズ	419
ヒノキ	631

ヒバマタ科：Fucaceae

ヒバマタ	632
ヒバマタ属	632

ビフィドバクテリアセアエ科：Bifidobacteriaceae

ビフィドバクテリウム属	633

ヒユ科：Amaranthaceae

ノゲイトウ	570
ヒユ	266
ブラジルニンジン	392
ホナガアオゲイトウ	395

ヒラタケ科：Pleurotaceae

Pleurotus eryngii subsp. *tuoliensis*	016
タモギタケ	476

ヒルガオ科：Convolvulaceae

アサガオ	020
ヒルガオ	642
フウセンヒルガオ	139
モミジヒルガオ	743

フ

フウチョウソウ科：Cleomaceae

Capparis masaikai	156

フサシダ科：Schizaeaceae

カニクサ	157

フタバガキ科：Dipterocarpaceae

Dryobalanops aromatica	796

ブドウ科：Vitaceae

Ampelopsis grossedentata	522
Cissus verticillata	079
Vitis vinifera	661
カガミグサ	147
ノブドウ	573
ヤマブドウ	767

フトモモ科：Myrtaceae

Backhousia citriodora	810

Melaleuca alternifolia	736
Myrciaria dubia	164
Syzygium cumini	665
カンプイ	182
タチバナアデク	472
チョウジノキ	246
バンジロウ	225
ユーカリノキ	770

ブナ科：Fagaceae

Quercus infectoria	742
ウラジロガシ	101

ヘ

ベンケイソウ科：Crassulaceae

Crassula portulacea	270
イワベンケイ	077
エンシショウ	113
キリンソウ	212
ツルマンネングサ	506

ホ

ボタン科：Paeoniaceae

Paeonia suffruticosa	694
シャクヤク	359

ボロボロノキ科：Olacaceae

Liriosma ovata	726
Ptychopetalum olacoides	726

マ

マタタビ科：Actinidiaceae

マタタビ	740

マツ科：Pinaceae

Pinus bungeana	584
Pinus laricio	710
Pinus pinaster	668
ストローブマツ	389

マツムシソウ科：Dipsacaceae

ナベナ	547

マメ科：Leguminosae

Acacia dealbata	723
Anthyllis vulneraria	052
Aspalathus linearis	659
Bauhinia forficata	592
Copaifera langsdorffii	291
Copaifera officinalis	290
Hymenaea courbaril	363
Pueraria mirifica	146
Spatholobus suberectus	256
アカツメクサ	010
アカミノキ	617
アズキ	026
アセンヤクノキ	674
アメリカホドイモ	042
アラビアゴムノキ	044
アレキサンドリアセンナ	444
イナゴマメ	064
インゲンマメ	078
インドシタン	348
エニシダ	109
エビスグサ	111
エンジュ	114
オオバフジボグサ	301
オランダビユ	691
カシュウトウ	153
カラスノエンドウ	167
ガレガソウ	174
カワラケツメイ	334
キバナオウギ	118
ギンゴウカン	219
クズ	231
クロヨナ	252
コウシンコウ	273
コロハ	303
サイカチ	307
シロツメクサ	160・593
シロトウアズキ	257
スペインカンゾウ	180
セイヨウエビラハギ	403
ダイズ	458
タイワンクズ	461
タガヤサン	466
チョウマメ	493
チンネベリセンナ	444
ツルゲンゲ	357
トラガントノキ	536
ナンキンマメ	788
ネムノキ	568
ハッショウマメ	597
ハネセンナ	604
ハブソウ	607
ビルマネム	644

フジ	654
フジマメ	684
マルバデイゴ	143
ミヤコグサ	724
ムラサキウマゴヤシ	048
モリシマアカシア	747
ヤエナリ	798
レンゲ	160・593
レンゲソウ	812
レンリソウ	814

マンサク科：Hamamelidaceae

Liquidambar orientalis	450
アメリカマンサク	611

マンネンタケ科：Ganodermataceae

コフキサルノコシカケ	293
マンネンタケ	804

ミ

ミカン科：Rutaceae

Citrus reticulata	720
アマダイダイ	142
アメリカザンショウ	040
イヌザンショウ	065
インドカラタチ	081
ウンシュウミカン	494
オオベニミカン	400
カラタチ	169
キハダ	122
キンカン	213
グレープフルーツ	245
コブミカン	672
サンショウ	330
シセンサンショウ	346
ダイダイ	460
タチバナ	471
ナツミカン	544
ブシュカン	655
ブッコノキ	658
ブンタン	673
ヘンルーダ	685
ユズ	772
レモン	807

ミズキ科：Cornaceae

サンシュユ	329

ミソハギ科：Lythraceae

Lawsonia inermis	341
オオバナサルスベリ	601
ネバリミソハギ	567
ミソハギ	721

ミリン科：Solieriaceae

トサカノリ	274

ム

ムクロジ科：Sapindaceae

ガラナ	170
ムクロジ	727
ランブータン	792
リュウガン	793
レイシ	805

ムラサキ科：Boraginaceae

Cordia salicifolia	488
チシマルリソウ	485
ヒレハリソウ	305
ルリヂシャ	801

メ

メギ科：Berberidaceae

セイヨウメギ	426
ヒイラギメギ	621

モ

モクセイ科：Oleaceae

Ligustrum purpurascens	340
アオダモ	006
インドヤコウボク	084
オリーブノキ	141
キンモクセイ	222
セイヨウトネリコ	415
ソケイ	361
トウネズミモチ	559
ネズミモチ	559
ヤチダモ	756
レンギョウ	811

モチノキ科：Aquifoliaceae

セイヨウヒイラギ	422
タラヨウ	478
ヒイラギモチ	622
マテ	712

モナスカセアエ科：Monascaceae

ベニコウジ	676

モニミア科：Monimiaceae
 Peumus boldus …… 699

ヤ

ヤシ科：Palmae
 ウチワヤシ …… 094
 キリンケツ …… 211
 ココヤシ …… 754
 サゴヤシ …… 313
 シュロ …… 368
 ナツメヤシ …… 545
 ノコギリヤシ …… 572
 ビンロウ …… 647

ヤナギ科：Salicaceae
 セイヨウシロヤナギ …… 411

ヤブコウジ科：Myrsinaceae
 Embelia ribes …… 116

ヤマノイモ科：Dioscoreaceae
 ウチワドコロ …… 438
 ダイショ …… 096
 ナガイモ …… 335・762
 ニガカシュウ …… 123
 ヤマノイモ …… 762

ヤマモモ科：Myricaceae
 シロヤマモモ …… 379
 ヤマモモ …… 768

ユ

ユキノシタ科：Saxifragaceae
 アカショウマ …… 009
 アジサイ …… 023
 アマチャ …… 037
 インドアマチャ …… 080
 クロスグリ …… 151
 スグリ …… 387
 ヤクシマアジサイ …… 751
 ヤシャビシャク …… 755

ユリ科：Liliaceae
 Smilax glabra …… 324
 アサツキ …… 021
 アマドコロ …… 056
 アマナ …… 039
 アロエベラ …… 049
 オニユリ …… 775
 キダチアロエ …… 192
 ギョウジャニンニク …… 206
 クサスギカズラ …… 516
 サルトリイバラ …… 338
 シャタバリ …… 362
 ナギイカダ …… 539
 ナルコユリ …… 121
 ニラ …… 560
 ニンニク …… 564
 ネギ …… 566
 ハラン …… 614
 ホンカンゾウ …… 216
 ヤマユリ …… 775
 ラッキョウ …… 145

ラ

ラクトバチラセアエ科：Lactobacillaceae
 アシドフィルス菌 …… 025
 乳酸菌 …… 558

ラン科：Orchidaceae
 キバナシュスラン …… 218
 サイハイラン …… 309
 シラン …… 376
 ツチアケビ …… 497
 テガタチドリ …… 509

リ

リュウゼツラン科：Agavaceae
 アガーベ …… 007
 キミガヨラン …… 774

リンドウ科：Gentianaceae
 Gentianella alborosea …… 112
 ゲンチアナ …… 268
 ベニバナセンブリ …… 442
 ムラサキセンブリ …… 728

写真提供者一覧

頁		写真提供者
2		秋田徹(日本新薬株式会社)
3		柏谷博之(国立科学博物館名誉研究員)
4		磯田進(昭和大学)
5		金澤惠子(一般財団法人医療経済研究・社会保険福祉協会)
6	上	Henriette Kress (Herbalist)
	下	同上
7		秋田徹(日本新薬株式会社)
8		秋田徹(日本新薬株式会社)
9		磯田進(昭和大学)
10		黒柳正典(静岡県立大学)
11		八田洋章(国立科学博物館名誉研究員・樹形研究会代表)
12		Steven Foster (Photographer)
13		日本新薬株式会社山科植物資料館
14	上	秋田徹(日本新薬株式会社)
	下	同上
15		国立科学博物館
1		金澤惠子(一般財団法人医療経済研究・社会保険福祉協会)
17		秋田徹(日本新薬株式会社)
18	上	磯田進(昭和大学)
	下	同上
19	上	日本新薬株式会社山科植物資料館
	下	磯田進(昭和大学)
20		秋田徹(日本新薬株式会社)
21		秋田徹(日本新薬株式会社)
22		© Reikara - Fotolia
23		秋田徹(日本新薬株式会社)
24		秋田徹(日本新薬株式会社)
25		雪印メグミルク株式会社
26	上	秋田徹(日本新薬株式会社)
	下	同上
27		秋田徹(日本新薬株式会社)
28		秋田徹(日本新薬株式会社)
29	上	Aty Widyawaruyanti
	中	同上
	下	山﨑和男(広島大学名誉教授)
30	上	磯田進(昭和大学)
	下	高橋英樹(北海道大学総合博物館)
31		秋田徹(日本新薬株式会社)
32		秋田徹(日本新薬株式会社)
33		河地正伸(国立環境研究所)
34	上	"Photo by Marco Schmidt, African plants - A Photo Guide. www.africanplants.senckenberg.de"
	下	"Photo by Stefan Porembski, African plants - A Photo Guide. www.africanplants. senckenberg.de"
35	上	日本新薬株式会社山科植物資料館
	下	同上
36	上	秋田徹(日本新薬株式会社)
	下	同上
37		秋田徹(日本新薬株式会社)
38		磯田進(昭和大学)
39		磯田進(昭和大学)
		Ian Young (Scottish Rock Garden Club (www.srgc.net))
40		秋田徹(日本新薬株式会社)
41		磯田進(昭和大学)
42	上	中野美央(昭和薬科大学)
	下	同上
43		Top Tropicals (http://toptropicals.com/index.htm)
44		秋田徹(日本新薬株式会社)
45	上	阿部秀樹(阿部秀樹写真事務所 (http://www.hideki-abe.com/))
	下	小亀一弘(北海道大学)
46		秋田徹(日本新薬株式会社)
47		秋田徹(日本新薬株式会社)
48		日本新薬株式会社山科植物資料館
49		© lzf - Fotolia
50		秋田徹(日本新薬株式会社)
51	上	中国植物図像庫　李西貝阳
	下	日本新薬株式会社山科植物資料館
52		imageBROKER / Alamy Stock Photo
53		Herbarium of National Museum of Natural Science, Taichung, Taiwan (Photo by Sheng-Hua Wu)
54		磯田進(昭和大学)
55	上	秋田徹(日本新薬株式会社)
	下	松島成介(株式会社栃本天海堂)
56	上	秋田徹(日本新薬株式会社)
	下	中国植物図像庫　周繇
57		國府方吾郎(国立科学博物館)
58	上	秋田徹(日本新薬株式会社)
	下	Chen Hubiao, School of Chinese Medicine, Hong Kong Baptist University
59	上	秋田徹(日本新薬株式会社)

頁		写真提供者	頁		写真提供者
	下	秋田徹(日本新薬株式会社)	95	上	秋田徹(日本新薬株式会社)
60		秋田徹(日本新薬株式会社)		下	MIXA / Alamy Stock Photo
61	上	秋田徹(日本新薬株式会社)	96	上	秋田徹(日本新薬株式会社)
	下	同上		下	中国植物図像庫　孙观灵
62		佐竹元吉(昭和薬科大学)	97		秋田徹(日本新薬株式会社)
63		磯田進(昭和大学)	98	上	秋田徹(日本新薬株式会社)
64	上	秋田徹(日本新薬株式会社)		下	同上
	下	同上	99	上	中国植物図像庫　朱鑫鑫
65		秋田徹(日本新薬株式会社)		下	秋田徹(日本新薬株式会社)
66		佐竹元吉(昭和薬科大学)	100		秋田徹(日本新薬株式会社)
67		秋田徹(日本新薬株式会社)	101	上	秋田徹(日本新薬株式会社)
68		秋田徹(日本新薬株式会社)		下	同上
69	上	秋田徹(日本新薬株式会社)	102		秋田徹(日本新薬株式会社)
	下	同上	103		秋田徹(日本新薬株式会社)
70		秋田徹(日本新薬株式会社)	104		磯田進(昭和大学)
71		秋田徹(日本新薬株式会社)	105		Steven Foster (Photographer)
72		日本新薬株式会社山科植物資料館	106	上	秋田徹(日本新薬株式会社)
73		秋田徹(日本新薬株式会社)		下	中国植物図像庫　周繇
74		Chen Hubiao, School of Chinese Medicine, Hong Kong Baptist University	107	上	金澤惠子(一般財団法人医療経済研究・社会保険福祉協会)
75		中国植物図像庫　刘军		下	高橋英樹(北海道大学総合博物館)
76		秋田徹(日本新薬株式会社)	108	上	秋田徹(日本新薬株式会社)
77		中国植物図像庫　徐晔春		下	同上
78	上	秋田徹(日本新薬株式会社)	109		秋田徹(日本新薬株式会社)
	下	同上	110		長澤栄史(一般財団法人日本きのこセンター菌蕈研究所)
79		秋田徹(日本新薬株式会社)	111	上	磯田進(昭和大学)
80		秋田徹(日本新薬株式会社)		下	同上
81		秋田徹(日本新薬株式会社)	112		秋田徹(日本新薬株式会社)
82	上	秋田徹(日本新薬株式会社)	113		秋田徹(日本新薬株式会社)
	下	同上	114	上	磯田進(昭和大学)
83	上	imageBROKER / Alamy Stock Photo		下	同上
	下	Kevin Lang / Alamy Stock Photo	115		磯田進(昭和大学)
84		秋田徹(日本新薬株式会社)	116	上	Chen Hubiao, School of Chinese Medicine, Hong Kong Baptist University
85	上	Steven Foster (Photographer)			
	下	同上		下	中国植物図像庫　李西贝阳
86	上	photo by Reginald Hulhoven	117		磯田進(昭和大学)
	下	blickwinkel / Alamy stock Photo	118	上	磯田進(昭和大学)
87		秋田徹(日本新薬株式会社)		下	秋田徹(日本新薬株式会社)
88	上	秋田徹(日本新薬株式会社)	119		磯田進(昭和大学)
	下	松島成介(株式会社栃本天海堂)	120		大原隆明(富山県中央植物園)
89	上	磯田進(昭和大学)	121	上	磯田進(昭和大学)
	下	同上		下	同上
90	上	磯田進(昭和大学)	122	上	磯田進(昭和大学)
	下	秋田徹(日本新薬株式会社)		下	同上
91	上	磯田進(昭和大学)	123		磯田進(昭和大学)
	下	中野美央(昭和薬科大学)	124	上	秋田徹(日本新薬株式会社)
92		秋田徹(日本新薬株式会社)		下	正山征洋(長崎国際大学)
93		日本新薬株式会社山科植物資料館	125		日本新薬株式会社山科植物資料館
94	上	秋田徹(日本新薬株式会社)	126		秋田徹(日本新薬株式会社)
	下	同上	127		秋田徹(日本新薬株式会社)

頁		写真提供者	頁		写真提供者
128		日本新薬株式会社山科植物資料館	160	上	photolibrary (https://www.photolibrary.jp/)
129		磯田進(昭和大学)		下	出野卓也(大阪教育大学)
130		磯田進(昭和大学)	161		磯田進(昭和大学)
131		磯田進(昭和大学)	162		秋田徹(日本新薬株式会社)
132		佐竹元吉(昭和薬科大学)	163		秋田徹(日本新薬株式会社)
133		磯田進(昭和大学)	164	上	秋田徹(日本新薬株式会社)
134		秋田徹(日本新薬株式会社)		下	同上
135		秋田徹(日本新薬株式会社)	165	上	Steven Foster (Photographer)
136		秋田徹(日本新薬株式会社)		下	同上
137		磯田進(昭和大学)	166		秋田徹(日本新薬株式会社)
138	上	秋田徹(日本新薬株式会社)	167		秋田徹(日本新薬株式会社)
	下	中国植物図像庫　周繇	168		秋田徹(日本新薬株式会社)
139		J. M. Garg, from Wikimedia Commons (https://commons.wikimedia.org/wiki/File:Operculina_turpethum_(Nisottar)_in_Kawal,_AP_W_IMG_2210.jpg)	169	上	磯田進(昭和大学)
				下	同上
			170	上	秋田徹(日本新薬株式会社)
				下	佐竹元吉(昭和薬科大学)
140	上	秋田徹(日本新薬株式会社)	171	上	秋田徹(日本新薬株式会社)
	下	松島成介(株式会社栃本天海堂)		下	日本新薬株式会社山科植物資料館
141	上	磯田進(昭和大学)	172		佐竹元吉(昭和薬科大学)
	下	同上	173	上	秋田徹(日本新薬株式会社)
142	上	秋田徹(日本新薬株式会社)		下	同上
	下	同上	174		磯田進(昭和大学)
143		秋田徹(日本新薬株式会社)	175	上	秋田徹(日本新薬株式会社)
144		田中次郎(東京海洋大学名誉教授)		中	磯田進(昭和大学)
145	上	磯田進(昭和大学)		下	秋田徹(日本新薬株式会社)
	下	yasuhiro amano / Shutterstock	176		長澤栄史(一般財団法人日本きのこセンター菌蕈研究所)
146		秋田徹(日本新薬株式会社)	177	上	Ori Fragman-Sapir, Jerusalem Botanical Gardens
147	上	秋田徹(日本新薬株式会社)			
	下	中国植物図像庫　周繇		下	松田久司(京都薬科大学)
148		佐竹元吉(昭和薬科大学)	178	上	秋田徹(日本新薬株式会社)
149	上	勝山輝男(神奈川県立生命の星・地球博物館)		下	同上
	下	G. A. Cooper, courtesy of the Smithsonian Institution	179	上	秋田徹(日本新薬株式会社)
				下	© rweisswald - Fotolia
150	上	秋田徹(日本新薬株式会社)	180	上	磯田進(昭和大学)
	下	同上		下	中野美央(昭和薬科大学)
151	上	秋田徹(日本新薬株式会社)	181		金澤惠子(一般財団法人医療経済研究・社会保険福祉協会)
	下	同上			
152	上	秋田徹(日本新薬株式会社)	182		Photo by Germaine A. Parada, Tropicos.org. Missouri Botanical Garden. 02 Aug 2016 <http://www.tropicos.org/Image/100231867>
	下	松島成介(株式会社栃本天海堂)			
153	上	中田政司(富山県中央植物園)			
	下	中国植物図像庫　黄江华	183		磯田進(昭和大学)
154	上	Luiz Marques	184		秋田徹(日本新薬株式会社)
	下	同上	185	上	磯田進(昭和大学)
155		日本新薬株式会社山科植物資料館		下	同上
156	上	中国植物図像庫　黄江华	186	上	磯田進(昭和大学)
	下	中国植物図像庫　王智		下	同上
157	上	秋田徹(日本新薬株式会社)	187	上	磯田進(昭和大学)
	下	松島成介(株式会社栃本天海堂)		下	同上
158		秋田徹(日本新薬株式会社)	188	上	秋田徹(日本新薬株式会社)
159		大山壽一(北海道江別市)		下	© anatchant - Fotolia

頁		写真提供者	頁		写真提供者
189		磯田進(昭和大学)	226		日本新薬株式会社山科植物資料館
190		磯田進(昭和大学)	227		秋田徹(日本新薬株式会社)
191		長澤栄史(一般財団法人日本きのこセンター菌蕈研究所)	228	上	磯田進(昭和大学)
192		磯田進(昭和大学)		下	同上
193	上	いがりまさし(植物写真家 (http://www.plantsindex.com))	229	上	秋田徹(日本新薬株式会社)
	下	同上		下	同上
194		中国植物図像庫　尤水雄	230		Chen Hubiao, School of Chinese Medicine, Hong Kong Baptist University
195		秋田徹(日本新薬株式会社)	231	上	磯田進(昭和大学)
196		小寺祐三(京都府京都市)		下	正山征洋(長崎国際大学)
197	上	秋田徹(日本新薬株式会社)	232	上	正山征洋(長崎国際大学)
	下	© voraorn - Fotolia		下	秋田徹(日本新薬株式会社)
198		Steven Foster (Photographer)	233	上	Aty Widyawaruyanti
199		いがりまさし(植物写真家 (http://www.plantsindex.com))		下	同上
			234		磯田進(昭和大学)
200	上	秋田徹(日本新薬株式会社)	235		秋田徹(日本新薬株式会社)
	下	日本新薬株式会社山科植物資料館	236		秋田徹(日本新薬株式会社)
201		秋田徹(日本新薬株式会社)	237		秋田徹(日本新薬株式会社)
202	上	秋田徹(日本新薬株式会社)	238	上	© coulanges - Fotolia
	下	日本新薬株式会社山科植物資料館		下	Steven Foster (Photographer)
203		秋田徹(日本新薬株式会社)	239	上	日本新薬株式会社山科植物資料館
204		富山県中央植物園		下	同上
205		中国植物図像庫　李西贝阳	240		秋田徹(日本新薬株式会社)
206	上	秋田徹(日本新薬株式会社)	241	上	秋田徹(日本新薬株式会社)
	下	同上		下	同上
207	上	佐竹元吉(昭和薬科大学)	242		Steven Foster (Photographer)
	下	秋田徹(日本新薬株式会社)	243		秋田徹(日本新薬株式会社)
208		秋田徹(日本新薬株式会社)	244	上	秋田徹(日本新薬株式会社)
209		秋田徹(日本新薬株式会社)		下	同上
210		秋田徹(日本新薬株式会社)	245		磯田進(昭和大学)
211	上	佐竹元吉(昭和薬科大学)	246	上	磯田進(昭和大学)
	下	中野美央(昭和薬科大学)		下	金澤惠子(一般財団法人医療経済研究・社会保険福祉協会)
212		秋田徹(日本新薬株式会社)	247	上	秋田徹(日本新薬株式会社)
213		秋田徹(日本新薬株式会社)		下	同上
214		秋田徹(日本新薬株式会社)	248		秋田徹(日本新薬株式会社)
215		黒柳正典(静岡県立大学)	249	上	秋田徹(日本新薬株式会社)
216		秋田徹(日本新薬株式会社)		下	同上
217		Zhao Zhongzhen, School of Chinese Medicine, Hong Kong Baptist University	250		秋田徹(日本新薬株式会社)
			251		佐竹元吉(昭和薬科大学)
218		いがりまさし(植物写真家 (http://www.plantsindex.com))	252	上	Chen Hubiao, School of Chinese Medicine, Hong Kong Baptist University
				下	中国植物図像庫　林灿佳
219		秋田徹(日本新薬株式会社)	253		河地正伸(国立環境研究所)
220		秋田徹(日本新薬株式会社)	254	上	磯田進(昭和大学)
221		磯田進(昭和大学)		下	同上
222		秋田徹(日本新薬株式会社)	255		磯田進(昭和大学)
223		秋田徹(日本新薬株式会社)	256		Chen Hubiao, School of Chinese Medicine, Hong Kong Baptist University
224	上	Sergio S. Monteiro			
	下	同上			
225	上	秋田徹(日本新薬株式会社)	257		Photo by Paul Latham,
	下	同上			

頁		写真提供者	頁		写真提供者
		African plants - A Photo Guide. www.africanplants.senckenberg.de	288		秋田徹(日本新薬株式会社)
			289	上	秋田徹(日本新薬株式会社)
258	上	秋田徹(日本新薬株式会社)		下	中国植物図像庫　顾余兴
	下	中国植物図像庫　苏丽飞	290		Henriette Kress (Herbalist)
259	上	秋田徹(日本新薬株式会社)	291		Photo by J. Solomon, Tropicos.org. Missouri Botanical Garden. 02 Aug 2016 <http://www.tropicos.org/Image/100231867>
	下	中国植物図像庫　苏丽飞			
260		日本新薬株式会社山科植物資料館			
261	上	磯田進(昭和大学)	292	上	秋田徹(日本新薬株式会社)
	下	© oxie99 - Fotolia		下	同上
262		robertharding / Alamy Stock Photo	293		長澤栄史(一般財団法人日本きのこセンター菌蕈研究所)
263		秋田徹(日本新薬株式会社)	294	上	秋田徹(日本新薬株式会社)
264		秋田徹(日本新薬株式会社)		下	© Picture Partners - Fotolia
265		阿部秀樹(阿部秀樹写真事務所 (http://www.hideki-abe.com/))	295	上	磯田進(昭和大学)
				下	© Prashant ZI - Fotolia
266	上	Chen Hubiao, School of Chinese Medicine, Hong Kong Baptist University	296		秋田徹(日本新薬株式会社)
			297		秋田徹(日本新薬株式会社)
	下	Tracey Slotta, hosted by the USDA-NRCS PLANTS Database	298		秋田徹(日本新薬株式会社)
			299		秋田徹(日本新薬株式会社)
267		秋田徹(日本新薬株式会社)	300		秋田徹(日本新薬株式会社)
268		日本新薬株式会社山科植物資料館	301		一般財団法人沖縄美ら島財団
269		秋田徹(日本新薬株式会社)	302		秋田徹(日本新薬株式会社)
270		中田政司(富山県中央植物園)	303		秋田徹(日本新薬株式会社)
271		田村幸吉(丸善製薬株式会社)	304	上	阿部秀樹(阿部秀樹写真事務所 (http://www.hideki-abe.com/))
272		秋田徹(日本新薬株式会社)			
273		Chen Hubiao, School of Chinese Medicine, Hong Kong Baptist University		下	小亀一弘(北海道大学)
			305		秋田徹(日本新薬株式会社)
274	上左	阿部秀樹(阿部秀樹写真事務所 (http://www.hideki-abe.com/))	306		磯田進(昭和大学)
			307	上	磯田進(昭和大学)
	上右	同上		下	同上
	下	小亀一弘(北海道大学)	308		磯田進(昭和大学)
275		秋田徹(日本新薬株式会社)	309	上	磯田進(昭和大学)
276	上	大隅正子(日本女子大学名誉教授、認定特定非営利活動法人・綜合画像研究支援理事長)		下	同上
			310		磯田進(昭和大学)
	下	同上	311		佐竹元吉(昭和薬科大学)
277	上	中国植物図像庫　田乾福	312	上	秋田徹(日本新薬株式会社)
	下	中国植物図像庫　朱仁斌		下	同上
278		御影雅幸(東京農業大学)	313	上	八田洋章(国立科学博物館名誉研究員・樹形研究会代表)
279		磯田進(昭和大学)		下	
280	上	blickwinkel / Alamy Stock Photo	314	上	秋田徹(日本新薬株式会社)
	下	WILDLIFE GmbH / Alamy Stock Photo		下	同上
281		秋田徹(日本新薬株式会社)	315	上	秋田徹(日本新薬株式会社)
282		国立科学博物館		下	© vrozhko - Fotolia
283		秋田徹(日本新薬株式会社)	316		磯田進(昭和大学)
284		磯田進(昭和大学)	317		秋田徹(日本新薬株式会社)
285		磯田進(昭和大学)	318		サラシア属植物普及協会
286	上	Christian Bravard (Planetefleurs (http://www.planetefleurs.fr/))	319	上	サラシア属植物普及協会
				下	同上
	下	same as above	320	上	サラシア属植物普及協会
287	上	秋田徹(日本新薬株式会社)		下	同上
	下	Phisit Phochiangrak / Alamy Stock Photo	321	上	秋田徹(日本新薬株式会社)

頁		写真提供者
	下	秋田徹(日本新薬株式会社)
322		秋田徹(日本新薬株式会社)
323		provided by Zhong Wei Horticultural Products Company (http://www.cnseed.org)
324		磯田進(昭和大学)
325		秋田徹(日本新薬株式会社)
326		秋田徹(日本新薬株式会社)
327	上	秋田徹(日本新薬株式会社)
	下	同上
328	上	佐竹元吉(昭和薬科大学)
	下	中国植物図像庫　苏丽飞
329	上	秋田徹(日本新薬株式会社)
	下	松島成介(株式会社栃本天海堂)
330	上	秋田徹(日本新薬株式会社)
	下	同上
331	上	秋田徹(日本新薬株式会社)
	下	同上
332		秋田徹(日本新薬株式会社)
333	上	磯田進(昭和大学)
	下	中国植物図像庫　孙观灵
334		秋田徹(日本新薬株式会社)
335	上	中国植物図像庫　周洪义
	下	同上
336		Photo by Marco Schmidt, African plants - A Photo Guide. www.africanplants.senckenberg.de
337		長澤栄史(一般財団法人日本きのこセンター菌蕈研究所)
338		佐竹元吉(昭和薬科大学)
339	上	秋田徹(日本新薬株式会社)
	下	日本新薬株式会社山科植物資料館
340		中国植物図像庫　徐永福
341		秋田徹(日本新薬株式会社)
342		秋田徹(日本新薬株式会社)
343		秋田徹(日本新薬株式会社)
344		Chen Hubiao, School of Chinese Medicine, Hong Kong Baptist University
345	上	秋田徹(日本新薬株式会社)
	下	同上
346		秋田徹(日本新薬株式会社)
347	上	秋田徹(日本新薬株式会社)
	下	同上
348		中国植物図像庫　陈炳华
349		秋田徹(日本新薬株式会社)
350		秋田徹(日本新薬株式会社)
351		秋田徹(日本新薬株式会社)
352	上	中国植物図像庫　吕志学
	下	Western New Mexico University Department of Natural Sciences and the Dale A. Zimmerman
353		秋田徹(日本新薬株式会社)

頁		写真提供者
354		秋田徹(日本新薬株式会社)
355		秋田徹(日本新薬株式会社)
356		秋田徹(日本新薬株式会社)
357	上	秋田徹(日本新薬株式会社)
	下	中国植物図像庫　朱仁斌
358		佐竹元吉(昭和薬科大学)
359	上	秋田徹(日本新薬株式会社)
	下	磯田進(昭和大学)
360	上	秋田徹(日本新薬株式会社)
	下	中国植物図像庫　周繇
361		大原隆明(富山県中央植物園)
362	上	秋田徹(日本新薬株式会社)
	下	同上
363	上	Photo by P. Acevedo-Rodriguez, courtesy of Smithsonian Institution
	下	同上
364		Chen Hubiao, School of Chinese Medicine, Hong Kong Baptist University
365		秋田徹(日本新薬株式会社)
366		秋田徹(日本新薬株式会社)
367	上	Sergio S. Monteiro e Rebeka V. Moraes
	下	同上
368		秋田徹(日本新薬株式会社)
369		秋田徹(日本新薬株式会社)
370	上	秋田徹(日本新薬株式会社)
	下	© volff - Fotolia
371	上	正山征洋(長崎国際大学)
	下	秋田徹(日本新薬株式会社)
372		秋田徹(日本新薬株式会社)
373		秋田徹(日本新薬株式会社)
374	上	秋田徹(日本新薬株式会社)
	下	© F_studio - Fotolia
375	上	秋田徹(日本新薬株式会社)
	下	photolibrary (https://www.photolibrary.jp/)
376		秋田徹(日本新薬株式会社)
377	上	秋田徹(日本新薬株式会社)
	下	同上
378		長澤栄史(一般財団法人日本きのこセンター菌蕈研究所)
379	上	秋田徹(日本新薬株式会社)
	下	日本新薬株式会社山科植物資料館
380		秋田徹(日本新薬株式会社)
381		八田洋章(国立科学博物館名誉研究員・樹形研究会代表)
382		秋田徹(日本新薬株式会社)
383	上	秋田徹(日本新薬株式会社)
	下	中国植物図像庫　白重炎
384		秋田徹(日本新薬株式会社)
385		Zhao Zhongzhen, School of Chinese Medicine, Hong Kong Baptist University
386	上	秋田徹(日本新薬株式会社)
	下	© iredding01 - Fotolia

頁		写真提供者	頁		写真提供者
387	上	秋田徹(日本新薬株式会社)	424		長澤栄史(一般財団法人日本きのこセンター菌蕈研究所)
	下	同上	425	上	秋田徹(日本新薬株式会社)
388		秋田徹(日本新薬株式会社)		下	日本新薬株式会社山科植物資料館
389		秋田徹(日本新薬株式会社)	426		正山征洋(長崎国際大学)
390		河地正伸(国立環境研究所)	427		山下浩(北海道薬科大学)
391		磯田進(昭和大学)	428		三浦憲人(公益財団法人ホシザキグリーン財団ホシザキ野生生物研究所)
392		秋田徹(日本新薬株式会社)			
393		Steven Foster (Photographer)	429		秋田徹(日本新薬株式会社)
394		磯田進(昭和大学)	430		秋田徹(日本新薬株式会社)
395	上	Henriette Kress (Herbalist)	431		秋田徹(日本新薬株式会社)
	下	Steve Hurst, hosted by the USDA-NRCS PLANTS Database	432	上	秋田徹(日本新薬株式会社)
				下	磯田進(昭和大学)
396		大原隆明(富山県中央植物園)	433		Indree Tuvshintogtokh（モンゴル科学アカデミー）
397	上	中国植物図像庫　徐永福	434		秋田徹(日本新薬株式会社)
	下	中国植物図像庫　李敏	435		Henriette Kress (Herbalist)
398		中国植物図像庫　金寧	436	上	Nigel Cattlin / Alamy Stock Photo
399		秋田徹(日本新薬株式会社)		下	bildagentur-online.com/th-foto / Alamy Stock Photo
400		© Olga Iljinich - Fotolia			
401	上	秋田徹(日本新薬株式会社)	437		秋田徹(日本新薬株式会社)
	下	blickwinkel / Alamy Stock Photo	438		秋田徹(日本新薬株式会社)
402		秋田徹(日本新薬株式会社)	439		秋田徹(日本新薬株式会社)
403		秋田徹(日本新薬株式会社)	440		Chen Hubiao, School of Chinese Medicine, Hong Kong Baptist University
404		日本新薬株式会社山科植物資料館			
405		磯田進(昭和大学)	441		秋田徹(日本新薬株式会社)
406	上	秋田徹(日本新薬株式会社)	442		御影雅幸(東京農業大学)
	下	同上	443	上	磯田進(昭和大学)
407		秋田徹(日本新薬株式会社)		下	同上
408		秋田徹(日本新薬株式会社)	444		秋田徹(日本新薬株式会社)
409		八田洋章(国立科学博物館名誉研究員・樹形研究会代表)	445	上	中国植物図像庫　徐晔春
				下	中国植物図像庫　王軍峰
410		磯田進(昭和大学)	446		いがりまさし(植物写真家 (http://www.plantsindex.com))
411		秋田徹(日本新薬株式会社)			
412	上	秋田徹(日本新薬株式会社)	447		富山県中央植物園
	下	同上	448		Bayart Mandakh（モンゴル科学アカデミー）
413	上	磯田進(昭和大学)	449	上	秋田徹(日本新薬株式会社)
	下	同上		下	同上
414	上	秋田徹(日本新薬株式会社)	450	上	秋田徹(日本新薬株式会社)
	下	正山征洋(長崎国際大学)		下	中野美央(昭和薬科大学)
415		© DLeonis - Fotolia	451	上	磯田進(昭和大学)
416		秋田徹(日本新薬株式会社)		下	秋田徹(日本新薬株式会社)
417	上	秋田徹(日本新薬株式会社)	452		秋田徹(日本新薬株式会社)
	下	同上	453		秋田徹(日本新薬株式会社)
418		秋田徹(日本新薬株式会社)	454		日本新薬株式会社山科植物資料館
419	上	秋田徹(日本新薬株式会社)	455		Zhao Zhongzhen, School of Chinese Medicine, Hong Kong Baptist University
	下	同上			
420		秋田徹(日本新薬株式会社)	456		秋田徹(日本新薬株式会社)
421		秋田徹(日本新薬株式会社)	457	上	いがりまさし(植物写真家 (http://www.plantsindex.com))
422	上	FloralImages / Alamy Stock Photo			
	下	Martin Fowler / Shutterstock		下	中国植物図像庫　周繇
423	上	秋田徹(日本新薬株式会社)	458	上	秋田徹(日本新薬株式会社)
	下	同上			

頁		写真提供者
	下	磯田進(昭和大学)
459		秋田徹(日本新薬株式会社)
460		秋田徹(日本新薬株式会社)
461	上	一般財団法人沖縄美ら島財団
	下	同上
462	上	秋田徹(日本新薬株式会社)
	下	中国植物図像庫　陈炳华
463		磯田進(昭和大学)
464	上	佐竹元吉(昭和薬科大学)
	下	中国植物図像庫　李西贝阳
465		秋田徹(日本新薬株式会社)
466		佐竹元吉(昭和薬科大学)
467		秋田徹(日本新薬株式会社)
468		秋田徹(日本新薬株式会社)
469		秋田徹(日本新薬株式会社)
470		秋田徹(日本新薬株式会社)
471	上	秋田徹(日本新薬株式会社)
	下	同上
472	上	秋田徹(日本新薬株式会社)
	下	同上
473	上	中田政司(富山県中央植物園)
	下	© emer - Fotolia
474	上	秋田徹(日本新薬株式会社)
	下	中野美央(昭和薬科大学)
475	上	Steven Foster (Photographer)
	下	同上
476		長澤栄史(一般財団法人日本きのこセンター菌蕈研究所)
477	上	磯田進(昭和大学)
	下	同上
478		秋田徹(日本新薬株式会社)
479		秋田徹(日本新薬株式会社)
480		磯田進(昭和大学)
481		中国植物図像庫　宋鼎
482	上	秋田徹(日本新薬株式会社)
	下	金澤惠子(一般財団法人医療経済研究・社会保険福祉協会)
483		秋田徹(日本新薬株式会社)
484		秋田徹(日本新薬株式会社)
485		高橋英樹(北海道大学総合博物館)
486		秋田徹(日本新薬株式会社)
487		秋田徹(日本新薬株式会社)
488		P. Melillo CPQBA/UNICAMP, Campinas, SP. Brazil
489		富山県中央植物園
490	上	秋田徹(日本新薬株式会社)
	下	同上
491	上	磯田進(昭和大学)
	下	金澤惠子(一般財団法人医療経済研究・社会保険福祉協会)
492	上	秋田徹(日本新薬株式会社)

頁		写真提供者
	下	秋田徹(日本新薬株式会社)
493		秋田徹(日本新薬株式会社)
494		Batholith, From Wikimedia Commons (https://commons.wikimedia.org/wiki/File:Citrus_unshiu_20101127_c.jpg)
495	上	磯田進(昭和大学)
	下	中国植物図像庫　孙观灵
496		秋田徹(日本新薬株式会社)
497	上	秋田徹(日本新薬株式会社)
	下	同上
498		国立科学博物館
499	上	磯田進(昭和大学)
	中	秋田徹(日本新薬株式会社)
	下	磯田進(昭和大学)
500		秋田徹(日本新薬株式会社)
501		磯田進(昭和大学)
502		長澤栄史(一般財団法人日本きのこセンター菌蕈研究所)
503		秋田徹(日本新薬株式会社)
504		磯田進(昭和大学)
505		秋田徹(日本新薬株式会社)
506		いがりまさし(植物写真家 (http://www.plantsindex.com))
507		佐竹元吉(昭和薬科大学)
508	上	秋田徹(日本新薬株式会社)
	下	同上
509	上	秋田徹(日本新薬株式会社)
	下	中国植物図像庫　周繇
510		Flora of the Nilgiris (http://opendata.keystone-foundation.org/decalepis-hamiltonii-wight-arn)
511	上	中野美央(昭和薬科大学)
	左下	金澤惠子(一般財団法人医療経済研究・社会保険福祉協会)
	右下	中野美央(昭和薬科大学)
512		河地正伸(国立環境研究所)
513	上	阿部秀樹(阿部秀樹写真事務所 (http://www.hideki-abe.com/))
	中	同上
	下	小亀一弘(北海道大学)
514		秋田徹(日本新薬株式会社)
515		秋田徹(日本新薬株式会社)
516		秋田徹(日本新薬株式会社)
517	上	秋田徹(日本新薬株式会社)
	下	同上
518		秋田徹(日本新薬株式会社)
519		磯田進(昭和大学)
520		磯田進(昭和大学)
521		秋田徹(日本新薬株式会社)
522		中国植物図像庫　徐克学
523		佐竹元吉(昭和薬科大学)
524	上	磯田進(昭和大学)

頁		写真提供者	頁		写真提供者
	下	秋田徹(日本新薬株式会社)	558	上	雪印メグミルク株式会社
525		秋田徹(日本新薬株式会社)		下	同上
526		秋田徹(日本新薬株式会社)	559	上	秋田徹(日本新薬株式会社)
527	上	日本新薬株式会社山科植物資料館		下	同上
	下	Bildagentur-online / Alamy Stock Photo	560	上	磯田進(昭和大学)
528	上	いがりまさし(植物写真家 (http://www.plantsindex.com))		下	同上
			561		Steven Foster (Photographer)
	下	同上	562	上	磯田進(昭和大学)
529		秋田徹(日本新薬株式会社)		下	同上
530		秋田徹(日本新薬株式会社)	563		秋田徹(日本新薬株式会社)
531	上	秋田徹(日本新薬株式会社)	564	上	磯田進(昭和大学)
	下	同上		下	同上
532	上	日本新薬株式会社山科植物資料館	565	上	磯田進(昭和大学)
	下	秋田徹(日本新薬株式会社)		下	同上
533		鳴橋直弘(富山大学名誉教授)	566	上	秋田徹(日本新薬株式会社)
534	上	日本新薬株式会社山科植物資料館		下	Tracey Slotta, hosted by the USDA-NRCS PLANTS Database
	下	同上			
535		秋田徹(日本新薬株式会社)	567		Top Tropicals (http://toptropicals.com/index.htm)
536	上	秋田徹(日本新薬株式会社)			
	下	© Prashant ZI - Fotolia	568		秋田徹(日本新薬株式会社)
537		秋田徹(日本新薬株式会社)	569		秋田徹(日本新薬株式会社)
538	上	日本新薬株式会社山科植物資料館	570	上	秋田徹(日本新薬株式会社)
	下	Jasni / Shutterstock		下	中国植物図像庫　徐永福
539	上	秋田徹(日本新薬株式会社)	571		秋田徹(日本新薬株式会社)
	下	中野美央(昭和薬科大学)	572	上	秋田徹(日本新薬株式会社)
540		秋田徹(日本新薬株式会社)		下	inga spence / Alamy Stock Photo
541	上	秋田徹(日本新薬株式会社)	573		秋田徹(日本新薬株式会社)
	下	Clare Gainey / Alamy Stock Photo	574	上	中国植物図像庫　周繇
542		秋田徹(日本新薬株式会社)		下	同上
543	上	© KPS - Fotolia	575		秋田徹(日本新薬株式会社)
	下	福田翼(国立研究開発法人水産研究・教育機構水産大学校食品科学科)	576		磯田進(昭和大学)
			577	上	磯田進(昭和大学)
544		秋田徹(日本新薬株式会社)		下	同上
545		秋田徹(日本新薬株式会社)	578	上	Steven Foster (Photographer)
546		秋田徹(日本新薬株式会社)		下	同上
547		磯田進(昭和大学)	579	上	© GoLo - Fotolia
548	上	秋田徹(日本新薬株式会社)		下	秋田徹(日本新薬株式会社)
	下	同上	580	上	中田政司(富山県中央植物園)
549	上	秋田徹(日本新薬株式会社)		下	中国植物図像庫　王发建
	下	同上	581		磯田進(昭和大学)
551		Chen Hubiao, School of Chinese Medicine, Hong Kong Baptist University	582		秋田徹(日本新薬株式会社)
			583	上	中国植物図像庫　叶德平
552		磯田進(昭和大学)		下	中国植物図像庫　陈又生
553	上	秋田徹(日本新薬株式会社)	584	上	秋田徹(日本新薬株式会社)
	下	同上		下	同上
554		佐竹元吉(昭和薬科大学)	585	上	秋田徹(日本新薬株式会社)
555	上	佐竹元吉(昭和薬科大学)		下	同上
	下	同上	586		磯田進(昭和大学)
556		秋田徹(日本新薬株式会社)	587		秋田徹(日本新薬株式会社)
557		日本新薬株式会社山科植物資料館	588	上	秋田徹(日本新薬株式会社)

頁		写真提供者	頁		写真提供者
	下	秋田徹(日本新薬株式会社)	623	上	中国植物図像庫　王栋
589	上	磯田進(昭和大学)		下	中国植物図像庫　李敏
	下	秋田徹(日本新薬株式会社)	624	上	鷹野正次
590		磯田進(昭和大学)		下	中国植物図像庫　朱鑫鑫
591		Richard A. Howard Image Collection, courtesy of the Smithsonian Institution	625		磯田進(昭和大学)
			626	上	秋田徹(日本新薬株式会社)
592	上	日本新薬株式会社山科植物資料館		下	同上
	下	秋田徹(日本新薬株式会社)	627		日本新薬株式会社山科植物資料館
593	上	imagenavi (http://imagenavi.jp/)	628		秋田徹(日本新薬株式会社)
	下	photolibrary (https://www.photolibrary.jp/)	629		秋田徹(日本新薬株式会社)
594		磯田進(昭和大学)	630		秋田徹(日本新薬株式会社)
595		Chen Hubiao, School of Chinese Medicine, Hong Kong Baptist University	631		秋田徹(日本新薬株式会社)
			632	上	阿部秀樹(阿部秀樹写真事務所 (http://www.hideki-abe.com/))
596		Nelson DeBarros, hosted by the USDA-NRCS PLANTS Database		下	小亀一弘(北海道大学)
			633		雪印メグミルク株式会社
597		秋田徹(日本新薬株式会社)	634	上	佐竹元吉(昭和薬科大学)
598		秋田徹(日本新薬株式会社)		下	磯田進(昭和大学)
599		秋田徹(日本新薬株式会社)	635		黒柳正典(静岡県立大学)
600		磯田進(昭和大学)	636	上	秋田徹(日本新薬株式会社)
601		秋田徹(日本新薬株式会社)		下	© Yuriy Korzhenevskyy - Fotolia
602		秋田徹(日本新薬株式会社)	637		秋田徹(日本新薬株式会社)
603		長澤栄史(一般財団法人日本きのこセンター菌蕈研究所)	638		秋田徹(日本新薬株式会社)
			639	上	Chen Hubiao, School of Chinese Medicine, Hong Kong Baptist University
604	上	秋田徹(日本新薬株式会社)			
	下	同上		下	松島成介(株式会社栃本天海堂)
605	上	秋田徹(日本新薬株式会社)	640		秋田徹(日本新薬株式会社)
	下	日本新薬株式会社山科植物資料館	641	上	秋田徹(日本新薬株式会社)
606		秋田徹(日本新薬株式会社)		下	同上
607		磯田進(昭和大学)	642		秋田徹(日本新薬株式会社)
608		磯田進(昭和大学)	643	上	秋田徹(日本新薬株式会社)
609	上	磯田進(昭和大学)		下	同上
	下	同上	644	上	佐竹元吉(昭和薬科大学)
610	上	秋田徹(日本新薬株式会社)		下	中国植物図像庫　孙观灵
	下	中国植物図像庫　徐克学	645		秋田徹(日本新薬株式会社)
611		Steven Foster (Photographer)	646	上	秋田徹(日本新薬株式会社)
612		秋田徹(日本新薬株式会社)		下	同上
613		秋田徹(日本新薬株式会社)	647		日本新薬株式会社山科植物資料館
614		秋田徹(日本新薬株式会社)	648	上	Colin Roy Owen / Alamy Stock Photo
615	上	黒柳正典(静岡県立大学)		下	GFC Collection / Alamy Stock Photo
	下	中国植物図像庫　徐克学	649	上	秋田徹(日本新薬株式会社)
616	上	日本新薬株式会社山科植物資料館		下	同上
	下	Arco Images GmbH / Alamy Stock Photo	650		秋田徹(日本新薬株式会社)
617		秋田徹(日本新薬株式会社)	651		秋田徹(日本新薬株式会社)
618		秋田徹(日本新薬株式会社)	652	上	秋田徹(日本新薬株式会社)
619		大原隆明(富山県中央植物園)		下	同上
620	上	Chen Hubiao, School of Chinese Medicine, Hong Kong Baptist University	653	上	磯田進(昭和大学)
				下	同上
	下	frank60 / Shutterstock	654	上	秋田徹(日本新薬株式会社)
621		秋田徹(日本新薬株式会社)		下	同上
622	上	秋田徹(日本新薬株式会社)			
	下	同上			

頁		写真提供者	頁		写真提供者
655		秋田徹(日本新薬株式会社)		下	磯田進(昭和大学)
656		磯田進(昭和大学)	691	上	Chen Hubiao, School of Chinese Medicine, Hong Kong Baptist University
657		秋田徹(日本新薬株式会社)			
658		Picture courtesy of Sing Fefur Medicinal Herbs South Africa		下	中国植物図像庫　李敏
			692	上	日本新薬株式会社山科植物資料館
659		日本新薬株式会社山科植物資料館		下	© jbphotographylt - Fotolia
660		秋田徹(日本新薬株式会社)	693	上	秋田徹(日本新薬株式会社)
661	上	磯田進(昭和大学)		下	同上
	下	同上	694		秋田徹(日本新薬株式会社)
662	上	磯田進(昭和大学)	695		秋田徹(日本新薬株式会社)
	下	同上	696		秋田徹(日本新薬株式会社)
663		秋田徹(日本新薬株式会社)	697	上	秋田徹(日本新薬株式会社)
664	上	秋田徹(日本新薬株式会社)		下	日本新薬株式会社山科植物資料館
	下	wasanajai / Shutterstock	698	上	国立科学博物館
665		日本新薬株式会社山科植物資料館		下	同上
666		磯田進(昭和大学)	699		Steven Foster (Photographer)
667		秋田徹(日本新薬株式会社)	700	上	Peter S. Goltra for the National Tropical Botanical Garden
668	上	秋田徹(日本新薬株式会社)			
	下	同上		下	同上
669		秋田徹(日本新薬株式会社)	701	上	秋田徹(日本新薬株式会社)
670		大原隆明(富山県中央植物園)		下	同上
671	上	秋田徹(日本新薬株式会社)	702		いがりまさし(植物写真家 (http://www.plantsindex.com))
	下	磯田進(昭和大学)			
672		秋田徹(日本新薬株式会社)	703		秋田徹(日本新薬株式会社)
673		Chen Hubiao, School of Chinese Medicine, Hong Kong Baptist University	704		長澤栄史(一般財団法人日本きのこセンター菌蕈研究所)
			705		Photo by O. M. Montiel, Tropicos.org. Missouri Botanical Garden. 02 Aug 2016 <http://www.tropicos.org/Image/100231867>
674		秋田徹(日本新薬株式会社)			
675		秋田徹(日本新薬株式会社)			
676	上	福田翼(国立研究開発法人水産研究・教育機構水産大学校食品科学科)	706	上	秋田徹(日本新薬株式会社)
				下	同上
	下	同上	707		Chen Hubiao, School of Chinese Medicine, Hong Kong Baptist University
677		秋田徹(日本新薬株式会社)			
678		秋田徹(日本新薬株式会社)	708		秋田徹(日本新薬株式会社)
679		中田政司(富山県中央植物園)	709		秋田徹(日本新薬株式会社)
680	上	秋田徹(日本新薬株式会社)	710		八田洋章(国立科学博物館名誉研究員・樹形研究会代表)
	下	同上	711		波部健(京都府京都市)
681	上	秋田徹(日本新薬株式会社)	712		秋田徹(日本新薬株式会社)
	下	同上	713		Steven Foster (Photographer)
682		秋田徹(日本新薬株式会社)	714		磯田進(昭和大学)
683		秋田徹(日本新薬株式会社)	715		Steven Foster (Photographer)
684	上	秋田徹(日本新薬株式会社)	716	上	磯田進(昭和大学)
	下	同上		下	同上
685	上	中国植物図像庫　李西貝阳	717	上	秋田徹(日本新薬株式会社)
	下	中国植物図像庫　刘冰		下	日本新薬株式会社山科植物資料館
686		秋田徹(日本新薬株式会社)	718	上	筑波大学遺伝子実験センター　渡邉研究室
687		秋田徹(日本新薬株式会社)		下	同上
688		秋田徹(日本新薬株式会社)	719	上	日本新薬株式会社山科植物資料館
689	上	秋田徹(日本新薬株式会社)		下	磯田進(昭和大学)
	下	同上	720		八田洋章(国立科学博物館名誉研究員・樹形研究会代表)
690	上	磯田進(昭和大学)	721		秋田徹(日本新薬株式会社)

頁		写真提供者	頁		写真提供者
722	上	秋田徹(日本新薬株式会社)	753		秋田徹(日本新薬株式会社)
	下	同上	754		磯田進(昭和大学)
723		磯田進(昭和大学)	755		秋田徹(日本新薬株式会社)
724		磯田進(昭和大学)	756		八田洋章(国立科学博物館名誉研究員・樹形研究会代表)
725		大原隆明(富山県中央植物園)	757		秋田徹(日本新薬株式会社)
726	上	渡邊高志(熊本大学大学院薬学教育部薬用植物分野・教授兼薬学部附属薬用資源エコフロンティアセンター・センター長)	758		日本新薬株式会社山科植物資料館
			759		小亀一弘(北海道大学)
			760		佐竹元吉(昭和薬科大学)
	下	Steven Foster (Photographer)	761		秋田徹(日本新薬株式会社)
727	上	秋田徹(日本新薬株式会社)	762	上	佐竹元吉(昭和薬科大学)
	下	同上		下	© cocone - Fotolia
728		磯田進(昭和大学)	763		秋田徹(日本新薬株式会社)
729		日本新薬株式会社山科植物資料館	764	上	中国植物図像庫　周繇
730		秋田徹(日本新薬株式会社)		下	同上
731		秋田徹(日本新薬株式会社)	765	上	秋田徹(日本新薬株式会社)
732	上	松本則行(新潟県森林研究所)		下	中国植物図像庫　朱仁斌
	下	同上	766		長澤栄史(一般財団法人日本きのこセンター菌蕈研究所)
733	上	秋田徹(日本新薬株式会社)	767	上	秋田徹(日本新薬株式会社)
	下	同上		下	同上
734		秋田徹(日本新薬株式会社)	768	上	磯田進(昭和大学)
735		秋田徹(日本新薬株式会社)		下	松島成介(株式会社栃本天海堂)
736		秋田徹(日本新薬株式会社)	769	上	秋田徹(日本新薬株式会社)
737		秋田徹(日本新薬株式会社)		下	磯田進(昭和大学)
738		正山征洋(長崎国際大学)	770		秋田徹(日本新薬株式会社)
739	上	磯田進(昭和大学)	771		柏谷博之(国立科学博物館名誉研究員)
	下	同上	772	上	秋田徹(日本新薬株式会社)
740	上	秋田徹(日本新薬株式会社)		下	同上
	中	同上	773		秋田徹(日本新薬株式会社)
	下	同上	774		中国植物図像庫　周洪義
741	上	磯田進(昭和大学)	775		秋田徹(日本新薬株式会社)
	下	同上	776		Steven Foster (Photographer)
742	上	Ori Fragman-Sapir, Jerusalem Botanical Gardens	777	上	佐竹元吉(昭和薬科大学)
				下	中国植物図像庫　肇謖
	下	国立大学法人富山大学和漢医薬学総合研究所附属民族薬物研究センター民族薬物資料館	778		Steven Foster (Photographer)
			779	上	秋田徹(日本新薬株式会社)
743		秋田徹(日本新薬株式会社)		下	同上
744	上	秋田徹(日本新薬株式会社)	780	上	秋田徹(日本新薬株式会社)
	下	同上		下	同上
745	上	八田洋章(国立科学博物館名誉研究員・樹形研究会代表)	781		秋田徹(日本新薬株式会社)
	下	中国植物図像庫　陈炳华	782	上	国立大学法人富山大学和漢医薬学総合研究所附属民族薬物研究センター民族薬物資料館
746	上	秋田徹(日本新薬株式会社)			
	下	北海道檜山農業改良普及センター		下	松島成介(株式会社栃本天海堂)
747	上	中国植物図像庫　邢艳兰	783	上	秋田徹(日本新薬株式会社)
	下	八田洋章(国立科学博物館名誉研究員・樹形研究会代表)		中	© siwaporn999 - Fotolia
748		秋田徹(日本新薬株式会社)		下	中国植物図像庫　吴棣飞
749	上	秋田徹(日本新薬株式会社)	784	上	秋田徹(日本新薬株式会社)
	下	© yodaswaj - Fotolia		下	同上
750		秋田徹(日本新薬株式会社)	785	上	熱川バナナワニ園
751		志内利明(富山県中央植物園)		中	三栄源エフ・エフ・アイ株式会社
752		磯田進(昭和大学)		下	同上

頁		写真提供者	頁		写真提供者
786		Steven Foster (Photographer)		下	秋田徹(日本新薬株式会社)
787		秋田徹(日本新薬株式会社)	806		Steven Foster (Photographer)
788	上	日本新薬株式会社山科植物資料館	807		磯田進(昭和大学)
	下	秋田徹(日本新薬株式会社)	808		磯田進(昭和大学)
789		秋田徹(日本新薬株式会社)	809		秋田徹(日本新薬株式会社)
790		© Unclesam - Fotolia	810		佐竹元吉(昭和薬科大学)
791		秋田徹(日本新薬株式会社)	811		秋田徹(日本新薬株式会社)
792		日本新薬株式会社山科植物資料館	812		秋田徹(日本新薬株式会社)
793	上	秋田徹(日本新薬株式会社)	813		秋田徹(日本新薬株式会社)
	下	同上	814	上	国立科学博物館
794		秋田徹(日本新薬株式会社)		下	中国植物図像庫　白重炎
795		秋田徹(日本新薬株式会社)	815	上	日本新薬株式会社山科植物資料館
796	上	田中憲蔵(国立研究開発法人森林総合研究所)		下	同上
	中	同上	816		秋田徹(日本新薬株式会社)
	下	同上	817	上	秋田徹(日本新薬株式会社)
797		秋田徹(日本新薬株式会社)		下	同上
798		日本新薬株式会社山科植物資料館	818		Chen Hubiao, School of Chinese Medicine, Hong Kong Baptist University
799	上	磯田進(昭和大学)	819	上	八田洋章(国立科学博物館名誉研究員・樹形研究会代表)
	下	同上		下	Erin Paul Donovan / Alamy Stock Photo
800		日本新薬株式会社山科植物資料館	820		秋田徹(日本新薬株式会社)
801		秋田徹(日本新薬株式会社)	821	上	中国植物図像庫　肇谡
802		日本新薬株式会社山科植物資料館		下	中国植物図像庫　马炜梁
803		日本新薬株式会社山科植物資料館	822	上	磯田進(昭和大学)
804	上	長澤栄史(一般財団法人日本きのこセンター菌蕈研究所)		下	同上
	下	同上			
805	上	日本新薬株式会社山科植物資料館			

健康・機能性食品の基原植物事典
―食薬区分（非医）：写真で見る形態と食経験―

The Encyclopedia of Material Plants for Health/Functional Food
― Botanical Description and Dietary/Medicinal Use ―

2016年11月15日　初版発行

編　著	佐竹元吉・黒柳正典・正山征洋・和仁皓明
編集企画	一般財団法人医療経済研究・社会保険福祉協会
発行者	荘村明彦
発行所	中央法規出版株式会社

〒110-0016　東京都台東区台東 3-29-1 中央法規ビル
営　　業　TEL 03-3834-5817／FAX 03-3837-8037
書店窓口　TEL 03-3834-5815／FAX 03-3837-8035
編　　集　TEL 03-3834-5812／FAX 03-3837-8032
http://www.chuohoki.co.jp/

印刷・製本	株式会社太洋社
本文デザイン・装幀	ケイ・アイ・エス有限会社

ISBN 978-4-8058-5408-2
定価はカバーに表示してあります

本書のコピー、スキャン、デジタル化等の無断複製は、著作権法上での例外を除き禁じられています。また、本書を代行業者等の第三者に依頼してコピー、スキャン、デジタル化することは、たとえ個人や家庭内での利用であっても著作権法違反です。

乱丁本・落丁本はお取り替えいたします。